LA FARMACIA POPULAR

LA FARMACIA POPULAR

Desde remedios caseros y medicamentos hasta terapias naturales, todas las mejores opciones para vencer 36 males comunes

- **Curas caseras comprobadas**
- **Cuáles medicamentos realmente funcionan. . . y cuáles son pura propaganda**
- **Más de 150 alternativas naturales que son eficaces y económicas**

JOE GRAEDON, MS, y TERESA GRAEDON, PhD

RODALE

© 2007 por Graedon Enterprises, Inc.

Library of Congress Cataloging-in-Publication Data
Graedon, Joe.
    [Best choices from the people's pharmacy, Spanish]
    La farmacia popular: desde remedios caseros y medicamentos hasta terapias naturales, todas las mejores
opciones para vencer 36 males comunes / Joe Graedon y Teresa Graedon.
        p.   cm.
    Includes bibliographical references and index.
    ISBN-13 978–1–59486–802–3 hardcover
    ISBN-10 1–59486–802–6 hardcover
    1. Pharmacology—Popular works.   2. Drugs—Popular works.   3. Dietary supplements—Popular works.
4. Consumer education—Popular works.   I. Graedon, Teresa, date   II. Title.
    RM301.15.G6918   2007
    615'1—dc22   2007020682

2   4   6   8   10   9   7   5   3   1   tapa dura

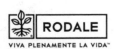

Todos los días nuestras marcas sintonizan con millones de personas,
inspirándolos a vivir una vida de la mente, el cuerpo y el espíritu
— una vida plena.

A LA MEMORIA DEL

DR. TOM FERGUSON

Amigo entrañable, colega y coautor. Compartía con nosotros la intención de proporcionar a las personas las herramientas necesarias para tomar decisiones con conocimiento de causa en materia de salud. Tom invariablemente les preguntaba a sus pacientes qué querían saber en relación con el cuidado de su salud, en lugar de dar por hecho que él sabía lo que necesitaban. Lo animaba la visión de un nuevo paradigma en el campo de la atención a la salud, en el que los pacientes y los médicos se trataran como iguales.

A Tom lo distinguía una curiosidad sin límites y era una fuente inagotable de ideas. Nunca se mostraba condescendiente y siempre fue compasivo; se preocupaba por los demás. Su mente era brillante; su alma, bondadosa. Extrañamos su pasión, creatividad y entusiasmo y el deleite infantil que la vida le inspiraba.

ÍNDICE

LOS REMEDIOS CASEROS FAVORITOS DE LA FARMACIA POPULAR 531

APÉNDICE: CÓMO REDUJE MI COLESTEROL LBD EN 44 PUNTOS EN 5 SEMANAS SIN FÁRMACOS 555

GLOSARIO 561

TIENDAS DE PRODUCTOS NATURALES 569

ÍNDICE DE TÉRMINOS 573

SOBRE LOS AUTORES 601

NOTA IMPORTANTE
PARA EL LECTOR

Este libro no puede sustituir los consejos médicos ni el cuidado de un doctor u otro profesional dedicado al cuidado de la salud. El lector deberá consultar a un médico en todo lo relacionado con su salud, sobre todo en lo que se refiere a cualquier síntoma que pueda requerir un diagnóstico o atención médica. Si un problema de salud no muestra una mejoría rápida o en caso de que empeore, siempre hay que acudir a un médico competente para obtener el tratamiento adecuado.

Los remedios caseros rara vez cuentan con el respaldo de pruebas científicas. Nunca deben reemplazar los cuidados médicos indicados. En muchos casos no hay información sobre reacciones adversas o interacciones con otros productos herbarios, medicamentos vendidos sin receta, suplementos o fármacos vendidos con receta. El lector no deberá dar por hecho que las hierbas, los suplementos dietéticos, los remedios caseros o los fármacos mencionados en este libro son seguros. Todo tratamiento puede provocar efectos secundarios en algunas personas.

Los resúmenes que incluimos en el presente libro sobre las reacciones adversas, las contraindicaciones y las interacciones que se presentan entre las hierbas, los medicamentos, los suplementos dietéticos y los remedios caseros son abreviados y no abarcan todos los problemas potenciales que pueden darse. Por no mencionarse un efecto secundario o una interacción particular en este libro, el lector no deberá suponer que la combinación correspondiente de remedios sea segura.

Si sospecha que alguna hierba, medicamento, suplemento o remedio casero le ha producido una reacción adversa a usted mismo o a alguien cercano a usted, por favor consulte de inmediato a un médico competente.

AGRADECIMIENTOS

A Susan Berg, una editora paciente quien ha ayudado a introducirnos al mundo poderoso de los libros Rodale.

A Andy Eisan, investigador bibliotecario cualificado que nos brindó su ayuda invaluable en el esfuerzo crítico por cumplir con el plazo de entrega.

A Alena Graedon, nuestra hija asombrosa y creativa que nos ayudó a organizar las cartas sobre los efectos negativos de las estatinas que incluimos en este libro.

A Dave Graedon, hijo maravilloso y comprensivo que nos ofrece su apoyo leal de manera invariable, sin importar el tamaño del desafío ni la intensidad del esfuerzo requerido para cumplir con los plazos.

A Kit Gruelle, amiga cariñosa que con sus chocolates y abrazos siempre nos alienta a seguir.

A Heather Jackson, correctora magnífica e innovadora a quien le debemos el concepto de este libro.

A Karen Moseley, asistente vivaz y extraordinaria que nos ha apoyado a lo largo de todos los desafíos y que sabe organizarnos.

A Imogene Poplin, asistente optimista que no conoce imposibles y nos ha ayudado a llevar nuestra correspondencia de manera eficiente por un número increíble de años.

Al Dr. Ralph Scallion, amigo y colega brillante con un sentido de humor maravilloso que hace lo posible por mantenernos sobre el buen camino .

A Charlotte Sheedy, la mejor agente literaria del planeta. Estaremos eternamente agradecidos porque Tom Ferguson nos presentó y por todos los proyectos maravillosos en los que hemos colaborado.

A Lyn Siegel, productora, directora y coordinadora de oficina que con éxito maneja todos los desafíos que le presentamos.

A Sybil Sternberg, asistente alegre que siempre se preocupa por nosotros y que ilumina nuestras vidas con su sonrisa y sus abrazos.

Al público del programa de radio *The People's Pharmacy* (La farmacia popular) y a los lectores de nuestros libros y columnas periodísticas. Su generosidad al compartir sus experiencias y remedios caseros sirvieron para mejorar este libro.

A los médicos y farmacólogos que nos dieron sus mejores elecciones de medicamentos y suplementos dietéticos y que también compartieron su ingenio y sabiduría con nuestros lectores.

INTRODUCCIÓN

Muchas veces Sid Graedon, el papá de Joe, nos decía: "Bien, pues estás por tu cuenta" a la hora de despedirse. Era una despedida curiosa pero reflejaba su forma de pensar: nos quería decir que teníamos que valernos de nosotros mismos para resolver los problemas cotidianos. Teníamos que depender de nuestro sentido común y de nuestros propios recursos. Claro está, esto no quiere decir que Sid no era servicial. De hecho, al presentarse una emergencia o un problema grave era el primero en prestar ayuda. Sin embargo, quería inculcar en nosotros un espíritu independiente y alentarnos a responder a los retos presentados por la vida con creatividad y optimismo.

Cuando el paciente abandona el consultorio médico, está por su cuenta. Si se produce una emergencia depende de él buscar ayuda profesional de inmediato. Pero cuando se trata de los problemas de salud menores que todos enfrentamos en la vida diaria, necesitamos usar sentido común, creatividad e información básica sobre las opciones disponibles. Este libro pretende proporcionarle consejos y herramientas para ayudarle en esta tarea.

El Dr. Tom Ferguson, un amigo y colega nuestro, fue un pionero del movimiento en favor del cuidado personal de la salud. Tom estaba convencido de que era posible confiarle las decisiones relacionadas con la salud personal a cualquiera que contara con buena información al respecto. Inventó el término *pacientes "p"* para describir a las personas preparadas y con posibilidades de participar en el cuidado de su salud y en las decisiones al respecto. Concebía el cuidado de la salud como la colaboración entre pacientes "p" y médicos y sistemas médicos profesionales, como un trato entre iguales. Al escribir este libro queremos respaldar esa relación proporcionándole a usted datos que le permitan colaborar con sus médicos y tomar decisiones informadas sobre los asuntos que afecten su salud.

En abril del 2006, la Oficina de Auditoría General de los Estados Unidos (o *GAO* por sus siglas en inglés) publicó una evaluación devastadora de las omisiones cometidas por la Dirección de Alimentación y Fármacos (o *FDA* por sus siglas en inglés) en materia de seguridad de los medicamentos que se ofrecen a la venta. La GAO, la rama de investigación del Congreso estadounidense, se dedica a analizar el destino que el gobierno federal del país da al dinero que recauda a través de los impuestos. Según la GAO, la FDA no vale lo que les cuesta a los ciudadanos que la mantienen a través de los impuestos federales. El informe hizo constar que esta oficina de vigilancia federal no estaba cumpliendo de manera satisfactoria con su tarea de detectar y corregir los problemas relacionados con la seguridad de los medicamentos que se ofrecen a la venta. Esto significa que todos debemos valernos por nosotros mismos. La FDA no protegerá a nadie contra malas experiencias por el consumo de medicamentos, como sufrir un infarto por ingerir *Vioxx*, un medicamento contra la osteoartritis.

Puede ser reconfortante la idea de que alguien lo cuide, pero sería un error encomendar a otra persona la responsabilidad por su salud. Se cometen demasiados errores en los hospitales, las farmacias y los consultorios médicos para dar por hecha la buena calidad de la atención a la salud. De acuerdo con el Instituto de Medicina (o *IOM* por sus siglas en inglés), una prestigiosa rama de la Academia Nacional de las Ciencias, cada año 1,5 millones de personas radicadas en los Estados Unidos sufren daños a causa de errores en sus tratamientos médicos. En julio del 2006 se publicó el informe "Preventing Medical Errors" (Prevenir los errores médicos). El texto pinta un cuadro sombrío sobre la práctica de escribir recetas y dispensar medicamentos en los hospitales: "Si tomamos en cuenta todos los tipos de errores que se cometen, un paciente en un hospital puede esperar sufrir de un promedio de más de un error cometido con sus medicamentos".

El informe del IOM incluye varias recomendaciones para reducir la probabilidad de que se cometan errores mortales con los medicamentos. Una de ellas es que los pacientes y sus familias asuman más responsabilidades, en el sentido de evaluar los medicamentos para asegurarse de recibir el tratamiento adecuado. El objetivo de este libro es ayudarlos a hacerlo. El organismo humano es más complicado que una computadora o un automóvil y no se entrega con un manual para el usuario. En fin, uno tiene que estar atento para protegerse contra la posibilidad de sufrir reacciones peligrosas a los medicamentos.

Hace unos 30 años decidimos ayudar a la gente en este aspecto, empezando con una columna en la revista *Medical Self Care* (Auto-cuidado Médico), la cual era publicada por nuestro amigo el Dr. Tom Ferguson. Después lanzamos otra columna titulada *The People's Pharmacy* (La farmacia popular), la cual empezó a ser publicada en varios periódicos por todos los EE.UU a partir de 1978. Actualmente llega a unos seis millones de personas. Luego publicamos nuestro primer libro, también titulado *The People's Pharmacy*. Extendimos el concepto de la farmacia popular a la radio y ahora tenemos un programa que se trasmite en cientos de emisoras a lo largo del país.

Siempre hemos seguido el mismo formato. Por un lado, tratamos de informar al pueblo acerca de sus opciones médicas y advertirle acerca de los diferentes peligros que se presentan. Pero también hemos tratado los remedios naturales o caseros prometedores, basándonos siempre en la ciencia. Nuestros lectores y oyentes siempre han colaborado con nosotros, mandándonos cartas o llamándonos para contarnos de su experiencia con tal medicamento o mascual remedio casero. Esta participación del pueblo explica por qué nuestros libros, nuestro programa de radio y nuestra columna en el periódico todos llevan el título "La farmacia popular". Después de todo, nuestros consejos son para todo el pueblo y el pueblo siempre puede participar al darnos sus comentarios y sugerencias. Así hemos ido informando al pueblo y al mismo tiempo hemos aprendido mucho de éste.

Como bien señala el refrán, más vale prevenir que tener que lamentar, por lo que una de las piedras angulares de nuestro esfuerzo ha sido ofrecer consejos sobre la prevención de enfermedades o problemas potenciales. El tiempo nos ha enseñado que bien vale enfatizar la prevención y la cautela. De hecho, es posible que la información que incluimos en el capítulo sobre los medicamentos genéricos lo escandalice. A pesar de que desde hace más de 30 años hemos apoyado con entusiasmo las alternativas genéricas a las costosas medicinas de patente vendidas con receta, ahora nos inquieta la posibilidad de que la FDA no sea capaz de cuidar la calidad de las mismas. Por eso ahora consideramos que hay que tener cautela al escoger un medicamento genérico. Y con ese fin en este libro le ofreceremos algunas sugerencias prácticas acerca de cómo ahorrar dinero en medicamentos sin poner en peligro su salud. También le brindaremos datos asombrosos sobre los medicamentos de mayor consumo en los Estados Unidos: los supresores de ácidos para controlar la acidez y las estatinas que bajan el nivel de colesterol. Si bien es cierto que estos productos han salvado vidas, también tienen un lado más oscuro que usted debe conocer.

Ahora bien, no nos concentramos sólo en los peligros potenciales de ciertos medicamentos. Después de todo, cuando nos sentimos mal lo primero que buscamos es un remedio. Por lo tanto, aquí también encontrará varias opciones para muchos males comunes. Algunas son sencillas y económicas. Aunque es posible que no siempre funcionen, lo mismo puede decirse de los medicamentos costosos que se venden con receta. En algunos casos, pruebas clínicas bien controladas respaldan el uso de las terapias alternativas. En otros casos carecemos de datos al respecto. Para elegir el tratamiento correcto tendrá que evaluar qué tan urgente es el problema, cuánto riesgo está dispuesto a aceptar y cuánto quiere pagar. Luego deberá exponerle todos estos factores a su médico.

Joe y Terry Graedon

CÓMO UTILIZAR ESTE LIBRO

Al escribir este libro, nuestro objetivo ha sido brindarle una herramienta que le ayude a tomar decisiones con conocimiento de causa acerca de cómo tratar problemas comunes de la salud. Hablar sobre esta información con su médico y otras personas dedicadas a atender su salud debería de permitirle adaptar su tratamiento a sus necesidades particulares.

Desde hace más de 30 años hemos analizado medicamentos vendidos con receta y sin ella, suplementos dietéticos y remedios caseros. Dado la naturaleza colaboradora de nuestros escritos, programa de radio, columna y página *web,* hemos recibido decenas de miles de cartas, correos electrónicos y otros mensajes por parte de personas que deseaban dar a conocer sus experiencias e inquietudes. Muchos prefieren probar tratamientos sencillos y económicos primero. Quieren la mejor opción por su dinero. De eso mismo se trata este libro.

Por lo tanto, en él encontrará una amplia gama de opciones, desde remedios caseros hasta los medicamentos vendidos con receta más recientes. Se puede intentar combatir el sudor en las axilas, por ejemplo, simplemente mediante la aplicación de leche de magnesia. Este método singular es mucho más barato que las inyecciones de *Botox,* que por otra parte funcionan extraordinariamente bien contra la sudoración excesiva. Una madre nos escribió lo siguiente: "Todos los desodorantes que mi hija probó le irritaban la piel. Los sarpullidos y la comezón le resultaban desagradables. No le gustaba la idea de dejar de usar desodorante a causa del olor. La solución de leche de magnesia sobre la que ustedes escribieron es económica y también eficaz".

Otro lector describió la siguiente experiencia: "Utilicé cerezas agrias para curar un ataque de gota y funcionó. Lo más asombroso fue que también disminuyó el dolor que la osteoartritis me había producido en la articulación de la cadera. He podido reducir mi dosis del medicamento *Celebrex* de 400 a 200 miligramos diarios y aun así tengo menos dolor". El *Celebrex* (celecoxib) no sólo es caro (las píldoras de 400 miligramos cuestan más de 4 dólares cada una) sino que también puede causar efectos secundarios.

Encontrará este tipo de relatos a lo largo de todo el libro. La mejor manera que se nos ocurrió de dar a conocer la sabiduría de nuestros lectores fue publicando sus historias. No se trata de anécdotas científicas, pero sí le revelarán las experiencias de otras personas. Por razones de privacidad, la mayoría de los relatos que leerá no incluyen los nombres ni las iniciales de sus autores. De vez en cuando identificaremos al autor de una carta, pero sólo si la persona nos lo pidió de manera expresa.

También revisamos las publicaciones médicas e hicimos nuestro mejor esfuerzo por identificar terapias efectivas con las que hubiera la menor probabilidad de sufrir complicaciones. No obstante, resulta esencial comprender que todos los tratamientos (tanto los farmacéuticos como las alternativas a los fármacos) pueden llegar a producirles efectos indeseables a algunas personas. Por eso usted tiene que estar atento siempre, sin importar el tratamiento que elija. Por ejemplo, a algunas personas se

les eleva el nivel de enzimas hepáticas cuando toman acetaminofén (*Tylenol*) contra los dolores de cabeza o de la espalda. Es posible que otros padezcan el mismo problema al recurrir a la especia india cúrcuma (azafrán de las Indias) para aliviar su artritis o psoriasis o bien a la cimifuga negra para combatir los sofocos (bochornos, calentones) de la menopausia. A muchas personas les da diarrea al tomar magnesio para dormir mejor. Un medicamento excelente para regular la presión arterial, como el ramipril, les produce una reacción alérgica posiblemente mortal a algunas personas al dificultarles la respiración.

Para aprovechar este libro al máximo tiene que hacerle caso a su organismo, estar consciente de cómo reacciona y mantenerse atento a la forma en que responde al tratamiento que haya elegido. Si sus síntomas no mejoran o si empiezan a empeorar, póngase en contacto con su médico de inmediato. Utilice su sentido común. Cuando algo no parezca del todo correcto, no haga caso omiso de ello. Esperamos que la información contenida en las páginas de este libro le facilite su colaboración con el médico, el farmacéutico, la enfermera y otras personas dedicadas al cuidado de la salud.

Al comienzo de cada capítulo sobre una enfermedad, un recuadro presenta las formas principales de tratamiento disponibles para el mal tratado ahí. Algunos de los tratamientos vienen acompañados de estrellas, las cuales representan nuestra evaluación de la terapia en cuestión. El puntaje otorgado es el resultado de una ecuación basada en la eficacia, la seguridad y el costo, además de un elemento intangible: la sensibilidad que décadas de experiencia con el proyecto de la farmacia popular nos han dejado. Al igual que en el caso de los restaurantes, cinco estrellas (★★★★★) representan la mejor calificación. Son muy pocos los tratamientos que merecen tal distinción.

En cada capítulo, los tratamientos a los que se les han asignado estrellas se resumen brevemente en un recuadro pequeño en el que se describe cómo se aplica el tratamiento y cuáles son sus beneficios y desventajas, así como su costo aproximado.

Al leer el capítulo correspondiente a cada enfermedad observará que solemos empezar con las alternativas más sencillas y económicas para llegar poco a poco a las recetas más fuertes y costosas. Por ejemplo, hablamos sobre los beneficios que el jugo de la granada brinda a la salud del corazón antes de evaluar las estatinas que bajan el colesterol, como el fármaco *Lipitor*. Desde luego el tratamiento más económico y mejor en el caso de algunos padecimientos resulta ser un medicamento que se vende con receta.

Cada capítulo termina con un resumen de nuestras recomendaciones principales. Si lo que desea es repasar rápidamente todos los tratamientos disponibles para un padecimiento en particular, comience por el final del capítulo y vea el resumen. Una vez que conozca las opciones, podrá escoger las que le parezcan razonables y leer más sobre ellas en el mismo capítulo para ver si merecen su atención.

Además de los capítulos sobre enfermedades específicas, también encontrará uno especial que se llama "Los remedios caseros favoritos de la farmacia popular" en la pagina 531. En él se resumen los remedios caseros nuevos que más nos gustan, así como las experiencias asombrosas que algunas personas han tenido al aplicarlos. Seremos los primeros en admitir que muchos de estos tratamientos únicos no cuentan con el respaldo de pruebas científicas, pero a lo largo de los años hemos recibido tantos testimonios por parte de lectores agradecidos con respecto a la gran utilidad de estas divertidas alternativas que decidimos incluirlas aquí.

En otro capítulo se habla de los medicamentos genéricos. Estas versiones menos caras de los fármacos de patente que se venden con receta se han convertido en un pilar del control de costos en el área de la medicina. Durante varias décadas les hemos recomendado a los pacientes tomar medicamentos genéricos en lugar de los de patente para ahorrar dinero. Por lo mismo se supondría que tales fármacos ocuparían un sitio destacado entre nuestras mejores alternativas. Al fin y al cabo, los medicamentos genéricos por lo común salen mucho más baratos que los de patente. Sin embargo, ahora estamos convencidos de que no se puede confiar en que la calidad de todos los genéricos sea igualmente buena, sin importar lo que diga la Dirección de Alimentación y Fármacos o las instituciones y la industria médicas. Tal vez se escandalice por lo que leerá, pero también le diremos cómo utilizar los medicamentos genéricos de manera selectiva. Asimismo conocerá otras estrategias para gastar menos en fármacos. Por cierto, siempre que en este libro vea un número al final de una oración se trata de una referencia a la investigación o el estudio original. Estas referencias a la literatura médica se hallan al final de las secciones correspondientes y le permitirán a usted y a sus médicos consultar los datos correspondientes por su propia cuenta. (*Nota:* no hemos traducido estas referencias porque todas son de fuentes médicas estadounidenses o británicas y los médicos tendrán que buscarlas bajo sus títulos en inglés).

El apéndice contiene el relato de una escucha del programa de radio *People's Pharmacy,* la cual desarrolló su propio tratamiento natural para controlar el colesterol. Logró reducir su nivel de colesterol LDL "malo" en 44 puntos en cosa de cinco semanas y es un ejemplo de lo que una persona bien informada y motivada

puede lograr. Esperamos que la historia de Laura Effel le sirva de inspiración.

Además, reconocemos que existen ciertos regionalismos entre los hispanohablantes cuando se trata de los nombres de alimentos o hierbas. También hay ciertos términos que realmente no tienen traducciones establecidas al español. Es por eso que incluimos un glosario en la página 561.

A fin de cuentas, se sobreentiende que este libro de ninguna manera pretende reemplazar los consejos médicos profesionales. No obstante, quizá le revele algunas posibilidades que no se le ocurrieron a su médico. Asegúrese de siempre comentar con él el tratamiento que piense seguir para saber si es seguro para usted así como compatible con los otros medicamentos que esté tomando. Y nunca suspenda el uso de un fármaco que le hayan recetado ni tampoco cambie la dosis que toma sin antes haber consultado a un médico.

CÓMO APROVECHAR LA FARMACIA POPULAR AL MÁXIMO

Este libro trata de opciones. Nuestro objetivo es ayudarle a usted y a su médico a elegir los tratamientos más eficaces y económicos para usted y para su familia. En algunos casos puede tratarse de un remedio casero o de un suplemento dietético. No obstante, en otros la mejor opción muy bien puede ser un medicamento vendido con receta.

Todos tomamos decisiones acerca de dónde ir a cenar, qué película ver y qué auto comprar. Curiosamente contamos con más información para ayudarnos a decidir de manera prudente en estos casos que cuando se trata de las opciones disponibles para cuidar nuestra salud.

Podemos leer las reseñas que críticos respetados publican sobre restaurantes o películas o bien revistas con consejos para consumidores para encontrar un análisis imparcial de las mejores opciones en lo que se refiere a tostadoras eléctricas, colchones o automóviles. Sin embargo, ¿dónde se encuentra información objetiva sobre el mejor tratamiento para la artritis, un nivel alto de colesterol o la migraña?

Había una vez en que la mayoría de las personas confiaban principalmente en las decisiones de los médicos con respecto a los tratamientos indicados para este tipo de enfermedades. Se vendía un número relativamente pequeño de medicamentos, así que los doctores conocían muy bien los pocos que solían recetar. Aprendían acerca de estos fármacos en la facultad de medicina o bien se basaban en las investigaciones que se publicaban en las revistas médicas. Las personas confiaban en que sus médicos eligieran el mejor medicamento para ellos.

Actualmente se puede elegir entre miles de fármacos y ningún médico es capaz de asimilar toda la información disponible sobre ellos.

CIFRAS QUE HACEN PENSAR

- Hay más de 100.000 representantes de ventas de fármacos en los Estados Unidos[1]
- Esta cantidad equivale a un representante de ventas por cada cuatro médicos
- El costo de mercadeo de los fármacos asciende a entre $12 y $15 mil millones al año[2]
- Esto equivale a entre $8.000 y $15.000 dólares anuales por médico[3]
- Las empresas farmacéuticas producen el 90 por ciento del material que se utiliza para la educación continua de los médicos[4]

Por si fuera poco, la industria farmacéutica ha desarrollado estrategias sofisticadas para influir en los hábitos de los médicos al recetar fármacos. La publicidad de las empresas que fabrican los medicamentos vendidos con receta nos llegan directamente a través de la televisión ó de la internet, así como por revistas y periódicos. De hecho, la industria gasta casi 5 mil millones de dólares al año en el intento de convencernos a preguntar a nuestros médicos sobre sus productos.

Los médicos, las enfermeras, los farmacéuticos e incluso las recepcionistas de los consultorios médicos también son el blanco de una campaña publicitaria a gran escala por parte de las compañías farmacéuticas. Los representantes de ventas de las mismas suelen invitarlos a almorzar o a cenar o bien les hacen regalos como bolígrafos y blocs para así persuadir a los doctores a recetar el medicamento más reciente y más caro. También le dejan muchas muestras gratuitas del fármaco al médico para que las regale. Tal vez suene como una gran oferta, pero cuando las píldoras se acaban uno tendrá que pagar por un medicamento vendido con receta que a menudo sale bastante caro.

Es asombroso lo bien que funcionan estas tácticas. En efecto los pacientes les piden a sus médicos los fármacos que conocen a través de los anuncios y con bastante frecuencia los doctores se los recetan.[5] Y la mercadotecnia que aplican las compañías farmacéuticas también influye en los médicos.[6] Muchos de sus congresos y sus oportunidades de educación con-

EL ALZA EN EL PRECIO DE ALGUNOS MEDICAMENTOS POPULARES

FÁRMACO*	1975	1985	1995	2005
Coumadin (10 mg)	$9.40	$13.85	$86.19	$133.49
Lanoxin (0,25 mg)	$1.00	$3.00	$8.59	$24.69
Lasix (40 mg)	$9.73	$8.95	$19.99	$39.49
Premarin (1,25 mg)	$6.90	$15.95	$46.89	$140.99
Valium (5 mg)	$8.99	$20.30	$62.29	$193.89

El precio corresponde al cobrado por las grandes cadenas de farmacias por 100 píldoras.

tinua cuentan con el respaldo financiero de la industria farmacéutica.[7] Tales circunstancias también afectan las prácticas para recetar medicamentos, pero no necesariamente dan como resultado la opción más segura y económica para el paciente.

LOS PRECIOS DE LOS MEDICAMENTOS

Ya sea que la publicidad televisiva para promover los fármacos vendidos con receta aumente o no el costo de los medicamentos, lo que sí es seguro es que incrementa las ventas de estas píldoras caras. La población estadounidense paga más que nunca por sus medicamentos hoy en día. Llevamos 30 años al tanto de los precios. Al revisar la tabla que se encuetra arriba usted tal vez se asombre al ver que entre 1975 y 1985 el precio de algunos medicamentos populares vendidos con receta subió muy poco. No obstante, a partir de los años 90 los precios empezaron a dispararse. Desde entonces han aumentado cada vez más.

Para justificar el costo de sus píldoras, las compañías farmacéuticas con frecuencia mencionan el gasto que implican la investigación y el desarrollo farmacéuticos. Sin embargo, todos los medicamentos incluidos en la tabla salieron al mercado antes de 1975, de modo que los costos de investigación se pagaron hace décadas. Si los precios de los autos o las computadoras se fijaran de la misma forma que los de los fármacos, tendríamos que pagar decenas de miles de dólares por una *laptop* y nadie podría comprar un Toyota, por ejemplo.

La AARP (la Asociación de Jubilados de los Estados Unidos) analizó los precios de los fármacos que se venden con receta y descubrió que su aumento se viene acelerando desde hace años, rebasando por mucho al índice general de inflación.[8] Un análisis de 150 productos populares demuestra que los precios de estos medicamentos de patente aumentaron en promedio en un 35 por ciento entre 1999 y 2004. Se trata de un incremento casi tres veces mayor que el de la inflación en general durante el mismo período, la cual subió en un 13,5 por ciento.[9]

El resultado de esta tendencia son unos precios por píldora que dejarían pasmado a cualquiera. El costo de la píldora para dormir *Ambien,* que se promueve por medio de anuncios directos al consumidor, aumentó en un 11,9 por ciento en 1 año. Surtirse por un mes puede llegar a costar unos 100 dólares, más de 3 dólares por píldora. La preocupación por cómo pagar el medicamento le daría insomnio a cualquiera. No obstante, si los precios de los fármacos vendidos con receta le dan dolor de cabeza, prepárese. Uno de los medicamentos más populares contra la migraña, el *Imitrex,* le costará casi 20 dólares por píldora.

¿CÓMO COMPARARLOS?

A las personas no les importa gastar mucho si piensan que el producto lo vale. Por eso tanta gente consulta la revista *Consumer Reports.* Esta publicación ofrece calificaciones de productos para el consumidor con el fin de orientarlo acerca de cuáles productos realmente sirven, desde autos y refrigeradores a computadoras, cámaras, hornos y más. *Consumer Reports* es editada por la Unión de Consumidores, una

or-ganización sin fines de lucro que se dedica a probar muchas de las marcas que hallamos comúnmente en las tiendas. Todos los aparatos se someten a las mismas pruebas y se les califica de acuerdo con su funcionamiento. Los consumidores pueden elegir el producto más apropiado para ellos de acuerdo con las características que más les importen. En el caso de los autos, por ejemplo, pueden comparar los distintos modelos de acuerdo con el costo, la fiabilidad, el nivel de satisfacción que los dueños profesan, la seguridad y las millas que rinden por galón de gasolina.

No obstante, cuando se trata de medicamentos son raros este tipo de análisis comparativos directos. Lo único que una compañía farmacéutica necesita hacer para obtener la aprobación de la Dirección de Alimentación y Farmacos (*FDA* por sus siglas en inglés) para un fármaco nuevo es demostrar que éste es mejor que nada (un placebo). Si una pastilla de azúcar alivia los síntomas del dolor de cabeza en el 38 por ciento de los participantes en la investigación y el fármaco X funciona para el 50 por ciento de los participantes, es muy probable que la FDA le dé la luz verde al nuevo remedio. Este método no revela nada en absoluto acerca de si el fármaco X es mejor que el fármaco Y o Z o si la probabilidad de que produzca complicaciones es mayor o menor.

Cuando una compañía farmacéutica sí llega a gastar dinero en un estudio en el que compara su preciada sustancia con una marca competidora, es posible que diseñe el experimento con mucho cuidado. El Dr. Richard Smith, antiguo director de la revista médica *British Medical Journal*, explica con los siguientes consejos cómo las empresas farmacéuticas de todo el mundo se aseguran resultados favorables:

> • **Compare su producto con un tratamiento de menor calidad**
> • **Compare la efectividad de sus fármacos con una dosis muy baja del fármaco de la competencia**
> • **Compare los efectos de su fármaco con una dosis muy alta del fármaco de la competencia (para que parezca menos tóxico)**
> • **Presente los resultados que tengan más probabilidad de causar buena impresión**[11]

Todo ello significa que a los médicos les cuesta mucho trabajo entender cómo un fármaco se compara con otro e incluso cómo se compara con opciones alternativas. Para aliviar la acidez (agruras, acedía), ¿realmente será mejor *Nexium* (esomeprazol) que *Prilosec* (omeprazol) o *Prevacid* (lansoprazol)? ¿La depresión se combatirá mejor con *Zoloft* (sertralina) o con *Prozac* (fluoxetina)? ¿Cuál produce menos efectos secundarios?

Quizá no le molestaría pagar mucho por el medicamento de aparición más reciente para tratar su presión arterial si es más eficaz y produce menos efectos secundarios que todo lo demás que está a la venta. Desafortunadamente las cosas no resultaron así en un estudio comparativo sumamente amplio.

Muchos médicos se escandalizaron cuando un estudio financiado por el gobierno (*ALLHAT*, siglas en inglés de Tratamiento Antihipertensor y Reductor de Lípidos para Prevenir el Infarto) demostró que un diurético tradicional y baratísimo surtía mejores efectos que medicamentos más recientes y más caros para bajar la presión arterial.[12] Se trató del estudio sobre la hipertensión (presión arterial alta) más amplio que jamás se hubiera realizado, ya que abarcó a más de 42.000 pacientes. Un diurético llamado clortalidona, el cual cuesta 15¢ por pastilla, demostró producir efectos iguales o mejores que medicamentos para regular la presión arterial como *Norvasc* (amlodipina), *Zestril* (lisinopril) y *Cardura* (doxazosina), los cuales llegan a costar hasta 10 veces más (*Norvasc* y *Zestril* pueden costar más de 1.50 dólares por pastilla). A cambio del dinero adicional, las personas resultaron menos protegidas contra las enfermedades cardíacas, el infarto y el derrame cerebral, además de enfrentar la posibilidad de sufrir efectos secundarios más graves.

¿Se sorprendería usted si le dijéramos que la clortalidona se receta con poca frecuencia? Ni siquiera se encuentra en la lista de los 300 fármacos más recetados. Por contraste, *Norvasc* fue el tercer medicamento más recetado en los Estados Unidos en 2004: apareció sobre 30.929.000 de las recetas presentadas en las farmacias.[13]

A muchos doctores les gusta pensar que ejercen la medicina "basándose en pruebas", es decir, que brindan atención médica racional fundamentada en investigaciones científicas. No obstante, en este caso queda bastante claro que muchos de ellos pasaron por alto los datos de este estudio comparativo importante y se rindieron ante la mercadotecnia de las grandes empresas farmacéuticas. Nuestro objetivo al escribir este libro es dar a conocer este tipo de estudios para que usted pueda colaborar con sus médicos para hallar los mejores tratamientos posibles al alcance de sus posibilidades financieras.

¿Y LOS RESULTADOS?

Todos esperamos que el tratamiento que recibamos nos ayude sin causarnos daño. Por eso la aprobación de la FDA parece tan importante. Tanto los médicos como los pacientes suelen sorprenderse al saber que muchos de los medicamentos aprobados por la FDA están muy lejos de cumplir con nuestras expectativas.

Hace unos años, un podiatra nos amonestó por recomendar remedios caseros contra los hongos en las uñas. Nos escribió lo siguiente:

"Existen medicamentos de verdad que han sido sometidos a pruebas clínicas y aprobados por la FDA para tratar los hongos en las uñas de los pies y que los médicos recetan a sus pacientes. Entre ellos figuran el Penlac tópico, la presentación oral de Lamisil o el Sporanox. He tratado con éxito a cientos de pacientes con estos fármacos.

Los efectos de los tratamientos que ustedes mencionaron no han sido probados y se trata de simples mitos. A lo largo de mis 23 años de ejercicio médico no he conocido a un solo paciente que haya respondido de manera favorable al Vicks VapoRub, a soluciones diluidas de vinagre o a aceite de vitamina E. No me haga perder el tiempo desmintiendo estos mitos".

Al principio nos hizo sentir mal. ¿Cómo se nos ocurría preferir remedios populares tradicionales a los medicamentos "de verdad" aprobados por la FDA? Entonces empezaron a llegar muchísimas cartas. Docenas de personas le respondieron al podiatra que había despreciado los remedios caseros. Hablaron de sus experiencias positivas al tratarse con *Listerine* o con soluciones diluidas de vinagre, *Vicks VapoRub* o aceite de melaleuca. Un farmacéutico argumentó lo siguiente a nuestro favor:

"Me gustaría señalar algunos hechos con respecto a los medicamentos aprobados por la FDA que el podiatra prefiere (Lamisil, Penlac, Sporanox). ¿Ya sabrá este doctor que la probabilidad de curarse completamente tratándose con Penlac, de acuerdo con la información que proporciona el mismo fabricante, sólo equivale a entre el 5,5 y el 8,5 por ciento después de 48 semanas? Cuando se utiliza Sporanox, el porcentaje de casos curados sube a la cifra increíble del 35 por ciento.

Asimismo, ¿estará enterado de lo que cuestan estos medicamentos? Un frasco de Penlac cuesta 72.99 dólares. Para tratar una sola uña afectada una vez al día durante 48 semanas, calculo de manera conservadora que el paciente requerirá seis frascos de esmalte (un frasco cada dos meses, aproximadamente). Por lo tanto, para gozar de un extraordinario 8,5 por ciento de probabilidad de curarse, el paciente tendrá que pagar 437.94 dólares por su Penlac, si no cuenta con seguro médico.

En el caso del Sporanox, la dotación para cada pulso de tratamiento cuesta 255.99 dólares. Esta cantidad alcanza para 14 días. El fabricante recomienda 12 semanas de tratamiento, ¡lo cual aumenta el costo a 1.535.94 dólares para el paciente que no cuenta con seguro médico! Con razón las personas buscan alternativas a estos medicamentos "".

La mayoría de los consumidores no tienen la menor idea de cuál sea el índice real de eficacia de los medicamentos vendidos con receta. Un experto de la industria llegó a las primeras planas de los periódicos al afirmar en una conferencia científica: "La gran mayoría de los fármacos —más del 90 por ciento— sólo funcionan en entre el 30 y el 50 por ciento de las personas". Se trata de un secreto que las compañías farmacéuticas preferirían mantener como tal. La cita anterior es del Dr. Allen Roses, vicepresidente mundial de genética de la empresa GlaxoSmithKline, quien estaba hablando de lo valiosa que puede resultar la terapia personalizada por medio de pruebas

ÍNDICE DE EFICACIA[14]

ÁREA TERAPÉUTICA	EFICACIA DE LOS MEDICAMENTOS
Mal de Alzheimer	30%
Asma	60%
Depresión (ISRS)	62%
Diabetes	57%
Incontinencia	40%
Migraña (aguda)	52%
Oncología (cáncer)	25%

genéticas en vista de las limitaciones que afectan a varias clases de medicamentos.[15]

Según indica la tabla arriba, los antidepresivos conocidos como inhibidores selectivos de la recaptación de serotonina (ISRS) —como *Prozac*, *Paxil* (paroxetina) y *Zoloft*— son eficaces casi en las dos terceras partes de los casos. No obstante, cuando se compara este índice de eficacia con el de la pastilla de azúcar inactiva, los beneficios son muy pocos. Los placebos suelen causar una mejoría de entre el 30 y el 50 por ciento de los pacientes deprimidos, de modo que los medicamentos sólo son un poco mejores que las pastillas falsas. Una revisión (o metaanálisis) de muchos estudios sobre antidepresivos realizada por la revista médica *British Medical Journal* llegó a la conclusión de que "los inhibidores selectivos de la recaptación de serotonina no ofrecen ventajas clínicas significativas frente al placebo" y que "no se ha demostrado de manera convincente que los antidepresivos afecten las consecuencias a largo plazo de la depresión ni los índices de suicidio".[16]

En cualquier otro negocio las personas exigirían mejores resultados, sobre todo si tuvieran que pagar precios semejantes. No obstante, los pacientes rara vez ponen en tela de juicio las recetas de sus médicos. La mayoría supone que el medicamento que toman tiene un índice de eficacia mucho mayor de lo que se ha probado efectivamente. Llegan a decepcionarse mucho al descubrir que el fármaco caro no funciona tan bien como lo esperaban. A un lector le pasó lo siguiente:

> *El año pasado gasté 1.200 dólares en* Lamisil *para curarme de los hongos en las uñas de los pies. El tratamiento de 3 meses de duración incluía la receta, un análisis sanguíneo y desde luego la consulta médica. A pesar de todo el tiempo y el dinero invertidos, no noté mejoría alguna en mis uñas.*
>
> *Le escribí una carta pidiendo explicaciones a la empresa que produce* Lamisil. Novartis *respondió con una circular en la que afirmaban que* Lamisil *no necesariamente cura los hongos en las uñas de los pies y que la compañía no garantiza la eficacia del producto.*
>
> *Su falta de seriedad me dio coraje. Hubiera podido quedarme sin hacer nada y ahorrado mucho dinero con los mismos resultados.*

El asunto se vuelve aún más complejo al tomar en cuenta que el medicamento puede causar efectos secundarios graves. Si el médico no menciona los riesgos es posible que el paciente no mida este peligro. Una lectora tuvo la siguiente experiencia trágica:

> *Mi esposo tomó* Lamisil *para tratarse los hongos en las uñas de los pies. El fármaco surtió efecto, pero finalmente causó su muerte.*
>
> *Las contraindicaciones incluidas con este medicamento que se vende con receta señaló que puede causar neutropenia. En el caso de mi marido así fue. Eso derivó en el síndrome mielodisplástico, a lo que siguió una leucemia mieloide aguda que causó su muerte.*
>
> *Durante la mayor parte de su vida había sufrido manifestaciones agudas de hongos en las uñas de los pies y pie de atleta de vez en cuando. Ninguno de estos padecimientos era mortal. ¡El* Lamisil *sí lo fue!*

¿QUIÉN ASEGURA LA SEGURIDAD?

¿Cómo fue posible que un fármaco para tratar los hongos en las uñas de los pies produjera una enfermedad mortal de la sangre? Antes de que un medicamento pueda salir a la venta hay que probar que es "seguro y eficaz". Esperamos que a estas alturas usted haya comprendido que la eficacia es un valor relativo. Desgraciadamente también lo es el de la seguridad. La FDA con frecuencia aprueba medicamentos que pueden producir reacciones peligrosas y a veces hasta mortales.

El ejemplo más conocido de ello se dio en el 2004 cuando una empresa retiró *Vioxx* (rofecoxib) del mercado. El Dr. Eric Topol, un cardiólogo renombrado y proboste de la Escuela de Medicina Lerner de la Clínica de Cleveland, calculó —en un artículo editorial que escribió para la revista médica *New England Journal of Medicine*— que hasta 160.000 personas pudieron haber sufrido infartos o derrames cerebrales al tomar *Vioxx*.[17] El Dr. David Graham, encargado de seguridad de la FDA, calculó que entre 30 y 40 mil personas posiblemente murieron a consecuencia de ello.[18]

En sus audiencias ante el Senado estadounidense, el Dr. Graham declaró: "En mi opinión la FDA, tal como se encuentra organizada actualmente, es incapaz de proteger a los habitantes de los Estados Unidos de otro producto semejante a *Vioxx*. Prácticamente estamos indefensos. Es importante que este comité y el pueblo estadounidense comprendan que lo sucedido con *Vioxx* en realidad es síntoma de algo mucho más peligroso para la seguridad del pueblo estadounidense. Dicho con palabras sencillas, la FDA y su Centro para la Evaluación y la Investigación de los Fármacos no funcionan".[19]

Más de 20 millones de personas ingirieron *Vioxx* antes de que se retirara del mercado.[20] Y decenas de millones más han tomado *Celebrex* (celecoxib), *Bextra* (valdecoxib) y otros fármacos antiinflamatorios no esteroideos como diclofenac, ibuprofeno y naproxeno. Un análisis preocupante indica la posibilidad de que estos medicamentos también incrementen el riesgo de sufrir complicaciones cardiovasculares.[21]

Lo que esto significa es que la FDA nos ha fallado a todos. Le preguntamos al Dr. Robert Temple, uno de los científicos de mayor rango de la FDA, por qué esta institución no descubrió el problema que podía darse con *Vioxx*

antes de que Merck retirara el fármaco del mercado. Admitió que MedWatch, el sistema de vigilancia de la FDA, no se da cuenta de problemas de salud comunes. Más bien detecta fenómenos poco comunes como daños hepáticos o trastornos raros de la sangre.[22]

Si un medicamento produce un problema "común" como infartos, derrames cerebrales, depresión o cáncer, es poco probable que la FDA lo descubra. Quizá sea por eso que hizo falta el estudio conocido como la Iniciativa para la Salud de las Mujeres, realizado por los Institutos Nacionales para la Salud, para descubrir que algunos tratamientos hormonales contra los efectos de la menopausia, como *Premarin* y *Prempro*, pueden producir infartos, derrames cerebrales o cáncer de mama. Cabe señalar que *Premarin* ha estado a la venta desde 1942. Tuvieron que pasar casi 60 años para que los médicos y las pacientes recibieran un aviso oficial acerca de sus complicaciones posiblemente mortales.

La FDA también tardó mucho en reaccionar ante los peligros que implican los antidepresivos. *Prozac* salió a la venta en 1987 y en unos cuantos años se convirtió en el antidepresivo más recetado. A pesar de su popularidad empezaron a surgir dudas en el sentido de que pudiera llevar a sus consumidores a pensar en suicidarse. A la mayoría de los psiquiatras les parecía ridícula la idea; afirmaron que las personas deprimidas se suicidan a veces, independientemente del tratamiento que sigan.

La FDA y el fabricante negaron que hubiera vínculos entre el *Prozac* y el suicidio. Refutaron un artículo publicado en 1990 por la revista *American Journal of Psychiatry* en el que se describían casos de "obsesión violenta e intensa con el suicidio después de 2 a 7 semanas de tratamiento con fluoxetina [*Prozac*]".[23] Quince años más tarde, el 1 de julio del 2005, la FDA por fin advirtió que "en los adultos que se traten con medicamentos antidepresivos, sobre todo aquellos que se encuentren en tratamiento por razones de depresión, hay que estar sumamente atento a señales de agravamiento de su depresión, una mayor preocupación por el suicidio o intentos de suicidio".[24]

Los problemas relacionados con *Prozac* y *Vioxx* recibieron mucha atención periodística. Un fármaco al que se le ha hecho mucho menos caso es el salmeterol. Se trata de uno de los medicamentos vendidos con receta más populares para tratar el asma en todo el mundo y se incluye en inhaladores contra el asma como *Advair* y *Serevent*. A pesar de que el salmeterol se puso a la venta en 1994, la FDA tardó hasta mayo del 2006 para exigirle al fabricante "alertar a los médicos y los pacientes que estos medicamentos pueden incrementar la posibilidad de episodios severos de asma, así como de muerte durante tales episodios". Un análisis publicado por los *Annals of Internal Medicine* señaló que "es posible que el salmeterol cause aproximadamente entre 4.000 y 5.000 de las muertes relacionadas con el asma que ocurren cada año en los Estados Unidos".[25] Las personas que tratan su asma principalmente con salmeterol nunca deben suspender el uso del fármaco por su propia cuenta, pero sí consultar con sus médicos para

averiguar más acerca de esta cuestión controvertida. La lección que desafortunadamente se aprende de estos desastres farmacéuticos es que hay que mantenerse muy alerta. Los médicos confían en la FDA para proporcionarles información fundamental sobre los fármacos. Sin embargo, esta oficina gubernamental se basa en los datos que le entregan las empresas farmacéuticas. Es como pedirle al zorro que cuide el gallinero. Es más, una vez que la FDA ha aprobado un medicamento es posible que hasta cierto punto se sienta responsable. Le resultará difícil admitir que el fármaco causa problemas o incluso mata a la gente.

SOPESAR LOS BENEFICIOS Y LOS RIESGOS

La intención de este libro es ayudarle a usted y a su médico a sopesar los beneficios, los riesgos y los costos de varios tratamientos. La decisión de cuál es el mejor para un problema dado debe basarse en múltiples factores.

Una enfermedad posiblemente mortal como el cáncer justifica recurrir a medicamentos muy caros y sumamente tóxicos. No obstante, en el caso de padecimientos menos peligrosos es probable que la mayoría de las personas prefieran comenzar a tratarse con remedios más seguros y económicos. De la misma forma en que una familia que dispone de un presupuesto limitado tal vez escoja un auto con base en su precio y cuánto combustible requiere, una persona cuyo seguro médico no cubre el costo de los medicamentos vendidos con receta quizá prefiera recurrir a remedios caseros económicos, tratamientos vendidos sin receta o fármacos económicos vendidos con receta. Incluso las personas que cuentan con seguro médico tal vez deseen bajar los costos y reducir los riesgos al mínimo.

Supuse que tendría que convivir con los hongos en las uñas de los pies para siempre. Afectaban cinco o seis uñas cuando por fin consulté a un dermatólogo. El tratamiento que me recetó era caro y, cuando ya lo había comenzado, el dermatólogo me informó que tenía más o menos un 50 por ciento de posibilidades de sufrir una recaída al concluir el tratamiento.

Una semana después las pastillas me produjeron una reacción pesadillesca. Dio la casualidad de que me encontraba en la lejana Finlandia cuando me salió urticaria (ronchas) y una comezón tremenda. Tras 24 horas de rascarme sin parar y sin dormir, por fin logré comunicarme con mi médico y me dijo que dejara de tomar las pastillas.

Al llegar a casa decidí probar el tratamiento con vinagre. Con un hisopo (escobilla, cotonete, cotton swab), empecé a aplicar una gota de vinagre blanco destilado a las uñas de mis pies cada vez que salía de la ducha (regadera). Conforme mis uñas crecieron, los hongos fueron desapareciendo por completo, junto con mis síntomas leves de pie de atleta.

Costo: menos de 2 dólares por 9 meses de tratamiento

Efectos secundarios: ninguno

Eficacia: del 100 por ciento (o del 200 por ciento si se incluye el pie de atleta)".

¿Cómo se sabe cuál tratamiento es el mejor? La mayoría de las personas suponen que los médicos tienen un sofisticado sistema para elegir el medicamento más apropiado para sus pacientes. Tal vez algún día esto se hará realidad, sobre todo cuando las pruebas genéticas permitan diseñar terapias personalizadas. No obstante, en la actualidad los médicos con frecuencia proceden al tanteo. Por ejemplo, le recetan un fármaco para la presión arterial y le piden regresar tras varias semanas para ver si le funciona o si sufrió efectos secundarios intolerables.

En cierto sentido, cada tratamiento es un experimento. A algunas personas es posible que el *Zoloft* les parezca milagroso por su capacidad para aliviar la depresión y permitirles vivir de manera normal. Otras tal vez descubran que el *Zoloft* les produce ansiedad y mareos o diarrea e insomnio, o bien que echa a perder su vida amorosa. Las variaciones increíbles en las reacciones individuales les impiden a los médicos predecir cómo responderá una persona en particular.

Por lo tanto, le irá mejor si se involucra de manera activa en el proceso. Sólo usted sabe cómo se siente. El medicamento que más se receta en los Estados Unidos combate el dolor. Cada año se cubren casi 100 millones de prescripciones de esta combinación de hidrocodona y acetaminofén. Sin embargo, nadie puede evaluar el dolor que usted siente excepto usted. También es mejor que el paciente evalúe los tratamientos para aliviar la ansiedad, la depresión y el insomnio. No obstante, incluso con padecimientos como la presión arterial alta (hipertensión), la diabetes, un nivel elevado de colesterol y un desequilibrio de la tiroides hace falta que usted vigile su progreso e informe con claridad a su médico.

Si cierto medicamento le produce sarpullido o mareos, no se quede con los brazos cruzados, soportando estos efectos secundarios. Avísele a su doctor que tal vez haya llegado el momento de probar otra opción. Hablar de manera clara resulta esencial para evaluar si el fármaco hace lo que debe de hacer y si los efectos secundarios que produce son intolerables. De acuerdo con un estudio sería posible evitar muchas reacciones dañinas si los pacientes informaran a sus médicos acerca de los efectos secundarios de los medicamentos y si los doctores estuvieran atentos y ajustaran el tratamiento. Los investigadores llegaron a la conclusión de que sería posible evitar casi 8 millones de casos de resultados adversos "si existiera una mejor comunicación entre los pacientes y los médicos y si los médicos procedieran de manera más confiable al tratar los síntomas producidos por los medicamentos".[26]

"Hace un tiempo consulté a mi médico debido al dolor muscular general y constante que sentía sin haber hecho ninguna actividad física. Me dolía todo el cuerpo, sobre todo las pantorrillas. Los analgésicos no surtían ningún efecto.

De verdad tenía la impresión de que estaría completamente discapacitado a los 60 años de edad si las cosas seguían igual. Mi médico me mandó todo tipo de análisis, entre ellos pruebas de la sangre y radiografías, pero no encontró nada definitivo. ¡Mi salud era buena a pesar de que me sentía muy mal!

El doctor lo achacó a mi edad (56 años) y a una artritis incipiente. Le pregunté directamente si era posible que se debiera al Lipitor que me había recetado poco tiempo antes de que todo ello comenzara. Dijo que no, porque los resultados de mis pruebas de funcionamiento hepático eran normales. Para él resultaba fácil decirlo, pero a mí me costaba trabajo cumplir con mis actividades diarias normales.

¡Entonces probé dejar el Lipitor y el dolor desapareció! Lo volví a tomar y el dolor regresó a los 2 días. El doctor me recetó Zocor, pero sufrí los mismos síntomas ".

Hemos recibido noticias de cientos de personas que han experimentado dolores musculares severos y a veces debilitantes al ingerir estatinas para bajar su nivel de colesterol, como *Crestor* (rosuvastatina), *Lescol* (fluvastatina), *Lipitor* (atorvastatina), *Mevacor* (lovastatina), *Pravachol* (pravastatina) y *Zocor* (simvastatina). Aunque sus pruebas de la sangre no revelen anormalidades, las personas llegan a sufrir dolor muscular o en las articulaciones así como síntomas de debilidad. Otros han señalado neuropatía (daños a los nervios), problemas con la memoria y dificultades sexuales. Sería fácil para el médico achacar tales síntomas al proceso de "envejecimiento". Sin embargo, usted no tiene que aceptar esta explicación si no le parece correcta. Debe estar atento a lo que su organismo le indica y hacerle caso si se queja. Si bajar su nivel de colesterol significa que a causa del dolor ya no puede hacer ejercicio ni disfrutar una vida social activa, ha llegado la hora de buscar otra forma de reducir su riesgo de padecer una enfermedad cardíaca.

Por importante que sea mantenerse al pendiente de la evolución de su padecimiento e informar a su médico acerca de los posibles efectos secundarios cuando toma fármacos vendidos con receta, resulta igualmente o más importante hacerlo si toma medicamentos que se venden sin receta, suplementos dietéticos o remedios caseros. Los riesgos de medicamentos como *Advil* y *Motrin IB* (ibuprofeno), así como *Aleve* (naproxeno) pueden parecerse a los de los medicamentos vendidos con receta que se basan en los mismos ingredientes activos, aunque se trate de una dosis menor. Una de las posibles complicaciones son úlceras gastrointestinales sangrantes, las cuales envían a decenas de miles de personas al hospital cada año.

Hasta los productos naturales como la cúrcuma (azafrán de las Indias), la especia amarilla que se encuentra en el *curry* en polvo, así como en la mostaza amarilla, llegan a encerrar peligros inesperados. Muchas personas nos han dicho que han obtenido buenos resultados al utilizar la cúrcuma o su ingrediente activo, la curcumina, para aliviar el dolor de la artritis o la psoriasis. No obstante, otros nos han hablado de sufrir de sarpullido y de comezón severos, una elevación en el nivel de enzimas hepáticas e incluso de interacción posiblemente mortal con la warfarina (*Coumadin*).

"Empecé a tomar cúrcuma después de leer que podía servir para combatir mi psoriasis, pero me salió un sarpullido severo. Dejé de tomarla la semana pasada. Sigo con el sarpullido, pero hoy surgió una preocupación mayor.

Fui a que me hicieran una prueba de rutina de la sangre, la cual hace falta porque tomo Coumadin desde que sufrí una embolia pulmonar. Mi médico me habló 3 horas después para informarme que el número, que debía estar entre 2 y 3, se encontraba en el nivel sumamente precario de 13. Me pidió que fuera de inmediato para que me inyectaran vitamina K. Creo que sus lectores deben enterarse de este tipo de reacciones".

A pesar de que la cúrcuma es un producto natural de uso común en la comida de la India, no hay que dar por hecho que sea segura. Cuando se utiliza como medicamento botánico debe tratarse con el mismo respeto que cualquier fármaco. Lo mismo es cierto con respecto a cualquier otro producto herbario, suplemento dietético o remedio casero. En vista de que siempre existe la posibilidad de que se produzcan interacciones peligrosas entre las hierbas, los suplementos dietéticos y los medicamentos, resulta imprescindible que se consulte a un médico enterado de estas cuestiones antes de probar alguno de estos tratamientos.

CÓMO AHORRAR DINERO Y EVITAR RIESGOS

Desde que los precios de los medicamentos se han puesto por las nubes no hay presupuesto que alcance. El director de cualquier farmacia de hospital le dirá que el costo de los medicamentos está acabando con los presupuestos.

Los empleadores se quejan, los presupuestos estatales están arruinados y toda persona que tiene que pagar sus propios medicamentos sabe por experiencia lo caros que son. Incluso los deducibles de las compañías de seguros han aumentado muchísimo. Algunas aseguradoras y organizaciones de mantenimiento de la salud (o *HMO* por sus siglas en inglés) cobran un deducible de entre 40 y 50 dólares por los medicamentos de patente vendidos con receta.

Los medicamentos genéricos con frecuencia se promueven como la mejor solución al alto costo de los fármacos vendidos con receta. Los ahorros llegan a ser gigantescos. Por ejemplo, al inicio del presente capítulo mencionamos el precio de 100 píldoras de *Valium* ($193.89). Si usted optara por el genérico correspondiente (diazepam), pagaría menos de 20 dólares. ¿Quién no aprovecharía esta clase de oferta? Al fin y al cabo se supone que los medicamentos genéricos son idénticos a sus homólogos de patente.

¿Pero qué tan buenos son realmente? La FDA afirma que son excelentes. Las compañías de seguros que respaldan el consumo de los medicamentos genéricos confían en la capacidad de la FDA para garantizar que estos productos sean equivalentes a los originales. Se supone que el genérico llega al torrente sanguíneo de la misma forma que el fármaco innovador original y que tiene exactamente los mismos efectos en el cuerpo.

Durante décadas estuvimos de acuerdo y recomendamos los medicamentos genéricos. Al fin y al cabo la FDA ha establecido reglamentos estrictos para aprobar los productos nuevos.

Sin embargo, nos ha surgido la preocupación de que tal vez resulte difícil sustituir algunos fármacos. Y cientos de lectores nos han revelado sus experiencias asombrosas al respecto.

El *Dilantin* contra la fenitoína

" *Mi mamá empezó a tomar* **Dilantin** *en agosto del 2003. En septiembre entró a un hospital de rehabilitación. Su neurólogo mandó que sólo le dieran* **Dilantin**, *no un sustituto genérico.*

Más avanzado el mes sufrió cuatro convulsiones generalizadas y la llevaron al departamento de urgencias del hospital. Cuando llegué pensaban que no sobreviviría. El médico de urgencias me indicó que en su opinión mi mamá no había tomado **Dilantin** *en varios días, porque su nivel era muy bajo. Al día siguiente averigüé que desde hacía varios días le habían dado el genérico fenitoína en lugar de* **Dilantin**. *Estoy convencido de que sufrió convulsiones por eso* ".

No se trata de la única noticia semejante que hemos recibido sobre el fármaco genérico fenitoína. Otros lectores también se han quejado de sufrir convulsiones después de un período de estabilidad al cambiar el *Dilantin* por la alternativa genérica. Un estudio publicado por la revista médica *Neurology* reveló que varios pacientes que estaban bien controlados con el *Dilantin* padecieron convulsiones que los obligaron a acudir a la sala de urgencias e incluso a hospitalizarse después de haber empezado a tomar el medicamento genérico fenitoína.[27] A causa de este estudio, el estado de Minnesota revocó la regla de cambiar automáticamente a los pacientes al fármaco genérico fenitoína.

La fenitoína no es el único medicamento que nos preocupa. Hemos recibido muchas quejas sobre otros preparados genéricos, como por ejemplo el atenolol (*Tenormin*), la fluoxetina (*Prozac*), el omeprazol (*Prilosec*) y la warfarina (*Coumadin*). Algunos fármacos son difíciles de utilizar. El *Coumadin*, por ejemplo, es un anticoagulante que requiere ajustes cuidadosos y vigilancia atenta.

El *Coumadin* contra la warfarina

"*Yo tuve que someterme a cirugía debido a un músculo desgarrado en el hombro. Antes de la ope-ración descubrieron que tenía una fibrilación atrial en el corazón, de modo que la cirugía se pospuso para que recibiera un tratamiento anticoagulante y así evitar que se formaran coágulos en mi corazón.*

El médico me recetó Coumadin *y el farmacéutico me dio la alternativa genérica, warfarina. Lo tomé durante un mes, pero mi sangre no quedaba bien. Por fin mi cardiólogo se fijó en exactamente qué píldora estaba tomando y se escandalizó al averiguar que se trataba de un medicamento genérico. Dijo que aunque supuestamente se trata de lo mismo no es así. En cuanto me cambió al* Coumadin *verdadero, mi sangre respondió y me pudieron operar*".

Medicamentos como el *Dilantin* y el *Coumadin* se caracterizan por lo que se conoce como un "índice terapéutico estrecho". En la terminología médica, esto significa que no queda mucho margen entre una dosis muy baja —la cual reduce la efectividad— y una excesiva, la cual produce el riesgo de sufrir una reacción tóxica severa. Instamos a los consumidores de estos medicamentos a analizar a fondo si los ahorros que pueden obtener al tomar el genérico compensan el riesgo de desarrollar un problema importante de salud.

Desde hace años hemos estudiado asuntos relacionados con los medicamentos genéricos y los posibles peligros de falsificación. Hemos entrevistado a funcionarios de la FDA y de la Farmacopea de los Estados Unidos (o *USP* por sus siglas en inglés), la cual establece las normas para todos los medicamentos vendidos con o sin receta en el país. Encontrará mayores detalles sobre esta cuestión así como sugerencias acerca de cómo manejar los problemas que llega a plantear la sustitución por medicamentos genéricos en el capítulo "El dilema de los fármacos genéricos" en la página 17.

(*Nota*: si encuentra en este capítulo términos que no entiende o que jamás ha visto, favor de remitirse al glosario en la página 561).

RESUMEN EJECUTIVO

A estas alturas se habrá dado cuenta de que la aprobación de la FDA no significa necesariamente que un fármaco en particular surta efecto en su caso ni que sea seguro. Por el contrario, usted tiene que colaborar en la decisión acerca de qué tratamiento probar y cuándo intentar otra cosa. En "Cómo utilizar este libro" en la página xvii encontrará una guía para que usted y su médico identifiquen rápidamente los tratamientos que resulten lógicos en su caso.

REFERENCIAS

[1] Japsen, B. "Drug Sales Calls Wear on Doctors." *Chicago Tribune,* May 8, 2005.

[2] Blumenthal, D. "Doctors and Drug Companies." *N. Engl. J. Med.* 2004;351:1885–1890.

[3] Ibid.

[4] ACCME annual report data 2003. Chicago: Accreditation Council for Continuing Medical Education, 2003.

[5] Kravitz, R. L., et al. "Influence of Patients' Requests for Direct-to-Consumer Advertised Antidepressants: A Randomized Controlled Trial." *JAMA* 2005;293:1995–2002.

[6] Spurgeon, D. "Doctors Feel Pressurised by Direct to Consumer Advertising." *BMJ* 1999;391:1321.

[7] Relman, A. "Your Doctor's Drug Problem." *New York Times,* Nov. 18, 2003.

[8] Gross, D. J., et al. "Trends in Manufacturer Prices of Brand Name Prescription Drugs Used by Older Americans, 2000 through 2003." AARP #2004-06.

[9] Gross, D. J., et al. "Trends in Manufacturer Prices of Brand Name Prescription Drugs Used by Older Americans—2004 Year-End Update." AARP Public Policy Institute, April 2005.

[10] Avorn, J. Interview on *The People's Pharmacy* #536, March 26, 2005.

[11] Smith, R. op. cit.

[12] ALLHAT Officers and Coordinators for the ALLHAT Collaborative Research Group. "Major Outcomes in High-Risk Hypertensive Patients Randomized to Angiotensin-Converting Enzyme Inhibitor or Calcium Channel Blocker vs Diuretic: The Antihypertensive and Lipid-Lowering Treatment to Prevent Heart Attack Trial (ALLHAT)." *JAMA* 2002;288:2987–2997.

[13] "Top 200 Brand-Name Drugs by Units in 2004." *Drug Topics: The Online Newsmagazine for Pharmacists,* March 7, 2005.

[14] Connor, S. "Glaxo Chief: Our Drugs Do Not Work on Most Patients." *The Independent/UK,* Dec. 8, 2003.

[15] Ibid.

[16] Moncrieff, J., and Kirsch, I. "Efficacy of Antidepressants in Adults." *BMJ* 2005;331:155–159.

[17] Topol, E. J. "Failing the Public Health—Rofecoxib, Merck, and the FDA." *N. Engl. J. Med.* 2004;351:1707–1709.

[18] Goozner, M. "What Went Wrong? FDA Veteran David Graham Speaks Out on the Drug Safety Dilemma." *AARP Bulletin,* February 2005.

[19] Congressional Testimony of David J. Graham, MD, MPH, before Senate Finance Committee on Vioxx, November 18, 2004.

[20] Martinez, B. "Merck Doctor Likely to Testify in Vioxx Trial." *Wall Street Journal,* July 18, 2005:B1.

[21] Hipisley-Cox, J., and Coupland, C. "Risk of Myocardial Infarction in Patients Taking Cyclo-Oxygenase-2 Inhibitors or Conventional Non-Steroidal Anti-Inflammatory Drugs: Population Based Nested Case-Control Analysis." *BMJ* 2005;330:1366–1373.

[22] Temple, R. Personal Communication, November 18, 2004.

[23] Teicher, M. H., et al. "Emergence of Intense Suicidal Preoccupation During Fluoxetine Treatment." *Am. J. Psychiatry* 1990;147:207–210.

[24] "FDA Reviews Data for Antidepressant Use in Adults." FDA Talk Paper T05-25. July 1, 2005.

[25] Salpeter, S.R., et al. "Meta-Analysis: Effect of Long-Acting ß-Agonists on Severe Asthma Exacerbations and Asthma-Related Deaths." *Ann. Intern. Med.* 2006;144:904–912.

[26] Weingart, S. N., et al. "Patient-Reported Medication Symptoms in Primary Care." *Arch. Intern. Med.* 2005;165:234–240.

[27] Burkhardt, R. T., et al. "Lower Phenytoin Serum Levels in Persons Switched from Brand to Generic Phenytoin." *Neurology* 2004;63:1494–1496.

EL DILEMA DE LOS FÁRMACOS GENÉRICOS: LAS DUDAS SOBRE SU CALIDAD

Cuando la mayoría de las personas piensan en cómo obtener el mayor beneficio a cambio de lo que gastan en sus medicamentos vendidos con receta, lo primero que les viene a la mente son los fármacos genéricos. Al reemplazar un medicamento de patente por un producto genérico es posible ahorrar cientos o incluso miles de dólares al año. Por ejemplo, llega a costar más de 280 dólares para abastecerse del antidepresivo *Prozac* —en su presentación de píldoras de 40 miligramos— por 1 mes. La misma dosis del fármaco genérico llamado fluoxetina cuesta entre 40 y 60 dólares al mes, según el fabricante y la farmacia. Un ahorro así es impresionante. Imagínese comprar un auto idéntico en todas sus características a un Mercedes-Benz, pero por la quinta parte del precio normal. ¿Quién no aprovecharía tal oferta de inmediato?

Desde hace décadas hemos animado a nuestros lectores y escuchas a pedir medicamentos genéricos cuando sea posible. No obstante, ahora tenemos dudas al respecto, porque nos preocupa que la Dirección de Alimentación y Fármacos (*FDA* por sus siglas en inglés) no sea capaz de vigilar la calidad de los fármacos que se venden en el país. En vista de que los precios actualmente están por las nubes, es posible que los medicamentos genéricos aún representen la mejor opción en muchos casos, pero uno tendrá que estar muy atento si quiere ahorrar sin arriesgar su salud.

Cuando empezamos a escribir sobre los fármacos a mediados de los años 70, eran muy baratos. Al año los estadounidenses gastaban entre 11 y 12 mil millones de dólares, aproximadamente, en fármacos vendidos con receta.[1,2] Un medicamento vendido en la farmacia costaba 4 dólares en promedio.[3] Treinta años después, las ventas farmacéuticas se han elevado a más o menos 180 mil millones de dólares al año y el precio promedio que se cobra por surtir una receta médica son 56 dólares.[4] El precio de algunos de los medicamentos de patente más populares, como *Lipitor* (atorvastatina), *Nexium* (esomeprazol), *Plavix* (clopidogrel) y *Prevacid* (lansoprazol), fácilmente llega a rebasar los 120 dólares al mes.

Parece mentira, pero lo que le acabamos de contar es poco. Las personas afectadas por cáncer o por ciertas enfermedades raras se hallan a la merced de una industria que ha perdido toda noción de la decencia. Mientras escribíamos estas palabras, *Herceptin* (trastuzumab), un fármaco contra el cáncer de mama, costaba unos 3.200 dólares mensuales. *Avastin* (bevacizumab), que sirve contra el cáncer colorrectal, llega a costar 4.400 dólares al mes. *Revlimid* (lenalidomida), un tratamiento contra el mieloma múltiple, puede rebasar los

70.000 dólares al año. Y *Erbitux* (cetuximab), un medicamento contra el cáncer de la cabeza y el cuello o bien colorrectal llega a pasar de 110.000 dólares al año.

Hace dos décadas entrevistamos a un experto de una compañía farmacéutica. Este antiguo ejecutivo mencionó una reunión (junta) del más alto nivel a la que había asistido, en la que se planteó la siguiente pregunta: "Si descubrieras cómo curar el cáncer, ¿cuánto cobrarías?". El ejecutivo aceptó que habría que regalar la cura contra el cáncer. En aquel entonces, los líderes de la industria farmacéutica temían que se les considerara poco éticos si les cobraban un ojo de la cara a los pacientes por medicamentos que podían salvarles la vida.

> *¿Cómo deciden las compañías farmacéuticas cuánto cobrar? Mi esposo se encuentra en quimioterapia y tiene que tomar dos fármacos: mitomicina contra el cáncer y Zofran para controlar las náuseas. Entre los dos suman más de 900 dólares cada vez que le toca tratamiento.*
>
> *Entre las facturas del doctor y los medicamentos, los ahorros de toda nuestra vida no tardarán en desaparecer. Saldría más barato acostarse a morir.*

Ya no existen limitaciones éticas. Hoy en día los tratamientos contra el cáncer se han convertido en el santo grial del lucro. Muchos compuestos nuevos de alta tecnología no curan a las personas sino alargan sus vidas. Estos fármacos son más eficaces y con frecuencia se toleran mejor que la quimioterapia antigua. A cambio de 10 años más de vida, un paciente puede acumular facturas por 1 millón de dólares.

Si se padece un trastorno médico raro, las cosas hasta son peores. *Cerezyme* (imiglucerasa) es una enzima producto de la bioingeniería con la que se trata la enfermedad de Gaucher. Las personas que padecen este mal poco común acumulan materiales grasos en el cerebro, los pulmones, el bazo, el hígado y los huesos. Si se deja sin tratar, la enfermedad de Gaucher puede producir diversos problemas graves de los huesos y del cerebro e incluso la muerte. En promedio, *Cerezyme* cuesta 200.000 dólares anuales por paciente, aun en el caso de los bebés y los niños, que requieren dosis menores. Algunos adultos tienen que gastar 600.000 dólares al año para mantenerse con vida, cantidad que equivale a más de 1.500 dólares diarios. Nadie puede costear una factura farmacéutica semejante. Aun las familias que cuentan con seguro médico tienen que luchar. Quienes no lo tienen se ven obligados a reducir su nivel de vida a la pobreza para poder recibir los beneficios de Medicaid y Medicare.

Cualquier administrador de hospital, ejecutivo de una compañía de seguros, tesorero estatal o contador de una organización de mantenimiento de la salud (o *HMO* por sus siglas en inglés) le dirá que los precios de los fármacos vendidos con receta están arruinando sus presupuestos. O simplemente pregúntele a su tía Marta o a su vecino a cuánto asciende su gasto mensual en medicamentos. Si sufren diabetes, presión arterial alta (hipertensión),

un nivel elevado de colesterol, alergias o acidez (agruras, acedía), es posible que su factura mensual supere los 600 dólares.

LO QUE SU VECINA GASTA CADA MES EN FÁRMACOS*	
Actos (pioglitazona) contra la diabetes	$188.99
Lipitor (atorvastatina) para bajar el colesterol	$121.99
Nexium (esomeprazol) contra la acidez	$158.99
Altace (ramipril) contra la presión arterial alta	$ 55.99
Zyrtec (cetirizina) para las alergias	$ 75.99
Total	$601.95
Una paciente hipotética que compra sus medicamentos en línea con una gran cadena farmacéutica nacional.	

Cualquier persona que no cuenta con seguro médico ni tiene acceso a Medicare enfrenta problemas graves. Incluso una persona asegurada tiene sus dificultades. Los deducibles por algunos medicamentos vendidos con receta ascienden a entre 40 y 60 dólares al mes.

" *Soy de edad mediana y trabajo por mi cuenta. Tengo que pagar facturas astronómicas por mis medicamentos. Debido a que poseo una casa modesta y dispongo de algunos fondos para el retiro, no recibo ayuda financiera.*

¿Qué deben hacer las personas como yo cuando el precio de nuestros fármacos asciende a cientos de dólares mensuales? Me identifico

con los ancianos y las personas muy pobres, ¡pero ojalá se dieran cuenta de que las personas que nos encontramos en medio también tenemos problemas financieros!"

La "parte D" del sistema Medicare, la cual se refiere a los costos de los medicamentos vendidos con receta, desafortunadamente tampoco ofrece la solución perfecta que tantas personas esperaban. En primer lugar, el beneficiario tiene que pagar un deducible anual de 250 dólares. Asimismo paga el 25 por ciento del precio de los fármacos vendidos con receta hasta llegar a la cantidad máxima de 2.250 dólares, o sea, unos 500 dólares más. También hay que contar la prima de la compañía de seguros, la cual equivale a 40 dólares o más por mes. Una vez que el gasto total en medicamentos ha alcanzado los 2.250 dólares, el enfermo tiene que pagar el 100 por ciento de sus gastos en medicamentos vendidos con receta hasta acumular 2.850 dólares más en gastos. Una vez que el total de sus gastos ha alcanzado los 5.100 dólares, el gobierno vuelve a intervenir y paga, a partir de ahí, el 95 por ciento de los gastos por medicamentos de ahí en adelante. Todo este proceso se reinicia al comenzar el año siguiente.

¿El resultado? Millones de personas radicadas en los Estados Unidos descubren que el dinero no les alcanza para pagar las primas y las facturas mensuales de sus medicamentos. La mayoría se sorprenden al descubrir que deben gastar hasta 4.000 dólares de sus propios bolsillos en fármacos vendidos con receta.

Para que quede claro cómo funciona este sistema, supongamos que sus medicamentos le cuestan unos 400 dólares mensuales. En tal caso, ya para mayo o junio de un año dado sus gastos habrán ascendido a la cifra problemática de 2.250 dólares. Ya no contaría con el apoyo del gobierno. Por lo tanto, durante el resto del año usted tendría que pagar todos sus medicamentos hasta llegar a gastarse 2.850 dólares. Al llegar a esa cantidad, el gobierno le ayudará y cubrirá el 95 por ciento de sus gastos en medicamentos de allí en adelante. Muy bien, pero es muy probable que no llegue a gastar tanto entre mayo y diciembre. Por lo tanto, todo lo que gaste durante esos siete meses no lo cubre el Medicare: usted mismo tiene que pagar los costos completos de sus medicamentos *de su bolsillo.*

¿LOS MEDICAMENTOS GENÉRICOS AL RESCATE?

Una vez que las personas se inscriben en la "parte D" del sistema Medicare, a muchas se les anima a cambiar los medicamentos de patente que sus doctores prefieren por alternativas genéricas menos caras. La razón de esto es que las compañías de seguros quieren aumentar sus ganancias al máximo y por consiguiente crean enormes incentivos financieros para que los pacientes compren los medicamentos genéricos. Una vez que las personas llegan a la cifra problemática de 2.250 dólares en gastos por medicamentos, con frecuencia optan por los genéricos con el fin de ahorrar dinero. Cualquier persona que no cuente con seguro médico con toda probabilidad también eligirá los fármacos genéricos sólo para sobrevivir. Nosotros también solíamos pensar que era una muy buena idea.

Desde hace 30 años hemos analizado los precios de los fármacos con mucho cuidado. Al principio defendíamos los medicamentos genéricos sin reservas. Luchábamos contra la marea. La gran mayoría de los fármacos vendidos con receta en las farmacias estadounidenses correspondían a los medicamentos de patente. En aquel entonces, muchos farmacéuticos y médicos defendían los medicamentos de patente afirmando que eran de mejor calidad y que valían cada centavo adicional que costaban por representar una inversión en el desarrollo farmacéutico del futuro. Nos regañaban por promover los medicamentos genéricos, pero opinábamos que se trataba de una oferta muy buena para los consumidores.

Criticábamos mucho a los médicos que se negaban a prescribir fármacos genéricos. Joe incluso sostuvo un debate sobre la controversia en torno a los medicamentos genéricos con un portavoz de la industria en el programa *Good Morning America*.

Durante las siguientes dos décadas exhortamos a los consumidores a comprar medicamentos genéricos. Parecía la mejor forma de ahorrar dinero cuando se trataba de comprar medicamentos caros. Un betabloqueador para el corazón como *Tenormin* costaba entre 50 y 55 dólares al mes, mientras que el equivalente genérico atenolol sólo ascendía a entre 7 y 8 dólares. *Prilosec*, un medicamento contra la acidez (agruras, acedía) que se vende con receta, llegaba a costar hasta 155 dólares por 30 píldoras. Por la misma cantidad de su homólogo genérico, el omeprazol, se pagaba entre 25 y 35 dólares.

¿Qué tienen de malo los medicamentos genéricos? En vista de que este libro habla de los mejores tratamientos disponibles por la menor cantidad de dinero, cualquiera pensaría que una vez más promoveríamos las alternativas genéricas cuando fuera posible.

El problema es que empezamos a recibir, de vez en cuando, una carta de algún lector de

---

LO QUE AFIRMAMOS ACERCA DE LOS MEDICAMENTOS EN NUESTRO PRIMER LIBRO *THE PEOPLE'S PHARMACY*, 1976

Para defender su costumbre de prescribir fármacos de patente caros, el médico casi siempre afirmará que son de mejor calidad que las versiones genéricas baratas. Ya que nadie quiere tomar un medicamento malo, este argumento por lo común convence rápidamente al paciente. Al dejar de hablar el doctor, es probable que el paciente se disculpe por haber mencionado el tema y se retire con la cola entre las patas. ¿Pero resulta válido este argumento?

Para que sepa qué lado pienso yo, se lo dejaré muy claro. Si su médico le da esta explicación trillada, lo está engañando de la peor manera. Simplemente no es cierto que no sean iguales.[5]

nuestra columna periodística según la cual no reinaba el idilio que nos imaginábamos en el país de los medicamentos genéricos. Al principio dimos poca importancia a tales relatos: pensamos que no eran de fiar. Supusimos que a las personas les costaba trabajo evaluar la eficacia real de los fármacos. Además —para ser francos— habíamos invertido tanta energía intelectual en defender los medicamentos genéricos durante tanto tiempo que simplemente no queríamos creer que no fueran idénticos a sus homólogos de patente. La FDA nos informó reiteradamente que los medicamentos genéricos debían cumplir con las mismas exigencias que los productos de patente. Sabíamos que existían reglas muy rigurosas para su aprobación y sencillamente no podíamos imaginarnos que hubiera un problema en el paraíso.

Las primeras dudas con respecto a los medicamentos genéricos nos surgieron hace algunos años, cuando una madre insistió en que el fármaco genérico metilfenidato no controlaba el trastorno de déficit de atención e hiperactividad de su hijo tal como lo hacía el medicamento de patente *Ritalin*. Cuando el niño tomaba el fármaco genérico su desempeño escolar no era el mismo. La maestra se quejaba de su comportamiento y la mamá también se daba cuenta de que el metilfenidato no alargaba su período de atención ni controlaba su hiperactividad de manera adecuada. Cuando le volvió a dar *Ritalin*, su comportamiento mejoró y no se presentaban problemas durante la jornada escolar.

Cuando interrogamos a farmacéuticos acerca de este dilema, algunos nos informaron con toda franqueza que sus clientes les habían descrito experiencias semejantes.

> *Tomaba* Hytrin *para tratar una próstata agrandada. Mientras seguía con* Hytrin *no tuve dificultades para orinar, pero luego la farmacia me lo cambió por el medicamento genérico, la terazosina.*
>
> *Casi de inmediato surgieron problemas. Siento la necesidad de orinar con urgencia, pero la orina casi no fluye y la presión que siento en la vejiga no disminuye. Con* Hytrin *me levantaba a orinar una vez por noche. Con la terazosina me tengo que levantar una vez por hora a lo largo de toda la noche.*
>
> *Entiendo perfectamente por qué los medicamentos genéricos son más baratos. No valen un comino*".

Cuando dejamos de ver todo color de rosa y empezamos a hacer preguntas, escuchamos algunos relatos asombrosos. Uno de los primeros tuvo que ver con un medicamento para la tiroides.

> *Desde hace más de 30 años me encuentro en tratamiento por hipotiroidismo y desde hace 10 tomo Synthroide en una dosis de 0,125 miligramos. Este año mi médico me recetó un medicamento genérico con la misma dosis. Al llegar el cuarto día con el fármaco genérico alcancé mi límite de tolerancia. No podía dormir; tenía un poco de diarrea; sudaba más que lo común y*

el corazón me latía con tal fuerza que parecía a punto de salirse de mi pecho. Cuando por fin me di cuenta de que tal vez tuviera que ver con el cambio de medicamento, le pedí al farmacéutico que me diera Synthroide. Casi de inmediato me calmé, el corazón me dejó de latir tan fuerte y volví a ser el mismo de siempre. ¿Por qué el medicamento me afectaría tanto?"

Los síntomas que esta persona describe son los clásicas de una dosis excesiva de la hormona de la tiroides. Empezamos a preguntarnos qué sucedía, pero aún creíamos que todo estaba bien. Entonces tuvimos noticias de otra persona: "A mi mamá le cambiaron *Lasix* por el medicamento genérico, la furosemida, para tratar la insuficiencia cardíaca. Se le hincharon los pies y respiraba con dificultad. En cuanto le volvimos a conseguir *Lasix* mejoró".

Y de otra más:

"*Hace varios años me diagnosticaron una fibrilación atrial persistente. Mi médico me recetó Betapace, que sirvió perfectamente para controlar la arritmia.*

No obstante, hace poco se me acabó la prescripción que por lo común surto por correo. Le pedí una nueva receta a mi cardióloga y acudí a la farmacia local para comprar el medicamento (la cantidad correspondiente a 30 días, para cubrir el tiempo hasta la siguiente dotación).

No pedí el medicamento por su nombre de marca, de modo que me vendieron el medicamento genérico sotalol. Al poco tiempo mi ritmo cardíaco se volvió tan errático que fui a ver a mi

cardióloga. Me mandó usar un monitor cardíaco durante 30 días para ver qué estaba pasando.

En el ínterin me llegó el envío regular de Betapace y volví a cambiar el fármaco genérico por el de patente. Casi de inmediato mi ritmo cardíaco errático se regularizó perfectamente. Cuando regresé con la doctora estuvo de acuerdo en que todo lo sucedido probablemente se debiera al sustituto genérico".

Aún no podíamos creer que existiera un problema grave con respecto a los medicamentos genéricos. Al hijo preocupado por los síntomas de insuficiencia cardíaca de su mamá le dimos la respuesta pobre de que "cualquier cambio de medicamento requiere vigilancia atenta". Sin embargo, conforme las historias se acumulaban empezamos poco a poco a poner en duda nuestra fe constante en la invencibilidad de los medicamentos genéricos.

"*Llevo aproximadamente 10 años tomando Prozac con resultados fantásticos. Más o menos entre 1 y 2 semanas después de haberme surtido nuevamente del medicamento me di cuenta de que me sentía retraída, deprimida y con un poco de ansiedad. Mi esposo y compañeros de trabajo también se dieron cuenta del cambio que se había dado en mí. Al tomar mi dosis matutina por casualidad miré la etiqueta y vi que me habían dado el equivalente genérico sin que yo lo supiera. Al parecer había cambiado mi cobertura en el seguro y realizaron el cambio al medicamento genérico para bajar mi deducible.*

Se lo mencioné de inmediato a mi médico y a

mi farmacéutico y pedí que me prepararan una nueva prescripción. A los pocos días volví a ser la misma de siempre. Mi deducible subió por haber comprado **Prozac,** *pero mi bienestar es demasiado importante para mí. Pensé que los medicamentos genéricos eran aceptables, pero ahora he cambiado de opinión* ".

Lo irónico fue que justo cuando nos empezaron a surgir dudas todos los demás parecieron convencerse de que los medicamentos genéricos más baratos eran la solución perfecta para combatir los altos costos de los fármacos. La FDA insistía en que eran idénticos a sus homólogos de patente. El Congreso pasó leyes para acelerar la aprobación de los medicamentos genéricos conforme se acercaba la fecha de vencimiento de los derechos de patente de un gran número de fármacos muy vendidos, como *Zocor* (simvastatina), un medicamento para bajar el nivel de colesterol, y el antidepresivo *Zoloft* (sertralina).

Las compañías de seguros y las organizaciones de mantenimiento de la salud (o *HMO* por sus siglas en inglés) hacían todo lo posible para convencer a la gente de cambiar sus medicamentos caros por las alternativas genéricas. Crearon planes de deducibles de tres o cuatro niveles. Si usted y su médico aceptaban un medicamento genérico de bajo costo de la lista de fármacos aprobados, tal vez tuviera que pagar un deducible de sólo 5 ó 10 dólares. Si su doctora elegía un medicamento de patente incluido en la lista, el deducible podía costarle 25 dólares. Si su médico insistía en que a usted le hacía falta un producto de patente que no

aparecía en la lista de los medicamentos aprobados, usted quizá terminaría pagando entre 40 y 60 dólares.

En algunos casos las compañías de seguros estaban tan ansiosas por lograr que la gente optara por medicamentos de bajo costo que renunciaban por completo a cobrar deducibles durante 6 meses para persuadir a todo el mundo de tomar medicamentos genéricos en lugar de los de patente. No sorprende que se entusiasmaran tanto con los fármacos genéricos. En algunos casos, el costo del fármaco genérico de hecho era menor que el monto del deducible.

"*Soy una enfermera que trabaja a tiempo completo en una clínica dedicada al* Coumadin. *Vigilamos y ajustamos el anticoagulante* Coumadin *para más de 3.000 pacientes y le aseguro que se nota una diferencia con los medicamentos genéricos.*

Teníamos pacientes que se habían mantenido dentro de los márgenes correctos literalmente durante años mientras tomaban Coumadin. *Cuando empezaron a tomar el medicamento genérico warfarina nos dimos cuenta de que les hacía falta tomar entre un 20 y un 30 por ciento más del medicamento y resultaba mucho más difícil mantenerlos dentro del margen indicado.*

Los que volvieron a tomar Coumadin *regresaron a su dosis anterior y nuevamente se ajustaron al margen.*

Los medicamentos genéricos tal vez sean 'equivalentes', pero al tratarse de un medicamento con un índice terapéutico estrecho definitivamente no son iguales ".

¿NOS *FALLÓ* LA FDA?

Finalmente nuestra preocupación por la calidad de los medicamentos genéricos llegó al colmo. Eran tantas las personas que nos habían descrito el fracaso de sus tratamientos o los efectos secundarios extraños que les había producido algún medicamento genérico que ya nos pareció la hora de investigar el asunto a fondo. Le preguntamos al Dr. Roger L. Williams, vicepresidente ejecutivo y director general de la Farmacopea de los Estados Unidos (o *USP* por sus siglas en inglés), qué opinaba sobre los medicamentos genéricos. La USP es la organización que desde hace más de 185 años establece las normas farmacéuticas en los Estados Unidos, incluso desde antes de que existiera la FDA.[6] Antes de asumir su cargo directivo en la USP, el Dr. Williams había trabajado para la FDA (de 1990 a 2000) como director adjunto de ciencias farmacéuticas del Centro para la Evaluación y la Investigación sobre los Fármacos. Es decir, encabezó el departamento de la FDA que aprueba los fármacos genéricos.

El Dr. Williams no afirmó que todo estuviera bien con la FDA. "Mi punto de vista como clínico y científico es que la FDA podría controlar mejor la calidad de los medicamentos genéricos —declaró—. Para mencionar un error específico: el criterio común que se utiliza para comparar los productos de prueba (genérico) y de referencia (original) no garantiza su intercambiabilidad".[7]

¡Qué horror! Si el Dr. Williams pensaba que la FDA "podría controlar mejor la calidad de los medicamentos genéricos", entonces realmente teníamos problemas.

Recibimos el siguiente testimonio de primera mano de una lectora:

> *Mi esposo y yo trabajábamos en los laboratorios de control de calidad de varias compañías farmacéuticas. La FDA llega a pedir, por ejemplo, que el fármaco X mantenga entre el 90 y el 110 por ciento de la dosis señalada. Las empresas para las que trabajé siempre imponían límites más estrechos a sus medicamentos de patente. El fármaco X de patente podía contener entre el 95 y el 105 por ciento de la dosis señalada. Asimismo, las compañías sujetaban sus fármacos de patente a muchas más pruebas (de dureza y de solubilidad).*
>
> *Afirmar que un medicamento genérico y uno de patente son equivalentes entre sí es como decir que una cucharadita de azúcar granulada y un cubito de azúcar se disolverán de la misma forma en un vaso de té helado. El uso bioquímico del medicamento genérico y del fármaco de patente no es el mismo.*
>
> *La mayoría de los doctores a quienes he consultado no tienen la menor idea de la diferencia que existe entre el medicamento genérico y el de patente. No son iguales, aunque ambos hayan cumplido con el reglamento de la FDA*.

¿Y qué opinaba la FDA de todo esto? Acudimos directamente al Departamento de Medicamentos Genéricos de la FDA. Ahí hablamos con el farmacéutico Gary Buehler, director del Departamento de Medicamentos Genéricos; con el farmacéutico Robert West, director adjunto del Departamento de Medicamentos Genéricos; y con la farmacéutica Cecelia Parise, asesora en política regulatoria del director del Departamento de Medicamentos Genéricos.[8] Se trata de las personas que supervisan el proceso con el que la FDA aprueba los medicamentos genéricos.

Debido a todos los informes que habíamos recibido por parte de los consumidores, les preguntamos a estos funcionarios de la FDA de qué forma la Dirección vigila los medicamentos genéricos una vez que se han aprobado y puesto a la venta. Nos explicaron que realizan de 50 a 100 "inspecciones de control hechas al azar" al año. Además, la FDA debía inspeccionar las fábricas cada 2 años. Insistieron en que probablemente detectarían cualquier problema que hubiera con un producto.

Cuando les preguntamos a dónde los consumidores, los farmacéuticos y los médicos podían reportar un problema, la respuesta fue vaga: las personas debían establecer contacto con su representación local de la FDA, con algo llamado "MedWatch" o con el "Departamento de Conformidad" de la FDA. Evidentemente no existía un sistema de fácil acceso para el consumidor para reunir este tipo de datos.

"Soy el asistente médico de tres cirujanos ortopédicos que realizan reemplazos totales de articulaciones. Una de mis tareas principales es pedir nuevas dotaciones de analgésicos para después de las intervenciones quirúrgicas. Nuestros cirujanos exigen de manera específica

fármacos de patente, como Vicodin y Lortab, porque algunos de los sustitutos genéricos no alivian el dolor de los pacientes".

El siguiente paso en nuestra investigación fue hablar con Nicholas Buhay, director adjunto del Subdepartamento de Calidad de Fabricación y de Productos del Departamento de Conformidad en el Centro para la Evaluación y la Investigación sobre los Fármacos de la FDA.[9] Interrogamos a Nick acerca del proceso de vigilancia y nos informó que la FDA contaba con un programa especial para asegurar la calidad, la identidad, la pureza y la eficacia de estos productos. Nos indicó que unos 50 inspectores estaban a cargo de las fábricas en las que se producían los medicamentos genéricos. Admitió que, si bien la ley exigía que se realizaran inspecciones cada 2 años en todos los centros de fabricación, en realidad los recursos disponibles no alcanzaban para cumplir con esta meta, por lo que era preciso "establecer prioridades". Algunas empresas pequeñas quizá sólo se inspeccionaban cada 3 ó 4 años. Cuando preguntamos de qué modo la gente podía reportar problemas que hubiera con los fármacos genéricos o presentar muestras para el análisis, de nueva cuenta percibimos cierta falta de claridad y la inexistencia de un proceso formal.

Por último nos mandaron con Jay Schmid, el jefe del Equipo de Vigilancia de Productos Aprobados del Subdepartamento de Conformidad y Vigilancia de los Fármacos Vendidos con Receta, el cual forma parte del Departamento de Conformidad en el Centro para la Evaluación y la Investigación sobre los Fármacos de la FDA.[10] Jay trabaja con seis personas en total y tiene "mucha responsabilidad". Preguntamos de manera específica qué es lo que Jay y su equipo hacían para vigilar todos los medicamentos genéricos que se encuentran a la venta. Nos indicó que cada año escogían entre 50 y 60 fármacos diferentes (tanto de patente como genéricos) para el análisis. Los obtenían de un mayorista en Virginia y los enviaban a un laboratorio en Detroit. Ya que efectuaban cada prueba con cuatro lotes diferentes, tal proceso equivalía a entre 300 y 400 "presentaciones de dosis final" al año.

“Mi esposo lleva varios años tomando Prilosec. Hace poco nuestra farmacia local le vendió en cambio la alternativa genérica omeprazol. Le dio comezón en las palmas de las manos y le aparecieron unas grandes manchas rojas e hinchadas en la parte superior de los brazos, los muslos, la ingle y el tronco tras sólo un día de tomar el medicamento genérico. La reacción desapareció cuando suspendió el omeprazol y volvió a tomar Prilosec”.

Nuestras conversaciones con la FDA nos dejaron frustrados y confundidos. Habíamos hablado con los funcionarios a cargo de aprobar y vigilar los medicamentos genéricos. Se habían esforzado mucho por convencernos de que todo estaba perfectamente bien. Incluso acudimos a un nivel más alto y le revelamos algunos de nuestros testimonios más impac-

tantes al Dr. Robert Temple, uno de los funcionarios de más alto nivel y más poderosos de la FDA. En esencia, él sugirió que la impresión de los pacientes de que los medicamentos genéricos no daban buenos resultados era de carácter psicológico y no podía achacarse a inferioridad alguna de las píldoras. Resumió el punto de vista de la FDA de la siguiente forma: "Sabemos que estos informes dramáticos muchas veces no son confiables". Nuestra sugerencia reiterada de reunirnos con funcionarios de la FDA para mostrarles los relatos y comentar nuestras inquietudes se toparon con indiferencia. Nos quedamos con la impresión muy clara de que la FDA prefería no escuchar, ver ni decir nada malo cuando de fármacos genéricos se trataba.

Sin embargo, aún nos molestaba la sospecha persistente de que las cosas no estaban nada bien. Las experiencias descritas por nuestros lectores seguían conmoviéndonos profundamente. Entonces caímos en la cuenta de que la FDA en términos generales confiaba en que los fabricantes de los medicamentos genéricos y los mayoristas que distribuían las píldoras fueran honestos y se apegaran a las reglas.

En otras industrias que pueden afectar las seguridad de las personas y donde pudiera haber motivos para tomar atajos o engañar, el gobierno se esmera en realizar inspecciones con regularidad. La Oficina Federal de Aviación inspecciona los aviones regularmente para detectar cualquier defecto que pueda afectar la seguridad de los pasajeros. Los inspectores de aduanas revisan el equipaje

> "La Ley FD&C [Ley Federal de Alimentos, Fármacos y Productos Cosméticos] le exige a la FDA inspeccionar a todos los fabricantes de productos médicos por lo menos una vez cada dos años. Sin embargo, al parecer la FDA ni siquiera es capaz de encontrar a muchas de las compañías que debe visitar".[11]
> —David Anast, *Biomedical Market* Newsletter (Boletín del Mercado Biomédico), 31 de mayo del 2002

en busca de sustancias de origen vegetal que puedan trasmitir plagas o enfermedades, por no hablar de otros artículos ilegales. Los edificios nuevos, los elevadores viejos y todos los restaurantes se someten a inspecciones regulares.

Seamos completamente francos. A pesar de que a sus funcionarios les cueste admitirlo, la FDA en realidad depende de un código de honor. Los inspectores supuestamente deben visitar todas las fábricas de medicamentos cada 2 años, pero la FDA no cuenta con los recursos humanos ni financieros para cumplir con esta tarea. Por lo tanto, llegan a transcurrir varios años entre una visita y otra. Existe la posibilidad de que en el ínterin algunos empresarios de ética dudosa no observen las normas de manera escrupulosa.

Lo que más preocupa es que el sistema de pruebas al azar seguido por la FDA sea risible. A pesar de seleccionarse unos cuantos frascos al año para ser analizados, en realidad se trata sólo de un puñado. La FDA afirma analizar aproximadamente 300 "presentaciones de dosis final" al año, entre medicamentos de patente y genéricos. Esta cantidad constituye más o menos el 0,00001 por ciento de las más de 3 mil millones de recetas que las farmacias locales surten cada año. Si usted pensara que la probabilidad de recibir una multa por manejar demasiado rápido fuera de 1 en 10 millones, probablemente no se preocuparía mucho por acatar los límites de velocidad. Compare esto con el riesgo de que le caiga un relámpago, que según se calcula es de 1 en 3.000. Si usted fuera un fabricante o mayorista no muy honrado de medicamentos genéricos, no tendría que preocuparse mucho porque la FDA lo fuera a atrapar.

LAS PRUEBAS FEHACIENTES

Muchas de las cartas y los mensajes de correo electrónico que leíamos eran algo subjetivos. Una persona mantuvo su presión arterial alta (hipertensión) bajo control durante años mientras tomaba *Zestril*. Cuando la cambiaron al medicamento genérico lisinopril, afirmó que su presión arterial subió hasta las nubes. Otra persona que llevaba 20 años controlando su dolor crónico severo con *Vicodin* se quejó de que cuando se lo cambiaron por un "equivalente" genérico (acetaminofén e hidrocodona), no obtuvo alivio de su dolor y sufrió síntomas de reajuste. Se trataba de relatos apremiantes, sin duda, pero no de pruebas fehacientes.

Lo que realmente nos convenció de que la FDA no cumplía con la promesa que le había hecho al pueblo estadounidense fue una experiencia con convulsiones. Recibimos la siguiente información conmovedora de un lector:

> *Mi mamá empezó a tomar* Dilantin *en agosto del 2003. En septiembre entró a un hospital de rehabilitación. Su neurólogo mandó que sólo le dieran* Dilantin*, no un sustituto genérico.*
>
> *Más avanzado el mes sufrió cuatro convulsiones generalizadas y la llevaron al departamento de urgencias del hospital. Cuando llegué pensaban que no sobreviviría. El médico de urgencias me indicó que en su opinión mi mamá no había tomado* Dilantin *en varios días, porque su nivel era muy bajo. Al día siguiente averigüé que desde hacía varios días le habían dado el medicamento genérico fenitoína en lugar de* Dilantin. *Estoy convencido de que sufrió convulsiones por eso*.

También nos comunicaron lo siguiente:

> *Mi esposo lleva algún tiempo tomando* Dilantin *para prevenir las convulsiones, con muy buenos resultados. Salió a la venta un medicamento genérico que le permitiría ahorrar mucho dinero, lo probó y sufrió una convulsión. El neurólogo lo hizo prometer que nunca lo volvería a hacer*.

Estábamos bastante seguros de que sucedía algo extraño. Un hombre que había tomado *Dilantin* durante varias décadas lo cambió por fenitoína y empezó a sufrir convulsiones de inmediato. Desaparecieron en cuanto volvió a tomar *Dilantin*. Recibimos tantos informes parecidos sobre convulsiones generalizadas que no podíamos creer que fueran producto de la imaginación.

Entonces hallamos la confirmación. En octubre del 2004, la revista médica *Neurology* publicó un estudio sobre el problema que se dio en Minnesota al poco tiempo de que el plan estatal de salud hizo obligatorio sustituir los fármacos de patente por los medicamentos genéricos.[12] Pacientes epilépticos a quienes se había controlado con *Dilantin* durante años empezaron a sufrir convulsiones que requerían idas de urgencia a las clínicas o las salas de urgencias o incluso que se hospitalizaran.

Un grupo de médicos investigó a ocho pacientes que habían sufrido convulsiones graves después de que se les cambiara el medicamento antiepiléptico *Dilantin*, vendido con receta, por su equivalente genérico, la fenitoína. Sus niveles sanguíneos bajaron aproximadamente en un 30 por ciento al tomar cierto tipo de fenitoína genérica. Los investigadores llegaron a la conclusión de que el cambio de los pacientes al genérico fenitoína quizá significara un ahorro temporal de centavos, pero terminaría por producir gastos mucho mayores. Una sola hospitalización bastaría para acabar con el pequeño ahorro.

Una vez más nos pusimos en contacto con la FDA acerca de los casos que conocíamos de convulsiones producidas en relación con el medicamento genérico llamado fenitoína. Preguntamos acerca del estudio realizado en Minnesota y pedimos una cita para hablar de este asunto crítico. También deseábamos exponer muchas preocupaciones más que teníamos en torno a los medicamentos genéricos. Nuestra petición fue pasada por alto y nos informaron que se estaba estudiando el asunto del *Dilantin*. Nunca conocimos el resultado de esta investigación.

Los médicos también se preocupan

No somos los únicos a quienes les preocupa la calidad de los medicamentos genéricos. Muchos doctores piensan lo mismo. Una encuesta realizada en el año 2006 por Medco Health Solutions (una de las compañías más importantes en lo que se refiere a la administración de programas para beneficiar a los consumidores de fármacos vendidos con receta) reveló una asombrosa falta de confianza en los medicamentos genéricos: "La cuarta parte de los médicos que participaron en la encuesta afirmaron no creer que los fármacos genéricos fueran químicamente idénticos a sus homólogos de marca". De acuerdo con la misma encuesta, "casi uno de cada cinco médicos cree que los medicamentos genéricos son menos seguros que los de patente, y más de uno de cada cuatro doctores (el 27 por ciento) creen que los fármacos genéricos causan más efectos secundarios que los productos de marca".[13]

MEDICAMENTOS FALSIFICADOS

Por si fuera poco, existe un secreto turbio del que nadie en el gobierno habla porque es demasiado espantoso para darlo a conocer al público: no se ha organizado ningún sistema para comprobar que los fármacos que se venden en los Estados Unidos sean auténticos. En vista de que los productos farmacéuticos valen tanto dinero, algunos criminales han descubierto que resulta más fácil, seguro y lucrativo producir y vender medicamentos falsificados que heroína o cocaína.

Cuando la mayoría de las personas piensan en medicamentos falsificados, se imaginan una empresa sospechosa que vende *Viagra* (sildenafil) falso a víctimas crédulas en los Estados Unidos a través de una página *web* registrada en el extranjero. La FDA ha reforzado esta creencia al advertir a la gente que no adquiera medicamentos a través del internet. Nadie se imagina que los estantes de las farmacias estadounidenses contengan medicamentos falsificados. Sin embargo, de acuerdo con la reportera investigadora Katherine Eban "existen cadenas de falsificadores que trabajan dentro del país, infiltran la oferta comercial de fármacos y venden sus productos a mayoristas corruptos, quienes a su vez los venden a las farmacias minoristas".[14] Eban presentó sus revelaciones escandalizadoras en un libro sobre el tema.

A pesar de que la FDA se ha esforzado por espantar a la población estadounidense haciéndonos creer que es peligroso comprar productos farmacéuticos en Canadá, lo cierto es que el sistema canadiense de distribución de fármacos es mucho más seguro que el de los Estados Unidos. En Canadá hay relativamente

UNA ENTREVISTA CON KATHERINE EBAN EN NUESTRO PROGRAMA RADIAL[15]

Katherine Eban: Los intermediarios se han multiplicado, creando un laberinto de compañías que trabajan en un mercado poco definido. . . como una subasta que funciona a todas horas, dedicada a la compraventa de productos farmacéuticos capaces de salvar vidas, donde tratan de comprar a bajo precio y de vender por mucho y muchas veces los fármacos se manejan en condiciones muy peligrosas. No se parece en nada a la cadena sanitaria bien organizada y provista de medidas para preservar nuestros medicamentos que todos nos imaginamos que recorren. (. . .)

Para cuando el medicamento llega a la farmacia es posible que haya pasado por una docena de manos sin registro de haberlo hecho. (. . .)

En los Estados Unidos, por lo general los medicamentos son regulados por un código de honor y por los mayoristas que afirman que los fármacos son seguros. Me resultaba difícil de creer cuando empecé a investigarlo. El gobierno federal decidió encargarles a los estados la tarea de regular a los intermediarios. Pues en muchos estados —y yo relato la historia de lo que sucedió en Florida— sólo hay dos inspectores de fármacos que trabajan de medio tiempo y deben inspeccionar a cientos, si no es que a miles de intermediarios. (. . .)

Una vez que los medicamentos abandonan el andén de carga del fabricante, básicamente caen en un agujero negro. El gobierno federal no regula a la cadena de abastecimiento.

Terry Graedon: ¿Por qué la población en general sabe tan poco acerca de cómo funciona el sistema de distribución de fármacos?

Katherine Eban: Estoy convencida de que los intereses financieros que desde hace años están involucrados en esto —desde los intermediarios, los mayoristas y las empresas farmacéuticas hasta las cadenas de farmacias— han conspirado para mantenerlo oculto. Por lo tanto, los pacientes no se enteran. Sin embargo, tengo la esperanza de que los pacientes exijan el cambio una vez que de verdad comprendan que nadie en el gobierno es capaz de decirles por dónde anduvo su medicamento. Pedirán leyes que ayuden a rastrear los medicamentos en su paso por cada punto de la cadena de abastecimiento. Lo exigirán. ¿Por qué habríamos de gastar más dinero que las personas en cualquier otra parte del mundo en medicamentos que según creemos son los más seguros cuando en realidad ocurre todo lo contrario?

pocos mayoristas. Se trata de intermediarios que compran medicamentos a los fabricantes y los distribuyen entre las farmacias minoristas. Las autoridades canadienses no le permiten a cualquiera cambiar los fármacos de envase. Cuando usted le compra su frasco de píldoras a una farmacia canadiense, por lo común le entregarán el recipiente original sellado de la empresa farmacéutica original.

En los Estados Unidos existen cientos —si

> "Ha sido muy difícil obtener hechos precisos que puedan citarse sobre las dimensiones del problema de los fármacos falsificados. Las empresas farmacéuticas manejan de manera estrictamente confidencial la información de la que disponen. Según afirman, temen que si se diera a conocer que alguno de sus productos fue falsificado la gente lo dejaría de comprar y adquiriría el producto de la competencia aún después de haberse destruido el falsificado".[16]
> —M. M. Reidenberg y B. A. Conner, *Clinical Pharmacology and Experimental Therapeutics* (Farmacología Clínica y Terapias Experimentales), 2001

no es que miles— de mayoristas y de personas que cambian los medicamentos de envase. Lotes gigantescos de píldoras son extraídas de frascos grandes y reenvasadas en otros pequeños. Es muy posible que la mayoría de los medicamentos que usted compra vengan en pequeños frascos de píldoras procedentes de una farmacia. En los Estados Unidos el consumidor final rara vez recibe el envase original sellado por la compañía farmacéutica, máxime cuando se trata de medicamentos genéricos.

Los mayoristas, con sede en diferentes partes del país, compran y venden los productos entre sí por medio de transacciones difíciles de rastrear. Un fabricante pequeño de medicamentos genéricos puede producir su medicina en Florida, por ejemplo, donde entra al sistema de distribución de fármacos, se envía a Nueva York y se vende a un hospital, un asilo de ancianos o una empresa dedicada a reenvasar medicamentos. De ahí es posible que las píldoras se manden a California o a Luisiana para venderse a otro mayorista y finalmente hacer acto de presencia en el estante de la farmacia en el lugar donde usted vive. La pista de papel (o "pedigrí") del producto rara vez está disponible, aunque se requiera para asegurar la calidad o el origen del medicamento a lo largo de esta cadena secundaria de abastecimiento.

Lo que asombra a los médicos, los farmacéuticos y los pacientes es el hecho de que el gobierno federal no cuente con un sistema establecido para verificar, probar, rastrear o vigilar este mercado de contornos poco definidos. Tal como vimos, la FDA sólo analiza aproximadamente 1 frasco de píldoras de cada 10 millones de estos vendidos. Una vez que los medicamentos entran al sistema de distribución prácticamente no hay nada que los detenga. Los estados tienen la responsabilidad de tomar medidas enérgicas contra los medicamentos falsificados o los que contengan una dosis más baja de la que afirman ofrecer, pero pocos cuentan con los recursos o los conocimientos necesarios para vigilar la oferta de fármacos realmente. En muchos casos un par de investigadores debe cubrir el sistema de distribución de fármacos de todo el estado.

Un estado que se ha colocado a la cabeza de la investigación de los procesos de falsificación es el de Nueva York. El procurador general de esta entidad federativa, Eliot Spitzer, está escudriñando el mercado secundario para tratar de descubrir cómo las sustancias falsificadas se introducen en la cadena de abastecimiento.

La mayor parte de las actividades judiciales en torno a los medicamentos falsificados se han concentrado en los fármacos caros vendidos con receta. Se trata de productos como *Lipitor* (atorvastatina) para controlar el colesterol, *Serostim* (somatropina) contra el SIDA y *Epogen* (epoetina alfa), *Neupogen* (filgrastim) y *Procrit* (eritropoetina) contra los trastornos de la sangre ocasionados por la quimioterapia para tratar el cáncer. Lo que nadie sabe es si los falsificadores han infiltrado el mercado de los medicamentos genéricos. Por lo que sabemos, los investigadores ni siquiera se han molestado en indagar, porque piensan que el asunto de los medicamentos genéricos es insignificante en comparación con los medicamentos de patente. No obstante, este mercado se ha vuelto gigantesco y es despiadado. Los consumidores eligen sus medicamentos genéricos casi sólo con base en lo que cuestan, lo cual crea incentivos para que se tomen atajos. Es posible que las materias primas adquiridas en la India, China o Indonesia no cumplan con las mismas normas como las que se producen en Alemania, Francia o los Estados Unidos.

Sería lógico pensar que las compañías farmacéuticas desearían dar a conocer los problemas con los productos falsificados y respaldar los esfuerzos para combatirlos. Sin embargo, resulta que muchos fabricantes prefieren ocultar esta situación.

CÓMO AHORRAR DINERO SIN ARRIESGARSE

Por lo tanto, ¿qué ha de hacer el consumidor? Si bien nos preocupan mucho los fármacos falsificados y la vigilancia poco estricta de la FDA, todavía no nos parece necesario descartar todos los medicamentos genéricos. Al fin y al cabo, llegan a ofrecer un ahorro de entre el 40 y el 80 por ciento sobre el precio de algunos productos de patente. Además, hay una buena noticia: la FDA ha declarado su gran preocupación por el problema de los fármacos falsificados (aunque aún está convencida de que se trata de un fenómeno "muy raro dentro del sistema estadounidense de distribución de medicamentos").[18] Un equipo especial dentro de la FDA quiere imponer el uso de una "tecnología de rastreo" electrónica para asegurar que se mantenga el "pedigrí" del medicamento a lo largo de todo el camino desde el fabricante hasta la farmacia. De tal forma se contaría con una cadena electrónica de vigilancia que podría revisarse conforme el medicamento recorriera la cadena de abastecimiento. Tal sistema teóricamente debería de reducir el riesgo de falsificaciones. Aplaudimos este esfuerzo y esperamos que pueda empezar a funcionar sin contratiempos y con la prontitud recomendada por la FDA.

Sin embargo, hasta que tengamos la certeza de que todos los medicamentos genéricos son idénticos a los productos originales, los pacientes deberán ejercer mucho cuidado, sobre todo en lo que se refiere a los medicamentos que poseen el llamado índice terapéutico estrecho (o *NTI* por sus siglas en inglés). En términos generales, esto significa que en el caso de estos fármacos no hay mucha diferencia entre la dosis segura y la tóxica. Estas sustancias requieren una vigilancia especial para dosificarse correctamente. En la caja en la página siguiente ofrecemos un desglose breve de los principales fármacos NTI y sus "equivalentes" genéricos.

Nuestros criterios para definir los fármacos NTI son mucho más rigurosos que los de otras instituciones y fácilmente podríamos agregar muchas docenas de sustancias a la lista en la caja en la página siguiente. Definitivamente aplicamos pautas distintas de las que utilizan muchas compañías de seguros, la FDA y las organizaciones de mantenimiento de la salud, las cuales no opinan que el consumo de los NTI génericos sea un problema. Sin embargo, si se va a cometer un error estamos convencidos de que es mejor que sea por un exceso de cautela. En nuestra opinión, estos medicamentos son más seguros si provienen de un solo fabricante. Si su bolsillo le permite comprar los fármacos de patente o su compañía de seguros los cubre, se trata de la mejor opción.

LA GUÍA GRAEDON DE LOS FÁRMACOS NTI

NOMBRE GENÉRICO	NOMBRE DE PATENTE
Amiodarone (amiodarona)	Cordarone
Carbamazepine (carbamazepina)	Tegretol
Clindamycin (clindamicina)	Cleocin
Clonidine (clonidina)	Catapres
Cyclosporine (ciclosporina)	Sandimmune
Digoxin (digoxina)	Lanoxin
Divalproex	Depakote
Ethosuximide (etosuximida)	Zarontin
Isoproterenol	Isuprel
Levothyroxine (levotiroxina)	Synthroid
Lithium (litio)	Eskalith, Lithobid
Phenytoin (fenitoína)	Dilantin
Prazosin (prazosina)	Minipress
Primidone (primidona)	Mysoline
Procainamide (procainamida)	Pronestyl
Quinidine gluconate (gluconato de quinidina)	Quinaglute
Quinidine sulfate (sulfato de quinidina)	Quinidex
Theophylline (teofilina)	Theo-24, Theolair, Uniphyl
Valproic acid (ácido valproico)	Depakene
Warfarina	Coumadin

Si su presupuesto o las reglas de su compañía de seguros lo obligan a tomar un genérico, averigüe quién es el fabricante del mismo y trate de mantenerse fiel a esa compañía para evitar cualquier variación entre los productos que ingiere.

"Tomé el lisinopril de 10 miligramos producido por el fabricante de medicamentos genéricos X durante más o menos un año con resultados satisfactorios. Entonces mi farmacia local cerró y me cambiaron a Eckerd. Ahí me vendieron el lisinopril producido por la compañía Y. A los pocos días mi presión arterial subió de manera pronunciada.

Después de unas cuantas semanas me entró la desconfianza y le solicité a Eckerd que pidieran el lisinopril de la compañía X. (El farmacéutico de Eckerd accedió a ayudarme porque le proporcioné una relación detallada de mis lecturas de presión arterial antes y después de haber cambiado de medicamento genérico).

Al poco tiempo de haber vuelto al lisinopril de la compañía X, mi presión arterial bajó a las lecturas aceptables anteriores".

El hecho de que un genérico no aparezca en nuestra lista de fármacos NTI no significa necesariamente que sea aceptable. En las cartas y los mensajes de correo electrónico que hemos recibido se describen demasiadas fallas terapéuticas o efectos secundarios ocurridos al un paciente cambiar un producto de patente por el genérico o el genérico producido por una compañía por el de otra.

PAUTAS PARA TRATARSE CON MEDICAMENTOS GENÉRICOS

No podemos probar que los medicamentos genéricos sobre los que las personas nos han escrito son deficientes. No obstante, sus relatos resultan tan convincentes que no podemos pasarlos por alto tampoco. No queremos que a usted le ocurran los mismos problemas que algunas otras personas han tenido, así que hemos desarrollado una serie de pautas para ayudarle a vigilar su estado de salud.

1. Mantenga un registro de sus valores. Si toma un fármaco que requiere medidas cuantitativas, lleve un registro detallado de su estado de salud. Las personas afectadas por presión arterial alta (hipertensión) tienen que medir su presión arterial diariamente. Un diabético debe revisar sus niveles de glucosa en la sangre de manera igualmente rigurosa. Cualquier alteración que coincida con un cambio en el medicamento puede ser señal de un problema. Consulte a su médico y a su farmacéutico para encontrar la solución apropiada.

"Soy un diabético del tipo II y tomo **Glucophage** *y* **Glucotrol.** *Mi nivel de glucosa en ayunas fluctuaba entre 84 y 94 mg/dl diariamente mientras tomaba los medicamentos de patente.*

Mi compañía de seguros decidió ahorrar dinero y me cambió a fármacos genéricos. De la noche a la mañana mi nivel de glucosa subió a más de 140 mg/dl sin haber modificado mi alimentación en absoluto".

2. Guarde los resultados de sus análisis. Asegúrese de siempre pedirle a su médico una copia de sus resultados de laboratorio. Lleve el seguimiento de estas cifras en un diario o la computadora. Cualquiera que tenga problemas de lípidos debe mantenerse al tanto de sus niveles de colesterol y de triglicéridos. Las personas que toman *Coumadin* (warfarina) deben vigilar de manera escrupulosa sus valores de laboratorio, como la razón normalizada internacional (o *INR* por sus siglas en inglés) o el tiempo de protrombina (*PT* por sus siglas en inglés). Quienes sufren hipotiroidismo deben cuidar sus lecturas de la hormona estimulante del tiroides (o *TSH* por sus siglas en inglés), de la T3 y la T4. Cualquier persona que tome diuréticos debe estar atenta a sus niveles de potasio y de magnesio.

3. Vigile sus respuestas subjetivas. Algunos medicamentos afectan el cuerpo de maneras sutiles o no tan sutiles. Las personas que padecen hipotiroidismo pueden vigilar su nivel de TSH a través de un análisis, pero también se darán cuenta por sí solos si su metabolismo se desequilibra. Los padres pueden mantenerse atentos a los síntomas del trastorno de déficit de atención e hiperactividad en sus hijos. Los insomnes saben si duermen bien o no y las personas que sufren una depresión pueden observar sus estados anímicos.

4. Experimente consigo mismo. ¡Hágale caso a su cuerpo! Si sospecha que un fármaco genérico no le da los resultados deseados, realice un experimento. Lleve un diario detallado sobre lo que siente y sus reacciones subjetivas. Si toma un medicamento porque tiene la próstata agrandada, cuente el número de veces que se levanta para ir al baño cada noche. Luego vuelva a tomar el fármaco de patente. Realice el cambio varias veces y trate de establecer si realmente existe una diferencia. Comunique los resultados a su médico, pero nunca deje de tomar un medicamento sin antes haber consultado a su doctor.

Hace diez años mi médico me prescribió una combinación de hidroclorotiazida y Zestril para controlar mi presión arterial. El año pasado mi programa de fármacos vendidos con receta me cambió al equivalente genérico lisinopril. Después de ingerirlo por 3 semanas empecé a experimentar mareos cada vez más intensos y finalmente a perder el equilibrio.

Suspendí todos los medicamentos para ver si estaban causando el problema y poco a poco los mareos disminuyeron de intensidad y finalmente desaparecieron. Al regresar al Zestril volví a tener buenas lecturas de presión arterial y ningún efecto secundario.

5. Vigile los efectos secundarios. Lleve un registro cuidadoso de síntomas como mareos, erupciones, acidez (agruras, acedía), náuseas y diarrea. Si sospecha que un cambio de medicamento le provocó una reacción adversa nueva, comuníqueselo pronto a su médico.

La sustitución por medicamentos genéricos no es el único problema que usted debe enfrentar. Muchas compañías de seguros imponen listas restringidas de fármacos, lo cual significa que sólo pagan uno o dos medicamentos dentro de una clase específica de sustancias. Al contrario de lo que comúnmente se cree, no todos los productos que integran una misma clase son iguales. Algunas personas responden mucho mejor a un medicamento que a otro, aunque supuestamente sean intercambiables.

Hace algunos años un cartero nos informó de su experiencia con la sustitución de fármacos. Llevaba años tomando *Zantac* (ranitidina) para tratar una acidez intensa provocada por una hernia hiatal. El medicamento controló su afección sin efectos secundarios. Entonces su organización de mantenimiento de la salud decidió ahorrar con su prescripción pidiéndole al médico cambiar la receta por cimetidina (el medicamento genérico *Tagamet*). Los dos fármacos teóricamente funcionan de manera similar.

Sin embargo, en menos de 2 semanas el páncreas se le había inflamado al cartero e ingresó a la unidad de terapia intensiva del hospital. Estuvo a punto de morir y tardó meses en recuperarse. Aun después de que saliera del hospital, su compañía de seguros se negó a cubrir el costo del *Zantac*, a pesar del hecho de que los médicos del cartero confirmaron que la cimetidina había producido la complicación de consecuencias casi mortales que le había costado decenas de miles de dólares a la organización de mantenimiento de la salud. El cartero pagó su siguiente receta de *Zantac* de su propio bolsillo.

Si usted observa que no tolera un medicamento genérico o una marca alternativa a su fármaco de costumbre, pídale a su médico que lo defienda ante la compañía de seguros. Debe de existir un proceso de apelación para que su doctor le pueda prescribir la mejor opción en su caso, ya sea que aparezca en las listas o no.

6. Reporte cualquier problema a la FDA. Nuestra experiencia con la FDA ha sido frustrante, por decir poco, pero eso no significa que debamos abandonar el esfuerzo. Si sospecha que ha sufrido una falla terapéutica o cualquier otro problema con un medicamento genérico, repórtelo al servicio de MedWatch. Póngase en contacto con la FDA a través de internet en www.fda.gov/medwatch o llame al 888-463-6332.

El Dr. Gary Buehler es el director del Departamento de Medicamentos Genéricos. Nos dijo que es posible pedir que se analice un medicamento genérico si no funciona como debe de ser. "Podemos mandar las muestras a nuestro laboratorio (de San Luis o White Oak) para que las analicen —afirmó—. Ahí pueden analizarlas para medir la cantidad del ingrediente activo

que contienen. Si contamos con un número suficiente de muestras, podemos realizar otras pruebas (de disolución), pero por lo común lo que interesa es el ingrediente activo que contienen".

Pídale al farmacéutico el nombre del fabricante de su producto genérico, el número del lote y cuándo se dispensó. La FDA requiere estos datos para su investigación. Acompáñelo con una breve descripción de lo que sucedió (o no sucedió) mientras tomaba el genérico. Envíe las muestras a:

Gary Buehler, RPh, Director
Office of Generic Drugs
US Food and Drug Administration
5600 Fishers Lane
Rockville, MD 20857-0001

CÓMO COMPRAR MEDICAMENTOS EN LÍNEA EN CANADÁ

Es ilegal importar fármacos de Canadá o de cualquier otro país si están disponibles en los Estados Unidos. Sin embargo —una vez dicho eso—, ni la FDA ni la aduana se han empeñado mucho en procesar a las abuelitas que compran sus píldoras para la presión arterial o medicamentos para el cáncer de mama a distribuidores en otros países. Muchos gobiernos estatales han instalado páginas *web* para facilitar las compras al norte de la frontera y así ahorrarles dinero a sus habitantes.

A pesar de la desaprobación de la FDA, opinamos que el sistema canadiense es menos susceptible de ser infiltrado por medicamentos falsificados. Si viaja a Canadá, podrá verificar que le está comprando a una farmacia auténtica. Si compra sus medicamentos en línea, puede sufrir el engaño de una farmacia que afirma estar en Canadá pero en realidad se encuentra en otra parte, como Vanuatu. Tenga presente que los medicamentos genéricos suelen ser más baratos en los Estados Unidos que en Canadá, pero que el control de calidad llega a ser mejor en este país vecino. Los productos de patente por lo común son bastante más económicos en Canadá.

Para asegurarse de que está tratando con una auténtica farmacia electrónica canadiense, tal vez quiera observar las siguientes indicaciones:

• Todas las farmacias canadienses tienen que contar con una licencia otorgada por su provincia y deben incluir el número de su licencia farmacéutica provincial en su página *web*. Asegúrese de que esté ahí.
• Busque un domicilio físico en la página *web*. Debe estar en alguna parte de Canadá.
• Hable por teléfono a la Autoridad Regulatoria Provincial para confirmar que la licencia sea auténtica. Encontrará una lista de las oficinas regulatorias en línea en www.napra.org y en www.pharmacists.ca.
• Busque un número para llamadas gratuitas desde los Estados Unidos.
• Utilice el número gratuito para hablar con un representante de servicio a clientes o con un farmacéutico.

• La farmacia deberá pedirle una receta firmada por un médico con licencia para surtirle el medicamento.
• Asegúrese de que la farmacia le exija llenar un historial médico, lo cual incluye cualquier alergia contra medicamentos, así como una lista de los otros medicamentos que toma.
• La farmacia debe solicitarle que firme un acuerdo para pacientes antes de tramitar su pedido.
• Busque el sello de certificación por la Asociación Internacional de Farmacias Canadienses (o CIPA por sus siglas en inglés) en la página *web*.
• No compre medicamentos a personas que se anuncien a través de mensajes no solicitados de correo electrónico o publicidad en formato *pop-up* para ofrecer precios bajísimos o narcóticos. No hay forma de conocer su origen.

Las siguientes páginas *web* de farmacias canadienses son legítimas:

www.canadapharmacy.com 800-891-0844
www.canadawaydrugs.com 877-507-3061
www.doctorsolve.com 866-732-0305
www.medicationscanada.com 866-481-5817
www.oneworldrx.com 888-533-9900
www.rxnorth.com 888-700-1119

CONCLUSIONES

Optar por medicamentos genéricos puede ahorrarle mucho dinero y es posible que en algunos casos el genérico sea la mejor opción en relación con el precio que paga. Si puede vigilar su respuesta midiendo algo como su nivel de glucosa o de colesterol, su presión arterial o el efecto anticoagulante, sabrá si el medicamento genérico funciona igual de bien que el de patente.

También es importante hacer caso de su respuesta subjetiva, sobre todo en lo que se refiere a los efectos secundarios. Si su antidepresivo genérico no alivia su depresión, dígale a su doctor que no le funciona bien. Si su dolor se intensifica al tomar un analgésico genérico, comuníqueselo a su médico. Si bien los funcionarios altos de la FDA menosprecian tales experiencias, estamos convencidos de que su capacidad para evaluar las reacciones de su cuerpo constituye una herramienta valiosa para ayudarle a usted y a su médico a escoger el mejor tratamiento para su afección.

Si lo preocupa la calidad de los fármacos genéricos en los Estados Unidos o quiere ahorrar dinero con un producto de patente, es posible que las farmacias canadienses sean una buena alternativa. Opinamos que el control de calidad es mejor en Canadá que en los Estados Unidos. Comprar medicamentos vendidos con receta en Canadá tiene mucho sentido particularmente para las personas que no cuentan con un seguro médico que cubra el costo de sus fármacos, así como para los beneficiarios de Medicare que prevén que su gasto en medicamentos se ubique entre 2.250 y 5.100 dólares a lo largo del año. Siga las indicaciones que dimos en las páginas anteriores para evitar riesgos innecesarios al comprar productos en línea.

10 sugerencias para ahorrar dinero con medicamentos

1. De ser posible, busque tratarse por medio de ajustes en su forma de vivir. Hacer ejercicio, bajar de peso y aplicar técnicas de relajación son medidas que pueden ayudar a controlar la presión arterial, el colesterol, la ansiedad, la depresión y el insomnio.

2. Busque alternativas no farmacéuticas. Es posible que remedios caseros y suplementos dietéticos como los que describimos en este libro le resulten útiles y mucho más económicos. Las soluciones de vinagre contra los hongos en las uñas de los pies y el pie de atleta o la cúrcuma (azafrán de las Indias) para el dolor en las articulaciones, por ejemplo, muchas veces resultan asombrosamente eficaces.

3. Infórmese con su farmacéutico acerca de los productos que se venden sin receta. En muchos casos un fármaco vendido sin receta es más económico que los medicamentos que sí la requieren. El *NasalCrom* (cromolina), un medicamento contra las alergias, y el tratamiento para la acidez (agruras, acedía) *Prilosec OTC* (omeprazol) quizá le ayuden a evitar fármacos caros vendidos con receta.

4. Pídale a su médico que le recete el fármaco más económico. Tal vez existan varios

medicamentos para tratar su enfermedad, lo cual le permitiría a su doctor elegir una que le surta efecto sin ser demasiado caro. También puede preguntarles a su médico y a su farmacéutico si es posible partir sus píldoras. En el mundo loco de los productos farmacéuticos, muchas veces las píldoras de 5, 10 ó 20 miligramos cuestan más o menos lo mismo. Sin embargo, no todas las pastillas pueden tomarse partidas.

5. Averigüe si usted reúne los requisitos para tener derecho al programa de medicamentos gratuitos. La industria farmacéutica mantiene un programa para ayudar a las personas con dificultades financieras graves a obtener sus fármacos vendidos con receta. Para ver si usted tiene derecho a este programa, vaya a la página *web* www.helpingpatients.org o llame al 888-477-2669.

6. Aproveche el beneficio que le ofrece la "parte D" de Medicare. Si usted reúne los requisitos para participar en él, este programa le servirá a pesar de la "cifra costosa" de 2.250 dólares. En el momento de redactar este texto, le correspondería pagar 750 dólares más sus primas de seguro, mientras que el gobierno del país aporta la cantidad de 1.500 dólares si su gasto anual en medicamentos asciende a 2.250 dólares o menos.

7. Evite la "cifra costosa". Como indicamos anteriormente, los que participan en la parte D del seguro médico Medicare reciben cierta ayuda con sus gastos en medicamentos pero sólo hasta llegar a la "cifra

costosa" de 2.250 dólares. Resulta costosa porque al llegar a esa cantidad, uno tiene que cubrir el 100 por ciento del costo de sus medicamentos hasta acumular unos 2.850 dólares más en gastos. Después de llegar a la cifra costosa, usted debe analizar su situación. Si piensa que se gastará menos de 2.850 dólares en medicamentos durante el resto del año, una posibilidad sería adquirirlos en Canadá.

8. Sea cuidadoso al elegir una versión genérica de su medicamento vendido con receta. Siempre y cuando su medicamento no tenga un índice terapéutico estrecho (vea la lista de estos fármacos en la página 35) y que siga nuestras "Pautas para tratarse con medicamentos genéricos" (en la página 36), podrá ahorrar una cantidad importante.

9. Controle la cantidad. Al comenzar a tomar un nuevo fármaco vendido con receta, pida una muestra gratuita para ver si el medicamento le asienta bien y tiene el efecto deseado. Si eso no es posible, pídale a su farmacéutico una dosis de prueba (*trial dose*). Una vez que sepa que el medicamento es el indicado para usted, podrá ahorrar dinero comprando en grandes cantidades. Revise las ofertas de farmacias mayoristas como Costco.

10. Compare precios. Esta forma de comprar aún tiene sentido. Descubrirá que los precios varían muchísimo entre farmacias e incluso entre servicios de farmacia en línea o de venta por correo. Una forma de

comparar los precios es a través de internet en www.pharmacychecker.com. Al entrar a esta página y anotar el nombre de su medicamento, se le proporcionarán los precios que cobran varias farmacias en línea de los Estados Unidos y otros países. Utilice su criterio al decidir dónde comprar sus medicamentos vendidos con receta.

(*Nota*: si encuentra en este capítulo términos que no entiende o que jamás ha visto, favor de remitirse al glosario en la página 561).

REFERENCIAS

[1] Rucker, D. T. "Drug Use Data, Sources, and Limitations." *JAMA* 1971;230:888–890.
[2] "PM's Consumer Expenditure Study Shows HBA Sales $23.2 Billion." *Product Marketing* 31st Annual Edition, July 1978. pp. A–V.
[3] "For the 1st Time 7 Generic Drugs Climb to the Top 50." *Pharmacy Times* 1972;38(4):30–35.
[4] Gebhart, F. "2005 Rx Market: The Highs and Lows." *Drug Topics* 2006;March 20.
[5] Graedon, J. *The People's Pharmacy: A Guide to Prescription Drugs, Home Remedies, and Over-the-Counter Medications.* New York: St. Martin's Press, 1976. p. 293.
[6] "About USP—An Overview: Who We Are." USP Web site, 2006.
[7] Williams, R. L. Personal Communication, August, 6, 2002.
[8] Buehler, G., West, R., and Parise, C. Personal Communication, August 1, 2002.
[9] Buhay, N. Personal Communication, September 13, 2002.
[10] Schmid, J. Personal Communication, November 25, 2002.
[11] Anast, D. "The FDA Doesn't Even Know Who to Regulate." *Biomedical Market Newsletter* May 31, 2002.
[12] Burkhardt, R. T., et al. "Lower Phenytoin Serum Levels in Persons Switched from Brand to Generic Phenytoin." *Neurology* 2004;63:1494–1496.
[13] "Survey Reveals Seven out of 10 Doctors Concerned about Safety of Prescription Medicines: Risk/Benefit Thinking Supports Generics." Medco Health Solutions, Inc., May 18, 2006.
[14] *The People's Pharmacy* Radio Show, # 557. "Dangerous Doses," broadcast September 24, 2005, with Katherine Eban, Joe Baker, and Cesar Arias.
[15] *The People's Pharmacy* radio show, # 557, broadcast September 24, 2005, with Katherine Eban.
[16] Reidenberg, M. M., and Conner, B. A. "Counterfeit and Substandard Drugs." *Clin. Pharmacol. Exp. Ther.* 2001;69:189–193.
[17] *The People's Pharmacy* radio show, # 557, broadcast September 24, 2005, with Joseph Baker, health-care bureau chief of the New York State Attorney General's Office.
[18] FDA Counterfeit Drug Task Force Report 2006 Update, June 8, 2006.

REMEDIOS DE LA FARMACIA POPULAR PARA MALES COMUNES

ACIDEZ

• Restrinja su consumo de alimentos con un alto contenido de carbohidratos	
• Estimule su salivación masticando chicle (goma de mascar)	★★★★
• Tome té de manzanilla o de jengibre	★★★★
• Tome un poco de mostaza o de vinagre	
• Tome bicarbonato de sodio disuelto en agua	★★★★
• Mastique un antiácido de carbonato de calcio	★★★★
• Controle su ácido estomacal con *Pepcid Complete*	★★★
• Suprima su ácido estomacal con *Prilosec OTC*	★★★

Los seres humanos hemos padecido acidez (agruras, acedía) desde los comienzos de la historia. En el año 400 antes de Cristo, Hipócrates advirtió que comer queso después de una comida completa podía causar indigestión, sobre todo si se acompañaba con vino.[1] Hace algunos siglos, los médicos le decían dispepsia a esta afección, por las palabras griegas que significan *difícil de digerir*. Actualmente las empresas farmacéuticas prefieren un término que suena aún más amenazante: enfermedad del reflujo gastroesofágico (ERGE).

Independientemente de cómo se le llame, la acidez es desagradable. Puede echar a perder el recuerdo de una cena espléndida. Tratar de dormir mientras una sensación de ardor llena el pecho es difícil en el mejor de los casos, e imposible en el peor. Además, la acidez puede provocar afecciones más graves. Entre más tiempo dure el contacto entre el contenido irritante del estómago y los delicados tejidos del esófago, más daño hace. Si el malestar perjudicial se repite puede causar cicatrices, estrechez del esófago y el crecimiento de células anormales. Lo más preocupante es el riesgo de desarrollar cáncer esofágico.

Seamos completamente claros: cualquiera que sufra ataques prolongados de acidez debe consultar a un gastroenterólogo competente para que lo revise a fondo. ¡No se trata de un problema que se resuelve en casa!

La causa de la ERGE es más misteriosa de lo que pudiera pensarse. Los comerciales de antiácidos o de fármacos potentes contra la acidez que sólo se venden con receta suelen adjudicar el trastorno a un exceso de ácido

LAS COMPLICACIONES DE LA ERGE

- Estrechez esofágica
- Tos crónica
- Laringitis
- Asma
- Pulmonía
- Esófago de Barrett (cicatrización)
- Cáncer del esófago

estomacal, como si la Madre Naturaleza hubiera cometido un error gigantesco. Sin embargo, necesitamos tener ácido en el estómago. Desde hace unos 350 millones de años, casi todas las especies animales desarrollaron sistemas sofisticados para producir fuertes ácidos estomacales.[2] El estómago del hipogloso (*halibut*) produce ácido clorhídrico. Lo mismo sucede con los perros, los gatos, las vacas, los pájaros, las ranas, las víboras y las salamandras. El hecho de que las compañías farmacéuticas hayan encontrado la manera de suspender la producción de ácido mediante productos como el omeprazol (*Prilosec*), el lansoprazol (*Prevacid*) y el esomeprazol (*Nexium*) no significa que se trate de la única forma de combatir la acidez (agruras, acedía).

El ácido estomacal resulta esencial para digerir los alimentos y facilitar la absorción de ciertos nutrientes. El ambiente ácido del estómago también crea una barrera contra las infecciones. Todos los días ingerimos microbios a través de los alimentos y de otras fuentes. Sin embargo, les cuesta trabajo a las bacterias sobrevivir en el estómago si se encuentran con un ambiente ácido hostil. Tratar de impedir la producción de ácido estomacal es como luchar contra la marea. Y no estamos en absoluto seguros de que suprimir el ácido por mucho tiempo sea tan buena idea.

Una válvula vaga

La verdadera causa de la acidez es un músculo vago (flojo) ubicado al final del esófago (tubo digestivo) justo arriba del estómago. Normalmente los alimentos se mastican, se tragan y se introducen al estómago al pasar por una especie de válvula de un solo sentido que se llama el esfínter esofágico inferior (EEI). El propósito de este esfínter es el de impedir que los alimentos y el jugo gástrico (que contiene ácido clorhídrico y enzimas digestivas) vuelvan a subir al esófago, donde no deben estar.

Imagínese un globo lleno de aire. Al igual que en el caso del estómago, hay más presión en el interior del globo que afuera. Mientras se mantenga bien apretado el cuello estrecho del globo, el aire no puede escapar. No obstante, si se afloja un poco, el aire sale. De la misma forma el contenido del estómago puede escapar hacia el esófago si el EEI se relaja. Por razones que aún no se entienden del todo, el EEI llega a perder su capacidad de contraerse y permite el reflujo. Es posible que muchos fármacos —entre ellos el diazepam, la nitroglicerina y la progesterona— contribuyan a que esta válvula se vuelva vaga.

¿Será una cuestión de carbohidratos?

Suelen darse muchos consejos con respecto a lo que *no* se debe de comer si se quiere evitar la acidez. El dogma dietético afirma que los alimentos grasos hacen daño. El queso, por ejemplo, se considera un problema importante, tal como lo sugirió Hipócrates alrededor del año 400 antes de Cristo. El problema está en que no hay estudios buenos que confirmen que los alimentos grasos deban evitarse. Los investigadores que realmente llevaron a cabo un estudio para averiguar si la comida alta en grasa hacía daño no lo pudieron comprobar:[3]

> En resumen, nuestro estudio no encontró pruebas de que el reflujo gastroesofágico aumente después de consumir alimentos grasos, por lo menos no durante las primeras 3 horas postprandiales [después de comer], lo cual sugiere que la relación entre la grasa y la inducción de la enfermedad del reflujo es más compleja de lo que suele pensarse[4].
> —R. Penagini

Por lo tanto, es posible que los alimentos grasos no sean tan malos como todo el mundo pensaba, al menos no en lo que se refiere a la acidez. Desde hace mucho tiempo los médicos han creído que muchos otros alimentos también provocan que EEI se relaje y así contribuyen a la ERGE. No obstante, la revisión atenta de las publicaciones médicas pone en tela de juicio tal creencia. Se les ha indicado a las personas que sufren acidez que eviten los alimentos condimentados, los cítricos, el chocolate, la menta, el café, el té y el alcohol. No obstante, hay pocas pruebas científicas de que evitar estos alimentos y bebidas disminuya el reflujo.[5] Si usted observa que la menta o el café le causan molestias debe evitarlos, desde luego. Si no nota ningún efecto, relájese y disfrútelos. Cada persona es distinta, así que tal vez tenga que llevar un diario de lo que come y de sus síntomas para identificar su némesis particular.

A pesar de la ausencia de pruebas científicas sólidas, muchas personas afirman que los alimentos muy ácidos les causan molestias. Productos como el café, el tomate (jitomate), los jugos cítricos, los refrescos (sodas) de cola, el chucrut y el vino pueden irritar el estómago y el esófago y producir molestias en el tracto urinario. Tanto es así que muchas personas renuncian a algunos de sus alimentos preferidos debido a las consecuencias desagradables. El *Prelief* (glicerofosfato de calcio) reduce el contenido de ácido de tales alimentos y bebidas y proporciona una cantidad mínima de calcio. Asimismo es posible que contribuya a aliviar los síntomas que los alimentos ácidos producen en la vejiga. Bajar de peso también puede influir de manera importante en evitar el reflujo.

Si bien la mayoría de los médicos advierten contra el consumo de alimentos grasos, rara vez mencionan los carbohidratos. No obstante, les hemos oído a muchos lectores que la alimentación estadounidense típica, alta en carbohidratos, también llega a causar trastornos gástricos.

"Hace años tenía sobrepeso y presión arterial alta (hipertensión). Por lo tanto, mi doctor me puso a dieta. Cuando llegué a un punto muerto en el que dejé de bajar de peso, el médico me indicó que evitara el pan. Funcionó. Bajé el peso deseado y mi presión arterial se normalizó.

Mientras seguía la dieta observé que podía comer frituras de maíz (corn chips) u hojuelas de trigo en lugar de pan sin dejar de bajar de peso. Como me encantan, comí muchísimas.

En retrospectiva me doy cuenta de que empecé a padecer de indigestión más o menos por esa época, aunque no relacioné las dos cosas en su momento. Durante varios años sufrí indigestión casi todas las noches.

Hace poco se me elevó mucho el nivel de glucosa en la sangre, casi al borde de la diabetes, y mi médico me recomendó reducir el consumo de carbohidratos. Eliminé las frituras y hojuelas por completo y mi indigestión desapareció. No le estoy diciendo que disminuyó, sino que desapareció totalmente. No la he vuelto a sufrir desde entonces".

No pensamos que la experiencia de este lector haya sido un producto de su imaginación. Muchas personas nos han dicho que su acidez (agruras, acedía) desaparece cuando siguen una dieta como la Atkins o la South Beach. Al revisar las publicaciones médicas se descubre que en fechas tan lejanas como 1972 hubo investigadores que le adjudicaban una gran superioridad a la dieta baja en carbohidratos, por encima de la "gástrica", en cuanto a su capacidad para aliviar la acidez.[6] En aquellos días la dieta gástrica solía ser blanda: baja en grasa, baja en ácidos y con restricciones sobre el consumo de café y de alcohol.

Otro estudio pequeño (2001) confirma dichas observaciones. Un grupo de médicos de la Universidad Duke observaron atentamente a varios pacientes que seguían una dieta baja en carbohidratos. Informaron que "los carbohidratos posiblemente sean un factor que promueve los síntomas de la ERGE; al seguirse una alimentación baja en carbohidratos, otros alimentos clásicos que la provocan, como el café y la grasa, quizá resulten menos pertinentes".[7] Las investigaciones de seguimiento han producido más datos intrigantes, según los cuales el reflujo ácido hacia el esófago se reduce y los síntomas de la ERGE se alivian en pacientes con sobrepeso que consumen pocos carbohidratos.[8]

Cómo tratar la acidez

Según un dicho norteamericano, cuando lo único que se tiene es un martillo, todo parece un clavo. Las empresas farmacéuticas han tenido mucho éxito en desarrollar medicamentos que suprimen la acidez; por lo tanto, decidieron que la enfermedad de la acidez se debe a un exceso de ácido. Y no parece importarles que el ácido estomacal sea importante para digerir la comida y para servir de barrera contra las infecciones bacterianas.

Hay otra cosa que las compañías farmacéuticas no señalan. El ácido no es la única sustancia química irritante que el estómago contiene. El jugo gástrico consiste en un brebaje de compuestos digno del caldero de una bruja. Una enzima digestiva que se llama *pepsina* puede irritar los delicados tejidos del esófago. Los ácidos bílicos que ayudan a la digestión se introducen al esófago durante el reflujo y también irritan bastante.[9] Y las bacterias que prosperan en el estómago al suprimirse el ácido pueden producir sustancias químicas carcinogénicas como nitrosaminas y acetilaldehídos.[10]

Ya que no contamos con fármacos que neutralicen estas sustancias químicas, las mismas siguen afectando al esófago durante el reflujo. En vista de que posiblemente no hagan sentir su presencia tal como lo hace el ácido, el tratamiento farmacéutico normal los deja causar sus destrozos con toda tranquilidad. No obstante, si la verdadera meta es mantener todo el contenido irritante del estómago fuera del esófago, quizá existan otros trucos que se pueden probar.

Hubo alguna vez un medicamento interesante que se llamaba cisaprida (*Propulsid*). Funcionaba bastante bien en aumentar la fuerza del esfínter esofágico inferior. Además, ayudaba al estómago a vaciarse. Las dos funciones convertían a la cisaprida en la selección lógica para combatir el reflujo al mantener el contenido del estómago fuera del esófago. Desafortunadamente el fármaco tenía un defecto insalvable: en ocasiones causaba arritmias ventriculares letales (*torsades de pointes*), sobre todo cuando se combinaba con ciertos fármacos de otro tipo. Ya que la FDA no logró evitar que los médicos y los farmacéuticos prescribieran y dispensaran medicamentos

incompatibles junto con la cisaprida, decidieron que había que sacar este remedio contra la acidez del mercado.

Otro medicamento que llega a recetarse contra el reflujo gastroesofágico, con efectos más o menos semejantes, es la metoclopramida (*Reglan*). Desafortunadamente causa efectos secundarios desagradables, como somnolencia, mareos, depresión, pensamientos suicidas, confusión, fatiga, insomnio, dolor de cabeza, alucinaciones y movimientos musculares involuntarios que llegan a ser irreversibles. No sorprende que el *Reglan* no figure en nuestra lista de fármacos preferidos.

Sin embargo, existe un nuevo fármaco contra la acidez que se vende con receta, el cual nos emociona bastante. Aún no se había aprobado para la venta en los Estados Unidos mientras que estábamos escribiendo este libro, pero goza de gran popularidad en el Japón y la India. La itoprida (que en la India se vende con el nombre de marca de *Itoz*) parece ser muy eficaz contra los síntomas de la indigestión (hinchazón abdominal, náuseas, sensación de saciedad y dolor) además de la acidez.[11, 12]

El fármaco nos intriga porque se trata de un agente "procinético", lo cual significa que acelera el proceso de vaciar el estómago y posiblemente también mejore el tono muscular del esófago, ayudando así a sacar el ácido y a evitar que vuelva. Tal vez ofrezca beneficios especiales a los diabéticos, quienes con frecuencia tienen problemas para vaciar el estómago. A diferencia de la cisaprida, al parecer la itoprida no causa arritmias cardíacas. Otros efectos secundarios son relativamente raros y todo parece indicar que se tolera bien.

Alíviela con saliva

Nuestro cuerpo produce uno de los remedios más baratos y eficaces contra la acidez (agruras, acedía). Se trata simplemente de la saliva. Nos tropezamos con este método en 1984, cuando un grupo de investigadores dieron a conocer —en la revista médica *New England Journal of Medicine*— que "el ácido residual [en el esófago] se neutraliza al tragar saliva".[13] Además de que la saliva contrarresta el ácido, se demostró que el acto de tragar también incrementa las contracciones musculares del esófago y empuja el ácido (y otras sustancias desagradables) de vuelta al estómago, donde deben estar.

Los científicos han buscado maneras fáciles de aumentar la producción de saliva. Se les ocurrió la solución sencillísima de masticar chicle (goma de mascar).[14, 15] No obstante, lo

★★★★ Saliva

La saliva es gratuita, ayuda a neutralizar el ácido y limpia el esófago de su contenido irritante procedente del estómago, regresando estas sustancias a donde deben estar. No tiene efectos secundarios ni desventajas.

Para estimular la producción de saliva, mastique chicle (goma de mascar) sin azúcar o chupe pastillas contra la tos o algo de sabor ácido.

más importante es saber si masticar chicle sirve para aliviar la acidez. En efecto unos investigadores ingleses observaron que masticar chicle puede aumentar el flujo salival al doble y disminuir la cantidad de tiempo que la parte inferior del esófago permanece bañada en ácido. Llegaron a la conclusión de que "masticar chicle puede constituir una opción no farmacológica de tratamiento para algunos pacientes con reflujo gastroesofágico sintomático".[16]

"¡Vaya! Por fin averigüé por qué mi 'remedio casero' funciona.

Soy enfermera y muchas veces le he dado chicle a algún paciente que se queja de indigestión. Les he dicho que a mí me ayuda. Frecuentemente parecía ayudarles a ellos también. Ahora ustedes me han explicado a qué se debe el efecto. ¡Gracias!"

Otro grupo de investigadores les pidió a unos pacientes que padecían síntomas de acidez que masticaran chicle sin azúcar (de la marca *Orbit*) durante 30 minutos después de haber ingerido una comida con un alto contenido de grasa. Dos terceras partes de estos pacientes notaron una mejoría significativa en sus síntomas de acidez. Los investigadores llegaron a la conclusión de que "masticar chicle, además de otras medidas conservadoras, tal vez represente un método relativamente seguro y eficaz para controlar el reflujo de ácido y sus síntomas".[17]

La mayoría de las personas no están enteradas de este remedio increíblemente sencillo y barato porque los medios no trasmiten anuncios que promuevan los beneficios del chicle contra la acidez. Los fabricantes de chicle no pueden darle publicidad a esta circunstancia porque se meterían en líos con la Dirección de Alimentación y Fármacos (*FDA* por sus siglas en inglés). Y las empresas farmacéuticas no ganarían nada si las personas masticaran chicle en lugar de tomar supresores caros de ácido. No todos los médicos estarán enterados de las investigaciones importantes que respaldan el uso de este remedio. Además, puede parecerles absurdo recetar chicle en lugar de fármacos potentes y caros.

Si camina y mastica chicle al mismo tiempo, tal vez reciba un pequeño beneficio adicional. Unos investigadores observaron que cuando los sujetos de su estudio caminaban después de haber ingerido un desayuno compuesto de tocino, huevos, pan tostado y café, los síntomas de la acidez se reducían entre las personas que padecían reflujo.[18] Sin embargo, masticar chicle durante una hora funcionó aún mejor y el efecto duró más: 3 horas, en comparación con 1 hora por haber caminado. Si bien los investigadores no combinaron ambos remedios, en nuestra opinión tiene mucho sentido salir a caminar después de comer y masticar chicle al mismo tiempo.

Chupar una barra de caramelo también estimula la producción de saliva. Si usted realmente quiere premiar su paladar y crear una cantidad asombrosa de saliva, pruebe las pastillas contra la tos de la marca *Fisherman's Friend*. La compañía Lofthouse of Fleetwood de Lancashire, Inglaterra, produce estas pastillas desde 1865 (www.fishermansfriend.com). Se trata de un producto de ingredientes totalmente naturales que contiene mentol, chile, aceite de eucalipto y caramelo de regaliz (orozuz) natural. No obstante, hay que acostumbrarse al sabor y no le agradará a todo el mundo. Además, el consumo excesivo de regaliz durante mucho tiempo puede tener consecuencias negativas para la salud. No sabemos cuánto regaliz contengan las pastillas *Fisherman's Friend*. La compañía también produce un chicle de mentol y eucalipto sin azúcar que tal vez valga la pena probar.

Trátese con té

Cualquier cosa que limpie el esófago de ácido estomacal y otros jugos digestivos resulta bené-

★★★★ Té de manzanilla

Conocido por su capacidad para aliviar los trastornos digestivos, el té de manzanilla, tomado lentamente, debe de ayudar a limpiar el esófago de ácido estomacal y aliviar la acidez.

Efectos secundarios: Poco frecuentes, aunque una reacción alérgica puede producir sarpullidos, retortijones (cólicos) o dificultades para respirar.

Desventaja: Si tiene una alergia a la ambrosía (ragweed) o los crisantemos, no debe tomar té de manzanilla, ya que esta planta pertenece a la misma familia.

Costo: Aproximadamente $5 por mes.

fico. Es posible que degustar lentamente una taza de té sea la solución, sobre todo si el té es herbario y tiene propiedades calmantes. Se han utilizado todo tipo de brebajes para sentirse mejor del estómago, como por ejemplo las infusiones de semilla de anís, semilla de alcaravea, nébeda (yerba de los gatos, hierba gatera, calamento), toronjil (melisa, *lemon balm*), regaliz (orozuz) y salvia. No obstante, nuestros favoritos son la manzanilla y el jengibre. Desde hace siglos se ingieren en todo el mundo para aliviar la indigestión.

Jengibre para el tracto gastrointestinal

El té de jengibre es otra opción excelente para la acidez. Al igual que la manzanilla, ha servido para aliviar las náuseas y la indigestión desde hace mucho tiempo. Puede preparar su propio brebaje picante con un trozo de raíz fresca de jengibre. Ráspela para quitar la "cáscara" a más o menos 1 pulgada (2,5 cm) de raíz. Luego ralle el jengibre limpio dentro de una taza grande, viértale agua hirviendo encima y déjelo en infusión por varios minutos. Cuele el líquido con un colador para sacar el jengibre rallado. Agréguele edulcorante y limón al gusto. Si lo toma lentamente, este té de jengibre definitivamente estimulará su producción de saliva y también le ayudará a limpiar su esófago de residuos de ácido.

Si preparar su té de jengibre a partir de la raíz fresca le parece que le costará mucho trabajo, quizá quiera probar el método descrito a continuación por uno de nuestros lectores.

★★★★ Jengibre

Los doctores chinos utilizan el jengibre desde hace miles de años. Diversos estudios demuestran que esta planta alivia las náuseas y los vómitos producidos por los mareos causados por el movimiento. Funciona mejor si se toma lentamente en forma de té o de *ginger ale* auténtico (hay dos marcas de este: *Carver's Original* o *Blenheim*). Es posible que las galletitas de jengibre o el dulce de jengibre tengan el mismo efecto.

Efectos secundarios: Es rara la alergia contra el jengibre.

Desventaja: Es posible que cause una mayor tendencia a sangrar en las personas que toman anticoagulantes como la warfarina (*Coumadin*), *Plavix* o incluso aspirina.

Costo: El té de jengibre cuesta entre $5 y $8 dólares por mes.

"*Empecé a sufrir de reflujo ácido al pasar los 55 años de edad. (Ahora tengo 64). Durante un tiempo tomé los fármacos para controlar el ácido que se venden sin receta con un éxito moderado. Después de leer su columna y enterarme de los beneficios del té de jengibre, probé un té que encontré en la tienda de productos naturales. El té negro orgánico de la marca* Tazo Chai *contiene raíz de jengibre, raja (rama) de canela, pimienta negra, semilla de cardamomo, clavo y semilla de anís estrella.*

Tomo 1 ó 2 tazas al día con resultados fenomenales. No he padecido un acceso de gastritis ni de reflujo de ácido en 2 meses. Además, eliminé el alcohol de mi dieta, con excepción de una cerveza de vez en cuando. También cuido lo que como. Su columna inspiró todo esto".

Una lectora nos escribió lo siguiente:

"Mi reflujo empeoró muchísimo cuando terminé la terapia de reemplazo hormonal. Los fármacos para suprimir los ácidos me funcionaron muy bien, pero después de 2 meses no podía dejar de tomarlos sin que la acidez volviera enseguida.

Una noche llevé a unos compañeros de trabajo a cenar a un restaurante coreano. De postre alguien pidió ponche de caqui, una bebida concentrada de canela y jengibre. La probé y tras sólo unos cuantos traguitos me sentí increíble.

Después de 1 mes de agregar unas 3 cucharadas de la bebida de canela y jengibre a mi té por la mañana y la noche, mi niveles de colesterol, es decir, de lipoproteínas de baja densidad, habían bajado 30 puntos, mi nivel de glucosa en la sangre bajó 10 puntos y mi acidez se encontraba bajo control.

Este té de canela y jengibre desafortunadamente contiene azúcar. Una alternativa más sencilla es agregar un trozo de dulce de jengibre al té.

El jengibre es extraordinario para tratar la acidez y los chinos lo utilizan desde hace siglos para combatir los mareos causados por el movimiento".

Si no le gusta el té, quizá prefiera otras presentaciones de jengibre. Algunos de nuestros lectores han indicado que el dulce de jengibre les resulta tan eficaz como los fármacos supresores de ácido para aliviar el reflujo y el "ardor estomacal". Si bien no podemos aprobar el consumo de los carbohidratos que se encuentran en las galletitas, el siguiente comentario también nos parece interesante: "Desde que tuve problemas con el *Prevacid* probé el jengibre, tanto en forma de galletas de jengibre como de jengibre cristalizado. Ha funcionado de maravilla".

¿Mejoría con mostaza?

La mostaza es una de las últimas cosas que se nos ocurriría para tratar la acidez (agruras, acedía). Lo lógico es que un alimento tan condimentado sólo sirva para empeorar las cosas. Sin embargo, son tantas las personas que nos han hablado con entusiasmo de la mostaza que no podemos pasar por alto este remedio tan extraño.

"Mi esposo y yo usamos una cucharadita de mostaza amarilla para aliviar la acidez. Hace tiempo yo estaba chateando con algunas personas cuando una de las chateadoras se quejó de su acidez. Otra recomendó: "Prueba la mostaza". Nos pareció absurdo, pero la probó y le sirvió.

La siguiente vez que mi esposo sufrió uno de sus ataques terribles de acidez, que prácticamente lo tenía revolcándose en el suelo del dolor, sugerí que probara la mostaza. Pensé que no podía ser peor de lo que ya estaba padeciendo. Lo sorprendente es que funcionó, y más rápido que las pastillas de las marcas Tums o

DiGel. *Nuestros amigos también han obtenido buenos resultados* ".

Algunas personas no aguantarán la mostaza. Simplemente les parecerá demasiado condimentada. Sin embargo, es posible que la mostaza estimule la producción de saliva y funcione de una manera parecida al chicle (goma de mascar). Cuando nos comunicamos al respecto con uno de los expertos más destacados del mundo en asuntos de hierbas medicinales, el Dr. James Duke, él indicó que la cúrcuma (azafrán de las Indias), la especia que pinta a la mostaza de amarillo, contiene ingredientes que benefician el tracto digestivo.

● ● ●

P. *Me interesó su artículo sobre la persona que tomó mostaza amarilla contra la indigestión. Quiero agregar un comentario positivo al respecto: ¡He probado el remedio de la mostaza contra la indigestión desde hace unos días y funciona!*

R. Usted no es el único que menciona este remedio casero:

"Me resultó fascinante leer que alguien más toma mostaza amarilla contra la acidez. Yo me tropecé con este remedio hace años, cuando identifiqué varios alimentos que me producían acidez a menudo. No obstante, si les ponía mostaza no me pasaba nada. Cuando ahora me da acidez unto unas galletas saladas saltines con mostaza amarilla y se me quita".

● ● ●

Vinagre

Si usted piensa que no tiene sentido emplear la mostaza como remedio contra la acidez, nos creerá locos de remate si mencionamos el vinagre. Al fin y al cabo, las empresas farmacéuticas han promovido sus antiácidos y fármacos supresores de ácido desde hace décadas. Ingerir ácido (el vinagre consiste en ácido acético) parecería lo último que uno quisiera hacer al padecer acidez. Desde luego tal deducción supone que el ácido contribuye de alguna manera a producir el reflujo. No obstante, si esta teoría no resulta ser cierta, quizá valga la pena tomar en cuenta el siguiente remedio.

" *Un doctor le recomendó a un amigo de la familia tomar una cucharada de vinagre para aliviar la acidez. Yo lo intenté con 2 cucharaditas de vinagre de manzana y funcionó. Percibí un sabor muy fuerte por varios minutos y me pareció que la acidez había empeorado. Luego el dolor desapareció por completo* ".

Admitimos que suena extraño, pero otras personas han descrito experiencias positivas semejantes. Sin embargo, no recomendamos que el vinagre de manzana se tome solo. Es demasiado fuerte. Quizá sea más fácil tomárselo diluido con agua. Una lectora ofreció una receta aún más extraña que la del vinagre diluido, pues lo combina con bicarbonato de sodio, lo cual parece oponerse a todos los dictados de la razón. Pero puede que le ayude a alguien.

• • •

P. Padecía una acidez terrible hasta que me acordé de un remedio casero que mi mamá preparaba. Ahora mezclo varias onzas (1 onza = 30 ml) de agua con una onza de vinagre de manzana y una cucharadita de azúcar hasta que el azúcar se disuelve por completo. Luego agrego media cucharadita de bicarbonato de sodio, lo revuelvo por un instante y me lo tomo de inmediato. Me alivia muy rápido.

R. Muchas gracias por este remedio económico contra la acidez. Desde hace mucho tiempo se utiliza el bicarbonato de sodio para neutralizar el ácido estomacal que ha subido al esófago y produce la acidez.

• • •

Si le parece demasiado extraño tomar vinagre de manzana, es posible que una manzana al día le sirva para controlar el reflujo. Por lo menos eso es lo que escuchamos.

"Hace poco empecé a tener unos accesos terribles de reflujo ácido. Traté de elevar la cabecera de la cama, dejé de comer desde 3 horas antes de acostarme y eliminé los cítricos, los derivados del tomate (jitomate), la cafeína y el alcohol. Pero nada funcionó.

Mi doctor me recetó Nexium. Sin embargo, antes de probarlo alguien me dijo que la manzana sirve contra el reflujo ácido. Tenía una bolsa con manzanas en el refrigerador, así que decidí probar este remedio. Comí una manzana sin pelar enseguida de cenar y sorprendentemente no padecí acidez esa noche. Desde hace 10 días como una manzana cada noche y no he sufrido un solo acceso de acidez".

No contamos con explicaciones científicas de por qué las manzanas, el vinagre de manzana o incluso el jugo de limón con agua sirven contra la acidez. Probablemente no le funcionen a todo el mundo, pero algunas personas nos han indicado que sí. Se trata de remedios baratos y vale la pena probarlos por si acaso dan el resultado deseado.

Poder picante

Si no se atreve a tomar mostaza ni vinagre, sáltese esta sección. A pesar de que por lo común se les recomienda a las personas que padecen indigestión con frecuencia que eviten los alimentos condimentados, hay quienes insisten en que el chile (infaltable en las mesas mexicanas) no descompone el estómago. Según estas personas, el picante hasta resulta beneficioso. Es posible que tengan razón. Los resultados de un estudio indican que la capsaicina (la sustancia picante del chile) puede proteger la membrana mucosa que reviste el estómago.[19]

P. *Mi cuñado es adicto al chile. Le pone salsa* Tabasco *a todo y no entiendo cómo le hace para evitar la acidez. A mí los alimentos condimentados me producen indigestión, pero él afirma que el chile es bueno para el estómago. ¿Acaso está loco?*

R. En realidad su cuñado tiene a la ciencia de su parte. Unos investigadores italianos escribieron a la revista medica *New England Journal of Medicine*[20] para reportar que el chile rojo en polvo tomado en forma de cápsula les redujo los síntomas de la indigestión (dolor de estómago, sensación de saciedad y náuseas) a los sujetos de su estudio en un 60 por ciento. En este estudio pequeño doble ciego y controlado con placebo, un placebo de aspecto idéntico sólo fue la mitad de eficaz en reducir los síntomas. Los investigadores llegaron a la conclusión de que "si bien hace falta llevar a cabo estudios más amplios con materiales estandarizados, puede que la capsaicina constituya una posible terapia contra la dispepsia funcional".[21]

La capsaicina es el ingrediente del chile que se cree produce el efecto beneficioso. Se incluye en cremas tópicas para aliviar el dolor. Un estudio realizado con ratas demostró que la capsaicina puede reducir los daños que la aspirina o el alcohol causan en la membrana mucosa de revestimiento del estómago.[22]

• • •

Bicarbonato de sodio

Uno de los tratamientos más antiguos, baratos, rápidos y eficaces contra la acidez (agruras, acedía) es el bicarbonato de sodio. Desde hace miles de años se utiliza como fermento para

★★★★ **Bicarbonato de sodio**

Las instrucciones que vienen sobre la conocida caja del bicarbonato de sodio de la marca *Arm & Hammer* recomiendan disolver ½ cucharadita de polvo en ½ vaso (4 onzas/ 120 ml) de agua y tomárselo cada 2 horas o según lo indique el médico. No tome más de 7½ cucharaditas a lo largo de 24 horas. Si tiene más de 60 años de edad, no tome más de 3½ cucharaditas a lo largo de 24 horas. No ingiera la dosis máxima de manera ininterrumpida por más de 2 semanas.

Desventaja: Alto contenido de sodio (616 miligramos por ½ cucharadita). No deben consumirlo las personas que padezcan presión arterial alta (hipertensión) o insuficiencia cardíaca congestiva ni nadie que siga una dieta de sodio restringido.

Costo: Aproximadamente 1 centavo de dólar por dosis. Una caja de 2 libras (900 g) contiene más o menos 373 dosis.

que la masa del pan crezca. Tiene este efecto por ser alcalino y hacer reacción con cualquier ácido para producir dióxido de carbono. Se debe al efecto antiácido que el bicarbonato de sodio también ayuda a aliviar los síntomas del "estómago ácido" o la indigestión.

Siempre y cuando usted no siga una dieta baja en sodio, será difícil superar el bicarbonato de sodio en cuanto a su eficacia como remedio contra un acceso ocasional de indigestión o acidez. No obstante, hay que agregar una advertencia muy importante. *Jamás vaya a tomar* bicarbonato de sodio si ha comido a reventar. Las publicaciones médicas incluyen varios reportes de "ruptura espontánea del estómago normal después de haber ingerido bicarbonato de sodio".[23]

Nunca olvidaremos la historia del hombre al que se le abrió un agujero en el estómago después de haber ingerido bicarbonato de sodio. Comió comida mexicana en abundancia y a continuación tomó bicarbonato de sodio. El dióxido de carbono —un tipo de gas— que se acumuló en su estómago no cupo porque lo tenía demasiado lleno. Se le sometió a una intervención quirúrgica de emergencia y sobrevivió, pero no queremos que nadie más repita su experiencia.

● ● ●

P. *He probado casi todos los productos vendidos sin receta contra el reflujo ácido ocasional y también* **Prilosec.** *Nada funciona de manera tan rápida y confiable como el bicarbonato de sodio en agua.*

Me han dicho que el remedio puede hacer daño si se toma de manera regular, pero un boletín médico que leo lo recomienda. Si no es bueno utilizarlo de manera regular, ¿sí se puede tomar de vez en cuando?

R. El bicarbonato de sodio es uno de los antiácidos de efecto rápido más baratos y eficaces que existen. Se utiliza para aliviar la acidez desde hace más de 100 años.

Su única desventaja es su alto contenido de sodio. A las personas sensibles a la sal puede elevarles la presión arterial. Por eso el bicarbonato de sodio sólo debe tomarse de manera ocasional.

● ● ●

Alka-Seltzer

Solíamos pensar que el *Alka-Seltzer* era uno de los remedios más irracionales disponibles en la farmacia, porque contiene tanto aspirina como bicarbonato de sodio. En la edición original de *La farmacia popular*, nuestro primer libro que publicamos hace más de 30 años, afirmamos lo siguiente: "Si usted padece indigestión o está mal del estómago, lo último que quiere es que la tableta incluya aspirina. Sería como tratar de apagar un fuego con gasolina".

Es posible que nos hayamos equivocado. No lo decimos únicamente porque millones de personas utilizan este producto con éxito desde hace décadas. La pastilla de aspirina (325 miligramos), bicarbonato de sodio (1.916 miligramos) y ácido cítrico (1.000 miligramos) se convierte en citrato de sodio al burbujear en un vaso con agua. Este antiácido parece aliviar de manera rápida y eficaz "la indigestión ácida, el trastorno estomacal y la acidez". Lo que no sabemos es si el *Alka-Seltzer* resulta más eficaz contra los síntomas de la acidez que media cucharadita de bicarbonato de sodio en 4 onzas (120 ml) de agua.

● ● ●

P. *Permítame contarle de mi experiencia con la acidez, que sufro desde hace muchísimo tiempo. El año pasado empecé a usar una pasta de dientes que contiene bicarbonato de sodio. Desde entonces la acidez desapareció. Cuando cambio de pasta de dientes la acidez vuelve, así que no se trata de una coincidencia.*

Me lavo los dientes tres veces al día. Aunque no me trago la pasta, creo que una cantidad pequeña logra llegar hasta mi estómago y que el bicarbonato de sodio neutraliza el ácido estomacal. ¿Será posible que sea verdad?

R. El bicarbonato de sodio (media cucharadita en 4 onzas de agua) es un remedio seguro contra la acidez. El *Alka-Seltzer*, que desde hace mucho

tiempo se utiliza para componer el estómago, contiene bicarbonato de sodio. Es difícil saber si usted obtiene una cantidad suficiente de bicarbonato de sodio a través de su pasta de dientes para neutralizar el ácido estomacal realmente, pero le agradecemos que nos haya hablado del éxito que obtuvo.

● ● ●

Antiácidos

Para un caso ocasional de acidez, los antiácidos funcionan muy bien. De hecho es posible que sean mejores que los costosos supresores de ácido. La razón es que estos últimos tardan horas en suspender la producción de ácido. Pero si usted va a ver un partido de béisbol y se come dos perritos calientes cubiertos de *chili* y acompañados de cerveza, con *Cracker Jacks* de

★★★★ **Carbonato de calcio**

El carbonato de calcio es económico y de acción rápida y eficaz. Además, proporciona una dosis adicional de calcio.

Desventaja: Es relativamente común que cause estreñimiento si se toma con regularidad.

Costo: Un frasco con 160 pastillas de la marca *Tums Ultra* (1.000 mg de carbonato de calcio por tableta) cuesta entre 8 y 10 dólares. Debe alcanzar para 2 ó 3 meses o por mucho tiempo más si se toma de manera ocasional.

postre, no querrá esperar horas para que su supresor de ácido empiece a surtir efecto. Tomar una pastilla de las marcas *Tums E-X*, *Maalox Quick Dissolve* o *Rolaids Extra Strength* puede resultar ser una opción segura y eficaz. Todos estos productos contienen carbonato de calcio, el cual neutraliza el ácido estomacal. Se puede escoger entre muchos semejantes, así que escoja alguno que tenga un sabor tolerable y no sea demasiado caro.

● ● ●

P. *Nunca he visto que recomienden carbonato de calcio contra la acidez. ¿Por qué? Siempre sugieren tomar bicarbonato de sodio, aunque introduzca una cantidad excesiva de sodio en el cuerpo. El carbonato de calcio, por el contrario, proporciona calcio, que es muy necesario. ¿Cuál es su problema?*

R. Estamos de acuerdo en que el carbonato de calcio (el cual se encuentra en las pastillas de las marcas *Caltrate*, *Titralac*, *Tums*, etcétera) es un antiácido excelente y económico capaz de aliviar la acidez rápidamente además de proporcionar calcio. Lo hemos recomendado desde hace décadas.

● ● ●

No se le vaya a olvidar el *Pepto-Bismol*. Pensamos que este líquido rosado que todos conocemos también ofrece algunos beneficios. El ingrediente activo, que se llama subsalicilato de bismuto, se puede encontrar en forma genérica en varias marcas propias, así como en *Maalox Total Stomach Relief Liquid*. Si bien no se trata de un antiácido muy potente, el *Pepto Bismol* sí parece calmar el ardor de la acidez a través de un mecanismo que tal vez no entendamos del todo. Es posible que recubra el esófago y ayude a reducir los efectos irritantes del reflujo ácido. Incluso existen datos aceptables según los cuales el subsalicilato de bismuto ayuda contra la diarrea que a veces se produce al viajar. Al combinarse con antibióticos, el *Pepto Bismol* puede ayudar a combatir la infección con la bacteria *Helicobacter pylori*, la cual deriva en gastritis y úlceras estomacales.

Supresores de ácido

El recurso principal del tratamiento contra la indigestión o la acidez son los supresores de ácido. La razón es que las empresas farmacéuticas se han vuelto expertas en la creación de tales fármacos. En los años 60, un equipo de científicos encabezado por un investigador extraordinario (Sir James Black) formuló la hipótesis de que sería posible reducir la producción de ácido si se bloquearan los receptores especializados en histamina (receptores H_2) del estómago.

Los antagonistas de la histamina$_2$

Originalmente, cuando las empresas farmacéuticas pensaban en antihistaminas, se concentraban en aliviar los síntomas de las alergias que se manifiestan en la nariz. Sir James, por el contrario, pensó que debería ser posible crear un nuevo tipo de antihistamina que funcionara principalmente en el estómago. En 1972 se dio a conocer el descubrimiento y en 1977 la cimetidina (*Tagamet*) se convirtió en el primer antagonista de H_2 en salir al mercado estadounidense. Con el tiempo llegó a ser uno de los fármacos de mayor éxito de ventas de todos los tiempos. Al igual que su sucesor, la ranitidina (*Zantac*), *Tagamet* fue uno de los primeros productos en lograr ventas anuales de más de mil millones de dólares.

A pesar de que al principio estos supresores de ácidos se recetaban para ayudar a curar las úlceras estomacales, muy pronto adquirieron popularidad como una especie de superantiácido. Cualquier dolor abdominal general se trataba con un antagonista de H_2. Otras empresas farmacéuticas se dieron cuenta del éxito de estos fármacos y no tardaron en aparecer otros medicamentos con la intención de aprovechar la misma corriente, como la famotidina (*Pepcid*) y la nizatidina (*Axid*). Tales medicamentos se consideraban tan seguras que la FDA las aprobó para venderse sin receta una vez que los derechos de patente vencieron. Sin embargo, a pesar de que alivian la acidez al reducir el ácido en el estómago, no son de acción tan rápida como los antiácidos.

● ● ●

P. *Sufrí dos cirugías de sustitución de la cadera alrededor de los 45 años de edad. Me dieron cimetidina (Tagamet) para prevenir la aparición de úlceras por estrés después de la primera intervención y me produjo unas alucinaciones terribles. Ya no estaba tomando medicamentos contra el dolor y el personal médico me aseguró que nada de lo que me habían dado podía inducir tal reacción. Cuando el cirujano suspendió el Tagamet, el fenómeno tan desagradable desapareció.*

Antes de la segunda operación apunté la cimetidina como un fármaco que me causaba problemas, pero de todas formas me la dieron. Tras una hora supe que algo andaba muy mal y afortunadamente no tuve que tomar más.

Me aseguraron que el índice de problemas es muy bajo, pero no me gustaría para nada que otras personas tuvieran que pasar por lo mismo.

R. La cimetidina (*Tagamet*) se ha relacionado con alucinaciones, depresión, confusión y desorientación. Estos efectos secundarios psicológicos son relativamente raros, pero la gente necesita saber que pueden ocurrir.

● ● ●

No se dispone de datos suficientes para recomendar un antagonista de H_2 por encima de otro. Su eficacia es más o menos semejante. En términos generales, los efectos secundarios son poco comunes. Es posible que la cimetidina produzca un índice un poco más alto de dolor de cabeza, dificultades sexuales y confusión o desorientación mental que otros fármacos de esta clase. Por lo común esto sólo se da con dosis más altas, en pacientes mayores o en un estado de mayor gravedad. Entre los posibles efectos secundarios que se relacionan con los antagonistas de H_2 figuran los mareos, la fatiga, la diarrea y el estreñimiento.

La cuestión de las interacciones es más importante en el caso de medicamentos como la cimetidina. Este supresor de ácido puede causar problemas al combinarse con muchos otros fármacos y sustancias, entre ellas el alcohol. Es esencial que cualquier persona que tome supresores de ácido de este tipo consulte tanto a un médico como a un farmacéutico para identificar cualquier incompatibilidad.

★★★ Pepcid Complete

El *Pepcid Complete* combina el efecto inmediato con el control de ácido por más tiempo.

Desventaja: Es poco común que tenga efectos secundarios, pero manténgase atento a síntomas como alergias, ictericia, dolor de cabeza, estreñimiento, mareos o diarrea.

Costo: Entre 17 y 20 dólares por 50 píldoras. Debe de durarle varios meses. El consumo a corto plazo probablemente sea seguro. Sólo debe tomarse por períodos prolongados con la aprobación y bajo la vigilancia de un médico.

• • •

P. *Llevo años tomando* Tagamet *o bien* Zantac. *Tengo una hernia hiatal que me provoca una acidez grave.*

Desde hace 2 años he empezado a sentirme "mareado" tras sólo tomar una cerveza. Antes tomaba dos o incluso tres cervezas sin ningún problema en un día de calor después de haber jugado 18 hoyos de golf. Ahora una sola cerveza me afecta tanto que no puedo manejar.

¿Será posible que el efecto se deba a estos medicamentos contra la acidez? Antes podía beber a la par de los mejores. Ahora, por este efecto, no quiero tomar ni un trago en una fiesta.

R. Usted ha señalado un asunto fascinante. Hace más de una década, el Dr. Charles Lieber, experto en alcohol, informó que la cimetidina (*Tagamet*) y la ranitidina (*Zantac*) podían incrementar la concentración de alcohol en la sangre en las personas susceptibles a sufrir este efecto. Les comunicó a sus colegas que tales interacciones "pueden impedir de manera inesperada la realización de tareas complejas como manejar. Por lo tanto hay que advertir sobre este posible efecto secundario a los pacientes a quienes se trata con estos fármacos".[24]

En fechas más recientes, el Dr. Lieber advirtió: "En condiciones que simulan un consumo moderado de alcohol, la ranitidina eleva los niveles de alcohol en la sangre a un grado capaz de afectar las habilidades psicomotoras que se requieren para manejar".[25]

• • •

Si tuviéramos que elegir un supresor de ácido vendido sin receta para aliviar la acidez, probablemente optaríamos por *Pepcid Complete*. Este medicamento combina el antagonista de H$_2$ famotidina (10 miligramos) con carbonato de calcio (800 miligramos) e hidróxido de magnesio (165 miligramos). Al juntar los tres ingredientes se obtiene el beneficio inmediato de los antiácidos de acción rápida (carbonato de calcio e hidróxido de magnesio) además de la supresión de ácido de más larga duración de la famotidina.

Inhibidores de la bomba de protones

Los supresores de ácido más potentes que hay en el mercado se llaman inhibidores de la bomba de protones (IBP). Este tipo de fármaco le ha producido un éxito increíble a la industria farmacéutica. Cada año estos fármacos se recetan más de 70 millones de veces, lo cual equivale a un costo de casi 10 mil millones de dólares.[26]

A partir del omeprazol (*Prilosec*), las compañías farmacéuticas han creado una serie de compuestos capaces de modificar de manera radical el ambiente ácido del estómago. Esta acción es sumamente útil para curar las úlceras. También puede ayudar a aliviar el reflujo.

INHIBIDORES DE LA BOMBA DE PROTONES

- Esomeprazol (*Nexium*)
- Lansoprazol (*Prevacid*)
- Omeprazol (*Prilosec*)
- Pantoprazol (*Protonix*)
- Rabeprazol (*Aciphex*)

No obstante, está creciendo la inquietud de que suprimir el ácido por mucho tiempo pueda tener consecuencias inesperadas y posiblemente desagradables.

El ácido es importante para el estómago. En primer lugar, crea un ambiente hostil. A los microbios les cuesta trabajo sobrevivir en presencia de ácido. Algunos estudios publicados en la revista médica *Journal of the American Medical Association* indican que la supresión constante del ácido estomacal puede incrementar el riesgo de contraer una pulmonía, así como una diarrea infecciosa grave.[27, 28] Probablemente se deba a que las bacterias que el ácido estomacal no mata logran subir por el esófago y penetrar en los pulmones o bien bajan a infectar el tracto digestivo inferior. Este tipo de infecciones graves puede ser mortal.

LOS IBP Y EL CÁNCER

La amenaza más grande —aunque aún sin definir— que se ha relacionado con los IBP es el temor al cáncer. Desde hace años se ha desarrollado cierta controversia entre bambalinas en torno a la posible relación entre la

★★★ *Prilosec OTC* (omeprazol)

Durante años el *Prilosec* fue el fármaco que más se recetaba en los Estados Unidos. Su ingrediente activo, el omeprazol, no perdió eficacia cuando empezó a venderse sin receta.

Desventaja: Es poco común que tenga efectos secundarios, pero algunos han reportado sufrir de dolor de cabeza, diarrea, sarpullido, tos e infecciones del tracto respiratorio superior al tomarlo. Entre los efectos secundarios raros pero muy graves figuran trastornos sanguíneos, inflamación del páncreas, problemas hepáticos y reacciones graves de la piel.

Precauciones especiales: Sólo tome *Prilosec OTC* por 2 semanas a la vez. De acuerdo con la información que proporciona la etiqueta, tiene que esperar 4 meses para repetir el tratamiento de 2 semanas. Es posible que cuando se consuman inhibidores de la bomba de protones vendidos con receta por tiempo prolongado sea necesario tomar suplementos de vitamina B_{12} (hasta 1 miligramo al día). El consumo de vitamina C (500 miligramos) y de vitamina E (200 UI) puede reducir la posible formación de carcinógenos (nitrosaminas).

Costo: Entre 30 y 40 dólares por 42 píldoras (esto alcanza para 1 año).

supresión de ácido y el cáncer. En 1985 escribimos lo siguiente: "Los científicos temen que si las bacterias llegan a radicar en el estómago se dediquen a convertir el nitrato en nitrito. (. . .) El nitrato es una sustancia química que se encuentra en los alimentos, el agua e incluso la saliva y es probable que por sí solo cause poco daño. No obstante, si las bacterias convierten el nitrato en nitrito el resultado puede ser terrible, porque el producto final sería algo malísimo: las nitrosaminas. Las nitrosaminas figuran entre las sustancias químicas cancerígenas más potentes que conocemos".[29]

A lo largo de las últimas décadas se ha dado un aumento alarmante en la incidencia de un tipo de cáncer del esófago que antes era raro. El adenocarcinoma de esófago se ha convertido en una epidemia.[30] Los gastroenterólogos están confundidos con respecto a las causas de esta afección mortal. Algunos nos dicen que se debe a la alimentación típica de la población estadounidense. Otros la adjudican al reflujo e insisten en que los IBP resuelven el problema al reducir la exposición de los delicados tejidos al ácido. ¿Realmente se ha dado un aumento semejante en los casos de reflujo a lo largo de las últimas décadas y, de ser así, por qué?

La revista médica *American Journal of Gastroenterology* publicó un artículo editorial provocador llamado "La supresión del ácido y el adenocarcinoma del esófago: ¿causa o cura?", en el que se describe tanto el estado de confusión reinante así como las contradicciones inherentes al fenómeno.[31] El Dr. Thomas Schell señala que "disminuir el reflujo de ácido por medio de los IBP tal vez ayude a retardar o a detener esta evolución mortal". No obstante, también les recuerda a sus colegas que la ausencia de ácido en el estómago (*aclorhidria*) "es un factor de riesgo conocido en relación con el adenocarcinoma del estómago". El Dr. Schell apunta que las nitrosaminas formadas por las bacterias en el estómago "también expondrían al esófago a estos carcinógenos".

Otros tres problemas desconcertantes tienen que ver con el consumo de IBP a largo plazo. Cuando se le obliga al estómago a dejar de producir ácido, el estómago siente que algo anda muy mal y trata desesperadamente de lograr que las células productoras de ácido vuelvan a funcionar. Para ello fabrica un compuesto llamado gastrina, el cual ayuda a la digestión y también estimula la producción de ácido estomacal. Cuando los niveles de ácido no suben, la producción de gastrina continúa de manera indefinida, muchas veces en cantidades muy grandes.

Imagínese que el flotador de su taza de baño se atorara en la posición abierta. El agua fluiría para siempre y eso es precisamente lo que sucede con la gastrina en el estómago. No hay un "flotador" de ácido que detenga la fabricación de gastrina.

No es bueno el exceso de gastrina. De hecho se ha expresado cada vez más la preocupación de que la gastrina estimule el crecimiento de células anormales en todo el tracto digestivo, aumentando así el riesgo de sufrir cáncer del estómago, el páncreas y el colon, además del esófago.[32, 33]

Otra preocupación en torno al tratamiento a largo plazo con IBP tiene que ver con la absorción de nutrientes. Resulta más difícil absorber vitamina B_{12}, hierro y calcio cuando no hay una cantidad suficiente de ácido en el estómago. Aun en circunstancias normales algunas personas mayores tienen problemas para cubrir sus necesidades de vitamina B_{12} o de hierro. Si se agrega un IBP, el desafío crece.[34] La insuficiencia de vitamina B_{12} llega a tener consecuencias muy graves. Algunos de sus síntomas son anemia, fatiga, daños a los nervios (ardor, hormigueo, debilidad o entumecimiento en las manos y los pies), dificultades para percibir vibraciones, temblores y falta de aliento, así como ciertos efectos secundarios psicológicos como depresión, confusión y problemas de memoria, los cuales pueden tomarse erróneamente por un Alzheimer prematuro.

● ● ●

P. *Desde hace años he tomado* Prilosec *y luego* Prevacid *para tratar un caso grave de acidez. Cuando empecé a sufrir debilidad y confusión, empecé a tomar 1.000 microgramos de vitamina B_{12} al día. Al cabo de un tiempo relativamente corto, los síntomas terribles comenzaron a disminuir.*

Mi médico en realidad no considera que exista una relación entre una cosa y la otra, ¡pero yo sí la veo! ¿Qué pueden decirme sobre este efecto secundario?

R. La supresión del ácido estomacal a largo plazo llega a interferir a veces con la absorción eficiente de vitamina B_{12}. Esta insuficiencia nutricional puede producir problemas del sistema nervioso, los cuales llegan a manifestarse en forma de insomnio, problemas de memoria, depresión, ardor en la lengua, dolor en la boca, dificultades para caminar y hormigueo o entumecimiento en los pies o los dedos.

Un lector nos relató la conversación que tuvo con una enfermera, la cual había notado una mejoría asombrosa en una mujer afectada por demencia después de que se le descubriera y tratara una insuficiencia de vitamina B_{12}.

• • •

Esta insuficiencia vitamínica muchas veces aparece de manera muy gradual. Los pacientes llegan a describir molestias como confusión, ardor en la lengua o mala coordinación durante meses o incluso años antes de diagnosticarse su estado correctamente. Cualquier persona que haya tomado fármacos IBP durante muchos meses (o años) debe pedir una prueba de la sangre para analizar sus niveles de hierro y de vitamina B_{12}. Sin embargo, no basta con simplemente buscar la vitamina B_{12}. Asegúrese de pedir un análisis de cobalamina en suero (vitamina B_{12}) y de ácido metilmalónico (AMM). Un nivel alto de AMM y

bajo de cobalamina es indicio de una probable insuficiencia de vitamina B_{12}.

¿ADICCIÓN A LOS IBP?

Otra preocupación tácita que comparten algunos gastroenterólogos es que los IBP puedan producir "dependencia física".[35] Se trata de una forma elegante de decir "adicción". Desde luego nadie toma los fármacos IBP para experimentar sensaciones placenteras inmediatas. Sin embargo, es posible que a algunas personas les resulte difícil suspender la ingesta de tales medicamentos una vez que ya anden sobre el camino largo y tortuoso de la supresión de ácido.

Los hechos tristes son los siguientes. Los inhibidores de la bomba de protones —como el omeprazol (*Prilosec*), el esomeprazol (*Nexium*) y el lansoprazol (*Prevacid*)— detienen la producción de ácido de manera tan eficaz que el cuerpo parece rebelarse. Tal como apuntamos previamente, el estómago produce grandes cantidades de gastrina, la cual estimula el crecimiento de células. Se trata de células que quieren fabricar ácido, pero los IBP les impiden cumplir con su tarea. No obstante, proliferan; una vez que se suspende el IBP, empiezan a producir ácido en profusión para reponer el tiempo perdido. Este efecto se llama "hipersecreción ácida de rebote" y significa que el cuerpo comienza a producir un exceso de ácido en cuanto se deja de ingerir este tipo de fármacos.

Lo insidioso del asunto es que el efecto tarda varios días en manifestarse. Por lo tanto, es posible que alguien se sienta perfectamente por algún tiempo, pero que 2 semanas después de haber dejado de tomar el IBP sus células estomacales aumenten la producción de ácido al máximo.[36] Y lo peor es lo siguiente: el efecto rebote de hiperacidez dura más de 2 meses.[37]

Vaya, se trata de un fenómeno asombroso. Piénselo por un momento: decenas de millones de personas han gastado miles de millones de dólares en medicamentos supresores de ácido desde hace muchos años para calmar el ardor que sienten en su tracto gastrointestinal superior. Sin embargo, la Madre Naturaleza no perdona ni olvida. En cuanto dejan de tomar estos fármacos, ella enciende la fábrica de ácido y la mantiene en el nivel de producción máxima durante meses.

A los pocos días de suspender la ingesta del medicamento, es probable que alguien afectado por indigestión o acidez perciba el efecto. Resulta lógico que la primera reacción de la mayoría de las personas sea recurrir nuevamente a su IBP en cuanto experimentan esta hiperacidez de rebote. De acuerdo con un grupo de investigadores noruegos, "es posible que resulte difícil descontinuar el tratamiento en algunos pacientes aun cuando la dosis del inhibidor de la bomba de protones se disminuya poco a poco. (. . .) En estos casos deben considerarse altas dosis de antagonistas receptores H_2 o antiácidos".[38] Desde el punto de vista de las empresas farmacéuticas, los IBP representan la píldora perfecta. Mientras las personas las ingieren se sienten bastante bien. No obstante, en cuanto las dejan de tomar

pueden sufrir el castigo por mucho tiempo. Se trata de una motivación muy fuerte para solicitarle más medicamentos al doctor. . . por tiempo indefinido.

¿Y qué debe uno hacer en vista de todo esto? Bueno, recomendamos ejercer cautela. Estos fármacos son excelentes si se toman por períodos cortos. Controlan bastante bien los síntomas de la acidez y tienen relativamente pocos efectos secundarios. No obstante, si algún médico le sugiere tomar un IBP por más de 2 ó 3 meses, es muy probable que sufra hiperacidez de rebote al dejar de ingerirlo.[39]

Conclusiones

Si usted padece síntomas persistentes de dolor y ardor o una sensación de presión detrás del esternón, hágase revisar por un médico para asegurar que no se trate de una afección grave. Sin embargo, aunque sólo sufra ataques ocasionales de indigestión debe tomar en cuenta muchas cosas. Antes de recurrir a la artillería pesada de los fármacos supresores de ácido existen muchas opciones que puede explorar. He aquí un pequeño resumen:

- Evite los alimentos o los fármacos que quizás aflojen el esfínter esofágico inferior y le permitan al jugo gástrico volver al esófago. Se han realizado pocos estudios al respecto, pero entre los posibles culpables figuran el chocolate, las bebidas con gas, fumar, el diazepam y la progesterona.
- Reduzca su consumo de carbohidratos. Si

bien sólo contamos con datos preliminares, hay indicios de que la alimentación estadounidense típica, con su alto contenido de carbohidratos, promueve el reflujo gástrico.

- Manténgase atento a todo lo relacionado con la itoprida. Este fármaco vendido con receta alivia la indigestión y la acidez (agruras, acedía) de otro modo que los medicamentos supresores de ácido. Estamos esperando con ansias que la FDA lo apruebe tras el éxito que el producto ha obtenido en el Japón y la India, así como la publicación de un informe fascinante en la revista médica *New England Journal of Medicine* (23 de febrero del 2006).

- La saliva es el agente natural de neutralización del cuerpo y puede apagar el ardor de la acidez. Masticar chicle (goma de mascar) o chupar una barra de caramelo puede servir para aliviar los síntomas.

- El té de manzanilla o de jengibre también sirve para limpiar el esófago de ácido, regresando esta sustancia al estómago donde debe estar. También es posible que estos remedios tradicionales ayuden a componer el estómago.

- Puede que le sirvan remedios caseros como el vinagre de manzana diluido o incluso la mostaza amarilla. No obstante, todo el mundo es distinto, por lo que tendrá que probar estas opciones para ver si le dan resultado.

- El bicarbonato de sodio se utiliza desde hace mucho tiempo para tratar los accesos ocasionales de acidez. Disuelva ½ cucharadita del polvo en 4 onzas (120 ml) de agua. Las personas que siguen una alimentación de sodio restringido por padecer una insuficiencia cardíaca congestiva o presión arterial alta (hipertensión) no deben tomar bicarbonato de sodio.

- Si le hace falta un antiácido, el carbonato de calcio aún es uno de los más baratos y eficaces que pueden conseguirse en la farmacia. La marca de pastillas *Tums Ultra* contiene 1.000 miligramos de carbonato de calcio y constituye una opción económica.

- Opinamos que la marca *Pepcid Complete* es la primera opción —y la más prudente— en lo que se refiere a fármacos supresores de ácido vendidos sin receta. En él se combinan el efecto inmediato de los antiácidos (carbonato de calcio e hidróxido de magnesio) con el antagonista de H_2 famotidina, de acción más prolongada. Probablemente sea seguro si se toma por poco tiempo.

- Si está convencido de necesitar un IBP supresor de ácido más potente, optaríamos por *Prilosec OTC*. Si su seguro médico le ofrece una cobertura excelente, tal vez ahorre dinero si su doctor le receta, en cambio, el medicamento genérico omeprazol. En todo caso, si va a tomar fármacos supresores de ácido a lo largo de cierto tiempo pensamos que sería bueno reforzar su salud con vitaminas (B_{12}, C y E).

(*Nota*: si encuentra en este capítulo términos que no entiende o que jamás ha visto, favor de remitirse al glosario en la página 561).

ACNÉ

• Evite el azúcar y los carbohidratos refinados y tome menos leche	
• Pruebe un producto vendido sin receta que contenga peróxido de benzoilo	★★★
• Pregúntele a su doctor si puede recetarle un gel que contiene clindamicina	★★★★
• Aplique un gel con tretinoína vendido con receta	★★★
• Comente con su médico la posibilidad de utilizar el gel de la marca *Nicomide-T*	★★★
• Pregúntele a su doctor acerca de la isotretinoína	★★
• Pregúntele a su doctor acerca de la terapia fotodinámica	★★★

Por lo común se piensa en el acné como un problema propio de la adolescencia, pero desde hace años los dermatólogos tratan a adultos con imperfecciones. El término técnico con el que se designa estos brotes de granos (barros) es *acne vulgaris*. Al parecer las bacterias comunes de la piel (principalmente el *Propionibacterium acnes*), la producción de grasa por la piel e incluso el impacto de las hormonas son todas causas que determinan a quién le dará acné y la gravedad del caso. Cuando un folículo productor de grasa de la piel se tapa y las bacterias se alimentan con los ácidos grasos atrapados dentro de él, el cuerpo muchas veces reacciona por medio de una inflamación. Por eso el grano duele y se enrojece.

En vista de estas circunstancias, existen cuatro formas de abordar el problema del acné: desalentar las bacterias, reducir la producción de grasa, controlar las hormonas o reducir el nivel de inflamación. En la práctica, los dermotólogos suelen concentrarse en las bacterias y en la producción de grasa. No obstante, quizá tratar de reducir el nivel de inflamación resulte más conveniente de lo que creen los dermatólogos.

La alimentación antiacné

Las recomendaciones dietéticas que se les han hecho a quienes sufren de acné han cambiado a lo largo del tiempo. Hace varias décadas se les indicaba a los adolescentes que evitaran las hamburguesas con queso y las papas a la francesa. Se les decía que eliminar los alimentos altos en grasa como los batidos (licuados) y el chocolate les daría un cutis hermoso sin desperfectos.

No sabemos cuántos jóvenes con acné observaron estos consejos en los años 60 y 70, pero en algún momento los dermatólogos cambiaron de opinión. Llevaron a cabo unos estudios y descubrieron que al parecer no existía una relación clara entre la cantidad de grasa alimenticia y la gravedad de las imperfecciones. Por lo tanto, les dijeron a los adolescentes que no se preocuparan por eso. La alimentación dejó de considerarse un factor de riesgo importante para el acné.

Luego unos dermatólogos empezaron a

preguntarse si estos consejos serían correctos. Un equipo de investigadores informó que el examen clínico realizado a 1.200 residentes de Papua Nueva Guinea y a 115 cazadores-recolectores de Paraguay no dio con un solo caso de acné.[40] En vista de que entre el 70 y el 95 por ciento de los adolescentes y más o menos la mitad de los adultos mayores de 26 años tienen acné facial en las sociedades occidentalizadas, la diferencia resultó impresionante. Los investigadores propusieron que la al dieta pudiera desempeñar un papel importante. De manera específica apuntaron que los pueblos indígenas mencionados tenían dietas que consistían en alimentos con valores bajos en el índice glucémico (vea la página 564) y un mínimo de alimentos refinados, particularmente de carbohidratos refinados como el azúcar y la harina. Es de suponer que su dieta también debe de tener un contenido bajo en ácidos transgrasos artificiales, los cuales sólo aparecen en los alimentos procesados.[41] Los científicos presentaron la hipótesis de que una dieta que redujera al mínimo la posibilidad de sufrir altibajos grandes y repentinos en el nivel de la insulina también pudiera beneficiar la piel.

● ● ●

P. *Mi hija de 14 años padece un caso moderado de acné desde hace casi 2 años. Siempre tiene entre 5 y 10 granos pequeños en la frente y ahora también le aparecieron entre 10 y 20 en las mejillas.*

El Clearasil le dejaba manchas de blanqueador en la ropa. Los antibióticos que el médico le recetó no surtieron efecto e incluso parecieron empeorar las cosas. El doctor sugirió que tomara píldoras anticonceptivas, pero no aceptaríamos tal solución. ¿Hay algún remedio natural que funcione? ¿Y la alimentación?

R. La supuesta relación entre el acné y la alimentación es controvertida. Alguna vez se les decía a los adolescentes que evitaran el chocolate y los alimentos altos en grasa, pero el consejo no resultó ser eficaz.

No obstante, algunas investigaciones que se han publicado en la revista médica *Archives of Dermatology* sugieren que la alimentación tal vez sí influya en el acné. Es posible que las poblaciones con una dieta baja en carbohidratos que no produce elevaciones aceleradas en el nivel de glucosa en la sangre sufran menos imperfecciones. Quizá su hija podría evitar alimentos como los dulces, las galletitas, las papas a la francesa, las papitas fritas, el azúcar y la harina blanca para ver si su cutis mejora.

● ● ●

No todos los dermatólogos han recibido con agrado esta nueva postura sobre el papel que posiblemente le corresponda a la alimentación. La comparación epidemiológica en la que se sugiere que la dieta tal vez influya en el desarrollo del acné derivó en una serie de artículos que parecían criticar a los estudiosos por señalar una posible relación entre los alimentos y el acné.[42, 43, 44]

No resulta del todo claro por que esta nueva visión provoca reacciones tan negativas. Las ciencias de la nutrición han alcanzado poco a poco el consenso general de que una dieta a base de alimentos con valores bajos en el índice glucémico y la menor cantidad posible de transgrasas y de grasa saturada probablemente sea preferible para la salud a largo plazo en muchos aspectos. Este patrón dietético al parecer baja el riesgo de sufrir diabetes y enfermedades cardíacas. Animar a los jóvenes a adoptar hábitos dietéticos sanos en una época de sus vidas en que el beneficio a corto plazo de tener un cutis más atractivo les sirva de motivación pudiera ser una buena estrategia de salud pública. La mayoría de los pacientes parecen pensar que la alimentación es importante para tratar el acné y esperan que sus médicos les hagan recomendaciones dietéticas.[45] Mientras tanto, los dermatólogos podrían llevar a cabo estudios para determinar si esta hipótesis dietética es sólida o tan extravagante como muchos médicos la consideran.

Es posible que los carbohidratos refinados y las transgrasas como la margarina no sean los únicos culpables. Otro estudio exploró los historiales dietéticos y dermatológicos de 47.355 enfermeras y llegó a la conclusión de que entre más leche tomaban en la adolescencia, más probabilidad había de que durante esta época de su vida sufrieran casos graves de acné.[46] Los científicos de la Universidad Harvard que llevaron a cabo este estudio sugieren que las hormonas y los factores de crecimiento que se encuentran en la leche tal vez contribuyan a fomentar el problema.

Al parecer harán falta muchos estudios más para obtener una respuesta clara a la pregunta de si la alimentación influye en el acné. Mientras tanto, los afectados por el acné que se sientan lo suficientemente motivados podrán llevar a cabo sus propios experimentos para averiguar si se reduce la cantidad de imperfecciones al disminuir su consumo de alimentos procesados y de leche.

Hace poco mi hijo regresó de un viaje de campamento de 5 días donde no tomó leche ni su medicina contra el acné. Me sorprendió mucho ver que su rostro estaba perfecto. Quizá exista una conexión entre un cutis sin imperfecciones y la ausencia de leche de la alimentación. El dermatólogo sugirió eliminar la leche para ver qué pasa.

Los remedios caseros

Las personas han inventado diversos brebajes que aplican a sus caras como tratamiento casero contra los granos y las espinillas. En realidad no hay pruebas sólidas de que surtan efecto, pero tal vez valga la pena probarlos. Se comunicó con nosotros un hombre que de adolescente solía lavarse la cara diariamente con leche, lo cual le sirvió bastante. Sin embargo, no logró convencer a su hija de intentarlo. No nos hemos encontrado con pruebas de que lavarse la cara con leche sea eficaz, pero como experimento no parece muy riesgoso. En la India, la leche se mezcla con nuez moscada en polvo y se aplica a las imperfecciones como tratamiento.

Otra opción es la mascarilla de barro. Se venden presentaciones diferentes en las farmacias así como en los departamentos de productos cosméticos. No sabemos por qué habría de funcionar, pero es un remedio que goza de popularidad desde hace mucho tiempo.

● ● ●

P. *Hace algunos años daba clases de alfarería como parte de un programa vocacional en la República Dominicana. Mis alumnos adolescentes con frecuencia se embarraban las caras con el barro líquido local que usábamos en el taller como tratamiento contra el acné. El remedio funcionaba.*

R. No sabemos de ningún estudio con sólidas bases científicas sobre el barro como tratamiento contra el acné. Sin embargo, evidentemente las mascarillas de barro se han utilizado para embellecer el cutis desde hace siglos. No sabemos si en los Estados Unidos los adolescentes estarían dispuestos a aplicarse tal tratamiento, pero cosas más extrañas han adquirido popularidad.

● ● ●

El barro no es el único "cataplasma" tradicional que se utiliza contra las imperfecciones. Luego nos enteramos de un remedio casero que implicaba mezclar una cucharadita de nuez moscada en polvo con una cucharadita de miel, untarlo en el grano (barro) y dejarlo durante 20 minutos.[47] Luego se enjuaga, al igual que se hace con la mezcla de nuez moscada y leche o con la leche sola. Otra variación es aplicar una pasta hecha de canela en polvo y miel a los granos y dejársela toda la noche. Para nosotros es un misterio si alguno de estos remedios realmente sirva para eliminar las imperfecciones. Aún no se han sometido al rigor de un estudio científico.

Un producto natural que sí se ha estudiado es el aceite de melaleuca en un gel al 5 por ciento. Un estudio australiano comparó un gel compuesto de un extracto del árbol australiano *Melaleuca alternifolia* con un tratamiento común vendido sin receta contra el acné, el peróxido de benzoilo.[48] Los científicos que realizaron el estudio, el cual abarcó a 124 pacientes, querían averiguar si la actividad antimicrobiana del producto de melaleuca era útil. Observaron que en el caso de las lesiones sin inflamación los beneficios eran comparables tras 3 meses de tratamiento después de una respuesta inicial más lenta al aceite de melaleuca. El peróxido de benzoilo era mucho mejor para reducir las lesiones con inflamación, pero también producía muchos más efectos secundarios desagradables, como resequedad de la piel, escozor, comezón, ardor y enrojecimiento. Si no encuentra un gel de aceite de melaleuca basado en agua, busque un limpiador que contenga aceite de melaleuca, el cual debería ser fácil de conseguir. Algunas personas tienen una alergia al aceite de melaleuca, así que pruebe un poco primero sobre la parte interna de su antebrazo para asegurarse de no sufrir una reacción. Las señales son enrojecimiento, comezón o irritación.

A propósito de limpiadores, es un mito que la causa del acné sea mugre que tenga que quitarse restregando la piel con un limpiador áspero o abrasivo. Se recomienda simplemente lavar la cara con cuidado por la mañana y la noche con un limpiador que no reseque la piel, como los de las marcas *Dove*, *Cetaphil* o *CeraVe*. Los productos cosméticos y los filtros solares que se utilicen deben ser no comedogénicos (*noncomedogenic*), lo cual significa que no contribuyen a producir espinillas. Esta información debe constar sobre la etiqueta del producto.

• • •

P. *Tengo 39 años de edad y me atormenta el acné sobre el mentón y el cuello. El dermatólogo me ha prescrito cremas tópicas que sólo se venden con receta, pero no me han servido de mucho; según él, la única opción que me queda es tomar antibióticos por vía oral.*

Hace poco empecé a aplicar el ungüento de la marca Neosporin a las áreas afectadas de mi cara. ¡La diferencia es milagrosa! Prácticamente no me quedan defectos en la piel tras sólo 2 semanas de tratamiento. Los que sí aparecen son muy pequeños y desaparecen a los pocos días de aplicar Neosporin. ¿Conoce este remedio? Mi hija adolescente me ha dicho que algunos de sus amigos hacen lo mismo.

R. *Neosporin* contiene los ingredientes antibacterianos polimixina B, bacitracina y neomicina. Se utiliza en los primeros auxilios para evitar infecciones en cortadas menores. No conocíamos el uso que usted le da al *Neosporin*. Si deja de obtener buenos resultados, vuelva a consultar a su médico. Hay varios tratamientos vendidos con receta contra el acné que deben de ayudarle. Algunas personas desarrollan reacciones graves de la piel contra la neomicina.

• • •

Lo que se obtiene sin receta: peróxido de benzoilo

El peróxido de benzoilo es el ingrediente principal de la mayoría de los tratamientos para el acné que se obtienen sin receta médica. El compuesto tiene efectos antimicrobianos y suele ser bastante eficaz para los casos leves de acné.

● ● ●

P. *Mi hijo adolescente tiene un caso leve de acné, pero para él es terrible. Se lava con limpiadores fuertes y utiliza varias medicinas contra el acné. ¿Puede usted recomendarme algo que le componga el cutis para que ya no se restriegue tanto? La cara le queda rojísima después de tanto lavarse y no creo que eso sea bueno.*

R. ¡Tiene razón! La mugre no causa el acné, así que lavarse de manera vigorosa no sirve. Es posible que incluso empeore las cosas.

Un producto con peróxido de benzoilo vendido sin receta (como los de las marcas *Benzac, Clearasil Acne Treatment, Oxy 5,* etcétera) debe de ser suficiente. Si no, su hijo tendrá que consultar a un dermatólogo. El *Retin-A* (tretinoína), ya sea solo o combinado con antibióticos, puede obrar maravillas.

● ● ●

El peróxido de benzoilo se encuentra en muchos productos diferentes, desde barras limpiadoras y limpiadores líquidos hasta lociones e incluso cremas para afeitar (rasurar). Lea las instrucciones que vengan en la etiqueta y sígalas; el procedimiento varía un poco entre una presentación y otra. Existe la posibilidad de que el producto reseque e irrite la piel. Si así sucede, póngaselo con menos frecuencia o busque alguno que contenga una concentración más baja del ingrediente. Algunas personas le tienen alergia al peróxido de benzoilo, el cual les produce ronchas o hinchazón, así que pruébelo primero en su antebrazo para asegurarse de que no vaya a sufrir una reacción desagradable. Si la hay, tendrá que renunciar a tratarse con peróxido de benzoilo y buscar otra forma de curar su acné.

Algunos productos contra el acné vendidos sin receta contienen otros ingredientes activos en lugar de peróxido de benzoilo. El resorcinol por lo general aparece en combinación con el azufre (como por ejemplo en *Clearasil Adult Care*, producto que contiene ambos

---

★★★ Peróxido de benzoilo

El peróxido de benzoilo destapa los poros y combate la multiplicación de las bacterias que viven en la piel. Sin embargo, no es un antibiótico y estas bacterias al parecer no desarrollan resistencia contra él. Úselo de acuerdo con las instrucciones que vienen en la etiqueta del producto.

Efectos secundarios: Irritación de la piel, resequedad, enrojecimiento, despellejamiento y sarpullido.

Desventajas: Es posible que al principio del tratamiento el acné empeore antes de mejorar. Utilice el producto de 6 semanas a 2 meses para evaluar su eficacia.

Costo: Según el gel, varía entre 20 y 30 dólares por mes, aproximadamente.

ingredientes). Otros productos contra el acné vendidos sin receta contienen ácido acetilsalicílico. Ninguno de los ingredientes mencionados en este párrafo deben utilizarse al mismo tiempo que el peróxido de benzoilo. Todos conllevan el peligro de irritar y resecar la piel y no deben combinarse con otros productos que también pueden irritar el cutis.

Lociones y geles vendidos con receta

Si no logra controlar sus granos en un par de meses al tratarse con peróxido de benzoilo, consulte a un médico. Los dermatólogos con frecuencia prescriben un gel o una loción antibiótica tópica además del peróxido de benzoilo o en lugar de este. La eritromicina y la clindamicina se utilizan desde hace muchísimo tiempo. No obstante, debido a su uso tan extendido, las bacterias han comenzado a desarrollar resistencia contra ellas.[49] Por lo tanto, los dermatólogos están restringiendo su uso y suelen preferir otros tratamientos.

Una de las opciones que se recetan es el ácido azelaico (el cual se encuentra en las marcas *Azelex* y *Finevin*, entre otras). Al igual que el peróxido de benzoilo, este tratamiento tópico al parecer evita que los poros se tapen y que las bacterias se multipliquen y se extiendan. También puede causar ardor, escozor, enrojecimiento o resequedad de la piel. En casos raros, manchas más claras llegan a aparecer en un cutis oscuro al tratarse con ácido azelaico. Si usted tiene herpes labial (fuego,

★★★★ **Gel de clindamicina** (*Cleocin T, Clinda-Derm, Evoclin Topical Foam*)

La clindamicina es un antibiótico que puede aplicarse a la piel para combatir las bacterias que causan el acné. Es posible que se requieran unos 2 meses para notar una mejoría importante, pero el tratamiento suele ser eficaz. Otros antibióticos tópicos, como el gel de eritromicina, también lo son.

Algunos productos vendidos con receta combinan el antibiótico con peróxido de benzoilo para incrementar su eficacia. Entre ellos figuran *BenzaClin* y *Duac Gel* (clindamicina más peróxido de *benzoilo*) y *Benzamycin* (eritromicina más peróxido de benzoilo). Se trata de medicamentos eficaces pero caros, porque no existen los genéricos correspondientes.

Efectos secundarios: Comezón, ardor, resequedad y despellejamiento de la piel. La clindamicina tiene un efecto secundario raro, pero muy grave y peligroso: la colitis pseudomembranosa. Es muy poco probable que ocurra con la presentación tópica del fármaco, pero no deja de ser posible. Avísele a su médico *de inmediato* si le aparece una diarrea persistente o con sangre.

Desventajas: Las bacterias que viven en la piel (*P. acnes*) están empezando a desarrollar resistencia contra la clindamicina tópica.

Costo: Aproximadamente 50 dólares por un tubo de 60 gramos.

boquera, pupa) que empeora al utilizar un producto que contiene ácido azelaico, informe de inmediato al médico que se lo recetó.

La tretinoína o un compuesto semejante de la familia de la vitamina A pueden ser muy eficaces para tratar el acné y reducir la inflamación que se produce en los casos graves de acné. Cuando un compuesto tópico parecido a la vitamina A (retinoides) empieza a utilizarse pronto al aparecer el acné hay menos probabilidad de que se produzcan cicatrices, una posible complicación de esta afección. Algunos médicos prescriben la tretinoína junto con peróxido de benzoilo o con un antibiótico tomado por vía oral, como la doxiciclina, para componer el cutis de manera más rápida. Debido a que ejerce su efecto en las capas celulares más profundas de la piel y ace-

★ ★ ★ Gel de tretinoína (*Retin-A*)

El *Retin-A* acelera la regeneración celular y normaliza las capas inferiores de la piel. Tras un mínimo de 6 semanas de tratamiento, con frecuencia surte muy buen efecto contra el acné.

Efectos secundarios: Escozor, resequedad, enrojecimiento, despellejamiento e irritación.
Desventajas: El *Retin-A* aumenta la sensibilidad de la piel a las quemaduras solares y los daños por el sol, así que debe evitar el sol y protegerse bien contra los rayos ultravioletas.
Costo: Entre 35 y 50 dólares por 15 gramos.

lera la renovación celular, es posible que haga aparecer los granos más rápidamente en la superficie del cutis. Por lo tanto, puede que al principio el acné parezca empeorar en lugar de mejorar, pero si ejerce un poco de paciencia la afección debe desaparecer. La tretinoína también se utiliza contra las arrugas causadas por daños solares.

También existe un producto basado en una vitamina que se vende con receta en presentación de gel o de crema, *Nicomide-T*. Este tratamiento contiene nicotinamida, una forma de niacina. Al igual que el *Retin-A* es de uso tópico; sin embargo, no constituye un antibiótico, por lo que teóricamente las bacterias no deberían desarrollar resistencia contra este producto. Un estudio preliminar demostró que el gel de *Nicomide-T* es tan eficaz como el de clindamicina para reducir las imperfecciones.[50] Otras investigaciones confirmaron que puede proteger la piel y que hay menos probabilidad de que la reseque que con otros tratamientos contra el acné.[51, 52] No está claro si *Nicomide-T* es tan eficaz como *Retin-A*, aunque algunos estudios realizados por el fabricante, Sirius Laboratories, indican que agregarlo a otros tratamientos aumenta la eficacia de ambos.

Píldoras vendidas con receta contra el acné

Cuando los antibióticos tópicos no resuelven el problema, es posible que los dermatólogos prescriban fármacos tomados por vía oral para introducir el antibiótico al torrente sanguíneo en lugar de limitar su presencia a la superficie de la piel. La tetraciclina y la clindamicina solían recetarse mucho, pero algunas de las bacterias que causan el acné han desarrollado resistencia contra estos compuestos. Actualmente los dermatólogos recurren con más frecuencia a la minociclina. Si bien este antibiótico funciona contra el acné, no está claro que sea más eficaz que otros antibióticos tomados por vía oral ni que con él se reduzca la probabilidad de sufrir reacciones poco deseables.[53]

Cualquiera al que se le receten antibióticos tomados por vía oral necesita saber cuándo tomarlos y si durante el tratamiento deben suspenderse otros productos como los suplementos dietéticos o los antiácidos. Los pacientes deben repasar todas las ventajas y las desventajas de la terapia antibiótica oral (sistémica) con el doctor que la está recetando. Ciertos fármacos llegan a producir efectos secundarios raros pero posiblemente graves, como la colitis pseudomembranosa que a veces se da cuando se toma clindamicina.

Un estudio observó que en las personas que tratan su acné con antibióticos (orales o tópicos) la probabilidad de padecer una infección del tracto respiratorio superior más o menos se duplica.[54] Los resfriados, las gripes y otras infecciones semejantes del tracto respiratorio superior suelen ser autolimitadas y rara vez constituyen una amenaza seria contra la salud, pero tiene sentido reflexionar acerca de si el acné de hecho afecta la vida a tal grado que se está dispuesto a sufrir un resfriado con tal de deshacerse de él. Quizá no tenga mucho sentido tomar un antibiótico para tratar un caso leve de acné que no cause demasiadas molestias.

Después de concluir un tratamiento antibiótico contra el acné, es posible que los pacientes logren mantener limpio su cutis por medio del gel de tretinoína o algún otro producto semejante.[55] El gel de adapaleno o de tazaroteno tal vez también les sirvan.[56] Utilizar un fármaco tópico como tratamiento de seguimiento puede disminuir la exposición al antibiótico.

El tratamiento hormonal

Debido al hecho de que las hormonas, sobre todo los andrógenos como la testosterona, influyen en el desarrollo del acné, en algunos casos resulta útil alterar el equilibrio de estos

★★★ Nicomide-T

A este tratamiento tópico no se le ha hecho mucho caso, pero existe desde hace años. Algunos dermatólogos nos indican que probablemente tenga efectos antiinflamatorios y que tal vez se tolere mejor que el peróxido de benzoilo.

Efectos secundarios: Enrojecimiento, resequedad y ardor.
Desventajas: Es difícil de encontrar, aunque se consigue en muchas farmacias en línea. Puede tardar varias semanas en surtir efecto. Los médicos y los farmacéuticos al parecer desconocen su eficacia y se han realizado pocos estudios científicos.
Costo: Aproximadamente 30 dólares por un tubo de 30 gramos.

compuestos naturales dentro del cuerpo. Muchas mujeres jóvenes se benefician al tomar píldoras anticonceptivas para tratar el acné. Este tratamiento impide que haya elevaciones repentinas y aceleradas en el nivel hormonal y probablemente también reduzca la disponibilidad de la testosterona que estimula los folículos pilosos y causa trastornos. No obstante, tenga presente que las mujeres jóvenes que toman píldoras anticonceptivas por tiempo prolongado tal vez sufran una baja en la líbido durante mucho tiempo tras suspender el tratamiento.[57] (Es posible que los padres de muchachas adolescentes no consideren este efecto como algo negativo, pero puede causarle muchas dificultades a una mujer de más de 20 ó 30 años de edad).

• • •

P. *Usted tuvo una pregunta acerca de una muchacha adolescente que padecía acné. Nada de lo que el dermatólogo prescribía le surtía efecto y su mamá se opuso rotundamente a que tomara píldoras anticonceptivas.*

Lo siento por ella y la comprendo. Yo también sufrí acné toda la vida, empezando a los 10 años de edad. Ahora tengo 35.

Mis padres me llevaron con dermatólogos quienes me prescribían píldoras y cremas; modificamos mi alimentación; probamos que me asoleara y que evitara la exposición al sol. Siguie-

ron insistiendo, porque sabían que el acné afectaba mi amor propio. Hace que una se sienta fea.

A los 16 años vi a un ginecólogo que sugirió que tomara píldoras anticonceptivas. Mi familia era irlandesa y muy católica, pero mi mamá no se oponía a nada que pudiera ayudarme. ¡A los dos meses de empezar a tomar las píldoras, mi cutis mejoró considerablemente!

Soy una de las personas cuyo cuerpo está encantado con las píldoras. En cuanto dejo de tomarlas, vuelvo a tener problemas de acné. Espero que mi experiencia ayude a convencer a esa mamá de que las píldoras anticonceptivas posiblemente obren la magia que ella desea para su hija.

R. Cuando todo lo demás falla, las píldoras anticonceptivas pueden servir. Sus hormonas contrarrestan la testosterona. Sí, las mujeres jóvenes también producen esta hormona masculina. No todas las mujeres toleran las píldoras anticonceptivas tan bien como usted, pero los médicos las prescriben con frecuencia para los casos difíciles de acné.

• • •

El dermatólogo tal vez también prescriba un fármaco muy antiguo para la presión arterial que se llama espironolactona, ya sea sola o combinada con las píldoras anticonceptivas. Se trata de un uso que no aparece en la etiqueta del medicamento, pero al que se recurre desde hace mucho tiempo. La espironolactona al parecer ayuda a reducir la acción de la testosterona y de otras hormonas andrógenas. Es posible que a ello también se deba que se utilice para tratar a las mujeres que padecen un exceso de vello facial (hirsutismo). La dosis que los dermatólogos utilizan en el caso del acné suele ser la cuarta parte de lo que se usa para tratar el hirsutismo.

La espironolactona es un diurético que retiene el potasio y no debe combinarse con suplementos de potasio u otros medicamentos que retienen este mineral. Además, la etiqueta de la espironolactona pone mucho énfasis en la advertencia grave de que el fármaco ha causado cáncer en estudios realizados con animales. Por lo tanto, generalmente los médicos sólo lo prescriben por tiempo limitado. Se les insta a las mujeres a evitar el embarazo mientras toman el medicamento. Si se utiliza junto con píldoras anticonceptivas, esto no debe de ser un problema.

La isotretinoína

Los dermatólogos cuentan con un último recurso importante, un medicamento potente que se utiliza en los casos desesperados en que no ha surtido efecto ningún otro tratamiento. La isotretinoína (que se vende bajo el nombre

---

★★ Isotretinoína (*Accutane, Amnesteem, Claravis, Sotret*)

La isotretinoína está relacionada químicamente con la vitamina A, así que controla la división celular. Entre 4 y 5 meses de tratamiento por lo común eliminan gran parte del acné; el efecto a veces dura años.

Efectos secundarios comunes: Labios y boca resecos; piel reseca y costrosa; estómago descompuesto; pérdida del cabello; sangrados de la nariz; sensibilidad al sol; nivel elevado de colesterol; visión nocturna reducida.

Efectos secundarios graves: Defectos congénitos; depresión que puede derivar en pensamientos o conducta suicidas; inflamación del páncreas; presión cerebral (pseudotumor cerebral) que produce dolores de cabeza intensos.

Desventajas: A pesar de los esfuerzos que se realizan para evitar que las mujeres embarazadas tomen este fármaco, todos los años algunos fetos son expuestos a él y nacen con defectos congénitos. Las mujeres *tienen que* utilizar dos métodos anticonceptivos diferentes y eficaces a lo largo del tratamiento con isotretinoína.

Costo: Varía mucho, desde unos 100 hasta 400 dólares por 1 mes de tratamiento.

---

de marca *Accutane*, entre otros) ha despertado muchas reacciones intensas —desde entusiasmo hasta temor— por ser muy eficaz pero también producir varios efectos secundarios sumamente graves. Se ha aprobado usar el fármaco en los casos de acné quístico grave y realmente debe reservarse a los casos de acné que no respondan a ningún otro tratamiento.

Desde que el *Accutane* se introdujo en el mercado, su fabricante se ha esforzado por dar a conocer el hecho de que este fármaco puede causar defectos congénitos. Las mujeres que toman el medicamento no deben de embarazarse durante el tratamiento ni por varios meses después de haber suspendido su consumo. (El compuesto permanece en el cuerpo por algún tiempo). Sin embargo, las advertencias del fabricante no han bastado. Todos los años unas cuantas mujeres se embarazan durante un tratamiento con isotretinoína, a pesar de todas las precauciones. Por lo tanto, la Dirección de Alimentación y Fármacos (*FDA* por sus siglas en inglés) y el fabricante han limitado el acceso a este medicamento. Para prescribirlo, un dermatólogo debe estar inscrito en el programa iPLEDGE de información médica sobre el fármaco. Los pacientes también tienen la obligación de inscribirse en el programa iPLEDGE y de ver el DVD instructivo antes de tomar la primera dosis. El programa aplica un sistema de rastreo telefónico y por computadora para comprobar que las pacientes femeninas se hagan pruebas de embarazo regularmente a fin de asegurar que no tomen el medicamento durante el emba-

razo. A las pacientes no inscritas en el programa no se les vende el producto aún con receta. Es posible encontrar más información en línea en www.ipledgeprogram.com.

● ● ●

P. *Llevo casi un mes tomando* Accutane *por un caso grave de acné. Tomé 26 píldoras, pero las dejé de ingerir cuando pensé que podía estar embarazada.*

Ayer averigüé que realmente estoy embarazada y tengo miedo. Quiero a este bebé, pero después de lo que he leído acerca de que la medicina produce defectos congénitos ya no estoy tan segura. ¿Qué debo hacer?

R. Nos impactó mucho enterarnos de que se embarazó mientras tomaba *Accutane*. Este fármaco contra el acné puede producir defectos congénitos muy graves en un feto.

Por eso el fabricante les recomienda a todas las mujeres hacerse una prueba de embarazo antes de empezar a tomar el medicamento y de utilizar un método anticonceptivo eficaz a lo largo de todo el tratamiento. Cada vez que la paciente extrae una píldora del envase, un símbolo le recuerda no tomar la medicina durante el embarazo.

Por favor hable con su médico y con su pareja sobre este asunto muy serio. La compañía farmacéutica podrá proporcionarle mayores informes sobre la probabilidad de que su bebé nazca con problemas graves de salud.

● ● ●

La terapia fotodinámica de la luz azul

La más reciente novedad en cuanto a tratamientos contra el acné es la luz azul *Dusa*. La FDA aprobó esta terapia primero para tratar las lesiones precancerosas de la piel conocidas como *queratosas actínicas*. Este método utiliza un químico fotosensibilizador especial, el ácido aminolevulínico (*Levulan Kerastick*), que se aplica a la piel durante 30 a 40 minutos. Luego se enjuaga y el paciente se sienta delante de la luz azul *Dusa* durante 8 a 12 minutos. Este tubo fluorescente especial emite una banda estrecha de luz azul (con una longitud de onda de 417 nanometros). No es un láser. Parece una luz fluorescente normal.

Esta terapia fotodinámica revierte los daños precancerosos a la piel y al parecer también algunos de los efectos de la exposición prolongada al sol. Además, el tratamiento parece modificar el folículo piloso y crear un ámbito adverso para las bacterias que causan el acné. Los dermatólogos que adoptaron la terapia de la luz azul al poco tiempo de su lanzamiento al mercado hablan con mucho entusiasmo sobre su uso como tratamiento contra los casos difíciles de acné. También hay indicios aún muy vagos de que posiblemente ayude

★★★ Luz azul *Dusa*

Para las personas que padecen lesiones precancerosas de la piel o casos graves de acné, es posible que la luz azul represente una herramienta valiosa. El aspecto del cutis puede empeorar por unos días, pero más o menos al cabo de una o dos semanas el acné debe desaparecer en gran parte. Los resultados llegan a durar varios meses.

Esta terapia fotodinámica consiste en un proceso de dos pasos. Primero se aplica una sustancia química fotosensibilizadora (*Levulan Kerastick*) a la piel, el cual luego se enjuaga. A continuación la piel se expone a la luz especial.

Efectos secundarios: Formación de costras, escozor y enrojecimiento.
Desventajas: No se puede utilizar en presencia de herpes labial (fuego, boquera, pupa) o verrugas, tras un tratamiento de quimioterapia reciente ni durante el embarazo. Es posible que las personas que hayan tomado isotretinoína durante el año recién pasado no puedan tratarse con luz azul. Evite la exposición al sol y a la luz fluorescente durante varios días después de recibir el tratamiento.
Costo: Varía de acuerdo con el médico. Algunos cirujanos plásticos cobran entre 500 y 1.000 dólares por una serie de tratamientos.

a "rejuvenecer" la piel al reducir las arrugas y mejorar la textura del cutis.

Conclusiones

Los imperfecciones son un elemento común de la adolescencia, pero también afectan a muchas personas adultas. Al parecer las alteraciones en los niveles hormonales agravan el acné. La mayoría de los tratamientos procuran matar o entorpecer la actividad de las bacterias comunes en la superficie de la piel y dentro de sus capas internas, lo cual por lo general tiene buenos resultados a menos que las bacterias hayan desarrollado resistencia contra el tratamiento o empiecen a desarrollarla. El estrés parece empeorar el acné (por lo cual los estudiantes universitarios padecen más granos/barros durante la semana de los exámenes finales), pero en vista de que es muy difícil evitar el estrés casi no hay tratamiento que se concentre en controlarlo. Hay muchas formas de tratar el acné; si los remedios caseros no resultan eficaces, un dermatólogo debe de poder recetar algo que surta efecto.

• Modifique su alimentación. Es posible que una dieta a base de alimentos con valores bajos en el índice glucémico —los cuales han de contener muy poca azúcar y carbohidratos refinados— mejore de manera significativa la apariencia de la piel, además de brindar otros beneficios a la salud. Otros alimentos que se recomienda evitar son la leche y los ácidos transgrasos, los cuales se encuentran en la margarina y la manteca

vegetal. Actualmente se está llevando a cabo un estudio sobre la relación entre los lácteos y el acné.

• Puede que las mascarillas faciales de barro eliminen el exceso de grasa del cutis y ayuden a limpiarlo. Otros tratamientos tópicos son una pasta de nuez moscada en polvo mezclada con leche o con miel para aplicarse a los granos (barros). Vale la pena probar un gel con aceite de melaleuca al 5 por ciento.

• Lávese la cara por la mañana y por la noche con un limpiador suave que no contenga jabón. El uso de un producto áspero o abrasivo puede agravar el acné.

• Consulte a su médico acerca de la posibilidad de utilizar un antibiótico tópico como la clindamicina o la eritromicina. Pueden servir, pero las bacterias que viven en la piel están desarrollando resistencia a estos fármacos.

• Pregúntele a su médico si le conviene tomar *Retin-A*. Mientras tome este medicamento, tendrá que proteger su cutis con mucho esmero contra el sol o cualquier otra fuente de radiaciones ultravioletas.

• Pida información sobre el *Nicomide-T* en presentación de gel o de crema. Este medicamento tópico a base de vitaminas puede reducir la inflamación y casi igualar en eficacia a algunos antibióticos tópicos.

• Es posible que los antibióticos tomados por vía oral surtan efecto aunque los tópicos no le sirvan. Asegúrese de preguntarle a su médico acerca de los posibles efectos secundarios y las interacciones con otras sustancias y siga al pie de la letra las instrucciones acerca de la dosis a tomar.

• Las mujeres pueden obtener buenos resultados con píldoras anticonceptivas. A veces el diurético espironolactona intensifica el efecto antiacné.

• La isotretinoína (cuyos nombres de marca son *Accutane* y *Sot-ret*, entre otros) es una opción para los casos graves de acné que no hayan respondido a otros tratamientos. Hable detenidamente sobre los riesgos y los beneficios con su dermatólogo antes de iniciar el tratamiento de 5 meses con estas píldoras. En vista de que la isotretinoína produce defectos congénitos, el fabricante del medicamento les exige a las mujeres comprobar que no estén embarazadas antes de empezar a tomar el fármaco, además de repetir la prueba de embarazo cada mes a lo largo del tratamiento. Asimismo tienen que utilizar dos métodos anticonceptivos eficaces mientras dure el tratamiento.

• Pregúntele a su dermatólogo si la luz azul *Dusa* (terapia fotodinámica) puede servirle. La tiene que aplicar un dermatólogo o un cirujano plástico con experiencia en su uso.

(*Nota*: si encuentra en este capítulo términos que no entiende o que jamás ha visto, favor de remitirse al glosario en la página 561).

ALERGIAS

• Instale un filtro de aire de la marca *Aprilaire* tipo HEPA	★★★★
• Utilice una aspiradora de alta calidad (como la de la marca *Miele*)	★★★★
• Enjuague sus fosas nasales con agua salada	
• Pruebe la vitamina C	
• Pruebe las hierbas ortiga y petasita	★★★
• Tome quercetina y bromelaína	
• Pruebe *NasalCrom* (cromolina) en aerosol para prevenir los síntomas de la alergia	★★★★
• Consiga loratadina, un antihistamínico que se vende sin receta	★★★★
• Consulte a su médico acerca de un aerosol nasal esteroideo	★★★★★
• Considere la pseudoefedrina para el alivio sintomático	

Respirar es fundamental. La mayoría del tiempo lo damos por sentado. No obstante, si la nariz se congestiona y los senos nasales se tapan, uno se siente muy mal. En primer lugar, la cabeza se siente como si estuviera rellena de algodón. Diversos estudios han observado que las personas que padecen alergias con frecuencia tienen dificultades para dormir y muestran fatiga, mala concentración, somnolencia, irritabilidad, tiempos de reacción más lentos, problemas de la memoria y deterioro cognitivo.[58] Cuando uno se encuentra en medio de un ataque alérgico cuesta trabajo manejar un coche de manera segura aunque no se esté estornudando. Tomar decisiones u operar maquinaria también puede resultar problemático.

Tal vez sea paradójico, pero a pesar de que los tratamientos contra las alergias se concentran en remedios antihistamínicos, estos fármacos también pueden causar somnolencia, tiempos de reacción más lentos, sedación y deterioro cognitivo. Incluso los llamados antihistamínicos no sedantes de la segunda generación a los que se les ha dado tanta publicidad quizá no sean tan benignos como las empresas farmacéuticas quisieran hacérselo creer al consumidor.[59] Cuando se toman en dosis adecuadas para aliviar los síntomas, algunos de estos antihistamínicos no sedantes también pueden causar somnolencia y una disminución en el funcionamiento general de la persona.[60]

Se ha demostrado que tanto los viejos antihistamínicos como los más nuevos afectan la habilidad de manejar un vehículo.[61] Un estudio masivo que se llevó a cabo para la Oficina Nacional de Seguridad en las Carreteras descubrió que manejar con sueño —sin importar la causa de la somnolencia— incrementaba de cuatro a seis veces el riesgo de chocar o de casi chocar.[62]

Los médicos suelen pensar en las alergias como una molestia, más que una afección que ponga en peligro la vida. Sin embargo, actualmente se sabe que el deterioro en el funcionamiento normal de las personas que manejan plantea riesgos enormes. Además, los síntomas alérgicos no se dan sólo en la primavera y en el otoño, cuando hay polen en el aire. Muchas personas sufren de congestión durante todo el año. La última vez que se hizo la cuenta, resultó que 50 millones de personas padecían sensibilidad a cosas como los ácaros del polvo, el pelo de los gatos, las cucarachas, las esporas del moho y el polen del roble, el olmo y el arce, así como la ambrosía (*ragweed*), la hierba del gato (*rye grass*), la hierba de punta (pasto azul, pasto piojillo, *blue grass*) y el pasto bermuda.[63] Entre los síntomas figuran la congestión nasal, el goteo de la nariz, la comezón, los estornudos y la tos. La sinusitis crónica que puede desarrollarse a causa de las alergias afecta a más de 30 millones de personas. Y el asma, que llega a ser mortal, con frecuencia posee un elemento alérgico e inflamatorio.

Lo que da miedo de estas estadísticas es que sigan en aumento. Nadie sabe por qué, pero al parecer más personas que nunca sufren estas afecciones.

La casa

Todo el mundo está expuesto a una sopa de sustancias químicas tanto en la casa como en el trabajo. Los edificios se sellan muy bien para aumentar la eficiencia en el consumo de energía y es posible que gases químicos y polvo derivado de varias fuentes queden atrapados en su interior. Los limpiadores que se aplican a los pisos y a otras superficies se secan; con el tiempo circulan por toda la casa o el lugar de trabajo transportados sobre las motas de polvo y se inhalan al respirar. Los materiales resistentes al fuego y otras sustancias químicas que se utilizan en las telas y las espumas de los muebles, los colchones y los aisladores eléctricos llegan a irritar las vías respiratorias. El moho puede aparecer en cualquier lugar húmedo como el sótano, el espacio entre pisos, el baño, los acondicionadores de aire y los tubos de ventilación del coche.

Sería una locura tratar los síntomas alérgicos sin antes haber examinado el entorno físico para eliminar la causa del problema en lo posible. Si viviera en una casa con una instalación eléctrica defectuosa por la que todos los días se quemaran los fusibles o se accionaran los interruptores automáticos, sería absurdo hacer caso omiso del problema. Volver a prender el interruptor automático todo el tiempo o cambiar los fusibles no haría nada para mitigar el peligro de un incendio. Antaño las personas a veces metían una moneda de un centavo en la caja de fusibles para dejar sin funcionar por completo al sistema de advertencia. Sin duda el fuego destruyó varias casas a consecuencia de ello.

Sabemos de una familia que llegó a vivir a una encantadora casa antigua. A los pocos meses, el papá empezó a sufrir goteo de la nariz y a estornudar. Luego desarrolló asma por primera vez en su vida. Al poco tiempo, los dos niños también se congestionaron y tuvieron

ataques periódicos de asma. Todos recibieron tratamiento con diversos medicamentos para aliviar sus síntomas. Sin embargo, estos no desaparecieron hasta que volvieron a cambiarse de casa, con lo que se eliminó la necesidad de tomar fármacos contra las alergias y el asma.

Ningún dermatólogo cuerdo seguiría recetándole prednisona a alguien que llegara cada dos semanas con una erupción causada por hiedra venenosa. En algún momento el doctor le diría al paciente que se mantuviera alejado de la hiedra venenosa para evitar por completo las ampollas rojas y la comezón que producen. Ojalá los alergistas y los expertos en afecciones pulmonares hicieran más por sus pacientes que recetarles antihistamínicos, dilatadores de los bronquios y corticosteroides. Si realmente fueran a conocer sus hogares o lugares de trabajo, quizá descubrirían la causa de los síntomas.

Desde luego no sucederá así. En cambio, usted tendrá que convertirse en detective por cuenta propia y encontrar a los culpables, de ser posible. En algunos casos tal vez incluso valga la pena contratar a un ingeniero ambiental certificado para buscar fuentes de alérgenos en una casa o apartamento. Sin embargo, cuídese de los engaños. Andan sueltos por ahí muchos charlatanes a quienes les encantaría venderle una inspección y limpieza de su casa a cambio de mucho dinero. Asegúrese de que la persona que analice el lugar donde vive no se dedique a vender algún servicio ni a recomendar a una organización con la que sostenga vínculos financieros.

Filtros de aire y deshumidificadores

Es imposible eliminar del aire todos los alérgenos que producen síntomas, pero sí se puede reducir la cantidad de polvo presente en el aire de las habitaciones. Olvídese de los filtros anticuados de fibra de vidrio que sólo atrapan las partículas grandes. Sería como tratar de atrapar mosquitos con una red de pescar. Tampoco nos gustan mucho los "purificadores" de aire que generan ozono. Los que preparan los informes para el consumidor *Consumer Reports* advierten que muchos limpiadores de aire ionizadores pequeños para habitaciones individuales (o "precipitadores electroestáticos") pueden generar ozono.[64] Desde nuestro punto de vista, el ozono es lo último que una persona con alergias o asma necesita, ya que llega a irritar y disminuye el funcionamiento pulmonar.

Nuestra primera opción en lo que se refiere a tecnologías para limpiar el aire es el filtro HEPA (o "filtro de alta eficiencia de partículas llevadas por el aire", por sus siglas en inglés). Estos aparatos consisten en fibras fuertemente prensadas que parecen hojas de papel grueso. Los filtros vienen con pliegues o doblados y tienen la forma de un pequeño acordeón. De esta manera incrementan al máximo su contacto con el aire. Los filtros HEPA de capacidad industrial se utilizan en cuartos limpios para computadoras, plantas de manufactura farmacéuticas y hospitales, donde

★★★★ **Filtro de aire *Aprilaire* para toda la casa**

El *Aprilaire Whole-House Air Cleaner* es un filtro de aire tipo HEPA (estas siglas significan "filtro de alta eficiencia de partículas llevadas por el aire") muy eficaz. No requiere electricidad, dura entre 1 y 2 años y atrapa la mayor parte del polen, las esporas del moho y las partículas grandes de polvo. Un técnico profesional en cuestiones de calefacción, ventilación y aire acondicionado (o experto *HVAC*, por sus siglas en inglés) debe instalar la caja que contiene el filtro al lado de su calentador.

Una alternativa para el filtro de aire tipo HEPA es el *Aprilaire Model 5000 Electronic Air Cleaner* o filtro de aire electrónico. *Consumer Reports* (una revista para consumidores que evalúa los productos en el mercado) le otorga sin falta su calificación más alta a este sistema.[65]

Desventajas: Hay que cambiar el filtro tipo HEPA de *Aprilaire* cada 1 ó 2 años. Para la instalación inicial se requiere a un técnico. La alternativa electrónica es cara.

Costo: La instalación inicial de la caja con el filtro HEPA por parte de un experto HVAC no debería de costar ni 200 dólares. Un paquete con dos filtros cuesta entre 50 y 60 dólares. El *Aprilaire Model 5000 Electronic Air Cleaner* cuesta aproximadamente 600 dólares y por la instalación llegan a cobrarse 200 dólares más.

resulta esencial atrapar las partículas de polvo muy pequeñas.

Para instalar un filtro HEPA que abarque toda su casa requerirá ayuda profesional. Pregúntele a un experto en calefacción, ventilación y aire acondicionado (*HVAC expert*) si es posible adaptar tal sistema para su casa. Aprilaire Media Air Cleaner sería un buen lugar para empezar (el teléfono de la empresa es 800-334-6011 y su página *web* es www.aprilaire.com). Aprilaire fabrica un filtro HEPA que logra una eficiencia del 99 por ciento para las partículas mayores de cinco micrones y del 95 por ciento para las partículas más pequeñas de 1 micrón. (El polen y las esporas del moho por lo general varían de tamaño entre 10 y 100 micrones). Entre más tiempo utilice el filtro, más eficiente se volverá, por lo menos hasta cierto punto. Se debe reemplazar cada uno o dos años.

Si el filtro HEPA o un limpiador electrónico de aire le parecen demasiado caros, considere opciones menos eficientes que usted mismo debe instalar, como el *American Air Filter* de 4 pulgadas (10 cm), por unos 40 dólares, o el *3M Filtrete* de 1 pulgada (2,5 cm), que cuesta alrededor de 25 dólares. Debería ser posible utilizar estos filtros en el sistema de circulación de aire que ya tiene instalado, en lugar del filtro anticuado que tal vez esté usando.

Nos parece asombroso que no se hayan consagrado más estudios clínicos a la filtración de aire en el hogar. Las compañías farmacéuticas han invertido cientos de millones de dólares, si no es que miles de millones, en probar los medicamentos que deberán aliviar los sínto-

mas. En cambio es una verdadera miseria lo que se dedica a estudiar la calidad de aire en el hogar y su relación con el alivio sintomático.

Una revisión de las investigaciones que se han hecho llegó a la conclusión de que "entre los pacientes que sufren alergias y asma, el uso de filtros de aire está relacionado con la disminución de los síntomas".[66] Un estudio pequeño mostró que un limpiador de aire HEPA reducía la cantidad de alérgenos de gato en la casa, pero no demostró ninguna mejoría en las medidas de síntomas nasales.[67] Otro estudio pequeñísimo demostró que un filtro HEPA reducía los alérgenos de perro en el aire.[68]

Un estudio piloto que se realizó en dos guarderías infantiles demostró que la cantidad de esporas de moho presentes en el aire disminuyó de manera significativa al combinarse un filtro HEPA con un sistema de deshumidificación.[69] La mayoría de las personas no se dan cuenta de la gravedad de vivir en un ambiente húmedo. Siempre que hay humedad, el moho cuenta con una oportunidad maravillosa para multiplicarse y sus esporas pueden ser sumamente alergénicas.

La solución es eliminar la fuente de la humedad y controlarla por medio de la deshumidificación. Entre más seco es su hogar, menos probabilidad hay de que se desarrollen el moho y los ácaros del polvo. Estos últimos habitan en los colchones, en la ropa de cama, en las alfombras y tapetes y en los muebles. El excremento de los ácaros también es muy alergénico y causa las molestias que muchas personas sienten. A los ácaros les cuesta más trabajo sobrevivir cuando el aire está seco.

Por cierto, solíamos recomendar a las personas que sufren alergias o asma que cubrieran sus colchones y almohadas con fundas impenetrables para los alérgenos. La meta era separar al paciente de los excrementos de los ácaros. Desafortunadamente, varias pruebas clínicas diseñadas y llevadas a cabo con rigor han establecido de manera concluyente que este esfuerzo resulta ineficaz.[70, 71, 72]

Aspiradoras

Un buen sistema para filtrar el aire puede reducir pero nunca eliminar por completo la cantidad de polvo y polen en la casa. Por su parte, una buena aspiradora puede contribuir mucho a disminuir la mugre y el polvo que lle-

---

★★★★ *Miele Solaris Electro Plus*

Elegir una aspiradora es una decisión muy personal. A nosotros nos gusta este modelo de Miele porque está provisto de un filtro HEPA, recibió una calificación alta por parte de la revista *Consumer Reports* y nos ha servido muy bien desde hace años. Es posible que la aspiradora tipo *"canister"* de Sears le brinde la misma eficacia a un costo mucho más bajo.

Desventajas: Algo cara. Hay que cambiar el filtro regularmente.
Costo: Aproximadamente 800 dólares.

---

gan a producir alergias. Sin embargo, muchos aparatos absorben el polvo y los alérgenos por un extremo y los vuelven a arrojar por el escape del otro lado. Estas aspiradoras incluso pueden aumentar los problemas para quien sufre de una alergia.

De acuerdo con *Consumer Reports*, los modelos de aspiradora "provistas de un filtro HEPA son muy eficaces para reducir las emisiones. No obstante, algunos modelos que no disponen de filtros HEPA obtuvieron resultados igualmente buenos en nuestras pruebas y es posible que tales aspiradoras cuesten menos que los modelos con HEPA".[73]

Los modelos tipo lata o *canister* de la empresa Sears Kenmore obtuvieron una calificación alta, en términos generales, en las pruebas de *Consumer Reports*. El modelo *Progressive 25512*, por 300 dólares, fue la "Mejor Opción *Consumer Reports*". Las aspiradoras de la marca *Miele* vienen con filtros HEPA y varían de precio entre 500 y 800 dólares. Estamos muy contentos con la nuestra. La *Bosch Premium*, que cuesta alrededor de 800 dólares, y la *Aerus Lux Guardian*, por unos 1.200 dólares, también están provistas de filtros HEPA y obtuvieron una buena calificación.

Los tratamientos no farmacéuticos contra las alergias

Aunque usted creara un espacio para vivir perfecto —al eliminar las alfombras y los tapetes, reducir los muebles tapizados al mínimo, sacar sus mascotas a vivir al aire libre y filtrar el aire— nunca podría expulsar los alérgenos por completo. Además, cada vez que saliera de su casa se expondría a lo que vuela en el aire. Por lo tanto, ¿qué puede hacer para reducir al mínimo su reacción al polen y a todas las demás sustancias desagradables que se introducen por su nariz cada vez que respira?

La limpieza nasal con neti

A la población de los Estados Unidos suele costarle trabajo imaginarse que sea posible limpiar el cuerpo por dentro. No obstante, la tradición ayurvédica de la India sugiere lavarse la nariz con algo que se llama una olla *neti*. Este recipiente de porcelana se parece un poco a la lámpara de Aladino y permite introducir agua salada por una fosa nasal y expulsarla por la otra. Este proceso de lavado debe limpiar las vías nasales de polvo, polen y otros alérgenos.

Podrá encontrar ollas *neti* en algunas tiendas de productos naturales o hablando por teléfono al Himalayan Institute al 800-822-4547. Consulte su página *web* en www.netipot.org para darse una idea de lo que estamos hablando. Una olla de cerámica cuesta entre 18 y 20 dólares.

"Las alergias me molestaron durante años. Entonces descubrí un método natural. Utilizo una olla neti para lavar mis senos nasales con agua salada. Las infecciones de los senos nasales y los oídos ya no me plagan. A muchas personas les da asco la simple idea de verter algo dentro de su nariz, pero en realidad la sensación es muy agradable si se hace correctamente (con agua tibia filtrada y una solución salina diluida).

Además, paso la aspiradora por mi ropa de cama diariamente para eliminar los ácaros del polvo".

La vitamina C

Seremos los primeros en admitir que los estudios sobre la vitamina C no son sólidos. No se han realizado pruebas clínicas amplias y bien diseñadas para analizar la eficacia del ácido ascórbico (vitamina C) contra los trastornos alérgicos. Los alergistas dirán —y con mucha razón— que no pueden recomendar esta vitamina sin antes contar con datos decentes.

Sea como sea, de acuerdo con lo que sugieren ciertas investigaciones es posible que este nutriente ayude a reducir los síntomas de las alergias por medio de una especie de acción antihistamínica.[74, 75] También existe la posibilidad de que la vitamina C module la reactividad del sistema inmunitario y tenga efectos antiinflamatorios.[76] Los beneficios, si los hay, al parecer son de corta duración. Por eso generalmente se recomienda tomar 500 miligramos de ácido ascórbico tres o cuatro veces al día.[77]

La ortiga (Urtica dioica)

Lamentaría encontrarse con esta hierba al andar por el bosque. Sólo entrar en contacto con sus pelitos puede producir una erupción impresionante con comezón y escozor que dura hasta 12 horas.

★★★ Ortiga (*Urtica dioica*)

Esta hierba es muy conocida en Europa, donde se utiliza principalmente para aliviar los síntomas de las alergias y para mejorar el flujo de la orina en los casos de agrandamiento benigno de la próstata. La dosis que suele utilizarse para tratar los síntomas alérgicos nasales son 300 miligramos de *Urtica dioica* deshidratada por congelamiento (*freeze-dried*) al día.

Efectos secundarios: Esta hierba suele tolerarse bien. Se han mencionado molestias digestivas leves, sobre todo si se toma con el estómago vacío. Es posible que algunas personas sufran una erupción alérgica; si así sucede, hay que suspender el consumo de inmediato.

Desventajas: No se han realizado pruebas clínicas amplias y rigurosas. Hacen falta mejores estudios para brindarle a esta planta nuestro apoyo pleno.

Costo: Entre 5 y 10 dólares mensuales.

Resulta irónico que los mismos pelitos que contienen un brebaje tan fuerte de sustancias químicas irritantes, entre ellos histamina y ácido fórmico (que también se encuentra en el veneno de las hormigas), sean útiles para controlar los síntomas de las alergias. Es posible que el extracto de las hojas y de otras partes de la planta, tomado por vía oral, ofrezca beneficios farmacológicos fascinantes.[78]

En Europa, donde la *Urtica dioica* goza de bastante popularidad, los médicos la han prescrito desde hace mucho tiempo para tratar las alergias. Una prueba doble ciego apuntó que el 58 por ciento de los participantes en el estudio lograron un buen alivio de sus síntomas.[79] Casi la mitad de los pacientes afirmaron que la ortiga era por lo menos igual de eficaz que su medicamento normal contra las alergias. Es un misterio cómo algo que contiene histamina ayude a aliviar los síntomas alérgicos. Los investigadores proponen que tal vez module la respuesta inmunitaria.[80]

• • •

P. *Me siento atrapado entre la espada y la pared. Sufro muchísimo por mis alergias, pero la mayoría de los antihistamínicos y descongestionantes advierten a hombres en mi situación contra su consumo. Tengo la próstata agrandada, por lo que no puedo tomar* Benadryl *ni* Sudafed. *¿Existe algún tratamiento natural que sirva contra mis alergias y no agrave mi problema prostático?*

R. La mayoría de los medicamentos contra alergias que se venden sin receta (u *OTC* por sus siglas en inglés) contienen un antihistamínico o un descongestionante que puede dificultarle orinar a un hombre con la próstata agrandada. Un remedio herbario que tal vez sirva para sustituirlos es la ortiga (*Urtica dioica*).

De acuerdo con investigaciones llevadas a cabo en Europa, los extractos de esta hierba pueden surtir el efecto doble de aliviar los síntomas de las alergias y ayudar a mejorar el flujo de la orina en los hombres que padecen un agrandamiento benigno de la próstata. Los efectos secundarios son poco comunes.

• • •

Desde que se ha cuestionado el valor de la palmera enana (palmita de juncia) para tratar la hiperplasia prostática benigna (HPB o agrandamiento benigno de la próstata),[81] es posible que algunos hombres quieran considerar la ortiga. Desde hace décadas la *Urtica dioica* se utiliza para tratar el HPB en Europa. Hay buenas razones a las que puede deberse la eficacia de esta hierba. En primer lugar, la raíz de la ortiga afecta la globulina, una proteína que liga las hormonas sexuales, así como la habilidad de esta proteína para interactuar con hormonas como la testosterona. Las lectinas de la ortiga inhiben en un 53 por ciento a otro elemento clave relacionado con los problemas de la próstata, el factor de crecimiento epidérmico. Además, este extracto herbario tiene efectos antiinflamatorios que interfieren con una enzima (Na/K-ATPasa) necesaria para el crecimiento de las células prostáticas.

Lo más importante es que estudios realizados con personas han demostrado que el extracto de la raíz de la ortiga mejora el flujo

de la orina y reduce la cantidad de orina que permanece en la vejiga después de vaciarla. Muchos hombres con la próstata agrandada indican que al tomar la hierba disminuye el número de veces que tienen que levantarse por la noche para ir al baño.

"*Leí una carta en su columna sobre un hombre que padecía alergias. Debido a su próstata agrandada no podía tomar los antihistamínicos normales que se venden sin receta.*

Ustedes sugirieron la hierba llamada ortiga como un sustituto que sirve para aliviar los síntomas y mejorar el flujo de la orina. Mi esposo la buscó y la empezó a tomar. Tanto sus alergias como el síntoma prostático de orinar con frecuencia han mejorado en un 100 por ciento. Además, ¡bajó su nivel de PSA!

El urólogo nos dijo: 'Sí, sé de eso; les ayuda a algunos pero no a todo el mundo'. Estamos muy felices porque mencionaron esta medicina herbaria y les hemos pasado la información a otras personas".

Petasita (Petasites hybridus)

Otro tratamiento interesante para las alergias es la hierba petasita. Este medicamento botánico se utiliza para tratar los síntomas de la migraña, el asma y las alergias. Tiene efectos antiinflamatorios y bloquea la formación de unos compuestos llamados leukotrienos. Estos últimos hacen todo tipo de travesuras en la nariz, donde pueden causar comezón, estornudos, hinchazón y congestión. Es posible que en ciertos aspectos el problema de los leukotrienos sea aún más grande que el de la histamina. Los leukotrienos contribuyen al torrente inflamatorio que representa la causa subyacente tanto de las alergias como del asma. El medicamento *Singulair* (montelukast), que se vende con receta como tratamiento contra el asma y las alergias, también debe sus efectos a la inhibición de la formación de leukotrienos.

Un grupo de investigadores suizos comparó la petasita con el antihistamínico cetirizina (*Zyrtec*) en un estudio clínico con grupos seleccionados al azar y doble ciego. Observaron que ambos productos eran igualmente eficaces para controlar los síntomas, pero que el efecto sedante de la petasita era considerablemente menor al de *Zyrtec*.[82]

● ● ●

P. *Padecía una sinusitis crónica, la cual a su vez provocó bronquitis y también pulmonías frecuentes. Mi médico me recetó* Allegra *y luego me cambió a* Clarinex.

Durante 5 años seguí enfermándome de sinusitis y pulmonía cada año, así que mi doctor me mandó con un alergista, quien me diagnosticó varias alergias. Agregó una prescripción por Nasacort *al* Clarinex.

Hace dos años, después de sufrir otro ataque de sinusitis y pulmonía, consulté a un doctor de medicina alter-nativa integrada. Me quitó el Clarinex *y me recetó petasita, ortiga y quercitina. Llevo 2 años con esta combinación y se ha reducido la frecuencia de la sinusitis.*

Acabo de leer que la petasita sólo debe tomarse durante 6 semanas al año. Ahora me preocupa el riesgo de daños hepáticos.

R. El Dr. David Kroll, farmacólogo, ofreció la siguiente explicación con respecto a la petasita: "Quiero responderle al lector que se dirigió a su columna de periódico con una pregunta acerca de la posible toxicidad hepática de la petasita (*Petasites hybridus*), una hierba que ha adquirido popularidad debido a los buenos resultados que obtuvo en pruebas para medir su eficacia para prevenir las migrañas y tratar la rinitis alérgica. Si bien la hierba puede ser tóxica para el hígado, no debe de ser un problema con productos de alta calidad como el *Petadolex*. Lo que sí temo es que algunas empresas menos honradas aprovechen la popularidad de la hierba sin preocuparse por ejercer el mismo cuidado con el proceso de extracción de alta tecnología que hace falta para reducir el riesgo. Tal proceder podría producir daños considerables al hígado".

● ● ●

No obstante, hay un problema posible que debe tomarse en cuenta. Existe cierta preocupación con respecto a la posible toxicidad hepática de algunos compuestos de la petasita. Si el preparado herbario no se fabrica bajo condiciones muy rigurosas de control de calidad, puede haber problemas. Por lo tanto, sugerimos utilizar la petasita sólo de manera temporal (digamos por 6 semanas durante la temporada de la fiebre de heno) y vigilar la actividad de las enzimas hepáticas bajo supervisión médica. Un producto que debería ser seguro es el de la marca *Petadolex*. El fabricante alemán es Weber and Weber y se consigue en los Estados Unidos.

La quercetina y la bromelaína

Es posible que valga la pena considerar otros dos productos naturales para tratar las alergias: la quercetina y la bromelaína. La quercetina es un flavonoide con efectos antioxidantes que se encuentra en muchas frutas, verduras y hierbas. Su efecto antiinflamatorio ayuda a estabilizar a los mastocitos, unas células de los ojos, la nariz y los pulmones (así como otras partes del cuerpo) que son muy sensibles a los alérgenos.

Imagínese a los mastocitos como unas minas flotantes. Cuando entran en contacto con alérgenos como el polen de ambrosía (*ragweed*) o el excremento de los ácaros del polvo, las "minas" celulares se activan y se desata el infierno. Los mastocitos empiezan a liberar histamina y otras sustancias químicas llamadas kininas, las cuales a su vez desencadenan un torrente de otras cosas desagradables como leukotrienos y prostaglandinas. El resultado final son estornudos, comezón, inflamación y congestión.

La quercetina, sobre todo cuando se combina con la bromelaína (una enzima derivada de la piña), al parecer estabiliza a los mastocitos y reduce la probabilidad de que desencadenen la liberación de tales químicos.[83, 84, 85]

En nuestra opinión, este método puede ser más lógico que tratar de bloquear el efecto de la histamina con antihistamínicos.

Piénselo así: si sus mastocitos son como un caballeriza que contiene una manada de caballos salvajes (moléculas de histamina), ¿qué será más eficiente, reforzar la puerta y las paredes de la caballeriza para que las histaminas salvajes no puedan escaparse o tratar de proteger la hierba de su apacentadero contra estos "caballos" histamínicos que se quieren alimentar? Los antihistamínicos son como una barrera química que trata de proteger el pasto una vez que los caballos se salieron de la caballeriza. Sin embargo, no tienen una eficiencia del 100 por ciento; algunas histaminas siempre darán con un objetivo para hacer estragos. Mantener bien cerrada la caballeriza (es decir, estables a los mastocitos) nos parece un método más eficaz.

Medicamentos contra las alergias
NASALCROM (CROMOLINA)

Con respecto a la estabilización de los mastocitos, otra forma de hacerlo es con un aerosol nasal. La cromolina de sodio (vendida bajo el nombre de marca *NasalCrom*, entre otros) se

★★★★ *NasalCrom* (cromolina sódica)

Los médicos con frecuencia pasan por alto este aerosol nasal vendido sin receta, pero representa una herramienta valiosa en la lucha contra las alergias nasales. Al estabilizar a los mastocitos de la nariz, *NasalCrom* les dificulta a la histamina y a otras sustancias químicas inflamatorias liberarse y hacer sus maldades.

Efectos secundarios: La cromolina es muy segura y no provoca somnolencia ni congestión nasal de rebote, como a veces ocurre con los descongestionantes nasales que se venden sin receta. Es posible que algunas personas padezcan estornudos, ardor nasal o un mal sabor de boca de manera temporal.

Desventajas: Hay que utilizar *NasalCrom* por lo menos cuatro veces al día para realmente obtener sus beneficios. En opinión de algunos expertos, es mucho menos eficaz que los corticosteroides intranasales.

Costo: Entre 17 y 20 dólares por una cantidad suficiente para 1 ó 2 meses de tratamiento.

introdujo en el mercado en 1983 como producto vendido con receta. *NasalCrom* empezó a venderse sin receta en 1997. La cromolina originalmente derivó de una planta, la fruta de la hierba de la gota (*Ammi visnaga*), la cual tradicionalmente se utilizaba para tratar el asma.

El compuesto cromolina estabiliza a los mastocitos muy sensibles de la membrana mucosa que reviste la nariz y los pulmones para que resistan mejor al ataque del polen. No produce somnolencia ni deterioro cognitivo y es bastante eficaz si se usa con regularidad. A diferencia de lo que sucede con los aerosoles nasales descongestionantes, no hay ningún peligro de desarrollar dependencia.

La cromolina está disponible en forma de gotas para los ojos (*Crolom*) para tratar la comezón y el enrojecimiento de los ojos por causa de las alergias. También existe un inhalador en aerosol (*Intal*) para tratar el asma. Ambos productos requieren de receta médica, mientras que *NasalCrom* no exige la asistencia del doctor.

• • •

P. *Voy a visitar a mi hija en un par de semanas y ella tiene a dos gatos que andan por toda la casa. Cuando estoy ahí la nariz y los ojos me empiezan a gotear y empiezo a estornudar porque los pelos de gato que están por toda la casa y los muebles.*

¿Puede recomendarme un producto vendido sin receta para usar durante mi visita?

R. *NasalCrom* es un aerosol nasal que puede resultar muy eficaz si se toma de

manera preventiva. Tendrá que empezar a aplicarlo desde varios días antes de llegar para estabilizar las células en su nariz y protegerlas contra los alérgenos de gato.

Si también toma el antihistamínico por vía oral *Claritin* (loratadina), tal vez logre reducir al mínimo los estornudos y las reacciones alérgicas.

● ● ●

LOS ANTIHISTAMÍNICOS

El tratamiento de las alergias desde hace décadas se concentra en los antihistamínicos. Los llamados fármacos de la primera generación, como la difenhidramina (*Benadryl*), la bromfeniramina (*Dimetane, Dimetapp*) y la clorfeniramina (*Chlor-Trimeton*), están relacionados con somnolencia y deterioro cognitivo.[86] Los antihistamínicos de la segunda generación, como la cetirizina (*Zyrtec*), la desloratadina (*Clarinex*), la fexofenadina (*Allegra*) y la loratadina (Claritina), se promueven por su calidad no sedante. Debido al hecho de que supuestamente son mucho más seguros y se toleran mucho mejor que los fármacos anticuados, el precio de muchos de ellos era muy alto (entre 2 y 3 dólares por píldora). No obstante, está aumentando la preocupación de que incluso estos compuestos más nuevos tengan un efecto sedante en algunos pacientes y produzcan un deterioro cognitivo leve al administrarse en dosis adecuadas para aliviar los síntomas de las alergias.[87] Actualmente los investigadores

creen que "no existe una distinción clara y consistente entre antihistamínicos sedantes y no sedantes".[88]

Lo que esto significa es que la víctima de alergias enfrenta un gran dilema. Sufrir las alergias produce desorientación, somnolencia e irritabilidad y puede afectar la capacidad de funcionar. Los antihistamínicos también pueden tener efectos sedantes y afectar el funcionamiento. Si estos fármacos sólo logran controlar los síntomas en parte (una situación bastante común), usted puede terminar con la peor situación de todas: sedado por el medicamento y *también* por la afección alérgica.[89]

Ante estas circunstancias tan desconcertantes, normalmente sugeriríamos que la persona afectada por las alergias pruebe varios antihistamínicos para determinar cuál funciona mejor y causa menos molestias en cuanto a efectos secundarios. El problema está en que las personas son notoriamente malas para evaluar su nivel de deterioro. La etiqueta de *Benadryl* y de muchos otros medicamentos contra las alergias que se venden sin receta advierte que "puede darse una somnolencia marcada" e insta a los consumidores a "tener cuidado al conducir un vehículo motorizado u operar maquinaria". Tales advertencias carecen completamente de sentido, tanto como decirle a un borracho que tenga cuidado al conducir. De hecho, algunos investigadores han comprobado que la difenhidramina "impacta más la capacidad para conducir que el alcohol".[90] Estos científicos descubrieron que "evaluar la somnolencia no es una buena forma de predecir

★★★★ Loratadina (*Claritin, Alavert*)

Antiguamente el *Claritin* era el antihistamínico que más se recetaba. Cuando los derechos de patente vencieron, la empresa lo convirtió en un producto vendido sin receta. En comparación con muchos de los antihistamínicos más antiguos que se venden sin receta, la probabilidad de que la loratadina cause somnolencia debe ser menor en las dosis recomendadas. No hemos visto datos que indiquen una eficacia menor que la de los antihistamínicos más caros que se venden con receta.

Efectos secundarios: Dolor de cabeza, somnolencia, boca reseca, fatiga, nerviosismo y temblores y trastornos estomacales. En casos muy raros llegan a producirse problemas hepáticos.

Desventajas: Más cara que los antihistamínicos antiguos. Es posible que las compañías de seguros le nieguen un apoyo financiero significativo para adquirir fármacos como *Allegra* ahora que la loratadina está disponible sin receta médica. La loratadina puede tener efectos sedantes y afectar la capacidad de manejar en las personas sensibles. No dé por hecho que pueda manejar de manera segura.

Costo: El genérico cuesta entre 5 y 10 dólares por mes cuando se compra al mayoreo. *Claritin*, el medicamento de marca, llega a costar entre dos y cuatro veces más.

el deterioro en el funcionamiento, lo cual sugiere que los conductores no pueden basarse en su somnolencia para decidir cuándo no conducir".

Por cierto, ¿sabía usted que pueden arrestarlo por conducir en estado inconveniente después de haber tomado una píldora vendida sin receta contra las alergias? Si su capacidad para conducir no es la adecuada, el policía puede multarlo aunque no haya ingerido nada de alcohol.

Por lo tanto, estimado lector, no podemos brindarle respuestas fáciles. Quisiéramos recomendarle que no maneje si padece alergias, sobre todo si está tomando antihistamínicos. Se trata de la única opción prudente. Sin embargo, sabemos muy bien que algunas personas no harán caso de tal sugerencia. Algunos expertos creen que la fexofenadina (*Allegra*) es uno de los antihistamínicos menos sedantes y más seguros que puede tomarse si resulta inevitable conducir.[91, 92] Otros señalan que incluso este antihistamínico no sedante puede causar dificultades en dosis más altas.[93] Si tiene que conducir un auto o maquinaria forzosamente o si debe tomar decisiones importantes, lo animamos a buscar otras opciones aparte de los antihistamínicos por vía oral.

Actualmente existe un aerosol nasal antihistamínico vendido con receta que se llama azelastina (*Astelin*). Surte efecto bastante rápido, pero tiene la desventaja de que debe aplicarse dentro de la nariz dos veces al día. Algunos datos sugieren que posiblemente sea tan eficaz como los antihistamínicos por vía oral. Entre los posibles efectos secundarios figuran un sabor amargo en la boca (el 20 por ciento de los pacientes), dolor de cabeza, somnolencia (el 11 por ciento de los pacientes), ardor o inflamación en la nariz, dolor de garganta, boca reseca, estornudos, fatiga y mareos. Un frasco de 1 onza (30 ml) llega a costar entre 75 y 85 dólares. Tampoco se trata de la solución perfecta al problema, ¿verdad?

LOS AEROSOLES NASALES DE CORTICOSTEROIDES

La gran revolución en el tratamiento contra las alergias gira en torno a los aerosoles nasales con esteroides. Desde hace décadas los alergistas saben que los fármacos parecidos a la cortisona (la prednisona, por ejemplo) pueden disminuir las reacciones de un sistema inmunitario demasiado activo y calmar los síntomas de las alergias con resultados asombrosos. El problema está en que este alivio cuesta muy caro. Los corticosteroides que se toman por vía oral conllevan tantos efectos secundarios que son pocos los médicos quienes considerarían prescribir tales medicamentos contra los síntomas alérgicos nasales, excepto como último recurso. Incluso en tal caso, un doctor cauteloso sólo recetaría medicamentos como la prednisona por el período más breve posible. Algunas de las reacciones adversas que pueden causar son irritabilidad, insomnio, ansiedad, presión arterial alta (hipertensión), agotamiento de potasio, dolor de cabeza, náuseas y mareos.

CORTICOSTEROIDES INTRANASALES

MEDICAMENTO GENÉRICO	NOMBRE DE PATENTE
Beclomethasone (beclometasona)	*Beconase* AQ
Budesonide (budesonida)	*Rhinocort Aqua*
Flunisolide (flunisolida)	*Nasarel*
Fluticasone (fluticasona)	*Flonase*
Mometasone (mometasona)	*Nasonex*
Triamcinolone (triamcinolona)	*Nasacort AQ*

Desde luego las personas deseaban recibir los beneficios de los esteroides y evitar sus riesgos. Ahí es donde entran los aerosoles nasales. Se venden aproximadamente media docena de corticosteroides intranasales diferentes con receta. La mayoría de los expertos dirán que estos productos representan el tratamiento más eficaz contra las alergias que está disponible actualmente. Si bien los beneficios pueden tardar una semana en manifestarse al máximo, estos aerosoles deben aliviar bastante bien los síntomas alérgicos como la comezón, los estornudos y la congestión. No obstante, son caros. Un frasco pequeño cuesta entre 85 y 95 dólares. En el momento de escribir estas palabras, el medicamento genérico flunisolida cuesta alrededor de 40 dólares. No sabemos si alguno de los aerosoles sea mejor o más seguro que los otros.

El consenso general es que los esteroides tópicos producen pocos o ningún efecto secundario sistémico. Dicho de otra manera, los expertos no creen que el organismo absorba una cantidad suficiente del fármaco para causar preocupación.[94] Un estudio habló de supresión del crecimiento en niños, pero la complicación no ha sido confirmada por otras investigaciones. Ha habido informes aislados sobre perforación nasal (la aparición de un agujero entre las fosas nasales) y aumento de la presión intraocular. Son más comunes reacciones locales como irritación y ardor dentro de la nariz, dolor de garganta, resequedad nasal, sangrado de la nariz y dolor de cabeza.

EL INHIBIDOR DE LEUKOTRIENOS MONTELUKAST (*SINGULAIR*)

Solíamos pensar que *Singulair* era un fármaco fenomenal. Se trata de un medicamento tomado por vía oral que se vende con receta y que bloquea los efectos de las sustancias químicas inflamatorias llamadas leukotrienos. Por lo tanto, nos parecía muy lógico que un medicamento como *Singulair* aliviara los síntomas. El producto se receta mucho para reducir los problemas de respiración relacionados con el asma.

No obstante, las investigaciones sugieren que la eficacia de *Singulair* es moderada en lo que se refiere al alivio de la comezón, los estornudos, la congestión y la nariz que gotea. Se compara más o menos con antihistamínicos como la loratadina (*Claritin*). De acuerdo con un estudio, *Singulair* —que cuesta más de 3

★★★★★ **Aerosoles nasales con corticosteroides**

La mayoría de los expertos en alergias piensan que estos aerosoles con esteroides representan el remedio más eficaz disponible hoy en día y que el tratamiento debe empezar por ellos. No es muy probable que produzcan somnolencia ni que tengan efectos sedantes y deberían de ser seguros para las personas que tienen que conducir un auto u operar maquinaria.

Efectos secundarios: Irritación nasal, escozor, ardor y sangrado. Entre las demás reacciones adversas figuran dolor de garganta (así como candidiasis de la garganta, en casos aislados), dolor de cabeza, náuseas y tos. Algunas de las reacciones adversas más raras son la perforación del septo, úlceras nasales, reducción del índice de crecimiento en los niños, glaucoma, cataratas y síntomas asmáticos.

Desventajas: Estos fármacos son caros y pueden afectar los sentidos del gusto y del olfato.

Costo: Entre 85 y 95 dólares por los aerosoles nasales de marca. La flunisolida genérica cuesta entre 35 y 40 dólares por frasco.

dólares por píldora— no aliviaba los síntomas típicos de las alergias de manera más eficaz que el descongestionante por vía oral pseudoefedrina (*Sudafed*).[95] La pseudoefedrina genérica es mucho menos cara que *Singulair*. Se ha vuelto más difícil de comprar, porque los farmacéuticos sólo pueden dispensarla personalmente. Usted no necesitará una receta médica, pero tendrá que firmar. Eran demasiadas las personas que utilizaban la pseudoefedrina para producir la droga ilegal metanfetamina, por lo que los gobiernos de los estados y el federal limitaron el acceso a este producto.

Las investigaciones que demuestran la gran eficacia de la pseudoefedrina para aliviar los síntomas de las alergias nos han obligado a reevaluar este vasoconstrictor viejo y económico. Debe su efecto al estrechamiento de los vasos sanguíneos en la nariz. Quizá sea por eso que tantas empresas farmacéuticas agreguen este ingrediente propio del medicamento vendido sin receta a sus antihistamínicos. Siempre que vea una *D* al final del nombre de una medicina contra las alergias, lo más probable es que contenga un descongestionante, el cual con frecuencia es pseudoefedrina. Se encuentra en *Allegra-D*, *Claritin-D*, *Clarinex-D*, *Zyrtec-D* y otras formulaciones semejantes.

• • •

P. *Quisiera señalar un efecto secundario de los medicamentos contra las alergias que contienen pseudoefedrina como descongestionante nasal.* Claritin-D *me impidió por completo dormir. Literalmente estuve despierto toda la noche y el corazón me latía aceleradamente.*

Había sufrido problemas de insomnio con anterioridad, así que no relacioné el efecto con el medicamento de inmediato y seguí tomándolo por 5 días más. La privación del sueño me afectó tanto que no pude trabajar.

Por fin leí la advertencia sobre nerviosismo, mareos o imposibilidad de dormir. Me comuniqué con mi médico, quien me dijo que probara Claritin *(sin la D). Con este fármaco duermo como un tronco.*

Descubrí que algunos de los medicamentos vendidos sin receta contra las alergias que llevaba años tomando también contienen pseudoefedrina. Me imagino que eso contribuyó a mis problemas anteriores de insomnio.

Le recomiendo a cualquiera con insomnio que revise todas sus medicinas para ver si contienen pseudoefedrina. No afecta a todo mundo, pero algunos no lo toleramos ni en cantidades pequeñas.

R. Millones de personas luchan contra el insomnio, muchos de ellos sin darse cuenta de que los medicamentos que toman tal vez contribuyan al problema.

Los descongestionantes no son los únicos culpables. Los antihistamínicos, los antidepresivos, los fármacos contra el asma, las píldoras para controlar la presión arterial y los analgésicos figuran entre los fármacos que pueden producir insomnio.

• • •

Por muy popular que sea la pseudoefedrina, hay que estar atento a ciertos efectos secundarios. Muchas personas se quejan de insomnio, ansiedad, agitación, dolor de cabeza, náuseas, mareos y temblores. Las reacciones adversas más graves son la elevación de la presión arterial y la arritmia. Los hombres que padezcan agrandamiento de la próstata deben evitar este descongestionante porque llega a dificultar mucho el expulsar la orina.

Conclusiones

A las alergias no se les brinda el respeto que merecen. Cuando usted se queja de estar congestionado, la mayoría de sus amigos y familiares no le darán importancia. Sin embargo, las alergias pueden retardar sus reacciones y convertirlo en un peligro al volante. Es difícil encontrar el tratamiento correcto que alivie sus síntomas sin producir problemas peores. Tal vez la solución más eficaz para este problema común sea combinar varias opciones, entre ellas cuidar del ambiente en el que se mueve.

- Utilice un filtro de aire tipo HEPA y un deshumidificador para eliminar los alérgenos del aire que respira y crear un ambiente hostil para los principales causantes de alergias: el moho y los ácaros del polvo.
- Compre una aspiradora de alta calidad que no vuelva a esparcir el polvo y la mugre en el aire. Los productos de la compañía Miele ocupan los primeros lugares en nuestra lista.

- Lave sus fosas nasales con solución salina. Una olla *neti* le resultará útil.
- Considere un tratamiento herbario, como la ortiga (*Urtica dioica*) o la petasita (*butterbur, Petasites hybridus*). La ortiga tal vez les ayude particularmente a los hombres que sufran agrandamiento de la próstata, ya que algunos medicamentos contra las alergias que se venden sin receta llegan a agravar su afección.
- Es posible que los productos naturales quercetina y bromelaína ayuden a estabilizar a los mastocitos e impidan la liberación de histaminas.
- La cromolina (*NasalCrom*) es un remedio vendido sin receta que también estabiliza a los mastocitos. Debe usarse de manera preventiva antes de exponerse a los alérgenos. La cromolina no causa somnolencia.
- Los antihistamínicos tomados por vía oral pueden controlar los síntomas, pero es posible que también lo conviertan en un peligro al conducir. Incluso los productos no sedantes llegan a interferir con la capacidad para conducir bien. El medicamento genérico loratadina (*Claritin*) se consigue actualmente sin receta médica.
- En lo que se refiere a los medicamentos contra las alergias que requieren receta médica para su venta, los aerosoles nasales con esteroides alivian los síntomas de la manera más eficaz y con un mínimo de efectos secundarios. Su precio es alto, ya que sólo se consiguen con receta médica. Un genérico (la flunisolida) es más econó-

mico que los productos de patente como *Flonase* y *Rhinocort AQ*.

• La pseudoefedrina llega a ser sumamente eficaz para controlar los síntomas de las alergias. Manténgase atento a sus posibles efectos secundarios, como insomnio, nerviosismo, presión arterial alta (hipertensión) y arritmia.

ARTRITIS

• Siga una dieta rica en selenio	
• Ingiera 1.000 UI de vitamina D al día	★★★★★
• Pruebe la dieta mediterránea	
• Tome aspirina para aliviar el dolor y controlar la inflamación	★★★★
• Pruebe el naproxeno para aliviar el dolor	★★
• Pregúntele a su médico si puede recetarle *Pensaid* (diclofenic)	★★★★
• Experimente con aceite de pescado y mejillones labio verde	★★
• Pruebe las pasas remojadas en ginebra	
• Pruebe el *Certo* y el jugo de uva	★★★★★
• Tome jugo de granada	★★★★
• Tome vinagre con jugo de manzana y de uva	
• Tome jugo de cereza	
• Pruebe la cúrcuma (azafrán de las Indias)	★★★★
• Pruebe la boswelia	
• Considere la acupuntura	★★★

Nadie sabe en realidad cuántas personas sufren artritis y otras afecciones inflamatorias relacionadas con ella. Los Centros para el Control y la Prevención de las Enfermedades (o *CDC* por sus siglas en inglés), que están a cargo de llevar un registro de tales cosas, calculan la cifra en aproximadamente 70 millones, lo cual incluye a los más de 43 millones de adultos diagnosticados por los médicos y a otros 23 millones que padecen los síntomas sin haber recibido un diagnóstico oficial.[96, 97] Esto significa que uno de cada tres adultos sufre alguna forma de artritis.

Si se le hace mucho, aún le falta ver más. Las personas nacidas tras la Segunda Guerra Mundial y más o menos hasta mediados de los años 60 están a punto de descubrir personalmente de primera mano lo que significa padecer una inflamación crónica. Los CDC calculan que para el año 2030 se habrán agregado otros 22 millones a la lista de las personas adoloridas.[98] La artritis será el obstáculo más grande para que la generación señalada pueda disfrutar de su retiro.

En vista del número de personas que están sufriendo, no sorprende que todos ansiemos un alivio desesperadamente. Cuando los dedos duelen, llega a ser difícil saludar a alguien de mano, abotonar la camisa o escribir en la computadora. ¿Pero quién estará dispuesto a renunciar al correo electrónico? Nos comunicamos con el mundo a través de los dedos.

Todo el mundo nos dice que el ejercicio es lo más importante que podemos hacer por nuestra salud en general. Sin embargo, cuesta trabajo caminar, correr o jugar tenis o golf cuando las rodillas, las caderas y los hombros duelen.

Con razón buscamos alivio para la inflamación y el dolor en los fármacos. Un amigo de nosotros que recorrió el sendero de los Apalaches le puso "vitamina I" al ibuprofeno. Quienes concentran sus actividades físicas en los fines de semana muchas veces dependen de *Advil* (ibuprofeno) o *Aleve* (naproxeno) para sostenerse antes, durante y después de sus partidos de tenis, baloncesto o karate. Pero ahora sabemos que los efectos secundarios de la mayoría de los medicamentos que se utilizan contra la artritis pueden ser graves.

Nos encontramos atrapados por una contradicción insoluble. Si no controlamos la inflamación el dolor restringe nuestras actividades, lo cual no es bueno para la salud. No obstante, si tomamos el medicamento nos arriesgamos a sufrir todo tipo de complicaciones, desde presión arterial alta (hipertensión) y problemas con los riñones hasta ataques cardíacos y derrames cerebrales. Algunos fármacos antiinflamatorios populares tal vez incluso empeoren la artritis.

Corticosteroides

Cuando la cortisona se lanzó al mercado en los años 50 se le proclamó un medicamento milagroso. Los médicos se convirtieron en héroes de la noche a la mañana por ayudar a pacientes incapacitados por la artritis reumatoidea a salir de la cama y volver a sus actividades otra vez. Incluso las personas que padecían afecciones más leves como osteoartritis, alergias, asma y eczema quedaron encantados por el asombroso alivio sintomático que los corticosteroides les brindaban. No obstante, la mismísima razón a la que estas sustancias debían

---

LOS CORTICOSTEROIDES COMUNES

- Cortisona
- Dexametasona
- Hidrocortisona
- Metilprednisolona
- Prednisolona
- Prednisona
- Triamcinolona

LOS EFECTOS SECUNDARIOS DE LOS CORTICOSTEROIDES

- Cataratas
- Osteoporosis
- Diabetes
- Fracturas espontáneas
- Deterioro óseo
- Insomnio
- Irritabilidad
- Glaucoma
- Retención de líquidos
- Aumento de peso
- Hinchazón facial
- Infecciones
- Presión arterial alta (hipertensión)
- Coágulos
- Pérdida de potasio
- Úlceras estomacales
- Debilidad muscular
- Trastornos menstruales
- Curación deficiente de las heridas
- Fatiga
- "Psicosis" esteroidea

su éxito también era su talón de Aquiles. Alivian muy bien las inflamaciones, pero también afectan profundamente las células en todo el cuerpo. Ingerir dosis altas durante mucho tiempo resulta ser muy dañino.

Una vez que las personas comprendieron las desventajas de los esteroides, estos fármacos perdieron su atractivo y cayeron en desgracia. Sin embargo, no nos mal interprete. Se trata de medicamentos sumamente valiosos, sobre todo para usarse a corto plazo. Un tratamiento de pulso de corticosteroides beneficiará enormemente a cualquiera que sufra un cuadro agudo de artritis, una quemadura solar intensa o un caso terrible de contacto con la hiedra venenosa. Cuando Joe se volvió sordo de un oído, un tratamiento con prednisona le permitió recuperarse. Si estos fármacos se utilizan con cautela y respeto por sus riesgos, pueden ser extremadamente valiosos. Pero recurrir a los corticosteroides regularmente para tratar la artritis significa andar sobre terreno resbaladizo.

Los AINE

Después de los grandes altibajos que se sufrieron con la cortisona, uno se imaginaría que la industria médica hubiera ejercido más cuidado al aparecer el siguiente gran descubrimiento. Quizá los doctores deseaban tanto encontrar algo más seguro para tratar la artritis que no se dieron cuenta de que posiblemente estaban combatiendo el fuego con fuego.

La aspirina fue el primer fármaco antiinflamatorio no esteroideo (AINE). Se introdujo en el mercado en 1899 y fue un elemento importante del tratamiento para la artritis durante la mayor parte del siglo siguiente. El funcionamiento de la aspirina es un poco distinto de otros medicamentos que pertenecen a la

MÁS ALLÁ DE LA ASPIRINA: LOS OTROS AINE

- Celecoxib (*Celebrex*) (celecoxib)
- Diclofenac (*Cataflam, Voltaren*) (diclofenac)
- Etodolac (*Lodine*) (etodolac)
- Fenoprofen (*Nalfon*) (fenoprofeno)
- Flurbiprofen (*Ansaid*) (flurbiprofeno)
- Ibuprofen (*Advil, Motrin*, etcétera) (ibuprofeno)
- Indomethacin (*Indocin*) (indometacina)
- Ketoprofen (*Orudis, Oruvail*) (ketoprofeno)
- Ketorolac (*Toradol*) (ketorolac)
- Meloxicam (*Mobic*) (meloxicam)
- Nabumetone (*Relafen*) (nabumetona)
- Naproxen (*Aleve, Anaprox, Naprosyn*) (naproxeno)
- Oxaprozin (*Daypro*) (oxaprozina)
- Piroxicam (*Feldene*) (piroxicam)
- Sulindac (*Clinoril*) (sulindac)
- Tolmetin (*Tolectin*) (tolmetina)

misma categoría y posee ventajas que la vuelven única. Durante casi 100 años, la aspirina fue el patito feo de la farmacia: no se le respetaba. En vista de que se vendía sin receta, los médicos tardaron mucho en comprender el valor que podía tener para prevenir los infartos, los derrames cerebrales e incluso el cáncer. Debido a que existe desde hace tantos años, muchas veces los doctores suponen que los medicamentos más nuevos son mejo-

res para aliviar el dolor. Sin embargo, tanto ellos como sus pacientes han sufrido muchas decepciones con los analgésicos nuevos que se lanzaron al mercado.

Los AINE realmente cobraron importancia en 1965, cuando la indometacina (*Indocin*) se lanzó al mercado. Este tipo de fármacos figuraron entre los más exitosos de su tiempo. Cada vez que aparecía un nuevo medicamento antiinflamatorio, despertaba gran entusiasmo. La atención se centró por turnos en fármacos como el sulindac (*Clinoril*), el piroxicam (*Feldene*), el ibuprofeno (*Motrin*) y el naproxeno (*Naprosyn*). Cada vez que aparecía algo nuevo, los médicos cambiaban de bando.

Quienes hemos observado este juego farmacéutico de las sillas durante más de 40 años hemos desarrollado cierto cinismo con respecto a esta clase de analgésicos. Los cambios volubles de un medicamento al siguiente indican que ningún AINE sobresale en realidad. No se han realizado comparaciones clínicas verdaderamente excelentes que proporcionen pruebas de que un medicamento sea mejor que otro o considerablemente más seguro que otros dentro de la misma categoría.

A decir verdad, estos fármacos en realidad no funcionan muy bien cuando se trata de aliviar el dolor y la inflamación de la artritis, sobre todo de la rodilla. Pese al hecho de que decenas de millones de personas han gastado miles de millones de dólares en estos medicamentos, existen muy pocos datos para demostrar que su consumo brinde beneficios a largo plazo. La revista médica *British Medical Journal* publicó un análisis científico de 23 estudios diferentes en el 2004. Este metaanálisis involucró a más de 10.000 pacientes y reveló un descubrimiento terrible: "A corto plazo, los AINE reducen el dolor causado por la osteoartritis en la rodilla un poco mejor que el placebo, pero el presente análisis no respalda el uso prolongado de AINE para tratar esta afección. En vista de que los AINE que se toman por vía oral pueden producir efectos adversos graves, sólo es posible recomendar que se tomen de manera restringida".[99]

¡Vaya bomba! Esta revisión de las publicaciones médicas hechas en todo el mundo sobre los AINE llegó a la conclusión de que tales fármacos sólo deben utilizarse a corto plazo. Sin embargo, la artritis se prolonga por mucho tiempo. Por lo tanto, lo único que podemos decir es que no resulta apropiado tratar una afección crónica como la artritis de manera regular con este tipo de medicamentos.

Lo que resulta aún más alarmante es el hecho de que de acuerdo con ciertos datos es posible que estos medicamentos incluso perjudiquen las articulaciones artríticas.[100, 101, 102] Un grupo de investigadores llevó el seguimiento de más de 1.600 pacientes durante varios años en Holanda. Los pacientes que tomaban el AINE diclofenac (*Arthrotec*, Cataflam, Voltaren) experimentaron un mayor deterioro en sus articulaciones, según pudo apreciarse por medio de radiografías. Los autores llegaron a la siguiente conclusión: "Nuestros datos indican que el diclofenac posiblemente no sea inofensivo y que puede inducir el avance acelerado de la osteoartritis en la cadera y la rodilla".[103]

La venta sin receta: ¿un error?

Millones de personas se contentaron cuando se aprobó la venta sin receta de muchos AINE —como el ibuprofeno (*Advil, Cap-Profen, Excedrin IB, Genpril, Haltran, Ibuprin, Ibuprohm, Ibu-Tab, Medipren, Midol IB, Motrin IB, Nuprin, Pamprin IB, Profen*, etcétera) y el naproxeno (*Aleve*)—, ya que esto les dio acceso a estos fármacos antiinflamatorios potentes. En aquellos tiempos —estamos hablando de 1984— el cambio de la venta con receta a la venta libre era un concepto radical. A pesar de que la Dirección de Alimentación y Fármacos (*FDA* por sus siglas en inglés) les aseguró a los consumidores que este tipo de medicamentos eran tan seguros que no requerían supervisión médica, muchos doctores se opusieron al plan. Temían que estos productos fueran demasiado peligrosos para tomarse a la ligera, debido a efectos secundarios como sarpullido, retención de líquidos, presión arterial alta (hipertensión), gastritis y úlceras. La FDA no hizo caso de sus advertencias.

Estimado lector, no sabemos si la decisión

> **"Los analgésicos vendidos sin receta, entre ellos los AINE, se toman con frecuencia, muchas veces de manera poco apropiada y posiblemente peligrosa, y los consumidores por lo general desconocen su potencial para efectos secundarios adversos".[104]**
> —C. Mel Wilcox et al., *Journal of Rheumatology* (Revista de Reumatología), 2005

de permitir la venta sin receta de los AINE haya sido una bendición o una maldición. La FDA ha mostrado una ineptitud increíble a la hora de mantenerse al pendiente de las reacciones adversas a los medicamentos que se venden con receta. Su rendimiento es aún peor cuando se trata de píldoras vendidas sin receta. Por lo tanto, en realidad no sabemos cuántas úlceras, infartos u otras complicaciones graves hayan resultado del fácil acceso a los AINE.

Lo que sí sabemos es que las personas devoran estos fármacos casi como si se tratara de golosinas. De acuerdo con las encuestas científicas realizadas por el Centro Roper para la Investigación de la Opinión Pública y la Liga Nacional de Consumidores, se calcula que 23 millones de estadounidenses toman un AINE vendido sin receta (ibuprofeno o naproxeno) todos los días.[105] Sólo uno de cada cinco consumidores, más o menos, se molesta en leer las instrucciones escritas sobre la etiqueta y menos de uno de cada tres revisa las indicaciones en cuanto a la dosis a tomar. Tal vez sea por eso que la cuarta parte de los consumidores se pasan de la dosis recomendada. Resulta aún más preocupante que más o menos la mitad de las personas encuestadas desconocían la toxicidad potencial de los AINE o simplemente no les importaba.[106]

Las desventajas de los AINE

La desventaja más grande que se les ha reconocido a los AINE siempre ha sido su tendencia a producir trastornos del tracto digestivo. Se debe a la manera en que funcionan estos fármacos en el cuerpo. Lo que hacen es bloquear la producción de unas sustancias químicas llamadas prostaglandinas. Estos compuestos parecidos a las hormonas tienen un impacto profundo sobre las células en todo el cuerpo.

Si usted se tuerce el tobillo, le extraen un diente o desarrolla artritis, experimentará dolor, enrojecimiento, sensación de calor e inflamación. En gran medida se debe a las prostaglandinas producidas por una proteína, la ciclooxigenasa-2 (COX-2). Al bloquearse su formación con AINE como el ibuprofeno o el naproxeno, la inflamación y el dolor se reducen.

No obstante, las prostaglandinas producidas por otra proteína, la COX-1, son benéficas, pues protegen la membrana mucosa de revestimiento del estómago contra los daños. Si se interrumpe su producción al bloquear a la COX-1 con un producto AINE, muchas personas se quejan de síntomas como náuseas, indigestión, dolor abdominal, estreñimiento y diarrea. Se calcula que más de la mitad de los consumidores de AINE padecen síntomas gastrointestinales (GI) desagradables.[107]

Una complicación mucho más preocupante son las úlceras, que pueden sangrar o causar una perforación, en el peor de los casos. Una úlcera con hemorragia o un agujero en la pared estomacal pueden hacer crisis muy pronto y amenazar la vida. Y en demasiados casos ningún síntoma avisa con tiempo que alguien se encuentra al borde del desastre.

Si bien resulta difícil precisar cuántas personas salen afectadas cada año, los expertos calculan que más de 100.000 ingresan al hospital

> "Si las muertes ocasionadas por los efectos gastrointestinales tóxicos de los AINE se registraran por separado en los informes de las Estadísticas Vitales Nacionales, tales efectos ocuparían el lugar número 15 entre las causas más comunes de muerte en los Estados Unidos. No obstante, estos efectos tóxicos siguen formando, en gran parte, una 'epidemia silenciosa'; muchos médicos y la mayoría de los pacientes desconocen la magnitud del problema.[108] Además, las estadísticas de mortalidad no incluyen las muertes que pueden atribuirse al uso de los AINE vendidos sin receta".[109]
>
> —Michael M. Wolfe et al., *The New England Journal of Medicine* (Revista Médica de Nueva Inglaterra), 1999

a causa de las complicaciones producidas por los AINE y que más de 16.000 mueren por este motivo.[110] Los investigadores admiten que estas cifras probablemente sean conservadoras.

Si bien la mayoría de los médicos saben desde hace mucho tiempo que los AINE afectan mucho al estómago, no se daban cuenta de que estos fármacos también pueden ser desastrosos para el intestino delgado. Hasta hace poco no era posible revisar el intestino delgado de manera directa. Sin embargo, actualmente es posible tragarse una pequeña cámara de video del tamaño de una cápsula; la imagen que transmite se observa sobre una pantalla de televisión conforme la cápsula entra al intestino delgado. En un estudio preliminar, los investigadores descubrieron que el 71 por ciento de los pacientes que tomaban AINE padecían erosiones o úlceras en el intestino delgado, en comparación con sólo el 10 por ciento de las personas que no tomaban estos fármacos.[111] Este resultado inesperado indica que los AINE producen daños aún más frecuentes y graves en el tracto intestinal de lo que se sospechaba con anterioridad.

Muchas veces la aspirina se vende provista de una capa entérica que protege al estómago contra los daños. La intención de la capa es que se disuelva en el intestino delgado para ahí liberar la aspirina. Cuando interrogamos al Dr. Waqar Qureshi, gastroenterólogo y jefe del departamento de Endoscopía de la Universidad Baylor, así como del Centro Médico Michael E. DeBakey para Veteranos en Houston, acerca de tales formulaciones, él comentó: "Es posible que los fármacos con capa entérica de hecho hagan más daño que los medicamentos normales".[112] La razón es que los daños se dan en el intestino delgado, donde los tejidos son menos resistentes que en el estómago a los efectos de las sustancias químicas irritantes y donde los daños pueden pasar inadvertidos.

La catástrofe de la COX-2

En vista de la toxicidad gastrointestinal que se relacion con los AINE, resulta muy lógico que tanto los médicos como los pacientes se emocionaran mucho al enterarse de los inhibidores de la COX-2. *Vioxx*, *Bextra* y *Celebrex* se introdujeron al mercado con la idea de que afectarían menos al estómago que otros tipos de AINE. Se suponía que los recién llegados a esta categoría farmacéutica eran "selectivos". Sólo debían bloquear a la enzima COX-2 a la vez que ofrecían la misma eficacia para aliviar el estado de inflamación como la aspirina y otros AINE. Al pasar por alto a la enzima COX-1, la producción de prostaglandinas continuaría y protegería al estómago contra la irritación. De esta forma prometían aliviar el dolor con muchos menos riesgos de trastornos digestivos o úlceras estomacales.

En cuanto los inhibidores de COX-2 se introdujeron en 1999, salieron disparados como cohetes. La publicidad agresiva dirigida a los consumidores y el entusiasmo con el que los médicos recetaban *Celebrex* y *Vioxx* los convirtieron en un éxito sensacional de la noche a la mañana. Decenas de millones de personas empezaron a tomar estas píldoras con la esperanza de que les aliviaran el dolor sin producir los problemas de costumbre.

Sin embargo, se manifestó un gran *pero*. El bloqueo selectivo de la enzima COX-2 para aliviar la inflamación también redujo la cantidad de una prostaglandina esencial llamada *prostaciclina*. Este compuesto nos ayuda al dilatar los vasos sanguíneos y evitar que la parte pegajosa de la sangre, las plaquetas, se acumulen y formen coágulos. Si la cantidad de prostaciclina que circula por el cuerpo es insuficiente, aumenta el riesgo de que se produzcan coágulos que pueden desencadenar infartos y derrames cerebrales.

Cuando se empezaron a desarrollar los inhibidores de COX-2, algunos investigadores expresaron muy pronto la preocupación de que pudieran causar daños cardiovasculares. En el 2000, un gran estudio sobre *Vioxx* sugirió que el analgésico aumentaba el riesgo de sufrir infartos y otras complicaciones vasculares.[114]

Ni la FDA ni tampoco el fabricante respondieron a aquellas primeras señales de advertencia. En uno de los momentos más oscuros en la historia de la medicina estadounidense, se permitió que millones de personas siguieran ingiriendo los inhibidores de COX-2, hasta el otoño del 2004. Para entonces los hechos eran más que evidentes. Primero *Vioxx* y luego *Bextra* tuvieron que retirarse del mercado. En el ínterin, se calcula que más de 100.000 consumidores de inhibidores de COX-2 sufrieron infartos y derrames cerebrales.[115] De acuerdo con el funcionario a cargo de los asuntos de seguridad en la FDA, el Dr. David Graham, es posible que hasta 40.000 personas hayan muerto.[116]

Expectativas poco realistas

Si los inhibidores de COX-2 como *Vioxx*, *Bextra* y *Celebrex* realmente hubieran prevenido los daños al tracto digestivo, quizá habría sido más fácil justificar el hecho de que se hayan aprobado la estrategia agresiva de publicidad y su precio elevado. No obstante, un artículo editorial publicado por la revista médica *Journal of the American Medical Association* describió la ciencia en la que los inhibidores de COX-2 se fundamentaban como un "castillo de arena" basado en deseos, nada más. Su venta se promovió "con expectativas poco realistas en cuanto a alivio del dolor, protección gastrointestinal especial y seguridad".[117]

Unos investigadores canadienses establecieron un registro de los ingresos hospitalarios ocasionados por hemorragias gastrointestinales antes y después de introducirse los inhibidores de COX-2 al mercado (*Vioxx*, *Celebrex* y *Mobic*). En lugar de observar un descenso en la cifra al aparecer los nuevos fármacos, según lo esperaban los científicos, el índice de hemorragias y hospitalizaciones se incrementó, paradójicamente, en un 10 por ciento en el caso de las personas mayores.[118] Unos investigadores británicos plantearon una pregunta semejante: ¿Afectarán menos al estómago los inhibidores de COX-2 que los AINE tradicionales? La respuesta: no había indicio alguno que sugiriera que los fármacos más nuevos perjudicaran menos al tracto digestivo.[119] En retrospectiva parece que a todos nos engañaron de lo lindo.

Otras dificultades con los AINE

Apenas había reconocido la FDA el riesgo de sufrir infartos y derrames cerebrales producido por los inhibidores de COX-2 cuando

---

OTROS EFECTOS ADVERSOS DE LOS AINE

- Presión arterial alta (hipertensión)
- Retención de líquidos, edema
- Insuficiencia cardíaca congestiva
- Úlcera estomacal (con hemorragia)
- Perforación del estómago
- Perforación del intestino delgado
- Perforación del intestino grueso
- Daños a los riñones
- Reacción alérgica severa
- Erupción (por toxicidad)
- Comezón
- Síndrome de Stevens-Johnson
- Daños hepáticos
- Trastornos de la sangre (anemia)
- Agravamiento del asma

---

tuvo que enfrentar la posibilidad de que otros AINE tal vez significaran un problema semejante. Décadas después de que estos fármacos se lanzaran al mercado, la FDA revisó los datos disponibles y decidió que todos los analgésicos vendidos con receta de este tipo debían poner más énfasis en una advertencia grave.

La FDA resolvió advertir que las personas en situaciones de riesgo especial para sufrir enfermedades cardiovasculares eran particularmente vulnerables a padecer estos problemas posiblemente mortales. Por lo tanto, hay que incluir a casi todas las personas afectadas por la artritis en la lista. Cualquiera que haya acumulado un número de años suficiente para desarrollar osteoartritis inevitablemente padecerá también cierto endurecimiento de las arterias. Sin embargo, eso no lo es todo. La FDA ha hecho hincapié también en otros problemas relacionados con los AINE.

La vista se nubla fácilmente cuando se leen este tipo de advertencias. Muchas veces también se imagina uno que algunos de los efectos secundarios potenciales son raros, pero tal suposición puede resultar peligrosa. Un estudio realizado en torno a pacientes mayores y potencialmente más enfermos reveló una incidencia preocupante de daños a los riñones relacionada con *Celebrex*. Más del 20 por ciento de las personas que tomaban este inhibidor de COX-2 sufrían toxicidad renal (retención de líquidos, presión arterial alta/hipertensión e insuficiencia renal).[120] Si los pacientes padecían algún tipo de deterioro renal antes de iniciarse el estudio (una situación común en las personas mayores), ¡la probabilidad de toxicidad renal se disparaba a más del 50 por ciento! Nos parece muy probable que otros AINE tengan un efecto semejante en el funcionamiento de los riñones.

Cómo sobrevivir a los AINE

¡A estas alturas debe estar muy claro que los fármacos antiinflamatorios no esteroideos, entre ellos los inhibidores de COX-2, pueden causar problemas mayúsculos! Y no son muy eficaces para tratar la artritis, sobre todo en la rodilla. Es posible que algunos AINE incluso

★★★★ Aspirina

La aspirina previene la formación de coágulos y reduce el riesgo de sufrir infartos y derrames cerebrales. A diferencia de otros AINE, no eleva la presión arterial.

La aspirina sigue siendo el fármaco más eficaz en relación con su precio cuando se trata de aliviar el dolor. Por unos centavos al día reduce la inflamación a la que se deben tantas enfermedades crónicas, entre ellas la artritis, la diabetes y el mal de Alzheimer. Las personas que toman aspirina con regularidad al parecer desarrollan menos cáncer de colon, recto, próstata, páncreas, ovario, piel, pulmón y mama.

Desventaja: Daños a la membrana mucosa de revestimiento del estómago. El potencial para producir indigestión, gastritis y úlceras les impide a muchos tomar este fármaco. Las úlceras con hemorragia o perforadas pueden resultar mortales. Cualquiera que siga un tratamiento con aspirina a largo plazo debe estar bajo supervisión médica.

Costo: Aproximadamente entre 2 y 5 dólares al mes.

contribuyan al deterioro de las articulaciones si se toman durante años. También existe el riesgo de sufrir efectos secundarios graves, como úlceras con hemorragia, presión arterial alta (hipertensión), infartos, derrames cerebrales y daños a los riñones o hepáticos. ¿Por qué alguien en su sano juicio tomaría tales medicamentos?

La respuesta más obvia es que no existen muchas alternativas farmacéuticas. Cuando se trata de dolor y de inflamación, los médicos pueden ofrecer muy poco aparte de los AINE. Y a veces el dolor llega a ser tan intenso que se requiere algo que ayude a mover los huesos. Tal vez sea posible tomar un AINE si lo hace por poco tiempo y tomando las precauciones indicadas. ¿Pero cuál debe elegir?

La aspirina sigue siendo por mucho nuestra primera opción. No se ha probado que ningún otro AINE o analgésico vendido sin receta sea más eficaz. Además, la aspirina reduce el riesgo de sufrir un infarto o derrames cerebrales trombóticos (por coágulos). Un beneficio adicional son las pruebas cada vez más extensas en el sentido de que la aspirina tal vez disminuya la probabilidad de desarrollar muchos tipos comunes de cáncer. Desalentamos el uso de la aspirina con capa entérica porque lo único que hace es mover la aspirina al intestino delgado, donde puede causar daños graves.

El método que preferimos para tomar la aspirina es en forma líquida. En Europa, Australia, Canadá, Nueva Zelanda y docenas de países más se consiguen varios productos tipo aspirina efervescentes solubles. Marcas como *Aspro* y *Disprin* gozan de mucha popularidad porque las tabletas de aspirina simplemente se agregan a un vaso de agua, donde burbujean y se disuelven en cuestión de segundos. De esta forma hacen efecto un poco más rápido y posiblemente irriten el estómago un poco menos (aunque no exista garantía de protección).

La aspirina soluble nunca se hizo popular en los Estados Unidos, excepto en forma de *Alka-Seltzer*. Se trata de una combinación de aspirina, bicarbonato de sodio y ácido cítrico que se promueve para aliviar "la indigestión ácida, el estómago ácido, la acidez (agruras, acedía) acompañada de dolor de cabeza y achaques en general". El problema con el *Alka-Seltzer* está en que es mucho más caro que la aspirina simple y contiene demasiado sodio para las personas que padecen una insuficiencia cardíaca congestiva o presión arterial alta (hipertensión) con sensibilidad al sodio.

Si usted prefiere no pagar un ojo de la cara por una aspirina efervescente puede hacer su propia aspirina soluble por un precio muchísimo menor. Lo único que tiene que hacer es comprar *club soda* o agua mineral con gas. Eche dos aspirinas de dosis normal al agua

ASPIRINA Y BICARBONATO DE SODIO

Si bien no será idéntico al *Alka-Seltzer,* usted puede crear su propia solución amortiguada de aspirina. Mezcle en un vaso lo siguiente:

- 2 aspirinas sin capa entérica
- 8 onzas (240 ml) de *club soda* o agua mineral con gas
- ½ cucharadita de bicarbonato de sodio
- El jugo de ¼ de gajo de limón

Espere a que las aspirinas se disuelvan y tómeselo. Las personas que sigan una dieta de sodio restringido no deben ingerir esta fórmula.

burbujeante y deje que se disuelvan. Tardará unos minutos.

Los fármacos parecidos a la aspirina

Uno de los mejores remedios contra la artritis que puede comprarse en la farmacia es un medicamento vendido con receta llamado salsalato (*salsalate*), que se pasa por alto con frecuencia. Existe desde hace tanto tiempo que muchos médicos lo han olvidado. El salsalato se consigue en presentación genérica, así que no debe de costar más que su pago compartido. Aun sin seguro médico, el costo no debe ser mucho más que 1 dólar al día.

El salsalato es un pariente muy cercano de la aspirina (se compone de ácido salicilsalicílico en lugar de ácido acetilsalicílico). Debido a que no contiene el grupo acetílico, el salsalato se conduce de manera diferente en el cuerpo. Algunos estudios que se realizaron entre 20 y 30 años atrás sugieren que tal vez irrite un poco menos el estómago que la aspirina porque sólo se absorbe desde el intestino

LAS MARCAS DE SALSALATO

- *Amigesic*
- *Artha-G*
- *Disalcid*
- *Mono-Gesic*
- *Salflex*
- *Salsitab*

delgado. (No hay datos sobre su capacidad para irritar el intestino delgado tal como lo hace la aspirina con capa entérica).

El salsalato es tan eficaz como la aspirina para aliviar el dolor de las articulaciones o la dificultad matutina de movimiento. Desafortunadamente lo más probable es que no prevenga los coágulos sanguíneos ni los infartos, tal como lo hace la aspirina. También resulta un poco más probable que produzca mareos o zumbido en los oídos. Requiere supervisión médica, al igual que cualquier otro AINE, y probablemente provoque efectos secundarios semejantes.

Otro medicamento parecido a la aspirina que se pasa por alto con frecuencia como tratamiento contra la artritis es el trisalicilato de colina de magnesio (*Tricosal, Trilasate, Trisalicylate*). También requiere receta médica y debe de costar mucho menos que 1 dólar al día. Al igual que el salsalato, es posible que irrite el estómago un poco menos que la aspirina. De nueva cuenta, no brinda protección adicional contra los infartos o los derrames cerebrales.

Ibuprofeno y naproxeno

¿Qué fármacos les recomendamos a las personas que no toleran la aspirina o que desean tomar un AINE tradicional para ayudarlos a superar una crisis? Se trata de una pregunta sumamente difícil a causa de los nuevos datos alarmantes que relacionan estos medicamentos con los infartos. Si nos viéramos obligados a recomendar algo, probablemente sería el

★ ★ Naproxeno (*Aleve*)

El naproxeno es un AINE disponible tanto sin receta como con ella (*Anaprox, Naprelan, Naprosyn*). Es relativamente bueno para aliviar el dolor de la artritis y su efecto dura un poco más que el del ibuprofeno. Algunos investigadores piensan que la probabilidad de que signifique un riesgo cardiovascular puede ser menor que en el caso de otros AINE. Esta idea no se ha confirmado y el naproxeno tal vez no sea tan seguro como quisiéramos.[121]

Desventajas: Daños a la membrana mucosa de revestimiento del estómago. Indigestión, gastritis y úlceras. Presión arterial alta (hipertensión), problemas renales, complicaciones hepáticas, sarpullido, estreñimiento, diarrea, mareos y zumbido en los oídos.

Costo: Entre 4 y 5 dólares al mes, aproximadamente.

---

naproxeno. Para empezar no es caro. Si se compra la versión genérica vendida con receta, el pago compartido no debe pasar de 10 dólares mensuales. Aún cuando se adquiere sin receta médica, el costo no debe pasar de 15 centavos de dólar al día. *Celebrex,* en cambio, puede costar hasta entre 4 y 7 dólares diarios.

De acuerdo con un estudio, el ibuprofeno y el naproxeno no se vinculan con un desarrollo acelerado de la artritis de la cadera y la rodilla, tal como sucede con algunos otros AINE.[122] Como otra posible ventaja de estos dos fármacos puede citarse su perfil cardiovas-cular un poco más seguro. Un estudio epidemiológico no encontró pruebas de un aumento en el riesgo de padecer infartos u otras complicaciones cardiovasculares al tomar estos dos analgésicos durante períodos cortos de tiempo.[123] Otro estudio desafortunadamente observó que los AINE como el ibuprofeno incrementan el riesgo de sufrir un segundo infarto.[124] Un estudio danés que abarcó a casi 60.000 personas que habían sobrevivido a un infarto demostró que productos AINE como *Celebrex*, ibuprofeno y diclofenac estaban relacionados con un aumento en el riesgo de morir de un infarto. La complicación se manifestaba a las pocas semanas de empezar a tomar el analgésico. Los investigadores sacaron en conclusión que las personas que sobreviven a un infarto deben ejercer mucha cautela a la hora de elegir un analgésico.

Incluso las personas que no han sufrido un infarto deben tener cuidado con los AINE. Cualquier persona afectada por presión arterial alta (hipertensión), un nivel alto de colesterol, un bloqueo en una arteria coronaria o problemas renales probablemente sufra un aumento en el riesgo de padecer un infarto al tomar tales analgésicos.[125]

Unos investigadores finlandeses estudiaron a más de 33.000 pacientes hospitalizados a causa de un infarto entre los años 2000 y 2003. La comparación con 139.000 sujetos de control reveló que el consumo de cualquier AINE incrementaba la posibilidad de sufrir un infarto más o menos en un 40 por ciento.[126]

Las personas que piensan que acompañar

un fármaco como *Advil* o *Aleve* de aspirina tal vez disminuya el riesgo de padecer un coágulo deberán repensar las cosas. No hay datos sólidos que respalden tal idea. Incluso existe cierta preocupación en el sentido de que medicamentos como el ibuprofeno y el naproxeno tal vez eliminen los beneficios en cuanto a protección cardiovascular que ofrece la aspirina.[127, 128] Tenga cuidado con la interacción con otros medicamentos, sobre todo con fármacos para controlar la presión arterial (los inhibidores ECA), la furosemida (*Lasix*), el litio (*Eskalith, Cibalith, Lithane, Lithobid, Lithotabs*), el metotrexato (*Rheumatrex,*

Trexal) y anticoagulantes como la warfarina (*Coumadin*).

Por supuesto, cualquiera que opte por un AINE debe tratar estos fármacos con el respeto que merecen. Cuando el tratamiento se alarga por más de 10 días se requiere supervisión médica y estar muy atento. Recuerde que puede aumentar el riesgo de sufrir un infarto, presión arterial alta (hipertensión), insuficiencia cardíaca, problemas renales y úlceras.

Para contrarrestar el riesgo de una toxicidad gastrointestinal grave, muchos gastroenterólogos habitualmente recomiendan los fármacos supresores de ácido llamados inhibidores de la bomba de protones (o IBP) junto con los AINE. Se supone que medicamentos como el esomeprazol (*Nexium*), el lansoprazol (*Prevacid*), el omeprazol (*Prilosec*), el pantoprazol (*Protonix*) y el rabeprazol (*Aciphex*) reducen la probabilidad de sufrir trastornos estomacales y úlceras a causa de los AINE.[129] A pesar de esta teoría, no hay nada que garantice que tales fármacos pueden prevenir todas las úlceras o perforaciones. La revisión del consumo de la aspirina de dosis baja que se publicó en la revista médica *New England Journal of Medicine* advierte contra la complacencia. Lo mismo debe tomarse en cuenta en relación con todos los AINE.

Los AINE tópicos

Se le ha negado a la población de los Estados Unidos un tratamiento contra la artritis que está ampliamente disponible en todo el mundo. Los AINE tópicos (en presentación de gel, crema y aerosol) gozan de gran popularidad entre los pacientes y los médicos en Europa, Australia, Canadá, Italia, Nueva Zelanda y docenas de países más, pero prácticamente se desconoce su existencia en los Estados Unidos. Los mismísimos fármacos (diclofenac, ibuprofeno, ketoprofeno, ketorolac, piroxicam, etcétera) que causan tanto daño al tomarse por vía oral pueden aplicarse a la piel con poco o ningún riesgo de sufrir úlceras estomacales, problemas renales, infartos, derrames cerebrales u otras complicaciones sistémicas. A excepción de los compuestos parecidos a la aspirina (salicilatos) que se encuentran en productos vendidos sin receta como *Aspercreme*, *BenGay*, *Myoflex crème* y *Sportscreme*, no encontrará AINE tópicos sobre los estantes de las farmacias estadounidenses. La FDA no ha aprobado estas formulaciones para el uso tópico.

¿Qué tan eficaces son los AINE tópicos para aliviar el dolor y la inflamación de la artritis? A lo largo de los años se han realizado docenas de pruebas clínicas de tales productos tanto para las molestias temporales (agudas) como para el tratamiento a plazo más largo (crónico).[132] Una revisión de 26 pruebas clínicas doble ciego con control de placebo que abarcaban a 2.853 pacientes llegó a la conclusión de que "los AINE tópicos resultaron eficaces y seguros para tratar afecciones dolorosas agudas durante 1 semana".[133]

¿Una semana de alivio nada más? ¡Qué decepcionante! Otra revisión estudió 14 pruebas doble ciego con control de placebo que abarcaban a casi 1.500 pacientes. Sacó en conclusión que "los AINE tópicos resultaron eficaces y seguros para tratar las afecciones musculoesqueléticas crónicas durante 2 semanas".[134] Es un poco mejor, pero no se trata de una solución de largo plazo. Una voz desalentadora pertenece a la Biblioteca Cochrane, conocida por su minuciosidad y objetividad. Los encargados de realizar las revisiones científicas de esta organización analizan todos los datos disponibles, tanto publicados como inéditos, y proporcionan su evaluación de diversos tratamientos. Esta revisión del 2004 abarcó todos los estudios acerca del uso de los AINE tópicos por más de 2 semanas y establecieron que "después de 2 semanas no había pruebas de una eficacia mayor a la del placebo. No hay datos procedentes de pruebas clínicas que respalden el uso de los AINE tópicos a largo plazo contra la osteoartritis".[135]

★★★★ *Pennsaid Lotion* (diclofenac)

Se ha demostrado que este AINE tópico brinda alivio duradero del dolor y la inflamación de la osteoartritis. Es posible que irrite la piel un poco, pero al parecer no causa una toxicidad sistémica significativa, como sí lo hace el diclofenac oral.

Efectos secundarios: Resequedad y despellejamiento de la piel, erupción.
Desventaja: No está disponible en los Estados Unidos. Se vende con receta en Canadá, Finlandia, Islandia, Italia, Grecia, Portugal, el Reino Unido y otros países.
Costo: Entre 60 y 120 dólares al mes, aproximadamente.

Con base en este resumen nos inclinamos a sugerir que los AINE tópicos se utilicen durante 2 semanas o menos para aliviar una manifestación aguda de la artritis. Lo bueno es que ya se han realizado pruebas clínicas más recientes con respecto al uso durante 3 a 12 semanas.[136,137] Los investigadores estudiaron específicamente la osteoartritis de la rodilla. En todos los estudios, el diclofenac (*Pennsaid* o *Voltaren Emugel*) se mostró superior al placebo para aliviar los síntomas y sólo provocó "irritación local menor y ningún resultado sistémico adverso significativo".[138, 139] En una comparación directa de 12 semanas de diclofenac tomado por vía oral con diclofenac tópico (*Pennsaid Lotion*), su eficacia resultó comparable. Sin embargo, la probabilidad de que hubiera efectos secundarios como náuseas, indigestión, dolor estomacal y daños hepáticos era mucho más grande en el caso del AINE tomado por vía oral.[140]

Pennsaid Lotion es interesante porque la formulación depende del sulfóxido de dimetilo (o *DMSO* por sus siglas en inglés) para ayudar al fármaco a penetrar por la piel e introducirse en la parte de la articulación donde se desea aliviar el dolor. El DMSO es un solvente con la capacidad única de penetrar la piel llevándose medicamentos. Desde hace mucho tiempo nos preguntábamos por qué las compañías farmacéuticas no lo utilizaban para facilitar la absorción. Ahora los fabricantes de *Pennsaid* han hecho precisamente eso.

Así que ¿cómo puede obtener un AINE tópico? Si estuviera en Australia, podría adquirir productos como piroxicam (*Feldene Gel*), ibuprofeno (*Nurofen Gel*), ketoprofeno (*Orudis Gel*) y diclofenac (*Voltaren Emulgel*) sin receta médica. Actualmente es imposible en los Estados Unidos. Sin embargo, el ibuprofeno y el ketaprofeno para tomarse por vía oral pueden comprarse sin receta médica. Por lo tanto, un químico farmacéutico (o *compounding pharmacist*, un farmacéutico certificado para mezclar las materias primas y obtener productos terminados) puede comprar ibuprofeno o ketoprofeno en polvo legalmente, preparar una crema o un gel y vendérselo sin receta médica.

Una alternativa sería comprar alguna de las marcas señaladas anteriormente en internet. Ya que estos productos se venden sin receta en muchos países, tal vez logre comprarlos sin que la aduana de los Estados Unidos le dé problemas. La última opción —y la que más recomendamos— es que un médico estadounidense le recete *Pensaid*. Varios estudios clínicos han probado esta forma tópica de diclofenac y encontrado que alivia la osteoartritis por períodos extensos. Luego tendría que ponerse en contacto con una farmacia canadiense a través de internet o por teléfono para que le vendan el producto. En vista de que el fármaco no está disponible en los Estados Unidos, debería ser posible importarlo legalmente sin provocar la ira de la FDA.

Ayuda alternativa para la artritis

Muchos médicos se quejan de las terapias alternativas afirmando que no cuentan con validez científica ni con la aprobación de la FDA. Sin embargo, acabamos de constatar que varios fármacos que contaban con la sanción de la FDA, como los corticosteroides, los AINE y los inhibidores de COX-2, han producido dolor indecible y un sinnúmero de muertes. Muchos de los tratamientos sobre los que leerá a continuación no se han puesto a prueba en estudios clínicos doble ciego con control de placebo y grupos seleccionados al azar, como se hizo con *Vioxx* y con *Bextra*. No obstante, dudamos que alguno de ellos pueda desencadenar catástrofes de salud pública parecidas a las que causaron estos fármacos "debidamente probados".

Algunos de los métodos que usted está a punto de conocer le parecerán ilógicos. Otros se encuentran respaldados por una cantidad sorprendente de investigaciones. Lo que no sabemos es si al combinar algunos de estos tratamientos alternativos su eficacia aumente. Lo único que podemos sugerirle es que los pruebe para ver qué pasa. Algunas personas nos han dicho que las pasas empapadas en ginebra les brindan un alivio casi milagroso del dolor de la artritis. Otros nos dicen que este remedio no sirve para nada. No podemos explicar por qué una persona obtiene un beneficio tan notable mientras que a otra le resulta totalmente ineficaz. Sin embargo, tampoco sabemos explicar por qué el dolor de cabeza de una persona desaparece rápidamente al tomar dos tabletas de aspirina mientras que a otra no le sirven en absoluto. Cada uno de nosotros constituye un sistema biológico complejo que responde de manera distinta a los fármacos, las hierbas, los suplementos dietéticos y los remedios caseros. Lo mejor que podemos hacer es poner mucha atención a la forma en que nuestro cuerpo responde a los tratamientos que probamos.

Difícil de descifrar

Nadie comprende en realidad por qué algunas personas desarrollan osteoartritis a una edad relativamente temprana, mientras que otras parecen más o menos inmunes a toda clase de dolores y achaques hasta mucho después de cumplir los 80. Antes se pensaba que este tipo de artritis se debía al desgaste. Según la teoría dominante, las articulaciones se dañaban sin falta al acumular un número suficiente de cumpleaños. Sin embargo, no siempre es verdad. Hay personas mayores de 90 años que se mueven muy bien sin padecer mucho dolor ni rigidez, mientras que muchos apenas logran subir y bajar la escalera entre los 50 y los 60 años de edad. Los atletas no necesariamente enfrentan un mayor riesgo de desarrollar la osteoartritis que las personas sedentarias, aunque es cierto que esto resulta más probable en los jugadores de fútbol americano y las personas que han sufrido algún daño en las articulaciones.

En algunos aspectos es posible que la persona sedentaria tenga mayor probabilidad de desarrollar problemas con las articulaciones que muchos atletas. Si usted tiene sobrepeso, sus rodillas y caderas se ven sometidas a un esfuerzo mayor y aumenta el riesgo de sufrir problemas más adelante. También estamos empezando a descubrir que la comida puede influir en el riesgo de desarrollar artritis.

Alimentos buenos y malos

P. *Estaba comiendo un trozo de chocolate cuando una amiga me dijo: "Eso no es bueno para la artritis". Después otra amiga me dijo que no comiera tomate (jitomate).*

Todos estos consejos me confunden. ¿Realmente hay alimentos que deba evitar y existen algunos que sirvan contra la artritis?

R. Un grupo de investigadores de la Universidad Tufts señalaron que algunos pequeños cambios en la alimentación pueden influir en el control de la artritis.[142] Los ácidos grasos omega-3, que se encuentran principalmente en el pescado pero también en la semilla de lino (linaza), las pacanas, la nuez, el *tofu* y las verduras de hoja verde, ayudan a combatir la inflamación. Los aceites comunes como los de maíz, girasol y alazor (cártamo) están llenos de ácidos grasos omega-6 que de hecho llegan a promover la inflamación y el dolor en las articulaciones.

• • •

Los investigadores sugieren consumir por lo menos seis raciones diarias de frutas y verduras (tres verduras y tres frutas) para ingerir una cantidad adecuada de vitamina C y de betacaroteno. Asimismo recomiendan sustituir la carne por pescado (una ración de 3 onzas/ 84 g cada dos días), frijoles (habichuelas) ($\frac{1}{2}$ taza) y nuez (1 onza/24 g). La vitamina D y los suplementos de aceite de pes-

---

UN BENEFICIO DE BAJAR DE PESO

"En realidad no hace falta bajar mucho de peso para obtener un beneficio. Con tan sólo perder entre 10 y 12 libras (entre 4,5 y 5,4 kg), el riesgo de desarrollar una osteoartritis sintomática de la rodilla se reduce por la mitad".[141]

—Dra. Joanne Jordan, experta en salud pública y directora adjunta del Centro Thurston de Investigación sobre la Artritis de la Universidad de Carolina del Norte

---

cado (para las personas a las que el pescado no les guste para nada) quizá ayuden también. Estos alimentos parecen proporcionar nutrientes antiinflamatorios que pueden ayudar a aliviar el dolor en las articulaciones.

Es posible que el chocolate y el tomate les aumenten el dolor a algunas personas sensibles. Sin embargo, la mayoría de la gente no tiene que renunciar al gusto de comérselos. Usted mismo tendrá que evaluar cuáles alimentos específicos incrementan las molestias en su caso.

EL SELENIO

Un conjunto cada vez mayor de datos indican que existen algunos alimentos antiinflamatorios que pueden promover la salud de las articulaciones y que la carencia de ciertos nutrientes puede ponerla en riesgo. Desde hace mucho tiempo los epidemiólogos saben que el bajo nivel de selenio en la alimentación de las personas que viven en algunas partes de China, Corea del Norte y Siberia incrementa el riesgo de sufrir de un tipo de osteoartritis de comienzo temprano (la osteoartropatía de Kashin-Beck).[143] Algunos investigadores han descubierto que un nivel bajo de selenio posiblemente también signifique un riesgo para algunos ciudadanos estadounidenses. Midieron con cuidado la cantidad de selenio presente en las uñas de los pies de 940 habitantes rurales y

> ## LA ESPERANZA DEL SELENIO
>
> **"Estos resultados nos emocionan mucho porque es la primera vez que alguien mide el selenio presente en el cuerpo de esta forma en relación con la osteoartritis. Nuestros resultados sugieren que tal vez podamos impedir o retrasar el desarrollo de la osteoartritis de la rodilla y posiblemente también de otras articulaciones en algunas personas que no ingieren una cantidad suficiente de selenio".[144]**
>
> — Dra. Joanne Jordan, experta en salud pública

suburbanos del estado de Carolina del Norte. Esta técnica permite calcular de manera científica la exposición al selenio durante un período prolongado. A continuación los científicos tomaron radiografías de las rodillas de las personas y las evaluaron de acuerdo con el nivel de selenio que habían encontrado en el organismo de cada quien. Descubrieron que en las personas que poseían un nivel alto de selenio la probabilidad de sufrir osteoartritis de la rodilla disminuía en entre el 40 y el 50 por ciento en comparación con las personas que tenían un nivel bajo de selenio.[145]

¿Debería usted tomar un suplemento de selenio para prevenir la artritis? Hasta la fecha no disponemos de datos que indiquen si funciona o no. Y siempre alentamos a las personas a tratar de obtener sus nutrientes de la fuente más natural posible: ¡la comida! Como sea, sí existen datos que sugieren que el selenio resulta esencial para gozar de buena salud. Al parecer interviene para regular las inflamaciones y el funcionamiento del sistema inmunitario, para evitar las infecciones y quizá incluso para impedir el cáncer de próstata, esófago, estómago y pulmones.[146, 147] Comer

ALIMENTOS QUE CONTIENEN MUCHO SELENIO

ALIMENTO	CONTENIDO DE SELENIO
Coquitos de Brasil	544 mcg por ración de 1 onza (28 mg)
Hígado de pollo	71 mcg por ración de 3 onzas (84 mg)
Atún (de lata)	63 mcg por ración de 3 onzas (84 mg)
Caballa (escombro, macarela)	53 mcg por ración de 3 onzas (84 mg)
Espagueti con carne molida y salsa de tomate	34 mcg por ración
Semillas de girasol	26 mcg por ración de 1 onza (28 mg)
Germen de trigo	22 mcg por ración de 1 onza (28 mg)
Pechuga de pollo	20 mcg por ración de 3.5 onzas (98 g)
Avena (preparada)	12 mcg por taza
Huevo	14 mcg por un huevo mediano

un par de coquitos de Brasil (castañas de Pará) tres o cuatro veces a la semana pudiera ser una de las formas más seguras y sabrosas de aumentar la cantidad de selenio en su alimentación. Sin embargo, no exagere. La Dra. Joanne Jordan, experta en salud pública, no recomienda comer mucho más que 400 microgramos de selenio al día. Es posible que cuando se toma en exceso el selenio sea tóxico (o sea, si se consume más de 1 mg al día por tiempo prolongado). Algunos síntomas de toxicidad son cabello y uñas quebradizas, erupciones cutáneas, fatiga, náuseas y vómito.

JUGO DE NARANJA (CHINA)

Tal vez le parezca que preparar un vaso de jugo de naranja fresco cuesta demasiado trabajo, pero si ayuda a prevenir la inflamación y la artritis bien vale el tiempo de preparación y el gasto que implica. Un estudio publicado por la revista médica *American Journal of Clinical Nutrition* (agosto del 2005) sugiere que tal vez sea buena idea pensar en el jugo de naranja como una medicina preventiva.

Los investigadores llevaron el seguimiento de más de 25.000 personas entre 1993 y 2001. Los sujetos de estudio que consumieron la mayor cantidad de carotenoides antioxidantes (de manera específica beta criptoxantina y zeaxantina) tenían la menor probabilidad de desarrollar artritis inflamatoria.[148] Estos compuestos se encuentran en las frutas y las verduras amarillas y anaranjadas. Los investigadores establecieron que la cantidad de beta criptoxantina contenida en sólo un vaso de jugo de naranja recién exprimido al día basta para reducir el riesgo de padecer afecciones inflamatorias como la artritis reumatoidea.

La vitamina del sol

Con frecuencia se nos pregunta qué nos llevaríamos a una isla desierta. Si sólo pudiéramos

FUENTES DE BETA CRIPTOXANTINA Y ZEAXANTINA

- Calabaza
- Cilantro
- Maíz
- Mandarina
- Melocotón
- Naranja
- Papaya
- Pimiento rojo
- Sandía
- Zanahoria

llevarnos un fármaco sería la aspirina, la medicina más barata y más versátil de la farmacia. Si sólo pudiéramos llevarnos una vitamina sería la vitamina D. La buena noticia es que no tendríamos que llevárnosla. Ya estaría ahí. La vitamina D es el nutriente más barato del mundo porque no cuesta ni un centavo. Sólo hace falta exponerse unos cuantos minutos al sol todos los días para que el cuerpo produzca toda la vitamina D que necesita.

Este compuesto resulta esencial para gozar de buena salud en general y con todo son millones las personas que sufren una insuficiencia de vitamina D. La razón es que están totalmente confundidas en lo que se refiere a la exposición al sol. Desde hace décadas los dermatólogos han pronunciado terribles advertencias. Nos dicen que el sol produce arrugas, manchas de la edad y cáncer de la piel. Nos han convencido de que es un peligro exponerse al sol sin antes haberse puesto filtro solar.

Indiscutiblemente es verdad si nos plantamos en el sol durante mucho tiempo. Por otra parte, se han acumulado cada vez más pruebas de que la luz solar previene el cáncer. Un gran número de estudios han demostrado que el cáncer de colon, mama, próstata y pulmones es menos común entre las personas que se exponen con regularidad al sol.

La luz solar es importante porque estimula la producción de vitamina D por la piel. Es posible sufrir una sobredosis de esta vitamina si se toma por vía oral en forma de suplementos, pero la piel produce la cantidad justa que el cuerpo necesita. Desafortunadamente hay

★★★★★ Vitamina D

La vitamina del sol brinda los mayores beneficios por el costo más bajo, porque sale gratuita. Este nutriente disminuye el riesgo de padecer osteoporosis, fracturas, depresión, cáncer y artritis. Entre 5 y 10 minutos de asolearse (sin filtro solar) las manos, los brazos y la cara cada 2 ó 3 días es suficiente para cubrir las necesidades de la mayoría de las personas.[149]

Si le hace falta tomar suplementos por vía oral porque no le resulta práctico asolearse, recomendamos entre 800 y 1.200 UI al día. Sin embargo, no vaya a exagerar la dosis. Nunca tome más de 2.000 UI al día.

muchas personas en los Estados Unidos que no obtienen una cantidad suficiente de vitamina D. Pasan la mayor parte del tiempo bajo techo. Incluso en el verano es posible que prefieran la comodidad del aire acondicionado. Si llegan a realizar alguna actividad al aire libre se ponen un filtro solar desde antes de salir. De esta forma se reduce mucho la cantidad de vitamina D que la piel puede producir.

La vitamina D producida por la piel circula a través del cuerpo. Los tejidos que la requieren en forma de hormona pueden transformarla en el compuesto activo que al parecer es lo que previene el cáncer. Es posible que la forma de vitamina D producida por la piel al exponerse al sol sea más eficiente para este uso que la contenida en los suplementos tomados por vía oral.

Sin embargo, no nos entienda mal. Los suplementos son útiles, sobre todo en el caso de las personas que no tienen acceso a una cantidad suficiente de luz solar. Una investigación publicada por la revista médica *American Journal of Public Health* (febrero del 2006) indica que cuando las personas toman 1.000 UI de vitamina D al día su riesgo de contraer cáncer colorrectal se reduce a la mitad y la posibilidad de desarrollar cáncer de mama o de los ovarios disminuye en una tercera parte.

Además de los beneficios que la vitamina D ofrece contra el cáncer, las investigaciones demuestran que este nutriente resulta esencial para tener los huesos fuertes. Cuando las personas ingieren por lo menos 800 UI al día, su riesgo de fracturarse la cadera se reduce en un 26 por ciento.[150] El poder potencial de la vitamina D para ayudar a prevenir el avance de la osteoartritis es igualmente asombroso. El Estudio Framingham del Corazón ha llevado el seguimiento de un grupo de personas radicadas en la ciudad de Massachusetts del mismo nombre desde hace más de 50 años. El interés especial de los investigadores se centra en datos relacionados con el estilo de vida, la alimentación y las enfermedades cardíacas. Sin embargo, también han tomado en consideración otras cuestiones relacionadas con la salud, entre ellas la artritis.

En 1996 la revista médica *Annals of Internal Medicine* publicó un estudio importantísimo que casi pasó desapercibido. Los investigadores señalaron que los participantes en el estudio de Framingham con una ingesta baja de vitamina D, así como niveles séricos bajos de la misma enfrentaban "un mayor riesgo de sufrir un empeoramiento de la osteoartritis de la rodilla".[151] De hecho, la probabilidad de que la osteartritis empeorara en estas personas era tres veces mayor que en el caso de quienes tenían niveles altos de vitamina D. Si bien el estudio no demostró que la vitamina D pudiera prevenir el desarrollo de la artritis, los investigadores sugirieron audazmente que las personas con osteoartritis que consuman poca vitamina D "posiblemente se beneficien de aumentar su consumo de vitamina D o de exponerse al sol".[152] Aún no sabemos si ingerir vitamina D (o asolearse) regularmente prevenga la osteoporosis, pero no nos sorprendería en absoluto que así fuera.

La dieta mediterránea

Cada vez resulta más evidente que ciertos alimentos pueden aumentar el estado de inflamación mientras que otros disminuyen las respuestas inflamatorias del cuerpo. Un gran número de estudios epidemiológicos sugieren que la prevalencia y la gravedad de la artritis reumatoide son menores en las regiones donde las personas consumen una mayor cantidad de pescado, aceite de oliva, frutas, verduras y legumbres.[153, 154]

Normalmente se piensa en Grecia, Creta o Italia en relación con este tipo de dieta mediterránea. Por lo mismo fue una sorpresa agradable averiguar que un grupo de investigadores puso a prueba la dieta en un centro para la reumatología ubicado al sudeste de Suecia. A fin de motivar a los conejillos de indias humanos para observar la dieta, los investigadores les proporcionaron aceite de oliva y de *canola*, margarina hecha de aceite de *canola*, verduras congeladas y té de manera gratuita. Los sujetos asignados de manera aleatoria a la dieta mediterránea lograron "una reducción en la actividad inflamatoria, un mejor rendimiento físico y una mayor vitalidad".[155]

Otras investigaciones indican que la inflamación se reduce y los resultados clínicos mejoran cuando las personas aumentan su consumo de grasas omega-3 y monoinsaturadas e ingieren menos ácidos grasos omega-6.[156]

GRASAS OMEGA-3 Y OMEGA-6

GRASAS OMEGA-3 Y MONOINSATURADAS	GRASAS OMEGA-6
Aceite de almendra	Aceite de maíz
Aceite de aguacate	Aceite de semilla de algodón
Aceite de *canola*	Aceite de cacahuate
Aceite de oliva	Aceite de alazor
Aceite de nuez	Aceite de sésamo
	Aceite de girasol

ACEITE DE PESCADO

Sin importar cuánto cuidado tenga con su alimentación, tal vez le resulte difícil modificar de manera radical la proporción de grasas omega-6 (que promueven la inflamación) y de grasas omega-3 (antiinflamatorias) que consume. La razón es que los aceites vegetales con alto contenido de ácidos grasos omega-6 (maíz, alazor/cártamo, girasol) se encuentran en todas partes, desde las galletitas y las galletas hasta las sopas y las salsas.

LA DIETA MEDITERRÁNEA

No existe una dieta "mediterránea" única, pero sus elementos comunes incluyen los siguientes:

- Aceite de oliva
- Pescado y carne de ave
- Muchas verduras y frutas
- Legumbres, frutos secos y semillas
- Huevos
- Vino

Nuestros bisabuelos ingerían una proporción más saludable de grasas omega-6 a grasas omega-3, probablemente de dos o tres partes por una. Comían la carne de animales que se alimentaban con pasto y por lo tanto les proporcionaba muchas más grasas omega-3. Y no había máquinas expendedoras llenas de meriendas (refrigerios, tentempiés). Actualmente se calcula que en promedio se consumen 10 o hasta 25 partes de grasas omega-6 por una de grasas omega-3.[157]

Nuestros abuelos tenían otra tradición que mantenía bajo control la proporción de grasas omega-6 y omega-3: ¡el aceite de hígado de bacalao! Por horrible que fuera el sabor, este remedio anticuado estaba cargado de ácidos grasos omega-3. En el siglo XVIII se consideraba que el aceite de hígado de bacalao era un remedio útil contra la artritis. El problema con este suplemento dietético está en que contiene una cantidad excesiva de vitamina A, lo cual puede perjudicar los huesos. Algunos científicos han señalado que el consumo de grandes cantidades de vitamina A a través del aceite de hígado de bacalao en Suecia y Noruega está relacionado con huesos más débiles, osteoporosis y un aumento en el riesgo de sufrir fracturas de la cadera.[158]

Es posible que el aceite de pescado de calidad farmacéutica resulte útil para evitar este problema. El Dr. Barry Sears (creador de La Dieta de la Zona) recomienda tomar un total de entre 3 y 8 gramos de EPA (ácido eicosapentanoico) y DHA (ácido docosahexaenoico) diariamente para calmar el estado de inflamación.[159] De acuerdo con el Dr. Sears, esta cantidad corresponde a entre 1 y 3 cucharaditas de aceite de pescado o entre 4 y 12 cápsulas (según la marca).

¿Qué tan eficaz es el aceite de pescado para calmar el dolor y la inflamación de la osteoartritis? Desafortunadamente no contamos con pruebas clínicas doble ciego excelentes, con control de placebo y grupos seleccionados al azar, para probar sus beneficios. No obstante, sí existe una cantidad asombrosa de datos según los cuales el aceite de pescado es bueno para combatir las enfermedades cardíacas; asimismo, ciertas investigaciones sugerentes indi-

BATIDO DE ACEITE DE PESCADO PARA DESAYUNAR

Para absorber mejor el pescado y disimular su sabor, mezcle los siguientes ingredientes en una licuadora (batidora).

• 1 a 3 cucharaditas de aceite de pescado de calidad farmacéutica

• 1 cucharada de proteína de suero de leche en polvo

• 1 cucharadita de clara de huevo en polvo

• ½ plátano amarillo (guineo, banana) congelado (pélelo antes de meterlo al congelador)

• 1 taza de fruta congelada

• 1 taza de yogur bajo en grasa

• ½ taza de jugo de uva, cereza, naranja o granada

Bata todos los ingredientes a velocidad alta hasta lograr una mezcla uniforme en la que ya no se distingan los ingredientes en polvo, la fruta ni el yogur.

can que los suplementos dietéticos de ácidos grasos omega-3 "benefician a pacientes humanos que padecen enfermedades de las articulaciones".[160] Un hombre que escucha nuestro programa de la radio pública describió su experiencia con el aceite de pescado de la siguiente manera:

"Sufría bastante dolor en las articulaciones, sobre todo en las rodillas. Entonces empecé a tomar aceite de pescado con ácidos grasos omega-3. Eliminó por completo el dolor que tenía en las articulaciones. Llevo 2 meses de tomarlo y todo el dolor desapareció. Tomo una cápsula por la mañana y ya. Por si fuera poco, prácticamente ha eliminado los tronidos en mis rodillas. Me tronaban al levantarme. Ya casi se me ha quitado y el dolor se me quitó por completo.

Para averiguar si se trataba de algo temporal que no funcionaría, dejé de tomar el aceite de pescado por 3 ó 4 días y el dolor volvió".
—Rex de Little Rock, Arkansas

EL MEJILLÓN LABIO VERDE

El mejillón labio verde de Nueva Zelanda se ha comentado mucho últimamente como otra fuente excelente de los ácidos grasos antiinflamatorios omega-3.[161] Sin lugar a dudas se trata de algo más exótico que el simple aceite de pescado. Un estudio doble ciego pequeño de los efectos de este tipo de mejillón en perros artríticos dio como resultado una mejoría significativa de los síntomas de la artritis.[162] Los estudios veterinarios son interesantes porque dudamos que las mascotas sean muy susceptibles al efecto placebo.

No sabemos si un extracto de aceite lípido del mejillón labio verde tenga los mismos efectos positivos en el caso del ser humano. Nos encantaría conocer los resultados de pruebas clínicas doble ciego extensas con control de placebo. Se están realizando varios. Mientras tanto, si usted quiere probar los efectos del mejillón labio verde seguramente encontrará el extracto del aceite en una tienda de productos naturales o por internet. No todas las marcas son iguales. Quizá quiera buscar *Lyprinol*, el cual parece ser un producto de calidad, según nuestras investigaciones. Es posible que tarde por lo menos uno o dos meses en obtener resultados.[163] Si no observa ninguna mejoría en 3 meses, olvídese del mejillón labio verde.

El remedio de las pasas

Hasta 1994 no nos pusimos a pensar mucho en remedios caseros contra la artritis. Suponíamos que los únicos tratamientos eficaces contra la inflamación se hallaban en la farmacia. No obstante, en mayo de aquel año nos llegó una carta que cambió nuestra forma de pensar acerca de muchas cosas. Un lector de nuestra columna de periódico preguntó si serviría poner pasas amarillas a remojar en ginebra y luego comer nueve al día. La idea tan absurda nos dio risa, pero decidimos darla a conocer a pesar de ello, como una broma. Fue el inicio de un viaje extraordinario a través del asombroso mundo de los remedios caseros para la artritis.

Desde que publicamos la receta original de las pasas amarillas remojadas en ginebra hemos recibido muchos cientos de cartas y mensajes de correo electrónico de todo el mundo. Muchos se han asombrado ante la eficacia del remedio. Otros dicen que no sirve para nada. Desde luego también recibimos noticias de personas que nos comunicaron que el fármaco *Vioxx*, aprobado por la FDA, no

---

PASAS REMOJADAS

- 1 caja (15 onzas/420 g) de pasas amarillas
- 1 pinta (473 ml) de ginebra buena

Vierta la ginebra encima de las pasas en un tazón (recipiente). Cúbralo con una toalla y deje que se evapore la ginebra (tarda hasta una semana). Ponga las pasas húmedas en un frasco tapado y guárdelo en el refrigerador. Coma nueve al día.

---

alivió su artritis en absoluto, mientras que otros insistían en sus cualidades milagrosas.

Muchos médicos piensan que el remedio de las pasas demuestra el poder del placebo. Insisten en que cualquier beneficio que se perciba tiene que ser mental solamente. Lo único que podemos responder es que muchas personas han realizado sus propias pruebas para ver si funciona. Hemos escuchado muchos relatos como el siguiente:

> *La ginebra y las pasas amarillas me libraron del dolor durante más de un año. Un día se me acabó la ginebra y dejé de tomar el remedio durante 1 semana. Al finalizar la semana el dolor y la rigidez regresaron a mis rodillas y resultaba muy molesto sentarme o levantarme de una silla. Sobra decir que ese mismo día salí a comprar más ginebra*.

De vez en cuando el cajero de alguna vinatería nos habla de personas mayores que subrepticiamente compran una botella de ginebra para su artritis. No quieren que sus amigos o vecinos se enteren de su secretito. Algunos dicen que las nueve pasas diarias les ayudan a sus rodillas. Otros insisten en que el remedio alivia el dolor y la inflamación en su cuello o codos.

> *Mi mamá tiene artritis en la articulación de uno de sus meñiques. La articulación estaba inmóvil y le dolía constantemente. Desde que empezó a comer las pasas amarillas remojadas en ginebra, el dolor desapareció y puede jugar tenis dos veces a la semana sin molestias. ¡Acaba de cumplir 81 años!*
>
> *También le recomendamos las pasas a una amiga que vino de visita de Noruega. Lleva años sufriendo el dolor de la artritis reumatoidea. Tras sólo una semana de probar las pasas amarillas empapadas en ginebra, su dolor ya empezó a disminuir. No sé a qué se deba, pero al parecer es muy eficaz*.

Hemos escuchado todo tipo de explicaciones de por qué el remedio de las pasas funciona. Algunas personas piensan que se debe al extracto de la baya de enebro con el que se hace la ginebra. Otros insisten en que el sulfito (un conservante) con el que se blanquea las pasas amarillas es lo que obra la magia. (Por lo mismo cualquiera que sea alérgico al sulfito no debe tomar este remedio). Asimismo hay todo tipo de

variaciones sobre el remedio de las pasas. Una mujer nos escribió lo siguiente: "Sus discusiones sobre las pasas remojadas en ginebra como tratamiento contra la artritis me han divertido. Mi madre, que era holandesa, solía remojar albaricoques (chabacanos, damascos) secos picados en ginebra durante 2 semanas antes de comérselos. ¡Según ella servía para aliviar sus dolores y achaques!"

Incluso hemos escuchado que las personas deben usar ginebra de endrina (*sloe gin*) en lugar de la normal:

> *Las personas a quienes no les sirvan las pasas amarillas con ginebra deberían probar el remedio original que se utiliza en mi familia desde hace muchas generaciones. Consiste en nueve pasas oscuras remojadas en ginebra de endrina. Tal vez el efecto se deba a la endrina. El remedio es de color morado oscuro y delicioso*.

La ginebra de endrina se hace con la baya del endrino. En Europa tradicionalmente se toma un almíbar (jarabe) de endrina para tratar los trastornos digestivos.

"Las bayas del enebro eran un remedio preferido para diversos malestares por el cura y curandero decimonónico Sebastian Kneipp, a quien sus pacientes adoraban como a un santo mientras que los médicos establecidos lo consideraban un charlatán.

De acuerdo con un cuadro decorativo alemán que tenemos en la casa y que describe diversos remedios herbarios, el enebro cura el reumatismo, la gota, los trastornos dermatológicos y el resfriado común, es de suponer que en este orden de eficacia".

—H.H. Stadelmaier, PhD, profesor emérito de Ciencias e Ingeniería de Materiales en la Universidad Estatal de Carolina del Norte

---

Si bien no podemos explicar el efecto de la ginebra con pasas, sólo nos resta decir que esta receta marcó el inicio de una gran aventura para nosotros. Siga leyendo para conocer más historias asombrosas con respecto a la artritis.

El jugo de uva y Certo

En marzo de 1998 recibimos la noticia de otro remedio casero asombroso. Nos abrió los ojos a todo tipo de posibilidades.

> *"Mi esposa y yo probamos las pasas amarillas con ginebra para la artritis y no nos sirvieron. Sin embargo, descubrimos otra cosa. Tome 2 cucharaditas de Certo [pectina de fruta] disueltas en 3 onzas (90 ml) de jugo de uva. Hágalo tres veces al día. Nos han dicho que reduzcamos la cantidad a 1 cucharadita de Certo con jugo de uva dos veces al día una vez que desaparezca el dolor en las articulaciones.*
>
> *Compramos Certo en la tienda de comestibles cerca de los frascos para conservas. Es un remedio sencillo y barato y al parecer ayuda. Tomo Coumadin, así que no puedo tomar fármacos antiinflamatorios como Advil o Aleve".*

En cuanto publicamos este remedio alternativo para la artritis, la respuesta fue abrumadora, como si se hubiera desatado una avalancha. Nos escribieron personas que llevaban décadas utilizando este remedio. Una mujer indicó que su abuela tomaba *Certo* y jugo de uva desde los años 40. Cuando la abuelita se fue 2 semanas de vacaciones a Florida dejó de tomar el remedio. Para cuando llegó a su

★★★★★ **Jugo de uva y** *Certo*

Presentamos tres recetas diferentes para este remedio:

- 2 cucharaditas de *Certo* en 3 onzas (90 ml) de jugo de uva (tres veces al día)
- 1 cucharada de *Certo* en 8 onzas (240 ml) de jugo de uva (una vez al día)
- 1 sobre de *Certo* disuelto en 64 onzas (1.920 ml) de jugo de uva (tome de 6 a 8 onzas/180 a 240 ml al día)

Personalmente preferimos la tercera receta por ser la más conveniente. Los remedios caseros por su misma naturaleza no son científicos. Quédese con lo que mejor le funcione.

Este remedio es uno de los pocos al que calificamos con cinco estrellas porque es económico y posiblemente brinde tres beneficios al aliviar la inflamación, incrementar la flexibilidad de los vasos sanguíneos y bajar el colesterol. No tome estatinas al mismo tiempo, pues posiblemente no se absorban bien.

casa sentía mucho dolor y se metió a la cama llorando. Dos semanas después de empezar otra vez con el *Certo* y el jugo de uva, la abuela de nuevo estaba perfectamente bien.

Para quienes nunca han preparado conservas en casa, *Certo* es un misterio. Se trata de un producto que empezó a venderse en Canadá en 1919 a los fabricantes de mermeladas y jaleas. Comenzó a venderse con el nombre de marca de *Certo* para espesar las conservas preparadas en casa en 1923. Sin la pectina de origen vegetal, la mermelada sería muy líquida y no muy apetitosa. Hoy en día la compañía Kraft vende *Certo* líquido y se sigue utilizando para espesar mermeladas y jaleas. Se encuentra en la mayoría de los supermercados en la sección dedicada a los productos para preparar conservas.

Los atletas ya mayores se han mostrado particularmente encantados con este remedio casero. Bill Weinacht es un octogenario que se ubicaba entre los mejores esprínters (corredores de 100 metros) del mundo en la categoría de su edad. Sufrió una gran decepción cuando la osteoartritis de las rodillas lo obligó a competir sólo en la caminata. No obstante, después de probar la receta del jugo de uva con *Certo*, volvió a ser esprínter. Bill no fue el único atleta en obtener éxito. Supimos también de otros corredores:

Quiero describir un remedio casero que ha servido para mejorar mi osteoartritis de manera radical. Tengo 60 años ahora y no tengo cartílago en la rodilla derecha desde 1967.

He llevado una vida activa: corría (lo dejé hace 15 años después de haber corrido 34.582 millas/55.331 kilómetros en total), jugaba baloncesto (de media cancha, dos veces a la semana durante 40 años) y caminaba (entre 1 y 3 millas/ 1,6 a 5 km al día). A lo largo de los últimos años empeoraron los síntomas de mi artritis. Sufría dolor constantemente y la rodilla se me hinchó mucho. Me vi obligado a utilizar un aparato ortopédico y luego un bastón. Me costaba trabajo

dormir y estaba pensando en someterme a una sustitución total de la rodilla.

Entonces un colega del trabajo mencionó que algunos de sus amigos habían encontrado alivio para su osteoartritis por medio de un remedio casero: tomar 2 cucharaditas de pectina líquida en entre 4 y 6 onzas (120 a 180 ml) de jugo de uva cada mañana. La pectina que utilizo sirve para preparar mermeladas de fruta en casa y el nombre de marca es Certo.

Al cabo de 8 horas, el dolor se redujo casi a cero, la hinchazón disminuyó de manera considerable y dormí toda la noche sin interrupciones por primera vez en años. Ya no me hace falta ni el aparato ortopédico ni el bastón.

Estos resultados positivos se han repetido todos los días desde que empecé con el régimen. No he hecho ningún otro cambio de medicamento, suplementos, alimentación o actividades y me he mantenido fiel al régimen todos los días.

Vaya al Club Atlético Maverick la mayoría de los sábados por la mañana a verme jugar baloncesto de media cancha con hombres a quienes les doblo la edad. Mi rodilla derecha aún consiste sólo en 'hueso artrítico sobre hueso artrítico', pero disfruto una movilidad sorprendente y sólo tengo muy pocas molestias .
—*Kent Hedman, Arlington, Texas*

No podemos prometerle que el jugo de uva morada con *Certo* le ahorre una sustitución quirúrgica de la rodilla, pero ya no pensamos que se trata simplemente de un remedio casero peculiar. Cada vez se están reuniendo más pruebas científicas en el sentido de que el jugo de uva posee potentes efectos antiinflamatorios. Los polifenoles son unos compuestos antioxidantes naturales que se encuentran en muchos alimentos, como el arándano, la cereza, la uva, el chocolate, el perejil y el té. Un subgrupo de polifenoles, las proantocianidinas (PA), revisten mucho interés en particular. Estos flavonoides antioxidantes le dan a la fruta su sabor agrio o astringente. Revisten mucho interés porque las PA ofrecen muchos beneficios a la salud. Al parecer reducen el riesgo de que se formen coágulos al volver menos pegajosas las plaquetas, a la vez que les dan mayor flexibilidad a los vasos sanguíneos.[164]

De acuerdo con el Departamento de Agricultura de los Estados Unidos, cada ración de jugo de uva contiene una mayor cantidad de PA que cualquier otra bebida, entre ellas el jugo de manzana y el de arándano agrio, el vino tinto o el té.[165] Se ha demostrado en investigaciones científicas que el jugo de uva puede elevar el nivel del colesterol LAD (el colesterol "bueno"), reducir la oxidación del colesterol LBD (el "malo"), volver menos pegajosas las plaquetas y disminuir la inflamación que llega a convertirse en arteroesclerosis.[166, 167] Si el jugo de uva puede tener un impacto tan profundo en las reacciones inflamatorias que contribuyen a producir las enfermedades de las arterias del corazón, resulta lógico pensar que esta bebida simple tal vez también afecte las inflamaciones en los tejidos de las articulaciones.

El año pasado mi colesterol estaba en 284. Leí su columna sobre ½ taza de vinagre de manzana mezclado con 4 tazas de jugo de manzana y 3 tazas de jugo de uva y empecé a tomar 6 onzas (180 ml) de este tónico cada mañana antes de desayunar.

Mi nivel de colesterol ha bajado sin prisa pero sin pausa. Ahora está en 212. Además, ha desaparecido el dolor artrítico en mi rodilla.

Jugo con vinagre

El Dr. D.C. Jarvis mencionó el valor del vinagre con miel en 1958 en su libro clásico de consejos médicos *A Vermont Country Doctor's Guide to Good Health*. A lo largo de los años, nuestros lectores nos han escrito sobre el éxito obtenido con diversas recetas de jugo con vinagre. La imaginación también ha dado lugar a combinaciones propias; finalmente fue así que los remedios caseros surgieron para empezar. En vista de que no existen investigaciones clínicas para respaldar estas recetas no podemos decirle cuál le servirá mejor, si es que alguna le sirve. A continuación le damos varias que vale la pena tomar en cuenta:

A mi esposo y a mí nos interesan los remedios contra la artritis. Tomábamos vinagre de manzana con miel en una taza de agua caliente para aliviar el dolor en las articulaciones de nuestros dedos. A pesar de ello, los pulgares le dolían tanto a mi esposo que apenas podía sostener los objetos y a mí me salió una bola dura y dolorosa hace poco en mi dedo anular derecho.

Leímos en su columna sobre una solución compuesta por cinco partes de jugo de uva, tres partes de jugo de manzana y una parte de vinagre de manzana. Luego también leímos sobre Certo *con jugo de uva. Decidimos combinar ambos remedios y agregamos dos partes de* Certo *a la mezcla de jugos de manzana y uva con vinagre. En un par de semanas, el bulto de mi dedo desapareció y lo sentí menos doloroso y rígido".*

VINAGRE Y JUGO Nº1

- 1 taza de vinagre
- ⅓ taza de miel
- 16 onzas de jugo de uva
- 32 onzas de jugo de manzana

Tome un par de onzas de esta mezcla al día.

VINAGRE Y JUGO Nº2

- 1 parte de vinagre de manzana
- 3 partes de jugo de manzana
- 5 partes de jugo de uva

Tome ½ taza al día.

VINAGRE Y JUGO Nº3

- 1 cucharadita de gelatina de naranja en polvo
- ½ cucharadita de vinagre de manzana
- ½ cucharadita de miel
- 6 onzas de agua

Mezcle los ingredientes y tome una vez al día.

El último remedio nos lo dio Bud de Dallas, Texas, quien nos mandó la siguiente experiencia:

"El antiguo dueño de los Vaqueros de Dallas me dio su remedio contra la artritis y fue como un regalo del cielo. Hay que agregar 1 cucharadita de una mezcla de vinagre de manzana al 50 por ciento y miel al 50 por ciento (preparo un cuarto de galón/950 ml para que me dure más o menos un mes) a un vaso de agua de 6 onzas (180 ml), a lo que se agrega una cucharadita de gelatina en polvo sabor naranja hasta que se disuelve. (Compro gelatina de la marca Knox). ¡A las pocas semanas prácticamente recuperé el uso de mis nudillos, que se habían vuelto realmente rígidos y dolorosos, al 100 por ciento! No parece esencial medir los tres ingredientes exactamente. Lo hago al ojo del buen cubero, lo revuelvo y me lo tomo. Espero que les funcione igual de bien a otras personas como me funcionó a mí".

El jugo de granada

Si alguna vez ha probado una granada, sabrá que se trata de una fruta poderosa. El subido color rojo y su sabor único hacen de ella algo realmente especial. Desempeñó un papel importante en la mitología griega en el relato de Perséfone, la hija de la diosa de las cosechas, Deméter. Hades, el señor del inframundo, raptó a la hermosa joven. Comió unas cuantas semillas de granada antes de ser rescatada, por lo que a partir de ahí tuvo que pasar varios meses de cada año en el inframundo al lado de Hades. Según el mito, se trata de los meses en que la tierra está obligada a soportar el invierno.

Miles de años más tarde las granadas aún reciben atención, particularmente por parte de la comunidad científica. Los investigadores han señalado su rico contenido en unos antioxidantes que evitan la oxidación del colesterol LBD "malo".[168] Esta degradación del colesterol LBD parece constituir un paso clave en el desarrollo de la arteroesclerosis. Además, el jugo de la granada, al igual que el de uva y la aspirina, puede ayudar a evitar que las plaquetas de la sangre se acumulen y formen coágulos perjudiciales. Los datos también sugieren que el jugo de la granada incrementa la afluencia de oxígeno al corazón en los pacientes que padecen una cardiopatía coronaria y tal vez

★★★★ La granada

La granada es una maravilla. Es una fruta deliciosa y rica en antioxidantes. Diversos estudios científicos han demostrado que el jugo puede reducir el riesgo de sufrir enfermedades cardíacas, disfunción eréctil y cáncer de próstata y de mama. El extracto del jugo de la granada posiblemente también calme la inflamación alrededor de las articulaciones y retarde la destrucción del cartílago.

Desventaja: Es posible que la granada interactúe con algunos fármacos de manera parecida a la toronja (pomelo). Cualquiera que tome medicamentos vendidos con receta debe asegurarse de que no existan tales interacciones.

incluso ayude a combatir la disfunción eréctil.[169] Investigaciones preliminares hechas con animales indican que el jugo de la granada quizá ayude a prevenir el cáncer de próstata.

Lo más importante en lo que se refiere a nuestro tema es el posible valor de la granada para combatir la artritis. Cultivos de tejidos de células de cartílago humano han respondido al extracto de la granada, según lo reportaron unos científicos de la Universidad Case Western Reserve en la revista médica *Journal of Nutrition*.[170] La inflamación se reduce y las enzimas que descomponen el cartílago se vuelven menos activas.

El Dr. Tariq Haqqi es profesor de Medicina en la Universidad Case Western Reserve y fue el investigador a cargo de este estudio. Nos explicó que el extracto del jugo de la granada es sumamente eficaz para inhibir la producción de los mediadores de la degradación del cartílago que se encuentran en las articulaciones afectadas por la osteoartritis. Admitió que tanto él como su esposa están convencidos de los méritos del extracto del jugo de la granada y lo toman regularmente con la esperanza de inhibir la inducción o el avance de la osteoartritis.[171]

El jugo de cereza

Desde hace muchos años hemos escrito sobre el valor de la cereza (fresca, seca o congelada; jugo de cereza e incluso cápsulas de extracto de cereza) contra la gota. Se trata de otro remedio tradicional que se se adelantó muchísimo a los científicos. En el 2003, un grupo de investigadores de la Universidad de California en Davis realizó un estudio pequeño con 10 mujeres sanas entre 22 y 40 años de edad. Midieron el nivel de urato y otros indicadores inflamatorios en muestras de sangre tomadas antes y después de una dosis de cerezas *bing* (280 gramos). Un alto nivel de urato (ácido úrico) en la sangre puede producir ataques de gota. Los cristales forman bultos alrededor de las articulaciones (sobre todo en el dedo gordo del pie) y causan inflamación grave y un dolor muy intenso.

Los investigadores comentaron los resultados en la revista médica *Journal of Nutrition*: "La disminución en el urato sérico después de consumir cerezas respalda las cualidades para combatir la gota que se les adjudican. La tendencia hacia la disminución de las concentraciones en plasma de los indicadores inflamatorios PCR [proteína C-reactiva] y ON [óxido nítrico] se agrega a las pruebas in vitro de que las cerezas contienen unos compuestos que inhiben los caminos inflamatorios".[172]

> *Mi hermana sufrió dos episodios recientes de gota. En vista de que no tiene seguro médico no pudo consultar al médico.*
>
> *Le di unas muestras de una medicina antiinflamatoria que tenía a la mano. La tomó, pero sólo encontró alivio cuando empezó a comer cerezas agrias. Alguien le había dicho que un remedio antiguo era comer seis cerezas agrias al día*.

Hay menos pruebas en relación con el uso de las cerezas o del jugo de cereza contra la artritis. Un estudio pequeño que se publicó en una revista médica desconocida de Texas en 1950 sugirió que poseen cierto beneficio contra la gota y también la artritis, pero desde hace décadas se ha pasado por alto.[173] No obstante, sí nos escribió una persona mayor: "Tomaba *Celebrex*, pero sufrí efectos secundarios. Un amigo me recomendó el jugo de cereza agria de la marca *Brownwood Acres*. Tardó 4 semanas en surtir efecto, pero a mis 79 años he vuelto a bailar *tap*. Me sirvió".

> *Recomiendo CherryFlex, una marca de píldoras bajas en carbohidratos que funciona contra la artritis y resulta mucho más conveniente que tomar jugo de cereza.*
>
> *Soy enfermera y me sentí escéptica cuando alguien mencionó CherryFlex. No obstante, lo probé después del desastre con Vioxx y me ha servido muy bien para aliviar la artritis*.

Las hierbas

Desde muchísimo tiempo antes de que la aspirina se le ocurriera a Bayer se usaban hierbas para aliviar la inflamación y el dolor. Los médicos chinos recomendaban la corteza del sauce, el precursor de la aspirina moderna, en el año 500 antes de Cristo. El médico griego Dioscórides recetaba corteza de sauce para aliviar la inflamación durante el primer siglo después de Cristo. En la India se utilizan hierbas como la cúrcuma (azafrán de las Indias), el jengibre y la boswelia desde hace miles de años. Esto no significa que sean totalmente seguras, pero sí nos brinda cierta tranquilidad saber que muchos de estos productos vegetales naturales se utilicen para cocinar al igual que con fines medicinales.

CÚRCUMA (*CURCUMA LONGA*)

La cúrcuma se conoce en la India desde hace milenios. Es la especia que le otorga su color distintivo al *curry*. También se encuentra en la mostaza amarilla. Los médicos ayurvédicos y chinos conocen las propiedades medicinales de la cúrcuma desde hace mucho tiempo. Han recurrido a ella para tratar una gran variedad de afecciones inflamatorias, así como trastornos del tracto digestivo, el hígado y la piel. Ahora los científicos occidentales se están poniendo al día. Es impresionante la cantidad

---

★★★★ Cúrcuma (curcumina)

La medicina ayurvédica utiliza esta especia amarilla desde hace miles de años. Sus efectos diversos contra el cáncer y la inflamación y para modular al sistema inmunitario la convierten en uno de los compuestos más emocionantes de la farmacia alimenticia. Tanto las investigaciones preliminares como los informes de nuestros lectores indican que la cúrcuma posiblemente ayude a aliviar el dolor de las articulaciones, la psoriasis y otras afecciones inflamatorias.

Efectos secundarios: Erupción cutánea, elevación de las enzimas hepáticas y mayor riesgo de hemorragias al tomarse junto con warfarina (*Coumadin*).

---

de investigaciones que se han dado en torno a la curcumina, el ingrediente activo de la cúrcuma. Si se realiza una búsqueda en línea con PubMed, un servicio de la Biblioteca Nacional de Medicina, se descubrirán más de 1.400 artículos de revistas en los que se menciona la curcumina.

Científicos de todo el mundo están estudiando la actividad fisiológica sumamente diversa de la curcumina. Están explorando la posibilidad de que este producto natural ayude a prevenir o contribuya al tratamiento de diversos tipos de cáncer (mama, colon, recto, páncreas, próstata, pulmón, melanoma, mieloma múltiple, leucemia). Es posible que los efectos de protección cardiovascular de la curcumina reduzcan el riesgo de padecer arteroesclerosis y disminuyan el daño sufrido por el músculo cardíaco durante un infarto. Investigaciones preliminares con animales sugieren que la curcumina puede ayudar a controlar el nivel de glucosa en ratas diabéticas y disminuye las consecuencias del estrés oxidativo provocado por la diabetes. Asimismo se están explorando las propiedades de la curcumina para modular al sistema inmunitario y combatir la inflamación en relación con el tratamiento del síndrome del intestino irritable, la esclerosis múltiple, el mal de Alzheimer y la psoriasis.

> "*Después de haber leído sobre la cúrcuma en su columna, empecé a agregar 1 cucharadita a mis huevos revueltos todas las mañanas. Mi artritis ha mejorado muchísimo y siento mucho menos dolor al caminar.*

Cada dos o tres semanas trabajo en mi jardín para limpiarlo de mala hierba, pasar el azadón, cortar el pasto y podar las plantas. Normalmente me duele todo durante días después de estos trabajos. No obstante, esta última vez, desde que empecé a tomar cúrcuma, no sentí dolor al día siguiente".

En vista de que la cúrcuma se utiliza tradicionalmente como agente antiinflamatorio en la India, no sorprende que los investigadores empezaran a estudiar sus efectos contra la artritis. Los resultados preliminares sugieren que la especia tiene actividades celulares únicas que protegen el cartílago.[174] Varias pruebas clínicas humanas indican que la curcumina es un agente antiinflamatorio que parece ser razonablemente seguro.[175]

Nuestros lectores nos han hablado de sus experiencias con la cúrcuma. Se nos hace algo extraño ponerle la especia al cereal (como lo hace un lector) o al huevo revuelto. Una mujer nos dijo que toma cápsulas de cúrcuma para aliviar su dolor de la artritis. Cuando las dejó de tomar una temporada, el dolor regresó. Volvió a tomar la cúrcuma y el dolor desapareció de nuevo. Otra lectora nos indicó que encontró alivio tanto para el dolor de sus rodillas como para su gusto por las apuestas.

"*Durante toda la vida las rodillas me han dolido por la noche. Tomaba Aleve, aspirina con dosis adecuada para la artritis o Tylenol y normalmente me despertaba y tenía que tomar más alrededor de las 3 de la mañana. Tenía miedo de abrir un agujero en mi estómago por la cantidad de aspirina y de otros analgésicos que tomaba.*

Leí sobre el uso de la cúrcuma para el dolor de la artritis en su columna y compré unas cápsulas de cúrcuma. Tomé una con leche y una galletita a la hora de acostarme y dormí sin dolor durante toda la noche y todas las noches desde entonces. Casi es un milagro.

Ha tenido otro efecto interesante. Antes me gustaba jugar en las máquinas tragamonedas. Aquí en Oregon hay estas máquinas en los bares y restaurantes y jugaba una o dos veces por semana. Mi interés me parecía un poco excesivo, pero de todas formas gastaba más en ellas de lo que quería. Desde aquella primera cápsula de cúrcuma he perdido todo interés en jugar. Fue como si se apagara un interruptor.

Me parecería una coincidencia extraña nada más, pero recuerdo haber leído sobre un fármaco vendido con receta que tuvo el efecto contrario. Provocó un impulso a jugar que desapareció al suspenderse el medicamento. Es difícil dejar el juego, así que pensé que tal vez les interesaría mi experiencia. La cúrcuma ha sido un regalo del cielo para mí en dos sentidos".

BOSWELIA (*BOSWELLIA SERRATA*)

Los médicos ayurvédicos de la India han utilizado la boswelia para tratar el reumatismo durante muchísimo tiempo. En fechas más recientes, unos veterinarios suizos probaron un suplemento dietético que contenía un extracto de boswelia. Según encontraron, proporcionaba "apoyo sintomático al tratamiento de la enfermedad osteoartrítica canina"[176] Tras varias semanas de tratamiento, los perros padecían menos cojera y rigidez.

> *Padezco fibromialgia, que es sumamente dolorosa. Recientemente descubrí que la hierba boswelia me ayuda mucho contra la rigidez matutina. No tiene efectos secundarios y los resultados son muy rápidos. No elimina el dolor, pero al reducirse la rigidez la mañana se me dificulta menos. Tal vez les interese saberlo a otras personas con fibromialgia*.

Un estudio humano pequeño (doble ciego, con grupos seleccionados al azar y con control de placebo) que se llevó a cabo en el Colegio de Medicina Indira Gandhi de Nagpur, India, también confirmó el beneficio antiinflamatorio y antiartrítico que brinda la boswelia. Los investigadores indicaron: "Todos los pacientes que recibieron el tratamiento con el fármaco [boswelia] señalaron una disminución en el dolor de la rodilla, mayor flexión de la rodilla y la capacidad para caminar más lejos"[177].

Al parecer hay pocos efectos secundarios (es posible que se sufra trastornos del tracto digestivo), pero se han realizado relativamente pocos estudios a largo plazo con cualquiera de estas hierbas y especias antiinflamatorias. Es difícil predecir las consecuencias de ingerir regularmente dosis mucho más altas que las que se encuentran en los alimentos. Tampoco está claro si compuestos como la curcumina o la boswelia causan interacción con medicamentos vendidos con receta. Nuestros lectores nos han informado que la curcumina puede aumentar los riesgos de anticoagulantes como la warfarina (*Coumadin*) y es posible que lo mismo sea cierto con respecto a otras hierbas y especias (como el jengibre).

Algunos fabricantes de hierbas combinan la boswelia con la curcumina en sus productos. Un estudio pequeño sugiere que tal mezcla puede ayudar a aliviar el dolor en la rodilla y aumentar el tiempo que se puede caminar sin dolor[178]. No podemos decirle qué productos sean de mejor calidad. Tendrá que experimentar por cuenta propia para decidir si este tratamiento le sirve.

OTRAS HIERBAS ANTIINFLAMATORIAS

Existen otros varios preparados herbarios que tal vez ayuden contra la artritis. Con frecuencia se piensa en el jengibre (*Zingiber officinale*) como una ayuda para la digestión que sirve para calmar el estómago o para aliviar las náuseas causadas por el movimiento. Sin embargo, también ayuda a bloquear la producción de ciertas prostaglandinas y es posible que sirva para tratar la inflamación de las articulaciones.

De acuerdo con una prueba clínica muy bien realizada que se describió en la revista médica *Arthritis and Rheumatism*, un extracto estandarizado y altamente purificado de jengibre sirvió para reducir el dolor en las rodillas[179]. El producto procede de la compañía danesa Eurovita y se vende bajo el nombre de marca de *Zinaxin*. Debido a que se trata de una fórmula tan concentrada de jengibre, es posible que se den efectos secundarios e interacción con fármacos (sobre todo con anti-coagulantes). Algunos sujetos señalaron que la formulación les produjo eructos, indigestión y náuseas.

Otra hierba contra el reumatismo es la ortiga (*Urtica dioica*). Es posible tratar el dolor en las articulaciones con un extracto o té preparado con las hojas y los tallos de esta planta. De acuerdo con el Dr. James Duke, experto en hierbas medicinales, algunas personas que tienen acceso a las hojas frescas se las aplican a las articulaciones adoloridas para sentir el escozor típico y así aliviar sus síntomas. Nos sorprendió descubrir que unos médicos ingleses de hecho pusieron a prueba este método para tratar la artritis del pulgar y los dedos. Una prueba controlada de esta terapia con el "escozor de la ortiga" que se publicó en la revista médica *Journal of the Royal Society of Medicine* confirmó una mejoría estadísticamente significativa en comparación con el pla-cebo, la hoja de la ortiga blanca (*Lamium album*).[181] Las personas menos intrépidas quizá prefieran un linimento con un extracto de alcohol de las hojas.

A propósito de linimentos, desde hace siglos las personas se frotan las articulaciones con diversos brebajes. La esencia del chile es la cap-saicina, la cual les da el sabor a las salsas picantes. Cuando se aplica a la piel, la capsaicina estimula las fibras nerviosas que liberan una sustancia química llamada la sustancia P. Al utilizarse de manera repetida, se piensa que las células nerviosas se vacían de sustancia P, lo cual a su vez disminuye las molestias. Las cremas que contienen capsaicina se utilizan para tratar la neuropatía diabética, la neuralgia pos-therpética (el dolor residual de un ataque de herpes zoster) y la osteoartritis. Además de no ser muy eficaces contra la artritis, tales cremas también conllevan una incidencia bastante alta de efectos secundarios. Aproximadamente la tercera parte de los participantes en pruebas clínicas experimentaron efectos adversos locales como ardor, escozor y enrojecimiento.

Suplementos dietéticos

En vista de todas las malas noticias con respecto a los fármacos vendidos con receta para tratar la artritis, no sorprenderá a nadie el éxito enorme que los suplementos dietéticos han tenido en las tiendas de productos naturales. De hecho se han pasado de las tiendas de productos naturales clásicos a la farmacia e incluso a las tiendas de descuento tales como Wal-Mart y Costco. La glucosamina y la condroitina han tenido ventas espectaculares de más de 700 millones de dólares al año. ¿Se prolongará el fenómeno?

GLUCOSAMINA Y CONDROITINA

Desde que el Dr. Jason Theodosakis escribió su bestséller *The Arthritis Cure* (La cura para la artritis), la glucosamina y la condroitina han sido los tratamientos alternativos más populares para la osteoartritis. Se suponía que estos suplementos dietéticos aliviarían el dolor y la inflamación y repararían el cartílago dañado. ¿Cuántas pruebas hay de que cumplan con tal reputación?

A lo largo de los años se han publicado un gran número de estudios en las revistas médicas. Una revisión de todos los estudios publicados entre 1966 y 1999, según apareció en la revista médica *Journal of the American Medical Association*, llegó a la siguiente conclusión: "Las pruebas clínicas realizadas con preparados de glucosamina y condroitina con respecto a los síntomas de la osteoartritis prueban efectos entre moderados y amplios, pero tanto cuestiones de calidad como la posible parcialidad de las publicaciones sugieren que los efectos se han exagerado. No obstante, parece probable que estos preparados posean cierto grado de eficacia".[182]

Otro análisis de 15 pruebas clínicas bien conducidas del uso de glucosamina y condroitina para tratar la artritis de la rodilla llegó a la conclusión de que existía una "eficacia estructural", pero pidió mayores investigaciones.[183] Hasta ahí todo iba bien. Las personas con artritis tenían motivos para creer que su inversión en los suplementos les rendiría en cuanto a alivio sintomático y protección de sus articulaciones.

Entonces se produjo la gran desilusión. Los Institutos Nacionales para la Salud financiaron la prueba clínica más amplia, más cara (14 millones de dólares) y más definitiva que se hubiera realizado jamás para determinar la eficacia de la glucosamina y la condroitina. Se reclutaron a casi 1.600 pacientes de 16 centros académicos para la reumatología en todo el territorio de los Estados Unidos. El Estudio de Intervención de Glucosamina y Condroitina (o *GAIT* por sus siglas en inglés) era impresio-

---

LAS PAUTAS DE LOS GRAEDON PARA LA GLUCOSAMINA Y LA CONDROITINA

Si usted padece una artritis leve de la rodilla, la glucosamina y la condroitina probablemente no le sirvan de mucho. Si realmente tiene mucho dolor, estos suplementos dietéticos tal vez le ayuden un poco. Vale la pena probarlos por unos cuantos meses para ver si le brindan alivio.

Los eventos adversos parecen ser "leves usualmente". Por favor hágase medir sus niveles de colesterol antes de empezar a tomar los suplementos y periódicamente de ahí en adelante para asegurarse de que no suban. Si bien no existen pruebas científicas al respecto, nos hemos enterado de personas que sufrieron esta complicación.

---

nante. Los suplementos dietéticos se pondrían a prueba como si se tratara de fármacos. Los grupos de sujetos se seleccionaron al azar para recibir glucosamina, condroitina, glucosamina y condroitina combinadas, *Celebrex* o un placebo. Los investigadores buscaban una mejoría relativamente modesta del 20 por ciento en el dolor de las rodillas después de 6 meses.

El sobre se abrió durante el Congreso Anual 2005 del Colegio Estadounidense de Reumatología. El Dr. Daniel Clegg, jefe del Departamento de Reumatología de la Escuela de Medicina de la Universidad de Utah, dio a conocer el resultado: "Tal como se esperaba, el celecoxib [*Celebrex*] mejoró el dolor de la rodilla de los pacientes con osteoartritis. Para el estudio en conjunto, no se demostró la eficacia de los suplementos [glucosamina y condroitina]".[184]

¡Vaya! La prueba clínica amplia que había costado varios millones de dólares había fracasado de manera estrepitosa. No obstante, en cuanto salieron los resultados, los departamentos de relaciones públicas de la industria nutracéutica trataron de darles un giro positivo. Se publicaron comunicados de prensa según los cuales el GAIT significaba "buenas noticias para quienes sufren de osteoartritis. Si usted es uno de los 21 millones de consumidores que deben vivir con osteoartritis (. . .) el estudio GAIT demuestra que puede haber una manera segura y económica de ayudar a aliviar su dolor".[185]

La verdad era la siguiente: los pacientes afectados por dolor leve de la rodilla no observaron ninguna mejoría estadística al tomar glucosamina y condroitina, en comparación con el placebo. El 62,9 por ciento respondió a la glucosamina y la condroitina combinadas, mientras que el 61,7 por ciento reportó alivio con el placebo y el 70,3 por ciento respondió a *Celebrex*.

Los investigadores sí indicaron que "el análisis exploratorio sugirió que la combinación de glucosamina y condroitina puede ser eficaz para los pacientes de la osteoartritis con un dolor entre moderado e intenso de la rodilla". Este subgrupo de pacientes afectados por un dolor más intenso al parecer sí obtuvieron un beneficio estadísticamente significativo: el 79,2 por ciento de quienes tomaban glucosamina y condroitina sintieron un alivio de su dolor, en comparación con el 69,4 por ciento con *Celebrex* y el 54,3 por ciento con el placebo. Sin embargo, estos resultados no eran muy impresionantes, ya que los investigadores tuvieron cuidado en definir los datos como "de exploración" y el resultado como "puede ser eficaz". Cuando se evaluaba a los pacientes afectados por una osteoartritis "entre moderada y grave" junto con los de la artritis "leve", no se mostraba una mejoría estadísticamente significativa en comparación con el placebo. En conjunto tenemos que decir que el resultado de este estudio gigantesco fue decepcionante.

"Yo troto y he tenido problemas con las rodillas. El año pasado empecé a tomar glucosamina y condroitina y estuve muy contento por cómo me aliviaron el dolor.

Leí en su columna que a algunas personas se les sube el colesterol cuando toman estos suplementos. Efectivamente, cuando me hice mi revisión médica general mi nivel de colesterol total había subido de 190 a más de 250. También subió mi presión arterial y mi médico está considerando darme medicamentos.

Dejé de tomar glucosamina y condroitina y espero que mis niveles vuelvan a bajar. Pero ahora ha regresado el dolor a mis rodillas "".

El MSM y el SAMe

El metilsulfonilmetano (MSM) es un compuesto de origen natural que se encuentra en muchas frutas y verduras. Se ha promovido mucho como remedio contra la artritis, pero muy pocas investigaciones respaldan los testimonios. Un estudio preliminar reportó cierto alivio del dolor, pero no de la rigidez.[186] A pesar de la falta de pruebas científicas, algunos lectores han tenido éxito con este suplemento dietético. Supimos de una mujer postmenopáusica según la cual el MSM no sólo alivió el dolor que le causaba la artritis sino que también le brindó otros beneficios inesperados.

"Fui a la farmacia natural y les dije que estaba tomando glucosamina y condroitina porque cuando llegué a la menopausia desarrollé un dolor artrítico en las manos. Las personas de la farmacia sugirieron que también tomara MSM. Me dijeron que fuera aumentando la dosis poco a poco porque produce diarrea si se exagera muy pronto. Estoy tomando mucho y no tengo

efectos secundarios desagradables. Sirve muy bien para controlar el dolor.

Lo que sí descubrí fue un efecto secundario maravilloso. La menopausia me había causado otro problema. El pelo se me caía por mechones. No obstante, en cuanto empecé a tomar el MSM tengo el cabello hermoso, la piel suave y las uñas fantásticas. ¡Me veo bella! Dentro de poco cumpliré 55 años y mi esposo dice que me veo por lo menos 10 años más joven "".

La S-adenosil L-metionina (SAMe) es un compuesto natural que se encuentra en el cuerpo. Resulta esencial para muchas reacciones bioquímicas porque se trata de un "donante" de grupos metilo, lo cual significa que interviene en la producción de proteínas, ADN, ARN y otras muchas moléculas fundamentales.

En Europa la SAMe se utiliza como antidepresivo y también como antiinflamatorio para tratar la artritis. Se han realizado relativamente pocas pruebas clínicas buenas con respecto a su efecto sobre la osteoartritis. Un metaanálisis de las investigaciones que existen llegó a la conclusión de que la SAMe "al parecer es tan eficaz como los AINE para reducir el dolor y mejorar las restricciones funcionales en los pacientes con osteoartritis, sin los efectos adversos que con frecuencia se relacionan con los tratamientos con AINE".[187] A pesar de esta evaluación optimista, los autores señalaron que no se ha llevado a cabo ningún estudio bien hecho a largo plazo de los efectos de la SAMe contra la artritis. Si bien existe la posibilidad de que este suplemento dietético sea útil, esperaremos a que haya datos adicionales antes de aprobarlo.

La acupuntura

Enfrentémoslo: la acupuntura sigue siendo un misterio para la mayoría de los médicos occidentales. A la instrucción estadounidense en Medicina aún le resulta muy difícil afrontar cuestiones que se ubican fuera del paradigma dominante. Si alguien se pone a hablar sobre el *chi* o el flujo de la energía, la mayoría de los médicos egresados de una carrera tradicional lo mirarán como si fuera de un planeta lejano. No obstante, los médicos chinos utilizan la acupuntura desde hace miles de años. ¿Qué tan eficaz resulta para aliviar los síntomas de la artritis?

Pruebas clínicas bien conducidas que se han publicado en revistas médicas tan respetables como *Lancet*, los *Annals of Internal Medicine* y *British Medical Journal* confirman que la acupuntura puede constituir un elemento útil

★★★ Acupuntura

Varias pruebas clínicas bien controladas de la acupuntura sugieren que brinda un alivio estadísticamente significativo del dolor y la rigidez y restablece el funcionamiento físico. Quizá no comprendamos exactamente cómo funcione, pero como tratamiento adjunto parece valer la pena.

Si el médico domina el arte y la ciencia de la acupuntura, al parecer los efectos secundarios son mínimos.

UN ESTUDIO DE LA ACUPUNTURA

"Los resultados de nuestro estudio amplían los de la prueba clínica anterior y demuestran que la acupuntura tradicional china auténtica es segura y eficaz para reducir el dolor y mejorar el rendimiento físico en los pacientes que padecen una osteoartritis sintomática de la rodilla y que tienen dolor moderado o aún más intenso a pesar del tratamiento previo con analgésicos o antiinflamatorios. Utilizamos a un grupo al que aplicamos una acupuntura falsa pero creíble como control para el efecto placebo potencial en nuestra prueba".[188]

—B.M. Berman et al., Annals of Internal Medicine, 2004

para el tratamiento de la osteoartritis. ¿Cómo le hacen los investigadores para llevar a cabo estudios controlados con grupos seleccionados al azar? En las pruebas de fármacos los sujetos no saben si recibe un medicamento verdadero o píldoras falsas de aspecto idéntico. Es posible hacer lo mismo con la acupuntura. Para engañar a sus voluntarios, los investigadores introducen agujas en puntos del cuerpo que no corresponden a la acupuntura o utilizan agujas falsas de plástico que producen la misma sensación de un tratamiento de acupuntura sin penetrar la piel en realidad.

Un estudio amplio de largo plazo (26 semanas) supervisado por investigadores de la Universidad de Maryland se realizó precisamente de acuerdo con un protocolo controlado de este tipo. La acupuntura alivió el dolor y mejoró el funcionamiento de los sujetos sin producir efectos secundarios.[189] Otro grupo de investigación observó que la acupuntura verdadera agregada al tratamiento con un AINE (diclofenac) resultaba más eficaz que el tratamiento farmacéutico por sí solo.[190]

¿Cuánto duran los efectos de la acupuntura? Un estudio fascinante comparó 8 semanas de acupuntura normal (17 agujas en promedio) con la acupuntura mínima (12 agujas en promedio) y con nada. Los investigadores informaron que al finalizar la sesión de 8 semanas, "el tratamiento de acupuntura surtió efectos significativos y clínicamente relevantes en comparación con la acupuntura mínima o nada de acupuntura en pacientes que sufrían osteoartritis de la rodilla".[191] Si bien los beneficios se prolongaron durante varias semanas tras suspenderse el tratamiento, ya no eran estadísticamente significativos después de 26 semanas y prácticamente habían desaparecido un año más tarde.

La terapia con imanes

Si usted piensa que los médicos se van a molestar si les habla de acupuntura, imagínese su reacción si menciona los imanes. Podemos garantizar que este concepto no les gustará a la mayoría de los médicos con instrucción tradicional porque no encaja con nada de lo que aprendieron en la escuela de Medicina. A la mayoría la idea les parecerá absurda. Pensarán que no es más que charlatanería y no creerán que los imanes sean capaces de aliviar el

dolor de la artritis, sin importar lo que indiquen las pruebas científicas. La verdad es que también a nosotros nos cuesta trabajo aceptar este método, porque nos resulta imposible imaginarnos cómo funcionan los imanes.

Del otro lado de la ecuación está la popularidad de los imanes. Hace algunos años producían ventas por 5 mil millones de dólares al año. Una pulsera magnética individual es relativamente barata y no produce efectos secundarios. Sin embargo, el simple hecho de que los imanes sean económicos y populares no significa que sirvan.

¿Existen datos fidedignos que respalden la terapia con imanes? Desafortunadamente no se han realizado muchas investigaciones excelentes. Una prueba pequeña doble ciego y con control de placebo realizada por unos investigadores de la Universidad Harvard sí demostró su eficacia.

Un estudio mucho más impresionante llegó a la siguiente conclusión: "El dolor de la

---

EL ESTUDIO DE LA UNIVERSIDAD HARVARD SOBRE IMANES

"A pesar del tamaño pequeño de la muestra, los imanes demostraron tener una eficacia estadísticamente significativa en comparación con el placebo tras 4 horas en condiciones bajo control riguroso".[192]

—P. M. Wolsko et al., *Alternative Therapies in Health and Medicine*, 2004

Pulseras magnéticas

Unos investigadores utilizaron una pulsera que contenía imanes estándar de neodimio incrustados en un molde de acero con la cara abierta vuelta hacia la muñeca ventral. La fuerza del campo magnético en la superficie de contacto con la muñeca era de 170 a 200 mTesla (una medida de la fuerza magnética). Esta medida equivale a entre 1.700 y 2.000 gauss (otra medida de la fuerza magnética).

Precaución: el tratamiento con imanes no es adecuado para las mujeres embarazadas, las personas que usan marcapasos o implantes metálicos o quienes necesitan equipo electromagnético como bombas de insulina o máquinas contra la apnea del sueño. También hay que mantener alejados los imanes de las tiras magnéticas en las tarjetas de crédito, los discos de la computadora y los relojes.

Para ubicar a las compañías que venden pulseras magnéticas, utilice a un buscador como Google para encontrar las palabras *"neodymium magnetic bracelet"*. Encontramos a varias empresas con las que es posible comunicarse sin computadora. No hacemos recomendaciones ni damos garantías, así que por favor ejerza la cautela apropiada si decide realizar un pedido. Algunas de estas empresas son:

Magnetic Therapy Sales Specialists   888-883-0813
Ace Magnetics   800-599-9098
Synergy for Life   888-311-2963

Una pulsera magnética cuesta entre 60 y 100 dólares, más o menos.

osteoartritis de la cadera y la rodilla disminuye al utilizar pulseras magnéticas".[193] Estos investigadores diseñaron un procedimiento muy bien pensado. A algunos de sus sujetos les dieron pulseras magnéticas de neodimio de potencia normal (entre 170 y 200 mTesla), las cuales pueden comprarse por internet o en tiendas especializadas. Otros recibieron pulseras magnéticas débiles (de 12 a 30 mTesla) o pulseras no magnéticas. Los investigadores emplearon imanes débiles para que los sujetos no pudieran probar su pulsera con algún objeto de hierro y distinguir a la pulsera "auténtica" de la que no cumplía con las necesidades terapéuticas. Observaron que tras 12 semanas las pulseras magnéticas de verdad igualaban en eficacia a los AINE tomados por vía oral, las cremas tópicas de algún AINE y el ejercicio. Además de que el dolor y la rigidez se redujeron, el funcionamiento físico mejoró.

Desde luego los escépticos salen de sus agujeros cuando escribimos sobre las pulseras magnéticas. Algunos afirman que no es más que un engaño. Otros opinan que hablar de la terapia con imanes desatará una avalancha de otros "tratamientos marginales, como el laetrile y los enemas de café contra el cáncer". No estamos de acuerdo. Pensamos que la mayoría de las personas utilizarán su sentido común en lo que se refiere a la terapia con imanes. Si bien tendremos que ver mejores investigaciones antes de poder respaldar este tratamiento para la artritis, una pulsera magnética parece una opción relativamente económica, segura y sugerente como tratamiento de apoyo.

Habla un escéptico

P. *No puedo creer que escriban sobre las pulseras magnéticas contra la artritis. No son más que tonterías diseñadas para abrir los monederos de los lectores crédulos.*

Me sorprende que den crédito a cualquier "estudio" de estas ridiculeces. Estas sandeces deben echarse al cubo de la basura.

R. Entendemos que la terapia con imanes parece inverosímil, pero sólo porque no entendemos cómo funciona algo no significa que debamos pasarlo por alto.

El estudio bien diseñado al que usted se refiere se publicó en la revista médica *British Medical Journal* (16 de diciembre del 2004). Los investigadores seleccionaron grupos de pacientes al azar para usar una pulsera que contenía un imán fuerte, un imán débil o arandelas (rondanas) no magnéticas.

Después de 3 meses los pacientes que usaban los imanes fuertes habían obtenido un alivio medible del dolor de la cadera y la rodilla. Es difícil eliminar el efecto placebo en tales estudios, pero los científicos hicieron lo posible por detectarlo. A pesar de que no pudieron explicar cómo funciona la terapia con imanes, resumieron sus conclusiones de la siguiente forma: "Cualquiera que sea el mecanismo, el beneficio que se obtiene con pulseras magnéticas parece clínicamente útil".

• • •

Conclusiones

Esperamos no haberlo abrumado con opciones para tratar la artritis. Hemos presentado muchas ideas porque no hay forma de predecir qué le funcionará mejor a cada individuo. No hay prueba para establecer si alguien se aliviará por medio de pasas remojadas en ginebra o *Certo* y jugo de uva. Lo mismo es cierto, desde luego, con respecto a fármacos como *Advil* o *Celebrex*.

Para seleccionar el mejor método para usted, tendrá que probarlos. Quizá se dé cierta sinergia entre algunos de estos remedios. Tal vez una persona observe que la combinación de acupuntura y una pulsera magnética con curcumina y jugo de granada es la fórmula mágica para ella. Y otra persona quizá descubra que untar *Pensaid Lotion* en las articulaciones adoloridas, tomar la hierba boswelia y beber jugo de uva con *Certo* es la solución.

Ninguno de estos tratamientos reemplaza un buen control médico. Tal vez se obtenga el beneficio máximo al combinar los remedios caseros con medicamentos como *Pensaid* o *Voltaren Emulgel*. Igualmente es posible que haga falta un tratamiento corto con ibuprofeno o naproxeno durante una fase aguda de dolor artrítico. En la siguiente página encontrará un resumen de las recomendaciones que hacemos en este capítulo.

• Prevenir la artritis es mejor que tratarla. Controle su peso, tome jugo de naranja recién exprimido y siga una dieta mediterránea. Deje que el sol le dé en la cara y las manos de 10 a 15 minutos varios días a la semana o tome entre 800 y 1.200 UI de vitamina D al día.

• La aspirina es lo mejor que puede comprar en la farmacia. Alivia el dolor y la inflamación a la vez que reduce el riesgo de padecer un infarto o derrame cerebral así como muchos tipos de cáncer. Cuídese del riesgo de que le produzca una úlcera. Es esencial contar con vigilancia médica si la toma por mucho tiempo.

• Los AINE tópicos reducen el riesgo de irritación estomacal y ulceración. *Pensaid* y otras cremas y geles de AINE vendidos con receta se consiguen en el extranjero a través del internet. Un químico farmacéutico (*compounding pharmacist*) puede hacer un gel o una crema con ketoprofeno sin necesidad de receta médica.

• El aceite de pescado o el extracto de aceite de mejillón labio verde proporciona valiosos ácidos grasos omega-3. Estos compuestos antiinflamatorios sirven contra las enfermedades cardíacas, la artritis y otras afecciones crónicas.

• Es posible que remedios caseros como las pasas remojadas en ginebra, *Certo* con jugo de uva o vinagre con jugo sean eficaces. Otros jugos que pueden ofrecer beneficios antiinflamatorios son el de granada y el de cereza.

• La cúrcuma (azafrán de las Indias) es una especia que brinda ventajas triples. Proviene de la antigua tradición médica ayurvédica y es posible que alivie la inflamación. Además de servir para tratar el dolor de las articulaciones, a algunas personas les ha resultado útil contra la psoriasis. Asimismo se está estudiando su efecto contra una gran variedad de tipos de cáncer.

• El uso de la glucosamina y la condroitina sigue siendo controvertido. Es posible que beneficie a personas afectadas por dolor entre moderado e intenso, mientras que probablemente no sea así en el caso de quienes padezcan una artritis leve.

• Es posible que la acupuntura ofrezca mucho alivio contra el dolor. Busque a un profesional cualificado si quiere probarla.

(*Nota*: si encuentra en este capítulo términos que no entiende o que jamás ha visto, favor de remitirse al glosario en la página 561).

BAJAR DE PESO

• Encuentre una dieta que se adapte a su estilo de vida	
• Lleve un diario alimenticio	★★★★★
• Desayune muchas proteínas	
• Utilice un podómetro para sumar 10.000 pasos	★★★★★
• Pruebe *Alli* (orlistato), vendido sin receta, para reforzar sus esfuerzos para bajar de peso	★★
• Consulte a su médico acerca de *Acomplia* (rimonabant)	★★★★

A estas alturas seguramente ya está harto de escuchar hablar sobre la epidemia de la obesidad en los Estados Unidos. Ya sabe que *no* conviene estar pasado de peso y que una cintura voluminosa aumenta el riesgo de padecer diabetes, presión arterial alta (hipertensión) y enfermedades cardíacas. No obstante, bajar de peso —y evitar que las libras de más regresen— representa uno de los grandes desafíos de la vida moderna.

No es que falten los buenos consejos. Existen docenas de dietas y probablemente cientos de libros sobre el tema de bajar de peso, y muchos prometen que lo haremos sin esfuerzo. De hecho, adelgazar con facilidad parece ser el sueño estadounidense perenne. Tal vez sea por eso que ciertas dietas vuelven a aparecer una y otra vez, efectivamente como si se tratara de plantas perennes.

Una de ellas, que lleva el nombre engañoso "la nueva dieta de la Clínica Mayo", lleva una década circulando por internet. Incluso al aparecer en línea inicialmente se trataba de una nueva versión de la dieta "antigua" de la Clínica Mayo, que se difunde de persona a persona desde los años 60. La auténtica Clínica Mayo (reconocida mundialmente por sus tratamientos avanzados) ha negado tener nada qué ver con esta dieta en ninguna de sus encarnaciones, pero eso no evita que los entusiastas afirmen que es posible perder 50 libras (23 kilos) en 2 meses al seguir el plan. Se les indica a las personas que desayunen huevos, tocino y toronja (pomelo). El almuerzo consiste en una ensalada, carne y la toronja omnipresente. A la hora de la cena hay que comer (ya lo adivinó, ¿verdad?) media toronja más toda la carne que se quiera y una verdura verde o roja cocinada con mantequilla. Se les anima a las personas a comer hasta quedar satisfechas.

La verdad triste pero sencilla es que no hay ningún atajo para llegar a la figura que usted desea tener. Para bajar de peso hay que consumir menos energía de la que se gasta. Esta ecuación consiste en dos partes: cuánto come y cuánto ejercicio hace. Modificar cualquiera de ellas requiere un esfuerzo mayor al que muchos somos capaces de hacer al vivir en un entorno que nos alienta a comer más y a hacer menos ejercicio. Sin duda se debe a eso que las dietas nuevas resultan tan atractivas, aunque en muchos casos se trate de un enfoque familiar reciclado con algunos detalles nuevos.

Existe un número tal de dietas que sería imposible describir cada una de ellas. En cambio nos limitaremos a proporcionarle algunas pautas generales que posiblemente le ayuden a encontrar el mejor enfoque para usted. Se trata de un área en el que no existe una solución universal y desafortunadamente tampoco hay ningún remedio mágico. Controlar el peso puede significar un reto grande, pero también representa una oportunidad excelente para mejorar su estado de salud.

Los regímenes dietéticos

No hay duda de que la dieta resulta esencial para bajar de peso. Es posible que usted no quiera ni necesite contar sus calorías. No obstante, aunque tome una píldora para adelgazar, no lo logrará si no cuida lo que come. A los dietistas les gusta señalar que bajar de peso simplemente es cuestión de gastar más calorías de las que consume. ¡Quizá sea "simple" pero no es fácil, como muchos de nosotros lo sabemos muy bien! Para obtener los mejores resultados desde luego tiene que esforzarse por ajustar ambos lados de la ecuación.

Escoja un plan

¿Cuál dieta es mejor para bajar de peso? Es una pregunta difícil de contestar. No se han realizado estudios rigurosos con la mayoría de las dietas populares. Incluso cuando se investigan, son pocos los que se han comparado directamente entre sí para determinar cuál brinda mejores resultados y mucho menos cuál es el mejor de todos.

Un grupo de científicos de la Universidad Tufts sí comparó cuatro dietas populares en condiciones propias del "mundo real". Reclutaron a personas para su estudio y luego les asignaron de manera aleatoria la dieta Atkins baja en carbohidratos, la dieta Ornish baja en grasa, el régimen dietético *Weight Watchers* o la dieta de la Zona. A pesar de que hubo algunas diferencias interesantes en los niveles de grasas sanguíneas al finalizar el estudio, en lo que se refiere a bajar de peso los programas resultaron más o menos iguales.[194] Las personas que siguieron las dietas más extremas —la baja en carbohidratos de Atkins y la baja en grasa de Ornish— bajaron un poco más de peso que quienes observaron las dietas más moderadas. Sin embargo, un mayor número de personas abandonó los regímenes más estrictos, quizá porque resultaron más difíciles de seguir.

El meollo del asunto está en decidir qué dieta prefiere. No queremos decir "qué le gusta comer", pues si opta por una dieta que contiene una cantidad excesiva de lo que a usted le gusta comer, resultará demasiado tentador comer de más. No, lo que tiene que preguntarse es qué está dispuesto a comer. Si renunciar al queso por completo durante un año sería un sacrificio enorme para usted, tal vez prefiera no seguir una dieta muy baja en grasa. Si es incapaz de sobrevivir sin el arroz, probablemente no sea bueno elegir un régimen muy bajo en carbohidratos. Pero no se preocupe demasiado. Cualquiera de las dos dietas funcionará si se le mantiene fiel. Al igual que muchas de las dietas más moderadas. Los refuerzos sociales que forman parte del plan de *Weight Watchers* les ayudan mucho a algunas personas, mientras que a otras las sacan de quicio.

Un metaanálisis de estudios sobre dietas demuestra que la eficacia de las dietas bajas en carbohidratos y bajas en grasa es más o menos igual en lo que se refiere a bajar de peso.[195] La pregunta es: ¿también necesita elevar su nivel de colesterol LAD (el "bueno") y bajar el de triglicéridos? De ser así, elija una dieta baja en carbohidratos. Por el contrario, si realmente necesita controlar sus niveles total de colesterol y de colesterol LBD (el "malo"), la dieta baja en grasa es la mejor opción.

Un amigo nuestro logró perder unas 30 libras (14 kg) y mantenerse en su nuevo peso a lo largo de los años. Esta pérdida de peso le sirvió tan bien para bajar su nivel total de colesterol que no le hace falta tomar un medicamento para hacer bajar su nivel de colesterol. Su médico está sorprendido, pues supuso que tarde o temprano habría que recetarle *Lipitor* (atorvastatina) o *Zocor* (simvastatina).

Lo que nos tiene impresionados de él es su persistencia. Siempre cuida mucho lo que come. Cuando le preguntamos cómo le hace para mantenerse fiel a su plan día tras día, contestó que lo convierte en un juego. De hecho alterna entre un plan bajo en carbohidratos y uno bajo en grasa para evitar aburrirse. Todos los días decide qué dieta seguir y se reta para ver qué tan bien logra adherirse a ella. No sabemos si se adjudica puntos o si haya establecido un sistema para premiarse. No obstante, jugar el juego de comer bien por sí solo brinda muchos premios, del que uno de los más importantes es controlar el peso.

Si a usted le gusta la idea de hacer de la dieta un juego, podemos recomendarle un libro maravilloso "de dieta": *Cómo comer, beber y estar saludable*, por la fabulosa autora de recetarios vegetarianos Mollie Katzen y el Dr. Walter C. Willett, DrPh, MPH, un respetado investigador en nutrición. Diseñaron un concepto numérico, el puntaje del cuerpo, que facilita medir qué tan bien está comiendo y retarse a hacerlo aún mejor.[196]

Apúntelo

Además de lograr que usted se concentre más en las verduras y frutas bajas en calorías y con muchos nutrientes, calcular su puntaje del cuerpo requiere utilizar otra herramienta: un diario dietético. Aunque sus esfuerzos por bajar de peso se limiten a esto, hágalo: consiga un cuaderno portátil. Puede ser muy bonito, si quiere, o tan barato como un bloc de formato pequeño. Lo que sí tiene que ser es pequeño, porque usted debe llevarlo a todas partes y apuntar todo lo que coma. No sólo se trata de anotar los menús de sus comidas principales, sino también de apuntar cada golosina, cada fruto seco y cada chispita de chocolate que consuma entre comidas.

Y no se le olvide anotar también lo que

bebe. Algunas personas consumen muchas calorías a través de bebidas endulzadas como las gaseosas, las bebidas con fruta o el té con edulcorante. De hecho, el 21 por ciento de las calorías que consumimos a nivel nacional proviene de esta fuente.[197] Cambiarla por agua la mayor parte del tiempo puede redundar en una gran diferencia en el consumo de energía para algunas personas.

Desayune

A fin de ahorrar calorías —y tiempo— quizá parezca buena idea saltarse el desayuno. De por sí es bastante difícil sólo tratar de vestirse, juntar todo lo que necesita para el día y salir por la puerta. ¡Y si tiene hijos tal vez tenga que hacer todo eso por los pequeños también! No es fácil. Sin embargo, saltarse el desayuno o limitarse a una taza de café y una rebanada de pan tostado es mala idea. Un estudio que analizó las costumbres de las personas que han logrado bajar de peso y evitado engordar de nuevo observó que para la mayoría el desayuno era una comida importante o por lo menos regular.[198]

Algunas opciones de desayuno probablemente sean peores para las personas que se encuentran a dieta que saltarse el desayuno por completo. Lo primero que se nos ocurre en este sentido es una taza de café y un *Danish*, o por ejemplo un jugo de naranja (china) y una gran pila de panqueques (*hot cakes*) bañados en mantequilla y sirope de arce (miel de maple). Este tipo de alimentos contienen mucha azúcar y harina blanca, ingredientes que se absorben rápidamente y que no tardan en hacer subir los niveles de glucosa en la sangre e insulina. La medida en que lo hagan

★★★★★ El diario alimenticio

Sin importar qué dieta decida seguir, el diario le permite mantenerse al tanto de su avance. El simple hecho de anotar lo que come sirve para que usted esté más consciente de ello. Así aprenderá a preguntarse: ¿Realmente quiero comer esto?

Además, podrá analizar la información contenida en su diario alimenticio para detectar cuáles son las circunstancias que le impiden adherirse a su régimen. Trate de inventar formas de manejar problemas como el tener que ir corriendo de una cita a la siguiente, por lo que se salta el almuerzo, luego descubre que se está muriendo de hambre y finalmente devora una bolsa de totopos (tostaditas, nachos) con salsa de queso antes de cenar.

Desventaja: Latoso. No obstante, si persiste en anotar lo que escribe y en lo que está sucediendo además de eso, puede convertirse en una forma excelente de reforzar su dieta.

Costo: Depende de usted. Puede gastar 69 centavos en un cuaderno pequeño o hasta 30 dólares en un diario elegante encuadernado.

puede expresarse en términos científicos a través del valor en el índice glucémico del alimento. Este índice compara el efecto que los alimentos tienen sobre el nivel de glucosa con el efecto que tiene el azúcar de mesa. El resultado de este tipo de desayuno puede ser que el nivel de glucosa se desplome 2 ó 3 horas después, produciendo fatiga y tal vez hasta hambre. En lugar de comer algo con un valor tan alto en el índice glucémico y que someterá sus niveles de glucosa en la sangre y de insulina a un viaje en la montaña rusa —al hacer que primero suban muchísimo y luego bajen muchísimo otra vez—, lo que le conviene es una comida que le dure hasta el almuerzo. De esta forma a media mañana le resultará más fácil resistirse al canto de la sirena de las galletitas o los pastelillos. El desayuno es particularmente importante para los niños, ya que ellos ponen más atención en la escuela si se nutren bien por la mañana. (*Nota*: para más información sobre el índice glucémico, vea la página 564).

Por nuestra parte, solemos desayunar un plato ligero de huevo revuelto preparado principalmente con claras de huevo más un huevo entero. Si le parece demasiado trabajo, ¿qué tal un poco de requesón bajo en grasa acompañado de verduras? Nuestro desayuno más rápido, un batido (licuado), también contiene una buena cantidad de proteínas: un plátano amarillo (guineo, banana) congelado (¡pélelo antes de meterlo al congelador!), un par de cucharadas de proteínas de suero en polvo, unas cuantas cucharaditas de clara de huevo en polvo, más o menos una taza de frutas o bayas congeladas y aproximadamente $\frac{3}{4}$ taza de yogur, así como jugo de fruta en apenas la cantidad suficiente para que funcione la licuadora (batidora). Al agregar el jugo ya no necesita edulcorante; el suero y la clara de huevo son buenas fuentes de proteína, muchos mejores que el yogur solo; y las bayas ofrecen todo tipo de nutrientes además de fibra. Como sea, lo importante es que debe identificar un desayuno que concuerde con sus gustos y estilo de vida y que le sacie el hambre lo suficiente para que no le haga falta tomar una merienda antes de almorzar.

Muévase

Según lo señalamos arriba, incluso la dieta más rigurosa sólo representa la mitad de la ecuación. La otra mitad es lograr que usted gaste más energía a través de la actividad física. Hace falta adaptarla a su estilo de vida de manera tan cuidadosa como su plan alimenticio.

La mayoría de los habitantes de los Estados Unidos simplemente no usan mucho sus músculos. Si usted disfrutó algún juego o deporte cuando era más joven, medite si será posible hacer el tiempo suficiente para movilizarse y volver a jugar tenis, por decir algo, o bailar. Al elegir algo que le encanta querrá hacerlo con frecuencia, lo cual es más importante que el tipo de ejercicio de que se trate. Trabajar en el jardín, nadar, practicar un arte marcial, hacer yoga, andar en bicicleta o cualquier otra cosa que lo haga moverse es buena. Definitivamente existe alguna actividad que le ayudará

★★★★★ Podómetro

Este aparato es muy popular en nuestra casa. Es pequeño y ligero, así que puede ponerlo en 0, sujetarlo a su cinturón y dejárselo puesto todo el día sólo para ver cuántos pasos da. Si acostumbra una ruta específica para caminar o correr, puede medir la distancia en millas o kilómetros dejándose puesto el pedómetro al recorrerla. La meta de sumar 10.000 pasos a lo largo del día definitivamente es factible, pero constituye un buen reto. Los funcionarios encargados de la salud pública lo manejan como punto de partida.

Desventaja: A veces resulta difícil encontrar el lugar más conveniente para fijar este aparato a fin de obtener una cuenta exacta. Ajustar el pedómetro para que mida la distancia que recorre con cada paso no es tan difícil como programar una videocasetera, pero puede presentar cierto reto.

Costo: Entre 25 y 30 dólares, más o menos. Puede gastar más, pero no es necesario.

---

a utilizar sus músculos; a usted le corresponde identificarla y empezar.

Si no se le ocurre otra cosa, considere caminar. Es barato, las oportunidades abundan y se trata de un buen ejercicio. Lo único que necesita es un par de zapatos decentes y unos 20 minutos de tiempo. Si su vida hasta el momento ha sido muy sedentaria, incluso 20 minutos será mucho para empezar. Comience por 5 minutos y aumente el tiempo poco a poco hasta que sea capaz de dar paseos más gran-

des. Para incrementar el desafío, compre un pedómetro que cuente sus pasos y trate de sumar 10.000 pasos al día. Por la noche anote el total de pasos de ese día en su diario alimenticio. Cuando alcance 10.000 pasos sin falta, día tras día, establezca un nuevo reto para sí mismo.

La decepción herbaria

Se promueven docenas de suplementos dietéticos para ayudar a bajar de peso, pero no hay datos científicos que respalden la mayoría de ellos. Incluso cuando se lleva a cabo un estudio clínico, la diferencia entre quienes consumieron el producto y quienes tomaron un placebo suele ser muy modesta, por ejemplo de unas cuantas libras a lo largo de varios meses. Por lo tanto, si alguien trata de venderle un suplemento totalmente natural que proviene de algún lugar exótico —ya sea el Amazonas, la Mongolia Exterior o el Polo Norte— sea suspicaz. Si le indican que la sustancia lo hará quemar mucha grasa o le dará una inyección turbo a su metabolismo, sea doblemente suspicaz. Las píldoras herbarias para bajar de peso se venden desde hace más de 30 años. Si realmente funcionaran, todos estaríamos tan delgados como quisiéramos. En la mayoría de los casos, lo único que bajará de peso será su billetera (cartera).

El historial de las píldoras herbarias francamente resulta bastante desalentador. Durante mucho tiempo se promovió la efedra (*Ephedra sinica*) como auxiliar natural para bajar de peso. Las compañías que fabricaban productos de efedra ganaron mucho dinero hasta que en algún momento la Dirección de Alimentación y Fármacos (*FDA* por sus siglas en inglés) revisó todos los informes que había sobre problemas con esta hierba. Se llegó a la conclusión de que la efedra estaba relacionada con un buen número de derrames cerebrales, infartos y otras complicaciones graves y se decidió retirarla del mercado. Aparte de tener sobrepeso, algunas de las personas cuyas vidas habían corrido peligro o que incluso habían muerto gozaban de buena salud. Es posible que este estimulante les haya ayudado a las personas a bajar de peso a corto plazo, pero no era lo bastante seguro para tomarse por mucho tiempo.

La efedra tiene propiedades estimulantes, lo cual probablemente explique tanto su capacidad para promover la pérdida de peso, en cierta medida, y su potencial de desencadenar una reacción peligrosa. Otros productos naturales con acción estimulante se han sugerido para ayudar a bajar de peso, como el té verde[199] y la yerba mate,[200] pero hasta la fecha las investigaciones realizadas en torno a estos últimos no han dado resultados impresionantes. Ambos contienen cafeína, además de otros compuestos que tal vez sean relevantes.

Otro supuesto estimulante, la *Garcinia cambogia* (ácido hidroxicítrico), también se ha incluido en numerosos preparados herbarios para bajar de peso. Una dieta controlada con grupos seleccionados al azar y duración de 3 meses no mostró ningún beneficio para bajar de peso en comparación con el placebo.[201]

• • •

P. *¿Qué es la* **hoodia***? He recibido muchos mensajes de correo electrónico de que se trata de una manera maravillosa para bajar de peso. ¿Funciona? ¿Es seguro?*

R. La *hoodia* es un cactus que crece en el desierto de Kalahari al sur de África. Se promueve como un agente maravilloso para bajar de peso, pero hay muy pocas investigaciones clínicas que respalden tal afirmación.

Un estudio inédito pequeño (18 pacientes obesos) demostró cierto beneficio, pero tendríamos que ver muchas más pruebas antes de recomendar este producto vegetal. Se ha puesto en duda el control de calidad de los procesos de manufactura de los productos de *hoodia* y no se ha comprobado si es seguro consumirla a largo plazo.

• • •

Recursos que no requieren receta

Una de las razones por las que la efedra se hizo tan popular fue el hecho de que había muy pocas opciones disponibles sin receta. El ingrediente más popular para bajar de peso que se vendía sin receta era un descongestionante llamado fenilpropanolamina o *PPA* por sus siglas en inglés. En su apogeo durante los

★★ Orlistato (*Alli*)

Este medicamento para bajar de peso también está disponible con receta bajo el nombre de *Xenical*. Aparentemente se trata de uno de los pocos fármacos para ayudar a bajar de peso que se consideran seguros para consumirse a largo plazo. El orlistato está pensado para tomarse al tener una dieta baja en calorías y en grasa. Lo que hace es impedir la absorción de grasa desde el tracto gastrointestinal. El número de personas que logran bajar el 15 por ciento de su peso corporal a lo largo de un año aumenta casi al doble entre quienes toman orlistato en comparación con quienes se limitan a restringir su alimentación.

Efectos secundarios: La mayoría de los efectos secundarios son de tipo gastrointestinal. En vista de que el orlistato impide la absorción de grasa, los intestinos la retienen, lo cual puede causar dolor de estómago, diarrea, náuseas, flatulencia, excreciones rectales e incontinencia fecal. Otro efecto secundario potencial es dolor de cabeza.

Desventaja: Este fármaco puede interferir con la absorción de las vitaminas solubles en grasa. Tome un suplemento multivitamínico 2 horas antes o 2 horas después de ingerir *Alli*.

Costo: Entre 50 y 60 dólares por mes, aproximadamente.

años 70 y 80, *Dexatrim* fue una de las marcas más populares.

Sin embargo, la PPA no era tan segura como lo suponían la mayoría de las personas a dieta. En 1980 unos investigadores ingleses administraron PPA a unos estudiantes de medicina jóvenes y sanos y observaron efectos secundarios, entre ellos una elevación alarmante de su presión arterial, mareos, palpitaciones cardíacas, dolor de cabeza, insomnio, ansiedad y agitación. Ya para 1990, diversos médicos en los Estados Unidos habían reportado 142 reacciones negativas a la PPA, entre ellas derrame cerebral con hemorragia, convulsiones e incluso la muerte. No obstante, la Dirección de Alimentación y Fármacos (*FDA* por sus siglas en inglés) tardó 10 años en entrar en acción. Entonces pidió que se llevara

a cabo un estudio para probar la seguridad de la PPA, sobre todo con respecto al derrame cerebral con hemorragia. Unos investigadores de la Universidad Yale descubrieron que en las mujeres que tomaban su primera dosis de PPA a través de un remedio para la tos o el resfriado, el riesgo de sufrir un derrame cerebral se triplicaba. Las que tomaban el fármaco a fin de suprimir su apetito al parecer corrían un riesgo 16 veces mayor de sufrir un derrame cerebral que las mujeres que no lo tomaban.[202]

A raíz de estos datos, el personal de la FDA calculó que la PPA pudo haber causado entre 200 y 500 derrames cerebrales cada año entre personas menores de 50 años de edad. Al extrapolar estos datos a todos los años en que se vendió el producto, es posible que la PPA haya producido hasta 10.000 derrames cerebrales en personas que de otra manera no hubieran sido vulnerables al problema. En el 2000 la FDA anunció que los productos vendidos sin receta para bajar de peso tendrían que reformularse sin PPA. Por lo tanto, la mayoría de las personas a dieta ya no podían depender de una píldora para ayudarles. La efedra se había retirado del mercado por ser demasiado peligrosa. Y la PPA también se retiró, asimismo por no ser lo bastante segura.

Al aprobarse el orlistato (disponible con receta médica bajo el nombre de marca *Xenical*) para venderse sin receta bajo el nombre de *Alli*, por fin se dispone de una opción clínicamente probada de fácil acceso. La compañía le puso *Alli* para sugerir que su producto funcionaría mejor si se combinaba con un programa completo de ajustes alimenticios y de conducta. La FDA al parecer está convencida de que este fármaco no plantea riesgos significativos a la salud.

El orlistato es un compuesto que impide que la grasa se absorba. Puede ayudar a las personas a bajar de peso pero tiene varias desventajas. Para empezar está el riesgo de que la ropa interior se manche de deposiciones grasosas. Asimismo puede haber más flatulencia, a veces con excreción. El orlistato no elimina la necesidad de comer con cuidado. La pérdida de 5 a 6 libras (2 a 3 kg) más que con placebo sólo se da cuando se sigue una dieta de calorías reducidas y baja en grasa. Desafortunadamente con frecuencia se recupera el peso perdido una vez que se deja de tomar el medicamento.

Quizá el mejor uso que pueda darse a *Alli* sea para facilitarle el comienzo a alguien a quien le cueste trabajo juntar todas las piezas de un programa para bajar de peso. Seguramente serán pocas las personas que quieran tomar este producto año tras año, aunque al parecer sí es eficaz en función de los costos.[203]

Los fármacos para bajar de peso que se venden con receta

La historia de las píldoras vendidas con receta para bajar de peso en los Estados Unidos está llena de dolor e intrigas. A partir de los años 50 se les prescribieron anfetaminas a millones de estadounidenses con sobrepeso para ayudarles a bajar unas cuantas libras de más. Se suponía que los estimulantes sólo debían ingerirse por unos cuantos meses a la vez, pero eran sumamente seductores. Muchas amas de casa respetables desarrollaron una adicción a las anfetaminas. Por lo tanto, los médicos se volvieron un poco más cautelosos a la hora de recetar tales medicamentos para ayudarles a las personas a bajar de peso.

Durante los años 90, los doctores empezaron a combinar dos píldoras para bajar de peso que llevaban décadas en el mercado. La combinación de fenfluramina y fentermina ("*fen-fen*") parecía dar mejores resultados que cualquiera de los dos fármacos por sí solo. El único problema era que al combinarse se producían complicaciones de las válvulas cardíacas. Más o menos por la misma época se aprobó la venta de un nuevo producto para suprimir el apetito, la dexfenfluramina (*Redux*). Asimismo estaba relacionada con problemas cardíacos y con una afección que podía poner en peligro la vida, la hipertensión pulmonar.

★★★★ Rimonabant (*Acomplia*)

Acomplia es distinta de otras píldoras vendidas con receta para bajar de peso porque afecta un mecanismo completamente diferente. Bloquea los receptores cerebrales CB(1) o canabinoide de tipo 1, los cuales responden a compuestos naturales parecidos a la marihuana. Es más eficaz que cualquier otro medicamento para bajar de peso, ya que ayuda a las personas a perder más de 15 libras (7 kg) a lo largo de un año.

Acomplia asimismo tiene efectos beneficiosos sobre los niveles de colesterol HDL "bueno" y triglicéridos, la eficiencia de la insulina, el nivel de glucosa en la sangre y la presión arterial.

Efectos secundarios: Náuseas, diarrea, mareos, dolor de cabeza, dolor de garganta o gripe, ansiedad, insomnio y depresión. La mayoría de estos efectos fueron leves y temporales, aunque el de la depresión sí nos hace dudar.

Desventaja: No contamos con mucha información sobre los efectos que esta medicina nueva pueda tener a largo plazo.

En 1997, la FDA le pidió al fabricante que retirara *Redux* del mercado, a pesar de que apenas se había aprobado el año anterior. La fenfluramina también se retiró del mercado. El fiasco de la *fen-fen* fue un desastre espectacular. Muchas personas terminaron con daños cardíacos sólo porque habían tomado fármacos para ayudarle a bajar de peso.

A pesar de estos antecedentes negativos, muchas personas esperan ansiosamente que la FDA apruebe otra píldora para ayudarles a bajar de peso. Las ventajas que se le han atribuido al rimonabant (*Acomplia*) son increíbles. Resulta fácil comprender por qué algunas personas quieran probarlo, aunque otras se muestren escépticas.

El fabricante, Sanofi-Aventis, ha ejercido mucho cuidado en restarle importancia al potencial cosmético de *Acomplia* para ayudar a bajar de peso. En cambio destaca otros beneficios, como la mejoría en el perfil de lípidos. Se obtuvieron mejorías metabólicas prometedoras con *Acomplia* en tres pruebas clínicas extensas.[204, 205, 206] El nivel de colesterol LAD (el "bueno") se elevó y el de triglicéridos malos bajó. Hubo una mejoría en la eficiencia de la insulina y los niveles de glucosa en la sangre bajaron. Estos cambios positivos resultaron el doble de lo que los investigadores esperaban con tan sólo bajar de peso. Es posible que estos efectos metabólicos resulten particularmente beneficiosos para las personas afectadas por la diabetes del tipo II.

No obstante, lo que realmente tiene emocionados a millones de personas es la capacidad de *Acomplia* para ayudar a bajar de peso. Después de 1 año de tomar el fármaco, los participantes en los estudios bajaron aproximadamente 15 libras (7 kg), mucho más que con placebo. En el mundo de las píldoras para bajar de peso, este resultado es impresionante.

Se está hablando muchísimo de *Acomplia*. Los efectos de bajar de peso y de mejorar el nivel de glucosa en la sangre, la presión arterial y el perfil de lípidos definitivamente son algo muy necesario. Además, los investigadores están analizando la posibilidad de que *Acomplia* les ayude a las personas a dejar de fumar. Incluso existe cierta esperanza de que el compuesto ayude a las personas a enfrentar de manera eficaz la dependencia de otros fármacos, lo cual incluye la más común, la del alcohol.[207]

El tiempo dirá si *Acomplia* cumple con estas expectativas tan altas. Pueden pasar años antes de que se evalúe con toda certeza si el producto realmente es lo bastante seguro como para tomarse a largo plazo.

Conclusiones

Se sabe que bajar de peso es difícil, pero sus efectos positivos sobre la salud pueden ser enormes. Deshacerse de las libras de más puede ayudar a bajar la presión arterial y a controlar el colesterol, además de aliviar el estrés al que se encuentran sometidas las articulaciones artríticas. La mejor manera de abordar la pérdida de peso probablemente sea como una modificación a largo plazo en el estilo de vida en lugar de una meta a corto plazo. Si *Weight Watchers* o un programa semejante que ofrece apoyo social le llama la atención, no deje de intentarlo. A continuación le damos algunas sugerencias más que posiblemente le sirvan.

- Encuentre un régimen dietético que le guste. Sólo un programa al que pueda adherirse a largo plazo le funcionará.
- Lleve un diario alimenticio. Apunte cada bocado que se mete a la boca y a qué horas lo hace. La mayoría de los gurús de la pérdida de peso a quienes hemos consultado a lo largo de las últimas décadas hacen hincapié en que esta costumbre es esencial para asegurar el éxito a largo plazo.
- Desayune muchas proteínas. Nada de *bagels* con mantequilla. Sáltese el jugo de naranja (china) y el café. Un desayuno a base de alimentos con valores bajos en el índice glucémico le permitirá llegar hasta el almuerzo sin comer otra cosa.
- Encuentre una forma de ejercicio que le guste. Compre un podómetro y procure sumar 10.000 pasos a lo largo del día. Manténgase al corriente de sus avances en su diario alimenticio o bien en la computadora.
- Si necesita un empujoncito farmacéutico, considere tomar *Alli* (orlistato). Este bloqueador de grasa tal vez le ayude a bajar unas cuantas libras o kilos, aunque es posible que sufra algunos efectos secundarios embarazosos. No se le olvide tomar sus vitaminas si opta por este fármaco.
- Si todo lo demás falla, es posible que *Acomplia* (rimonabant) le brinde la ayuda que requiere para bajar de peso, mejorar sus factores de riesgo cardiometabólicos y dejar de fumar. Consulte a su médico con respecto a los beneficios y los riesgos de este fármaco vendido con receta.

(*Nota*: si encuentra en este capítulo términos que no entiende o que jamás ha visto, favor de remitirse al glosario en la página 561).

CALAMBRES EN LAS PIERNAS

• Ponga una barra de jabón debajo de su sábana	★★★★
• Tómese una cucharadita de mostaza amarilla	★★★
• Tome una onza (30 ml) de jugo de pepinillo	★★★
• Pruebe ¼ cucharadita de bicarbonato de sodio con agua	
• Pellízquese el labio superior entre el pulgar y el índice	
• Estire los músculos de sus pantorrillas y pies antes de acostarse	
• Tome 8 onzas (240 ml) de *V8*, una marca de jugo de verduras; compre la versión bajo en sodio	
• Tome entre 300 y 500 miligramos de magnesio	★★★★
• Pruebe 4 onzas (120 ml) de la solución con electrolitos de la marca *Pedialyte*	★★★★
• Tome un suplemento del complejo de vitamina B	★★★
• Consulte a su médico acerca de la quinina	★★

Imagínese lo siguiente: está durmiendo pacíficamente sin ninguna preocupación. Entonces de repente, como si le hubiera caído un rayo, se despierta atravesado por un dolor insoportable. Un músculo de su pierna se encuentra tan contraído que lo ha despertado del sueño más profundo. Para aliviar el dolor necesita que el músculo se relaje. Sin embargo, convencer a un músculo de soltarse puede ser difícil. Si este tipo de dolores nocturnos repentinos en las piernas se dan con frecuencia pueden causar estragos en sus horas de descanso, lo cual llega a tener consecuencias negativas para su estado de salud en general.

66*Cuando me dan calambres intensos en las piernas, el músculo de mi pantorrilla se pone duro como una piedra. El dolor es tan fuerte que me entra el pánico hasta que logro componerlo. Es como si estuviera dormido y que me despertaran con un golpe de martillo sobre el pulgar.*

Lo intenté dándole masajes a mi pantorrilla, pero no funcionó. El dolor no se quita hasta que no logro mover el músculo de mi pantorrilla. Cuando me da un calambre en la pierna mi pie adopta una posición como si trajera tacón alto. Obligar al pie a asumir una posición más normal forzando el contacto de los dedos y el talón con el piso por lo general para el dolor. También duele, pero funciona.

*Cada vez que me ha dado este tipo de calambre ha sido por deshidratación. Cualquier entrenador deportivo le dirá que los calambres son indicio de deshidratación*99.

Si bien es cierto que la deshidratación llega a producir desequilibrios de minerales que pudieran contribuir a producir espasmos musculares, los médicos no siempre saben por qué a algunas personas les dan calambres en las piernas por la noche. Con frecuencia tampoco cuentan con tratamientos buenos contra ellos. Muchos doctores prescriben quinina, una medicina natural derivada de la corteza del árbol llamado quino. Se utiliza desde hace siglos para tratar la fiebre, sobre todo cuando se debe a la malaria. Si bien este fármaco puede ser eficaz contra los calambres en las piernas, hay varios efectos secundarios potencialmente graves relacionados con la quinina. Entre ellos figuran zumbido en los oídos, sarpullido y —rara vez— daños hepáticos o una anemia que pone en peligro la vida.

Por consiguiente tiene sentido probar remedios caseros o suplementos dietéticos primero para ver si funcionan, aunque en algunos casos se antojen un poco extraños. Lo que le funciona de maravilla a una persona puede carecer de todo valor para otra. Realmente hay que probarlos para ver qué pasa.

Jabón debajo de las sábanas

Para aplicar uno de los remedios caseros más extraños con los que nos hemos encontrado sólo se requiere una barra de jabón. Cuando nos enteramos de este tratamiento supusimos que debe tener un efecto placebo, porque no contamos con ninguna explicación científica de por qué habría de funcionar. Ya que desafía la lógica casi lo descartamos como demasiado raro. No obstante, es tal el número de lectores que nos han hablado del éxito obtenido por este medio que ya no podemos pasar por alto

una de las formas más baratas y fáciles de prevenir los calambres en las piernas.

Es un misterio cómo se le ocurrió a alguien meter una barra de jabón entre el colchón y la sábana de la cama. No obstante, quienquiera que haya sido era un genio creativo y ahora cuenta con muchos devotos seguidores. Básicamente las instrucciones se reducen a tomar una barra de jabón ordinario, desenvolverlo y meterlo entre el colchón y la sábana ajustada (sábana bajera) más o menos en el lugar donde quedan las pantorrillas. Entre más barato el jabón, al parecer funciona mejor. Nos han dicho que incluso una pequeña barra de jabón de hotel sirve perfectamente. De vez en cuando alguien nos comunica que llegó a la conclusión de que el jabón había dejado de funcionar hasta que descubrió que se había caído de la cama. Hay que reemplazar el jabón de vez en cuando, más o menos cada mes o cada 6 semanas. Y nos han dicho que llega a tardar

★★★★ Jabón

Cualquier jabón excepto las marcas *Dove* o *Dial* debe de servirle. Se trata de un remedio barato carente de efectos secundarios y sumamente eficaz, de acuerdo con muchos de nuestros lectores. Coloque una barra entre el colchón y la sábana ajustada (sábana bajera) cerca de sus piernas.

Costo: Aproximadamente 70 centavos por una barra de jabón que debe durarle hasta 6 semanas.

entre unos cuantos días y una semana para que entre en efecto plenamente.

> *Leí que una barra de jabón puesta entre el colchón y la sábana ajustada cerca del pie de la cama puede prevenir que den calambres en las piernas por la noche y decidí intentarlo. Desde hace varios meses unos calambres terribles en las piernas me han atormentado varias veces todas las noches. Ninguno de los muchos remedios que probé sirvió hasta que lo intenté con el jabón.*
>
> *Resulta difícil de creer que una simple barra de jabón sirva de algo, pero así fue. No sufrí un solo calambre en más de una semana. Estaba desesperada por dormir bien toda la noche y por fin se me cumplió. ¡Una ventaja adicional es que no causa efectos secundarios!*

> *Mi marido, que es médico, padecía calambres intensos en las piernas por la noche y cuando lo despertaban también me despertaba a mí. Probó el agua tónica y la quinina, pero no le sirvieron.*
>
> *Al amparo de la oscuridad, para que no se diera cuenta, metí una barra de jabón debajo de las sábanas de su lado. No ha sufrido calambres desde entonces. Tardó 2 noches en darse cuenta siquiera del jabón*.

> *Usé uno de sus remedios ridículos (el jabón debajo de la sábana) para evitar los calambres que me daban en las piernas por la noche. Las personas a quienes nos dan calambres en las piernas estamos dispuestos a probar*

cualquier cosa. No les conté a mis amigos de esta sugerencia tan tonta. Sin embargo, tengo que confesarles: ¡funcionó!

Por cierto, mientras esté acomodando sus sábanas asegúrese de que la de arriba no quede muy estirada. Una cama al estilo militar, con las sábanas tan estiradas que una moneda rebota en ellas, puede contribuir a producir calambres en los pies o las piernas por obligar al pie a adoptar una posición incómoda. Incluso es posible hacer más cómoda una cama común de hotel aflojando la sábana de arriba.

La mostaza

Es posible que el jabón no sirva para prevenir todos los calambres en las piernas. Una opción económica para aliviar el dolor rápidamente es tomar una cucharadita de mostaza de la amarilla barata, no una presentación francesa o alemana elegante. De nueva cuenta no tenemos la menor idea de cómo se descubrió este remedio asombroso.

No podemos decirle por qué la mostaza amarilla parece funcionarles tan bien a tantas personas. Es de suponer que tenga que ver la cúrcuma (azafrán de las Indias) que se agrega como colorante y saborizante. El ingrediente activo de la cúrcuma es la curcumina, cuyas propiedades antiinflamatorias están comprobadas. No tenemos la menor idea de cómo puede surtir efecto tan rápido.

La mayoría de las personas que han probado

★★★ Mostaza

Es posible que la mostaza amarilla barata ayude a aliviar el dolor de los calambres en las piernas. Una cucharadita o la cantidad contenida en un sobrecito de restaurante de comida rápida debe ser suficiente.

Desventaja: Puede causar acidez (agruras, acedía).

Costo: Más o menos 1 dólar por un frasco de 9 onzas (250 g) que le durará varias semanas. Puede obtener los sobrecitos de mostaza amarilla de manera gratuita en los restaurantes de comida rápida.

este remedio indican que les brinda alivio rápidamente, pero algunas se quejan de que tomar mostaza a la mitad de la noche sin sándwich (emparedado) de por medio sabe feo o —lo que es peor— les produce acidez (agruras, acedía). Asegúrese de tomar agua si usted sufre esta molestia. Otras personas han encontrado que los sobrecitos de mostaza que se distribuyen en los restaurantes de comida rápida pueden guardarse fácilmente en la mesita de noche y contienen la dosis justa.

El remedio de la mostaza contra los calambres en las piernas a todas luces tiene mucho tiempo de existir. Muchos lectores nos han dicho que sirve muy bien tanto de día como de noche. Lo sorprendente es la rapidez con la que se producen los resultados, según nos lo han comunicado. No tiene sentido desde el punto de vista farmacológico. Si se tratara de

un efecto parecido al de los fármacos, el ingrediente o los ingredientes activos de la mostaza tendrían que absorberse desde el tracto digestivo, circular por el torrente sanguíneo y finalmente relajar al músculo que provoca el calambre. El proceso tardaría entre 15 y 30 minutos.

❝*Mi mamá sufre calambres en las piernas casi todas las noches. A raíz de lo que han dicho sobre la mostaza amarilla le conseguí una dotación enorme de sobrecitos de mostaza individuales. Los guarda en su mesita de noche y su cartera (bolsa). Al empezar a sentir un calambre en la pierna, toma la mostaza y los calambres desaparecen de inmediato.*

Hace poco le dio un calambre en el consultorio de un doctor. Ya que se le habían acabado todos los sobrecitos, le pedí a la enfermera que nos llevara un poco de mostaza de la habitación para los descansos. La enfermera no conocía el remedio pero se impresionó mucho cuando el calambre desapareció. La cúrcuma de la mostaza es la salvación❞.

No todos piensan que la mostaza es maravillosa. Una lectora informó que "una cucharadita de mostaza *no* me alivió el calambre sino que me mantuvo despierta el resto de la noche por la indigestión. El esófago me ardió toda la noche. Qué remedio tan horrible". Resulta interesante que otras personas nos hayan dicho que la mostaza amarilla sirve para aliviarles la acidez, ¡lo cual de nueva cuenta prueba que todos somos diferentes!

El jugo de pepinillo

Otro remedio extraño contra los calambres en las piernas son uno o dos sorbos de jugo de pepinillo. Un antiguo jugador profesional de futbol americano con los 49 de San Francisco y los Vaqueros de Dallas nos escribió que la mostaza amarilla no es el remedio que él prefiere contra los calambres en las piernas. Y si hay alguna persona que sepa de calambres en las piernas, debe ser alguien que tuvo que correr sobre un campo de futbol poniendo su máximo esfuerzo en el clima caluroso de Dallas. Alabó la quinina, que se vende con receta, pero también indicó que por mucho el mejor remedio casero contra los calambres en las piernas es un trago de jugo de pepinillo (aproximadamente una onza/30 ml).

Es posible que este remedio goce de popularidad especial en su estado originario

★★★ Jugo de pepinillo

Más o menos una onza (30 ml) de jugo de pepinillo sin semillas ni especias puede aliviar los calambres.

Desventaja: El jugo de pepinillo contiene mucho sodio, por lo que no es apropiado para las personas que sigan una dieta con restricción de sal.

Costo: Aproximadamente 10 centavos por cada onza de jugo sacado de un frasco de pepinillos. Una botella de 16 onzas (480 ml) de la marca *Pickle Juice Sport* cuesta 1 dólar 50.

de Texas, donde un empresario vende el producto *Pickle Juice Sport*. Según afirma, los electrolitos que esta bebida contiene ayudan a revertir los calambres en las piernas. (Su página *web*, para los lectores que se interesen, es www.goldenpicklejuice.com). La mayoría de las personas simplemente toman el líquido de un frasco de pepinillos.

Al igual que en el caso de la mostaza, el remedio del jugo de pepinillo produce un alivio muy rápido en las personas a quienes les funciona. ¿Quién sabe qué mecanismo entre en acción? Es posible que el jugo de pepinillo reponga los minerales, sobre todo el sodio, que se pierden a causa del esfuerzo físico. Sin embargo, aparte de contener demasiado sodio para quienes tienen que cuidar su consumo de sal, este remedio no tiene desventajas.

> *Mi remedio favorito contra los calambres en las piernas es el jugo de pepinillo. Cuando mi hijo menor iba a la escuela, se vendían frascos de pepinillos en los eventos deportivos para recaudar fondos para los equipos. Uno de los entrenadores solía guardar el jugo de pepinillo que quedaba en los frascos. Lo guardaba para dárselo a un atleta al sufrir un calambre. Yo mismo lo utilizo (cuando lo encuentro) durante recorridos largos en bicicleta.*

El bicarbonato de sodio

Los atletas con frecuencia se quejan de calambres en las piernas después de hacer ejercicio vigoroso. Es posible que el jugo de pepinillo reponga el sodio que se pierde a través del sudor. Otro remedio que tal vez funcione debido al mismo principio es el bicarbonato de sodio, un antiguo remedio contra la indigestión. De acuerdo con un lector, la dosis para tratar calambres es más o menos la mitad de lo que se requiere contra la indigestión.

Un vecino mío utiliza un remedio que a mí me ha servido mucho. Esquiaba mucho cuando era más joven y recomienda tomar ¼ cucharadita de bicarbonato de sodio en un vaso con agua después de un día de esquiar o de realizar otras actividades vigorosas. Según afirma, el sodio neutraliza el ácido láctico que se forma en los músculos al hacer un ejercicio pesado".

El pellizco del labio

Uno de los tratamientos más insólitos para los calambres en las piernas es un remedio casero que les sirve a muchas personas. Hay que pellizcarse el labio superior con fuerza por varios segundos hasta que el calambre desaparece. Nunca hemos tenido éxito con este remedio, pero muchos lectores lo describen con gran entusiasmo.

Sufrí calambres terribles en las piernas durante 15 años, normalmente por la noche. No podía dormir y casi me entraba el pánico al pensar en que me pudiera dar uno. La quinina me brindaba alivio, pero el fármaco tenía algunos efectos secundarios desagradables, principalmente zumbido en los oídos.

Un día leí un artículo sobre en entrenador que les decía a sus jugadores que se pellizcaran el labio superior justo debajo de la nariz al sufrir un calambre en la pierna. Los calambres se les quitaban. Me pareció que sonaba extraño, pero decidí intentarlo. Cuando me empezaba a dar calambres me pellizcaba el labio superior y los calambres desaparecían poco a poco. Así lo hice cada vez que me empezaba a dar calambres y finalmente desaparecieron por completo".

Cómo prevenir los síntomas a través del ejercicio

Cualquiera que padezca calambres en las piernas regularmente estará ansioso por prevenirlos. Muchas personas están conscientes de que hacer ejercicio vigoroso durante el día puede producir calambres por la noche. Sin embargo, lo mismo sucede por falta de actividad. Nuestra lectora Ruth Mannich de Oxford, Carolina del Norte, da clases de ejercicio a personas mayores y ofreció las siguientes instrucciones para hacer estiramientos antes de acostarse.

Estiramiento de la pantorrilla: párese detrás de una silla sólida u otro apoyo estable. Con los pies separados más o menos a la misma distancia que el ancho de su cadera, sujete el respaldo de la silla. Apoye su peso sobre la pierna izquierda. Mueva el pie derecho unas 12 pulgadas (30 cm) hacia atrás, apoye los dedos en el piso y eleve el talón. Mantenga la rodilla izquierda encima del tobillo izquierdo (la rodilla se doblará) mientras baje y vuelva a subir el talón derecho lentamente (debe tardar por lo menos 1 segundo en bajarlo y 1 segundo en subirlo de nuevo) unas 15 veces. Repita el estiramiento con la pantorrilla izquierda. Para un estiramiento estático, mantenga el talón abajo durante 15 segundos cada vez en lugar de moverlo.

Estiramiento de los ligamentos de la corva (la parte de atrás del muslo): siéntese en una silla con un taburete delante de usted. Apoye toda la planta del pie izquierdo en el piso y el talón derecho en el taburete, de manera que su pierna derecha quede completamente extendida con los dedos apuntando hacia el techo. Doble el pie derecho moviendo los dedos hacia atrás, en dirección hacia su cuerpo. Con la espalda recta y la rodilla derecha "suelta", no rígida, dóblese en la cadera y estire las manos hacia los dedos de su pie derecho. Debe tardar todo un segundo para estirarse hacia sus dedos y un segundo para volver al punto de partida. Repita el movimiento unas 15 veces. Repita el estiramiento con la pierna izquierda. Para un estiramiento estático, estírese hacia sus dedos lo más que pueda sin dejar de sentirse cómodo y sin dolor. Mantenga la posición por 15 segundos y repita el estiramiento tres veces más con cada pierna.

Estiramiento activo del cuadríceps y de la espinilla (la parte delantera del muslo y la espinilla): sujétese de una silla o mesa a manera de apoyo. Mantenga una posición recta sin inclinarse al frente. Doble una rodilla para acercar el talón a sus asentaderas. Tarde 1 segundo en doblar la pierna detrás de usted y 1 segundo para regresar la pierna a la posición extendida. Repita unas 15 veces con cada pierna.

Estiramiento estático del cuadríceps y de la espinilla: párese detrás de una silla estable que le permita pararse en posición recta sin inclinarse al frente. Coloque una segunda silla, con el asiento a la altura máxima de su rodilla, aproximadamente 12 pulgadas (30 cm) detrás de usted. Doble la rodilla derecha y coloque el empeine derecho sobre el asiento de la silla que tiene detras de usted. Su rodilla derecha debe quedar directamente debajo de su cadera o un poco detrás de esta. Oprima el empeine derecho suavemente sobre la silla para estirar toda la parte delantera de la pierna. La rodilla de la pierna de apoyo debe estar ligeramente doblada. Sostenga esta posición por 15 segundos y repita el estiramiento cuatro veces, para un total de 1 minuto. Repita el estiramiento con la pierna izquierda.

Es posible que otros ejercicios también sirvan para estirar los músculos que suelen acalambrarse. Algunas personas utilizan un peldaño de la escalera para estirar la parte de atrás de la pierna. Apoye el primer tercio de un pie cerca de la orilla del peldaño y haga descender el talón por debajo del nivel del mismo para estirar la pierna.

> *Muchas veces sufro calambres molestos e incómodos en los pies por la noche y durante la clase de baile. Un amigo que es fisioterapeuta me sugirió usar una pelotita de goma (hule) más o menos del tamaño de una pelota de tenis. La pongo en el piso y la ruedo apretando la planta*

del pie con firmeza sobre ella, sobre todo la parte del arco y el primer tercio del pie, para prevenir los calambres **"**.

Minerales

A lo largo de los años nuestros lectores nos han mandado docenas de sugerencias para prevenir los calambres en las piernas por la noche. Muchos de ellos se basan en los minerales. Algunas personas están convencidos de las bondades del potasio. Otros son defensores entusiastas del calcio. Otro contingente insiste en que el magnesio es el mineral mágico. No hay forma de predecir cuál mineral (o combinación de minerales) le funcione mejor, así que experimente hasta encontrar la solución correcta.

No obstante, antes de empezar a tragar píldoras, ¿por qué no empieza por la comida? Ocho onzas (240 ml) de *V8* —una marca de jugo de verduras— le proporcionarán 840 miligramos de potasio a cambio de sólo 50 calorías. (*Nota*: asegúrese de comprar la versión baja en sodio de *V8*).

"*Durante muchos años me atormentaron calambres musculares intensos, generalmente por la noche. Hace unos cuantos meses uno de sus lectores recomendó el jugo V8 bajo en sodio; señaló que contiene más potasio y menos calorías que el plátano amarillo (guineo, banana).*

Decidí probarlo y empecé a tomar 8 onzas diarias. No he sufrido un solo calambre muscular en 4 meses. ¡Qué alivio, por decir poco! Se lo

recomiendo de corazón a cualquiera que sufra calambres en las piernas por la noche **"**.

Otros alimentos ricos en potasio son verduras como la acelga, la alcachofa, el brócoli, la coliflor, el espárrago, la espinaca, el hongo, el pimiento (ají, pimiento morrón), la remolacha (betabel), el repollo (col), el *squash* y el tomate (jitomate). Un plátano amarillo contiene aproximadamente 400 miligramos de potasio, al igual que una batata dulce (camote) de tamaño mediano. Otras frutas con un alto contenido de potasio son el albaricoque (chabacano, damasco), la zarzamora, el cantaloup (melón chino) y otros melones, la nectarina, la naranja (china), el melocotón (durazno), la ciruela, la granada, la frambuesa y la fresa. El pescado por lo general contiene mucho potasio y muchos condimentos, tales como la

★★★★ Magnesio

Es posible que este mineral esencial ayude a combatir los calambres, así como otros muchos problemas. La dosis normal es de 300 a 500 miligramos a la hora de acostarse. Algunas personas indican que tiene un efecto ligeramente sedante.

Desventaja: Puede causar diarrea. Las personas con insuficiencia renal no deben tomarlo.
Costo: Más o menos 4 dólares por 100 píldoras, lo cual alcanza más o menos por 3 meses.

cebolla, el jengibre, el perejil, el pimentón (paprika) y el pimiento rojo, también aportan potasio a la dieta. Lo mismo ocurre con la carne de puerco y el pollo. Tampoco hay que olvidar el melado (melaza), particularmente el oscuro (*blackstrap molasses*), que contiene aproximadamente 500 miligramos por cucharada. El Consejo para los Alimentos y la Nutrición del Instituto de Medicina ha establecido que una cantidad suficiente para adultos son 4.700 miligramos de potasio al día.[208]

Una advertencia: el potasio llega a interactuar con muchos fármacos vendidos con receta, sobre todo con los medicamentos para controlar la presión arterial. Un gran número de estas medicinas pueden elevar el nivel de potasio de manera peligrosa si la persona que las toma también ingiere una píldora de potasio o usara un sustituto de sal de cloruro de potasio. Las personas mayores y quienes padecen un funcionamiento reducido de los riñones pueden ser particularmente vulnerables. El exceso de potasio puede provocar un paro cardíaco, así que tenga cuidado si toma cualquiera de los siguientes productos: benazepril (*Lotensin*), captopril (*Capoten*), enalapril (*Vasotec*), fosinopril (*Monopril*), lisinopril (*Prinivil, Zestril*), losartán (*Cozaar*), moexipril (*Univasc*), quinapril (*Accupril*), espironolactona (*Aldactone*), ramipril (*Altace*), triamterena/hidroclorotiazida (*Dyazide, Maxzide*), trandolapril (*Mavik*) o valsartán (*Diovan*).

El magnesio es otro mineral que con frecuencia se pasa por alto y escasea en la alimentación. Es posible que las personas que toman

---

★ ★ ★ ★ *Pedialyte*

Esta marca de solución de rehidratación para los bebés y los niños proporciona una mezcla equilibrada de electrolitos que pueden ayudarles a los adultos a evitar los calambres musculares. Unas 4 onzas (120 ml) después de hacer ejercicio deben de servir.

Desventaja: Es algo caro.
Costo: Aproximadamente 8 dólares por litro, o sea, más o menos 1 dólar por "dosis".

---

diuréticos sufran un nivel particularmente bajo de este nutriente fundamental. Además de que el magnesio resulta esencial para que los músculos se contraigan normalmente, también desempeña un papel básico en relación con la salud cardíaca, el control de la presión arterial y cientos de reacciones enzimáticas del cuerpo. Asimismo ayuda a reducir el riesgo de que se formen cálculos renales.

Desde hace décadas el magnesio (en forma de leche de magnesia) se utiliza para tratar el estreñimiento. La dosis normal fluctúa entre 300 y 500 miligramos diarios. Un estudio probó la eficacia moderada de una dosis de 300 miligramos para combatir los calambres nocturnos en las piernas.[209] Las mujeres embarazadas son especialmente vulnerables a sufrir calambres en las piernas. Otro estudio llegó a la conclusión de que "los suplementos de magnesio al parecer constituyen una herramienta terapéutica valiosa para tratar los calambres en las piernas relacionados con el embarazo".[210]

Tenga presente que el exceso de magnesio puede causar diarrea y que las personas con problemas renales sólo deben tomar magnesio bajo supervisión médica.

Algunas personas se manifiestan con igual entusiasmo con respecto al calcio para prevenir los calambres en las piernas. Las investigaciones que se han realizado en torno a este remedio muestran resultados inciertos. En un estudio, unas mujeres embarazadas que sufrían calambres nocturnos en las piernas tomaron suplementos de calcio o bien de vitamina C a manera de "control". En vista de la ausencia de pruebas de que la vitamina C alivie los calambres en las piernas, al parecer la diferencia entre los dos grupos saltaría a la vista si el calcio tuviera un efecto favorable. No obstante, a ambos grupos les fue igualmente bien, lo cual sugiere que en realidad el calcio no sirvió de mucho.[211] Una revisión sistemática de las investigaciones sobre el calcio como tratamiento para los calambres nocturnos en las piernas llegó a la conclusión de que las pruebas de su eficacia son débiles, al menos en el caso de las mujeres embarazadas. Los científicos encontraron mayores datos para respaldar el uso de suplementos de magnesio.[212]

Una forma de obtener minerales adicionales es a través de una fórmula pediátrica especial llamada *Pedialyte*. Originalmente se desarrolló para "reponer rápidamente los líquidos y los eletrolitos que se pierden por causa de diarrea y vómitos a fin de ayudar a prevenir la deshidratación en infantes y niños". Los pediatras con frecuencia recomiendan este líquido ya preparado para darles a los niños enfermos en lugar de jugo u otras bebidas. Sus ingredientes son, entre otros: agua, dextrosa, citrato de potasio, cloruro de sodio, citrato de sodio y ácido cítrico. *Pedialyte* se vende en las farmacias y los supermercados en la sección infantil. Un atleta nos ofreció un testimonio impresionante de sus beneficios contra los calambres en las piernas.

> *He sufrido muchos calambres en las piernas por la noche después de jugar tenis. Me dan más calambres durante los meses calurosos del verano, cuando sudo más.*
>
> *Probé muchas de las bebidas deportivas, pero no parecieron ayudar contra los calambres. Alguien me sugirió comer plátano amarillo (guineo, banana) o tomar jugo de tomate (jitomate). Desafortunadamente —para mí— no me gustan ninguna de las dos cosas.*
>
> *Me dijeron que los calambres se debían a la pérdida de potasio por el cuerpo. Un profesional de tenis asistente sugirió que probara la solución infantil llamada* Pedialyte. *Me pareció una idea loca, pero lo intenté porque no me gustaba despertarme a medianoche a causa de un calambre en la pierna. Para mi sorpresa,* Pedialyte *funcionó como por encanto y mis calambres desaparecieron.*
>
> Pedialyte *brinda otro beneficio inesperado. Por lo común juego singles y suelo quedar bastante agotado al terminar. Al igual que les sucede a muchas personas de mi edad, mi cuerpo de edad mediana generalmente está muy adolorido después de jugar, sobre todo al día siguiente. Al*

igual que todos los demás, tomo **Motrin** *contra* **los músculos adoloridos. Pedialyte ha reducido** *mucho el dolor que siento y ya no tengo que* **tomar** Motrin *al día siguiente* ❞.

Vitaminas del complejo B

Las vitaminas del complejo B se han convertido en las superhéroes de los nutrientes. Además de que compuestos como el ácido fólico y las vitaminas B_6 y B_{12} brindan beneficios cardiovasculares, es posible que el ácido fólico y la niacina ayuden a reducir el riesgo de sufrir el mal de Alzheimer. Un estudio de Taipei demuestra que un producto de vitaminas del complejo B puede reducir los calambres nocturnos en las piernas. "Al cabo de 3 meses, el 86 por ciento de los pacientes que tomaban vitamina B experimentaron una remisión sig-

nificativa de los calambres en las piernas, mientras aquellos que tomaban placebo no acusaron ninguna diferencia significativa en relación con el punto de partida",[213] según señalaron los autores del estudio. Este estudio utilizó un producto no disponible en los Estados Unidos. Contenía las vitaminas B_1 (50 miligramos), B_2 (5 miligramos), B_6 (30 miligramos) y B_{12} (250 microgramos).[214]

❝*Mi esposo ha sufrido desde siempre calambres terribles en las piernas por la noche. Se retorcía del dolor.*

Leí que las vitaminas del complejo B podían ayudar. Ahora toma suplementos múltiples B-100 todos los días y ya no sufre calambres.

Descubrimos una 'curva respuesta-dosis'. Con las B-50 todavía tenía calambres, pero eran menos intensos. Con los B-75 ya no tenía calambres sino sólo punzadas en las piernas. En el nivel 100 ya no siente ni punzadas ❞.

Es posible que un producto de vitaminas del complejo B con 100 miligramos de vitamina B_6 sea demasiado. Nos preocupa que el consumo regular de este nutriente cause daños nerviosos. Cualquiera que considere tomar más de 50 miligramos de vitamina B_6 debe encontrarse bajo supervisión médica.

La quinina

Si usted le comunica a su médico que con frecuencia sufre calambres en las piernas por la noche, es posible que ofrezca recetarle quinina. Este medicamento botánico (derivado

---

★★★ Vitaminas del complejo B

Es posible que una combinación de vitaminas del complejo B reduzca los calambres nocturnos en las piernas. Mantenga la dosis de vitamina B_6 por debajo de 100 miligramos al día para evitar daños nerviosos al tomarse por mucho tiempo.

Desventaja: Las fórmulas de vitaminas del complejo B que se consiguen no se diseñaron específicamente para prevenir los calambres en las piernas.

Costo: Unos 11 dólares, más o menos, por 100 pastillas, cantidad que alcanza para 3 meses.

de la corteza de un árbol sudamericano) se ha utilizado contra la malaria desde que un monje envió una muestra a España en 1633. (En aquel entonces el diagnóstico probablemente haya sido "fiebre" o "fiebre palúdica" en lugar de malaria).

Los médicos empezaron a usar la quinina contra los calambres en las piernas en 1940. A pesar de esta larga historia de uso, aun existe cierta controversia en torno a si su eficacia es más significativa que el riesgo de efectos secundarios.[215] En los años 90, la Dirección de Alimentación y Fármacos (*FDA* por sus siglas en inglés) decidió que la posibilidad de que un individuo susceptible experimente una reacción sanguínea que ponga en peligro su vida (la púrpura trombocitopénica idiopática o PTI) es demasiado grande para que el fármaco se venda sin receta. Una lectora nos informó que un solo vaso de agua tónica (la cual contiene quinina) la obligó a ingresar al hospital por una anemia de consecuencias casi mortales.

Resulta difícil predecir si una persona reaccionará a la quinina con una anemia grave. Las mujeres embarazadas deben evitar la quinina por completo (aunque padezcan calambres en las piernas) porque puede causar defectos congénitos e inducir un parto prematuro. Otros efectos secundarios de la quinina, ya sea que se ingiera en forma de píldoras o de agua tónica, incluyen zumbidos en los oídos, sarpullido, alteraciones en la percepción de los colores, dolor de cabeza, náuseas, diarrea, daños hepáticos, un nivel bajo de glucosa en la

★★ Quinina

Es probable que este medicamento tradicional vendido con receta contra los calambres en las piernas sea eficaz. Uno o dos vasos de agua tónica tal vez contengan una cantidad suficiente de quinina para ayudar a algunas personas a evitar los calambres nocturnos.

Desventaja: Zumbido en los oídos, sarpullido, alteraciones en la percepción de los colores, dolor de cabeza, náuseas, diarrea, daños hepáticos, un nivel bajo de glucosa en la sangre, anemia de consecuencias posiblemente mortales, vómitos y dificultades para respirar son algunas de las posibles reacciones.

Costo: Aproximadamente 65 dólares por 100 píldoras en los Estados Unidos o 33 dólares si las compra en una farmacia canadiense.

sangre, anemia de consecuencias posiblemente mortales, vómitos y dificultades para respirar. Cualquiera que experimente tales síntomas debe obtener atención médica a la brevedad.

La cantidad de quinina que se encuentra en el agua tónica puede variar entre una marca y otra. Algunas contienen hasta 80 miligramos en un cuarto de galón (236 ml) de agua tónica. Un estudio con control de placebo encontró que la dosis eficaz para prevenir los calambres musculares era de 400 miligramos.[216] De acuerdo con este dato habría que tomar más de un galón (946 ml) para obtener resultados, pero muchos lectores nos han informado que uno o dos vasos de agua tónica ya les brindan un beneficio. Los médicos llegan a recetar una dosis de entre 260 y 300 miligramos; las personas mayores por lo general deben empezar por una dosis más baja.

"Solía tomar quinina, pero luego ya no se conseguía sin receta. Mi médico me recomendó tomar un vaso de agua tónica de la marca Schweppes. Es posible que la cantidad de quinina que contiene sea suficiente para que sirva.

La probé y me funcionó. Se la he recomendado a otras personas afectadas por calambres después de hacer ejercicio y han quedado conformes".

Nuestra última palabra de cautela probablemente no sea necesaria. A pesar de que algunas personas están acostumbradas a agregarle ginebra a su agua tónica, el alcohol no sirve para prevenir los calambres en las piernas. Si se toma poco antes de acostarse puede trastornar el sueño, y eso es lo último que la persona afectada desea.

Conclusiones

Los profesionales de la salud suelen considerar los calambres en las piernas como una molestia más que un problema grave de salud. No obstante, cualquiera que padezca calambres nocturnos en las piernas sabe que pueden trastornar el sueño, lo cual con el tiempo incide tanto en el estado de salud como en el de ánimo. Es posible que tenga que probar varios remedios para encontrar el que mejor

le funcione. No les tema a los remedios caseros: tal vez parezcan tontos, pero en vista de que el único tratamiento vendido con receta, la quinina, puede tener efectos adversos muy graves, nos parece que vale la pena tomarlos en cuenta.

"Sufría calambres terribles en las piernas y nada me servía. Entonces mi esposo compró calcio líquido y funcionó de inmediato. No he vuelto a tener un calambre en las piernas.

Mi marido decidió probar la mostaza contra sus calambres en las piernas, pero le seguían dando y en realidad no le gustaba la mostaza. Decidió probar la cúrcuma (azafrán de las Indias), un ingrediente de la mostaza. Tomaba ½ cucharadita al acostarse y ½ cucharadita a la hora del desayuno. ¡PERFECTO! Funcionó muy bien. Además de curar los calambres en sus piernas, también alivió el dolor que sentía en la cadera y los pies.

Me la recomendó para mi problemas terribles en los pies. Sentía como si tuviera un pica-hielo clavado en el pie detrás de los dedos. En cuanto empecé a tomar la cúrcuma el dolor desapareció. Ahora puedo ponerme mis bonitos zapatos de tacón los domingos sin sufrir".

• Meta una barra de jabón común entre el colchón y la sábana ajustada al tender la cama. Debe quedar cerca de sus piernas y tal vez tenga que reemplazarlo cada 6 semanas, más o menos. No sabemos por qué habría de prevenir los calambres en las piernas, pero muchos lectores han obtenido éxito con este remedio, además de que no le conocemos ningún efecto secundario.

• Tome una cucharadita de mostaza amarilla, de la barata que a veces se consigue en sobrecitos individuales. Pensamos que tal vez sea la cúrcuma de la mostaza la que sirve. Este remedio puede funcionar muy rápido, aunque algunos lectores han dicho que les produce acidez (agruras, acedía).

• Tome aproximadamente una onza (30 ml) de jugo de pepinillo. Algunos pepinillos llegan a contener cúrcuma, lo cual tal vez explique por qué este remedio les ayuda a algunas personas a combatir los calambres en las piernas tan rápido. También es posible que proporcione algunos minerales que les faltan. El jugo de pepinillo contiene mucho sodio, por lo que este remedio casero no es apropiado para las personas que observen una dieta baja en sodio.

• Se comenta que el bicarbonato de sodio —¼ cucharadita en 8 onzas (240 ml) de agua— combate los dolorosos calambres en las piernas muy rápido. El bicarbonato de sodio contiene sodio, por lo que no sirve para las personas que sigan un régimen bajo en sal.

• Pellízquese el labio superior firmemente entre el pulgar y el índice hasta que el calambre desaparezca. Es posible que el efecto se deba al hecho de producir un dolor que distrae, además de encontrarse bajo su control. Muchos lectores han afirmado que les sirve, aunque a nosotros los resultados no nos impresionaron.

• Estire los músculos de sus piernas por varios minutos antes de acostarse.

• Consuma muchas verduras ricas en potasio, particularmente el jugo *V8* bajo en sodio. Aumentar el consumo de potasio parece ayudar a prevenir los calambres en las piernas.

• Tome un suplemento de entre 300 y 500 miligramos de magnesio al día. Reduzca la dosis si le da diarrea. Evite el magnesio si tiene un mal renal.

• Pruebe 4 onzas (120 ml) de *Pedialyte* después de hacer ejercicio vigoroso para reponer los minerales y prevenir los calambres en las piernas.

• Considere tomar vitaminas del complejo B para prevenir los calambres. Limite la dosis de vitamina B_2 a menos de 100 miligramos al día para evitar los daños nerviosos.

• Pregúntele a su médico acerca de la quinina. Se vende con receta (también está disponible en dosis bajas en algunas marcas de agua tónica). Es raro que se produzcan efectos secundarios graves, pero si los hay —particularmente un trastorno sanguíneo que se llama PTI— pueden poner en peligro la vida.

(*Nota*: si encuentra en este capítulo términos que no entiende o que jamás ha visto, favor de remitirse al glosario en la página 561).

CASPA

• Remoje el cuero cabelludo con el enjuague bucal de la marca *Listerine* fórmula original (color ámbar)	★★★★
• Unte un poco de pomada de la marca *Vicks VapoRub* en los lugares donde sienta comezón	
• Prepare un enjuague herbario de salvia o romero	★★★
• Úntese una buena cantidad de yogur en el cuero cabelludo	
• Use un enjuague diluido de vinagre después de lavarse el cabello	★★★★
• Alterne sus champús contra la caspa para preservar su eficacia	
• Lávese el pelo con el champú de la marca *Nizoral A-D*	★★★★

Es posible que la caspa signifique una molestia horrible, pero en términos generales no se trata de una afección médica grave. Si bien las personas que la padecen pueden sentir frustración o incluso estar desesperados por encontrar alivio, a los médicos no los altera mucho verla. Las escamas no amenazan la vida. Nunca requieren intervención quirúrgica. No son contagiosas ni ahuyentan a los demás, como lo hace, por ejemplo, la flatulencia. No obstante, padecer mucha caspa puede acomplejar al afectado y es posible que incluso cargue con un estigma social gracias a décadas de publicidad.

En todo el cuerpo, las células de la piel se mueren y se desprenden diariamente. No obstante, las del cuero cabelludo llegan a pegarse entre sí y a formar escamas que se adhieren al cabello o caen sobre los hombros, haciéndose notar de manera desagradable sobre una camisa negra. Si las escamas son particularmente grandes y numerosas y el cuero cabelludo lo tiene muy enrojecido y con mucha comezón, es posible que el dermatólogo identifique el problema como dermatitis seborreica, la cual también puede afectar la cara. En algunas personas, la piel de la frente (incluyendo las cejas), a los lados de la nariz y de la barbilla parece especialmente susceptible de desarrollar escamas rojizas y comezón.

"Luché contra la caspa por 30 años. Tenía comezón hasta en las cejas. Sólo compraba ropa de colores claros en la que no se notaran las escamas.

Mi dermatólogo me recomendó varios champús que no sirvieron. Cuando cambié de médico, la doctora nueva afirmó que mi 'caspa' era una infección por un hongo. Me recomendó el champú de la marca Nizoral. Sólo tengo que usarlo como una vez al mes y ya no tengo escamas ni comezón.

Sé que esta historia no es tan dramática como hallar una cura para el cáncer, pero el hecho de resolver una molestia como esta resulta realmente liberador".

Los dermatólogos suelen distinguir entre la caspa y la dermatitis seborreica, pero actualmente los investigadores están convencidos de que ambas afecciones derivan de la reacción de la piel al hongo que vive en su superficie. Este hongo, *Malassezia globo* y otras especies afines, se instala sobre la piel, particularmente en los lugares donde se segrega grasa.[217] Entonces el hongo produce su propia grasa, la cual irrita la piel.[218] La reacción que resulta de ello es la descamación excesiva típica de la caspa o bien el enrojecimiento y la comezón en el cuero cabelludo y la cara que caracterizan a la dermatitis seborreica. La gran diferencia que al parecer se da entre la caspa y la dermatitis seborreica es la cantidad de irritación que provocan.

El hongo *Malassezia* siempre está presente en la piel; al parecer nadie sabe exactamente por qué sus derivados irritan más a algunas personas que a otras. Tal vez tenga que ver con las hormonas, la alimentación o la actividad del sistema inmunitario. Ya que los dermatólogos no saben cómo cambiar la susceptibilidad individual, el tratamiento básico consiste simplemente en matar al mayor número posible de hongos sin dañar el cuero cabelludo. Este método no sólo tiene sentido sino que de hecho funciona la mayor parte del tiempo. También explica por qué algunos champús contra la caspa parecen perder su eficacia con el tiempo. Es de suponer que el hongo desarrolle resistencia a estos productos.

De vez en cuando las personas que toman un fármaco antihongos por vía oral para tratar algún otro problema nos indican que sirve para eliminar su caspa también. No obstante, incluso en los casos de supercaspa (es decir, de dermatitis seborreica del cráneo), un producto antihongos tomado por vía oral es demasiado contundente para considerarse seriamente. ¿Por qué arriesgarse a sufrir efectos secundarios potencialmente graves con tal de deshacerse de la caspa?

● ● ●

P. *Padecí caspa durante más de 20 años y probé todo tipo de champús medicinales sin éxito alguno. Hace unos 2 años un hongo se metió debajo de la uña del dedo gordo de mi pie. Mi podólogo me mandó* Lamisil, *una píldora diaria por 3 meses.*

Mientras la tomaba se me quitó la caspa y dejé de tener comezón. Lamisil *no sirvió para eliminar el hongo de mi uña, pero al parecer curó la caspa.*

R. No nos sorprende escuchar que la medicina antihongos que tomó contra la infección de su uña le haya curado la caspa. Los dermatólogos piensan que la caspa se debe en parte a un hongo. Es posible que los medicamentos antihongos también sirvan para eliminarlo.

● ● ●

Los remedios caseros contra la caspa

Cualquiera que haya sufrido caspa sabe que el champú, si bien puede servir por un tiempo, no surte efectos muy buenos. Sin embargo, muchas personas han descubierto remedios caseros bastante interesantes que pueden servir. A continuación presentaremos varios que son baratos y de bajo riesgo. Sin embargo, no hay muchas pruebas de que funcionen más que ocasionalmente. Aplique su propio sentido común para seleccionar los remedios que en su opinión vale la pena probar.

Productos herbarios

¿Qué pensaría de ponerle enjuague bucal a su cabello? Quizá no sea lo primero que se le ocurra a uno, pero un número considerable de personas nos han asegurado que el enjuague bucal de la marca *Listerine* (la fórmula original de color ámbar) es capaz de eliminar la caspa. La primera noticia que tuvimos de este remedio fue a través de un hombre cuyo veterinario le había recomendado una mezcla de *Listerine* y aceite para bebé para tratar los lugares con comezón que su perro se la pasaba lamiendo en su pelo. Dio buenos resultados con el perro, ¡así que experimentó consigo mismo! Les sugerimos a los amantes de los animales que consulten a su propio veterinario antes de probar esto en casa. Y procederíamos con particular cautela antes de probar cualquier cosa semejante con un gato, ya que se limpian de manera tan asidua.

● ● ●

P. *¿Han oído de utilizar* Listerine *contra la caspa? Alguien me comentó que lo escuchó en el radio.*

R. Un caballero se comunicó con nuestro programa de radio para contarnos una historia asombrosa sobre una mezcla de *Listerine* con aceite para bebé. El veterinario le había recomendado esta combinación para aliviar la comezón que sus perros Doberman y caballos sentían en algunas partes de la piel. Al ver que funcionaba lo probó con su propia caspa. Nos indicó que la caspa tarda entre 2 y 3 días en desaparecer.

● ● ●

Desde principios del siglo XX hasta finales de la Segunda Guerra Mundial, *Listerine* de hecho se promovía como tratamiento contra la caspa. Es de suponer que la compañía haya renunciado a hacer esta afirmación cuando la Dirección de Alimentación y Fármacos (*FDA* por sus siglas en inglés) le exigió pruebas. Sin embargo, no resulta demasiado descabellado. *Listerine* contiene varios aceites herbarios que actúan contra los hongos, como timol, eucalipto y mentol. Es posible que todos estos ingredientes participen en noquear a la *Malassezia* y así controlen la descamación. También puede ser que el alcohol que *Listerine* contiene actúe contra los hongos en cierta medida.

La versión original de *Listerine* contiene una mezcla de aceites herbarios que actúan contra los hongos. Actualmente no se promueve como cura contra la caspa, pero en un principio se vendía con este propósito. Empápese el cuero cabelludo con *Listerine* y déjeselo por 5 minutos antes de lavarse el cabello con champú.

Desventaja: Puede escocer al aplicarse. Es posible que el olor a enjuague bucal permanezca aún después de lavarse el cabello con champú.

Costo: Entre 8 y 10 dólares, aproximadamente, por un frasco de 1½ litros (más o menos 15¢ por tratamiento).

> *He padecido caspa severa durante toda la vida y nada me sirvió. Probé lavarme el cabello con* Listerine *y no he vuelto a tener caspa. Es una verdadera cura milagrosa*.

La lista de ingredientes de *Listerine* coincide en buena parte con la de otro producto antiguo muy conocido, la pomada de la marca *Vicks VapoRub. Vicks* contiene alcanfor, timol, mentol, aceite de eucalipto, aceite de terpentina, aceite de hoja de cedro y aceite de nuez moscada. A pesar de que *Vicks* no se promueve por sus cualidades antifúngicas, a muchas personas les ha resultado útil para combatir los hongos en las uñas, que son notoriamente difíciles de tratar. Otros indican que resulta eficaz contra las escamas rojas de la dermatitis seborreica que producen comezón en la cara o detrás de las orejas.

La desventaja de usar *Vicks* contra la caspa es que su excipiente es vaselina (*petroleum jelly*). ¡Limpiar el cabello de esta sustancia pegajosa puede ser un verdadero reto!

Las personas han intentado muchas técnicas diferentes para sacarse el petrolato del cabello. Al parecer la técnica más segura y fácil es frotarlo con aceite mineral para "cortarlo" y luego lavarlo bien con champú o con detergente de la marca *Dawn*, el cual se usa para lavar trastes. Es posible que haga falta lavarlo varias veces. Algunas personas están dispuestas a aplicar este tratamiento varias veces, pero a muchos una sola vez los convence de mejor intentar otro método.

• • •

P. *He sufrido caspa con escamas desde hace 3 años. Gasté muchísimo dinero en las medicinas que me recetó el dermatólogo, pero ninguna me curó.*

El año pasado leí su columna sobre las personas que se trataban los hongos en las uñas de los pies con **Vicks VapoRub.** *Se me ocurrió probarlo con mi problema. Un frasco de* **Vicks** *me costó poco más de 5 dólares.*

Vicks *suavizó las escamas que tanta comezón me daban y al cabo de sólo 2 semanas desaparecieron por completo. Gracias por ayudarles a las per-*

sonas que como yo no tenemos ingresos muy altos.

R. Nunca habíamos oído de usar *Vicks VapoRub* contra la caspa. No obstante, se ha comprobado que esta afección tiene que ver con hongos en el cuero cabelludo y suele tratarse con champú antihongos.

Se afirma que los aceites esenciales de *Vicks* en cierta medida actúan contra los hongos. Nos da gusto que le haya funcionado, pero sí quisiéramos saber cómo le hizo para eliminar el *Vicks* de su cabello.

● ● ●

Supimos de una persona que estaba experimentando con métodos naturales para pintarse el cabello. Preparó un té herbario con salvia (pero no nos dijo cómo). Luego utilizó el té de salvia como enjuague cada vez que se lavaba el cabello con champú. Para su asombro se dio cuenta de que su caspa había desaparecido. Como tenía un espíritu científico, dejó de utilizar el enjuague de té de salvia. Y efectivamente: la caspa volvió enseguida. Estaba muy contenta por haber descubierto una forma económica de tratar la caspa.

● ● ●

P. *Solía enjuagarme el cabello con un extracto que yo misma preparaba con* el romero que cultivaba en mi jardín de hierbas culinarias.

Mi cabello siempre está cargado de estática, pero el romero lo volvía manejable y también servía para eliminar la caspa. Además, mi pelo olía rico. Al cultivar el romero yo misma mi enjuague para el cabello se convirtió en un recurso renovable que salía de mi propio jardín y me ahorraba dinero.

R. El romero se conoce por sus bondades para el cabello, así que no nos sorprende que su remedio casero haya funcionado. No obstante, algunas personas son sensibles al aceite de romero y pueden desarrollar un sarpullido.

● ● ●

★★★ Enjuague herbario

Después de lavarse el cabello, enjuágueselo con un té de hojas de salvia o romero.[219]

Desventaja: Es posible que algunas personas desarrollen una reacción alérgica en la piel contra este remedio. Para ponerlo a prueba, aplique un poco a la parte interna de su brazo un día antes de que pretenda usarlo en su cuero cabelludo.

Costo: Varía. El romero o la salvia que cultive en su jardín le salen gratis. Comprar las hierbas en grandes cantidades le da un costo de aproximadamente 5¢ por dosis.

Uno de los compuestos importantes del aceite de romero es el alcanfor (además de cineol, alfapineno y limoneno). También contiene ácido rosmarínico y carnosol. La salvia, por su parte, contiene tujona, cineol y ácido rosmarínico. [220] Si usted pretende probar uno de estos tés herbarios como enjuague, utilice una cucharadita de la hierba seca por una taza grande (de 8 a 9 onzas/240 a 270 ml) de agua caliente. Deje el té de salvia en infusión durante 5 minutos antes de colarlo; el té de romero debe quedar en infusión durante 15 minutos. Si dispone de hierbas frescas del jardín, utilice una cucharada de hojas frescas para su taza de té. Deje que se enfríe antes de vertérselo en la cabeza para que no vaya a escaldarse el cuero cabelludo accidentalmente.

Curas culinarias. . . ¿o cuentos?

Las personas llegan a desarrollar mucho ingenio al enfrentar un problema como la caspa, así que no sorprende que algunas personas hayan tratado de aplicarse alimentos comunes en el cuero cabelludo. Un autor de un libro sobre remedios herbarios recomienda untarse yogur en el cuero cabelludo después de lavarse el cabello con champú, dejárselo unos 15 minutos y luego enjuagarlo. [221] Sin embargo, no se puede usar el yogur que sea. Debe contener cultivos activos (lea la etiqueta). El yogur es bastante ácido, lo cual posiblemente haga la piel más desagradable para los hongos. Por otra parte, es posible que los cultivos activos actúen en contra de los hongos. No hemos probado este remedio ni sabemos qué tan bien funcione.

He utilizado desde siempre vinagre diluido para enjuagarme el cabello después del champú. Es eficaz contra la caspa y también se les puede poner a los pies para evitar el mal olor. ¡Lo mejor de todo es que es barato!

Muchas personas nos han indicado que utilizan vinagre como enjuague después del champú. Algunos insisten en que tiene que ser de manzana, mientras otros prefieren el vinagre blanco barato. Al igual que el yogur, el vinagre es ácido. El ácido perturba el medio en el que muchos hongos viven sobre la piel

★★★★ Vinagre

Tal vez tenga que experimentar un poco para encontrar la concentración correcta. Una parte de vinagre por cinco partes de agua sin duda sería una solución segura, pero quizá le falte fuerza. Una parte de vinagre por una de agua probablemente tenga la fuerza suficiente para combatir el hongo, pero también puede escocer el cuero cabelludo. Aplique el enjuague después de haberse lavado el cabello con champú, déjeselo en el cuero cabelludo por 5 minutos y enjuáguese con agua limpia para eliminar el olor a vinagre.

Efecto secundario: Irritación potencial de la piel.
Desventaja: Sin el enjuague final con agua puede terminar oliendo a pepinillo.
Costo: Aproximadamente 1 dólar por cuarto de galón.

humana. Es lógico que también funcione contra *Malassezia*.

De hecho, cuando el problema es una infección por hongos del oído que produce comezón, un otorrinolaringólogo recomienda una solución hecha de una parte de vinagre blanco por cinco partes de agua tibia. Se utiliza para enjuagar el oído cuidadosamente tres veces al día y por lo general el hongo responde. Es posible que tal solución también sirva para enjuaguar el cuero cabelludo. Por otra parte, tal vez una solución más fuerte, hasta de una parte de vinagre por dos o tres partes de agua, no resulte demasiado fuerte para el cuero cabelludo.

Otro alimento que puede utilizarse contra la caspa lo haría muy popular con Winnie the Pooh y otros osos de cuento. Se ha demostrado que la miel actúa contra el hongo *Malassezia*.[222] Posiblemente sea mucho más conveniente tratar la dermatitis seborreica en la cara con este remedio que la caspa en el cuero cabelludo. No obstante, si alguno de nuestros lectores se siente valiente —o muy dulce— puede mezclar miel con agua, aplicarla al cuero cabelludo por 10 ó 15 minutos y luego lavarse el pelo. La miel probablemente no ensucie más las cosas que el yogur, pero sin duda saldría más cara que el vinagre.

Los remedios que se venden sin receta

Existen muchos champús contra la caspa y la mayoría cuenta con respaldo científico para demostrar que afectan los hongos del cuero cabelludo y reducen la descamación y la comezón. No obstante, tenga presente que *Malassezia* puede desarrollar resistencia a los champús con los que entra en contacto de manera regular. Por lo tanto resulta lógico cambiar de champú medicinal una vez al mes o cada dos meses.

Puede empezar, por ejemplo, con un champú que contiene piritionato de zinc, como los de las marcas *Head & Shoulders*, *Pert Plus* contra la caspa o *Suave Dandruff 2 in 1*. Las investigaciones demuestran que el piritionato de zinc mata la *Malassezia* y otros hongos,[223] por lo que estos champús suelen ser eficaces contra la caspa. No obstante, tras unas 6 semanas, más o menos, debe cambiarlos por una categoría completamente diferente de champús contra la caspa.

★★★★ *Nizoral A-D*

Este champú contiene ketoconazol, un fármaco antifúngico. (Asegúrese de comprar el champú medicinal. También se consigue una versión no medicinal de *Nizoral A-D*, pero no sirve para combatir la caspa). Un champú *Nizoral* dos veces más fuerte (al 2 por ciento) también está disponible con receta médica.

Efectos secundarios: Sarpullido, reacción alérgica. Para ponerlo a prueba, aplique un poco a la parte interna de su brazo antes de usarlo en su cuero cabelludo.

Desventaja: Relativamente caro.

Costo: Más o menos entre 80¢ y 1 dólar con 30¢ por aplicación.

Una opción sería un champú medicinal como la marca *Nizoral A-D*, el cual contiene ketoconazol, un fármaco antihongos que mata la *Malassezia* y también desarrolla cierta actividad antiinflamatoria.[224] El champú debe usarse dos veces por semana al principio y luego, una vez que las escamas estén bien controladas, sólo según haga falta. Desde luego hay que evitar que la espuma del champú entre a los ojos, pero *Nizoral* se puede utilizar para lavar la piel afectada por hongos en cualquier parte del cuerpo (como por dermatitis seborreica, tiña crural, pie de atleta, etcétera).

El sulfuro de selenio es otro ingrediente que actúa contra los hongos. Se encuentra en los champús de las marcas *Selsun Blue*, *Glo-Sel* y *Exsel*.

Existen otras dos categorías de champús contra la caspa. Uno de ellos contiene brea (esta categoría incluye las marcas *Denorex*, *Ionil T Plus*, *Neutrogena T/Sal* y *Zetar*). Este ingrediente actúa contra la descamación y también ayuda a controlar la comezón. El otro contiene ácido salicílico y azufre, los cuales aflojan las escamas y ayudan a descomponerlas en trozos más pequeños (y por lo tanto menos visibles). Es lo que hacen champús de las marcas como *Meted*, *Pernox* y *Sebulex*.

Definitivamente no tiene sentido probar todos estos champús medicinales ni tampoco todas las categorías. Alternar entre tres categorías diferentes debe de ser suficiente. Simplemente se trata de no permitir que *Malassezia* se acostumbre demasiado al producto que esté usando.

A cualquier champú contra la caspa hay que darle el tiempo suficiente para combatir el hongo. Es decir, después de limpiar su cabello de las impurezas superficiales con el champú que guste, haga espuma con el producto medicinal y déjelo penetrar durante por lo menos 5 minutos. Este paso resulta más difícil de lo que parece. Al fin y al cabo, tal vez no quiera desperdiciar el agua de la ducha (regadera), pero tampoco es agradable permanecer mojado y temblando durante 5 minutos. Tendrá que recurrir a su ingenio para resolver el problema, pero si lo logra verá que la eficacia del champú contra la caspa aumentará muchísimo. Una sugerencia: aplique primero el champú y luego lave el resto de su cuerpo mientras deja que la espuma penetre en su cabello.

Al terminar de lavarse el cabello resístase al impulso de secarlo con la secadora, por lo menos de vez en cuando. Las secadoras para el cabello maltratan el cuero cabelludo y al parecer empeoran la descamación.

Los champús vendidos con receta

Es posible conseguir una versión más fuerte del champú *Nizoral* con receta médica. Los doctores también pueden prescribirle otros productos en caso de que las demás opciones no surtan efecto. Uno de ellos es el champú de la marca *Loprox* (ciclopirox). Este agente antihongos también desarrolla cierta actividad antiinflamatoria, lo cual conviene cuando hay comezón y la piel se enrojece.[225] Sobra decir que un champú vendido con receta sale más caro que las opciones que no requieren prescripción médica. No se han realizado estudios comparativos directos para averiguar si también es más eficaz.

Conclusiones

Tanto la caspa como la dermatitis seborreica parecen derivar de la reacción a unos hongos que siempre viven en la piel. Los científicos no saben por qué algunas personas tienen esta reacción y otras no, ni tampoco por qué el hongo *Malassezia* se multiplica de manera más vigorosa en la piel de algunas personas que en la de otras. Sin embargo, las investigaciones han demostrado que es posible controlar la descamación y la comezón tan molestas haciéndole la vida difícil al hongo. Si cualquiera de los remedios que pruebe empeoran la situación, suspenda el tratamiento de inmediato y déle a su piel tiempo para recuperarse antes de intentar otra cosa. ¡Si tiene alguna duda consulte a su dermatólogo!

- Empape su cuero cabelludo con el enjuague bucal de la marca *Listerine* (tiene que ser la fórmula original de color ámbar) antes de aplicar su champú. Los aceites herbarios y el aceite contenidos en *Listerine* desalientan el crecimiento de los hongos en el cuero cabelludo.
- Unte un poco de *Vicks VapoRub* en los sitios enrojecidos y con escamas y comezón. Muchos de los aceites herbarios que contiene son los mismos que tiene *Listerine*. Sin embargo, puede resultar muy difícil eliminar *Vicks* del cabello.
- Prepare un poco de té herbario con salvia o romero. Utilícelo como enjuague después de lavarse el cabello con champú.
- Llene su cuero cabelludo de un yogur que contenga cultivos vivos. Déjeselo por 15 minutos antes de lavarse el cabello con champú. A diferencia del petrolato contenido en *Vicks VapoRub*, debe resultar relativamente fácil eliminar el yogur de su cabello.
- Prepárese un enjuague con una parte de vinagre por al menos dos de agua. Algunas personas prefieren el vinagre de manzana mientras otras utilizan el vinagre blanco más barato.
- Cambie el champú contra la caspa que utilice por uno de otra categoría cada 6 u 8 semanas. No le dé a *Malassezia* la oportunidad de acostumbrarse a ningún producto en especial.
- A fin de controlar la descamación, pruebe el champú de la marca *Nizoral A-D* dos veces por semana y luego reduzca la frecuencia y sólo utilícelo en caso de necesidad.
- Si ninguno de estos remedios le sirve consulte a su médico. Tal vez su problema no sea la caspa común.
- Un champú vendido con receta, como el de la marca *Loprox*, tal vez ayude cuando los demás remedios hayan fracasado.

(*Nota*: si encuentra en este capítulo términos que no entiende o que jamás ha visto, favor de remitirse al glosario en la página 561).

COLESTEROL ALTO Y ENFERMEDADES CARDÍACAS

• Utilice aceite de oliva para cocinar y preparar ensaladas	★★★★★
• Trate de reducir su consumo de alimentos altos en carbohidratos	
• Pregúntele a su doctor si puede tomar 160 mg de aspirina	★★★★★
• Considere tomar aceite de pescado	★★★★★
• Combine el jugo de uva con *Certo*	★★★★★
• Tome jugo de granada	★★★★★
• Coma nuez cuatro o cinco veces a la semana	★★★★★
• Consiéntase con un poco de chocolate oscuro	★★★
• Tome niacina para bajar sus niveles de colesterol	★★★
• Considere el magnesio para prevenir la arteroesclerosis	★★★★
• Experimente con la coenzima Q_{10}	★★★
• Tome psilio tres veces al día	★★★
• Pruebe el arroz de levadura	★★★
• Pregúntele a su médico acerca de las estatinas	★★★★
• Si las estatinas le producen problemas consulte a su doctor sobre la *Zetia*	★★★
• Infórmese sobre las alternativas de fibrato como *TriCor*	★★★
• Pregunte sobre el fijador de ácido biliar llamado *WelChol*	★★

A pesar de que todos los años se gastan miles de millones de dólares en fármacos para bajar el colesterol, las enfermedades cardíacas siguen siendo la causa número uno de muerte en los Estados Unidos. Más de 650.000 habitantes del país —aproximadamente una persona por minuto— mueren cada año de un "evento coronario".[226] Más de 1 millón de personas sufrirán un ataque cardíaco este año y 175.000 probablemente ni siquiera se den cuenta de que el músculo de su corazón ha padecido daños "silenciosos".[227]

A pesar de que estas estadísticas parecen arrolladoras, hemos logrado avances: a lo largo de los últimos 30 años las muertes por enfermedades cardíacas han ido disminuyendo.[228] Estas son las buenas noticias. No obstante, si bien la tendencia general va bien encaminada, la mala noticia es que usted o alguien al que usted conoce sin duda corre un gran riesgo de morir de una enfermedad cardíaca. De acuerdo con los Centros para el Control y la Prevención de las Enfermedades, uno de cada tres adultos (71.300.000) padece una enfermedad cardiovascular.[229]

Por lo tanto, ¿qué se puede hacer para evitar un infarto? La publicidad de los fármacos que sirven para bajar los niveles de colesterol, como *Lipitor* (atorvastatina), *Crestor* (rosuvastatina) y *Zocor* (simvastatina), nos hace creer que lo único que importa —prácticamente— es bajar los niveles de colesterol de 200. Desde hace décadas se nos ha dicho a los estadounidenses que entre todos los factores de riesgo relacionados con las enfermedades cardíacas el colesterol constituye el más importante. La teoría del colesterol partió de unos experimentos que se llevaron a cabo a mediados del siglo XX. Unos científicos descubrieron que podían forzar la formación de plaquetas en las arterias de los conejos si los alimentaban con mantequilla y queso. A consecuencia de estas investigaciones, la grasa fue difamada y la mayoría de los médicos prohibieron consumir huevo porque las yemas contienen mucho colesterol. De hecho comer huevos se volvió sinónimo de pecado. Sobra decir que comer mantequilla o bistec se consideraba aún peor.

Todas estas recomendaciones se presentaron como si estuvieran cinceladas en piedra. Los gurús de la salud los manejaban como hechos en lugar de artículos de fe. Millones de personas renunciaron a los huevos y empezaron a desayunar alimentos altos en carbohidratos como cereales, pan tostado o panqueques. Pensaban estarse protegiendo contra las enfermedades cardíacas. Ahora resulta que la mayoría de estas pautas dietéticas, si no es que todas, se apoyaban en cimientos muy frágiles.

El enigma del colesterol

El difunto Robert Atkins fue condenado al ostracismo por sus compañeros de profesión cuando desafió a la ortodoxia que enarbolaba la alimentación baja en grasas y alta en carbohidratos. Los cardiólogos reprobaron su dieta para adelgazar alta en proteínas, la cual incluía huevos, tocino y bistec. Estaban seguros de que los niveles de colesterol subirían hasta las nubes si las personas consumieran alimentos tan pecaminosos.

Sin embargo, cuando unos científicos estudiaron realmente a personas sanas no hallaron ningún problema en relación con el consumo de colesterol. La conclusión fue la siguiente: "Los análisis de varios estudios tampoco han encontrado relación alguna entre la incidencia de ECC [enfermedades coronarias del corazón] y el consumo de huevo".[230] Es más, resultó que comer huevo convierte al colesterol LBD más peligroso en una forma menos dañina.[231, 232]

La observación de que una dieta al estilo de la de Atkins no era un pecado mortal de la salud resultó mucho más hereje que el descubrimiento de que los huevos no le creaban ningún problema a las personas sanas. Los resultados de un estudio que se publicaron en la prestigiosa revista médica *Annals of Internal Medicine* indicaron que "a lo largo de 24 semanas, una dieta baja en carbohidratos produjo una mayor baja de peso que una dieta baja en grasa, además de reducir más el nivel sérico de triglicéridos y aumentar más el nivel del colesterol LAD [el 'bueno']".[233] Para esta investigación en particular, se les permitió a los participantes consumir cantidades ilimitadas de alimentos de origen animal (carne de res, carne de ave, pescado y mariscos), un número ilimitado de huevos, 4 onzas (112 g) de queso (excepto para untar), 2 tazas de verduras para ensalada (como lechuga, espinacas o apio) y 1 taza de verduras bajas en carbohidratos (como brócoli, coliflor o *squash*) al día.[234]

Otros estudios también han demostrado que una dieta baja en carbohidratos y alta en proteínas y en grasa, al estilo Atkins, llega a tener un impacto beneficioso en las grasas de la sangre.[235, 236, 237] En uno de los experimentos más asombrosos que se hayan realizado jamás, se cambió a un grupo de pacientes pasados de peso que padecían enfermedades cardiovasculares de una dieta baja en grasa saturada y colesterol a una dieta alta en grasa saturada y colesterol y desprovista de féculas. Siguieron tomando sus estatinas sin alterar la dosis.

Antes del experimento, estos pacientes seguían las instrucciones de sus cardiólogos en el sentido de no consumir más de dos huevos a la semana y de restringir su consumo de carne de res a menos de tres raciones por semana. Durante el experimento de 6 semanas de duración tuvieron que comer entre dos y cuatro huevos al día y media libra (225 g) de carne de res con cada comida. Según el punto de vista médico convencional, tal estudio se podría considerar poco ético, si no es que inmoral. No obstante, la dieta alta en grasas saturadas y desprovista de féculas sorprendente-

mente les ayudó a bajar de peso sin incrementar sus niveles totales de colesterol ni el del colesterol LBD "malo". Los triglicéridos bajaron y en todos los casos mejoró el perfil general de lípidos.[238]

> "Hace tres años mi esposo pesaba 217 libras (98 kg). (Tiene 48 años de edad y mide 6 pies/183 cm). Sus niveles de colesterol estaban altísimos; tenía el de triglicéridos en 942. Su doctor le recetó varios medicamentos para bajar el colesterol, pero no toleraba los efectos secundarios, sobre todo la pérdida de la memoria.
>
> Entonces intentó la dieta de Atkins y perdió entre 20 y 25 libras (9-11 kg) rápidamente. Su médico quedó asombrado al comprobar que sus triglicéridos habían bajado a 192 y su nivel de colesterol estaba casi normal, sin medicamentos.
>
> Por favor informe a sus lectores sobre los estudios que se realicen al respecto. Pensé que estaba loco al intentar esa dieta hasta que vi los resultados. Ahora yo también sigo algunos de sus principios".

El estudio más revelador de hecho comparó cuatro dietas populares, la de Atkins, la Zona, Weight Watchers y Ornish. La sabiduría convencional supondría que la dieta baja en grasa

---

"Tenemos que reconocer que poblaciones sanas diversas no corren ningún riesgo de desarrollar la enfermedad coronaria del corazón al incrementar su ingesta de colesterol, sino que al contrario pueden experimentar múltiples efectos benéficos al incluir huevos en su alimentación regular".[239]
—M. L. Fernández, *Current Opinion in Clinical Nutrition and Metabolic Care*, 2006

de Dean Ornish les ganaría sin problemas a las demás en relación con el riesgo para sufrir enfermedades cardíacas. Al contrario. Todas estas dietas resultaron más o menos iguales a la hora de ayudar a las personas a bajar de peso.[240] No obstante, muchos cardiólogos se escandalizaron al averiguar que quienes habían seguido un régimen alto en proteínas y bajo en carbohidratos obtuvieron un mejor marcador final en cuanto a factores de riesgo para sufrir enfermedades cardíacas que quienes habían seguido una dieta baja en grasa y alta en carbohidratos al estilo de Ornish. Las dietas altas en grasa elevaron el nivel del colesterol LAD bueno más que el método de Ornish.

El último clavo en el ataúd del dogma dietético lo debió haber puesto la Iniciativa para la Salud de las Mujeres. Este proyecto de investigación de largo plazo costó más de 700 millones de dólares y probablemente no se repita jamás. Hasta que se lanzó este proyecto ambicioso dependíamos principalmente de estudios de observación. Estos básicamente consistían en preguntarles a las personas qué comían y después observar qué les pasa en cuanto a la salud. No se trata de una técnica muy buena que digamos para realmente probar si algo funciona o es peligroso. Después de todo, la memoria de las personas es notoriamente mala en relación con lo que comen.

Al final del siglo XX, los científicos decidieron poner a prueba sus teorías con un experimento gigantesco. Reclutaron a más de 48.000 mujeres mayores de 50 años para una prueba de intervención dietética. A algunas de las mujeres (el 40 por ciento) se les indicó que redujeran la cantidad de grasa en su alimentación y la reemplazaran con verduras, frutas y cereales adicionales. La capacitación tuvo lugar en grupos y de manera individual y las mujeres realizaron los cambios alimenticios sugeridos. Al 60 por ciento restante de las mujeres no se les pidió modificar lo que comían.

Tras aproximadamente 8 años de seguimiento y de procesar grandes cantidades de datos numéricos, se dieron a conocer los resultados y fueron decepcionantes. Los investigadores suponían inicialmente que las mujeres que habían adoptado la dieta baja en grasa y con alto contenido de verduras más virtuosa contarían con protección contra el infarto, el derrame cerebral, el cáncer de mama y el colorrectal. Sin embargo, a pesar del gran número de mujeres participantes las diferencias entre los resultados de ambos grupos no eran significativas estadísticamente.[241]

En lo que se refiere a las enfermedades cardiovasculares, los investigadores observaron una tendencia a favor de la supervivencia en las mujeres que consumían la menor cantidad de grasa saturada y de ácidos transgrasos (y más verduras). Sin embargo, una tendencia de por sí no puede considerarse la prueba sólida que los autores de las políticas dietéticas requieren para recomendar grandes cambios en la alimentación de un país. Eso sí, los resultados definitivamente no se esperaban. Los que le había declarado la guerra a la grasa quedaron rascándose las cabezas y se preguntaron qué había salido mal. Se esforzaron mucho por explicar por qué la dieta baja en grasa era un fracaso gigantesco, pero sus respuestas fueron insatisfactorias y no bastaron para contrarrestar la pérdida de confianza del público estadounidense.

A los cardiólogos, los internistas, los dietistas y en general la mayoría de los profesionales de la salud les gusta afirmar que ejercen la medicina "basada en las pruebas". Su lema es "ciencia, no suposiciones". Pero cuando los datos no coinciden con el dogma alimenticio con frecuencia se pasan por alto. Esto fue lo que sucedió con el Estudio de Intervención de Múltiples Factores de Riesgo (o *MRFIT* por sus siglas en inglés), el cual se realizó durante los años 70. Hasta que llegó la Iniciativa para la Salud de las Mujeres, el estudio MRFIT había sido el más amplio (se reclutaron a casi 13.000 hombres) y el más caro (se gastaron 100 millones de dólares) sobre el efecto que el estilo de vida tiene en la salud.

En este estudio se dividió a esos hombres en dos grupos. Uno de ellos recibió "intervención especial", es decir, asesoramiento y seguimiento intensivos para modificar su alimentación (bajando el consumo de grasa saturada y de colesterol) y controlar su presión arterial. A los demás no se les brindó atención especial. Tras 6 años no se manifestaron diferencias significativas entre los dos grupos de hombres en relación con infartos o muertes. Los resultados inesperados del MRFIT coinciden con los de la investigación posterior de la

Iniciativa para la Salud de las Mujeres. Sin embargo, el estudio MRFIT quedó en el olvido. Si los datos no encajan con nuestras ideas preconcebidas, tal vez debamos re-evaluar nuestra fe en el principio bajo en grasa.

Nadie está sugiriendo que una alimentación alta en calorías y en grasa, que consista en huevo y tocino, hamburguesas y batidos (licuados), bistec y papas a la francesa, así como helado bañado con *fudge* caliente, sea buena para la salud. Tampoco somos muy aficionados a la dieta tipo Atkins alta en proteínas. Como sea, los cambios dietéticos que parecían ofrecer beneficios tan obvios a principios de los años 90 ya no son el evangelio.

Quizá debamos aprender algo de los franceses. En gran medida han pasado por alto nuestro fanatismo por la comida baja en grasa. Siguen comiendo *croissants*, mantequilla, queso *brie* y *mousse* de chocolate sin pensarlo dos veces. Hacen más ejercicio porque caminan más y suben escaleras. Comen bien, pero en cantidades mucho menores que los habitantes de los Estados Unidos. Y convierten las comidas en eventos sociales que se saborean con una copa de vino. A todos nos haría bien seguir su ejemplo de moderación. A pesar de nuestra obsesión nacional con la lucha contra la grasa, pesamos mucho más que los franceses y nuestra incidencia de enfermedades cardíacas es mucho más alta.

Las grasas

Esperamos haberlo convencido, a estas alturas, de que consumir grasa o colesterol no necesariamente eleva los niveles de colesterol en el organismo ni tampoco el riesgo de padecer enfermedades cardíacas. Desde luego hay excepciones. Algunas personas sí reaccionan a la grasa en la alimentación y es posible que les sirva reducirla. Al igual que en todas las cosas hay que ponerle atención al cuerpo y vigilar los niveles de lípidos. El meollo del asunto no radica en la cantidad de grasa que se consume sino en cuál.

El Dr. Walter Willett, que además de ser médico posee un doctorado en Salud Pública, encabeza el Departamento de Nutrición de la Escuela de Salud Pública de la Universidad Harvard. Podría decirse que el Dr. Willett es el experto en nutrición y epidemiólogo más respetado e informado del mundo. Desde hace mucho tiempo ha tratado de convencer a sus colegas y a la población en general de que es absurdo creer que la grasa sea mala. Ha luchado contra la corriente, pero por fin las cosas están cambiando. Su campaña contra las transgrasas (aceite vegetal hidrogenado) ha dado lugar a

etiquetas que les permitirán a los consumidores reconocer y evitar este veneno. A pesar de que las transgrasas se han eliminado de muchas margarinas, aún se encuentran en una amplia variedad de alimentos procesados como galletas y galletitas. También se encuentran mucho en la comida rápida frita.

La razón por la que las transgrasas son tan peligrosas es porque se relacionan con un aumento en el riesgo de padecer enfermedades cardíacas. Quizá se deba al hecho de que promueven la inflamación. Lo mismo sucede con muchos de los ácidos grasos omega-6 (que se encuentran en aceites vegetales como los de maíz, alazor/cártamo y girasol). A pesar de que muchos dietistas proclaman que todos los aceites vegetales sin colesterol son saludables, nos vemos obligados a disentir. Cada vez se están acumulando más pruebas en el sentido de que los estadounidenses consumimos cantidades sumamente exageradas de ácidos grasos

PARA UNTARLE AL PAN

La mejor forma de quitarle lo seco al pan es con aceite de oliva sazonado. Los italianos se anotaron un gran acierto en este sentido. Si usted siente necesidad de ponerle algo al pan, le recomendamos las nuevas margarinas saludables para el corazón que ya no contienen transgrasas. Entre ellas figuran las marcas *Benecol, Promise, Smart Balance* y *Take Control. Benecol* y *Take Control* contienen ingredientes que apuntan a bajar el nivel de colesterol.

omega-6 y una cantidad muy pequeña de ácidos grasos omega-3 (los cuales se encuentran en algunos tipos de pescado, así como en la nuez y la semilla de lino/linaza). A causa de este desequilibrio, sugerimos que trate de limitar su consumo de aceites vegetales ricos en ácidos grasos omega-6.

¿Cuáles son las grasas superestrellas? El aceite de oliva es a todas luces uno de los mejores. Tiene un alto contenido de ácidos grasos monoinsaturados y existen muchos datos que confirman sus beneficios positivos para la salud.[242, 243, 244] El aceite de oliva sirve para sofreír (saltear) casi todas las cosas. Nosotros no sólo lo utilizamos con todas las verduras obvias, como la cebolla, el ajo, el tomate (jitomate) y el pimiento (ají, pimiento morrón), sino también para preparar los huevos revueltos. Preferimos el aceite de oliva extravirgen debido a los beneficios adicionales que ofrece a la salud, como impedir los coágulos de sangre, mejorar la flexibilidad de los vasos sanguíneos y reducir el riesgo de sufrir ciertos tipos de cáncer. No obstante, es posible que tenga un sabor muy fuerte para algunos. Si no le gusta, busque un aceite de oliva "*light*" con un aroma y sabor más ligeros. Otras opciones saludables son los aceites de *canola*, almendra, aguacate (palta) y nuez.

Los aceites de oliva o de nuez solos no sirven para preparar comidas fritas y revueltas al estilo oriental en un *wok*. Su "punto de humo" es muy bajo. Para cocinar a temperaturas más altas puede utilizar aceite de *canola* solo o bien combinar una parte de aceite de oliva con una parte de aceite de *canola*. Si esto se le hace muy latoso, busque el aceite de alazor "para temperaturas altas" (*high heat*) o aceite de aguacate. Debe contener más grasa monoinsaturada (ácido oleico) que el aceite normal de alazor.

Una perspectiva divergente sobre el colesterol

La mayoría de los cardiólogos piensan que el colesterol es como el golf: entre más bajo el puntaje, mejor. Cualquiera que ponga en duda este punto de vista se considera una amenaza contra la salud pública. Y los medios de comunicación han aceptado la idea de que el colesterol sea malo sin cuestionarla mucho.

A muchas personas les causa un gran asombro enterarse de que el colesterol resulta esencial para gozar de buena salud. Se trata del elemento básico para construir varias sustancias químicas imprescindibles en el cuerpo, entre ellas la vitamina D, así como hormonas sexuales como la testosterona y el estrógeno. El colesterol también se encuentra en las membranas celulares de todo el cuerpo y representa un componente importante del sistema nervioso, particularmente del cerebro. Los investigadores han descubierto que hace falta para que las células nerviosas se comuniquen entre sí. De no contarse con una cantidad suficiente de colesterol, las conexiones entre las neuronas (sinapsis) se descomponen.

Los científicos sostienen la hipótesis de que el colesterol ayuda a fortalecer las arterias pequeñas que nutren al cerebro. Sin esta sustancia se vuelven más vulnerables a romperse

bajo el estrés, lo cual sucede al elevarse la pre-
sión arterial.[245] Es posible
que esta circunstancia
ayude a explicar los re-
sultados de diversos estudios en el sentido de que
un nivel muy bajo de
colesterol también plantea problemas.

Las pruebas fueron proporcionadas por el
Programa de Honolulu para el Corazón.[246]
Unos científicos de la Universidad de Hawai
estudiaron a 3.500 hombres estadounidenses
de origen japonés nacidos entre 1900 y 1919.
El nivel total de colesterol de los voluntarios se
midió a una edad mediana y otra vez a principios de los años 90, cuando ya eran mayores.
Los científicos se mantuvieron al tanto de
quiénes sobrevivían y quiénes morían.

Se sorprendieron mucho al observar que
los hombres que tenían los niveles más bajos
de colesterol enfrentaban el mayor riesgo de
morir dentro de un plazo de unos cuantos
años. Aquellos cuyos niveles de colesterol se
situaban entre 188 y 209 estaban mejor.
Incluso los hombres con un nivel elevado de
colesterol —arriba de 209— tenían menos
probabilidad de morir por la causa que fuera
que quienes tenían los niveles más bajos de
colesterol. Los investigadores admitieron sentirse confundidos: "No podemos explicar los
resultados que obtuvimos. Estos dados ponen
en duda la justificación científica por reducir
el colesterol a concentraciones muy bajas
(menos de 4,65 milimoles por litro) [menos

> **"Nuestros datos coinciden con las observaciones previas de un aumento en la mortalidad de las personas mayores con un nivel bajo de colesterol en suero y demuestran que la persistencia de una concentración baja de colesterol a largo plazo de hecho incrementa el riesgo de muerte. Por lo tanto, entre más pronto los pacientes empiezan a tener concentraciones bajas de colesterol, más grande el peligro de muerte".[247]**
> —I. J. Schatz et al., *Lancet,* 2001

de 180 miligramos por decilitro] en las personas mayores".[248]

Algunos expertos han tratado de negar la
existencia del vínculo entre un nivel bajo de
colesterol y una mortalidad más alta sugiriendo
que el nivel de colesterol baja cuando las personas contraen cáncer o alguna otra enfermedad que pone en peligro la vida. Sin embargo,
los investigadores de Honolulu no encontraron un exceso de cáncer en el grupo con los
niveles bajos de colesterol. Además, muchos
de estos hombres ya tenían niveles bajos de
colesterol 20 años antes.

No se trata del primer estudio en hallar una
conexión entre un nivel bajo de colesterol y
una mortalidad más alta. Un informe presentado ante la Asociación Estadounidense del
Corazón en 1999 demostró que en las personas cuyo nivel total de colesterol no llegaba a
180 la probabilidad de padecer un derrame
cerebral hemorrágico aumentaba al doble en
comparación con quienes tenían un nivel de
colesterol arriba de 230. Hace más de 15 años,
unos investigadores japoneses descubrieron
que los hombres con un nivel de colesterol por
debajo de 178 y las mujeres con un nivel de
colesterol por debajo de 190 también corrían

un mayor riesgo de sufrir una hemorragia cerebral.[249] De hecho, en el Japón las personas tradicionalmente han enfrentado un riesgo tres veces mayor de sufrir un derrame cerebral hemorrágico en comparación con los habitantes japoneses de los Estados Unidos. Se sospecha que la dieta más baja en grasa y el nivel más bajo de colesterol que se suele tener en el Japón constituyen las diferencias más importantes.

Las investigaciones también han demostrado que las mujeres estadounidenses que consumen muy poca carne o grasa saturada tal vez también enfrenten un mayor riesgo de padecer derrames cerebrales hemorrágicos, sobre todo si también tienen la presión arterial alta (hipertensión). Para una investigación conocida como el Estudio de la Salud de las Enfermeras, unos científicos de la Universidad Harvard han llevado el seguimiento de más de 85.000 enfermeras desde 1980. Cada 2 años las mujeres responden a preguntas sobre su alimentación, estilo de vida y salud. Los investigadores encontraron que las mujeres que consumían la menor cantidad de grasa saturada y proteínas animales tenían el mayor riesgo —dos veces más alto que el de las mujeres que ingerían la mayor cantidad de grasa— de sufrir un derrame cerebral hemorrágico.[250]

Uno de los investigadores clave del Estudio sobre la Salud de las Enfermeras es el Dr. Willett de la Escuela de Salud Pública de la Universidad Harvard. Nos indicó que "en el Japón, donde los niveles de colesterol suelen ser bajos, los índices de derrame cerebral

hemorrágico son sumamente altos, de modo que no hay mucha diferencia entre los Estados Unidos y el Japón en cuanto a la mortalidad cardiovascular en total". En opinión del experto, "en efecto hay motivos para preocuparse, aunque no se haya demostrado de manera concluyente que sea posible bajar demasiado los niveles de colesterol".[251]

Desde luego ninguna de estas investigaciones significa que las personas con un nivel alto de colesterol pueden bajar la guardia. Está claro que el exceso de esta grasa sanguínea es peligroso e incrementa el riesgo de sufrir un infarto. No obstante, en el caso de las personas mayores de 70 años o las mujeres con presión arterial alta (hipertensión) tal vez resulte contraproducente bajar los niveles de colesterol muy por debajo de 200. Al igual que la temperatura del cuerpo o el nivel de glucosa en la sangre, es posible que el colesterol deba mantenerse en un rango medio. Tanto el exceso como la falta de colesterol llegan a tener consecuencias negativas para la salud.

Más allá del colesterol: otros riesgos

Tal como lo comentamos con anterioridad en este libro, cuando sólo se cuenta con un martillo todo parece clavo. En relación con las enfermedades cardíacas, el clavo es el colesterol. La causa está en que la industria farmacéutica ha tenido mucho éxito en fabricar martillos para bajar el nivel de este compuesto. Al sacarse las últimas cuentas, los habitantes de los Estados Unidos gastábamos más de 16

FÁRMACOS QUE CONTIENEN ESTATINAS

- Amlodipine/atorvastatin (amlodipina/atorvastatina) (*Caduet*)
- Atorvastatin (atorvastatina) (*Lipitor*)
- Ezetimibe/simvastatin (ezetimiba/simvastatina) (*Vytorin*)
- Fluvastatin (fluvastatina)(*Lescol*)
- Lovastatin (lovastatina) (*Mevacor*)
- Pravastatin (pravastatina) (*Pravachol*)
- Rosuvastatin (rosuvastatina) (*Crestor*)
- Simvastatin (simvastatina (*Zocor*)

mil millones de dólares al año tan sólo en medicamentos que contienen estatinas.[252]

Un cardiólogo destacado opina que por lo menos 200 millones de personas deberían de tomar estatinas en todo el mundo.[253] Algunos médicos han bromeado que todo sería más sencillo si agregáramos estatinas al agua o colocáramos "estatineros" en todas las mesas, tal como ahora tenemos saleros.[254] De esta forma, las personas podrían agregar una estatina a su comida cuando comieran bistec o huevos y no tendrían que preocuparse por el colesterol.

No pretendemos criticar las estatinas. Son sumamente eficaces para bajar el nivel del colesterol LBD (el "malo") y efectivamente previenen los infartos y derrames cerebrales y salvan vidas. También implican mayores riesgos de lo que muchos médicos y pacientes se dan cuenta. (Hablaremos más de eso en un momento). No, lo que realmente nos preocupa de la concentración de los médicos en el colesterol es que tal vez pasen por alto otras cosas que también contribuyen a causar enfermedades cardíacas. Es como si el director de una orquesta sinfónica sólo se concentrara en la sección de percusiones. No sería muy agradable asistir a un concierto en el que sólo se tocaran los platillos y los tambores.

En un artículo editorial que se publicó en la revista médica *New England Journal of Medicine*, la Dra. Lori Mosca, PhD, experta en salud pública y directora del programa de cardiología preventiva en el Centro Médico de la Universidad Columbia en la Ciudad de Nueva York, afirma: "Hace más de 20 años ya se habían identificado 246 factores de riesgo para sufrir las enfermedades coronarias del corazón (EEC), y el número sigue en aumento".[255] Piénselo. Los médicos conocen más de 240 factores de riesgo para sufrir las enfermedades cardíacas, pero la mayoría se concentran sólo en dos de ellos: el colesterol y la presión arterial alta (hipertensión).[256]

> "La probabilidad de desarrollar arteroesclerosis es mayor en las mujeres con actitud hostil, sobre todo si sus maridos también se caracterizan por la hostilidad", afirma el profesor Tim Smith de la Universidad de Utah. En el caso de los hombres, "su tendencia a dominar o a controlar a los demás o bien el dominio ejercido por sus esposas se relaciona con la arteroesclerosis. Una relación deficiente es un factor de riesgo para las enfermedades cardíacas".[256]
> —Carey Hamilton, *Salt Lake Tribune*, 5 de marzo del 2006

OTROS FACTORES DE RIESGO CARDÍACO

• Nivel alto de proteína C-reactiva (PCR o *CRP* por sus siglas en inglés)

• Nivel bajo de colesterol LAD (el "bueno")

• Nivel alto de colesterol LBD (el "malo")

• Nivel alto de colesterol de densidad muy baja (o LMBD)

• Nivel alto de triglicéridos

• Nivel elevado de lipoproteínas (a) o de Lp(a)

• Presión arterial alta (hipertensión)

• Nivel alto de homocisteína

• Nivel alto de ácido úrico

• Resistencia a la insulina

• Depresión

• Estrés y ansiedad

• Ira y hostilidad

• Poca actividad física

• Fumar

• Terapia de reposición hormonal

• Conflictos matrimoniales

• Antecedentes familiares (genéticos) de problemas cardíacos

¿Cuándo fue la última vez que un cardiólogo le preguntó sobre su nivel de ansiedad y depresión, estrés, ira u hostilidad? ¿Sobre su matrimonio o su red de apoyo social? Todos ellos constituyen factores de riesgo clave para padecer las enfermedades cardíacas.[257, 258]

A los cardiólogos les encantan los números.

Una persona con un nivel de colesterol LBD "malo" de 160 puede bajarlo a menos de 100 en unas cuantas semanas si toma *Lipitor*. El estrés, la discordia matrimonial y la hostilidad son mucho más difíciles de manejar y los avances en estas áreas no se miden con la misma facilidad. Sin embargo, es posible que sean tan importantes como el nivel del colesterol.

Solíamos oír que la llamada "personalidad del tipo A" era un problema. Tradicionalmente se les ha conocido a estas personas ambiciosas por su impaciencia; por ejemplo, les cuesta trabajo esperar en una fila. Sin embargo, resulta que las personas enérgicas y centradas en sus objetivos que realizan varias actividades o tareas de manera simultánea no son las que enfrentan el mayor riesgo. Más bien parece que las personas con un alto nivel de hostilidad pueden ser más vulnerables a sufrir enfermedades cardíacas.[259, 260]

Unos investigadores de la Universidad de Utah han informado que los conflictos matrimoniales también constituyen un factor de riesgo. Entre los años de 2002 y 2005 estudiaron a 150 parejas. Si se peleaban de manera agresiva, era más probable que mostraran indicios importantes de tener las arterias coronarias tapadas.[261]

La lección a aprender de todas estas investigaciones resulta evidente: las enfermedades cardíacas se relacionan con todo tipo de cosas. Si bien no sería práctico tratar de resolver 246 factores de riesgo distintos, es posible concentrarse en algunos de los más importantes. Nuestras recomendaciones clave no lo sorprenderán. Entre ellas figuran hacer ejercicio con regularidad y dormir lo suficiente todas las noches, dejar de fumar, manejar la ira y reducir la hostilidad, controlar el estrés y la depresión, cultivar las amistades, disminuir la circunferencia de la panza si hay sobrepeso, comer de manera prudente y controlar el colesterol y otros lípidos.

Cómo combatir la proteína C-reactiva

Comer de manera prudente, hacer ejercicio y contar con apoyo social son factores valiosos, pero cuando se trata de prevenir las enfermedades cardíacas necesitamos a veces acudir a más estrategias. Ni siquiera un nivel de colesterol excelente es garantía contra un infarto. De acuerdo con el Dr. Paul Ridker, un renombrado cardiólogo de la Escuela de Medicina de la Universidad Harvard: "Las pruebas de colesterol actualmente se consideran el patrón de oro para predecir el riesgo de sufrir un infarto, pero casi la mitad de todos los infartos se dan entre hombres y mujeres que tienen niveles normales de colesterol".[262]

Nunca olvidaremos la experiencia de un atleta que todo lo hacía bien, pero aun así sufrió un infarto. A pesar de que su nivel total de colesterol se veía fabuloso, el del colesterol LAD (el "bueno") estaba sumamente bajo. Asimismo tenía un alto nivel de lipoproteína(a) o Lp(a), un lípido de la sangre al que muchos médicos pasan por alto porque no cuentan con medicamentos buenos para bajarlo.

Soy un hombre de 44 años y un nadador máster activo. Siempre he tenido una dieta baja en grasa y tengo un valor total de colesterol de 160. Prácticamente soy el vivo retrato de la salud.

No obstante, hace poco sobreviví un infarto causado por plaqueta y por un coágulo que tapó una de mis arterias coronarias. Pruebas adicionales indicaron que tengo el nivel de LAD bajo (25) y el de Lp(a) muy alto (80). Me han dicho que estos factores de riesgo pueden ayudar a explicar el infarto reciente.

Otra lectora describió la experiencia semejante de una buena amiga. Una vez más las cifras parecían excelentes. Muchos médicos le hubieran dado una palmada en la espalda y la hubieran felicitado. La mayoría de los fármacos

ALIMENTOS ANTIINFLAMATORIOS

- Salmón silvestre
- Pomátomo
- Atún
- Sardina
- Jengibre fresco o en polvo
- Ajo
- Aceite de oliva
- Brócoli
- Nuez
- Almendra
- Granada
- Fresa
- Arándano

que sirven para bajar el colesterol no hubieran logrado resultados tan impresionantes. Y con todo y eso sufrió un infarto. Es posible que ambos pacientes hayan tenido niveles altos de la proteína C-reactiva (PCR) y no se dieran cuenta de que la inflamación atacaba sus arterias silenciosamente. Como indicio de inflamación, la PCR tal vez sea aún más importante que el colesterol para alertar a las personas sobre su riesgo de sufrir una enfermedad cardíaca.

> *Pensé que sólo daban enfermedades cardíacas cuando se tiene el colesterol alto. Mi amiga, una mujer de 53 años, sufrió un infarto a pesar de que su nivel total de colesterol estaba en 141 (el LAD en 49, los triglicéridos en 124 y el LBD en 67). No hay antecedentes de enfermedades cardíacas en su familia, no fuma y tiene la presión arterial baja. A pesar de eso le van a hacer una cirugía a corazón abierto porque tiene cuatro arterias tapadas*.

La PCR es una medida del estado de inflamación general, que actualmente se considera una de las causas subyacentes más importantes de las enfermedades cardíacas. De acuerdo con el Dr. Ridker, "la PCR se ha manifestado como uno de los factores más claros para predecir las enfermedades cardiovasculares".[263]

¿Conoce usted su valor de PCR (en inglés, *CPR* o *C-reactive protein*)? La prueba es económica (normalmente de 20 dólares o menos). Un resultado mayor que tres es muy inquietante. Si se ubica entre uno y tres enfrenta un riesgo moderado de sufrir una enfermedad

cardíaca. En el caso ideal su nivel de PCR debe estar alrededor de uno o menos.

Debido a que la PCR sirve para medir el estado de inflamación general dentro de su cuerpo, puede haber varias formas de bajar la cifra. Un estudio realizado por la Escuela de Medicina de la Universidad Stanford demostró que las personas que se apegan en gran medida a una dieta mediterránea (la cual pone énfasis en la fruta, las verduras, los frijoles/habichuelas, los frutos secos, las semillas, los cereales, el pescado, la carne, los aceites monoinsaturados y el alcohol) tienen un nivel de PCR más bajo.[264] Además, las personas que consumen mucha fruta, toman suplementos de vitamina C o ambas cosas también tienen un nivel más bajo de PCR y menos indicios de inflamación, además de que sus vasos sanguíneos funcionan mejor.[265]

Las estatinas son antiinflamatorias y pueden bajar los niveles de PCR. Lo mismo es cierto con respecto a la aspirina y el aceite de pescado.[266] Hacer ejercicio con regularidad, controlar el nivel de glucosa en la sangre y tomar té negro sirven para bajar la PCR.[267] Es posible que incluso el alcohol sea benéfico. Perder las llantitas alrededor de la cintura también puede ayudar a bajar la PCR.

Ayuda para el corazón
Aspirina

Es posible que uno de los métodos más sencillos para combatir la inflamación sea una píldora blanca barata. Ningún otro fármaco les

★★★★★ Aspirina

De todos los medicamentos que se venden en la farmacia, la aspirina es el que más beneficios ofrece por su precio. Reduce el riesgo de sufrir infartos y derrames cerebrales hemorrágicos (con coágulo) debido a su efecto anticoagulante y antiinflamatorio.

A pesar de que las investigaciones se han prolongado por décadas, aún sigue siendo objeto de controversia la mejor dosis de aspirina para prevenir el infarto y el derrame cerebral. Un experto destacado llegó a la siguiente conclusión: "Estos estudios [importantes] indican que la dosis más apropiada para la prevención primaria y secundaria del derrame cerebral y del IM [infarto al miocardio o infarto] son 160 miligramos al día".[268]

Desventaja: Daño a la membrana mucosa de revestimiento del estómago.

Efectos secundarios: Ya que no debe tomarse en los casos de indigestión, gastritis y úlceras, este fármaco no les conviene a muchas personas. Las úlceras con hemorragia o perforadas llegan a ser mortales. Algunas personas le tienen una alergia a la aspirina y deben evitarla. La interacción con otros muchos medicamentos plantea un problema potencial. Cualquiera que siga un tratamiento con aspirina a largo plazo debe encontrarse bajo supervisión médica.

Costo: Aproximadamente 5 dólares al año si se compra en cajas de tamaño económico.

ha brindado tantos beneficios a un número tan alto de personas por un precio tan bajo. Nos referimos a la aspirina, por supuesto, el medicamento más versátil, milagroso y barato de todos los tiempos. A pesar de que la inflación ha afectado el costo de la aspirina, al igual que de todo lo demás, sigue siendo la compra más provechosa que puede hacerse en la farmacia. A lo largo de la última década, el precio de la aspirina se ha duplicado o incluso triplicado, de medio centavo de dólar por píldora a aproximadamente 1 ó 2 centavos por tableta. Sin embargo, aún es posible adquirir protección cardíaca por todo un año a cambio de 5 dólares. Compare esto con las estatinas vendidas por receta, que llegan a costar hasta 3.50 dólares por píldora, o el anticoagulante

Plavix (clopidogrel), también vendido con receta, que llega a costar alrededor de 4 dólares por píldora.

Por cierto, un estudio fascinante que se publicó en la revista médica *New England Journal of Medicine* comparó la eficacia de una dosis baja de aspirina (entre 75 y 162 miligramos por día) con la de *Plavix*. Más de 15.000 pacientes cardíacos de alto riesgo tomaron *Plavix* y aspirina o bien aspirina sola. El seguimiento se alargó por más de 2 años. El estudio llegó a la conclusión siguiente: "En términos generales, el clopidogrel [*Plavix*] con aspirina no resultó significativamente más eficaz que la aspirina sola para reducir el índice de infarto al miocardio [infarto], derrame cerebral o muerte por causas cardiovasculares".[269]

La aspirina tiene más de 100 años de antigüedad. El 10 de agosto de 1897, el químico Felix Hoffman de la compañía Bayer creó una forma estable de ácido acetilsalicílico. No preveía en absoluto que el fármaco con el que tenía la esperanza de aliviar el reumatismo de su padre terminaría por salvar millones de vidas al impedir infartos, derrames cerebrales y cáncer. Al parecer reduce el riesgo de desarrollar malignidades de colon, recto, próstata, páncreas, pulmón, piel, ovario y mama. Además, parece reducir la probabilidad de enfermarse del mal de Alzheimer o de diabetes.

Se toman casi 30 mil millones de aspirinas cada año, lo cual equivale a 117 píldoras por cada hombre, mujer y niño. Este éxito no se dio fácilmente. Si bien la aspirina no tardó en reconocerse como el patrón de oro para el alivio de la inflamación y el dolor, los otros beneficios parecían demasiado buenos para ser verdad.

El Dr. Lawrence Craven era un médico general de Glendale, California. En 1948, cuando *Aspergum* se lanzó al mercado, el Dr. Craven empezó a dar este chicle (goma de mascar) que contiene aspirina a sus pacientes de amigdalectomías para que pudieran comer y dormir sin dolor. A algunos les gustó tanto que compraron más y desarrollaron "hemorragias postoperatorias graves que eran difíciles de controlar. El sangrado a veces resultaba tan intenso que había que hospitalizarlos".[270]

El Dr. Craven comprendió muy pronto que la aspirina tenía un efecto anticoagulante fuerte. Hubiera podido olvidarse del asunto y desalentado el uso del medicamento. En cambio, especuló que un tratamiento con dosis bajas de aspirina sería capaz de prevenir los coágulos en las arterias coronarias. En 1950 ya les aconsejaba a todos sus pacientes masculinos entre los 40 y los 65 años de edad que empezaran a tomar aspirina. En 1956, el Dr. Craven resumió sus resultados: "Aproximadamente 8.000 hombres han adoptado un régimen compuesto por entre 5 y 10 gránulos [una o dos tabletas] de aspirina al día, con resultados sorprendentes. No se ha dado ni un solo caso de trombosis coronaria o cerebral detectable [infarto o derrame cerebral] entre los pacientes que se adhieren fielmente al régimen".[271]

Desafortunadamente las observaciones asombrosas del Dr. Craven al principio fueron pasadas por alto por los cardiólogos. La comunidad médica tardó décadas en aceptar sus resultados. Ahora muchos médicos toman dosis bajas de aspirina ellos mismos para prevenir infartos y derrames cerebrales. En las salas de urgencias es cuestión de rutina dar aspirina a los pacientes que se sospecha están sufriendo un infarto. Se considera un error grave no hacerlo.

A lo largo de los últimos 50 años se han acumulado más pruebas sobre los efectos de la aspirina para proteger el corazón. Dos revisiones extensas publicadas en revistas médicas de prestigio (*British Medical Journal* y *Annals of Internal Medicine*) analizaron los beneficios y los riesgos de la aspirina. Los investigadores ingleses revisaron casi 300 pruebas clínicas realizadas con la aspirina. Sus homólogos estadounidenses analizaron cinco estudios importantes en los que participaron más de 50.000 pacientes. Ambos grupos observaron que el tratamiento preventivo con aspirina reduce la probabilidad de un infarto o derrame cerebral en la cuarta o la tercera parte.[272, 273]

No obstante, millones de personas que pudieran beneficiarse de este tratamiento económico capaz de salvar vidas no lo toman. Los científicos ingleses opinaron que sería posible salvar 40.000 vidas adicionales cada año si todas las personas que corren riesgo tomaran dosis bajas de aspirina. Los hombres mayores de 40 años; las mujeres postmenopáusicas; los fumadores y los pacientes de diabetes, presión arterial alta (hipertensión), arterias tapadas o angina deben considerarse susceptibles de sufrir complicaciones cardiovasculares y por lo tanto son candidatos al tratamiento con aspirina.

Aceite de pescado

Cuando empezamos a escribir sobre los beneficios cardiovasculares del aceite de pescado hace más de 2 décadas se consideraba una postura radical. La mayoría de los cardiólogos

★★★★★ Aceite de pescado

Los ácidos grasos omega-3 (EPA y DHA) disminuyen el riesgo de sufrir una muerte cardíaca súbita en un 45 por ciento, porque bajan los niveles de triglicéridos y de colesterol LMBD (el "malo"), elevan el de colesterol LAD (el "bueno"), disminuyen la presión arterial, estabilizan el ritmo cardíaco y reducen la posibilidad de que se formen coágulos. Al combinarse con una alimentación de tipo mediterráneo, el aceite de pescado constituye un elemento auxiliar muy fuerte para prevenir las enfermedades cardiovasculares.[274]

Las dosis recomendadas abarcan desde un total de 1 gramo diario de EPA y DHA para las personas saludables hasta un total de 4 gramos para quienes padecen un nivel alto de triglicéridos o bien ya tienen una enfermedad cardíaca. Es posible que los médicos prescriban dosis más altas en ciertas situaciones. Siempre tome el aceite de pescado a la hora de la comida.

Desventaja: Se ha manifestado cierta preocupación en el sentido de que el aceite de pescado puede interactuar con fármacos anticoagulantes como warfarin (Coumadin), incrementando el riesgo de sufrir hemorragias.

Efectos secundarios: Un sabor de boca desagradable o incluso eructos o indigestión. Es posible que el aceite purificado de pescado reduzca este efecto secundario y disminuya el riesgo de exponerse a policlorobifenilos (PCB) y otras impurezas.

Costo: Puede fluctuar desde 3 dólares mensuales al comprarse en grandes cantidades (la calidad de *Kirkland Signature,* la marca de Costco, ha sido verificada de acuerdo con la Farmacopea de los Estados Unidos) hasta más de 130 dólares por el producto *Omacor,* que se vende con receta.

se oponían a la idea de los suplementos de aceite de pescado, si bien estaban dispuestos a alentar a las personas a comer pescado. Ahora el aceite de pescado se ha convertido en parte de la corriente principal de la medicina y los cardiólogos recomiendan tomar estos suplementos a manera de rutina. Incluso existe un producto de aceite de pescado de calidad farmacéutica que se vende con receta (*Omacor*), el cual ha adquirido bastante popularidad entre los médicos.

En el momento de redactar este texto existen más de 10.000 artículos sobre el aceite de pescado en la base de datos de la Biblioteca Nacional de Medicina. Más de 1.600 hablan de asuntos cardiovasculares. Hay muchos datos y resultan convincentes. El aceite de pescado baja el nivel de triglicéridos de manera impresionante, hasta en un 45 por ciento (al tomarse dosis de 4 gramos al día). También es posible que eleve el nivel del colesterol LAD hasta en un 9 por ciento, lo cual resulta notoriamente difícil con la mayoría de los medicamentos vendidos con receta. La proporción de triglicéridos y colesterol LAD (TG/LAD) es uno de los valores que nos parecen excelentes para predecir el riesgo de sufrir una enfermedad cardíaca. Entre más alta la proporción (de cuatro o más), peor andan las cosas, ya que pudiera ser señal de un estado de inflamación en el cuerpo y de una afección prediabética llamada *síndrome metabólico*. En el caso ideal, la proporción TG/LAD debe de ser igual al valor de PCR: uno o menos. El aceite de pescado contribuye a alcanzar esta meta.

No obstante, lo que resulta más importante que los números es el hecho de que los ácidos grasos omega-3 del aceite de pescado constituyen unos potentes agentes antiinflamatorios que retardan la acumulación de plaqueta arteroesclerótica. Además, desalientan la formación de los coágulos que pueden causar infartos o derrames cerebrales. El aceite de pescado tambien puede bajar la presión arterial, volver más lento el índice cardíaco, estabilizar la actividad eléctrica del corazón y reducir la probabilidad de que se manifiesten anormalidades graves en el ritmo cardíaco, además de mejorar la flexibilidad de los vasos sanguíneos.[275] Además de estos beneficios cardiovasculares, puede ayudar a combatir otras afecciones crónicas como la artritis, el mal de Alzheimer, la depresión y el asma.

En vista de todo ello no conocemos un suplemento dietético más impresionante que el aceite de pescado. Sin embargo, a pesar de todo el entusiasmo que sentimos por él no vaya a pensar ni por un momento que hayamos renunciado al pescado. Este alimento también debe formar una parte importante de una alimentación saludable para el corazón. Se recomienda consumir por lo menos tres raciones de pescado a la semana.

Frutos secos para el corazón

Durante muchos años se les decía a la gente que no era buena idea comer frutos secos si deseaban proteger su corazón. A los dietistas les preocupaba que contuvieran un exceso de grasa. Lo que no se tomaba en cuenta era el hecho de que muchos frutos secos contienen grasas saludables que de hecho son buenas para el corazón. La nuez en particular es muy saludable para el corazón y muchos estudios lo comprueban.

Varias investigaciones epidemiológicas han demostrado de manera consistente que las personas que consumen frutos secos en general y nueces en particular cuatro o cinco veces a la semana reducen su riesgo de sufrir enfermedades coronarias del corazón en entre el 30 y el 50 por ciento.[276, 277, 278] Se trata de una respuesta tan impresionante como se esperaría obtener con varios fármacos que sirven para bajar el nivel de colesterol.

De hecho, el consumo de nuez tiene toda clase de efectos positivos en los lípidos sanguí-

neos. Los niveles total de colesterol, del colesterol LBD (el "malo") y de triglicéridos bajan cuando se comen nueces.[279] El del colesterol LAD "bueno" sube.[280] Aún más importante es que la nuez ayuda a bloquear la oxidación del colesterol LBD "malo" que promueve la acumulación de plaqueta en las arterias coronarias.[281] Una alimentación rica en nueces también aumenta la flexibilidad de los vasos sanguíneos y mejora la circulación de las personas que tienen niveles altos de colesterol.[282]

• • •

P. *Comer nueces casi todos los días me ha servido mucho para bajar mi colesterol. Esta experiencia me despierta la pregunta: ¿Por qué los médicos no prescriben remedios naturales? La Dirección de Alimentación y Fármacos no debería de oponerse, porque productos como la nuez son seguros para el consumo. Sin embargo, mi médico se sorprendió cuando le expliqué cómo había controlado mi colesterol.*

R. Los remedios naturales como los alimentos no son lo primero que se le ocurre a un doctor. Las compañías farmacéuticas dedican mucho dinero a promover sus productos entre los médicos. No hay representantes de ventas que les "vendan" a estos nueces para mejorar la salud cardíaca.

Actualmente la Dirección permite

que los envases en que se vende la nuez contengan una afirmación basada en las investigaciones con respecto sus beneficios para la salud, en la que puede señalarse que 1½ onzas (42 g) de nuez al día (más o menos ⅓ taza) ayudan a bajar el nivel de colesterol LBD.

● ● ●

Si bien la nuez ha recibido más atención, otros frutos secos también son buenos para el corazón.[283, 284] A nosotros nos gustan las almendras en particular, porque son muy buenas para bajar el nivel total de colesterol al igual que los de colesterol LBD y triglicéridos. Unos científicos canadienses observaron que una alimentación diversificada que incluya la almendra (aproximadamente 1 onza/28 g al día) es sumamente eficaz. La dieta que pusieron a prueba también era rica en fibra soluble, en margarina apta para bajar el colesterol y tanto en leche como en sustitutos de carne derivados de la soya. Entre las fuentes alimenticias de fibra soluble estuvieron avena, cebada, psilio y verduras como el quimbombó (guingambó, calalú) y la berenjena. Las personas que se adhirieron al programa lograron bajar su nivel de colesterol en un promedio del 30 por ciento, un resultado más o menos semejante al del fármaco tipo estatina que también pusieron a prueba (lovastatina o *Mevacor*).[285]

Existen datos de que la pacana, el pistacho y la nuez de macadamia también producen alteraciones saludables para el corazón en los lípidos. Se ha demostrado que el cacahuate (maní), que en realidad no es un fruto seco sino una legumbre, baja el nivel de triglicéridos y sube el de magnesio, un mineral esencial. La nuez de la India (anacardo, semilla de cajuil, castaña de cajú) no es un fruto seco tampoco, sino la semilla de un árbol tropical. Contiene mucha grasa monoinsaturada, la cual debe formar parte de una alimentación saludable para el corazón. Sin embargo, no exagere el consumo de estos alimentos, porque también contienen muchas calorías.

Alcohol

El carácter de muchos habitantes de los Estados Unidos contiene un elemento moralizador que probablemente date de los puritanos. Existe la impresión de que si algo duele o sabe feo debe ser bueno para la salud. Es posible que por eso a muchas generaciones de niños se les haya dado aceite de hígado de bacalao y bañado las rodillas con alcohol. Tales prácticas han desaparecido, pero a las personas aún les cuesta trabajo imaginarse que sus pequeños vicios puedan ser saludables.

No obstante, una cantidad arrolladora de datos prueban que el consumo moderado de alcohol protege al corazón.[286, 287] El mejor estudio involucró a más de 38.000 profesionales masculinos del campo de la salud a quienes se les llevó el seguimiento durante 12 años. Los hombres que tomaban una bebida alcohólica 4 ó 5 días a la semana reducían su riesgo de sufrir un infarto en entre el 30 y el 35 por ciento en comparación con quienes no tomaban nada.[288] Al contrario de lo que comúnmente se cree, no resultó importante que tomaran cerveza, vino o algún tipo de alcohol más fuerte. Un trago se define como 12 onzas (360 ml) de cerveza, 4 onzas (120 ml) de vino o una medida (*shot*) de alcohol (1½ onzas/ 45 ml).

La mayoría de los médicos son renuentes a decirles a sus pacientes que pueden tomar una copa de vino o una jarra de cerveza a la hora de la comida. Muchos temen que sus pacientes no sean capaces de limitarse a un solo trago si empiezan a tomar. Desde luego esta preocupación se justifica con creces en el caso de los alcohólicos. No obstante, si un medicamento vendido con receta fuera tan eficaz como el alcohol para prevenir los infartos, alcanzaría un enorme éxito de ventas.

El consumo moderado de alcohol al parecer también reduce el riesgo de sufrir derrames cerebrales isquémicos (de obstrucción por coágulos).[289] Durante 14 años se llevó el seguimiento a este respecto a los mismos 38.000 profesionales masculinos del campo de la salud a los que acabamos de mencionar. Los hombres que tomaban una o dos copas de vino tinto tres o cuatro veces a la semana reducían su riesgo de sufrir un derrame cerebral en más del 40 por ciento, pero quienes tomaban mayores cantidades de hecho incrementaban el peligro de sufrir un derrame.[290]

También hay pruebas de que los bebedores moderados cuentan con cierta protección contra la diabetes del tipo II.[291] Un último beneficio: el Estudio de la Salud Cardiovascular, que abarca a 5.888 habitantes mayores de los Estados Unidos radicados en cuatro poblaciones, ha revelado que el consumo moderado de alcohol (entre uno y seis tragos a la semana) se relaciona con una reducción en la probabilidad de desarrollar demencia.[292]

Desde luego el alcohol no resulta apropiado para todo el mundo. A algunas personas no les gusta mientras que otras no toleran sus efectos. El alcohol llega a interactuar con muchos medicamentos, por lo que millones de personas no deben de tomarlo. Nadie debe de empezar a beber por razones de salud y cualquiera que tenga antecedentes familiares de alcoholismo tiene que evitar el alcohol por completo. Al fin y al cabo existen muchas formas más de ayudarle al corazón.

Jugo de uva

¿Quién se hubiera imaginado que una bebida infantil, el tradicional jugo de uva morada, tuviera beneficios cardiovasculares? Por otro lado, muchos de los flavonoides antioxidantes que el vino tinto contiene también se encuentran en el jugo de uva. Según lo sugieren investigaciones impresionantes, reduce el nivel del colesterol "malo", impide la oxidación del colesterol LBD, baja la presión arterial, ayuda a mantener la flexibilidad de los vasos sanguíneos, mejora el flujo de la sangre y disminuye la probabilidad de que las plaquetas se peguen

★★★★★ Jugo de uva y *Certo*

Encontrará más información sobre *Certo* con jugo de uva en el capítulo sobre la artritis (vea la página 99). En vista de que *Certo* (una marca de gelatina en polvo vendida en los supermercados) contiene fibra soluble en forma de pectina vegetal líquida (la cual se utiliza para preparar mermelada), pensamos que se trata de una combinación fabulosa. Es posible que sus beneficios sean triples, pues alivia la inflamación, aumenta la flexibilidad de los vasos sanguíneos y disminuye el nivel de colesterol.

Ofrecemos tres recetas diferentes para preparar este remedio:

• 2 cucharaditas de *Certo* en 3 onzas (90 ml) de jugo de uva (tres veces al día)

• 1 cucharada de *Certo* en 8 onzas (240 ml) de jugo de uva (una vez al día)

• 1 sobre de *Certo* disuelto en 64 onzas (1.920 ml) de jugo de uva (tome de 6 a 8 onzas/180 a 240 ml al día)

Los investigadores han comprobado efectos saludables para el corazón con entre dos y tres vasos de jugo de uva al día.

Desventaja: El jugo de uva contiene demasiada azúcar para muchos diabéticos.

Costo: Aproximadamente 3 dólares por 64 onzas de jugo de uva y 2 dólares por 3 onzas de *Certo*. Esta cantidad alcanza más o menos para una semana.

y formen coágulos de sangre.[293, 294] De acuerdo con algunos datos, incluso es posible que los ingredientes de la uva refuercen al sistema inmunitario.

• • •

P. *He escuchado que el vino tinto es bueno para el corazón, pero no me atrevo a tomar alcohol. ¿Servirá el jugo de uva como sustituto?*

R. En efecto el jugo de uva parece ofrecer beneficios interesantes. La Dra. Jane Freedman de la Escuela de Medicina de la Universidad de Boston informó que el jugo de la uva Concord incrementa el nivel de colesterol LAD "bueno" y reduce la inflamación en comparación con una bebida placebo morada.[295] En investigaciones anteriores, la Dra. Freedman y sus colegas descubrieron que el jugo de la uva Concord ayuda a evitar que las plaquetas de la sangre se peguen y formen coágulos.

El efecto antiinflamatorio del jugo de uva tal vez ayude a explicar por qué a algunas personas les alivia el dolor de la artritis: "Desde que leímos su artículo, mi esposo y yo empezamos a tomar jugo de uva con *Certo* (*Nota:* esta es una marca de gelatina en polvo que se consigue en los supermercados). ¡Es realmente mágico! Ambos tomamos 8 onzas (240 ml) de jugo de uva con 1 cucharada de *Certo* líquido al día".

• • •

Algunos de nuestros lectores han desarrollado mucha creatividad al probar varios "tónicos" con jugo. La combinación de vinagre de manzana, jugo de manzana y jugo de uva ha recibido atención como tratamiento para la artritis. Si bien no contamos con datos científicos que respalden este uso, algunos de nuestros lectores han comunicado que también sirvió para bajar su nivel de colesterol.

El año pasado mi colesterol estaba en 284. Leí su columna sobre la ½ taza de vinagre de manzana mezclada con 4 tazas de jugo de manzana y 3 tazas de jugo de uva y empecé a tomar 6 onzas (180 ml) de este tónico todas las mañanas antes de desayunar.

De manera lenta pero segura mi colesterol bajó. Ahora está en 212, además de que el dolor artrítico de mi rodilla desapareció".

Vinagre de manzana

Es posible que el vinagre de manzana solo también ofrezca beneficios. De acuerdo con una lectora, "Tengo 44 años, cuatro hijos adultos y cuatro nietos. Tomo vinagre de manzana todos los días. En mi revisión médica general mi LAD (el llamado colesterol 'bueno') estuvo en 63 y mi colesterol LBD 'malo' en 61. Mi esposo quedó asombrado, porque antes de empezar a tomar el vinagre de manzana, mi nivel total de colesterol estaba en 384. También como mucho ajo, tomo té verde y como cantidades de verduras". Sin embargo, cualquier persona que pruebe este método no debe tomar más que 1 cucharadita de vinagre con agua y enjuagarse la boca muy bien después para proteger sus dientes. Los dentistas advierten que las bebidas ácidas perjudican la dentadura.

Jugo de granada

Si el jugo de uva se le hace demasiado ordinario, ¿por qué no probar algo un poco más exótico? La granada es una fruta antigua. Cuenta la leyenda que el primer granado creció en el Jardín del Edén. Los antiguos chinos creían que la granada brindaba longevidad o incluso inmortalidad. También desempeñó un papel clave en la mitología griega. De acuerdo con un relato, Hades, el señor del inframundo, secuestró a la hermosa doncella Perséfone, hija de la diosa de las cosechas Deméter. Debido a que Perséfone comió unas cuantas semillas de granada antes de ser rescatada, tenía que pasar varios meses de cada año en el inframundo al lado de Hades. De acuerdo con el mito, era entonces que la Tierra debía soportar el invierno.

Las historias modernas en torno a la granada no son tan imaginativas como el mito, pero esta fruta exótica está llamando mucho la atención. Al igual que la uva, la granada es rica en antioxidantes que pueden ayudar a

★★★★★ Jugo de granada

Esta fruta, además de deliciosa, también ofrece beneficios de salud al corazón. Reduce los niveles total de colesterol y de LBD "malo" y ayuda a proteger las arterias contra la formación de plaqueta y a evitar que la plaqueta de la sangre se pegue y forme los indeseados coágulos. Ocho onzas (240 ml) de jugo de granada al día mejoran el flujo de la sangre y el suministro de oxígeno al corazón. El jugo de granada también disminuye la presión arterial y posiblemente sirva para combatir la disfunción eréctil. Ciertos datos asimismo sugieren que las propiedades antiinflamatorias de la granada pueden ayudar contra la artritis y el cáncer.

Desventaja: Algunos datos preliminares sugieren que el jugo de grana interactúa con ciertos fármacos vendidos con receta (entre ellas las estatinas) de manera semejante a cómo lo hace el jugo de toronja (pomelo). De ser así aumentaría la probabilidad de que tales medicamentos causaran efectos secundarios. Un exceso de jugo de granada puede estreñir.

Costo: El jugo de granada puro es caro. La cantidad suficiente para un mes puede costar cientos de dólares a menos que lo compre concentrado. Fíjese en www.healingfruits.com para encontrar productos al alcance del bolsillo. Una cantidad suficiente para entre 1 y 2 meses cuesta alrededor de 25 dólares.

evitar que el colesterol LBD "malo" se oxide.[296] Esta degradación del LBD parece constituir el primer paso en el desarrollo de la arteroesclerosis.[297] Un estudio con duración de tres años que se llevó a cabo en Israel descubrió que los pacientes que padecen un engrosamiento de la arteria carótida (en el cuello) podían reducir esta complicación en un 30 por ciento si toman jugo de granada diariamente. También baja su presión arterial.[298] Dentro del marco de otro estudio, la presión arterial sistólica (la primera cifra en la lectura de presión arterial) de unos pacientes afectados por presión arterial alta (hipertensión) bajó 8 puntos en promedio.[299]

Estos resultados ya suenan impresionantes, pero las noticias mejoran más todavía. Al igual que la aspirina y el jugo de uva, el jugo de granada puede ayudar a evitar que las plaquetas sanguíneas se peguen para formar coágulos perjudiciales. Y un estudio pequeño realizado con diabéticos que tenían un alto nivel de colesterol observó que un concentrado de jugo de granada servía para bajar tanto el nivel total de colesterol como el del LBD "malo".[300]

Otro estudio, el cual se publicó en la revista médica *American Journal of Cardiology*, sugiere que la granada puede mejorar el flujo de sangre al corazón. Los investigadores les dieron 8 onzas (240 ml) de jugo de granada o bien un placebo durante 3 meses a 45 pacientes afectados por enfermedades cardíacas. Luego utilizaron un escaneo con talio de alta tecnología para medir la falta de oxígeno antes y después del ejercicio. En los pacientes que tomaban jugo de granada el flujo del oxígeno mejoró, lo cual indica que los efectos de la granada en la salud del corazón pueden ser medibles.[301]

Esta fruta versátil parece brindar otros beneficios. Por ejemplo, hay pruebas de que el jugo de la granada puede ayudar a combatir la disfunción eréctil.[302] Asimismo los investigadores también están emocionados por la posibilidad de que ciertos compuestos de la granada tal vez prevengan el cáncer de próstata o retarden su crecimiento.[303, 304] Otras investigaciones preliminares indican que el jugo de la granada tal vez sirva para proteger contra el cáncer de piel y de mama.

Incluso la artritis posiblemente tenga que ceder ante el poder de la granada. Unos científicos de la Universidad Case Western Reserve han informado que los cultivos de tejidos de las células del cartílago humano responden al extracto de la granada. La inflamación se reduce y las enzimas que descomponen el cartílago reducen su actividad.[305]

A pesar de la gran emoción que nos despierta el jugo de la granada, deseamos agregar una petición de cautela: el jugo de la granada parece interferir con ciertos medicamentos de manera muy parecida a como lo hace el jugo de toronja.[306] A la hora de escribir esto, tal interacción sólo se ha demostrado en animales, así que no sabemos si plantee un problema grave para el ser humano. Hasta que lo sepamos con certeza, pídales a su médico y a su farmacéutico que revisen sus medicamentos para ver si se produciría un problema de interacción.

Toronja (pomelo)

Desde hace mucho tiempo, la toronja disfruta la reputación de ser un alimento saludable. Además de estar repleta de nutrientes como la vitamina C, el potasio y el ácido fólico, también se ha dado a conocer que les ayuda a las personas a bajar de peso. Desde hace muchas décadas, las personas que deseaban adelgazar estaban convencidas del poder especial de la toronja para quemar la grasa. Esta idea fue reforzada por anuncios como el de una dieta en la que un musculoso obrero de la construcción sacó con desdén una toronja de su lonchera, la apretó y la desechó. Luego mostró una pequeña píldora de toronja y cantó las alabanzas de la esencia de la toronja para bajar de peso.

Una dieta popular de toronja les pide a las personas que coman la mitad de una toronja o beban 8 onzas (240 ml) de jugo de toronja tres o cuatro veces al día. No conocemos ningún estudio en el que se demuestre que consumir toronja realmente sirva para adelgazar, pero una investigación reciente sí comprueba que ayuda a bajar el nivel de colesterol.

Unos científicos dividieron a 57 voluntarios entre tres grupos de 19 personas cada uno. Todos los sujetos habían pasado por operaciones de desviación coronaria y todos tenían niveles altos de colesterol y triglicéridos. Un grupo comió una toronja roja al día durante un mes; el segundo, una toronja blanca al día. El grupo de control no comió toronja. Al final del mes, los niveles totales de colesterol de quienes habían comido toronja roja habían bajado en un 15 por ciento. En el grupo que había comido la toronja blanca, el colesterol total había bajado más o menos en un 7,5 por ciento. El nivel del peligroso colesterol LBD también había bajado en un 20 y un 10 por ciento, respectivamente, así como el de triglicéridos.[307] A pesar que la toronja contiene mucha fibra dietética, los científicos sospechan que algún otro componente de la fruta produce este efecto fascinante.

Por mucho que nos encante la toronja, hay que tener un poco de cuidado al usarla para controlar el colesterol si también se toman fármacos vendidos con receta. La toronja afecta a docenas de medicamentos, sobre todo a compuestos que sirven para bajar el nivel de colesterol como la atorvastatina (*Lipitor*), la lovastatina (*Mevacor*) y la simvastatina (*Zocor*). Para mayor información sobre el tema, vea nuestra guía sobre las interacciones con la toronja (*Guide to Grapefruit Interactions*) en www.peoplespharmacy.com.

Chocolate

En su película *El dormilón* de 1973, Woody Allen interpreta a un personaje que debido a un error médico sufre un coma y sólo se mantiene con vida artificialmente. Doscientos años después se despierta para descubrir que el dogma convencional sobre lo que es la vida sana se ha vuelto al revés. El personaje de Woody se asombra al averiguar que el germen de trigo y el arroz integral, la alimentación ideal de los fanáticos setenteros de los alimentos saludables, se consideran opciones terribles.

★★★ **Chocolate**

El chocolate oscuro es rico en flavonoides de cacao (unas sustancias químicas de origen vegetal parecidas a las que se encuentran en el vino tinto y el té). Estos compuestos mejoran la flexibilidad de los vasos sanguíneos, incrementan la sensibilidad a la insulina, elevan el nivel de colesterol LAD, disminuyen la presión arterial y evitan que la plaqueta de la sangre se pegue y forme los indeseados coágulos.

Desventaja: Sus calorías. Para compensar las calorías adicionales, reduzca su consumo de azúcar y otros carbohidratos.

Costo: Variable; aproximadamente 30 centavos por día (un cuadrito pequeño de la marca *Ritter Sport Dark*).

En cambio, los nuevos productos saludables son el *fudge* caliente y el bistec.

Lo más asombroso de esta trama de "ciencia ficción" tal vez sea que al parecer se está haciendo realidad. Los científicos han encontrado pruebas de que el chocolate contiene varios compuestos que pueden evitar que las plaquetas de la sangre formen los coágulos que pueden producir infartos.

A algunas personas les resulta difícil aceptar que el chocolate tenga beneficios para la salud. Sin embargo, las pruebas siguen acumulándose. Los investigadores han observado que el chocolate oscuro baja la presión arterial y ayuda a mejorar la respuesta a la insulina.[308, 315]

Los investigadores también han encontrado

que unos compuestos del cacao mejoran la flexibilidad de los vasos sanguíneos[309, 310, 311] y ayudan a evitar que las plaquetas de la sangre se peguen y formen coágulos.[312, 313] Algunos datos indican que el chocolate oscuro eleva el nivel del colesterol LAD "bueno" e impide que el colesterol "malo" promueva la arteroesclerosis.[314]

La pregunta que realmente tiene que hacerse con respecto a cualquier método para bajar el colesterol es si previene los infartos. Un estudio a largo plazo que se realizó en los Países Bajos ofrece buenas noticias en este sentido con respecto al chocolate. Los investigadores involucrados en el estudio reclutaron a 470 hombres mayores de 65 años. Se les entrevistó con respecto a su dieta al inicio del estudio y luego otra vez cinco y 10 años más tarde. Tras 15 años de seguimiento, la probabilidad de morir de una enfermedad cardíaca se reducía en la mitad para quienes habían comido la mayor cantidad de chocolate.[315] Su presión arterial también estaba un poco más baja. Estos caballeros consumían 10 gramos en promedio de chocolate oscuro al día, un poco menos de lo que corresponde a un pequeño cuadro de chocolate de la marca *Ghirardelli*. Es mucho menos que los 100 gramos de chocolate oscuro que se han administrado en pruebas doble ciego, demostrándose su capacidad para bajar la presión arterial.[316] Por lo tanto, una pequeña cantidad de chocolate oscuro dos o tres veces por la semana es una receta sabrosa para mejorar la salud del corazón.

• • •

P. *¿Cuánto chocolate hay que comer al día para obtener un máximo de beneficios sin subir de peso?*

R. La cantidad mínima de cacao que hizo falta en un estudio para detectar un beneficio cardiovascular fueron aproximadamente 4 gramos. Los puede obtener de un trozo pequeño de chocolate oscuro (10 gramos). Para evitar la grasa y el azúcar adicionales siempre puede preparar su propio cacao. Busque una marca que no sea "tipo holandés" (*Dutch-style*) o alcalizada. Nuestras preferidas son las marcas *Scharffen Berger* y *Valrhona*.

• • •

Canela

Hace unos 5 años, un lector nos comunicó que la canela llega a bajar el nivel de glucosa en la sangre en las personas afectadas por la diabetes del tipo II. Nunca habíamos oído nada semejante, pero al seguirle la pista encontramos unas investigaciones interesantes realizadas con células animales. Los estudios demostraban que la canela incrementa la respuesta de las células a la insulina, lo cual en teoría serviría para mejorar el control de la glucosa.[317, 318] Desde entonces muchos lectores nos han señalado que un poco de canela en efecto les ayuda a controlar su nivel de glucosa en la sangre.

(Para averiguar más sobre este fenómeno, vea nuestros comentarios sobre la canela en la sección sobre la diabetes en la página 259).

• • •

P. *Solía tener un nivel alto de colesterol, por lo menos a partir de que me hicieron una cirugía de desviación coronaria hace como 12 años. Mi nivel de colesterol andaba por 290.*

Hace varios meses decidí probar la canela, aproximadamente un cuarto de cucharadita todas las mañanas. Normalmente la agrego a mi avena o al café. A veces tomo más porque la canela me gusta.

Después de que empecé a tomar canela, mi colesterol bajó a 225. La siguiente prueba fue 4 meses después y dio un valor de 175. Más recientemente, en junio del 2005, era de 122.

R. Sus resultados nos parecen muy impresionantes. Un estudio realizado con ratas demostró que un componente de la canela, el cinamato, es aún mejor para reducir los niveles de colesterol y de triglicéridos que la estatina lovastatina y funciona por el mismo mecanismo.[319]

Algunos lectores que han probado la canela indican que puede causar acidez (agruras, acedía). Nos da gusto que la cantidad que está tomando no le cause

problemas. Cualquiera que tome esta especia por razones medicinales debe vigilar su nivel de glucosa de la sangre y encontrarse bajo supervisión médica.

• • •

La experiencia con la canela y el nivel de glucosa en la sangre sin duda era interesante. Unos años más tarde supimos de un lector quien había descubierto que la canela servía para bajar su nivel de colesterol LBD "malo" a la vez que elevaba el del colesterol LAD "bueno". De nueva cuenta nos sorprendimos, pero nuestras investigaciones dieron con una prueba clínica con placebo y grupos seleccionados al azar publicada por la revista médica *Diabetes Care*. Los científicos descubrieron que en los diabéticos del tipo II, la canela sirve para bajar los niveles de glucosa en la sangre, colesterol total, colesterol LBD "malo" y triglicéridos.[320] Consulte con su médico acerca de la posibilidad de agregar la canela a su listado de alimentos saludables que tal vez sirvan para apoyar el tratamiento médico encaminado a mejorar la proporción de lípidos en su sangre.

Suplementos dietéticos

Varios suplementos dietéticos nos parecen importantes para mantener la salud del corazón. Sin embargo, algunos de los que encabezaban nuestra lista no han cumplido con las expectativas. Apoyábamos mucho las vitaminas B porque bajan el nivel de homocisteína, un conocido factor de riesgo en relación con las enfermedades cardíacas. Esperábamos que la ingesta de vitaminas B_6 y B_{12} y de ácido fólico disminuyera el riesgo de sufrir infartos y derrames cerebrales. Nos desilusionamos mucho al ver destrozadas estas esperanzas.

Unos estudios publicados por la revista médica *New England Journal of Medicine* demostraron de manera concluyente que la ingesta de vitaminas del complejo B no protege a los pacientes de alto riesgo contra los infartos ni otros "eventos vasculares mayores". Es posible que al tomarse en dosis relativamente altas, como se hizo en estas pruebas clínicas de prevención, incluso signifiquen un peligro. Este tipo de investigaciones demuestran la importancia fundamental de poner cualquier teoría sobre la prevención de infartos a prueba mediante estudios clínicos a largo plazo. A veces los datos contradicen nuestras ideas preconcebidas.

LA NIACINA

Una vitamina del complejo B que sí sirve para disminuir el riesgo de sufrir enfermedades cardíacas es la niacina (vitamina B_3 o ácido nicotínico). Los médicos han recetado este fármaco desde hace más de 50 años. (En las dosis que se requieren para producir resulta-

> ## SEGÚN UNOS ESTUDIOS PUBLICADOS POR LA REVISTA MÉDICA *NEW ENGLAND JOURNAL OF MEDICINE*
>
> "A manera de conclusión, tomar diariamente una combinación de 2,5 miligramos de ácido fólico, 50 miligramos de vitamina B_6 y 1 miligramo de vitamina B_{12} durante 5 años no tuvo efectos benéficos en relación con eventos vasculares importantes en una población de alto riesgo afectada por enfermedades vasculares. Nuestros resultados no respaldan el uso de ácido fólico y suplementos de vitaminas del grupo B como tratamiento preventivo".[321]
>
> "El tratamiento con vitaminas del grupo B no disminuyó el riesgo de volver a manifestarse una enfermedad cardiovascular después de haber sufrido un infarto agudo del miocardio [infarto]. Se sugirió que el tratamiento con la combinación de vitaminas del grupo B pudo tener un efecto dañino. Por lo tanto, tal tratamiento no debe recomendarse".[322]

dos, la niacina debe considerarse un medicamento y es preciso que un médico supervise su uso). Un estudio memorable que se publicó en 1986, el Proyecto de los Fármacos Coronarios, rastreó a un grupo de víctimas de infartos a lo largo de 15 años. Los hombres a quienes se les había recetado niacina sufrieron un número considerablemente menor de infartos posteriores, así como un 11 por ciento menos muertes.[323] El beneficio se prolongó durante muchos años, incluso después de que dejaran de tomar la niacina.

A pesar de que la niacina se ha prescrito desde hace décadas para mejorar el perfil de lípidos, los investigadores siguen sin entender del todo a qué se deben sus efectos. La vitamina hace bajar el nivel de colesterol LBD "malo" en entre el 15 y el 40 por ciento. El de triglicéridos también baja de manera significativa. La niacina es uno de los pocos compuestos que reducen el nivel de Lp(a) y elevan el

★★★ Niacina

La niacina disminuye lo malo y eleva el nivel de lo bueno. Reduce el riesgo de sufrir un infarto a cambio de un precio razonable. Tras décadas de experiencia con este fármaco, el tratamiento guarda pocas sorpresas.

Desventaja: Entre sus efectos secundarios desagradables figuran sonrojo, hormigueo y comezón. Es posible que los productos de liberación controlada como la niacina *Bronson* de liberación sostenida o el *Niaspan* —un producto vendido con receta médica— disminuyan este efecto, pero requieren mantenerse al pendiente de las enzimas hepáticas.

Otros efectos secundarios: Náuseas, diarrea, fatiga, dolor de cabeza, resequedad de los ojos y la piel y problemas musculares.

Costo: Variable; entre 10 y 15 dólares, aproximadamente, por la niacina de 500 miligramos (vendida sin receta) de Bronson Laboratories, en cantidad suficiente para 2 meses. Una cantidad semejante de *Niaspan,* que se vende con receta, llega a costar hasta 250 dólares.

estatina. En las dosis que se requieren para que disminuya el nivel de colesterol y se reduzca el riesgo de padecer enfermedades cardíacas, desde luego es esencial encontrarse bajo supervisión médica. El funcionamiento hepático debe analizarse periódicamente para detectar cualquier elevación de las enzimas que pueda ser indicio de daños. Las dosis prescritas fluctúan entre un mínimo de 300 a 500 mg hasta un máximo de 3.000 mg. Sólo un médico es capaz de determinar la dosis más apropiada y de supervisar el tratamiento seguro con niacina.

EL MAGNESIO

El magnesio es un mineral al que rara vez se le brinda el respeto que merece. El sodio se encuentra bajo los reflectores desde hace décadas porque se nos ha advertido con tanta frecuencia que el exceso de sal nos hace daño.

del colesterol LAD "bueno" en entre el 10 y el 20 por ciento.

Lo mejor de todo es que la niacina cuesta poco. En comparación con los fármacos potentes que actualmente se venden con receta, es una verdadera ganga. Una cantidad suficiente para 2 meses llega a costar la décima parte de lo que se pide por la misma cantidad de alguna

ALIMENTOS CON ALTO CONTENIDO DE MAGNESIO

- Almendra
- Nuez de la India
- Hipogloso
- Avena
- Cacahuate
- Papa (al horno)
- Frijoles de soya
- Espinaca

★★★★ Magnesio

Este mineral puede ayudar a mejorar la proporción de colesterol LBD "malo" y colesterol LAD "bueno", reducir la oxidación de colesterol LBD "malo", disminuir la inflamación celular y bajar el riesgo de sufrir arteroesclerosis. Mejora la circulación a las arterias coronarias y ayuda a mantener un ritmo cardíaco regular. La dosis recomendada de magnesio son de 300 a 500 miligramos diarios. ¡Deposiciones sueltas significan un exceso de magnesio!

Desventaja: Es peligroso para las personas con función renal reducida o enfermedades renales.

Efectos secundarios: Diarrea. Acuérdese de que desde hace décadas se utiliza la leche de magnesia para combatir el estreñimiento.

Costo: Variable; aproximadamente 3 dólares por una cantidad correspondiente a 3 meses del producto de Bronson Laboratories.

(Esta idea se encuentra bajo revisión. Vea nuestros comentarios sobre la hipertensión en la sección sobre magnesio en la página 444 para los datos más recientes). Los médicos también se concentran en el potasio, porque tanto la insuficiencia como el exceso pueden poner en peligro la vida. Muchos diuréticos privan al cuerpo de potasio. Lo que rara vez se menciona es que con frecuencia falta magnesio en nuestra alimentación y que los mismos diuréticos que privan al cuerpo de potasio también pueden privarlo de magnesio.

El magnesio desempeña un papel esencial en todo el cuerpo. Ayuda a controlar la presión arterial, previene las migrañas, mantiene la fuerza de los huesos junto con el calcio, regulariza las evacuaciones y —lo que es más importante dentro del presente contexto— ayuda a conservar saludable al corazón. El Programa Honolulu para el Corazón en un inicio abarcó a más de 8.000 hombres entre 1965 y 1968. Se estudiaron factores relacionados con el estilo de vida así como la dieta y las enfermedades cardíacas. La evaluación de seguimiento que se les hizo a 7.172 hombres tras 15 años reveló que aquellos que tenían un nivel bajo de magnesio en la sangre enfrentaban un riesgo considerablemente mayor de padecer enfermedades cardíacas e infartos. Los investigadores llegaron a la conclusión de que "la ingesta de magnesio a través de la dieta se relaciona con una disminución en el riesgo de sufrir la enfermedad coronaria del corazón".[324]

Otro estudio de casi 3.000 participantes se presentó ante el congreso anual de la Asociación Estadounidense del Corazón en abril del 2005. En él se reveló que el magnesio desempeña un papel fundamental en relación con las enfermedades cardíacas. Los investigadores observaron que la probabilidad de que las arterias coronarias se tapen es más grande en las personas que reciben la menor cantidad de magnesio. Los científicos piensan que la insuficiencia de magnesio altera el metabolismo de la grasa de tal forma que incrementa la probabilidad de sufrir arteroesclerosis.

Psilio

Solíamos preguntarnos por qué no era mayor el número de médicos que les recomiendan ingerir fibra soluble a sus pacientes con un nivel elevado de colesterol. Unas investigaciones que se realizaron en los años 80 sugieren que el psilio (semilla de pulguera, zaragatona) baja el nivel total de colesterol hasta en un 15 por ciento; y el de colesterol LBD, hasta en un 20 por ciento.[325,326] Una mejoría de tales dimensiones nos emocionó durante años, ya

---

★★★ Psilio

Es posible que esta fibra soluble sirva muy bien para ayudar a bajar los niveles total de colesterol y de colesterol LBD cuando forma parte de una alimentación completa (vea la sección arriba). Si usted es persistente, tal tratamiento puede disminuir el nivel de colesterol casi en la misma proporción que una estatina.[327]

La dosis "estándar" de psilio es 1 cucharadita (sin azúcar) en 8 onzas (240 ml) de agua tres veces al día antes de comer.

Desventaja: No es muy sabroso. Si no toma las 8 onzas completas de agua, puede bloquear el tracto digestivo.

Efectos secundarios: Molestias del tracto digestivo, como hinchazón abdominal, sensación de saciedad y flatulencia.

Costo: Variable; *Metamucil* —una marca de laxante que contiene psilio— cuesta entre 8 y 10 dólares mensuales al comprarse en cantidades grandes.

---

que el psilio (la fibra contenida en laxantes como los de las marcas *Metamucil* y *Fiberall*, los cuales sirven al dar volumen a las heces fecales) es económica. Entonces empezamos a ahondar en el tema y descubrimos que la historia es mucho más confusa.

Investigaciones más recientes sugieren que el psilio sí baja el nivel de colesterol, pero el efecto es relativamente modesto. Varios estudios han demostrado que una dosis de aproximadamente 10 gramos diarios de psilio (equivalente a 3 cucharadas de *Metamucil* con sacarosa) puede bajar el nivel total de colesterol en un 4 por ciento, aproximadamente, y el del colesterol LBD (el "malo") más o menos en un 7 por ciento.[328, 329] Algo es algo pero debido a tales cifras se entiende fácilmente por qué los médicos se impresionan mucho más con las estatinas, que reducen los niveles de colesterol de manera mucho más radical.

• • •

P. *Mi colesterol ha fluctuado entre 240 y 300 desde hace años. Mi médico opina que estas cifras son inaceptables e insiste que tome medicamentos.*

Primero me dio Lescol. *Los músculos me dolían tanto que apenas podía caminar. Luego me cambió a* Zocor *y otra vez regresó el dolor muscular. El mismo patrón se repitió con* Lipitor. *¿Hay alguna forma de bajar mi colesterol sin recurrir a estos fármacos?*

R. Un tratamiento multifacético para bajar el colesterol desde luego puede tener éxito. Un estudio publicado por la revista médica *Journal of the American Medical Association* el 23 de julio del 2003 demostró que una alimentación compuesta por una amplia variedad de alimentos vegetarianos resultaba casi tan eficaz para bajar el nivel de colesterol como la lovastina, un fármaco de receta vendido bajo el nombre de marca *Mevacor*. La alimentación contenía mucha fibra soluble en forma de avena, cebada, psilio, berenjena y quimbombó (guingambó, calalú). Utilizaba sustitutos derivados de la soya en lugar de carne y leche e incluía raciones diarias de almendras y margarina apta para bajar el colesterol (como la marca *Take Control*).

• • •

El psilio sobresale al incluirse en una alimentación diversa saludable para el corazón. Unos investigadores canadienses descubrieron que la combinación de alimentos aptos para bajar el colesterol con el psilio produce modificaciones impresionantes en los lípidos tras 1 mes. El nivel de colesterol LBD bajó casi en un 28,6 por ciento en las personas que siguieron esta dieta.[330] El resultado podía compararse estadísticamente con la reducción del 30,9 por ciento que se observó al agregarse lovastatina (*Mevacor*). El nivel de la proteína C-reactiva,

> ## LOS ELEMENTOS DE LA ALIMENTACIÓN VEGETARIANA COMPLETA
>
> • Almendra (½ onza/14 g, es decir, 13 almendras)
> • Cebada
> • Berenjena
> • Margarina (como la de la marca *Take Control*)
> • Avena
> • Quimbombó
> • Psilio
> • Sustitutos de carne preparados con soya (hamburguesas, perritos calientes, carnes frías tipo fiambre)

un indicio de inflamación y un factor igualmente importante de riesgo en relación con las enfermedades cardíacas, se redujo en un 28,2 por ciento con esta dieta diversa.

Los resultados fueron fabulosos, pero el estudio duró relativamente poco (1 mes) y los participantes en el experimento recibieron la mayoría de sus alimentos en el Centro para la Nutrición Clínica y la Modificación de Factores de Riesgo del Hospital St. Michael's de Toronto. Siguieron una dieta vegetariana controlada que incluía muchas verduras altas en fibra, cereales integrales, una margarina especial y almendras. Una prueba de seguimiento a largo plazo, en "condiciones del mundo real", obtuvo buenos resultados, aunque no tan impresionantes como los del estudio de 1 mes de duración. Tras un año de seguir el programa vegetariano alto en fibra, más o menos la tercera parte de los "participantes motivados" lograron reducir su nivel de colesterol LBD en más del 20 por ciento, un resultado estadísticamente comparable con su reacción a la lovastatina.[331]

Un concepto muy novedoso es el de combinar el psilio con un fármaco para bajar el colesterol. Unos investigadores descubrieron que era posible reducir la dosis de simvastatina (*Zocor*) de 20 miligramos diarios a 10 miligramos diarios si agregaban 15 gramos de *Metamucil* (aproximadamente 4½ dosis al día).[332] Tal vez se trate de una opción que sirve para aumentar la eficacia de los costosos fármacos vendidos con receta a la vez que reduce al mínimo el riesgo de sufrir efectos secundarios por tomar una dosis menor.

Policosanol

Hace muchos años, unos investigadores cubanos descubrieron que ciertos compuestos de la cera de caña de azúcar (unos alcoholes de cadena larga que en su conjunto se llaman policosanol) son capaces de bajar tanto el nivel total de colesterol como el de colesterol LBD "malo", y quizá incluso de elevar el nivel de colesterol LAD "bueno". Se han llevado a cabo más de una docena de pruebas clínicas doble ciego con control de placebo y grupos seleccionados al azar con el policosanol cubano. Los resultantes son sumamente consistentes con dosis que fluctúan entre 5 y 20 miligramos diarios. El nivel total de colesterol disminuye en entre el 13 y el 23 por ciento, mientras que el del colesterol LBD se reduce en entre el 20 y el 26 por ciento.[333, 334, 335] Lo que es aún más impresionante es que el policosanol eleve el colesterol LAD "bueno" en un 10 por ciento o más. El problema está en que gran parte de los estudios fueron realizados por los mismos investigadores sin ser confirmados por otros científicos.

En lo que se refiere a mejorar los niveles de lípidos, el policosanol se mostró más o menos equivalente a medicamentos del tipo de las estatinas como lovastatina, simvastatina y pravastatina en unas pruebas comparativas.[336] Cuando los pacientes tomaron 2 gramos de aceite de pescado en cápsulas junto con 10 miligramos de policosanol al día, su nivel total de colesterol bajó en un 15,3, el del colesterol LBD en un 24,4 por ciento y los triglicéridos en un 14,7 por ciento, mientras que su nivel de colesterol LAD "bueno" subió en un 15,5 por ciento.[337] Se trata de cifras excelentes. Si un fármaco vendido con receta fuera capaz de hacer todo eso habría comerciales a la hora del noticiero de la noche y su médico lo recetaría casi con la misma frecuencia como una estatina.

Ojalá todas las investigaciones fueran consistentes. Un estudio bien diseñado que se llevó a cabo en la Universidad de Colonia en Alemania llegó a la conclusión de que el policosanol cubano no es más eficaz que el placebo a la hora de bajar los niveles de colesterol LBD, total o triglicéridos o de elevar las concentraciones de colesterol LAD.[338] Esto indica

★ Policicosanol

Varios estudios más antiguos realizados con el policosanol cubano mostraron cierta capacidad para bajar el colesterol, pero una prueba bien controlada más reciente no confirmó aquellos resultados. Muchos científicos ponen en duda que el policosanol de origen estadounidense, procedente de la cera de abeja o el *yam* (los cuales contienen los mismos alcoholes de cadena larga que la caña de azúcar), sea tan eficaz como el producto patentado cubano, el mismo que también se cuestiona.

La dosis estándar varía de 5 a 20 miligramos.

Desventaja: No se han comprobado la eficacia ni el control de calidad de los productos estadounidenses de policosanol. Es posible que aumente el riesgo de hemorragias cuando el policosanol se combina con un anticoagulante como warfarina (*Coumadin*).

Efectos secundarios: Pérdida moderada de peso, trastornos del tracto digestivo, dolor de cabeza, insomnio y erupción cutánea. En términos generales se considera muy seguro y bien tolerado.

Costo: El precio de los productos estadounidenses, cuya eficacia y calidad no se han probado, varía entre 5 y 20 dólares mensuales.

que el policosanol carece de valor cuando se trata de bajar el colesterol.

A pesar de estos datos conflictivos, algunas personas insisten en que el policosanol les ha ayudado a mejorar su perfil de lípidos. Como sea, hasta que las investigaciones produzcan más resultados positivos probablemente debería de utilizar otro método para controlar su nivel de colesterol. Si nos obligara a recomendarle un policosanol probablemente sería *One-A-Day Cholesterol Plus* de Bayer, por el único motivo de que Bayer es una compañía farmacéutica importante y es de suponer que tenga altas normas de control de calidad.

El arroz de levadura roja

Uno de los primeros productos importantes con policosanol que se distribuyó en los Esta-

dos Unidos fue *Cholestin*, fabricado por una empresa llamada Pharmanex. No obstante, antes de que contuviera policosanol, *Cholestin* incluía arroz de levadura roja. Es una historia está marcada por el infortunio y las intrigas, de cómo las compañías farmacéuticas grandes y la Dirección de Alimentación y Fármacos (*FDA* por sus siglas en inglés) atacaron en grupo a una pequeña compañía herbaria.

Pharmanex descubrió que unos investigadores chinos habían comprobado la capacidad del arroz de levadura roja para bajar el colesterol y los triglicéridos. Nadie más le ponía mucha atención a esta clase de investigaciones extranjeras, así que la compañía decidió llevar a cabo sus propias pruebas clínicas. Publicó un estudio doble ciego con grupos seleccionados al azar que se realizó en la Escuela de Medicina

★★★ Arroz de levadura roja

La dosis "estándar" de 2.400 miligramos contiene entre 4 y 7 miligramos, aproximadamente, de lovastatina (mucho menos que los 20 miligramos que se encuentran en *Mevacor*). Este producto natural contiene varios compuestos parecidos a las estatinas, además de taninas y otros fitoquímicos. El mecanismo por medio del cual el arroz de levadura roja baja los niveles total de colesterol, de colesterol LBD y de triglicéridos probablemente sea más complejo que un simple "efecto estatina".

Desventaja: Es posible que interactúe con varios fármacos vendidos con receta que también interactúan con las estatinas. No lo combine con ciertos antibióticos, medicamentos para tratar las infecciones de hongos, antidepresivos, sustancias para suprimir la inmunidad (ciclosporina), anticoagulantes (warfarin), medicinas para tratar el VIH/SIDA, otros compuestos para bajar el colesterol ni con toronja (pomelo). ¡Sólo hay que tomarlo bajo supervisión médica! Vigile los niveles de enzimas hepáticas y de creatina cinasa.

Efectos secundarios: Una elevación en el nivel de enzimas hepáticas, flatulencia y acidez (agruras, acedía). Si percibe dolor muscular o debilidad, deje de tomarlo de inmediato y consulte a un médico. Es posible que los eventos adversos sean menos comunes que en el caso de las estatinas.

Costo: El precio de los productos estadounidenses, cuya eficacia y calidad no se han probado, varía entre 12 y 48 dólares mensuales.

de UCLA.[339] Los resultados demostraron que el arroz de levadura roja era bastante eficaz al bajar el colesterol LBD en un 22 por ciento.

El arroz de levadura roja contiene varios compuestos interesantes; uno de ellos es la lovastatina. Se trata de la misma sustancia química que se encuentra en la primera estatina, *Mevacor*. Cuando el gigante farmacéutico Merck descubrió que *Cholestin* se vendía sin receta médica como suplemento dietético, se quejó con la FDA. La FDA estuvo de acuerdo en que Pharmanex estaba vendiendo un fármaco nuevo sin contar con aprobación para ello, a pesar de que se trata de una sustancia que desde hace cientos de años se utiliza en China para dar sabor y color a la carne y el pescado. Una serie de largas batallas legales finalmente obligaron a Pharmanex a sacar el arroz de levadura roja del mercado y sustituirlo por policosanol en el *Cholestin* que vende en los Estados Unidos.

A pesar del hecho de que la compañía original dejó de distribuir un producto estandarizado, purificado y probado, varios fabricantes más se han metido en el juego. La FDA aparentemente ha decidido hacerse de la vista gorda ante la distribución de numerosos productos de arroz de levadura roja como suplementos dietéticos. Es difícil saber qué tan seguros y eficaces sean. En vista de que no se encuentran respaldados por investigaciones como las que Pharmanex llevó a cabo, estamos poco dispuestos a apoyar cualquier marca específica de arroz de levadura roja.

Antes de dar luz verde a cualquier formulación de arroz de levadura roja, más pruebas clínicas tendrían que producir resultados nuevos y más amplios. Diversos estudios han revelado que el control de calidad posiblemente no sea adecuado en el caso de muchos productos comerciales de arroz de levadura roja.[340, 341] Los datos tempranos de Pharmanex eran sugerentes, pero ha llegado la hora de que alguien nos proporcione investigaciones nuevas y mejores. Como sea, muchos lectores nos han dicho que han podido controlar su colesterol muy bien con este suplemento dietético.

● ● ●

P. *Soy un médico retirado de 61 años de edad. A lo largo de los últimos años, mi nivel total de colesterol subió poco a poco de 215 a 255, a pesar de mi dieta casi vegetariana y de hacer ejercicio diariamente.*

Nunca he tomado fármacos para bajar el colesterol porque mi proporción de colesterol benéfico LAD y colesterol total siempre ha sido buena. Hace cuatro meses empecé a ingerir arroz de levadura roja a la mitad de la dosis normal. Mi colesterol bajó a 192 y mi LBD

de 166 a 118. ¿Será posible que una cantidad pequeña de arroz de levadura roja produzca una mejoría tan grande?

R. Desde el año 800 antes de Cristo hay indicios de que el arroz de levadura roja se utilizaba en la cocina china tradicional. Se produce al fermentar arroz cocido con levadura roja. Durante la dinastía Ming, los médicos utilizaban este condimento para tratar problemas de indigestión y cardiovasculares ("circulación de la sangre").

Sus resultados son impresionantes. Los pocos estudios que se han realizado indican que el colesterol LBD debe bajar más o menos en un 22 por ciento con la dosis "normal" (2.400 miligramos diarios). Usted consiguió bajar su LBD casi en un 29 por ciento con una dosis más baja. En vista de que no se han establecido normas confiables con respecto a las dosis a tomar, es muy razonable empezar con una dosis más baja (1.200 mg) y ver qué pasa.

El arroz de levadura roja puede afectar al hígado, de modo que es recomendable hacerse análisis de sangre. Cualquiera que sufra dolor muscular o debilidad debe dejar de tomarlo de inmediato y consultar a un médico.

● ● ●

Algunas personas experimentan efectos secundarios incluso con este medicamento natural. Una lectora nos escribió: "No puedo tomar estatinas convencionales. Probé tres marcas diferentes y con todas me dolían los músculos. Por lo tanto probé el arroz de levadura roja. A las pocas semanas sentí el mismo dolor muscular, aunque no tan intenso".

Estatinas

Las estatinas son los fármacos más exitosos en la historia de la industria farmacéutica. "Estatina" es el nombre abreviado de un grupo de sustancias para bajar el colesterol entre las que figuran la atorvastatina (*Lipitor*), la fluvastatina (Lescol), la lovastatina (*Mevacor*), la pravastatina (*Pravachol*), la rosuvastatina (*Crestor*) y la simvastatina (*Zocor*). En el momento de escribir este texto, las ventas anuales de estatinas en todo el mundo superan los 30 mil millones de dólares.[342] Ningún otro grupo de medicamentos se acerca siquiera a esta cantidad asombrosa. En todo el mundo, casi 50 millones de personas toman un fármaco del grupo de las estatinas todos los días.

La razón por la que las estatinas son tan populares es que estos fármacos resultan sumamente eficaces para reducir la producción de colesterol. A los cardiólogos les encantan, porque las estatinas provocan una baja radical en los niveles de colesterol LBD. La publicidad de *Lipitor* les indica a los consumidores: "Al tomar un medicamento para bajar el colesterol como *Lipitor*, su nivel total de colesterol puede bajar entre el 29 y el 45 por ciento [y] su colesterol (LBD) 'malo' de densidad baja en entre el 39 y el 60 por ciento

(efecto promedio dependiente de la dosis)". Se trata de cifras impresionantes. Un estudio llevado a cabo por cardiólogos de la Clínica Cleveland reportó que el tratamiento con dosis altas de *Crestor* sirvió para bajar el nivel de colesterol LBD en entre el 52 y el 60 por ciento y redujo la acumulación de plaquetas en las arterias coronarias en un 9 por ciento.[343]

A cualquier persona que enfrente un riesgo moderado de sufrir un infarto (pero sin antecedentes de enfermedades cardíacas) se le recomienda lograr que su nivel de colesterol LBD baje de 100; las personas de más alto riesgo deben reducir su nivel a menos de 70 mg/dl. Algunos cardiólogos prefieren que el nivel de LBD baje aún más. Sólo es posible lograr tales cifras mediante fármacos para bajar el nivel de colesterol. De acuerdo con los entusiastas de las estatinas, se supone que por lo menos 43 millones de habitantes de los Estados Unidos se tratan con tales medicamentos actualmente. Si se agrega a los diabéticos que ingieren el medicamento, el número rebasa los 50 millones.

Las estatinas son sumamente eficaces para los hombres de edad mediana que padecen la enfermedad coronaria del corazón. Es posible que también se beneficien los hombres con una proporción negativa entre los niveles total de colesterol y de LAD, así como los afectados por otros factores de riesgo cardíaco. En el momento de redactar estas líneas aún queda pendiente la duda de si las estatinas brindan un beneficio importante a las mujeres y a los hombres mayores de 70 años. Un análisis costo-beneficio sugiere que incluso entre los

★★★★ Estatinas

Las estatinas reducen los niveles total de colesterol y de colesterol LBD de manera radical. Su eficacia sólo es moderada cuando se trata de disminuir el nivel de triglicéridos y de aumentar el de colesterol LAD "bueno", a menos que se recurra a una "terapia intensiva" (dosis alta).

Desventaja: Puede haber dolor muscular entre leve e intenso en cualquier parte del cuerpo, lo cual incluye las piernas, la espalda, los brazos, los hombros y el cuello. En el peor de los casos, el dolor y la debilidad inmovilizan a las personas por completo. Cualquier síntoma muscular requiere atención médica inmediata, ya que posiblemente sea indicio de una crisis que amenaza la vida (rabdomiolisis). También se dan problemas de la memoria y la concentración, así como cambios en el estado de ánimo o de personalidad.

Es posible que la coenzima Q10 ayude a contrarrestar algunos de los efectos secundarios de las estatinas cuando se toma en dosis de 200 a 300 miligramos diarios.

Algunas estatinas interactúan con otros fármacos, como por ejemplo la amiodarona (*Cordarona*), ciertos antibióticos, medicamentos contra las infecciones de hongos, antidepresivos, sustancias para suprimir la inmunidad (ciclosporina), anticoagulantes (warfarin o *Coumadin*), medicinas para tratar el VIH/SIDA y otros compuestos para bajar el colesterol, así como la toronja (pomelo). Vigile los niveles de enzimas hepáticas y de creatina cinasa (o *CK* por sus siglas en inglés).

Efectos secundarios: Son raros, pero entre ellos figuran el dolor muscular, la debilidad muscular, el dolor en las articulaciones, los trastornos del tracto digestivo, el dolor de cabeza, la neuropatía periférica (dolor, hormigueo, entumecimiento de las extremidades), los problemas cognitivos, la depresión, la erupción, las alteraciones en el nivel de glucosa en la sangre, la falta de aliento, la pancreatitis, las dificultades sexuales y un nivel elevado de enzimas hepáticas.

Costo: Variable. Puede fluctuar entre 66 dólares por el genérico lovastatina hasta 125 dólares mensuales por *Lipitor*. Agregue unos 25 dólares de la coenzima Q10 (de 200 a 300 miligramos diarios).

hombres de edad mediana es posible que las estatinas sólo resulten eficaces en función de los costos cuando el riesgo de sufrir un infarto equivale al 10 por ciento o más para un período de 10 años.[344]

No cabe duda que las estatinas salvan vidas. Muchas personas han reducido su riesgo de sufrir un infarto o un derrame cerebral por medio de fármacos como *Crestor, Lipitor, Pravachol* y *Zocor*.[345] A pesar de que todo mundo se concentra en la capacidad de estos productos para hacer bajar el nivel de colesterol, es posible que no se trate del único mecanismo que les permite prevenir las enfermedades cardíacas y los derrames cerebrales. Cada vez resulta más evidente que estos medicamentos también ejercen actividad antiinflamatoria.[346, 347] Definitivamente reducen los niveles de PCR, uno de los principales indicios de inflamación.[348]

Es posible que algunas estatinas desarrollen más actividad antiinflamatoria que otras. Tal vez se deba a eso la superioridad que *Lipitor* ha demostrado en algunas pruebas clínicas. Sin embargo, aún no es posible recomendar una estatina por encima de otras. Desde el punto de vista meramente económico, *Zocor* es una opción excelente. Cuando los derechos de patente vencieron, Merck decidió vender su producto a un precio que pudiera competir con la simvastatina genérica. Por consiguiente es posible contar con la garantía de un producto de marca que no cuesta más (o posiblemente menos) que algunos de sus competidores genéricos. Un dato interesante es que la aspirina puede compararse más o menos con las estatinas en cuanto a su eficacia para prevenir un primer infarto.[349] La reseña de un libro publicada en la revista médica *New England Journal of Medicine* señala que "dos comidas de pescado a la semana son tan eficaces como las estatinas para prevenir la muerte entre los pacientes de enfermedades cardíacas".[350]

Independientemente de cómo funcionen, sabemos que las estatinas son eficaces, por lo que a algunos cardiólogos al parecer les gustaría suministrarlas a través del sistema de abastecimiento de agua. Muchos pacientes se muestran igualmente entusiastas. Uno de los motivos por los que las estatinas son tan populares es que permiten "hacer trampa". Independientemente de lo que coma la gente, las estatinas hacen que sus niveles de colesterol bajen. A pesar de que los médicos les indican a los pacientes que reduzcan su consumo de grasa saturada, algunas personas no tardan en darse cuenta de que no es necesario hacer nada para gozar de todos los beneficios. Muchos vuelven a comer hamburguesas, papas a la francesa y helado bañado con *fudge* caliente sin que afecte sus niveles sobresalientes de colesterol. Por lo tanto a los pacientes les gustan los fármacos como *Lipitor*. Si pueden comer mantequilla y queso *brie* y mantener contento al médico al mismo tiempo con niveles excelentes de lípidos, ¿por qué no habrían de encantarles?

El lado oscuro de las estatinas

A pesar del éxito increíble que han tenido, las estatinas no son lo indicado para todos. A pesar de que la mayoría de las personas sí parecen tolerar estos fármacos muy bien, otros experimentan efectos secundarios graves que incluso pueden poner en peligro su vida. De la misma forma que la penicilina les salva la vida a muchos, a otros el antibiótico les causa alergia y pueden morir de un *shock* anafiláctico de sólo exponerse a una dosis. La aspirina previene los infartos, pero a algunas personas les produce úlceras letales con hemorragia. Por eso es tan importante que la gente conozca tanto los riesgos como los beneficios de todos los fármacos que toman, entre ellos las estatinas.

"Este verano mi padre se suicidó. Después nos percatamos de la posibilidad de que su muerte

estuviera relacionada con un efecto secundario poco conocido de un medicamento que tomaba para hacer bajar su nivel de colesterol.

Mi padre empezó a tomar Zocor hace 2 años. Nunca había sufrido depresión anteriormente. Desde entonces conocí a un paciente que puede atribuir el inicio de su depresión exactamente al momento de empezar a tomar Zocor y su final al momento de suspender el fármaco. La depresión se menciona como uno de los posibles efectos secundarios de Zocor, pero sólo con letra menuda entre toda una hoja de información".

Desde hace más de una década, los lectores de nuestra columna periodística nos han escrito acerca de los efectos secundarios graves que causan las estatinas. Al principio nos preguntábamos si sería cierto que estos medicamentos provocaran tantas reacciones debilitantes. Por ejemplo, un número extraordinario de personas nos indicó que sus píldoras los estaban convirtiendo en inválidos. El dolor muscular y la debilidad intensos que sentían les impedían hacer ejercicio e incluso los restringían en sus actividades cotidianas, a pesar de mostrar resultados normales en sus análisis de laboratorio. También tuvimos noticia de problemas como depresión, pérdida de la memoria, daños nerviosos y disfunción sexual.

"Empecé a tomar Lipitor hace como 2 años y resultó muy eficaz para bajar mi nivel de colesterol. No obstante, con el paso del tiempo mis actividades empezaron a resultarme cada vez más difíciles, hasta que apenas tuve fuerza

suficiente para levantarme por la mañana y bañarme. Pasaba de un lugar de descanso al siguiente. Mis músculos simplemente se negaban a transportarme muy lejos.

Durante todo ese tiempo me quejé con mi médico, pero no me hizo caso. Finalmente el dolor terrible en mis articulaciones me debilitó tanto que dejé de tomar Lipitor. Desde entonces he recibido tratamiento por una artritis que no tenía antes. Creo que Lipitor fue la causa de mi debilidad profunda. Desde que dejé de tomar el fármaco, mi nivel de energía ha aumentado cien veces. En cuanto me deshaga de este dolor en mis articulaciones estaré bien. Lipitor destruyó mi calidad de vida. Produjo episodios de depresión severa, períodos cortos de pérdida de la memoria y un dolor artrítico intenso".

Tratamos de pasar por alto estos informes porque la literatura médica insistía en decirnos que estos medicamentos protegen a las personas contra los infartos y los derrames cerebrales. Nadie quiere poner en duda un milagro. Con el tiempo nuestros lectores nos convencieron de que algo horrible estaba pasando. La literatura médica poco a poco les ha dado la razón a nuestros lectores, pero aún son pocos los médicos o los pacientes que se dan cuenta de las dimensiones y la gravedad de esta epidemia oculta.

La mayoría de las personas no reconocen que síntomas aparentemente inconexos puedan deberse a medicamentos. Algunos efectos secundarios se manifiestan de manera tan gradual que la persona afectada puede estar convencida de que su artritis o mal de Alzheimer está relacionado con su edad. A pesar del gran esfuerzo que hemos dedicado a alertar a la Dirección de Alimentación y Fármacos (*FDA* por sus siglas en inglés) sobre estos problemas, los funcionarios no han prestado atención a estas preocupaciones, de manera muy semejante a cómo hicieron caso omiso de los informes tempranos sobre la posibilidad de que el analgésico popular *Vioxx* produjera infartos y derrames cerebrales.

Los médicos de mi mamá descubrieron que a los 74 años de edad su nivel de colesterol empezó a elevarse. Decidieron recetarle Lipitor. Desde entonces su vida ha cambiado en muchas formas. Antes del Lipitor jugaba golf un promedio de dos veces por semana. Lleva un año de no hacerlo. Trabajaba todos los días en su jardín y ahora sólo lo hace muy de vez en cuando. Salía a caminar de 2 a 3 millas (3 a 5 km) los días que no jugaba golf. Aún camina, pero sólo 1 milla (1,6 km). Salía a cenar con nosotros casi todos los viernes. Ahora sólo lo hace si la obligamos.

Mi mamá mide 4 pies con 11 pulgadas (150 cm) y normalmente pesa 110 libras (50 kg). Siempre era una persona feliz a pesar de que todas sus amistades empezaron a fallecer. La semana pasada me dijo que quería morir debido al dolor que sufre. Se despierta de madrugada con tanto dolor que no puede volver a dormirse. Padece un cuadro agudo de artritis y el doctor le ha dicho que esa es la causa de su dolor. También ha desarrollado diabetes. Está tomando tantos medicamentos que ya no sé con seguridad cuántas cosas andan mal con ella.

Los médicos se han enamorado de las estatinas a tal grado que muchos niegan la posibilidad de que las molestias que sus pacientes sienten en las articulaciones o su dolor muscular o nervioso puedan deberse a estos medicamentos. Incluso cuando las personas sufren tanto daño que ya no pueden hacer ejercicio ni reunirse con sus amigos, a veces se les insta a seguir tomando las estatinas. En vista de que mantenerse activo y tener vida social resultan esenciales para asegurar la salud del corazón, por no mencionar la calidad de vida en general, esta fijación en el colesterol se nos antoja obsesiva. Si una persona se queja de pérdida de memoria o de problemas de concentración, puede ser objeto de burla o se le acusa de hipocondriaco. Es común que se descarte la posibilidad de que las estatinas produzcan efectos secundarios.

Los daños nerviosos representan otra complicación potencial del tratamiento con estatinas que con frecuencia no se reconoce. Si bien la literatura médica ha publicado informes que confirman esta reacción, muchos médicos parecen desconocerla.[351] Las sensaciones de hormigueo, entumecimiento, picazón, ardor y dolor, sobre todo en las piernas y los pies, llegan a presentarse de manera tan gradual que nadie se da cuenta de su relación con un medicamento.

• • •

P. *He desarrollado una neuropatía periférica en las piernas a lo largo del año pasado. Siento los pies entumecidos y debilidad en las piernas. Mi médico ha eliminado posibles causas como una insuficiencia de vitamina B$_{12}$ o diabetes, pero no sabe explicar lo que está sucediendo.*

Acudí al internet para buscar respuestas y descubrí que otras personas han reportado síntomas semejantes al tomar Lipitor. *Llevo 2 años con este fármaco para el colesterol.*

¿Será posible que la causa de mi neuropatía sea Lipitor? *Mi doctor dice que no se puede confiar en nada de lo que se encuentra en internet.*

R. Un artículo en la revista médica *Neurology* (14 de mayo del 2002) indica que el uso a largo plazo de fármacos del tipo de las estatinas para bajar el colesterol puede relacionarse con daños nerviosos.

• • •

¿Pueden los medicamentos para bajar el colesterol afectar la memoria? Desde hace casi 6 años hemos luchado con esta pregunta. Todo empezó cuando recibimos una carta de una mujer que se quejó de que *Lipitor* afectaba su capacidad para expresar sus pensamientos con palabras y acordarse de las cosas.

"*El otoño pasado mi médico me recetó* Lipitor *y tras varios meses me di cuenta de que me costaba trabajo recordar nombres y acordarme de las palabras justas. Una vez a la hora de la cena pedí: 'Pásame al elefante, por favor', aunque lo que quería era el pan. Le dije a mi esposo que a lo mejor había sufrido un derrame cerebral.*

En enero una amiga fue a visitarnos. Estaba preocupada por su memoria y no se acordó del nombre de su hija al hablar por teléfono. También tomaba Lipitor.

Le pedí a mi médico que me recetara otro medicamento contra el colesterol. Al cabo de unas cuantas semanas me sentí más alerta mentalmente. Sin embargo, mi amiga (que seguía tomando Lipitor*) estaba peor y temía por su trabajo. Según su médico era imposible que la pérdida de la memoria se debiera al fármaco. Finalmente dejó de tomarlo a pesar de lo que le dijo y ahora está mucho más viva*".

No sabíamos qué pensar de este relato, porque no encontramos nada en la literatura médica que relacionara los medicamentos del tipo de las estatinas, como *Lipitor*, con la pérdida de memoria o las dificultades para acordarse de las palabras. No obstante, al poco tiempo nos vimos inundados de cartas. Un lector escribió:

> *Gracias. ¡Por fin una confirmación! He sufrido problemas enormes de concentración. Me confundo y siento como si tuviera unos vacíos horribles, enormes, en mi memoria. Estoy seguro de que* **Lipitor** *causa mis problemas, pero mi médico no quiere creerme y niega que pueda haber conexión alguna*.

Este tipo de cartas nos hicieron sospechar que algunas personas desarrollan problemas cognitivos al tomar estatinas. Nos alarmamos al recibir el siguiente relato:

> *Soy médico familiar retirado y antiguo astronauta. Hace dos años, a raíz de la revisión física general que se me hace cada año en el Centro Espacial Johnson, empecé a tomar* **Lipitor**. *Seis semanas después experimenté mi primer episodio de amnesia global total, el cual duró 6 horas. No encontraron ningún indicio de enfermedad, así que sospeché que se debía al* **Lipitor** *y dejé de tomarlo.*
>
> *Otros doctores y farmacéuticos desconocían problemas semejantes. Me convencí de que debió tratarse de una coincidencia y volví a tomar* **Lipitor** *un año más tarde. Tras 6 semanas ingresé a la sala de urgencias debido a un episodio de amnesia global total que duró 12 horas. Estoy más convencido que nunca de que existe una relación con* **Lipitor**.

El astronauta y médico es el Dr. Duane Graveline. En respuesta a su experiencia, recibimos noticias de otros lectores que también habían sufrido episodios de amnesia global total al tomar *Lipitor*, *Zocor* o medicamentos semejantes. La amnesia global total constituye una pérdida de memoria temporal pero espantosa. El Dr. Graveline olvidó que era médico y astronauta y ni siquiera reconocía a su esposa. Resumió sus experiencias en el libro *Statin Drugs: Side Effects and the Misguided War on Cholesterol* ("Las estatinas, sus efectos secundarios y la guerra mal dirigida contra el colesterol"), el cual está disponible a través del internet en www.spacedoc.net.

También nos enteramos de otra reacción preocupante a una estatina. Michael K. es un profesor retirado de Derecho Empresarial y Ciencias de la Computación. Se le diagnosticó con un probable mal de Alzheimer que progresaba muy rápidamente. Asistió a la reunión número 50 de exalumnos de su universidad con un letrero colgado del cuello que decía: "Soy Mike. Tengo el mal de Alzheimer". En la boda de su hija menor no reconoció a personas a las que conocía desde hacía más de 20 años.

Su deterioro dejó muy claro que requeriría asistencia médica permanente. Sin embargo, entonces leyó nuestra columna sobre las estatinas y los problemas de memoria. Dejó de tomar *Zocor*, de lo que su médico estuvo enterado. Si bien tardó muchos meses, poco a poco fue recuperando la memoria y su capacidad cognitiva. Ha vuelto a leer tres periódicos al día y goza plenamente de sus facultades mentales. Una revisión neurológica completa no dio con indicio alguno del mal de Alzheimer.

Sospechamos que tales problemas de

memoria y episodios de amnesia son sumamente raros. No obstante, cuando millones de
personas ingieren estatinas diariamente
incluso un efecto secundario relativamente
poco común puede afectar a un gran número
de personas. A juzgar por la correspondencia
que recibimos, el dolor muscular es un efecto
muy común. Muchos médicos hacen caso
omiso de este tipo de síntomas porque las
pruebas en sangre para detectar daños a los
músculos (creatina cinasa o *CK* por sus siglas
en inglés) muestran resultados normales. Se
trata de una conclusión miope, ya que muchos
de nuestros lectores nos indican que el dolor
va desapareciendo lentamente (la mayoría de
las veces) cuando dejan de tomar el medicamento. Aún no se determina si los suplementos de la coenzima Q_{10} sirvan para contrarrestar
estos efectos secundarios.

> **Han escrito sobre los problemas musculares y
> de memoria graves que algunas personas sufren
> al tomar estatinas para bajar su nivel de coles-
> terol. Es posible que la coenzima Q_{10} ayude a
> reducir el dolor muscular.**
>
> **Empecé a tomar este suplemento dietético
> hace años. Llevaba varios meses de tomar Lipi-
> tor en aquel entonces y padecía un dolor intenso
> en los brazos. Después de tomar la coenzima Q_{10}
> durante un mes, el dolor desapareció y no ha
> vuelto**.

Nadie debería dejar de tomar un medicamento nunca por su propia cuenta. Si se deja
de ingerir una estatina de un día para otro se
puede producir una elevación acelerada en los
niveles tanto de PCR como de colesterol LBD
"malo".[352] No obstante, si experimenta efectos
secundarios que interfieren con su calidad de
vida, consulte a su médico sobre la situación.
Es sorprendente cuántas opciones existen
para ayudarle a controlar su colesterol.

LA COENZIMA Q_{10}

La mayoría de los médicos nunca han oído de
la coenzima Q_{10} (CoQ_{10}). Cuando se la
mencionamos a los cardiólogos con frecuencia
nos responden con una mirada inexpresiva,
como si se tratara de algún suplemento dietético raro. En realidad la CoQ_{10} se encuentra
en casi todas las células del cuerpo al igual
que en muchos alimentos, entre ellos la espinaca, el brócoli, la carne y el pescado.

A la CoQ_{10} también se le conoce como *ubi-
quinona*, probablemente a causa de su presencia ubicua en los tejidos. El nombre se parece
a *filoquinona*, que es la vitamina K. En realidad
la CoQ_{10} actúa de manera muy parecida a las
vitaminas al facilitar un gran número de reacciones bioquímicas. Asimismo es un antioxi-
dante poderoso. También es posible que la
CoQ_{10} sea benéfica como tratamiento auxiliar
para la enfermedad periodontal, la angina de
pecho, la insuficiencia cardíaca congestiva, la
enfermedad de Parkinson, la presión arterial
alta (hipertensión) y ciertos ritmos irregulares
del corazón. Es posible que este suplemento
dietético les resulte muy útil a los pacientes
que toman estatinas para hacer bajar su nivel
de colesterol.

★★★ Coenzima Q$_{10}$

La CoQ$_{10}$ no es un antídoto contra los efectos secundarios de las estatinas, pero es posible que a veces evite o reduzca los síntomas de dolor y debilidad musculares relacionados con tales fármacos. La dosis recomendada por médicos a quienes respetamos es de 200 a 300 miligramos para los pacientes que toman estatinas.

Desventaja: Es posible que la CoQ$_{10}$ reduzca la eficacia de anticoagulantes como warfarina (*Coumadin*), pero no se ha confirmado tal interacción.

Efectos secundarios: Trastornos del tracto digestivo, aunque esto es raro.

Costo Variable; las cápsulas de gel con aceite (la mejor presentación) llegan a costar entre 15 y 60 dólares mensuales, de acuerdo con la marca y la dosis. Es posible que las marcas *Q-Gel* y *All-Q* (CoQ10 solubilizado) se absorban mejor que otras formulaciones, por lo que requieren dosis menores.

La CoQ$_{10}$ es esencial para que las fábricas de energía —las mitocondrias— de cada célula funcionen de manera eficiente. Las mitocondrias tienen que trabajar de manera óptima para proporcionar energía a las células. No obstante, si la CoQ$_{10}$ está baja les cuesta más trabajo a las células rendir el máximo. Los músculos en general —y el músculo cardíaco en particular— llegan a sufrir si el nivel de CoQ$_{10}$ baja.

El Dr. Stephen Sinatra, un cardiólogo, es un destacado proponente de que sobre todo los pacientes que toman estatinas como *Crestor*, *Lipitor* y *Zocor* para que baje su nivel de colesterol también ingieran suplementos de CoQ$_{10}$. Los efectos de estos fármacos se deben a que bloquean una enzima fundamental para producir colesterol. La misma enzima se requiere para fabricar la CoQ$_{10}$.

De acuerdo con el Dr. Sinatra, los pacientes que sufran enfermedades cardíacas o insuficiencia cardíaca congestiva "deben tomar dosis suplementarias de la coenzima Q$_{10}$ para compensar el hecho de que los agentes que sirven para bajar el colesterol también agotan a esta coenzima".[353] El experto recomienda entre 90 y 150 miligramos de CoQ$_{10}$ diariamente "como medida de prevención en los casos de enfermedad cardiovascular o periodontal" y entre 180 y 360 miligramos diarios "para tratar la angina de pecho, la arritmia cardíaca, la presión arterial alta (hipertensión) y la enfermedad gingival (de las encías) moderada, así como para los pacientes que toman inhibidores de la HMG-CoA reductasa (estatinas)".[354]

La Dra. Beatrice Golomb, PhD, es profesora adjunta residente de Medicina del departamento de Medicina de la Universidad de California en San Diego (UCSD). Asimismo es uno de los investigadores principales del Estudio sobre las Estatinas de la UCSD, el cual se emprendió para comprender mejor la reacción de las personas a esta clase de fármacos para bajar el nivel de colesterol. La Dra. Golomb nos informó que algunos pacientes con un nivel bajo de CoQ$_{10}$ experimentan dolor muscular o debilidad. Cuando toman 300 miligramos diarios de CoQ_{10}, es posible que sus síntomas mejoren. Sugiere que "la coenzima Q_{10} se tome en forma de cápsulas de gel con una base de aceite o de vitamina E, para que se puedan absorber".[355]

Otros fármacos para bajar el colesterol

A pesar de que los fármacos del tipo de las estatinas dominan el mercado de las sustancias para hacer bajar el nivel de colesterol, muchos otros medicamentos sirven para lo mismo. Actualmente uno de los más populares es la ezetimiba (*Zetia*). Debe sus efectos a un mecanismo completamente diferente del de las estatinas. En lugar de impedir la síntesis de colesterol, bloquea la absorción de colesterol desde el intestino delgado. En pruebas clínicas, *Zetia* bajó el nivel total de colesterol en aproximadamente el 13 por ciento y el de colesterol LBD en más o menos el 18 por ciento. Cuando se combina con una estatina como la atorvastatina, la lovastatina o la pravastatina, los resultados son mucho más impresionantes. De hecho se vende una formulación llamada *Vytorin* que combina simvastatina y ezetimiba en una sola píldora. Este medicamento de doble acción llega a bajar el nivel total de colesterol en entre el 34 y el 37 por ciento, aproximadamente, y el de colesterol LBD en entre el 46 y el 50 por ciento.

Otro grupo de medicamentos que sirve para bajar el colesterol de manera razonablemente eficaz son los fibratos. El gemfibrozil

★★★ Ezetimiba (*Zetia*)

Zetia surte un efecto modesto sobre los niveles total de colesterol y de colesterol LBD.

Desventaja: A pesar de que la probabilidad de interacción con otros medicamentos es mucho menor que en el caso de las estatinas, *Zetia* debe utilizarse con cautela (o evitarse por completo) si se está tomando ciclosporina. También es posible que interactúe con algunos otros fármacos para bajar el colesterol, pero no plantea un problema particular para las personas que toman estatinas. Si se toma warfarina (*Coumadin*) al mismo tiempo, hay que vigilar el nivel de INR con cuidado. El INR es una prueba de la sangre que indica la rapidez de la coagulación sanguínea.

Efectos secundarios: Raros, pero pueden incluir diarrea, dolor abdominal, sinusitis, dolor de espalda, artritis, fatiga, tos, elevación en el nivel de enzimas hepáticas, reacción alérgica y pancreatitis. Algunos de nuestros lectores nos han dicho que tanto la *Zetia* como las estatinas pueden oscurecer el cabello blanco.

Costo: Entre 80 y 90 dólares mensuales.

(*Lopid*) lleva más de 25 años en el mercado y actualmente se consigue en presentación genérica por entre 15 y 20 dólares mensuales, convirtiéndose en uno de los fármacos más eficaces en función de los costos disponibles en la farmacia. También existe un compuesto más nuevo, el fenofibrato (*TriCor*). Ambas

Los fibratos modifican los lípidos de la sangre de la manera correcta. Un estudio finlandés a largo plazo demostró que los hombres participantes que tomaban gemfibrozil redujeron su índice de infarto en un 34 por ciento.

Desventaja: Es posible que aumente la probabilidad de formarse cálculos biliares al tomar estos medicamentos del tipo de los fibratos. Llegan a interactuar con el anticoagulante warfarina (*Coumadin*). Si tienen que combinarse ambos productos, tal vez resulte necesario ajustar la dosis de warfarina y será esencial vigilar con mucho cuidados los niveles de INR. El INR es una prueba de la sangre que indica la rapidez de la coagulación sanguínea.

Efectos secundarios: Elevación del nivel de enzimas hepáticas (debe vigilarse atentamente), náuseas, vómito, diarrea, estreñimiento y dolor de estómago. Es posible que las molestias del tracto digestivo disminuyan con el tiempo. Si los músculos empiezan a doler habrá que realizar una prueba de creatina cinasa (o *CK* por sus siglas en inglés). Es posible que la combinación de fibratos con estatinas aumente el riesgo de sufrir problemas musculares severos (rabdomiolisis).

Costo: Muy variable; fluctúa entre 15 dólares por el genérico gemfibrozil hasta entre 80 y 110 dólares mensuales por *TriCor*.

sustancias son bastante eficaces para bajar los niveles de los triglicéridos, del colesterol total y del colesterol LBD. Asimismo son muy buenos para convertir las párticulas pequeñas y densas de colesterol "malo" en partículas más grandes y menos peligrosas. Como un beneficio adicional, los fibratos elevan el nivel de colesterol LAD "bueno" mejor que algunos otros fármacos para bajar el colesterol.

Existe una categoría más de medicamentos contra el colesterol. Si bien estos fármacos no se recetan con mucha frecuencia, sirven para bajar el nivel de colesterol cuando la ingesta de otras medicinas no es recomendable. Estos fármacos se enlazan con los ácidos biliares, los precursores del colesterol. Al impedir que el colesterol se reabsorba desde el tracto digestivo, el cuerpo lo elimina de manera más eficaz. Entre estas sustancias figuran la colestiramina (*LoCholest, Questran*), el colestipol (*Cholestid*) y el colesevelam (*WelChol*). Estos medicamentos se distinguen por su capacidad modesta para hacer bajar el nivel total de colesterol y el de colesterol LBD. Es posible que de hecho eleven los niveles de triglicéridos.

Conclusiones

El colesterol sólo es uno de más de 240 factores de riesgo relacionados con las enfermedades cardíacas. Concentrarse en este elemento sin hacer caso de los demás es un poco como tratar de tocar toda una canción con una sola nota. Si algo hemos aprendido sobre cómo vivir de manera saludable, es que la moderación en todas las cosas constituye la llave del éxito. En nuestro apéndice (página 555) encontrará una historia maravillosa de Laura Effel, la cual se llama "Cómo reduje mi colesterol LBD en 44 puntos en 5 semanas sin fármacos". Laura es nuestro caso modelo de cómo comer de manera prudente puede ayudar a algunas personas.

• Reducir la cantidad de grasa no salvará su corazón. El azúcar y las féculas simples como la papa, el arroz y el pan pueden elevar el nivel de triglicéridos y otros factores de riesgo. Una alimentación equilibrada compuesta por proteínas, verduras bajas en féculas y grasa monoinsaturada como el aceite de oliva es lo mejor para el corazón.

• No fume. Si fuma, deje de hacerlo. Quizá no resulte fácil, pero los beneficios para su corazón serán inmensos.

• Fije un horario regular para hacer ejercicio y dormir y cíñase a él. La grasa abdominal mata. Deshacerse de ella le salvará la vida.

• Aprenda a manejar su ira. Encuentre maneras de resolver la hostilidad que no incluyan tratar mal o gritarles a sus familiares y amigos. Contar con relaciones sociales que lo apoyen es bueno para el corazón.

• Reduzca el nivel general de inflamación en todo su cuerpo mediante el consumo de pescado rico en ácidos grasos omega-3, así como de muchos otros alimentos antiinflamatorios. Tome té y vino con moderación. Mida su PCR y mantenga el valor alrededor de 1 o más bajo.

• Pregúntele a su médico si es conveniente tomar 160 miligramos diarios de medicina. Se trata de uno de los medicamentos preventivos más baratos y eficaces para el corazón. No obstante, cuídese de las úlceras estomacales, así como de interacciones con otros fármacos.

• Pruebe el aceite de pescado (hasta 4 gramos diarios) para reducir la inflamación y controlar el nivel de triglicéridos. La proporción de triglicéridos y LAD es un indicador excelente de la salud cardíaca. En el caso ideal debe ubicarse alrededor de 1.

• Tome bebidas ricas en flavonoides como jugo de uva morada, jugo de granada o un tónico preparado con jugo de manzana, jugo de uva y vinagre de manzana. Una copa de vino o una cerveza tres o cuatro veces a la semana también pueden ser saludables para el corazón.

• Coma una toronja (pomelo) roja con la mayor frecuencia posible. El consumo diario sirve para bajar tanto el nivel total de colesterol como el del peligroso colesterol LBD. No obstante, manténgase atento a las posibles interacciones con fármacos.

• Coma frutos secos (como nuez, almendra, nuez de macadamia, pacana y pistacho) cuatro o cinco veces a la semana. Forman parte de una alimentación vegetariana completa que incluye avena, cebada, psilio y verduras con un alto contenido de fibra soluble (berenjena, quimbombó/guingambó/

calalú), así como productos derivados de la soya para sustituir la carne y la leche y una margarina con la capacidad de bajar el nivel de colesterol.

• Un poco de chocolate oscuro alto en flavonoides puede ser bueno para el corazón. Es posible que tan sólo 10 gramos diarios, en promedio, sean suficientes.

• Agregue un poco de canela a sus alimentos. Incluso la cantidad reducida de entre ¼ y ½ cucharadita al día puede ayudarle a bajar sus niveles de colesterol y de glucosa en la sangre. Los resultados varían, así que manténgase al tanto de su progreso.

• La niacina en altas dosis puede servir para bajar los niveles de colesterol, triglicéridos y Lp(a). También eleva el nivel de colesterol LAD benéfico. Esta terapia vitamínica requiere vigilancia médica para detectar enzimas hepáticas y otros problemas potenciales.

• Es posible que el magnesio también combata la inflamación y mejore las proporciones de colesterol. La alimentación de muchos habitantes de los Estados Unidos no contiene una cantidad suficiente de magnesio. Considere tomar un suplemento de 300 a 500 miligramos diarios.

• Pruebe la coenzima Q_{10}, sobre todo si toma una estatina para bajar su nivel de colesterol. Este tipo de fármacos agotan la existencia de coenzima Q_{10} en el cuerpo, y se trata de un nutriente fundamental para la producción de energía dentro de cada célula.

• Ingiera una dosis de psilio tres veces al día para bajar su nivel de colesterol de manera eficaz. Asegúrese de tomar también una cantidad suficiente de agua. El psilio parece ser más eficaz como parte de una alimentación completa.

★ Secuestrantes del ácido biliar

Entre estos fármacos figuran la colestiramina, el colestipol y el colesevelam. Llegan a bajar el nivel total de colesterol hasta en un 20 por ciento y el de colesterol LBD en alrededor del 15 por ciento. El nivel de triglicéridos aumenta un poco.

Desventaja: Las personas con un nivel alto de triglicéridos no deben tomar estos fármacos. Los pacientes a quienes les cueste trabajo tragar también deben evitar los secuestrantes del ácido biliar. La colestiramina y el colestipol pueden interferir con la absorción de otros muchos fármacos y nutrientes. Consulte a su farmacéutico acerca de cuestiones de compatibilidad y el horario adecuado para tomar la dosis.

Efectos secundarios: Trastornos del tracto digestivo, como por ejemplo estreñimiento, acidez (agruras, acedía) y flatulencia. También ha habido casos de dolor de cabeza, erupción y fatiga con la colestiramina.

- Experimente con el policosanol si quiere bajar su nivel de colesterol sin receta médica. Los datos sobre su eficacia son inciertos.
- Considere el arroz de levadura roja si su médico no está contento con sus niveles de colesterol. Asegúrese de que el doctor vigile sus enzimas hepáticas y avance en general. Agregue la coenzima Q_{10} para reducir el riesgo de sufrir problemas musculares.
- Si su médico le receta un fármaco del grupo de las estatinas, pida la dosis más baja posible para empezar y vigile su evolución. Al primer indicio de dolor muscular o debilidad, informe de inmediato a su doctor. Es posible que la coenzima Q_{10} sirva para reducir el riesgo de algunos efectos secundarios.
- Si no tolera las estatinas y su médico insiste en un mejor control de lípidos, pregúntele acerca de medicamentos alternativos. *Zetia*, *TriCor* y *WelChol* son opciones nuevas. Entre las posibilidades genéricas más antiguas figuran el gemfibrozil y la colestiramina.

(*Nota*: si encuentra en este capítulo términos que no entiende o que jamás ha visto, favor de remitirse al glosario en la página 561).

DEPRESIÓN

• Informe a un profesional de la salud si llega a pensar en suicidarse	
• Pregúntele a su médico si el tratamiento con fluoxetina (el nombre genérico) es apropiado para usted	★★★
• Menciónele el bupropion si la fluoxetina causa efectos secundarios sexuales problemáticos	★★★
• Considere la terapia cognitiva del comportamiento	★★★★
• Haga ejercicio vigoroso 5 días a la semana	
• Salga un rato al sol o consiga una luz intensa	
• Agregue aceite de pescado a su régimen alimenticio	
• Pregúntele a su médico si el corazoncillo es seguro para usted	★★★
• Indague acerca de *Emsam* cuando fracasen los demás tratamientos	

Casi todo el mundo sabe lo que significa sentirse triste. La muerte de una mascota, un amigo o un ser querido resulta devastadora. Ser despedido del trabajo o divorciarse puede producir un colapso emocional. Un accidente o una enfermedad grave no sólo afecta al cuerpo físico sino también a la psiquis. Por un tiempo la vida ofrece poco placer. Llega a ser como si la oscuridad se instalara en los huesos y extrajera toda alegría desde la médula.

LAS SEÑALES DE LA DEPRESIÓN

- Sentirse triste, melancólico o "vacío" por más de un par de semanas

- Sentir desesperanza

- Sentirse desamparado o falto de valor

- Insomnio, despertarse muy temprano por la mañana o dormir en exceso regularmente

- Sentirse agotado, fatigado o como si todos sus movimientos fueran en cámara lenta

- Pérdida de apetito: comer porque es necesario y no porque el alimento sabe rico y satisface el hambre

- Falta de interés en las relaciones sexuales

- Inquietud o agitación, sentir el impulso de caminar de un lado a otro todo el tiempo

- Dificultad para concentrarse y para recordar cosas sencillas; falta de decisión

- Molestias físicas como dolor de cabeza o un dolor que no mejora a pesar de recibir tratamiento

- Pensar en la muerte o en suicidarse

La mayoría de las personas nos recuperamos, en algún momento, del efecto de los contratiempos y los malos ratos que nos presenta la vida. Sin embargo, algunas personas no logran hacerlo. De acuerdo con el Instituto Nacional para la Salud Pública, cada año unas 15 millones de personas sufren depresiones graves. Uno de cada cinco personas experimentará algún tipo de depresión en algún momento a lo largo de su vida.[356]

Cuando la niebla desciende las personas pueden olvidar cómo se siente estar feliz. Dormir se vuelve casi imposible o bien no se quiere hacer otra cosa. Los alimentos pierden su atractivo y sabor. Las personas que padecen una depresión fuerte con frecuencia tienen un nivel bajo de energía; les resulta difícil animarse a terminar sus proyectos o a visitar a sus amigos o familiares. Se sienten melancólicas y deprimidas durante semanas o incluso meses. Dudan de sus habilidades y se sienten pesimistas gran parte del tiempo. La tarea de recordar cosas sencillas se convierte en un desafío abrumador. Pueden pensar en suicidarse, lo cual es indicio de una depresión importante.

Un trastorno semejante del estado de ánimo requiere ayuda profesional de inmediato. Lo repetiremos: si usted o una persona a la que quiere experimenta cualquiera de los síntomas mencionados, ¡busque ayuda altamente cualificada ahora mismo! Salir de una depresión nunca debe ser un proyecto que usted haga por sí mismo. No se logra sin ayuda ajena ni tiene caso aguantar a pesar de todo para ver si se resuelve sola. La depresión crónica aumenta el riesgo de sufrir enfermedades cardíacas, derrames cerebrales, diabetes y otras enfermedades graves y no debe pasarse por alto. Las sugerencias que mencionaremos en este capítulo están pensadas como complemento para la ayuda que su médico le ofrezca.

Ánimo a la antigua

Por extraordinario que suene, algunas personas manejaban las depresiones muy bien hace unos 50 ó 100 años. Intuitivamente sabían que algunas estrategias funcionaban. En primer lugar buscaban con quién hablar. Podía ser un pastor, un amigo, un vecino o un familiar. Si podían permitirse el lujo, buscaban los consejos de un psicólogo o psiquiatra. El simple hecho de hablar de las cosas a veces parecía ayudar.

La gente también hacía ejercicio. Realizaban tareas agotadoras físicamente como cortar leña, azadonar un campo o caminar por el bosque. En aquel tiempo las personas pasaban más tiempo al aire libre para trabajar arduamente o caminar de un lado a otro. Actualmente pasamos de la comodidad de nuestra casa o apartamento con aire acondicionado a la comodidad de un coche, autobús o tren con aire acondicionado a la comida de una oficina o un centro comercial con aire acondicionado. Rara vez nos exponemos al sol y el único "trabajo físico" que realizamos tiene lugar en el gimnasio o el club deportivo.

Y había una cosa más. En los buenos viejos tiempo, sobre todo durante el invierno, las madres les daban una cucharada de aceite de hígado de bacalao a sus hijos. Nunca fue del todo claro para qué servía exactamente, pero las mamás parecían saber que el aceite de pescado tenía propiedades beneficiosas. Simplemente era "bueno para ti", por muy feo que fuera el sabor.

Resulta que casi todas esas estrategias antiguas tan curiosas han resultado útiles contra la depresión. Según lo verá a continuación, las investigaciones han demostrado que el aceite de pescado, el ejercicio, la exposición a la luz y la terapia cognitiva del comportamiento son sumamente eficaces para manejar la depresión.

La terapia farmacéutica

Hace 50 años, la "terapia de la palabra" se consideraba esencial para tratar las depresiones. Los psicólogos y los psiquiatras veían a muchos pacientes que padecían depresiones entre leves y moderadas. No obstante, durante los años 70 despegó la *psiquiatría biológica*. La profesión médica abrazó la teoría de que la causa principal de la depresión era el desequilibrio químico del cerebro. Muchos profesionales de la salud adoptaron la idea de que la persona deprimida sólo requería medicamentos antidepresivos para normalizar la bioquímica del cerebro. Lo único que tenía que hacer era "alimentar la cabeza" con las sustancias químicas *correctas* para que desapareciera la depresión.

Durante aquellos días llenos de entusiasmo se les recetaron antidepresivos tricíclicos a muchos pacientes para calmar sus psiquis afligidas. Se consumieron enormes cantidades de medicamentos como la amitriptilina (Elavil), la desipramina (*Norpramin, Pertofrane*), la doxepina (*Adapin, Sinequan*), la imipramina (*Janimine, Tofranil*) y la nortriptilina (*Aventyl, Pamelor*). Nadie parecía preocuparse por el hecho de que tales fármacos produjeran somnolencia, fatiga, estreñimiento, resequedad de la boca, problemas dentales, aumento de peso, vista nublada, dificultades para orinar, mareos, problemas de concentración, deficiencia de la memoria, confusión mental, disfunción sexual e impotencia.

Si bien estos medicamentos ayudaron a muchas personas a salir de las profundidades más oscuras de la desesperación, los efectos secundarios a veces resultaban tan deprimentes como la depresión misma. Imagínese lo que sería subir de 30 a 40 libras (14 a 18 kg) de peso, sentirse obnubilado mentalmente, estar estreñido la mayor parte del tiempo y no tener vida sexual. No obstante, a las compañías de seguros estos medicamentos les gustaban. Un antidepresivo recetado por el internista o el médico familiar parecía mucho más eficaz en función de los costos que una serie extensa de sesiones de consulta psicológica o psiquiátrica.

Entonces apareció *Prozac* (fluoxetina). En 1987, el año de su lanzamiento, este antidepresivo apenas llamó la atención. Durante aquel primer año las ventas apenas fueron razonables, pero aumentaron a más del doble durante el segundo año. Para el tercer año, los habitantes de los Estados Unidos estaban gastando más en *Prozac* que en todos los demás antidepresivos juntos. Todos parecieron enamorarse de *Prozac*: los médicos, los farmacéuticos, los pacientes y sobre todo las personas que pagaban las grandes cuentas (las compañías de seguros médicos y las organizaciones de mantenimiento de la salud o *HMO* por sus siglas en inglés).

El éxito de *Prozac* —un inhibidor selectivo de la recaptación de serotonina (o *SSRI* por sus siglas en inglés)— se debió a estrategias excelentes de relaciones públicas y al hecho de que parecía producir menos efectos secundarios que los antidepresivos tricíclicos tradicionales. Por lo menos había menos probabilidad de sufrir sedación, mareos, estreñimiento o resequedad de la boca. Asimismo era más eficaz, o por lo menos esa era la impresión que tenían los médicos y los pacientes. Nunca se publicaron datos para respaldar tal convicción, pero ese detalle no puso fin a la atención que le brindaron los medios. *Prozac* incluso llegó a las portadas de las revistas *Newsweek* y *Time*. Una vez que todo el mundo decidió que se trataba del nuevo fármaco maravilla, otras compañías farmacéuticas trataron desesperadamente de aprovechar la corriente.

Al poco tiempo aparecieron las imitaciones para tratar de captar una parte de los beneficios adjudicados a *Prozac*. Actualmente la lista de los competidores incluyen el bupropión (*Wellbutrin*), el citalopram (*Celexa*), la duloxetina (*Cymbalta*), el escitalopram (*Lexapro*), la nefazodona (*Serzone*), la paroxetina (*Paxil*), la sertralina (*Zoloft*) y la venlafaxina (*Effexor*). Cada año se entregan 190 millones de recetas por estos antidepresivos y las ventas rebasan los 12 mil millones de dólares.[357]

Tales medicamentos también se prescriben de manera entusiasta para tratar una amplia gama de problemas de la salud distintos de la depresión. La industria farmacéutica promueve algunos de estos antidepresivos para afecciones tales como el trastorno obsesivo-compulsivo, los ataques de pánico, los sofocos (bochornos, calentones), el malestar premenstrual, el nerviosismo y la timidez ("trastorno de ansiedad social").

No obstante, estos fármacos han sido controvertidos casi desde el comienzo. En la prueba clínica original de *Prozac*, el 15 por ciento de los pacientes que participaron en el estudio lo abandonaron porque se sintieron peor, no mejor, pero la estadística no se dio a conocer ampliamente. Algunas personas padecieron ansiedad, insomnio, inquietud, náuseas y temblores. También hubo una alta incidencia de disfunción sexual con los SSRI. No obstante, desde el principio la verdadera controversia ha girado en torno a la pregunta de si *Prozac* y otros compuestos similares pueden desencadenar pensamientos suicidas u homicidas en algunas personas.

Los antidepresivos y el suicidio

En 1988 recibimos una carta de un médico afligido. Le habían recetado *Prozac* a su hija para tratar un trastorno alimenticio y un mes después ella se suicidó ahorcándose. El médico estaba convencido de que *Prozac* había participado en producir su muerte trágica. En ese entonces no le dimos importancia a la historia (de lo que ahora nos arrepentimos) y le dijimos que las personas deprimidas a veces cometen actos de desesperación y pueden tratar de hacerse daño al comenzar un tratamiento. Posteriormente respondió que su hija nunca había estado deprimida ni se había portado como una persona que pensara suicidarse.

En 1990 un artículo de la revista médica *American Journal of Psychiatry* describió a media docena de pacientes que desarrollaron "una intensa preocupación suicida violenta tras 2 a 7 semanas de tratamiento con fluoxetina".[358] El informe despertó gran preocupación, pero muchos psiquiatras le restaron importancia a la relación. Cuando interrogamos a representantes de la compañía farmacéutica y de la Dirección de Alimentación y Fármacos (*FDA* por sus siglas en inglés) acerca de esta publicación, nos informaron que a veces las personas deprimidas se suicidan y que el fármaco no tenía la culpa.

A lo largo de los últimos 18 años hemos tenido noticia de muchos otros casos en los que las personas empezaron a pensar en hacerse daño a sí mismos o bien a otros después de empezar a tomar un antidepresivo. Un hombre que tomaba *Zoloft* se despertó a la mitad de la noche invadido por el impulso de suicidarse. Una mujer indicó que mientras tomaba *Prozac* sentía el fuerte deseo de embestir a otros coches con el suyo, así como de conseguir un arma para matar a un compañero de trabajo que la irritaba. Otra mujer nos contó que con ansia quiso abrir la portezuela de su coche y saltar del vehículo que avanzaba a 50 millas (80 km) por hora por la carretera.

> *A mi hijo Mike le recetaron* Paxil *contra la depresión cuando trabajaba de profesor adjunto de posgrado en la Universidad Estatal de Nuevo México. Alrededor del día 13 le entró un estado de ánimo que no le conocía. Nunca salió de él. Cuatro días después se disparó en la sien con un rifle .22. Llevaba 17 días de tomar* Paxil.
>
> *Considero que la FDA y GlaxoSmithKline (el fabricante de* Paxil*) son los responsables del*

suicidio de mi hijo. ¡Nadie debería tener que mirar jamás la lápida de su hijo o hija!"

Cada vez que hablábamos de nuestras preocupaciones con psiquiatras, empresas farmacéuticas o funcionarios de la FDA nos decían que tales sucesos eran mera coincidencia. El guardián federal de los Estados Unidos insistía en que era imposible que los medicamentos hubieran producido efectos tan trágicos. No obstante, cuando las autoridades que regulan los fármacos en el Reino Unido empezaron a advertir a los médicos que los medicamentos del grupo de los SSRI posiblemente produjeran pensamientos suicidas, agitación e impulsos a dañarse en los pacientes jóvenes la madeja empezó a desenredarse.

Finalmente se le encargó a un funcionario de la FDA, el Dr. Andrew Mosholder, MPH, la tarea de analizar 22 estudios. Su conclusión fue la siguiente: "Las pruebas pediátricas de corto plazo de fármacos antidepresivos demuestran un mayor índice de eventos suicidas con el medicamento activo en comparación con el placebo". Asimismo indicó que no había información adecuada para determinar si otros antidepresivos aparte de *Prozac* resultaban eficaces en los niños.

La idea de que unos fármacos diseñados para combatir la depresión e impedir el suicidio podían potencialmente empeorar las cosas en algunos jóvenes al parecer les causó un impacto muy duro a los funcionarios de la FDA. Primero amordazaron al Dr. Mosholder. No obstante, con el tiempo los datos convencieron incluso a las voces más intransigentes de la FDA. De manera tardía emitieron advertencias sobre la relación entre los pensamientos suicidas y los antidepresivos.

Estos llamados a ejercer cautela llegaron muy tarde para impedir numerosas tragedias terribles a lo largo de casi dos décadas. Por

---

ADVERTENCIA DE SALUD PÚBLICA DE LA DIRECCIÓN DE ALIMENTACIÓN Y FÁRMACOS, 1 DE JULIO DEL 2005

• En el caso de los adultos que tomen medicamentos antidepresivos, sobre todo como tratamiento contra la depresión, hay que estar muy atento a señales de empeoramiento de la depresión y a una mayor fijación en el suicidio o a comportamientos suicidas.

• Es posible que resulte particularmente importante observar de cerca a los adultos cuando empiecen a tomar medicamentos antidepresivos por primera vez o al cambiarse la dosis de los fármacos específicos que se les hayan recetado.

• Los adultos cuyos síntomas empeoren durante un tratamiento con antidepresivos, lo cual incluye un incremento en el pensamiento o el comportamiento suicidas, deberán ser evaluados por un profesional de la salud.

232

difícil que les haya resultado a los psiquiatras y a los funcionarios de la FDA reconocerlo, pensamientos suicidas u homicidas a veces invaden a las personas que toman antidepresivos del tipo de los SSRI. El Dr. Joseph Glenmullen, un psiquiatra de la Universidad Harvard, ha criticado a los fabricantes de los antidepresivos del tipo de los SSRI por retrasar la publicación de advertencias adecuadas.[359] El productor de *Effexor* XR agregó la "ideación homicida" a su etiqueta años después de introducir el fármaco al mercado. La compañía considera que se trata de un efecto adverso muy raro y no cree que sea posible establecer un vínculo causal con homicidios reales. Sin embargo, se han dado sucesos violentos muy notorios durante tratamientos con antidepresivos. Ya sea causal o no, la controversia sigue presente.

Nos parece que se ha manejado muy mal toda la historia de los suicidios en relación con los SSRI. Al igual de lo que pasó con el escándalo en torno a *Vioxx* (rofecoxib), nos parece que los funcionarios de la FDA se han concentrado más en proteger las ganancias de las compañías farmacéuticas que la salud pública.

La decepción de las STAR*D

El asunto de por sí sórdido se ha confundido aún más debido a las crecientes dudas con respecto a la reputación que estos fármacos disfrutaban de ser sumamente eficaces contra la depresión. Acuérdese de que las pruebas con control de placebo son el patrón de oro al que todo mundo debe adherirse. A las compañías farmacéuticas se les exige demostrar que sus antidepresivos caros son mucho mejores que un placebo. No obstante, un "análisis de 96 pruebas clínicas de antidepresivos realizadas entre 1979 y 1996 demostró que en el 52 por ciento de tales pruebas resultó imposible distinguir entre el efecto del antidepresivo y el del placebo".[360] Dicho de otro modo, "más de la mitad de las pruebas clínicas recientes de los antidepresivos más comunes no revelan ninguna superioridad estadística del fármaco con respecto al placebo".[361]

Tal circunstancia es casi imposible de creer, estimado lector. Indica o que los placebos —unas simples píldoras de azúcar— son asombrosamente eficaces para aliviar la depresión o bien que los antidepresivos disponibles actualmente no son tan formidables.

Otra revisión de numerosas pruebas clínicas llega a la conclusión de que lo último es cierto. Es más, sugiere que "metaanálisis recientes demuestran que los inhibidores selectivos de la recaptación de serotonina no brindan una ventaja clínicamente significativa por encima del placebo. (. . .) No se ha probado de manera convincente que los antidepresivos afecten el desarrollo a largo plazo de los índices de depresión o de suicidio".[362] Desde luego esta clase de análisis se basa en manipulaciones estadísticas y la combinación de muchas pruebas pequeñas. Por impactantes que sean las conclusiones, no pueden reemplazar una prueba realmente amplia y bien diseñada y llevada a cabo.

El estudio más amplio y más definitivo

sobre la depresión y los medicamentos antidepresivos fue un proyecto que les costó 35 millones de dólares a los Institutos Nacionales para la Salud, la prueba STAR*D (Alternativas de Tratamiento Secuencial para Aliviar la Depresión). No se trataba de una maniobra de encubrimiento lanzada por una empresa farmacéutica. Era el dinero de usted como contribuyente, trabajando para todos. El valor de la investigación radicó en el hecho de que los investigadores analizaron el índice de recuperación real de la depresión (la "remisión"), no una simple mejoría en los síntomas. Al fin y al cabo, lo que realmente les interesa a los pacientes deprimidos es recuperarse.

Los antidepresivos que se estudiaron en la prueba STAR*D fueron el bupropión SR (*Wellbutrin* SR), el citalopram (*Celexa*), la sertralina (*Zoloft*) y la venlafaxina XR (*Effexor* XR). Cuando la revista médica *New England Journal of Medicine* publicó los resultados largamente esperados (en marzo del 2006), fueron sorprendentemente decepcionantes. Más o menos la cuarta parte de los pacientes tratados realmente lograron la remisión, independientemente del tipo de antidepresivo que hubieran tomado.[363] Lo que desanima tanto es que los participantes recibieron un tratamiento óptimo. Fueron sometidos a una evaluación intensa y disfrutaron un nivel de atención que normalmente no se brinda al paciente común. Si las personas deprimidas del estudio hubieran recibido un tratamiento más típico, "es probable que el índice de remisión hubiera sido significativamente más

bajo, quizá incluso de una sola cifra".[364] Es un resultado bajísimo.

La única noticia buena que derivó de la investigación STAR*D fue que cuando tras el fracaso inicial del tratamiento se probaba un antidepresivo diferente aproximadamente uno de cada tres pacientes por fin logró la remisión.[365, 366] Lo que esto significa es que los antidepresivos de verdad hacen lo que deben de hacer (curar la depresión) más o menos la mitad del tiempo. Según los ojos con que se mire, el vaso está medio lleno o medio vacío.

Nos da gusto saber que el 50 por ciento de los pacientes que participaron en el estudio hayan mejorado. Sin embargo, incluso en estas circunstancias ideales, la mitad no mejoró con ningún medicamento, lo cual significa que muchísimas personas están padeciendo los efectos secundarios de los fármacos sin obtener beneficio alguno. Además, en vista de que STAR*D no incluyó control de placebo, no tenemos la menor idea de cuántas personas hubieran mejorado tomando píldoras de azúcar en lugar de fármacos.

¿Así qué cómo va usted a establecer cuál antidepresivo es mejor para usted? La verdad es que les resulta sumamente difícil tanto a los médicos como a los pacientes tomar decisiones claras con respecto a la seguridad y la eficacia de estos medicamentos. A pesar de toda la publicidad generada por las empresas farmacéuticas, es difícil probar que un tipo de antidepresivo sea mejor que otro.[367]

Los fármacos de aparición más reciente, como *Cymbalta*, afectan tanto la serotonina como otro neurotransmisor, la *norepinefrina* (de ahí su nombre, "inhibidores de la recaptación de serotonina/norepinefrina" o *SNRI* por sus siglas en inglés). Se supone que esta acción doble los vuelve más eficaces. Definitivamente ha servido para subir los costos. Una sola píldora de *Cymbalta* llega a costar entre 3 y 4 dólares. Según una nota publicada por el periódico *Wall Street Journal*, la comparación directa de *Cymbalta* con la venlafaxina (*Effexor*), un fármaco más antiguo de la misma clase, no mostró "una diferencia significativa entre *Cymbalta* y *Effexor* para tratar la depresión".[368]

El meollo del asunto es que no existe una "mejor opción" en relación con este tipo de antidepresivos. Todos estos medicamentos son más o menos semejantes en cuanto a eficacia; todos pueden producirles reacciones adversas graves a algunas personas. ¡Cualquier persona que padezca ansiedad, agitación, irritabilidad y sobre todo impulsos violentos contra sí mismo o contra otros debe ponerse en contacto inmediatamente con un profesional de la salud!

¡Cuidado al dejarlos!

Estos antidepresivos producen otra complicación que rara vez se menciona. Dejar de tomar de repente fármacos como *Effexor*, *Paxil*, *Serzone* y *Zoloft* puede causar síntomas inesperados. Muchos pacientes nos han indicado que padecieron mareos, náuseas, insomnio, dolores de cabeza, nerviosismo, sudoración, temblores (como de una resaca/cruda fuerte), debilidad, trastornos visuales e incapacidad para concentrarse. Un lector comparó los síntomas sufridos con meter la cabeza a una licuadora (batidora).

> *Tomo Zoloft y he tratado varias veces de dejarlo. Cada vez que lo hago experimento algo muy extraño. Los médicos, las enfermeras y los farmacéuticos niegan lo que digo, como si estuviera loco, pero juro que es verdad. Mi cabeza se siente como si estuviera sufriendo choques eléctricos y me mareo muchísimo. Sé que tiene que ver con no tomar Zoloft. Los síntomas —que son abrumadores— no tardan ni 2 horas en desaparecer por completo cuando lo vuelvo a ingerir. Quisiera dejar de tomar este fármaco pero no tengo la menor idea de cómo lograrlo, sobre todo cuando no funciono sin él y cuando nadie se da cuenta de que tengo problemas. Simplemente piensan que estoy loco.*

Lo triste de este problema en particular es que nadie sabe en realidad qué tan comunes sean tales síntomas por dejar de tomar los fármacos. Por lo que sepamos existen pocas indicaciones buenas para ayudar a las personas a superar esta complicación. Por lo tanto, no sabemos por cuánto tiempo la gente experimentará mareos, la sensación de estar recibiendo choques eléctricos o náuseas cuando dejan de tomar un medicamento como *Zoloft*. A las empresas farmacéuticas no les interesa mucho desarrollar protocolos con respecto a cómo descontinuar los medicamentos del tipo de los SSRI y los SNRI, ya que tendrían que admitir que existe un problema. Por consiguiente, los

★★★ Fluoxetina (*Prozac*)

La fluoxetina representa a todos los fármacos del tipo de los SSRI. Si bien existen algunas variaciones sutiles entre los medicamentos de esta clase, son más las semejanzas que las diferencias.

Efectos secundarios: El dolor de cabeza, las náuseas, los mareos, la diarrea, el nerviosismo, la ansiedad y el insomnio son relativamente comunes y llegan a afectar hasta a la cuarta parte de los pacientes que toman medicamentos del tipo de los SSRI. Es posible que algunas personas experimenten somnolencia o mareos. La eyaculación retardada, la incapacidad de lograr el orgasmo y la disminución del deseo sexual son otras complicaciones comunes de esta clase de fármacos en su conjunto. Otros problemas menos frecuentes son disminución del apetito, indigestión, sudoración, manía, resequedad de la boca, palpitaciones cardíacas, temblores, escalofríos, estreñimiento, visión borrosa, problemas de la memoria, confusión, sarpullido y dolor en las articulaciones. Es posible que se altere el control de los niveles de glucosa en la sangre o el funcionamiento de la tiroides. Si bien se trata de una complicación poco común, se han reportado convulsiones en entre el 0,1 y el 0,2 por ciento de los pacientes, más o menos, una incidencia comparable con la que se daba con los antidepresivos más antiguos. ¡Cualquier pensamiento suicida o impulso violento debe reportarse de inmediato a un médico!

Desventaja: Los medicamentos del tipo de los SSRI, como *Prozac*, llegan a interactuar con muchos otros fármacos. Asegúrese de que su médico y su farmacéutico revisen dos veces para confirmar que sea seguro combinar su antidepresivo con los otros medicamentos, remedios herbarios o suplementos dietéticos que esté tomando.

Costo: Entre 130 y 140 dólares mensuales, aproximadamente, por *Prozac*. La fluoxetina genérica cuesta entre 16 y 20 dólares por la misma cantidad.

pacientes y los médicos se ven obligados a resolver la cuestión por sí solos.

Quizá sea necesario ir reduciendo la dosis poco a poco a lo largo de varias semanas. Algunos doctores nos han informado que cambian a sus pacientes a la fluoxetina y luego la van reduciendo muy lentamente. La razón por ello es que *Prozac* permanece en el organismo por cierto tiempo, por lo que es menos probable que produzca síntomas al dejarlo.

A pesar de todas las controversias seguimos pensando que vale la pena considerar *Prozac*, particularmente porque es menos probable que haya complicaciones al dejar de tomarlo. Además, no estamos convencidos de que los otros SSRI/SNRI sean más eficaces. A muchas personas, un SSRI o SNRI determinado les brinda beneficios enormes. *Prozac* ya está disponible en presentación genérica, como fluoxetina, de modo que el factor de los costos resulta menos problemático. Sin embargo, no estamos convencidos de que todas las fluoxetinas genéricas sean iguales. Algunos pacientes han informado de fracasos terapéuticos al tomar este genérico (vea "El dilema de los fármacos genéricos" en la página 17 para mayores detalles).

En vista de que no es posible predecir si un antidepresivo le vaya a servir más a una persona que otro, hay que probarlos para averiguarlo. Muchas veces no se nota ninguna mejoría hasta después de entre 4 y 6 semanas de iniciado el tratamiento, por lo que es importante darle un tiempo justo a cada medicamento. Si no se observa ningún beneficio después de haber probado varios productos de la misma clase, tal vez haya llegado el momento de intentarlo con otra categoría de fármacos.

Es posible que el bupropión (*Wellbutrin*) ofrezca ciertas ventajas por encima de otros fármacos del grupo de los SSRI. Para empezar es mucho menos probable que interfiera con la vida sexual. Algunas personas incluso han señalado que restablece la líbido.

Hay quienes mejoran con los antidepresivos anticuados del tipo de los tricíclicos, como la desipramina, la imipramina y la nortriptilina. Es posible que los tricíclicos sean una alternativa aceptable para las personas a quienes los SSRI/SNRI les producen agitación o ansiedad o quienes descubren que el bupropión les impide dormir.

Asimismo existe un antidepresivo completamente diferente que se vende en forma de

★★★ Bupropión (*Wellbutrin*)

Con este antidepresivo, la probabilidad de que interfiera con la sexualidad es menor e incluso es posible que les ayude a las personas que hayan experimentado una disminución en su líbido. También está disponible en presentación genérica, lo cual sirve para reducir los costos. Al tomar bupropión, las personas tienden a sentir más energía en lugar de modorra.

Efectos secundarios: Algunas molestias comunes son el insomnio, la resequedad de la boca, la ansiedad o la agitación, el dolor de cabeza, las náuseas y los mareos. Algunas reacciones adversas menos comunes que se conocen son la manía, las convulsiones, ritmos cardíacos irregulares, el sarpullido, las alucinaciones, la paranoia, la presión arterial alta (hipertensión) y la migraña.

Desventaja: El bupropión puede interactuar con otros muchos medicamentos. Asegúrese de que su médico y su farmacéutico revisen dos veces para confirmar que sea seguro combinar su antidepresivo con los otros medicamentos, remedios herbarios o suplementos dietéticos que esté tomando. ¡Cualquier pensamiento suicida o impulso violento debe reportarse de inmediato a un médico!

Costo: Entre 130 y 150 dólares mensuales, aproximadamente, por el medicamento de patente *Wellbutrin SR*. El bupropión SR genérico cuesta más o menos entre 60 y 70 dólares por una cantidad semejante.

parche (*Emsam*). Hablaremos de él al final del capítulo.

Las terapias no farmacéuticas: volver al futuro

Al principio de este capítulo sugerimos algunas formas antiguas de tratar la depresión que tal vez valga la pena reconsiderar. Nos referimos a prácticas aparentemente arcaicas como la asesoría psicológica, el ejercicio y el aceite de pescado. Sorprendentemente estos conceptos curiosos han recibido cierto respaldo por parte de la ciencia.

La terapia de la palabra

En nuestro mundo agitado, las personas rara vez se toman el tiempo para hablar. Parece anticuada la idea de que alguien efectivamente se siente por una hora, más o menos, para hablar de los asuntos que lo afligen. Ni a las compañías de seguros ni a las "organizaciones de atención médica deficiente" les encanta la idea de pagarle entre 100 y 200 dólares semanales a un psicólogo o psiquiatra para brindarle terapia a alguien por varios meses. Al parecer quienes manejan las cuentas prefieren pagar por medicamentos vendidos con receta por tiempo indefinido. Lo extraño de este enfoque enrevesado es que la psicoterapia puede aumentar la eficacia de los medicamentos y suspenderse en cuanto el tratamiento logre su objetivo. Eso sí nos parece eficaz en función de los costos.

Quienes saben de eso están conscientes de que la *terapia cognitiva del comportamiento*, la

★★★★ **Terapia cognitiva del comportamiento**

Los resultados de investigaciones bien conducidas sugieren que la terapia cognitiva del comportamiento es tan eficaz como los antidepresivos para tratar la depresión. Los beneficios son duraderos y no estamos enterados de que la terapia de la palabra produzca efectos secundarios graves.

Desventaja: Este tratamiento puede ser caro y requiere a un psicoterapeuta experimentado. No siempre resulta fácil localizar a una persona que posea la experiencia y habilidad necesarias.

Costo: Entre 100 y 200 dólares por sesión. El costo varía mucho de acuerdo con la habilidad profesional y la ubicación del terapeuta. Es posible que hagan falta varias sesiones.

terapia interpersonal y la *terapia de resolución de problemas* resultan sumamente eficaces en los casos de depresión entre leve y moderada.[369] La terapia cognitiva del comportamiento (o *CBT* por sus siglas en inglés) se aplicó mucho en los años 70. En pocas palabras, esta terapia se basa en la premisa de que la depresión se debe a pensamientos y creencias disfuncionales. Nuestras tempranas experiencias de aprendizaje influyen en todos nosotros. Cuando estos procesos de pensamiento son disfuncionales, determinadas situaciones pueden echarlos a andar más adelante en la vida y producir depresiones y otros síntomas psiquiátricos. De lo que se trata es de que terapeutas hábiles les ayuden a sus pacientes a identificar y a cuestionar los pensamientos negativos que se producen de manera automática para así modificar el comportamiento.[370]

Un estudio observó que "la terapia cognitiva puede ser tan eficaz como los medicamentos para el tratamiento inicial de la depresión entre moderada y grave, pero es posible que este grado de eficacia dependa del grado de experiencia o de pericia del terapeuta".[371] Otro estudio descubrió que "la terapia cognitiva produce un efecto duradero que se prolonga después de haber terminado el tratamiento. Parece ser tan eficaz como continuar el uso de medicamentos por parte de los pacientes".[372]

El ejercicio

Por muy eficaz que sea la terapia hablada para tratar la depresión, es posible que el ejercicio también brinde beneficios. Desde hace décadas los investigadores saben que el ejercicio aeróbico es capaz de mejorar el estado de ánimo y la actitud de las personas. Algunas investigaciones recientes lo respaldan. Una revisión confirmó que el ejercicio beneficia la salud mental y ayuda a aliviar las depresiones, así como a mejorar la salud física.[373] De acuerdo con los autores canadienses de una revisión de publicaciones, existen "pruebas irrefutables" de que la actividad física puede constituir un tratamiento eficaz contra la depresión.[374]

Un estudio se llamó DOSE, las siglas en inglés de Estudio del Efecto del Ejercicio sobre la Depresión. Dentro del marco de esta investigación se les pidió a un grupo de hombres y mujeres de entre 20 y 45 años de edad y afectados por depresiones entre leves y moderadas que hicieran ejercicio por cantidades diversas de tiempo que equivalían, como máximo, a 30 minutos de movimientos de intensidad moderada casi todos los días de la semana. Este planteamiento les permitió a los investigadores comparar la "respuesta a la dosis" de ejercicio. Encontraron que el ejercicio de baja intensidad no era mejor que el placebo, pero que el ejercicio de alta intensidad resultaba eficaz como tratamiento.[375]

La luz intensa

Para intensificar los beneficios del ejercicio, salga a asolearse la cara un poco. Cada vez se están reuniendo más pruebas en el sentido de que la terapia de luz brinda beneficios contra la depresión. Un psiquiatra destacado hizo una revisión de las publicaciones con la expectativa de que las investigaciones fueran terribles y la terapia no funcionara. En cambio, después de haber analizado los datos de manera objetiva, llegó a la conclusión de que la fototerapia puede "compararse con lo que la literatura clínica describe con respecto a los medicamentos convencionales para tratar la depresión. Los resultados son igualmente fuertes o impactantes".[376, 377]

La terapia de luz intensa no sólo sirve para tratar el trastorno afectivo estacional, que con frecuencia se da durante el invierno, sino también para la depresión que se presenta en cualquier otra época del año. Hay pruebas que indican que la luz puede intensificar los efectos del ejercicio, así como la acción antidepresiva de fármacos como el citalopram (*Celexa*).[378, 379]

Aceite de pescado

Es muy posible que las abuelitas hayan tenido razón al pensar que el aceite de hígado de bacalao beneficia a la mente al igual que al cuerpo. Ellas no podían apoyarse en los resultados de pruebas clínicas con grupos seleccionados al azar y control de placebo, pero nosotros sí. De acuerdo con la mayoría de estos estudios, el aceite de pescado puede servir contra la depresión.[380] Esperamos que en el futuro se realicen más estudios para establecer la mejor dosis de DHA y de EPA, los principales ácidos grasos que el aceite de pescado contiene. Lo que no

nos gusta es el aceite de hígado de bacalao en sí, pero actualmente es posible conseguir un aceite de pescado de calidad farmacéutica sin los niveles excesivos de vitamina A que con frecuencia se encuentran en el aceite de hígado de bacalao. El exceso de vitamina A perjudica los huesos.

Corazoncillo

A la comunidad médica le ha costado muchísimo trabajo aceptar los resultados de estudios que sugieren que una hierba puede ser tan eficaz como un antidepresivo como la fluoxetina (*Prozac*) para aliviar la depresión. No obstante, se han llevado a cabo docenas de pruebas clínicas en las cuales se demuestra que el corazon-

---

★ ★ ★ Corazoncillo (*Hypericum perforatum*)

Para algunas personas, el corazoncillo (hipérico, campasuchil, yerbaniz) es una hierba que resulta ser eficaz como antidepresivo. Pensamos que vale la pena considerarlo, siempre y cuando se tome bajo supervisión médica y que se ejerza cautela en relación con las posibles interacciones con fármacos.

Efectos secundarios: Es raro que el corazoncillo produzca efectos secundarios y suele ser de acción leve. A diferencia de muchos antidepresivos vendidos con receta, el corazoncillo no causa disfunción sexual. Ha habido reportes de trastornos digestivos y es posible que se produzcan reacciones alérgicas.

Desventaja: El corazoncillo puede tener un efecto fotosensibilizante, por lo que aumenta la vulnerabilidad de la piel y los ojos a sufrir daños por la luz del Sol. Asimismo provoca interacciones peligrosas con una amplia gama de medicamentos vendidos con receta. Pídale a su médico o farmacéutico que analice esta posibilidad si piensa tomar corazoncillo junto con otro medicamento.

Costo: Entre 15 y 20 dólares mensuales por la marca *Kira*.

cillo (hipérico, campasuchil, yerbaniz) puede ser eficaz para tratar la depresión entre leve y moderada.[381] De acuerdo con algunos de estos estudios, el corazoncillo funciona igual de bien que algunos antidepresivos vendidos con receta y por lo común provoca menos efectos secundarios molestos.

Desde hace mucho tiempo el corazoncillo se prescribe en Europa para tratar la depresión y otros trastornos del estado de ánimo. Si bien algunos estudios indican que el extracto de esta hierba no es mejor que el placebo, varios demuestran que resulta por lo menos tan eficaz como los antidepresivos que se venden con receta. Según la mayoría de las pruebas, el corazoncillo es seguro y se tolera bien, quizá mejor que los antidepresivos farmacéuticos.

No se sabe por cuál mecanismo el corazoncillo actúa para aliviar la depresión. Los científicos ni siquiera saben cuál de las muchas sustancias que lo constituyen surte el efecto observado. Tal circunstancia dificulta la selección adecuada de un extracto. Sólo hay que tomar extractos estandarizados que de preferencia hayan sido sometidos a pruebas que demuestren su eficacia. Tres productos estandarizados puestos a prueba en Alemania se consiguen en los Estados Unidos. Los nombres de marca son *Kira*, *Movana* y *Perika*.

Parche de selegilina (Emsam)

El capítulo más reciente y más interesante en la historia de las terapias antidepresivas trata de un parche vendido con receta que se coloca sobre la piel y que contiene el fármaco selegilina (*Emsam*). Este medicamento transdérmico funciona de manera completamente diferente de los antidepresivos más comunes. Se conoce como "inhibidor de monoamina oxidasa" (o *MAOI* por sus siglas en inglés). Estos fármacos figuraban entre los primeros antidepresivos que se desarrollaron. No obstante, perdieron su atractivo debido a un interacción potencialmente mortal con muchos alimentos, bebidas y medicamentos. A causa del "efecto queso", como se le llegó a conocer, la presión arterial podía subir muchísimo cuando una persona que tomaba un medicamento como *Marplan* o *Parnate* comía un queso añejo como el *cheddar*. Existía el riesgo de que sufriera un derrame cerebral.

• • •

P. ¿Qué pueden decirme sobre la selegilina? El veterinario se la recetó a mi perra, que ya estaba vieja. Tenía tiempo de estar muy agitada y caminaba sin parar durante horas (¡a veces 12 ó 15 horas sin parar!). Caminaba hasta derrumbarse agotada, dormía medio día, se levantaba y empezaba otra vez a caminar. También babeaba demasiado, hacía agujeros en la tierra de manera compulsiva, tiraba las cosas a propósito y se orinaba dentro de la casa cada vez que yo salía.

Según mi veterinario se trataba de los

síntomas típicos de la demencia senil en los perros. Creo que la muerte de mi otro perro fue la causa. Llevaban más de 12 años juntos y ella simplemente fue incapaz de asimilar la soledad.

Varios días después de que empezó a tomar selegilina todo ese comportamiento desapareció por completo. Fue asombroso. Empezó a actuar como ella misma. Después de ver cuánto le ayudó a mi perra, yo misma definitivamente tomaría selegilina también. ¿Se la llegan a prescribir a las personas con problemas de la memoria?

R. De acuerdo con nuestra asesora veterinaria, la Dra. Andrea Frost, la selegilina les sirve a los perros afectados por el equivalente canino de la demencia senil. Cuando un perro ya viejo se pierde en su propia casa o se vuelve incontinente por no acordarse de pedir que lo saquen, la calidad de vida del dueño —si no del perro mismo— realmente desciende.

No todos los perros responden de manera tan dramática al medicamento como la suya, pero la selegilina puede ayudarles a los perros viejos a disfrutar un poco más tiempo de calidad con sus familias humanas.

La selegilina se utiliza en la medicina humana para tratar a las personas que padecen la enfermedad de Parkinson o una depresión. Se ha estudiado como tratamiento contra la enfermedad de Alzheimer, con resultados mixtos.

● ● ●

La buena noticia es que se ha reducido muchísimo la probabilidad de que este MAOI de la nueva generación provoque ese tipo de problemas. El parche con la dosis más baja puede aplicarse sin restricción alguna de alimentos. No obstante, cuando las personas toman dosis más altas (de 9 ó 12 miligramos) deben tener cuidado con los alimentos que contienen tiramina (la cerveza de barril, el *Chianti*, el chucrut, el extracto de levadura, el haba, el hígado de pollo, el hígado de res, el queso *Camembert*, el queso *cheddar*, el queso parmesano, el queso azul, el queso tipo *brie*, el salami, la salchicha de Bolonia/*bologna*, el salchichón/chorizo italiano/*pepperoni* y la sopa de miso) porque su presión arterial puede subir de manera peligrosa.

Emram no debe combinarse con otros antidepresivos ni con corazoncillo (hipérico, campasuchil, yerbaniz). Mientras uno use *Emsam* es esencial consultar a su farmacéutico y a su médico antes de tomar cualquier otro medicamento.

En varias pruebas clínicas doble ciego, los científicos establecieron que *Emsam* es significativamente más eficaz que el placebo. Entre los efectos secundarios más comunes figuran irritación donde el parche se aplica a la piel, sarpullido, indigestión, dolor de cabeza, insomnio, diarrea, resequedad de la boca y mareos al levantarse de repente. Al parecer son poco comunes los efectos secundarios en relación con el sexo. Cualquiera que empiece a pensar en suicidarse al utilizar este parche debe ponerse en contacto de inmediato con el médico que se lo haya recetado.

Conclusiones

Si hay una lección que debería aprender de este libro es que cada persona responde de manera diferente a los tratamientos. Así sucede tanto al tratarse de aliviar la depresión como para bajar el nivel de colesterol o controlar la diabetes. Para algunas personas *Prozac* es un verdadero milagro que los saca de la desesperación de toda una vida de depresión. A otros les produce sensaciones de irritabilidad, nerviosismo y un malestar general increíble. No hay una forma segura de predecir qué reacción tendrá una persona en particular, así que lo mejor que podemos recomendarle es que esté muy atento.

Si usted empieza a sentirse mejor al tomar un antidepresivo, qué bueno. Si no nota ninguna mejoría o empeora, póngase en contacto inmediatamente con la persona a cargo de su salud y busque alguna alternativa. En algunos casos, combinar varios tratamientos como el ejercicio vigoroso, el aceite de pescado y la terapia de luz resulta tan eficaz como los medicamentos vendidos con receta.

• La depresión puede aplastarlo. No suponga que podrá recuperarse solo. Busque la ayuda de sus amigos y familiares, así como de profesionales calificados.

• Los antidepresivos les ayudan mucho a algunas personas. No existen pruebas claras de que uno sea superior a los demás. Es posible que la única forma de averiguar cuál le brinda los mejores resultados sea probarlos y ver qué efectos le producen.

• Actualmente se reconoce que los pensamientos suicidas son una complicación potencial de casi todos los tratamientos con antidepresivos. Sus familiares y amigos deberán mantenerse particularmente atentos durante las primeras semanas del tratamiento y cada vez que le cambien la dosis.

• Dejar de tomar algunos antidepresivos de repente puede resultar difícil. Es posible que cambiar a un medicamento de acción más perdurable como la fluoxetina y luego ir reduciendo la dosis poco a poco ayude a superar los síntomas. Un médico experimentado tiene que supervisar el proceso con cuidado.

• Es posible que terapias alternativas como el ejercicio, la terapia de luz, el aceite de pescado y el corazoncillo (hipérico, campasuchil, yerbaniz) sirvan.

• *Emsam* (selegilina) es un nuevo parche antidepresivo que posiblemente sirva de alternativa a los medicamentos comunes del tipo de los SSRI.

DIABETES

• Controle su peso	
• Siga una dieta baja en carbohidratos	
• Disfrute un poco de chocolate oscuro	★★
• Tome café	★★★
• Haga ejercicio con regularidad	★★★★★
• Endulce sus alimentos con hierba dulce de Paraguay (*Stevia rebaudiana*)	★★★
• Agregue canela a su comida	★★★★
• Vigile regularmente su nivel de glucosa en la sangre	
• Obtenga vitamina D suficiente	★★★★★
• Controle el estrés	
• Consulte a su médico acerca de la metformina (*Glucophage*)	★★★
• Hable con su médico acerca de la pioglitazona (*Actos*)	★★★★
• Pregúntele a su doctor acerca de la repaglinida (*Prandin*)	★★

La diabetes es uno de los problemas de salud más importantes que afectan a la población de los Estados Unidos. La enfermedad impide que las células del cuerpo extraigan energía del azúcar (glucosa) que circula en la sangre. Literalmente pueden morirse de hambre en medio de la abundancia. Imagínese que va en un bote salvavidas en medio del océano. Sufre una sed tremenda y se encuentra rodeado por agua, pero no hay ni una gota que pueda tomar. El torrente sanguíneo del diabético contiene un exceso de glucosa, pero debido a la escasez o la falta de eficacia de la insulina, esta sustancia es incapaz de introducir la glucosa a las células que la requieren.

Este trastorno metabólico les allana el camino a las enfermedades cardíacas y el derrame cerebral. Otras posibles complicaciones son los daños nerviosos (conocidos como *neuropatía*), la disfunción sexual, las enfermedades hepáticas e incluso la ceguera. No obstante, si la diabetes se trata adecuadamente y la glucosa se mantiene en un nivel normal o cerca de él, es posible reducir el índice de complicaciones al mínimo.

Según calculan los expertos, 20 millones de estadounidenses —entre ellos 2 millones de hispanos— padecen diabetes. Esta cifra corresponde a casi el 7 por ciento de la población. Desafortunadamente casi la tercera parte de estos diabéticos no han sido diagnosticados, por lo que no reciben tratamiento. Una de las mejores formas de evitar las complicaciones de la diabetes es controlar cuidadosamente el nivel de glucosa en la sangre. La buena noticia es que mantener la glucosa en la sangre dentro de límites normales puede disminuir casi por la mitad el riesgo de sufrir consecuencias posiblemente mortales como un infarto o un derrame cerebral.[382]

Los médicos distinguen entre dos categorías de esta enfermedad. En la diabetes del tipo I, el sistema inmunitario ataca al páncreas y destruye a las células que producen la insulina. Ya que la insulina es esencial para introducir la glucosa a las células desde el torrente sanguíneo, el diabético del tipo I debe obtenerla en otra parte. Por lo común la insulina se inyecta, frecuentemente varias veces al día. (Es posible que la insulina inhalada ofrezca otra opción). Esta enfermedad también se ha denominado *diabetes dependiente de la insulina*, un término descriptivo, o *diabetes juvenil*, nombre que no sirve de mucho. No todas las personas a quienes se les diagnostica la aparición reciente de la diabetes del tipo I son niños, y no todos los niños en quienes se descubre que sus niveles de glucosa en la sangre están fuera de control padecen la diabetes del tipo I. En vista de que se trata de una enfermedad muy complicada que requiere supervisión médica muy atenta, no hablaremos de ella en este capítulo.

En el caso de la diabetes del tipo II, por el contrario, sí hay insulina en el torrente sanguíneo, a veces en exceso, pero las células desarrollan resistencia a sus efectos. Muchas de las personas que sufren diabetes del tipo II logran controlar su nivel de glucosa en la sangre por medio de la alimentación, el ejercicio y medicamentos tomados por vía oral. A consecuencia de ello, la diabetes del tipo II también se denomina *diabetes no dependiente de la insulina* o *diabetes adulta*. Heredamos este último término de tiempos más sencillos. A causa del aumento que se ha dado en la obesidad infantil, la diabetes del tipo II se les diagnostica a un número cada vez mayor de niños. La diabetes del tipo II es la más común y está aumentando a una velocidad alarmante. Según las proyecciones a futuro realizados por los Centros para el Control y la Prevención de las Enfermedades, uno de cada tres niños menores de 5 años desarrollará este tipo de diabetes en algún momento de su vida. Si son de origen latino, la probabilidad se incrementa a uno de cada dos niños.[383]

Todo el mundo coincide en que la diabetes ha alcanzado niveles epidémicos. Lo que no está claro es por qué. La mayoría de los expertos adjudican el problema a la obesidad y la inactividad. Pero algunas voces aisladas opinan que otros factores también contribuyen a esta pesadilla de la salud pública. Algunos sugieren que el sirope de maíz alto en fructosa que se utiliza mucho como edulcorante barato para jugos, gaseosas y alimentos procesados tal vez predisponga a las personas para la diabetes. En investigaciones llevadas a cabo con animales se ha observado que este tipo de azúcar produce resistencia a la insulina y tolerancia deficiente a la glucosa.[384] Hasta que se resuelva la controversia desalentamos el consumo de alimentos y bebidas que contengan sirope de maíz alto en fructosa.

Otra posibilidad aún más alarmante involucra al compuesto bisfenol A (o *BPA* por sus siglas en inglés). Aunque probablemente no ha oído hablar nunca de esta sustancia química, es muy posible que circule por su cuerpo. El BPA está presente en el torrente sanguíneo del 95 por ciento de los habitantes de los Estados Unidos. Se trata de un componente común de los plásticos. Tal vez esté en su botella o jarra de agua. También se encuentra en el revestimiento de plástico de las latas de gaseosas y de cerveza. Los alimentos enlatados, los recipientes para guardar la comida, los chupones (chupetes), las mordederas y las amalgamas dentales pueden contener BPA.

La industria del plástico le dirá que una pequeña cantidad de BPA no es nada por qué preocuparse. No obstante, un estudio publicado en la revista *Environmental Health Perspectives* sugiere que los ratones desarrollan resistencia a la insulina al sufrir exposición a cantidades bajas de BPA durante varios días.[385] Lo alarmante de este descubrimiento es que la Dirección de Protección Ambiental (o *EPA* por sus siglas en inglés) consideraría que el nivel de BPA utilizado para el experimento es seguro para el consumo humano. No sabemos si el BPA influya en la incidencia cada vez mayor de diabetes del tipo II, pero definitivamente esperamos que los científicos lo averigüen antes de que sea demasiado tarde.

Cómo prevenir la diabetes del tipo II

Nadie sabe si el riesgo de padecer diabetes se reduce al disminuir la cantidad de almíbar (sirope, miel) de maíz alto en fructosa en la alimentación o al limitar la exposición a BPA.

Lo que sí sabemos es que ciertos factores de riesgo vuelven a las personas más susceptibles de desarrollar la diabetes del tipo II. Es posible que modificar estas condiciones ayude a evitar esta enfermedad.

Se calcula que hasta 40 millones de estadounidenses padecen prediabetes. Su nivel de glucosa sanguínea en ayunas se ubica entre el límite de 126 miligramos por decilitro (mg/dl) —correspondiente a un diagnóstico definitivo de diabetes— y el nivel normal alto (110 mg/dl). Algunos expertos en diabetes creen que debe diagnosticarse la prediabetes cuando el nivel de glucosa sanguínea en ayunas alcanza o supera los 100 mg/dl.[386]

Las personas que corren riesgo de desarrollar diabetes tal vez también estén pasadas de peso y sufran presión arterial alta (hipertensión) y niveles alto de triglicéridos y bajo de colesterol LAD. Cuando estas condiciones se dan de manera simultánea se denominan *síndrome metabólico*. Cualquier persona que tenga

EL SÍNDROME METABÓLICO[387]

• Circunferencia de la cintura de más de 40 pulgadas (101,5 cm) en los hombres y 35 pulgadas (90 cm) para las mujeres

• Presión arterial de 130/85 mmHg o más

• Nivel de triglicéridos en ayunas de 150 mg o más

• Nivel de glucosa en ayunas de 110 mg o más

• Nivel de colesterol LAD de menos de 40 mg/del en los hombres y 50 mg/dl en las mujeres tres de estos problemas debe realizar cambios importantes en su vida para evitar desarrollar la diabetes en sí.

Casi cualquiera que alguna vez haya intentado bajar de peso sabe que es muy difícil, y aún más evitar que se vuelva a subir de peso durante tiempo prolongado. No obstante, cuando uno se detiene a pensar en que la diabetes puede costarle a uno la vista, el funcionamiento renal, la vida sexual o la salud del corazón, vale la pena realizar el esfuerzo. Una pérdida de peso relativamente modesta, aunque sólo sea el 5 por ciento del peso inicial, puede ayudar a bajar la presión arterial y el nivel de triglicéridos y reducir la resistencia a la insulina.[388] Esta cantidad equivale a un poco menos de 10 libras (5 kg) para un hombre de 195 libras (90 kg) de peso. Es posible que tal pérdida de peso incluso reduzca la probabilidad de necesitar medicamentos. ¿Pero cómo hacerle para adelgazar? La mayoría de los expertos coinciden en que una estrategia doble es lo que mejor funciona: modificar la alimentación y hacer más ejercicio. Vea las estrategias para bajar de peso que se presentan en la página 144.

La dieta antidiabetes

La palabra "dieta" es desagradable. Básicamente parece indicar que no es posible comer todo lo que uno quiera. No obstante, a lo que en realidad nos referimos al decir "dieta" es a un plan dietético. Hay pruebas de que un patrón alimenticio muy común aumenta el riesgo de desarrollar diabetes del tipo II. El consumo de gaseosas (ya sea endulzada con azúcar o de dieta), cereales refinados (como el pan y la pasta) y carnes procesadas incrementa el nivel de inflamación en el cuerpo y casi triplica el riesgo de las mujeres de desarrollar diabetes del tipo II.[389] Por el contrario, una dieta que no aumenta el riesgo de padecer diabetes debe incluir muchas verduras amarillas y verdes (sobre todo las que pertenecen a la familia de las coles, como el brócoli y la col rizada), así como cereales integrales, café y vino.

Al intentar prevenir la diabetes, tal vez sea prudente acostumbrarse a comer como si la enfermedad ya se hubiera manifestado. Se han diseñado innumerables dietas, pero nos parece más recomendable la que consiste en muchas verduras y tiene un contenido bajo de carbohidratos. Por lo tanto, necesariamente también incluye una cantidad más o menos elevada de proteínas magras (bajas en grasa), ya sea de origen animal o vegetal.

Prepárese para cierta resistencia por parte de los dietistas. La Asociación Estadounidense contra la Diabetes (o *ADA* por sus siglas en inglés) lleva décadas prescribiendo una dieta baja en grasa y con alto contenido de carbohidratos. No obstante, en varias ocasiones hemos tenido la oportunidad de entrevistar a un médico hereje y nos convenció de que su plan dietético tiene sentido.

El Dr. Richard K. Bernstein es un disidente médico que lucha contra la ADA desde hace mucho tiempo. Describió su solución baja en carbohidratos en el libro *The Diabetes Diet* (La

LO QUE PROHIBE LA DIETA DEL DR. BERNSTEIN

- Arroz
- Cebada
- Cebolla
- Centeno
- Cereal para desayunar (lo cual incluye la avena)
- Dulces (lo cual incluye los que no contengan azúcar)
- Frijoles
- Fruta
- Golosinas y edulcorantes (excepto la hierba dulce de Paraguay)
- Jugo

- Maíz
- Miel
- Panqueques o *waffles*
- Pan y galletas
- Papa
- Pasta
- Remolacha
- Tomate (cocinado o en una salsa)
- Trigo
- Yogur (endulzado, bajo en grasa)
- Zanahoria

dieta para la diabetes). El propio Dr. Bernstein padece diabetes, aunque no del tipo II. A los 12 años de edad se le diagnosticó una diabetes del tipo I. En 1946 no había forma de medir el nivel de glucosa en la sangre en la casa. Incluso después de que el Dr. Bernstein salió de la universidad, las únicas herramientas caseras eran unas pruebas de la orina que sólo detectaban un nivel alto de glucosa en la sangre cuando se eleva tanto que se manifiesta en la orina.

Como ingeniero, el Dr. Bernstein se sintió fascinado por la primera máquina capaz de analizar el nivel de glucosa en la sangre de manera directa. Persuadió a su esposa, una doctora, a recetarle una. A continuación la utilizó para determinar qué efectos tenía la alimentación en sus niveles de glucosa en la sangre. Lo que

descubrió fue que los carbohidratos elevan el nivel de glucosa en la sangre. A pesar de sus registros meticulosos, no logró convencer a los representantes principales del sector médico de que sabía de qué estaba hablando. Finalmente cursó la carrera de Medicina para ayudar a difundir esta información entre otros diabéticos.

"Mi nivel de glucosa en la sangre en ayunas era un poco elevado (el límite superior del nivel normal es 99 y el mío estaba en 126). Mi médico me pidió que repitiera la prueba, que sólo consistía en punzarme el dedo en ayunas. El resultado fue 99, o sea, normal. Le dije al doctor que empezaría a consumir menos azúcar, pero me contestó: 'En realidad debe cuidar más los carbohidratos

que el azúcar pura'. ¿Qué carbohidratos reco-
mienda que evite? Tengo 76 años de edad y defi-
nitivamente quiero evitar la diabetes adulta ".

Millones de diabéticos están confundidos acerca de qué comer y qué evitar. El Dr. Bernstein ha desarrollado una lista de alimentos que en su opinión elevan el nivel de glucosa en la sangre. Si bien no podemos prometer que eliminar estos alimentos baje los niveles de glucosa, estamos convencidos de que vale la pena hacer el experimento.

La dieta básica del Dr. Bernstein consiste en huevos u otra proteína a la hora del desayuno, pero nada de cereal; más o menos 2 tazas de ensalada y alguna proteína magra (baja en grasa) como atún o salmón a la hora del almuerzo; y de cena, otra ración de una

ALGUNOS ALIMENTOS BAJOS EN CARBOHIDRATOS FAVORITOS DEL DR. BERNSTEIN

- Alcachofa
- Apio
- Berenjena
- Berzas
- *Bok choy*
- Brócoli
- Calabacita
- Calabaza
- Carne
- Carne de aves
- Cebollín
- Chucrut
- Coles de Bruselas
- Coliflor
- Comelotodo
- Endibia
- Escarola
- Espárrago

- Espinaca
- Frutos secos
- Habichuela verde
- Hojas de remolacha
- Hongo
- Huevo
- Mariscos
- Pescado
- Pimiento
- Queso
- Quimbombó
- *Radicchio*
- Repollo
- Soya, en forma de leche y otros derivados
- *Spaghetti squash*
- *Tofu*
- Yogur (de grasa entera)

proteína magra como pollo, una taza de ensalada y ⅔ taza de verduras cocidas. Su lista de verduras aprobadas abarca desde la alcachofa hasta el *squash*.

A pesar de que el Dr. Bernstein se ubica fuera de la corriente principal de los expertos en diabetes y los instructores sobre la enfermedad, desde nuestro punto de vista sus sugerencias tienen sentido. Insta a los diabéticos a vigilar ellos mismos su nivel de glucosa en la sangre con frecuencia para determinar cómo responden sus cuerpos. Sugiere empezar con 2 semanas de medir y apuntar el nivel de glucosa en la sangre a primera hora de la mañana, luego enseguida de desayunar, 2 horas después de cada comida o merienda, a la hora de acostarse y antes y después de hacer ejercicio.[390] Una vez que sepa cómo responde a estas diferentes condiciones, tal vez no tenga que volvérsela a medir más que un par de veces al día.

Enséñele estos apuntes de sus valores de glucosa en la sangre a su médico para ajustar el programa con precisión. En lo relacionado con esta enfermedad no es posible aplicar el mismo plan alimenticio a todos. Cada persona responde de manera diferente al estrés, la comida, el ejercicio y los medicamentos. Diseñar la estrategia más eficaz para usted requerirá tomar apuntes con cuidado y establecer una colaboración excelente con sus médicos y otras personas que lo atiendan.

A las personas afectadas por la prediabetes tal vez también les sirva limitar su consumo de carbohidratos, sobre todo de alimentos muy refinados como el pan, la pasta, las galletas y las galletitas. El llamado pan de trigo integral no es una solución, ya que también eleva el nivel de glucosa en la sangre. La idea de que por consumir azúcar se contrae diabetes es un mito. Sin embargo, entre más aprendemos sobre la dieta y el metabolismo más claro resulta que no es bueno para el cuerpo que los niveles de glucosa en la sangre y de insulina se eleven de manera acelerada. Desayunar panqueques, almíbar (sirope) y jugo de naranja (china) definitivamente elevará el nivel de glucosa en la sangre. Pero lo mismo puede pasar con un desayuno "prudente" compuesto por avena instantánea y leche descremada.

A muchas personas les resulta más fácil bajar de peso al seguir una dieta baja en carbohidratos, llámese South Beach, la de la Zona o Atkins. Si cualquiera de estas le llama la atención más que las otras, tiene sentido que la observe.

Las personas cuyo nivel de glucosa en la sangre aún no haya llegado a la zona de peligro probablemente podrán aventurarse a comer una zanahoria de vez en cuando, o bien una ración de alguna fruta prohibida por la dieta para la diabetes del Dr. Bernstein. Como sea, cada vez se reúnen más pruebas que respaldan el patrón alimenticio general recomendado por él. Un estudio de 4 meses que se realizó con

> **"En resumen, una alimentación reducida en carbohidratos es una herramienta eficaz para controlar a los pacientes obesos motivados con diabetes del tipo II".**[391]
> —J.V. Neilsen y E. Joensson, *Nutrition and Metabolism*, junio del 2006

diabéticos del tipo II que observaron una dieta ketogénica baja en carbohidratos al estilo de Atkins dio como resultado una mejoría significativa en su control sobre la glucosa en la sangre, además de que bajaron de peso y se redujo la cantidad de medicamentos que requerían para tratar la diabetes.[392] Además, unos investigadores suecos dieron a conocer que una dieta baja en carbohidratos mejoró el control sobre la glucosa en la sangre y redujo la cantidad promedio de insulina requerida por un pequeño grupo de diabéticos obesos del tipo II.[393] Estos investigadores clínicos también lograron revertir el deterioro en el funcionamiento renal que afectaba a uno de los diabéticos desde hacía 6 años al cambiar su dieta típica baja en grasa y alta en carbohidratos a un régimen en el que eliminaron la papa, el pan, la pasta, el arroz y el cereal. Este hombre de 60 años bajó de peso y se estabilizó su nivel de glucosa en la sangre, se detuvo el avance de su enfermedad diabética de los ojos y su funcionamiento renal mejoró de manera significativa.[394]

El chocolate y la resistencia a la insulina

Las personas que tengan resistencia a la insulina tal vez incluso se beneficien de comer un poco de chocolate oscuro de vez en cuando. Definitivamente esta medida no le ayudará a nadie a bajar de peso, ¡así que recomendamos precaución! No obstante, diversas investigaciones han demostrado que los compuestos del cacao ayudan a incrementar un poco la sensibilidad a la insulina, además de bajar la pre-

★★ Chocolate oscuro

El chocolate oscuro, con la menor cantidad de azúcar que soporte su paladar, ayuda a bajar los niveles de colesterol y de triglicéridos, la presión arterial y la resistencia a la insulina. Un estudio se basó en la marca *Ritter Sport Dark*. No se estableció una dosis mínima. La dosis utilizada para el estudio fue de 100 gramos.

Desventaja: Alto en calorías y muy seductor. Aumento de peso al excederse.
Costo: Aproximadamente 2 dólares por la dosis del estudio.

sión arterial.[395] Con todo es posible que el azúcar que también se encuentra en el chocolate eleve demasiado el nivel de glucosa en la sangre para alguien que ya tenga diabetes, así que aplique su buen juicio y utilice su monitor de glucosa en la sangre. Nunca coma el chocolate solo entre comidas. Será mejor para su salud si lo ingiere después de una comida baja en carbohidratos. Y si bien muchos médicos lo han dicho así, se sobreentiende que el chocolate no puede sustituir una alimentación prudente, un estilo de vida saludable ni los medicamentos, en caso de que hagan falta.

El café y la prevención de la diabetes

Otra opción para prevenir la diabetes del tipo II tal vez lo sorprenda: tome café. A pesar de que los diabéticos tienen que cuidar su consumo de café, en las personas sanas que toman mucho café (entre 6 y 7 tazas al día) el riesgo de desarrollar la diabetes del tipo II se reduce de manera significativa, en aproximadamente un 35 por ciento.[396] No está del todo claro por qué el café tiene tal efecto, pero al parecer no radica en la cafeína. De hecho, la cafeína sola reduce la sensibilidad a la insulina.[397] El consumo de café con cafeína o descafeinado disminuye la probabilidad de desarrollar una tolerancia deficiente a la glucosa en las personas que no padecen la diabetes. Tal vez se deba al ácido clorogénico, un compuesto del café que reduce el nivel de glucosa en la sangre y mejora la sensibilidad a la insulina en las ratas.[398]

Ejercicio

Quizá suene aburrido, pero el efecto del ejercicio sobre el síndrome metabólico y la diabetes del tipo II es tan asombroso que resulta difícil de entender por qué los médicos no lo prescriben con más frecuencia. Si los beneficios del ejercicio se vendieran en forma de una píldora, las compañías farmacéuticas cobrarían miles de dólares al año por un tratamiento y los médicos la prescribirían como si se tratara de dulces. La televisión transmitiría anuncios sobre esta medicina milagrosa para combatir la diabetes. El ejercicio realmente constituye el elemento más benéfico y más barato de un tratamiento eficaz de la diabetes.

En un estudio amplio y bien diseñado, una pérdida modesta de peso (el 7 por ciento del peso corporal) y 150 minutos de ejercicio a la semana resultaron más eficaces que el fármaco vendido con receta metformina para prevenir el síndrome metabólico y la diabetes del tipo II.[399] En el grupo que hizo ejercicio y bajó de peso, la incidencia del síndrome metabólico bajó en un 41 por ciento, la diagnosis de diabetes se retardó 11 años en promedio y la incidencia de diabetes se redujo en un 20 por ciento.[400] Entre las personas que tomaron el medicamento, por su parte, la incidencia del síndrome metabólico bajó en un 17 por ciento,[401] la diagnosis de diabetes se retardó 3 años en promedio y la incidencia de diabetes se redujo en un 8 por ciento.[402] Además, hacer ejercicio salió mucho más barato.

Si usted imitara este método, los 150 minutos de ejercicio a la semana corresponderían a 30 minutos diarios 5 días a la semana o bien, si encaja mejor con su horario, 50 minutos diarios 3 veces por semana. Realizar una actividad vigorosa es mejor que caminar cuando se trata de prevenir la diabetes del tipo II, pero caminar rápido es mejor que hacerlo lentamente, e incluso esto último es mejor que nada de ejercicio.[403]

Hacer ejercicio con regularidad también beneficia a las personas que ya padecen diabetes, porque tiene un efecto profundo en la capacidad para controlar el nivel de glucosa en la sangre. Incluso es posible que el ejercicio reduzca la probabilidad de sufrir las complicaciones graves de la diabetes.[403, 404] La actividad física sirve para mejorar la sensibilidad a la insulina y para facilitar (por lo menos un poco) el control del peso.

Las personas que padecen diabetes del tipo

> "Existen pruebas sólidas de que la insuficiencia de vitamina D perjudica el funcionamiento de las células beta, produce intolerancia a la glucosa en modelos animales y humanos y predispone para sufrir la diabetes del tipo II. (...) Una conclusión práctica importante que puede derivarse de los estudios que hasta la fecha se han realizado en torno a la vitamina D y la diabetes es que la insuficiencia de vitamina D es perjudicial, no sólo para el calcio y los huesos sino también para el metabolismo de la glucosa".[405]
> —C. Mathieu et al., *Diabetologia*, julio del 2005

I necesitan vigilar sus niveles de glucosa en la sangre con cuidado al hacer ejercicio para asegurarse de no exagerar, lo cual les pudiera producir la afección llamada *hipoglucemia*, la cual se caracteriza por un nivel muy bajo de glucosa en la sangre. Las personas que padecen diabetes del tipo II disponen de un margen un poco más amplio, pero de todas formas deben vigilar sus niveles para ver cómo el ejercicio influye en su control sobre la glucosa.[406]

Vitamina D

Si usted hace ejercicio al aire libre y expone la cara y las manos a la luz del Sol durante por lo menos 5 a 10 minutos tres o cuatro veces por semana, habrá tomado otra medida valiosa para prevenir la diabetes. Durante esos pocos minutos no utilice filtro solar, el cual puede bloquear la formación de la "vitamina del sol", la vitamina D. Se están acumulando cada vez más pruebas de que la carencia de este nutriente esencial puede predisponer a las personas a desarrollar el síndrome metabólico y la diabetes.[407] Un nivel bajo de vitamina D le dificulta al organismo producir o secretar insulina.

La insuficiencia de vitamina D es mucho más común de lo que uno se imaginaría. Los expertos afirman que la mayoría de las personas mayores carece de una cantidad adecuada de vitamina D en su torrente sanguíneo.[389] Puede comprenderse. Las personas mayores posiblemente no tomen mucha leche enriquecida con vitamina D por problemas de digestión. Es probable que salgan menos al aire libre, sobre todo en el invierno, y que cuando lo hagan se tapen mucho, exponiendo muy poca piel a la luz del Sol. Asimismo es posible que apliquen filtro solar de manera más diligente en el verano para prevenir el cáncer de piel. Esta costumbre bloque entre el 95 y el 98 por ciento de la formación de vitamina D en la piel.

Lo que resulta más sorprendente es que la insuficiencia de vitamina D también se da en personas más jóvenes. Un grupo de investigadores reclutó a médicos, estudiantes de Medicina y a personas que visitaban el hospital del Centro Médico de la Universidad de Boston para pedirles una prueba de sangre como parte de un programa de concientización sobre la vitamina D. Los investigadores descubrieron que "el 36 por ciento de los adultos jóvenes entre los 18 y los 29 años de edad padecían insuficiencia de vitamina D al finalizar el invierno".[391] Si bien no podemos probar que la falta de este nutriente fomente la epidemia de la diabetes, nos sorprendería que no tuviera nada que ver.

Todavía no hay pruebas de que obtener una cantidad adecuada de vitamina D prevenga la diabetes. No obstante, en nuestra opinión asegurarse de cubrir las necesidades de este nutriente tiene sentido por otras muchas razones (para prevenir la osteoporosis, la artritis y el cáncer, por nombrar sólo tres de ellas). Si no puede salir al aire libre tres o cuatro veces por semana para exponerse un poco al sol, considere un suplemento.

★★★★★ Vitamina D

La vitamina del sol es el remedio que brinda los mejores resultados a cambio del menor precio porque es gratuita. Este nutriente se relaciona con un menor riesgo de sufrir osteoporosis, fracturas, depresión, cáncer, artritis y diabetes. Entre 5 y 10 minutos de asolearse las manos, los brazos y la cara cada 2 ó 3 días deben bastarle a la mayoría de la gente.[409]

Si hace falta tomar suplementos orales de vitamina D porque no es posible exponerse al sol, recomendamos entre 800 y 1.200 UI al día. Sin embargo, evite las sobredosis. Mantenga su consumo total por debajo de 2.000 UI al día.

Costo: 0 dólares si obtiene su vitamina D de la luz del Sol; es posible surtirse de suplementos por todo un año por menos de 30 dólares.

Dar el pecho protege a la mamá

Amamantar a un bebé solía ser la forma normal de alimentar a un bebé hasta que creciera lo suficiente para masticar y tragar alimentos sólidos. Todo cambió a principios del siglo XX, cuando la leche de lata y la fórmula se volvieron fácilmente disponibles. A muchas nuevas mamás se les instó a utilizar la tecnología "moderna" de dar el biberón (mamadera, tetero, mamila). Actualmente en los Estados Unidos amamantar sigue siendo menos frecuente que dar el biberón, a pesar de que los científicos han descubierto que lo primero es mejor para el bebé por muchas razones sutiles. El descubrimiento más reciente es que también es mejor para la madre, sobre todo si corre riesgo de desarrollar diabetes del tipo II más adelante en su vida.

Unos investigadores relacionados con la Universidad Harvard estudiaron a dos grupos grandes de enfermeras (el primero constaba de más de 83.000 mujeres; el otro, de 73.000). Entre más tiempo habían amamantado a sus bebés, menos probabilidad había de que se les diagnosticara diabetes más adelante. No obstante, el beneficio no se manifestaba en realidad hasta que una mujer hubiera amamantado a su bebé durante por lo menos 6 meses sin darle nada de fórmula.[392] Las mujeres que sólo les dieron pecho a sus bebés durante por lo menos un año cosecharon el mayor beneficio, una reducción del 44 por ciento en su riesgo de desarrollar diabetes del tipo II. Sin embargo, desafortunadamente la lactancia no protegía a las mujeres que desarrollaron diabetes gestacional, es decir, un nivel alto de glucosa durante el embarazo. Estas mujeres tuvieron que ser tratadas por diabetes durante el embarazo; aunque su nivel de glucosa volviera a normalizarse después del parto, durante el resto de sus vidas enfrentarán un mayor riesgo de desarrollar diabetes del tipo II.

La diabetes del tipo II

Si un médico sospecha que su paciente sufre diabetes, probablemente pedirá una prueba de sangre. Si la glucosa en plasma se ubica en 126 mg/dl o más estando en ayunas, el diagnóstico resulta claro. Otro método es la prueba de 2 horas de tolerancia a la glucosa. En esta prueba se mide el nivel de glucosa en la sangre en ayunas y luego la persona toma una bebida con azúcar que contiene una dosis estándar de glucosa. El nivel de glucosa en la sangre se mide a intervalos durante las 2 horas siguientes. Si se eleva a 200 mg/dl o más, el doctor probablemente dará el diagnóstico de diabetes.

Tratar la diabetes *no* es algo que se pueda hacer sin asistencia médica. En vista de que se trata de una afección muy grave, definitivamente requiere una colaboración muy estrecha entre el paciente y el médico. Por otra parte, es demasiado importante para dejarle toda la responsabilidad al doctor. Para lograr el mejor control posible, el diabético debe vigilar sus niveles de glucosa en la sangre en casa y procurar mantenerlos lo más cerca posible de los valores adecuados. Un registro de las medidas diarias del nivel de glucosa en la sangre que pueda enseñársele al doctor ayudará a

(continúa en la página 258)

LOS FÁRMACOS QUE LLEGAN A ELEVAR
EL NIVEL DE GLUCOSA EN LA SANGRE[412,413]

amiloride + hydrochlorothiazide (amilorida + hidroclorotiazida) (*Moduretic*)

amlodipine + atorvastatin (amlodipina + atorvastatina) (*Caduet*)

amphotericin B (amfotericina B) (*AmBisome*)

amprenavir (*Agenerase*)

arsenic trioxide (trióxido de arsénico) (*Trisenox*)

asparaginase (asparaginasa) (*Elspar*)

atovaquone (atovacuona) (*Mepron*)

basiliximab (*Simulect*)

benzthiazide (benztiazida) (*Exna*)

betamethasone (betametasona) (*Celestone*)

bicalutamide (bicalutamida) (*Casodex*)

budesonide (budesonida) (*Entocort)*

bumetanide (bumetanida) (*Bumex*)

busulfan (busulfano) (*Busulfex IV*)

celecoxib (*Celebrex*)

chlorthalidone (clortalidona) (*Clopres, Tenoretic, Thalitone*)

ciprofloxacin (ciprofloxacina) (*Cipro IV*)

clozapine (clozapina) (*Clozaril*)

cyclosporine (ciclosporina) (*Neoral*)

dexamethasone (dexametasona) (*Decadron*)

diazoxide (diazoxida) (*Hyperstat IV*)

didanosine (didanosina) (*Videx*)

doxorubicin (doxorubicina) (*Doxil Injection*)

emtricitabine + tenofovir (emtricitabina + tenofovir) (*Truvada*)

estradiol (*Activella, Alora, Cenestin, Climara, Esclim, Estrace, Estraderm, Femhrt, Premarin, Prempro, Vivelle*, etc.)

fentanyl (fentanil) (*Actiq*)

fludarabine (fludarabina) (*Fludara injection*)

furosemide (furosemida) (*Lasix*)

gatifloxacin (gatifloxacina)

gemtuzumab (*Mylotarg injection*)

goserelin (goserelina) (*Zoladex*)

hydrochlorothiazide (hidroclorotiazida)

hydrochlorothiazide + losartan (hidroclorotiazida + losartán) (*Hyzaar*)

hydrochlorothiazide + moexipril (hidroclorotiazida + moexipril) (*Uniretic*)

hydrocortisone (hidrocortisona) (*Cortef*)

indapamide (indapamida) (*Lozol*)

interferon alpha-2b (interferón alfa-2b) (*Intron A*)

leflunomide (leflunomida) (*Arava*)

leuprolide (leuprolida) (*Lupron Depot*)

levalbuterol (solución para inhalar) (*Xopenex Inhalation Solution*)

lovastatin + nicotinic acid (lovastatina + ácido nicotínico) (*Advicor*)

megestrol (*Megace*)

metformin + rosiglitazone (metformina + rosiglitazona) (*Avandamet*)

methylprednisolone (metilprednisolona) (*Medrol*)

mycophenolate (micofenolato) (*CellCept*)

mycophenolic acid (ácido micofenólico) (*Myfortic*)

nicotinic acid (ácido nicotínico) (*Niaspan*)

nilufamide (nilufamida) (*Nilandron*)

octreotide (octreotida) (*Sandostatin*)

ofloxacin (ofloxacina) (*Floxin*)

olanzapine (olanzapina) (*Zyprexa*)

olmesartan (olmesartán) (*Benicar*)

pegaspargase (pegaspargasa) (*Oncaspar*)

pentamidine (pentamidina)

píldoras anticonceptivas con 35 microgramos o más de etinil estradiol (*Brevicon, Demulen 1/35, Enpresse, Modicon, Mononessa, Necon 1/35, Norinyl 1+35, Nortrel 1/35, Ortho-Cyclen, Ortho-Novum 1/35, Ortho Tri-Cyclen, Ovcon 35, Sprintec, Tri-Levlen, Tri-Norinyl, Triphasil, Trivora, Zovia 1/35E*, etcétera)

prednisolone (prednisolona)

prednisone (prednisona)

ritodrine (ritodrina) (*Yutopar*)

rituximab (*Rituxin*)

rosiglitazone (rosiglitazona) (*Avandia*)

salmeterol (*Serevent Diskus*)

saquinavir (*Invirase*)

sargramostim (*Leukine*)

sirolimus (*Rapamune*)

sotalol (*Coreg*)

tacrolimus (*Prograf*)

tenofovir (*Viread*)

terbutaline (*terbutalina*)

testosterone (testosterona) (*AndroGel*)

tiotropium (*Spiriva HandiHaler*)

torsemide (torsemida) (*Demadex*)

triamcinalone (triamcinalona)

triamterene + hydrochlorothiazide (triamterena + hidroclorotiazida) (*Dyazide, Maxzide*)

valganciclovir (*Valcyte*)

(continuación de la página 255)

afinar el programa de tratamiento de manera óptima.

Cómo vigilar el nivel de glucosa en la sangre

A veces es posible superar la diabetes del tipo II por medio del ejercicio, la alimentación y bajando de peso. A fin de medir su avance tiene sentido conseguir un monitor casero de los niveles de glucosa en la sangre y aprender a utilizarlo con regularidad. La definición exacta de "regularidad" variará entre una persona y otra; usted y su médico tendrán que precisarlo. A algunas personas les resulta muy difícil estabilizar sus niveles de glucosa en la sangre y tal vez necesiten medirlos varias veces al día, tanto en ayunas como entre 1 y 2 horas después de comer. Hasta que logre controlar sus niveles de glucosa en la sangre tendrá que medirlos por lo menos dos veces al día y posiblemente con mayor frecuencia.[395] Cuando los niveles de glucosa se mantengan de manera consistente dentro de los valores adecuados, tal vez le baste con medírselos unas cuantas veces a la semana.

Existen muchos monitores de glucosa en la sangre diferentes en el mercado; tal vez quiera revisar la revista *Consumer Reports* para averiguar qué recomiendan. Cada vez que se mida el nivel de glucosa en la sangre, asegúrese de anotar la hora y las circunstancias, además del valor en sí, para ayudarle a su médico a establecer el mejor plan de tratamiento y a evaluar el efecto de los medicamentos que le haya prescrito.

Su médico también le hará pruebas regulares de la sangre para evaluar la hemoglobina glicosilada. Un nivel elevado de glucosa en la sangre con el tiempo afecta la hemoglobina, una molécula que transporta el oxígeno. Esta prueba se llama HbA1c y constituye una manera de evaluar el control que se logra sobre la glucosa en la sangre a lo largo de varios meses. Les indicará a usted y a su doctor qué tan bien le está resultando su régimen para controlar sus niveles de glucosa en la sangre. En las personas que no padecen diabetes, el nivel de HbA1c se ubica más o menos entre el 4 y el 6 por ciento y los resultados varían un poco entre un laboratorio y otro. El médico querrá que usted mantenga su nivel de HbA1c por debajo del 7 por ciento.[396] Vigilar sus niveles de glucosa en la sangre en la casa de manera regular podrá apoyarlo en este sentido y posiblemente reduzca su riesgo de sufrir complicaciones graves como un infarto o un derrame cerebral.[397]

La diabetes producida por fármacos

Cuando primero reciba su diagnóstico de diabetes, determine junto con su doctor si la enfermedad tal vez se deba a algún medicamento que está tomando. Es posible que en algunos casos el nivel de glucosa en la sangre baje al cambiar el médico el fármaco en cuestión. En otros casos no existe una forma aceptable de reemplazar algún medicamento vital. Entonces tratar la diabetes que produzca sería un precio justo por mantenerse con vida.

No siempre es posible predecir si un fármaco causará hiperglucemia (un nivel alto de glucosa en la sangre) en un paciente en particular. La susceptibilidad de las personas a sufrir este efecto varía enormemente; algunos tienen una reacción fuerte a un diurético, por ejemplo, que no afecta en absoluto a muchos más. Si bien una proporción muy pequeña de mujeres llegan a experimentar este problema al tomar anticonceptivos orales, es tan grande el número de personas que las toman que probablemente afecten de esta manera a muy pocas.

La lista que ofrecemos en las páginas 256–257 no está completa, pero en ella se resumen algunos de los fármacos en relación con los cuales se ha reportado esta reacción. Si toma alguno de ellos, *no suspenda* el medicamento por su propia cuenta. Consulte a su médico acerca de sus inquietudes. También es posible que descubra, tal como nos lo han indicado algunas personas, que algún medicamento no incluido en esta lista —como el fármaco *Lipitor* (atorvastatina), para bajar el nivel de colesterol, y otras estatinas— ocasionalmente eleve el nivel de glucosa en la sangre.

La alimentación sí cuenta

Su médico seguramente lo instará a cuidar su alimentación. De nueva cuenta sugerimos que revise las indicaciones del Dr. Richard K. Bernstein. Además del libro *The Diabetes Diet* ("La dieta para la diabetes"), *Dr. Bernstein's Diabetes Solution* ("La solución del Dr. Bernstein para la diabetes") va más allá de la alimentación para tratar el manejo global de la enfermedad y

vale la pena tomar en cuenta sus sugerencias. Las recomendaciones que ya dimos con respecto a la alimentación adecuada para prevenir la diabetes en gran parte también corresponden a las personas que ya tienen esta enfermedad, con dos grandes excepciones: una vez que alguien realmente haya desarrollado la diabetes, es posible que el chocolate y el café desestabilicen sus niveles de glucosa en la sangre demasiado a corto plazo y que estos productos deban evitarse en muchos casos.

Canela

Sin embargo, hay otras cosas inesperadas que tal vez quiera incluir en su alimentación. Una de ellas es la canela. Quizá parezca sorprendente, pero entre ¼ y ½ cucharadita de canela del especiero puede ayudar a disminuir el nivel de glucosa en la sangre al agregarse a los alimentos o a una bebida si el resto de la dieta es prudente. Al parecer la canela incrementa

---

★★★★ Canela

La canela puede ayudar a establizar el nivel de glucosa en la sangre y es posible que también ayude a controlar los de colesterol y triglicéridos. Los efectos son leves, así que no debe reemplazar el tratamiento médico.

Desventaja: Acidez (agruras, acedía); posibles daños hepáticos debido a la contaminación con cumarina.

Costo: Entre 30 y 40 dólares mensuales por *Cinnulin.*

la sensibilidad a la insulina.[398] El consumo de un extracto de canela por ratones diabéticos redujo su nivel de glucosa en la sangre, incrementó el de colesterol LAD y redujo el de triglicéridos.[399]

El beneficio parece deberse principalmente a la canela conocida como casia o canela de la China (*Cinnamomum cassia*).[400] Si bien se trata de la canela común que se encuentra en las secciones de especias, algunas de las canelas que se consiguen en las tiendas de comestibles contienen un compuesto llamado cumarina (*coumarin*). La cumarina, al ingerirse regularmente, puede resultar tóxica para el hígado. También es posible que interactúe con anticoagulantes como la warfarina (*Coumadin*).

Las personas que toman canela regularmente deben vigilarse para detectar cualquier señal potencial de toxicidad. De acuerdo con el Dr. Richard A. Anderson, uno de los científicos que está estudiando la canela, un extracto basado en agua es eficaz y más seguro que la canela simple. Las personas pueden tomar cápsulas de canela como *Cinnulin PF* o bien poner canela en un filtro para café y verter agua caliente encima para crear su propio extracto en agua.

El valor del vinagre

Vale la pena pensar en agregar otra cosa a la alimentación: el vinagre. Este antiguo remedio lleva décadas —si no es que siglos— rondando por ahí. No obstante, si les preguntara a la mayoría de los dietistas registrados si el vinagre les sirve a los diabéticos, probable-

mente no sabrían qué contestar. Tal vez sea sorprendente, pero se cuenta actualmente con buenos resultados científicos para respaldar el valor del vinagre. Un grupo de investigadores indican desde Suecia que cuando el vinagre se consume junto con pan blanco reduce los niveles de glucosa, así como de insulina.[401] También les ayuda a las personas a sentirse más satisfechas por hasta 2 horas más.

Unos investigadores japoneses observaron que el vinagre puede contrarrestar el efecto del arroz blanco sobre la glucosa en la sangre.[402] Y unos investigadores de la Universidad Estatal de Arizona informan que 2 cucharadas de vinagre o un puñado de cacahuates (maníes) antes de una comida feculenta disminuyen de manera significativa la elevación subsiguiente en el nivel de glucosa en la sangre.[403] Es posible que los pepinillos ofrezcan la forma más apetitosa de consumir vinagre; tomarlo, incluso mezclado con agua, puede resultarles difícil a algunas personas.

> *Padezco diabetes del tipo II. Mi médico me prescribió* Glucotrol *para la glucosa en la sangre. Ayudó hasta cierto grado, pero descubrí que si agrego vinagre de manzana y canela a una alimentación bien cuidada logro controlar mis niveles de glucosa en la sangre aún mejor*.

El té oolong

También puede acompañar sus comidas con té *oolong*. Este tipo de té se hace de una hoja parcialmente fermentada y ocupa un lugar intermedio entre el té verde y el negro. Unos estudios procedentes de Taiwan indican que el consumo de té *oolong* (1.500 mililitros al día o más o menos 6 tazas) baja de manera significativa los niveles de glucosa en la sangre y de fructosamina, una medida de control de la glucosa en la sangre a plazo más largo.[404] (La prueba de glucosa en la sangre mide la glucosa que está presente en la sangre en el momento de que se trata, mientras que la fructosamina indica cuánta glucosa ha estado en la sangre a lo largo de las 2 ó 3 semanas anteriores y el nivel de HbA1c es un indicio de la cantidad de glucosa en la sangre a lo largo de por lo menos las 6 semanas previas). Tal vez le cueste un poco de trabajo encontrarle el gusto al té *oolong*, pero definitivamente vale la pena probarlo. No puede hacer daño y tal vez sirva.

Hierbas y suplementos

Una enorme selección de medicamentos botánicos y suplementos dietéticos están a disposición de los diabéticos. Si bien existen varios productos naturales que pueden ayudar a controlar el nivel de glucosa en la sangre, ninguno sirve para sustituir una dieta diseñada para mantener la glucosa en la sangre bajo control. Si usted decide probar una hierba o un suplemento que le ayude a controlar su glucosa en la sangre, asegúrese de informar a su médico y de obtener su aprobación. Vigile sus niveles de glucosa en la sangre con cuidado y mantenga buenos registros. De esta forma podrá colaborar con su doctor para ajustar la dosis de su medicina, de ser necesario, así como

revisar sus apuntes para evaluar si lo que toma sirve para disminuir su nivel de HbA1c. En vista de que la calidad de los productos herbarios y los suplementos dietéticos varía enormemente en los Estados Unidos, registrar de manera cuidadosa su reacción puede ayudarle a encontrar una formulación más eficaz o más consistente.

FÓRMULAS HERBARIAS CHINAS

Varias hierbas chinas se prescriben tradicionalmente de acuerdo con fórmulas complejas, las cuales incluyen diversas hierbas para ayudar a potenciar y a equilibrar al ingrediente o a los ingredientes principales. Un análisis objetivo de los datos de investigación disponibles a través de la Biblioteca Cochrane dio con varias pruebas clínicas controladas en las que se demostró una disminución en el nivel de glucosa en la sangre al tomar varios de estos ingredientes, pero también que la calidad de los estudios resultaba relativamente dudosa en términos generales.[405] Los reseñistas sugieren que medicinas herbarias como la albahaca morada (*holy basil*) o *bushen jiangtang tang* merecen estudiarse más a fondo. No tenemos por qué rechazar esta determinación. Sin embargo, cualquier diabético que decida probar las hierbas chinas tradicionales necesitará a dos médicos: a un especialista en medicina tradicional china y a otro con conocimientos actualizados en endocrinología, particularmente en el tratamiento de la diabetes. Tal vez resulte un desafío organizar su colaboración cercana, pero sería esencial hacerlo.

MELÓN AMARGO

El melón amargo o *Momordica charantia* pertenece a la familia del pepino y del *squash* y se consume como alimento y también como medicina en gran parte de la China.[406] No incrementa la producción de la insulina sino al parecer mejora la absorción de la glucosa por parte de las células. Se ha observado que el melón amargo disminuye el nivel de glucosa en la sangre en ayunas.[407] Es posible que sirva no para sustituir los medicamentos comunes para la diabetes sino como complemento de los mismos. Hace falta vigilar los niveles de glucosa en la sangre con cuidado. Los niños y las mujeres embarazadas no deben ingerir esta hierba porque puede ser peligrosa para ellos. Algunos niños han muerto después de comer los anillos rojos que rodean las semillas.

> **Un amigo de la familia nos dijo que el melón amargo sirve para reducir el nivel de glucosa en la sangre. Fuimos a la tienda de productos naturales más cercana y compramos un frasco; ¡al parecer funciona! Mi esposo toma metformina y gliburida contra la diabetes. Después de que agregó este suplemento, su nivel de glucosa en la sangre disminuyó mucho**.

CROMO

El cromo es un nutriente esencial del que se requieren cantidades muy pequeñas. Interviene en el aprovechamiento de la glucosa e incrementa la sensibilidad a la insulina en estudios realizados con cultivos de tejidos. La absorción del picolinato de cromo, que se encuentra con frecuencia en los suplementos, es relativamente buena.[408] No obstante, hay ciertas dudas con respecto a su seguridad.

Algunos estudios sugieren que los suplementos de picolinato de cromo (200 microgramos diarios) llegan a mejorar la tolerancia a la glucosa en los pacientes de diabetes del tipo II.[409, 410] Sin embargo, no todos los estudios han sido concluyentes. Al igual que los demás suplementos, el tratamiento con cromo es mejor para complementar el ejercicio, la dieta y los medicamentos a fin de controlar el nivel de glucosa en la sangre, no para sustituirlos. Se recomienda vigilar con cuidado el nivel de glucosa en la sangre, además de contar con supervisión médica.

FENOGRECO

El fenogreco (alholva, rica) es una semilla que se usa para condimentar la comida de la India. La medicina tradicional la aprovecha para tratar los síntomas de la diabetes. Varios estudios realizados con seres humanos sugieren que puede utilizarse para tratar tanto la diabetes del tipo I como la del tipo II, junto con medicamentos vendidos con receta. Se observó una disminución en los niveles de glucosa en la sangre y HbA1c al tomar la semilla en polvo.[411]

No obstante, hay varios posibles efectos secundarios. El fenogreco llega a producir diarrea, flatulencia y reacciones alérgicas. En teoría es posible que interactúe con la warfarina (*Coumadin*) y otros medicamentos anticoagulantes y probablemente sea mejor que las personas que los tomen lo eviten. Siempre existe el riesgo de que se desarrolle hipoglucemia al agregarse medicinas botánicas para disminuir el nivel de glucosa en la sangre a fármacos vendidos con receta con el fin de controlar la glucosa en la sangre, de modo que resulta esencial vigilar los niveles de glucosa con cuidado. La dosis común son 1 o 2 gramos de semillas tres veces al día, pero también puede tomarse en forma de té.[412]

• • •

P. *Encontré un condimento en mi especiero del que nunca había oído hablar ni contaba con instrucciones con respecto a su uso. Busqué el fenogreco como especia y descubrí que se trata de una hierba medicinal.*

Se utiliza para disminuir el nivel de colesterol y para controlar la glucosa en la sangre. El único efecto secundario que encontré fueron náuseas si se toma en exceso. ¿Qué saben ustedes acerca de esta hierba?

R. Diversos estudios realizados tanto con animales como con seres humanos demuestran que el fenogreco puede bajar los niveles de colesterol y de glucosa en la sangre. Los diabéticos que tomen fenogreco deben estar al pendiente de su nivel de glucosa en la sangre para asegurarse de que no baje demasiado.

Las semillas de fenogreco son ricas en fibra soluble y pueden utilizarse para tratar el estreñimiento. En dosis altas esta hierba puede producir molestias digestivas.

• • •

GIMNEMA SILVESTRE

Esta hierba proviene de la India y se utiliza en la medicina ayurvédica tradicional desde hace siglos. En estudios realizados con animales ha quedado demostrada su capacidad para disminuir los niveles de glucosa en la sangre.[413] No se le conocen efectos secundarios graves, pero es posible que esto se deba, hasta cierto punto, a la escasez de pruebas clínicas bien controladas.

NOPAL (*OPUNTIA SP.*)

Existe un tratamiento botánico interesante que sólo cuenta con el respaldo de muy pocas investigaciones, pero cuya popularidad va en aumento. Hace varios años un médico se comunicó con nosotros para señalar que uno de sus pacientes diabéticos había logrado un mejor control sobre su nivel de glucosa en la sangre por medio de un té de nopal (*prickly pear*). Los efectos de este cactus se han estudiado principalmente con base en animales y los resultados de estas investigaciones indican que ayuda a disminuir el nivel de glucosa en la sangre.[414, 415] Los estudios realizados con seres humanos se encuentran en la fase preliminar, pero sugieren que el nopal tal vez sirva también para controlar la glucosa en la sangre en las personas que tienen diabetes del tipo II.[416] Se recomienda vigilancia y supervisión médica atentas.

Soy un médico familiar y quiero hablarles de un remedio herbario. Un paciente diabético latino de 60 años de edad tenía problemas para controlar su nivel de glucosa en la sangre. A pesar de los cambios intensos que hizo en su alimentación y de recetarle Glucovance, su nivel de glucosa en la sangre seguía entre más o menos 160 y más de 180.

Un día llegó a consulta y su diario mostraba niveles consistentes de glucosa en la sangre de entre 90 y 100. Le pregunté qué había cambiado y explicó en voz baja: "Tengo una novia nueva que es de México. Me prepara un té de nopalitos y me lo da a beber tres veces al día. Ahora estoy mejor de la glucosa".

Puede ser difícil encontrar nopales frescos fuera de México o del desierto del sudoeste de los Estados Unidos. Cuando publicamos la historia sobre el té de nopalitos (el nopalito es un segmento tierno del tallo del cactus), nuestros lectores nos inundaron de preguntas acerca de cómo conseguir unas hojas de nopal. Antes de cambiarse de casa puede tratar de buscar este producto botánico natural en la tienda de productos naturistas más cercana (o en internet). Si bien es poco probable que le vendan nopales frescos, sí encontrará cápsulas de *prickly pear cactus* (*Opuntia*) o *nopal cactus*.

Resulta esencial vigilar su nivel de glucosa en la sangre con cuidado. Un lector licuó (batió) el cactus con jugo de manzana y llevó un registro exacto de sus niveles de colesterol, triglicéridos y glucosa. Al cabo de 6 meses su nivel de triglicéridos había bajado de 191 a 139; y el total de colesterol, de 202 a 169. Aún más interesante, también disminuyó su nivel de glucosa en la sangre. He aquí su historia:

Leí su artículo sobre el té de nopalito, así que lo empecé a tomar en abril y obtuve buenos resultados. Mi médico está enterado. Licúo una bolsa de nopal con 3 ½ tazas de jugo de manzana hasta obtener un líquido bebible. Tomo 4 onzas (120 ml) tres veces al día, con los siguientes resultados:

Glucosa en la sangre (promedio)

Ene	*147*	*sin cactus*
Feb	*143*	*sin cactus*
Mar	*158*	*sin cactus*
Abr	*142*	*con cactus*
Mayo	*132*	*con cactus*
Jun	*126*	*con cactus*
Jul	*135*	*con cactus*
Ago	*128*	*con cactus*

Apunto todos los alimentos que como diariamente y me hago la prueba todas las mañanas y llevo el registro. Puedo ver qué alimento hace qué cosa y tomo mi medicina como siempre y mi doctor está informado de todo".

Este caballero es el caso modelo de lo que significa controlar el nivel de glucosa en la sangre de manera responsable. Además de llevar un registro cuidadoso de sus niveles de glucosa, colabora estrechamente con su médico para asegurarse de que todo lo que haga sea seguro y eficaz.

HIERBA DULCE DE PARAGUAY

La hierba dulce de Paraguay es un edulcorante sin azúcar que se obtiene de las hojas de un arbusto sudamericano. No se ha aprobado como sustituto para el azúcar en los Estados Unidos, pero se utiliza mucho en el Japón. Cierto trabajo de investigación preliminar sugiere que consumir la hierba dulce de Paraguay en lugar de azúcar puede brindar beneficios más allá de evitar el azúcar. Un estudio pequeño llevado a cabo en el Brasil observó que el té de la hierba dulce de Paraguay mejora la tolerancia a la glucosa en las personas no diabéticas.[417] La planta también sirve

★★★ Hierba dulce de Paraguay

La hierba dulce de Paraguay es un sustituto natural del azúcar. Además de servir para endulzar los alimentos y las bebidas sin elevar el nivel de glucosa en la sangre, es posible que mejore la tolerancia a la glucosa. Asegúrese de vigilar su nivel de glucosa en la sangre al agregar este edulcorante a un régimen farmacéutico.

Desventaja: En pruebas de laboratorio, la hierba dulce de Paraguay —en dosis altas— interfirió con la reproducción de animales.

Costo: Aproximadamente 1 ó 2 centavos de dólar por ración.

para bajar la presión arterial. No se ha informado de ninguna toxicidad importante.

Cómo aliviar el estrés

Existe una relación directa entre el nivel de estrés y el de glucosa en la sangre. Para la persona que no padece diabetes probablemente no sea tan importante, a menos que su estado de estrés sea permanente. No obstante, en el caso del diabético, la ansiedad, el miedo, la depresión y las presiones emocionales aumentan el nivel de glucosa en la sangre y le dificultan controlar su afección.[418, 419] Dar un discurso, pelearse con la media naranja o asistir a la revisión anual del rendimiento personal en el trabajo son ejemplos de lo que puede afectar el nivel de estrés y de glucosa en la sangre. Los médicos con frecuencia se concentran en la alimentación, el ejercicio y otros factores físicos. Es menos común que tomen en cuenta las emociones, a pesar de que impactan la salud del diabético de manera tan profunda.

¿Cómo puede un diabético aprender a manejar el estrés de buena manera? No existe una respuesta única a esta pregunta. Cada quien enfrenta el estrés de modo diferente. Para algunos, la única estrategia efectiva puede ser renunciar a un trabajo muy exigente y cambiarse a vivir a una cueva. Intentar algo semejante les produciría aún más estrés a otros. Antes de hallar el enfoque correcto tal vez sea necesario probar varios.

Si hasta las manos se le ponen frías al tratar con alguien, un buen comienzo sería evitar a esta persona. Compre un anillo que cambia de color de acuerdo con el estado de ánimo (una reliquia de los años 70). Reacciona a la temperatura de la piel. Cada vez que las manos se le enfríen en respuesta al estrés, uno debe de cambiar de actividad para que se calienten. Las grabaciones para relajarse son útiles si puede encontrar el tiempo para escucharlas. Nuestras preferidas son las del Dr. Emmett Miller, quien se dedica a hacerlas desde hace mucho tiempo y tiene una voz tranquilizadora.

Es posible que a algunas personas les sirvan las consultas psicológicas individuales o el entrenamiento de biorretroalimentación para aprender a manejar el estrés. Otros más tal vez encuentren a un grupo para aprender diversas técnicas para manejar el estrés.[420] Si necesita una guía para hacerlo solo, sugerimos que busque un ejemplar del libro *The Mind-Body Diabetes Revolution* ("La revolución mente-cuerpo de la diabetes") de Richard Surwit. Contiene buenas sugerencias para aprender a relajarse y a superar el estrés, así como infor-

mación sobre la importancia de las cuestiones psicológicas en relación con la diabetes.

Cuando todo lo demás falla, un medicamento contra la ansiedad puede ser sumamente eficaz para controlar el nivel de glucosa en la sangre a corto plazo. Si sabe, por ejemplo, que viajar le produce ansiedad y le descompone la glucosa, quizá quiera preguntarle a su médico si un tratamiento corto con diazepam (*Valium*), alprazolam (*Xanax*) o algún otro fármaco semejante puede servirle para enfrentar las molestias de viajar.[421] Sin embargo, tales fármacos pueden crear adicción, así que no es buena idea depender de ellos por largos períodos.

La depresión también tiene un impacto importante en la diabetes y se contrapone a los esfuerzos que se realicen para controlar el nivel de glucosa en la sangre. Todo parece mucho más difícil de enfrentar cuando uno se siente deprimido y es posible que se dedique menos atención al ejercicio, la alimentación, los medicamentos y el cuidado de sí mismo. Ciertos cambios bioquímicos del cerebro relacionados con la depresión tal vez también contribuyan de manera directa al aumentar el riesgo de sufrir complicaciones diabéticas.[422] Existe una mayor probabilidad de que se formen los coágulos que pueden producir infartos o derrames cerebrales cuando un diabético está deprimido, así como de que aparezcan ritmos cardíacos irregulares e inflamación. Para un diabético resulta igualmente imprescindible evaluarse de manera regular con respecto a un posible estado depresivo y tratarse por ello en caso de ser necesario, como lo es que se revise los ojos con regularidad y se cuide los pies.

Píldoras para disminuir el nivel de glucosa

Muchas veces la alimentación y el ejercicio no bastan por sí solos para controlar el nivel de glucosa en la sangre. El médico dispone de una selección muy amplia de medicamentos que puede prescribir: la metformina, que también se dispensa bajo el nombre de marca *Glucophage*; las medicinas cuyo nombre genérico contiene "glitazona", como la pioglitazona (*Actos*); y los fármacos más antiguos para bajar el nivel de glucosa en la sangre, similares a la clorpropamida o la tolazamida, así como sus primos más jóvenes como la gliburida (*Micronase*), la glimepirida (*Amaryl*) o la glipizida (*Glucotrol*). Es posible recurrir a medicamentos de aparición más reciente que estimulan la secreción de la insulina —la nateglinida (*Starlix*) y la repaglinida (*Prandin*)— en lugar de alguno de los fármacos más antiguos para disminuir el nivel de glucosa en la sangre. En última instancia, si no se logra que los niveles de glucosa en la sangre y de hemoglobina glicosilada bajen de manera aceptable, incluso un diabético del tipo II tal vez termine usando insulina. Sin embargo, por lo común tiene sentido probar los medicamentos tomados por vía oral primero.

Es difícil saber de antemano cuál de estas píldoras le funcione mejor a un paciente dado. Al igual que en todo lo demás relacionado con la diabetes, las personas tienen reacciones diversas. A algunos les va bien con un solo fármaco, mientras que otros requieren un régimen complicado. Sólo usted y su médico podrán determinar qué medicamento probablemente sea el más seguro y el más eficaz para usted.

A fin de establecer los patrones con claridad y de orientar un poco a los médicos, los científicos de Kaiser Permanente, una organización de mantenimiento de la salud gigantesca del norte de California, revisaron su enorme base de datos. Primero crearon un registro de pacientes diabéticos y luego analizaron los datos para ver cuáles fármacos habían sido más eficaces a lo largo del tiempo. A pesar de que la mayoría de los pacientes comienzan con uno de los medicamentos, como clorpropamida o gliburida, tal tratamiento resultó el menos eficaz para bajar el nivel de HbA1c adecuadamente.[423] El tratamiento más eficaz era triple: un fármaco terminado en "glitazona" combinado con metformina y con un medicamento parecido a la gliburida. La segunda opción más eficaz consistía en metformina e insulina.

Uno de los aspectos más interesantes del estudio realizado por la Kaiser Permanente fue que la conducta del paciente servía para predecir el éxito que tendría el tratamiento, además del fármaco usado. Resultaba mucho más probable que los pacientes que medían su nivel de glucosa con frecuencia y los que asistían a todas o a casi todas sus consultas lograran y mantuvieran el control sobre su nivel de glucosa.[424] Es posible que seguir el tratamiento diabético de manera concienzuda, tomar los medicamentos, vigilar los niveles de glucosa en la sangre y de HbA1c, observar una alimentación y un régimen de ejercicio prudentes y controlar el peso lo mejor posible sea casi tan importante como el fármaco que su médico decida recetarle.

Metformina

Una revisión de la mayor parte de las publicaciones mundiales sobre la diabetes, realizada por la Colaboración Cochrane, demuestra que la metformina (*Glucophage*) sola es un tratamiento excelente si se usa para mantener un control estrecho sobre la glucosa en la sangre.[425] La metformina mejora el control sobre la glucosa al hacer más eficiente la respuesta de las células a la insulina y al reducir la cantidad de glucosa producida por el hígado. A diferencia de algunos otros fármacos contra la diabetes tomados por vía oral, no induce a subir de peso y tal vez incluso ayude a las personas a controlarlo.

No obstante, puede ser peligrosa para las personas que padezcan una enfermedad renal, quienes no deben tomar el fármaco. De hecho, todas las personas que se traten con metformina deberán someterse a una evaluación de su funcionamiento renal de manera regular (por lo menos una vez al año). Las personas que sufran una insuficiencia cardíaca congestiva tampoco deben tomar metformina.

La metformina tiene dos efectos secundarios graves de los que los pacientes deben estar enterados. El primero, la acidosis láctica, es

---

LOS SÍNTOMAS DE LA ACIDOSIS LÁCTICA

- Dolores o debilidad musculares
- Falta de aliento
- Dolor de estómago, náuseas o vómito
- Letargo o somnolencia
- Arritmia
- Sentirse muy mal en general

---

poco común, pero si se da se trata de una emergencia médica. La acidosis láctica puede tener consecuencias mortales. Las personas que sufren una enfermedad renal o insuficiencia cardíaca congestiva son más susceptibles de desarrollar este problema, por lo que no deben ingerir la metformina. Los diabéticos que no padezcan otra enfermedad también pueden desarrollar acidosis láctica al tratarse con metformina, sobre todo si acostumbran tomar alcohol.

Evaluar la respuesta a la metformina es un poco difícil, ya que muchos pacientes experimentan trastornos del tracto digestivo al primero empezar a tomar este medicamento. Entre los posibles efectos secundarios figuran diarrea, náuseas, vómito, indigestión y dolor de estómago. No obstante, estos efectos secundarios deben de desaparecer poco a poco al cabo de unas cuantas semanas. Si vuelven a darse síntomas digestivos hay que informar de inmediato al médico, ya que puede tratarse de síntomas de la acidosis láctica.

El otro efecto secundario es el agotamiento de la vitamina B_{12}. En vista de que esta vita-

★★★ Metformina (*Glucophage*)

La metformina mejora la sensibilidad a la insulina. A veces sirve por sí sola para controlar el nivel de glucosa en la sangre o bien puede combinarse con otros medicamentos contra la diabetes para mejorar el control sobre la glucosa. Algunos efectos comunes son, entre otros, diarrea, náuseas y vómito, flatulencia, fatiga, indigestión y dolor de cabeza.

Evite la goma de guar que se encuentra en muchos alimentos bajos en grasa (aliños/aderezos para ensalada, postres congelados, etcétera), ya que reduce la absorción y la eficacia de la metformina.

Desventaja: Acidosis láctica, una reacción muy poco común que requiere atenderse de emergencia y puede ser mortal.

Costo: Aproximadamente entre 90 y 120 dólares al mes; la versión genérica, entre 65 y 100 dólares mensuales.

mina se almacena en el cuerpo, se va agotando de manera gradual y los síntomas suelen o pasar desapercibidos o atribuirse a otra causa. El médico debe realizar pruebas de los niveles de ácido metilmalónico (o *MMA* por sus siglas en inglés), así como de vitamina B_{12}. Afortunadamente la insuficiencia de vitamina B_{12} se trata fácilmente con suplementos. En estos casos no hace falta inyectarla, sino que basta con tomar suplementos por vía oral de alrededor de 1 miligramo al día (para la vitamina B_{12} se trata de una dosis grande). Consulte antes a su médico para averiguar si este tratamiento es el indicado para usted.

“Soy un médico retirado y padezco diabetes del tipo II. La metformina ha mantenido mi nivel de glucosa en la sangre dentro de un rango normal desde hace 10 años. A pesar del buen control que he logrado sobre mis niveles de glucosa en la sangre y de hemoglobina glicosilada, el entu-mecimiento de mis pies empezó a empeorarse. También tenía ciertos problemas de equilibrio al caminar, aunque muy leves.

Al revisar las publicaciones médicas descubrí que la metformina interfiere con la absorción de la vitamina B_{12}. Sospeché que posiblemente sufría una insuficiencia de esta vitamina y empecé a tomar suplementos orales de vitamina B_{12}.

Al cabo de una semana me di cuenta de que mi rendimiento mental había mejorado. Antes de ello no me había percatado de que tuviera problemas cognitivos. Dejé de tener problemas para caminar y siento menos entumecidos los pies.

Muchos diabéticos mayores toman metformina. Si desarrollan un déficit neurológico y mental sutil a consecuencia de la falta de vitamina B_{12} existe forma de tratar estos problemas, pero es muy posible que sean pasados por alto”.

Pioglitazona (Actos)

La pioglitazona (*Actos*) es un medicamento de aparición más reciente contra la diabetes que incrementa la sensibilidad a la insulina y disminuye la resistencia a la misma. Ambas acciones reducen la cantidad de insulina en el torrente sanguíneo y deben de bajar el nivel de HbA1c. Además de que este medicamento sirve para bajar el nivel de glucosa en la sangre en ayunas, también puede ayudar a controlarlo después de comer.[426] En el estudio de Kaiser Permanente que mencionamos en la página 267, los fármacos que pertenecen a este grupo eran los mejores para disminuir el nivel de HbA1c a un rango normal sin recurrir a otro medicamento.

Actos ha recibido mucha atención por parte de los médicos especializados en la diabetes debido a su impacto favorable en algunos lípidos de la sangre. No parece hacer mucho por mejorar los niveles de LBD "malo", pero eleva el del colesterol LBD "bueno" (lo cual no es nada fácil) y baja el de triglicéridos.[427]

Nadie sabe si estas mejorías en las grasas sanguíneas disminuyan el riesgo de sufrir un infarto u otras complicaciones cardiovasculares a la larga. Al fin y al cabo eso es lo más importante, ya que los diabéticos corren un riesgo sumamente alto de padecer una catástrofe cardiovascular. Como sea, *Actos* es relativamente eficaz para prevenir que un stent cardíaco se cierre después de haber sido colocado dentro de una arteria coronaria.[428] Y un estudio comparativo entre *Actos* y *Avandia* (un medicamento similar) mostró que *Actos* surte mejores efectos sobre varias medidas de colesterol y de lípidos sanguíneos.[429] Si a la larga esta característica se traduce en una disminución de la probabilidad de sufrir un infarto o un derrame cerebral, definitivamente valdría la pena.

La pioglitazona puede producir retención de líquidos, por lo que no deben tomarla los pacientes que padezcan una insuficiencia cardíaca congestiva. Entre los efectos secundarios figuran una mayor susceptibilidad de sufrir dolor de garganta, resfriado, bronquitis y otras molestias semejantes; dolor de cabeza, dolor en los dientes, sinusitis y dolor muscular. Un fármaco competidor, la rosiglitazona (*Avandia*, *Avandamet*), también se ha relacionado con la retención de líquidos. No obstante, lo que más preocupa es la posibilidad de que esta sustancia fomente la acumulación de líquidos al fondo del ojo. Este edema macular puede hacer borrosa la vista y dañar el ojo.

Repaglinida (**Prandin**)

La meta de tratar la diabetes es que el nivel de glucosa en la sangre se mantenga dentro de un rango normal, ya que con ello se reduce la probabilidad de sufrir complicaciones graves. Si la metformina o una de las "glitazonas" no bastan para lograrlo, es posible que el médico agregue un medicamento que estimule la secreción de insulina. Dos fármacos, la nateglinida (*Starlix*) y la repaglinida (*Prandin*), hacen que las células beta del páncreas aumenten la producción de insulina a la hora de la comida,[430] lo cual ayuda a evitar que los niveles de glucosa en la sangre se eleven demasiado después de comer.

Varios estudios han comparado estas dos sustancias solas o en varias combinaciones. No hay resultados definitivos, pero la comparación entre la nateglinida sola y la repaglinida sola sugiere que la repaglinida ofrece cierta ventaja.[431] *Prandin* hizo bajar el nivel de HbA1c mucho más que *Starlix*; disminuyó más el nivel de glucosa en ayunas; y más de la mitad (el 54 por ciento) de los pacientes que tomaban *Prandin* lograron bajar su nivel de HbA1c del 7 por ciento, en comparación con menos de la mitad (el 42 por ciento) que lo logró con *Starlix*. Desde luego hay un precio que pagar. Había una mayor probabilidad de que los pacientes que tomaban *Prandin* padecieran hipoglicemia (nivel bajo de glucosa en la sangre). Asimismo subieron más de peso (casi 4 libras/ 2 kg en 4 meses), lo que constituye un efecto secundario desalentador.

Estos fármacos son más eficaces al combi-narse con metformina que solos.[432, 433, 434] Algunos de los efectos secundarios de la repaglinida son el dolor de cabeza, dolor en las articulaciones o la espalda e infección de las vías respiratorias superiores. Medicamentos como la ketoconazola (*Nizoral*) y la claritromi-cina (*Biaxin*) aumentan el nivel de repaglinida en la sangre, lo cual puede incrementar la pro-babilidad de sufrir reacciones desagradables. La toronja (pomelo) afecta a la misma enzima (CYP3A4) y puede tener un efecto semejante.

Exenatida (**Byetta***)*

La exenatida (*Byetta*) es otra opción de tratamiento para la diabetes del tipo II. Su his-toria es interesante, porque tuvo su origen en estudios sobre la saliva de un lagarto venenoso del sudeste de los Estados Unidos que se llama monstruo Gila. *Byetta* se inyecta y se utiliza combinada con metformina o con un fármaco que sirva para bajar el nivel de glucosa en la sangre, como la gliburida. *Byetta* reduce la ele-vación que se da en el nivel de glucosa después de comer y puede ayudar a los diabéticos a bajar de peso.

El efecto secundario más común son las náuseas, pero el más grave es la hipoglucemia. Al agregarse *Byetta* a un medicamento como la gliburida aumenta el riesgo de sufrir un bajón peligroso en el nivel de glucosa en la sangre. Los pacientes que toman *Byetta* deben apren-der qué hacer si el nivel de glucosa en la san-gre baja demasiado. Entre los demás efectos secundarios figuran vómitos, diarrea, mareos, nerviosismo, dolor de cabeza e indigestión.

★ ★ ★ ★ Pioglitazona (*Actos*)

La pioglitazona mejora la sensibilidad a la insulina y disminuye la resistencia a la insu-lina. Baja el nivel de triglicéridos y eleva el de colesterol LAD, lo cual puede reducir el riesgo de sufrir problemas cardiovasculares. Se toma una vez al día.

Desventaja: Es posible que interactúe con anticonceptivos orales y los haga menos eficaces.

Costo: Aproximadamente entre 100 y 115 dó-lares mensuales.

★★ Repaglinida (*Prandin*)

La repaglinida disminuye el nivel de glucosa en la sangre al estimular la liberación de insulina y resulta particularmente eficaz para reducir el nivel de glucosa en la sangre después de haber comido. La repaglinida se toma por lo general cuando mucho 15 minutos antes de las comidas.

Desventaja: El nivel de glucosa en la sangre puede bajar demasiado (hipoglucemia). Es posible que la repaglinida fomente el aumento de peso.

Costo: Aproximadamente entre 130 y 140 dólares mensuales.

Las personas que padezcan problemas del riñón o una enfermedad digestiva grave no deben tomar *Byetta*.[435]

Conclusiones

A estas alturas esperamos que usted aprecie la importancia de controlar su nivel de glucosa en la sangre. La diabetes es un padecimiento común (algunos diabetólogos piensan que dentro de poco afectará a casi la mitad de la población de los Estados Unidos) y sus complicaciones son devastadoras. Hemos tratado de proporcionarle diversas estrategias para prevenir o controlar esta enfermedad. No obstante, recuerde que sin importar la táctica que adopte deberá colaborar estrechamente con las personas a cargo de su salud.

A continuación resumimos las recomendaciones que hemos hecho en este capítulo.

- Es posible prevenir la diabetes. Controle su peso, prefiera las verduras no feculentas en lugar de pasta o pan y evite los refrescos (sodas), el jugo de frutas y las carnes procesadas.
- Haga mucho ejercicio, de preferencia un poco también al aire libre, para que exponga la cara y las manos a entre 10 y 15 minutos de sol varios días a la semana. Si no sale, tome entre 800 y 1.200 UI de vitamina D_3 al día.
- Si usted recibe el diagnóstico de diabetes, aprenda a medir su nivel de glucosa en la sangre. Lleve un registro de cómo lo afectan el ejercicio y la alimentación. Considere tomar canela o vinagre para ayudar a nivelar la glucosa en la sangre cuando consuma una comida con muchos carbohidratos.
- Si piensa probar hierbas o suplementos dietéticos como el cromo, el melón amargo, el fenogreco (alholva, rica), la gimnema silvestre o el nopal, consulte a las personas a cargo de su salud antes de iniciar el tratamiento y vigile su nivel de glucosa en la sangre con cuidado.
- Si resulta necesario tomar medicamentos, asegúrese de encontrar, junto con su médico, la opción más segura y eficaz para usted. No debería tener que padecer efectos secundarios terribles con tal de controlar su nivel de glucosa en la sangre.

(*Nota*: si encuentra en este capítulo términos que no entiende o que jamás ha visto, favor de remitirse al glosario en la página 561).

DOLOR DE CABEZA

• Tome aspirina o acetaminofén contra un dolor de cabeza ocasional	★★★★★
• No exagere en el uso de medicamentos contra el dolor de cabeza	
• Consulte a un médico si sufre dolores de cabeza con frecuencia o muy intensos	
• Pruebe la riboflavina o la matricaria (margaza) para prevenir la migraña de manera natural	★★
• Pruebe la acupuntura para reducir la frecuencia de las migrañas	★★★
• Trate su migraña lo más pronto posible	
• Tome *Excedrin Migraine* para migrañas leves	★★★★
• Consulte a su médico acerca de un triptano para las migrañas más intensas	★★★
• Hable con su doctor sobre el topiramato (*Topamax*) si sufre migrañas con frecuencia	★★
• Prevenga las migrañas menstruales con un fármaco antiinflamatorio no esteroideo	
• Prevenga los dolores de cabeza por motivos sexuales con un fármaco antiinflamatorio no esteroideo	

Los dolores de cabeza son sumamente comunes, ocupando el lugar número siete en la lista de las razones por las que las personas consultan a su médico. Se calcula que 45 millones de personas padecen dolores de cabeza crónicos. La cifra no incluye a quienes tienen dolor de cabeza de vez en cuando. A pesar de todo, no está muy claro qué es lo que causa el dolor de cabeza exactamente.

De acuerdo con el Dr. Joel Saper, director del Instituto Neurológico y para el Dolor de Cabeza de Michigan, el cerebro no siente dolor. Por eso los neurocirujanos pueden realizar una intervención quirúrgica en los tejidos cerebrales estando el paciente completamente consciente. Así que un dolor de cabeza no se debe precisamente a dolor en el cerebro. Las sensaciones que experimentamos como dolor de cabeza pueden emanar del cuero cabelludo, el cráneo o el recubrimiento del cerebro. Los músculos y los nervios del cuello también pueden causar molestias que se perciban como dolor de cabeza.

Experimentar un dolor de cabeza leve de vez en cuando por lo común no plantea un problema grave. No obstante, un dolor de cabeza más intenso, aunque sólo ocurra de vez en cuando, o bien un dolor de cabeza crónico, aunque no sea muy doloroso, deben ser evaluados por el médico. Tomarse unas cuantas pastillas de aspirina o de acetaminofén no es buena idea si el dolor de cabeza se da varias veces a la semana. De hecho, en opinión del Dr. Saper el uso muy frecuente de tales analgésicos vendidos sin receta puede llegar a causar más dolor de cabeza cuando la intención era tratarlos. Hace falta un doctor experimentado en cuestiones de dolor de

cabeza para ayudar a alguien a salir de tal círculo vicioso.

*❝He sufrido dolores de cabeza desde siempre.
Desde hace 30 años tomo entre 25 y 35 aspirinas
al día, además de medicamentos para los senos
nasales. Mi médico no está enterado de estas
dosis tan grandes, pero revisiones físicas regulares no han revelado daños a mi hígado o
riñones❞.*

El problema está en que muchos médicos
no están conscientes de la gravedad que llega
a alcanzar esta situación. En un artículo
de opinión publicado por la revista médica
Headache, el Dr. John Edmeads señaló que "el
uso (o, mejor dicho, el abuso) diario de analgésicos de hecho empeora y perpetúa los dolores de cabeza". Lamentó el hecho de que un
número tan reducido de doctores estén "conscientes de que el abuso crónico de los analgésicos produce dolores de cabeza crónicos".[436]

El dilema que los médicos enfrentan a la
hora de dar el diagnóstico es que deben distinguir entre dolores de cabeza causados por la
ingesta exagerada de analgésicos, dolores de
cabeza producidos por otra afección médica y
dolores de cabeza ocasionados por un cambio
en la química del cerebro. Si el dolor de cabeza
se debe a una afección subyacente como la
gripa, desaparecerá en cuanto la infección
haya transcurrido. La enfermedad celiaca es
una afección que llega a provocar dolores de
cabeza recurrentes además de otros muchos
síntomas, a pesar de que el asunto subyacente

en realidad es una reacción al gluten en el
intestino delgado. El tratamiento consiste en
evitar los alimentos que contienen gluten
(trigo, cebada y centeno).

*❝Padecí migrañas durante más de 10 años. Con-
sulté a varios neurólogos, pero mis dolores de
cabeza intensos me obligaron a adelantar mi
retiro.*

*En el otoño del 2002 pasé de tres dolores de
cabeza a la semana a un dolor de cabeza casi
continuo. Ese mes de noviembre sólo estuve 3
días sin dolor de cabeza. Tomé medicamentos
contra las migrañas, como* Frova, Maxalt e Imitrex, *pero principalmente me la pasé acostada
en una habitación oscura.*

*No sabía qué hacer. Entonces el doctor
familiar sugirió una alimentación sin gluten.
Poco a poco mis dolores de cabeza se hicieron
menos frecuentes y después de varios meses
vivía el 98 por ciento del tiempo sin dolor de
cabeza. ¡Siento como si me hubieran regalado
una nueva vida!❞*

Dolor de cabeza por dejar de tomar cafeína

Muchas personas se han dado cuenta actualmente que ingerir cafeína todos los días puede
causar dependencia. Interrumpir el consumo —al no tomar café el fin de semana, por
ejemplo— puede producir dolor de cabeza
por la falta de cafeína, acompañado de irritabilidad y fatiga. La mejor forma de manejar
este tipo de dolor de cabeza a corto plazo pro-

bablemente sea consumir un poco de cafeína. No obstante, a plazo más largo disminuir poco a poco el consumo de café, gaseosas o de medicamentos que contienen cafeína le permitirá a la persona afectada suspender el consumo de esta droga sin padecer fuertes dolores de cabeza.

• • •

P. *Soy una persona sana y rara vez tomo medicina. Dejé de fumar hace 14 meses y estoy tratando de dejar el café. Hace poco empecé a tener problemas con dolores de cabeza por fatiga y tensión por la tarde. Si tomo* **Extra Strength Excedrin** *con una gaseosa de cola durante mi descanso del trabajo, el dolor de cabeza desaparece como por obra de magia. La aspirina normal no surte el mismo efecto. ¿Por qué* **Excedrin** *es más eficaz?*

R. Cada *Extra Strength Excedrin* contiene aspirina (250 mg), acetaminofén (250 mg) y 65 mg de cafeína. Por lo tanto, la dosis estándar de dos píldoras le brindará 130 mg de cafeína. Junto con su gaseosa probablemente equivalga a la misma cantidad de cafeína como la que hay en dos tazas grandes de café.

Es muy posible que el bajón en su energía y los dolores de cabeza que experimenta por la tarde se deban a la falta de cafeína. Incluso las personas que acostumbran tomar tan sólo 2½ tazas de café al día llegan a experimentar síntomas como letargo, dolores de cabeza y ansiedad al dejar el café.

Al tomar un analgésico que contiene cafeína podría estarse facilitando el proceso de dejar de tomar café. Otra posibilidad es tratar de reducir el consumo de cafeína poco a poco hasta dejarlo completamente.

• • •

Dolor de cabeza por tensión

Los expertos solían distinguir entre categorías distintas de dolor de cabeza: dolor de cabeza por tensión, dolor de cabeza sinusal, migraña, etcétera. Si bien es posible que algunas de estas categorías sean útiles, los límites entre una y otra se han vuelto borrosos. Tratar de distinguir entre un dolor de cabeza por tensión y una migraña no es tarea de aficionados.

A pesar de que se afirma que los dolores de cabeza por tensión son mucho más comunes que las migrañas, muchas de las investigaciones que se han llevado a cabo recientemente se han concentrado en prevenir y tratar las migrañas. ¿Pero cómo hay que manejar los dolores de cabeza recurrentes por tensión?

Siempre y cuando el dolor de cabeza no se dé más que una vez a la semana, no hay problema con tomar un fármaco vendido sin receta en forma de píldora o polvo. Estos remedios contienen aspirina, acetaminofén o

★★★★★ Aspirina

Al tomarse en una dosis de 650 miligramos (dos tabletas), la aspirina, aquel remedio genérico que todos conocemos, aliviará el dolor de cabeza por tensión en la mayoría de los casos. No hay peligro a menos que el dolor de cabeza se dé con mayor frecuencia. Consumir un exceso de aspirina aumenta la posibilidad de sufrir irritación estomacal o úlceras y también puede producir "dolor de cabeza de rebote". Es posible que consumir regularmente aspirina (o acetaminofén) por lo menos 2 días a la semana aumente el riesgo de que el dolor de cabeza se vuelva crónico a causa del medicamento.

Efectos secundarios: Trastornos del tracto digestivo, entre ellos úlceras.
Desventaja: Las personas que tienen una alergia a la aspirina deben evitarla por completo.
Costo: Económica, pues cada dosis cuesta aproximadamente 5 centavos. El precio aumenta si opta por un producto de marca.

un fármaco antiinflamatorio no esteroideo (AINE), generalmente ibuprofeno. Se ha demostrado que todos alivian el dolor de cabeza. Para este tipo de consumo ocasional, la única razón para preferir alguno de ellos es su propia experiencia de alivio del dolor. Si la aspirina no parece servirle pero *Tylenol* sí, tome el acetaminofén, y a la inversa igual.

Es posible que agregar cafeína al analgésico ayude a que funcione mejor. Puede comprar una píldora que ya contenga cafeína o bien tomar su aspirina, acetaminofén o ibuprofeno con té helado o una taza de café.

Nuestros lectores han sugerido varios remedios especiales que tal vez valga la pena considerar, aunque no contemos con pruebas sólidas de que funcionen. Por lo menos son baratos y de bajo riesgo y no perpetuarán los dolores de cabeza aunque alguien se deje llevar y los aplique con demasiada frecuencia.

Las personas han tratado de untarse unas gotas de aceite de menta (*peppermint*) a la frente. Otros se han untado la pomada de la marca *Vicks VapoRub* en las sienes. Utilizar *Vicks* para tratar un dolor de cabeza no ha sido aprobado oficialmente, al igual que otros tantos usos creativos que las personas han inventado para el *VapoRub*. Uno de sus ingredientes es el mentol y el aceite de menta también contiene mentol. No sabemos si el mentol posea propiedades especiales para aliviar los dolores de cabeza, pero se ha demostrado que alivia el dolor muscular. Quizá tenga un efecto semejante en el caso de un dolor de cabeza por tensión.

> **He disfrutado sus columnas sobre Vicks Vapo-Rub *para varios fines. He aquí uno del que quizá no hayan oído antes. Una amiga tenía un dolor de cabeza que no se le quitaba. Le dije que se untara un poco de* Vicks *en la frente. Pensó que estaba loca, pero funcionó. Lo ha aplicado desde entonces***.

Algunos especialistas en dolores de cabeza han utilizado entrenamientos en relajación con personas que padecen dolores de cabeza crónicos o recurrentes. Pueden ayudarles a los individuos dispuestos a poner en práctica la técnica, entre ellos a adolescentes que padezcan dolores de cabeza frecuentes en la escuela.[437]

Las personas que sufran dolores de cabeza frecuentes del tipo que sean deben tener en cuenta un punto muy importante: exagerar en el consumo de analgésicos de hecho puede causar dolores de cabeza crónicos. Se trata de un problema muy difícil para manejarse por cuenta propia, así que la persona que regularmente toma analgésicos para tratar dolores de cabeza durante más que 2 días a la semana deberá consultar a un especialista en dolores de cabeza.

Migrañas

Los expertos calculan que entre 28 y 30 millones de estadounidenses sufren migrañas.[438] Son muchas más mujeres las que padecen migrañas que hombres. Tal como lo hemos señalado, tratar de distinguir entre una migraña y otra causa de dolor de cabeza suele ser tarea para un experto. No obstante, si el dolor de cabeza se acompaña de una sensibilidad extraordinaria a la luz o el ruido o por náuseas, o bien si la precede un aura de luces relampagueantes o de puntos ciegos, hay que evaluar a la persona por migraña. Otros posibles indicios son dolor de un solo lado de la cabeza o punzadas de dolor, sobre todo al moverse.

Solemos imaginarnos que el dolor por migraña es sumamente intenso. No siempre es así. No obstante, si se trata de una migraña existen tratamientos que deben ayudar a controlar el dolor, ya sea que se trate de una simple molestia o que lo incapacite por completo.

• • •

P. *Tengo 20 años de edad y he padecido dolores de cabeza intensos desde que tengo uso de la razón. Hace poco consulté a mi médico al respecto y me dijo que no me preocupara siempre y cuando desaparecieran con un analgésico vendido sin receta.*

Me preocupa la frecuencia de los dolores de cabeza y el hecho de que el dolor siempre se ubique del lado izquierdo de mi cabeza. Me da por lo menos una vez a la semana, normalmente más. ¿Cuál analgésico es mejor?

R. Por favor acuda a un centro especializado en dolores de cabeza. Sentir un dolor de un solo lado de la cabeza puede ser síntoma de migraña. Si ese es su problema, tal vez le sirva un medicamento vendido con receta contra la migraña.

De acuerdo con el Dr. Joel Saper, uno de los expertos más destacados del país en dolores de cabeza, tomar cualquier analgésico vendido sin receta más que 2 días a la semana puede agravar el problema al causar dolores de cabeza de rebote.

• • •

LO QUE DESENCADENA LA MIGRAÑA

Alcohol (lo cual incluye el vino tinto, entre otras bebidas)

Aspartame (el cual se encuentra en muchos alimentos *light* sin azúcar)

Chocolate

Dejar de ingerir cafeína

MSG (glutamato monosódico, el cual se encuentra en muchos alimentos procesados, entre ellos el cacahuate)

Nitratos (los cuales se encuentran en las carnes procesadas, como los perritos calientes y el *salami*)

Tiramina (la cual se encuentra en el chocolate, la crema agria, los frutos secos, el queso añejo y el yogur)

Si a usted le diagnostican migraña, querrá saber qué estímulos la provocan para evitarlos lo más posible. Al cerebro propenso a sufrir migrañas le gustan las rutinas, hasta cierto punto. La falta de sueño, la deshidratación, saltarse una comida, el humo de segunda mano, el perfume y varios alimentos o ingredientes diferentes son estímulos comunes.[439] Llevar un diario de dolores de cabeza es una buena manera de descubrir qué le produce su migraña. El diario sirve para apuntar detalles como comidas, ejercicio, horas de sueño, etcétera, así como las migrañas mismas, para que pueda descubrir los patrones que haya.

Se ha puesto en duda la validez de algunos de estos posibles estímulos. El fabricante de aspartame ha producido datos para demostrar que el aspartame no causa dolores de cabeza. Un estudio doble ciego que utilizó un dulce de algarroba como placebo por el chocolate observó que las mujeres con migrañas recurrentes tenían la misma probabilidad de desarrollar dolores de cabeza al comer chocolate como al comer placebo.[440] La noticia fue recibida con alivio por algunas personas, si no es que con júbilo.

• • •

P. *A mi esposa le encanta el chocolate, pero leyó que puede producir dolores de cabeza. Ahora no lo come, ni siquiera en ocasiones especiales. Solía comprarle un chocolate excelente el Día de los Enamorados y en su cumpleaños y realmente lo disfrutaba.*

No recuerdo que le haya dado dolor de cabeza enseguida de comer chocolate, pero de vez en cuando padece migrañas. ¿Puede decirme por qué el chocolate es problemático?

R. Desde hace mucho tiempo se acusa al chocolate de provocar dolores de cabeza debido a su alto contenido de tiramina. Se piensa que esta sustancia libera serotonina y causa la contracción y expansión de los vasos sanguíneos. No obstante, investigaciones científicas han demostrado que la mayoría de quienes sufren dolores de cabeza tal vez no sean sensibles al chocolate.

En un estudio cuidadosamente diseñado, 63 mujeres que padecen dolores de cabeza comieron ya sea dulces de algarroba o de chocolate (ambos de sabor menta para ocultar las diferencias obvias). El consumo de chocolate no se relacionó de manera significativa con dolores de cabeza.

Su esposa puede llevar a cabo su propio experimento para ver si realmente es sensible al chocolate. Es posible que se esté privando sin necesidad.

• • •

Algunos científicos dudan de que el queso, el chocolate y los frutos secos realmente produzcan migraña. Aunque no sea así en la mayoría de los casos, es posible que algunos individuos tengan reacción al aspartame, el chocolate, el queso o muchos alimentos más.

"¿Ha oído de tomar cerveza para detener una migraña? Consulté a un médico en un pueblito de Luisiana y me preguntó si veo un aura. Antes de que la cabeza me empieza a dolor, me cambia la visión y veo lucecitas parpadeantes.

El doctor me dijo que tomara una lata de cerveza (no vino ni alcohol fuerte) en cuanto empezara a ver las luces. Este remedio ha funcionado casi todas las veces a lo largo de los últimos 20 años. Pensé que les interesaría a otras personas que padecen migraña".

No hay forma de predecir cuáles alimentos le producirán una migraña a una persona o le sirvan a otra. Se piensa que la cerveza les provoca dolores de cabeza a algunas personas. No obstante, supimos de una mujer cuyo dolor de cabeza no se manifestaba si tomaba una cerveza al primerísimo indicio de problemas. Incluso llevaba una lata de emergencia consigo con propósitos medicinales. El diario de los dolores de cabeza que mencionamos le ayudará a determinar qué alimentos le causan problemas.

"He sufrido migrañas a lo largo de toda la vida, pero empezaron a empeorar desde hace dos años. Mi medicamento dejó de surtir efecto y padecía dolores de cabeza diarios.

Estaba desesperada, así que cuando alguien sugirió que consultara a un alergista lo hice. Descubrí que tengo una alergia a muchos de los alimentos que solía consumir diariamente, entre ellos el café, el trigo, el arroz, la avena, el huevo y el tomate (jitomate).

Ahora que cambié mi alimentación mi cabeza se siente mucho mejor. Algunas migrañas recurrentes justifican ver a un alergista".

REMEDIOS NATURALES

La gran novedad en el tratamiento de las migrañas son los fármacos vendidos con receta conocidos como "triptanos" que se desarrollaron a lo largo de la década pasada. Asimismo se ha dado un avance interesante en un medicamento, también vendido con receta, que las personas que padecen migrañas crónicas pueden tomar de manera preventiva. Por su parte, varios remedios herbarios y suplementos dietéticos también resultan prometedores para prevenir las migrañas.

LA RIBOFLAVINA

"*He sufrido migrañas desde hace muchos años. Creo que probé todos los fármacos disponibles contra la migraña e incluso ingresé a la sala de urgencias en varias ocasiones.*

Por fin me mandaron con un neurólogo quien me dijo que tomara un complejo de vitamina B (B-100). Puedo afirmar sinceramente que no he sufrido una migraña en 2 años. No podía creer que después de tanto tiempo de tomar medicamentos lo único que me hiciera falta fuera una vitamina".

Se ha dado a conocer que la riboflavina, una vitamina del complejo B (el B_2), ayuda a prevenir las migrañas recurrentes. En el marco de un estudio, 400 miligramos de riboflavina al día redujeron la frecuencia de los dolores de cabeza de manera marcada de 4 días al mes a 2 días al mes.[441] No obstante, se trata de una dosis muy alta. Otro estudio comparó un producto que combinaba 400 miligramos de riboflavina con 300 miligramos de magnesio y 100 miligramos de extracto de matricaria (margaza) con un "placebo" de 25 miligramos de riboflavina.[442] Los investigadores no observaron ninguna diferencia entre el placebo y el producto combinado. Sin embargo, los resultados no los decepcionaron, porque ambos grupos sufrían menos migrañas y menos molestias en general que antes de iniciar el estudio. Los investigadores formularon la hipótesis de que

25 miligramos de riboflavina tal vez hayan bastado para reducir las migrañas, lo cual explicaría el que no hubiera diferencia entre el placebo y el preparado que se probó.

• • •

P. He leído que la riboflavina, la matricaria y el magnesio pueden ayudar a prevenir las migrañas. Pero ubicarlas todas y tomar varios productos puede resultar difícil. Los tres se encuentran en un producto vendido sin receta que se llama MigreLief.

Soy una mujer de 31 años de edad y he sufrido migrañas desde hace muchos años. Dos o tres migrañas a la semana realmente interferían con mi vida. Solía hacer planes y luego los tenía que cancelar a última hora debido a otra migraña más.

Se trataba de un problema constante. Incluso después de muchas consultas médicas y fármacos vendidos con receta, no encontré alivio.

Cuando decidí probar MigreLief por ser un método más natural, la frecuencia de mis dolores de cabeza se redujo al cabo de un mes. Después de un par de meses, mis migrañas desaparecieron casi por completo.

R. Gracias por señalarnos este producto. El fabricante, Quantum, señala que *MigreLief* sólo pretende prevenir los

dolores de cabeza y no aliviar el dolor de inmediato. No conocemos ninguna prueba con control de placebo de este producto combinado, aunque se han realizado ciertas investigaciones que respaldan el uso de cada uno de los ingredientes para prevenir las migrañas.

● ● ●

LA MATRICARIA

Los antiguos griegos ya conocían la matricaria (margaza) como tratamiento natural. Los colonizadores ingleses del siglo XVII la trajeron a las colonias americanas y la utilizaban para tratar la fiebre, el vértigo, la depresión y los dolores de cabeza. Si bien había dejado de ser popular al llegar el siglo XIX, ha experimentado una reaparición a lo largo de la década pasada, más o menos. Varios estudios prueban que en efecto sirve contra los dolores de cabeza, pero se utiliza principalmente para prevenir las migrañas, no para tratarlas.

La matricaria se utiliza con más frecuencia en Europa y en el Canadá que en los Estados Unidos, quizá porque ahí las facultades de las autoridades a cargo de regular la venta de medicamentos también abarcan los productos herbarios. En el Canadá, los productos de matricaria por ley deben contener un 0,2 por ciento de partenolida como mínimo. En Francia, el mínimo es el 0,1 por ciento. Se ha confirmado en estudios con animales que la partenolida es el ingrediente activo.[443] Para prevenir las migrañas, la hierba se consume diariamente durante por lo menos 2 meses.

Una revisión rigurosa de las pruebas clínicas doble ciego y con control de placebo en las que interviene la matricaria observó que los resultados han sido encontrados. No todos los estudios respaldaron la eficacia de la hierba para prevenir la migraña.[444] No obstante, los que realizaron la revisión sí llegaron a la conclusión de que al parecer la matricaria es segura de tomar. Un estudio alemán más reciente demostró que un extracto por dióxido de carbono supercrítico de la matricaria era más eficaz que el placebo para reducir la frecuencia de las migrañas.[445] En este estudio, los efectos

★★ Matricaria

Un extracto de matrcaria con por lo menos 0,1 por ciento de partenólido quizás sea útil para prevenir migrañas. Se toma diariamente. Busque un producto estandarizado como el medicamento canadiense *Tanacet*, el cual se vende sin receta médica.

Efectos secundarios: Ampollas, indigestión ligera y flatulencia.
Desventajas: Puede interactuar con anticoagulantes. Las embarazadas deben evitar esta hierba. Se debe suspender su uso gradualmente: dejar de tomarlo de reprente ha sido relacionado con un "efecto de rebote" de migrañas severas y problemas para dormir.
Costo: Aproximadamente $3 a $4 por una cantidad suficiente para un mes.

secundarios fueron igualmente raros en el caso del extracto de matricaria como del placebo.

En términos generales se piensa que la matricaria no es un tratamiento eficaz una vez que empieza la migraña, pero en un pequeño estudio preliminar se les pidió a los pacientes colocar un producto llamado *GelStat Migraine* debajo de las lenguas en cuanto tuvieran el primer indicio de que una migraña estuviera a punto de manifestarse.[446] Este producto vendido sin receta contiene matricaria y jengibre. Les brindó alivio a la mayoría de los pacientes que lo utilizaron, pero no hubo control de placebo y se requieren más investigaciones para confirmar estos resultados.

LA PETASITA

La petasita es otra hierba de uso antiguo que reapareció hace poco. En Europa a veces se le denomina la "planta de la peste", a pesar de que no se dispone de pruebas de su eficacia contra la peste. Sí las hay de su utilidad para prevenir las migrañas, pero sólo se han realizado un par de estudios doble ciego con selección de grupos al azar.[447, 448] Un estudio sin control de placebo observó que el extracto de la raíz de petasita reduce la frecuencia de las migrañas en los niños y en los adolescentes.[449]

Se ha cuestionado la seguridad en el consumo de algunos productos de petasita a largo plazo porque la planta contiene alcaloides de la pirrolizidina, los cuales son tóxicos para el hígado. El fabricante del extracto patentado de raíz de petasita que se utilizó en una de las pruebas, *Petadolex*, informó que los estudios realizados con este producto confirman su seguridad para el consumo por seres humanos.[450] Uno de los productos secundarios del proceso de extracción por dióxido de carbono supercrítico son los peligrosos alcaloides de la pirrolizidina.[451]

Un producto preventivo se toma diariamente durante mucho tiempo. Si decide probar la petasita, le sugerimos elegir un producto extraído con dióxido de carbono supercrítico y consultar a su médico.

Acupuntura

Un número considerable de estudios han evaluado la acupuntura como tratamiento para las migrañas. La mayoría de estas pruebas demustran que la acupuntura sirve para aliviar el dolor, ya sea como medida preventiva o como remedio contra un dolor de cabeza agudo.[452] En un estudio británico amplio, los pacientes que se sometieron a tratamiento por acupuntura faltaron menos al trabajo y utilizaron menos analgésico que antes del tratamiento.[453]

Curiosamente la acupuntura parece cumplir con estos objetivos aunque en una prueba bien diseñada con grupos seleccionados al azar, en la que la acupuntura falsa sirvió de tratamiento placebo, no hubo diferencias entre los beneficios de la acupuntura china auténtica y los de la acupuntura falsa.[454] Ambos tratamientos de "acupuntura" eran evidentemente mejores que no hacer nada, según lo demostraron los resultados de los pacientes de un segundo grupo de control, quienes no recibieron ningún tratamiento mientras duró el estudio. Ambos tratamientos de "acupuntura" también resultaron equivalentes a un tratamiento preventivo estándar con fármacos en otros estudio bien diseñado.[455]

No todos responden a la acupuntura, pero para quienes sí lo hacen parece ser una forma razonable de tratar las migrañas, que ofrece un riesgo mínimo de efectos secundarios. Para tratar un dolor de cabeza agudo la acupuntura es mejor que el placebo, pero no tan buena como el sumatriptano (*Imitrex*).[456]

Otras opciones no farmacéuticas

Por restringida que sea, las publicaciones sobre estudios clínicos realizados con productos herbarios como la petasita y la matricaria son casi extensas en comparación con otras opciones que hacen acto de presencia ocasionalmente en las revistas médicas. Una prueba brasileña sugiere que la melatonina (3 miligramos diarios) es eficaz en la prevención de las migrañas.[457] Otro estudio, en este caso llevado a cabo en Suiza, encontró que una dosis de 100 miligramos de la coenzima Q_{10}, tomada tres veces al día, es superior al placebo.[458] Ambos tratamientos están disponibles sin receta y son razonablemente seguros. No obstante, las personas que tomen el anticoagulante *Coumadin* (warfarina) probablemente deban evitar la coenzima Q_{10} debido a la interacción potencial entre los dos.

★★★ Acupuntura

En términos generales, la acupuntura parece una forma segura de reducir la frecuencia de las migrañas y de ayudar a manejarlas mejor. A pesar de las investigaciones que indican que la acupuntura falsa es igualmente eficaz, recomendamos consultar a un médico que haya recibido instrucción formal en la técnica de la acupuntura y que tenga experiencia en su uso para tratar las migrañas.

Efectos secundarios: Es raro que haya efectos secundarios graves.[478] Un poco de dolor o cardenales (moretones, magulladuras) en el sitio de inserción de la aguja son relativamente comunes.[479]

Desventaja: No todos responden a la acupuntura. Algunos estudios sugieren que el efecto en esencia equivale a un efecto placebo fuerte.

Costo: Entre 60 y 120 dólares por sesión, aproximadamente. Es posible que lo cubra el seguro médico.

"*Desde los 23 años de edad he padecido migrañas con frecuencia. A lo largo de los años muchos médicos me han recetado medicinas para prevenirlas, pero ninguna me ha funcionado. Los fármacos detienen la migraña si los tomo lo suficientemente pronto, pero no deben ingerirse con demasiada frecuencia.*

Me dijeron que los dolores de cabeza desaparecerían en cuanto llegara la menopausia, pero en cambio empeoraron. Desde hace 10 años la migraña me ha despertado tres o cuatro veces a la semana entre las 2 y las 4 de la madrugada. Le echo un ojo al reloj que tengo junto a la cama cuando el dolor de cabeza me despierta.

Leí un artículo acerca de cómo las personas toman melatonina para combatir el desajuste que sufren al viajar a través de varios husos horarios y me pregunté si mis dolores de cabeza se deberían a un problema con mi reloj bioló-gico. El artículo no mencionaba las migrañas, pero hice el experimento. Empecé a tomar una tableta de melatonina de 3 miligramos todas las noches y dejé de despertar en la madrugada con dolor de cabeza.

Desde hace años he evitado todo tipo de ali-mentos que potencialmente producen migrañas. El éxito obtenido con la melatonina me infundió valor y comí algunos de ellos. La cabeza no me duele, siempre y cuando tome la melatonina. Tuve mucha suerte y quiero que otros conozcan mi descubrimiento **"**.

Otro tratamiento al parecer seguro y tam-bién relativamente eficaz es la biorretroalimen-tación para enseñar a las personas a aprender a calentarse los dedos. Se supone que esta acti-vidad también afecta los vasos sanguíneos de la cabeza que según se cree intervienen en la migraña. Este tipo de biorretroalimentación se ha sometido a estudio, demostrándose su utili-dad para niños y adolescentes.[459] Encontrar a un profesional que supervise el entrenamiento en biorretroalimentación y mantener la prác-tica de la técnica puede significar un desafío grande para las familias.

Varias personas nos han comunicado que toman una sopa caliente condimentada para detener la migraña rápidamente cuando la sienten inminente. No se han realizado muchas investigaciones en torno a esta opción, pero no hay peligro en probarla.

● ● ●

P. *He disfrutado leer sobre el caldo picante de quimbombó (guingambó, calalú) y la sopa agria picante contra la migraña y la neuralgia. Nadie se imagina lo terrible que puede ser una neuralgia. Cualquier cosa que ayude a interrumpir el ciclo de dolor sería una bendición.*

R. Las personas han descrito la neural-gia como la sensación de aplicar un so-plete al ojo o de que un atizador al rojo vivo penetra el cráneo. Para agudizar el padecimiento, las neuralgias pueden repetirse en varias ocasiones a lo largo de la semana o incluso varias veces en un mismo día.

Las personas nos indican que el chile en diversas formas puede servir para interrumpir el ciclo. Un hombre prefiere un plato picante chino con *tofu* llamado *mapo dofu*, pero dice que cualquier cosa con una cantidad suficiente de salsa picante le funciona.

Otro hombre se pone salsa Tabasco debajo de la lengua. Después de esta "medicina fuerte" toma un vaso de agua con hielos y afirma que se alivia "en 5 minutos máximo".

El ingrediente activo del chile es la capsaicina. Si bien tal vez no le funcione a todo el mundo, parece valer la pena probar el método de la sopa picante.

• • •

Ninguna de estas alternativas sirve para sustituir la atención médica regular. Una persona que sufre migrañas debe encontrarse bajo el cuidado de un profesional de la salud, por lo general de un doctor, que sea capaz de diagnosticar el problema y de supervisar el tratamiento. Esto es doblemente cierto para cualquiera cuyos dolores de cabeza sean tan frecuentes que la estrategia apropiada es prevenir. Si a usted le interesan los tratamientos no farmacéuticos para prevenir los dolores de cabeza, busque a un médico o a una enfermera de medicina familiar que se sienta cómodo hablando de ello con usted y mantenga a esta persona informada sobre el tratamiento que utilice y los resultados que obtenga.[460] Existen varios fármacos que pueden ser eficaces tanto para prevenir como para tratar las migrañas.

Los medicamentos para la migraña

Las migrañas no brindan ninguna ventaja. Bajo todas luces se trata de una experiencia muy desagradable. No obstante, es posible que la persona que se mantiene atenta a las señales que le da su cuerpo disponga de cierta ventaja para ganarle a la migraña. A veces hay señales tempranas de advertencia (la llamada aura) que le indican a una persona que se acerca una migraña. Estas sensaciones abarcan desde

★ ★ ★ ★ *Excedrin Migraine*

Este medicamento ampliamente disponible que se vende sin receta contiene acetaminofén, aspirina y cafeína. Es posible que su efecto rápido se deba a la cafeína. Funciona mejor que el placebo y también mejor que el ibuprofeno vendido sin receta o que las píldoras de sumatriptano vendidas con receta.

Este fármaco no es para las migrañas más intensas. La dosis de dos pastillas debe tomarse en cuanto la persona afectada por migrañas sospecha que un dolor de cabeza viene en camino.

Efectos secundarios: Raros, pero se han señalado nerviosismo y náuseas.
Desventaja: Si el medicamento se toma en exceso, la migraña ocasional puede volverse crónica. Al llegar a tal punto serían preocupantes los efectos secundarios potenciales de problemas hepáticos y con los riñones. Si usted toma esta medicina más que dos veces a la semana, busque ayuda profesional para tratar su dolor de cabeza.
Costo: Más o menos entre 10 y 15 centavos por dosis.

"lucecitas parpadeantes" (según un escucha las describió en nuestro programa de radio) hasta hormigueo y náuseas ligeras. (Náuseas intensas e incluso vómito con frecuencia acompañan una migraña).

Si usted sufre migrañas, conozca las señales que le advierten a usted que se acerca un dolor de cabeza y actúe de inmediato. Cualquier medicina que se utilice para tratar una migraña funciona mejor si se ingiere en la etapa más temprana posible, antes de que el dolor de cabeza realmente se afiance. No se espere a ver si la advertencia temprana era acertada; dé por hecho que sí lo es y haga algo.

Los analgésicos que se venden sin receta

En vista de que las migrañas son dolores de cabeza muy fuertes, al considerar un tratamiento solemos pensar en medicamentos vendidos con receta. Pueden ser muy apropiados en el caso de las personas cuyos dolores de cabeza a menudo incluyen náuseas o que los obligan a refugiarse en la cama con frecuencia. No obstante, para los dolores que no incapacitan tanto, un fármaco vendido con receta que contenga acetaminofén, aspirina y cafeína (*Excedrin Migraine*) es sumamente eficaz.

El ibuprofeno vendido sin receta también se ha probado en relación con el tratamiento de la migraña. En estudios doble ciego con selección de grupos al azar se ha demostrado que tanto *Advil Migraine* en cápsulas de liquigel como las pastillas *Motrin Migraine Pain* son mejores que el placebo.[461, 462] Sin embargo,

Excedrin Migraine resultó superior a ibuprofeno en un estudio comparativo directo.[463] Es más, la combinación de acetaminofén, aspirina y cafeína también superó al sumatriptano (*Imitrex*), un fármaco vendido con receta, en cuanto a su capacidad para reducir el dolor y los síntomas derivados así como para disminuir la cantidad de analgésicos adicionales que los participantes en el estudio requerían.[464]

Las medicinas vendidas con receta contra la migraña

LOS TRIPTANOS

El mayor avance en el tratamiento de la migraña ha sido el desarrollo de los medicamentos conocidos como "triptanos" desde hace una década y media. Estos agonistas selectivos de los receptores de serotonina constituyen actualmente el tratamiento principal contra las migrañas severas. Cuando se toman durante la fase temprana de un ataque revierten los cambios químicos

---

TRIPTANOS

- Almotriptan (almotriptano) (*Axert*)
- Eletriptan (eletriptano) (*Relpax*)
- Frovatriptan (frovatriptano) (*Frova*)
- Naratriptan (naratriptano) (*Amerge, Naramig*)
- Rizatriptan (rizatriptano) (*Maxalt*)
- Sumatriptan (sumatriptano) (*Imitrex, Imigran*)
- Zolmitriptan (zolmitriptano) (*Zomig*)

LO QUE LA FDA SABÍA

Después de que una mujer murió en Kansas City tras recibir una inyección de *Imitrex,* seguimos la pista proporcionada por la reportera Kelly Garbus en el periódico *Kansas City Star.* A través de una solicitud basada en la Ley de Libertad de Información (número F95-00866), descubrimos que la Dirección de Alimentación y Fármacos (*FDA* por sus siglas en inglés) estaba consciente de este riesgo desde antes de aprobarse el fármaco. Las siguientes líneas formaron parte del memorándum enviado por el Dr. Paul Leber, quien encabezaba el departamento a cargo de analizar el fármaco, al Dr. Robert Temple, director de la Oficina para la Evaluación de Fármacos de la FDA:

"Cuando se usa de manera apropiada, *Imitrex* es más o menos seguro; no obstante, cuando se utiliza en un paciente que padece enfermedades cardiovasculares previas puede ser peligroso, incluso mortal. (. . .)

"La recomendación de la división para aprobar la NDA [o Solicitud de Aprobación de un Fármaco Nuevo] por *Imitrex* refleja una evaluación de beneficios y riesgos que al igual que todos los análisis de este tipo se basa de igual manera en los valores personales y las suposiciones particulares implícitas como en las pruebas y la razón. (. . .)

"En resumen, puede argumentarse que desde el punto de vista de la salud pública el beneficio que se brinda a la población de personas afectadas por migrañas es menos importante que las lesiones y los casos de muerte que a todas luces parece probable que la publicidad de *Imitrex* cause".[486]

El Dr. Leber incluyó este argumento sólo con tal de evaluar de manera concienzuda todos los aspectos del asunto y lo tituló "Percepciones alternativas de los riesgos y los beneficios de Imitrex". Como sea, este memorándum revela que desde antes de aprobar el fármaco la FDA estaba enterada de la probabilidad de que matara a algunos pacientes.

que producen las migrañas y de hecho evitan el dolor de cabeza en muchos casos.

El primer triptano en desarrollarse fue una autoinyección de sumatriptano (*Imitrex*), pero al poco tiempo tanto *Imitrex* como otros compuestos de triptano se pusieron a la venta en forma de medicamentos tomados por vía oral. Es posible que la inyección aún les resulte muy útil a las personas que sufren unas náuseas tan intensas al inicio de sus migrañas que su cuerpo no retiene las píldoras.

Los triptanos sólo se venden con receta. Han demostrado ser eficaces en unos estudios que los han comparado con un medicamento más antiguo contra la migraña que combina la ergotamina con la cafeína (*Cafergot*), al aliviar el dolor de cabeza de manera más rápida y eficaz sin efectos secundarios importantes.[466, 467]

El doctor tendrá que estar al tanto de ciertos aspectos de su salud y de su historial médico que pudieran hacer demasiado peligroso alguno de estos medicamentos. Por ejemplo, se han dado infartos sin previo aviso entre las personas que toman algunos de estos fármacos contra la migraña, así que el médico querrá conocer sus riesgos de sufrir un infarto. ¿Padece presión arterial alta (hipertensión), diabetes o un nivel alto de colesterol? ¿Tiene antecedentes familiares de infartos o derrames cerebrales? Por fortuna este tipo de reacciones graves son raras, pero asegúrese de proporcionarle todos los detalles relevantes a su médico. Es su vida la que está en juego.

Un beneficio potencial del precio sumamente alto que caracteriza a la mayoría de los triptanos es que puede desalentar a las personas de exagerar en el consumo de estos medicamentos. Sin un seguro médico que cubra los fármacos vendidos con receta también es posible, desde luego, que el paciente no pueda ni comprarlos. Si el precio es un problema para usted, pregúntele a su médico si un medicamento más antiguo y más barato como la ergotamina con cafeína (*Cafergot*) puede servirle. Las personas con antecedentes de enfermedades cardíacas no deben tomar ergotamina, ni tampoco las mujeres embarazadas, debido al riesgo de producirse defectos congénitos en el feto.

TOPAMAX

En cuanto se descubre que hace falta tomar medicamentos contra las migrañas para evitar el dolor de cabeza más que 2 días a la semana de manera regular, definitivamente hay que hacer una cita con el médico.[468] El consumo

---

★★★ Triptanos

Estos medicamentos vendidos con receta por lo común son buenos para detener un acceso de migraña, sobre todo si se toman pronto al iniciarse el ciclo. A veces se requiere una segunda dosis varias horas más tarde.

Estos fármacos (que se venden en presentación de píldoras, rociador nasal e inyecciones) se han erigido en el tratamiento estándar para las migrañas más intensas. Existen varias diferencias importantes entre ellos. Usted y su médico tendrán que colaborar para encontrar alguno que le funcione bien con un mínimo de efectos secundarios.

Efectos secundarios: Mareos, enrojecimiento, hormigueo, náuseas, somnolencia.

Desventaja: Son caros; en algunos casos raros puede haber reacciones graves como la falta de flujo sanguíneo a algunas partes del cuerpo, entre ellas el corazón. Informe de inmediato al doctor si se desmaya o siente dolor en el pecho, en la mandíbula o en el brazo izquierdo después de ingerir este fármaco.

Costo: Varía; la mayoría fluctúan entre 15 y 20 dólares o más por píldora.

Topamax se toma diariamente para prevenir las migrañas. En pruebas clínicas, casi la mitad de los pacientes que tomaban *Topamax* lograron reducir la frecuencia de sus migrañas a la mitad. En promedio esto equivale a dos migrañas menos por mes.

Efectos secundarios: Entumecimiento (parestesia), disfunción cognitiva, pérdida de peso, cansancio.

Desventaja: En casos raros, el topiramato puede causar un problema metabólico grave al producirse una acumulación de amoníaco en el cuerpo. También puede provocar problemas visuales y glaucoma.

Costo: Aproximadamente entre 150 y 175 dólares mensuales.

frecuente de cualquier medicina contra las migrañas conlleva riesgos, entre los que el efecto de "rebote" que multiplica los dolores de cabeza no es lo de menos. Si los dolores de cabeza se producen de manera tan frecuente e intensa, tiene más sentido tomar un medicamento preventivo.

El fármaco de más reciente aprobación para prevenir la migraña es el topiramato (*Topamax*). Originalmente se desarrolló como anticonvulsivo, pero la Dirección de Alimentación y Fármacos (*FDA* por sus siglas en inglés) lo ha aprobado también para prevenir las migrañas. Es más eficaz que el placebo para prevenir las migrañas en los niños y los adolescentes.[469] Los adultos que toman 100 miligramos de

Topamax a diario tienen aproximadamente dos migrañas menos al mes.[470] Tal resultado es similar a los obtenidos con otros medicamentos preventivos y mucho mejor que el placebo.[471] Algunos de los efectos secundarios de *Topamax* son hormigueo y adormecimiento (parestesia), confusión y pérdida de peso.[472]

Existen otros medicamentos más antiguos que el doctor puede recetar para prevenir las migrañas si el topiramato no resulta apropiado. Suele prescribirse otro anticonvulsivo, el divalproex, con este fin. No obstante, desde antes de que los doctores empezaran a usar los anticonvulsivos para prevenir la migraña habían descubierto la utilidad de los betabloqueadores. El propranolol y el atenolol son los dos a los que recurren con mayor frecuencia y tienen un precio bastante accesible por estar disponibles en presentación genérica. Este uso es distinto del que se les da contra los problemas cardíacos o la presión arterial alta (hipertensión).

Además, en un estudio pequeño se comprobó que las personas con presión arterial alta que padecen migrañas frecuentes pueden beneficiarse del olmesartán (*Benicar*), un medicamento para la presión arterial.[473] Unos cuantos pacientes sufrieron mareos, pero aparte de eso el fármaco se toleró bien.

Los especialistas en dolores de cabeza están haciendo experimentos con inyecciones de *Botox* para prevenir las migrañas. Los estudios doble ciego realizados hasta la fecha han resultado prometedores.[474, 475, 476] A pesar de que los expertos aún no determinan con exactitud quiénes son los mejores candidatos para este tipo de tratamiento preventivo, en términos generales se tolera bien y resulta mucho menos invasivo que un tipo de cirugía cardíaca que también se está estudiando como una forma de prevenir las migrañas persistentes y recurrentes.

Sólo para mujeres: las migrañas menstruales

Son muchísimas más las mujeres que sufren migrañas que los hombres, y es posible que las migrañas menstruales sean una de las razones por ello. A lo largo de las últimas décadas, los profesionales clínicos han comprendido que existe una relación entre las migrañas periódicas de muchas mujeres y sus ciclos menstruales y suponen que la causa pueden ser fluctuaciones hormonales regulares. Tanto el estrógeno como la progesterona afectan a las sustancias químicas cerebrales que desempeñan un papel importante, según se cree, en el desarrollo de las migrañas.[477] Los accesos de migraña, sobre todo con aura, son aproximadamente dos veces más comunes durante los primeros días de la menstruación que en otros momentos del ciclo menstrual.[478]

Saber cuándo aumenta la probabilidad de sufrir una migraña permite diseñar una estrategia de prevención. Con frecuencia se les recomienda a las mujeres susceptibles de padecer migrañas menstruales que tomen un fármaco antiinflamatorio no esteroideo (AINE) como el ácido mefanámico (*Ponstel*) desde varios días antes del probable inicio de la menstruación, continuándolo por unos cuantos días.[479] También es posible que funcione un AINE vendido sin receta como el naproxeno (*Aleve*) o el ibuprofeno (*Advil, Motrin*). El efecto secundario más común de tales analgésicos son los trastornos digestivos.

Otro tratamiento que tal vez resulte útil para prevenir las migrañas menstruales es el mineral magnesio. Un estudio con control de placebo observó que el consumo diario de 360 miligramos de magnesio a partir del día número 15 del ciclo hasta durante los primeros días de la menstruación reducía el número de días con dolor de cabeza, así como la intensidad del dolor.[480] Varios pequeños estudios también demuestran que el consumo diario de las isoflavonas de la soya puede ayudar a prevenir las migrañas menstruales.[481, 482]

"*Desde hace varios años he padecido migrañas durante la última semana de mi ciclo, cuando mis píldoras anticonceptivas no contienen hormonas.*

Hablé del problema con mi doctora y me recetó Mircette. Se supone que esta marca de píldoras anticonceptivas sí contiene hormonas durante la última semana. Desafortunadamente seguía sufriendo dolores de cabeza terribles durante la semana en cuestión. Ya no sabía qué hacer porque apenas funcionaba.

Compré unas isoflavonas de soya que contienen 'hormonas naturales'. Empecé a tomar las cápsulas tres veces al día durante la última semana de mi siguiente paquete de píldoras. ¡Por primera vez en muchos años no padecí de dolor de cabeza! Anticipaba con terror el mes siguiente, pues temía que el éxito obtenido con las isoflavonas de la soya hubiera sido por casualidad, pero ha funcionado 3 meses seguidos ".

Los médicos también han experimentado con triptanos de acción más larga, sobre todo *Amerge, Frova* y *Naramig*. Estos fármacos con frecuencia se utilizan contra un dolor de cabeza ya presente, pero también pueden tomarse para prevenir la migraña menstrual cuando se prevé un dolor de cabeza inminente.[483] Las píldoras anticonceptivas les ayudan a algunas mujeres a prevenir las migrañas menstruales, sobre todo los productos que limitan el número de períodos menstruales a unos cuantos al año.[484]

"Hoy no, mi amor": el sexo y los dolores de cabeza

Cuando se habla de dolores de cabeza en relación con el sexo puede parecer un pretexto rebuscado o material para el chiste de un cómico, pero no son cosa de risa. Se trata de dolores de cabeza muchas veces intensos que se dan de manera simultánea con el orgasmo o justo antes de este.

• • •

P. *Tengo un problema con el que mi doctor y mi neurólogo no pueden ayudarme. Ojalá ustedes puedan sugerirme algo qué hacer.*

Cada vez que hago un esfuerzo al cargar algo pesado o al hacer el amor me dan unos dolores de cabeza intensos y martilleantes que duran entre 5 y

15 minutos. Son incapacitantes. Según mi neurólogo se trata de 'dolores de cabeza benignos por relaciones sexuales' que se deben a que se eleva mi presión arterial, pero tomo Accupril contra la presión arterial alta (hipertensión). ¿Tienen alguna idea?

R. Hay dos tipos de dolor de cabeza relacionados con la actividad sexual y los esfuerzos. Uno de ellos se desarrolla gradualmente en forma de un dolor sordo y palpitante en la parte de atrás de la cabeza. El otro es explosivo y muy intenso; se produce justo antes del orgasmo o durante el mismo y se alarga por entre 5 y 15 minutos.

Los neurólogos suelen prescribir fármacos antiinflamatorios no esteroideos como el ibuprofeno (*Advil, Motrin IB*), el naproxeno (*Aleve*) o la indometacina (*Indocin*) para ingerirse antes de hacer el amor. Otra opción es tomar el propranolol (*Inderal*), una píldora para la presión arterial, de manera preventiva. Consulte a un especialista en dolores de cabeza para averiguar si tal tratamiento sería apropiado en su caso.

• • •

El primer paso que se tiene que dar inmediatamente al sufrir un dolor de cabeza de este tipo es hacer una cita con el médico. Los dolores de cabeza que se producen al tener relaciones sexuales pueden tener varias causas y algunas de ellas requieren tratamiento para prevenir daños graves. Si el examen médico detallado elimina la posibilidad de algún problema subyacente grave, un fármaco antiinflamatorio no esteroideo como el ibuprofeno, el naproxeno o la indometacina, un medicamento vendido con receta, por lo común rinden buenos resultados para prevenir o aliviar el dolor de cabeza que se produce al tener relaciones sexuales.

• • •

P. *Mi doctor pensó que estaba loca cuando me quejé de padecer dolor de cabeza al tener relaciones sexuales. Sólo sucede cuando me pongo arriba. Esta postura me brinda el mayor placer, pero la he evitado por temor a sufrir un derrame cerebral. La única ocasión en que tuve un dolor de cabeza de este tipo pero en circunstancias diferentes fue después de deslizarme por un tobogán muy empinado en una piscina (alberca). Mis hijos y mi esposo estaban aterrados porque pensaban que me iba a morir.*

Mi presión arterial es alta-normal (130/80). Tomo naproxeno contra la artritis y Zyrtec por las alergias. El dolor de cabeza es explosivo y muy intenso. ¡Su artículo sobre los dolores de cabeza que se producen al tener relaciones sexuales me reivindica y me indica que no estoy sola!

R. Pídale a un especialista que evalúe sus dolores de cabeza. Si se trata de "dolores de cabeza benignos por razones sexuales" usted dispone de varias opciones de tratamiento. Por ejemplo, el naproxeno que utiliza contra la artritis posiblemente prevenga tales dolores de cabeza si lo toma antes de hacer el amor.

Es sumamente importante eliminar otras causas potenciales de dolores de cabeza intensos. Una mujer respondió de la siguiente manera al mismo artículo:

"Leí con gran preocupación su columna sobre el hombre que pidió ayuda con dolores de cabeza que se producían al hacer un esfuerzo físico o debido a la actividad sexual.

"Cuando mi esposo tenía 25 años sufrió un dolor de cabeza muy semejante al tener relaciones sexuales. Los médicos le dijeron que era de tipo viral. Tras una semana de reposo y de tomar *Tylenol* se sintió mejor y regresó a trabajar. Una semana después le volvió a dar dolor de cabeza al hacer de vientre, pero esa vez resultó mortal. Sufrió un aneurisma en el cerebro. Por favor dígales a sus lectores que se aseguren completamente de no tener problemas con los vasos sanguíneos".

• • •

Los dolores de cabeza que se producen al tener relaciones sexuales aparentemente se parecen a los producidos por el esfuerzo físico o incluso la tos.[485] Si bien tales dolores de cabeza llegan a ser muy intensos, no duran mucho. Cualquiera que padezca un dolor de cabeza de este tipo debe someterse a un examen físico completo para eliminar la posibilidad de un aneurisma u otro problema grave. De hecho, cualquier dolor de cabeza intenso que aparece de manera repentina merece ser atendido por un médico. Un dolor de cabeza que empieza con la sensación de haber recibido una patada en la parte de atrás de la cabeza puede ser indicio de una urgencia médica y debe tratarse como tal.

Conclusiones

Los dolores de cabeza con sumamente comunes. Los ordinarios, que se producen ocasionalmente y no ofrecen complicaciones, responden bien al autotratamiento con analgésicos vendidos sin receta. Los dolores de cabeza intensos o repetidos merecen atención médica. Se han desarrollado varios tratamientos para la migraña, así que la mayoría de las personas que la sufren deben de poder encontrar alivio.

Cualquiera que de manera regular tome un medicamento —de cualquier tipo— contra el dolor de cabeza más de 2 días a la semana se está arriesgando a convertir un dolor de cabeza frecuente en uno crónico. Para este efecto da lo mismo que el fármaco sea un analgésico vendido sin receta o una medicina vendida con receta contra la migraña. Al darse tal situación es posible que se requiera la ayuda de un especialista en dolores de cabeza para romper con el círculo vicioso y ayudar a encontrar un régimen eficaz para manejar el padecimiento.

- Considere ir reduciendo poco a poco su consumo de cafeína para evitar los dolores de cabeza por dejar de tomar cafeína.
- Pruebe alguna técnica de relajación para el dolor de cabeza por tensión.
- Si acostumbra tomar medicamentos contra el dolor de cabeza regularmente más que 2 días a la semana consulte a un especialista en dolores de cabeza. El consumo tan frecuente de fármacos puede producir dolores de cabeza por rebote que llegan a volverse crónicos.
- Lleve un diario sobre sus dolores de cabeza para identificar los factores que desencadenan sus migrañas. Incluya detalles con respecto al ejercicio, el sueño, la alimentación y el clima.
- Experimente con la riboflavina, el magnesio, la matricaria (margaza) o la petasita para encontrar un tratamiento natural para su migraña.
- Es posible que la acupuntura ayude a reducir la frecuencia de las migrañas.
- Tome una sopa picante bien caliente para contrarrestar la migraña si apenas está comenzando a manifestarse.
- Para obtener los mejores resultados, haga algo contra su migraña lo más pronto

posible. No se espere a ver si realmente se convertirá en un dolor de cabeza.

• Para una migraña entre leve y moderada, pruebe un fármaco vendido sin receta.

• Pruebe un triptano vendido con receta para tratar las migrañas entre moderadas e intensas.

• Tome *Topamax*, un medicamento que se vende con receta, para prevenir las migrañas frecuentes.

• Prevenga las migrañas menstruales tomando un antiinflamatorio no esteroideo (AINE) durante varios días antes de la fecha en que su menstruación probablemente vaya a comenzar.

• Consulte a un doctor si sufre un dolor de cabeza al tener relaciones sexuales o hacer un esfuerzo. Deberá someterse a revisión médica para evaluar si el dolor se debe a alguna de las varias causas graves que pudieran existir.

• Tome un fármaco antiinflamatorio no esteroideo antes de hacer el amor para prevenir los dolores de cabeza benignos que pueden producirse al tener relaciones sexuales.

(*Nota*: si encuentra en este capítulo términos que no entiende o que jamás ha visto, favor de remitirse al glosario en la página 561).

ECZEMA

• Aplíquese humectante inmediatamente después de lavarse la piel.	★★★
• Tome suplementos de probióticos como *Lactobacillus GG* viables	★★★
• Pruebe tomar cápsulas de aceite de semilla de eupatorio	★★
• Condimente su comida con salsa picante	★★
• Beba té *oolong* a sorbos	★★★
• Tome cápsulas de vitamina E diariamente	★★★
• Úntese crema de la marca *Noxzema* (original) en las áreas de la piel donde tenga comezón	★★★★
• Pruebe usar una crema con hidrocortisona que se venda sin receta médica	★★★
• Aplíquese la crema *CamoCare Soothing Cream* sobre las áreas donde tenga comezón	★★★
• Siga las indicaciones de su médico para aplicarse cremas con esteroides que se vendan con receta	★★★★
• Considere usar el medicamento que se vende con receta llamado *Atopiclair*	★★★
• Pregúntele a su médico acerca de *Protopic* o *Elidel* como segundo tratamiento recetado	★★

Eczema es una de esas palabras antigüas, como *apoplejía*, que suena como algo que ya debiera ser obsoleto. Por desgracia, la afección que describe sigue siendo prevalente, quizá ahora más que nunca. Los dermatólogos calculan que el sarpullido rojo con comezón causado por el eczema crónico afecta hasta un 20 por ciento de la población de Escandinavia, Australia e Inglaterra.[486] En los Estados Unidos, se han reportado cifras similares, en comparación con tan sólo un 2 por ciento de la población en lugares como Irán y China.

Los científicos no saben por qué la tasa de eczema varía tanto de un lugar a otro. Además, todavía hay muchas cosas acerca del eczema que siguen siendo un misterio. Los investigadores que han estudiado esta afección aún no han encontrado una única medida para determinar la severidad de la misma, por lo que en ocasiones es difícil comparar los estudios. De hecho, cuando los dermatólogos discuten el tema del eczema, frecuentemente utilizan el término *dermatitis atópica* en vez. Significa lo mismo: un sarpullido molesto, que da mucha comezón y que aparece principalmente en los lugares donde se pliega la piel (como en la parte interna de los codos y la parte trasera de las rodillas). Puede estar asociada con resequedad de piel, enrojecimiento e irritación en los cachetes o la frente, así como con otras afecciones como asma o fiebre del heno.

Cuando el eczema se presenta en niños muy pequeños, es posible que tengan parientes con asma o fiebre del heno. La dermatitis atópica es bastante común en niños y puede iniciar a una edad temprana, incluso desde los 2 ó 3 meses de edad.[487] Si es muy severa, la comezón puede enloquecer a quien padece esta afección e incluso mantenerlo despierto durante la noche. No cabe duda de por qué los pacientes y sus padres están ansiosos por conseguir alivio.

Fundamentos del cuidado de la piel

Como el eczema y la piel seca tienen muchísimas cosas en común, tiene sentido que lo primero que se deba probar para curar el eczema sean medidas de cuidado básico de la piel seca.

Especialmente en adultos, el eczema frecuentemente afecta las manos. Evite remojar sus manos en agua. Si están sucias, por favor no dude en lavárselas. Pero si necesita lavar los trastes o limpiar la cocina, entonces utilice guantes a prueba de agua. Asimismo, si va a trabajar en el jardín, use guantes para jardinería. Aplíquese el humectante de su elección tan pronto como termine de lavarse las manos. (A nosotros nos agrada la crema de la marca *Udder*). También puede considerar aplicarse un humectante potente tipo ungüento en la noche y usar guantes de algodón mientras duerme, para que sus sábanas queden protegidas y el ungüento tenga oportunidad de absorberse.

¿Y qué debe hacer con respecto a los sarpullidos que salen en otras partes del cuerpo? Básicamente, deberá seguir las mismas recomendaciones. Puede bañarse o ducharse, pero procure no permanecer en el agua durante mucho tiempo. Si puede evitarlo, no use jabón ni detergente; en vez, utilice un limpiador delicado sin jabón como los de las marcas *CeraVe* o *Cetaphil*. Séquese con una toalla dándose golpecitos suaves con la misma y aplíquese un humectante tan pronto salga de la bañadera (bañera, tina) o de la ducha (regadera).[488]

En realidad, los humectantes por sí solos no alivian el eczema.[489] Lo que sí hacen es aliviar los síntomas de la resequedad de piel, de modo que ayudan a que la piel luzca mejor y haya menos comezón. Además, un medicamento tópico puede funcionar mejor sobre una piel que ha sido adecuadamente humectada. Por lo tanto, hay varias razones por las cuales debe empezar con un humectante, aunque sea poco probable que este vaya a ser el único tratamiento que vaya a requerir.

Medidas alimentarias

La relación que se ha encontrado entre el eczema y otras alergias ha inspirado a la gente a buscar la fuente de las alergias y tratar de evitarlas. Pero es muy difícil evitar uno de los alérgenos más comunes: los ácaros de polvo. Los ácaros de polvo viven en la ropa de cama, los muebles, las alfombras e incluso en los muñecos de peluche. Sin embargo, ocurre que aún después de tomar medidas extremas, como envolver el colchón de la cama en plástico, estas no sirven para aliviar el eczema en adultos.[491] No se cuenta con buenos estudios de investigación que indiquen si este tipo de medidas serían de utilidad para bebés o niños pequeños.

Las recomendaciones alimentarias van dirigidas a disminuir la exposición del niño a alimentos que pudieran estar provocando el eczema. Una trampa en la que a veces caen los padres es la de restringir demasiado la alimentación de sus hijos, privándolos de una cantidad suficiente de nutrientes. Los científicos dicen que en la mayoría de los casos, las restricciones alimentarias no sirven de mucho para mejorar el eczema. Sin embargo, si un niño tiene una reacción al huevo, es probable que su piel se componga si evita comerlo.[492] A menudo se recomienda y ocasionalmente es útil alimentar a un bebé con un preparado

---

★★★ Limpiador y humectante *CeraVe*

Estos productos para la piel no contienen fragancia, jabón ni detergente. El limpiador es una emulsión que contiene alcohol cetearílico, uno de los principales ingredientes del limpiador de la marca *Cetaphil*. Pero tanto el humectante como el limpiador también contienen ceramidas. (Al igual que la loción facial *Dove*). La piel con eczema carece de ceramidas[511] y los productos *CeraVe* supuestamente restauran estas grasas naturales de la piel y evitan que se reseque.

Desventaja: Aunque realmente no es una desventaja, puede ser que otros productos sean más económicos.

Costo: Un frasco de 12 onzas (360 ml) se vende en alrededor de $12 dólares y debe de durar varios meses.

infantil a base de soya en vez de un preparado a base de leche de vaca.

Por fortuna, las alergias en los niños frecuentemente "van desapareciendo" conforme van creciendo. La gran excepción a esta regla es la alergia a los cacahuates (maníes). Los niños que son alérgicos a los cacahuates necesitan evitarlos a toda costa y probablemente tendrán que hacerlo indefinidamente.

"Yo he padecido eczema desde mi niñez y había estado empeorando, pese a que me aplicaba esteroides tres veces al día. Había leído la recomendación de disminuir el consumo de transgrasas y agregar grasas omega-3 pero no tuve éxito hasta que probé eliminar las transgrasas por completo. Desde que eliminé los aceites hidrogenados de mi alimentación, el eczema casi ha desaparecido y he suspendido el uso de esteroides por primera vez en tres años. Las transgrasas que aparentemente estaban causando este problema provenían de una o dos raciones de galletitas empacadas que comía todos los días".

Probióticos

La mayoría de los estadounidenses están familiarizados con la idea de usar antibióticos para matar gérmenes cuando hay una infección. Pero los probióticos son mucho menos populares en los Estados Unidos que en otras partes del mundo, especialmente en Europa. Los probióticos son bacterias benéficas que se usan en un intento por colonizar el intestino con "bacterias amigables" para que vayan desplazando a las bacterias peligrosas.

★ ★ ★ Probióticos

Las bacterias benéficas como *Lactobacillus GG*, *Lactobacillus reuteri* o *Lactobacillus fermentum* parecen disminuir la severidad y la extensión del eczema en niños pequeños. Este método es razonablemente seguro,[514] por lo que puede que valga la pena probarlo.

Desventaja: Los productos con probióticos se venden como suplementos alimenticios, de modo que no se regula su calidad. Si desea información acerca de las evaluaciones de calidad y precios de los distintos productos que se venden en el mercado, consulte la página de internet www.consumerlab.com. Es importante que el suplemento contenga organismos viables.[515]

Costo: Aproximadamente $10 a $30 dólares al mes.

Hay pruebas que indican que los bebés con eczema pueden verse beneficiados del tratamiento con probióticos, particularmente si hay indicios de una activación tipo alérgica del sistema inmunitario. Los doctores determinan esto midiendo la cantidad de una globulina inmunitaria, conocida como IgE, que está presente en la sangre. El nivel de esta sustancia generalmente es elevado en personas que están presentando una reacción alérgica. La adición de probióticos como *Lactobacillus fermentum* o *Lactobacillus GG* a la fórmula ayudó a aliviar la afección en niños muy pequeños con eczema severo.[495, 496, 497]

No sabemos por qué los probióticos pueden

hacer que mejore el eczema, pero algunos investigadores especulan que quizá provoquen un nivel bajo de inflamación que estimule al sistema inmunitario en una dirección distinta a la alergia.[498] Esto se necesita investigar más a fondo antes de que podamos confirmar —o descartar— esta hipótesis. Para los adultos, muchos probióticos se consideran relativamente seguros,[499] aunque existen algunos riesgos teóricos relacionados con el simple hecho de introducir microbios vivos al cuerpo.[500] En el caso de niños muy pequeños, lo más sensato sería seguir las recomendaciones del pediatra.

Suplementos de aceite

Como ya mencionamos, la conexión que existe entre el eczema y la alimentación ha llevado a los investigadores a estudiar diversas restricciones alimentarias. En términos generales, una alimentación demasiado restringida sólo hace que la vida del paciente sea más difícil sin brindarle ventajas reales a su piel. (Una excepción importante es el caso de la enfermedad celiaca. Esta intolerancia al gluten puede causar una reacción característica en la piel, conocida como dermatitis herpetiforme, junto con toda una gama de síntomas diversos. En el caso de una persona que sufre de esta enfermedad, evitar el gluten por completo no sólo cura la piel, sino que también le brinda muchos beneficios adicionales a su salud).

Muchos pacientes con eczema nos han comentado que han encontrado varios suplementos que les han ayudado a eliminar el sarpullido, al

menos durante un tiempo. El aceite de borraja y el aceite de semilla de casis son algunos de los suplementos más populares. Estos aceites suministran ácidos grasos, especialmente ácido gamma-linolénico, el cual se encuentra en una cantidad insuficiente en la alimentación típica de la población estadounidense.

> "*Yo he padecido de un eczema persistente. La piel de mis manos siempre estaba roja, partida, me daba comezón y a menudo me sangraba. Mis manos siempre estaban cubiertas con vendajes.*
>
> *Los dermatólogos me recetaban cremas con cortisona cada vez más potentes, pero ninguna me ayudó a largo plazo. Un alergista que consulté por un problema que no tenía relación con el eczema estaba preocupado de que las heridas abiertas en mis manos me colocaran en riesgo de contraer una infección. Él me sugirió que tomara aceite de borraja.*
>
> *Lo probé (una cápsula después del desayuno y una antes de irme a la cama) y al cabo de unos cuantos meses, el eczema había desaparecido por completo de mis manos. Aunque algunas veces sigo teniendo erupciones de eczema detrás de los oídos, la afección ahora sólo me causa molestias menores. ¡Qué diferencia!*"

Aunque algunas personas han encontrado alivio al tomar diversas fuentes de ácido gamma-linolénico como aceite de borraja, aceite de prímula nocturna (primavera nocturna) y aceite de semilla de casis, los estudios científicamente controlados de estos suplementos han sido decepcionantes.[501] Dichos

La semilla de eupatorio ofrece una mezcla de ácidos grasos omega-6 y omega-3. En un estudio de investigación se demostró que disminuye significativamente los síntomas del eczema más que el aceite de oliva.

Desventaja: Un único estudio de investigación no es suficiente para tener una evaluación completa de los beneficios de este suplemento. Podría ser que otro estudio de investigación a mayor escala no mostrara un efecto significativo.

Costo: Aproximadamente $5 a $15 dólares al mes.

suplementos sí parecen ser seguros, pero en general, no disminuyen el sarpullido o la comezón más que cualquier otro placebo.[502]

Una posible excepción es el aceite de semilla de eupatorio (canabina), el cual contiene ácidos grasos omega-3 y omega-6, entre ellos, el ácido gamma-linolénico. En un estudio de investigación controlado con placebo, se encontró que las cápsulas de aceite de semilla de eupatorio disminuían la comezón y la resequedad en la piel. (Las cápsulas placebo contenían aceite de oliva). Los pacientes que tomaron el suplemento activo utilizaron menos medicamentos tópicos para tratar su dermatitis durante los cinco meses que duró el estudio.[503] Ojalá que otros dermatólogos sigan estudiando este tratamiento para ver si amerita una investigación más profunda.

Dieta baja en carbohidratos

Uno de los testimonios más inusuales que hemos recibido en cuanto al control de eczema mediante la alimentación provino de una mujer que adoptó una dieta a base de alimentos con valores bajos en el índice glicémico por otras razones. Ella descubrió que le ayudó a eliminar el sarpullido y la comezón. Es posible que la eliminación de azúcar, pan blanco y pasta hecha con harina blanca también brinde otros beneficios a la salud. Muchos expertos en nutrición concuerdan en que estos alimentos no son muy densos en nutrientes. Su cuerpo no los extrañará, aunque puede que sus papilas gustativas sí. (*Nota:* para más información sobre el índice glucémico, vea la página 564).

• • •

P. *Solían darme infecciones de vías urinarias o candidiasis cada tercer mes. Luego, cambié mi alimentación y dejé de comer azúcar, harina blanca y féculas como papas y arroz. Desde entonces sólo he tenido una sola infección de vías urinarias.*

He bajado 20 libras (9 kg) de peso y mi eczema está un 99 por ciento mejor. Ahora me vuelve a aparecer sólo cuando como pastel (bizcocho, torta, cake) o chocolate con leche.

Me sorprendió ver que mi alimentación pudiera tener un efecto tan importante en mi organismo. Otras personas con **eczema o dermatitis seborreica podrían verse beneficiadas igual que yo.**

R. Casi no hay estudios de investigación que vinculen una alimentación alta en carbohidratos con las infecciones de vías urinarias o el eczema. Por otra parte, disminuir la cantidad de azúcar, féculas y carbohidratos refinados parece ser un experimento bastante sencillo. Si funciona para algunas personas que padecen de afecciones tan difíciles de tratar, quizá valga la pena intentarlo. Gracias por compartir con nosotros esta interesante historia.

• • •

Este método prácticamente no ha sido estudiado. Unos investigadores alemanes investigaron los efectos de una alimentación libre de azúcar en 29 pacientes.[504] Al cabo de una semana de seguir una dieta estricta libre de azúcar, se les dio comida que contenía ya sea azúcar, o bien, un edulcorante artificial. No se encontró ninguna diferencia discernible entre la reacción al azúcar y la reacción al edulcorante artificial.

Quizá usted sienta que este estudio fue a pequeña escala y que tal vez no duró lo suficiente como para darle una oportunidad a esta dieta de producir resultados. En tal caso, lleve a cabo su propio estudio personal. No tendrá relevancia científica para nadie más, pero si a usted le ayuda a mejorar su piel, entonces eso es todo lo que realmente necesita saber.

Salsa picante

Aunque parezca mentira, algunas personas han hecho sus propios experimentos con este alimento común para ver si aliviaba el eczema. Después de que un hombre reportó que el mayor consumo de salsa picante había estado correlacionado con una disminución en la severidad de la psoriasis que había padecido durante toda su vida, otros decidieron probar la salsa picante o los chiles picantes para tratar el eczema. Al menos algunos encontraron que sí es útil consumir capsaicina. (La capsaicina es el compuesto que les da el picor a los chiles. No tenemos idea si el consumo de esta sustancia desempeña o no un papel en aliviar el eczema).

"*Leí tu columna acerca de comer salsa picante para tratar una afección de la piel. Lo probé y me funcionó. Durante más de un año, he estado libre del eczema que había padecido durante los ocho años anteriores. Comí salsa picante diariamente durante alrededor de un mes*".

★★ Salsa picante

A traves de nuestro programa radial hemos recibido varios testimonios de personas que dicen que comer salsa picante alivió su eczema. Hasta donde sabemos, no se han realizado ensayos clínicos al respecto.

Efecto secundario: Boca adolorida.
Desventaja: La salsa picante no es del agrado de todo el mundo.
Costo: $6 a $10 dólares al mes.

La capsaicina es un ingrediente que agregan a algunos linimentos o ungüentos tópicos diseñados para aliviar el dolor de la artritis. Normalmente, se advierte a las personas que usan estos productos que no se los apliquen sobre la piel abierta. Por lo pronto, aplicarse capsaicina sobre una cortada o llaga le dolería horriblemente. Tampoco hay pruebas de que una crema con capsaicina sea eficaz para tratar el eczema. Tras una revisión de las pruebas que se han hallado en la medicina veterinaria, se ha concluido que se necesitan más estudios de investigación para determinar si la capsaicina tópica funciona en perros que tienen parches de piel que les dan comezón.[505] Si aún se necesitan más datos para los perros, ¡ya podrá imaginarse cuántas pruebas más se necesitan para los humanos!

Té oolong

Si le pareció un tanto extraña la idea de la salsa picante, quizá quede absolutamente estupefacto cuando mencionemos el té *oolong* (té de dragón negro). Sin embargo, este tipo de té asiático sí cuenta con una ventaja con respecto a la salsa picante: en un estudio de personas con dermatitis atópica, se encontró que ayudó a disminuir sus síntomas.[506] A un grupo de personas con eczema severo que no habían respondido bien a tratamientos estándares, se les dieron bolsas de té y se les indicó que prepararan y bebieran un litro (más o menos un cuarto de galón) de té *oolong* al día. Fueron registrando sus síntomas. Aunque el estudio no se controló con un té placebo, los investigadores y casi dos terceras partes de los pacientes

---

★★★ Té *oolong*

El té *oolong* es una bebida popular en China y Japón. Más de la mitad de los pacientes que participaron en el único estudio de investigación que se ha realizado mostraron una buena mejoría que duró seis meses.

Efecto secundario: El té *oolong*, al igual que cualquier otro té, contiene algo de cafeína y podría actuar como estimulante.

Desventaja: Las papilas gustativas de los estadounidenses necesitan acostumbrarse a su sabor.

Costo: $3 a $5 dólares al mes.

---

notaron una mejoría al cabo de un par de semanas. Dicha mejoría, la cual permaneció a lo largo de los seis meses que duró el estudio, puede haberse debido a la actividad antialérgica de los compuestos polifenólicos que contiene el té *oolong*.

● ● ●

P. *Gracias por su consejo de probar té oolong para el eczema. Ha sido como un milagro.*

Yo he tenido eczema en mi cuero cabelludo durante gran parte de mi vida. Tenía mucha comezón y descamación en el cuero cabelludo y generalmente me sangraba y se me hacían costras. Era todavía peor a lo largo de la línea del cabello y no sólo era vergonzoso, sino que también era doloroso.

Había probado todo lo que me había recetado mi doctor: **Nizoral, Elidel, esteroides tópicos en forma de aceites y champús e incluso una inyección.** *Nada funcionó hasta que probé el té. Lo he estado tomando durante alrededor de dos semanas y yo diría que mi eczema ha mejorado al menos en un 85 por ciento.*

R. No eres el único lector al que le haya sido útil tomar té *oolong*. Una persona con un eczema difícil de tratar reportó lo siguiente: "La última vez que tuve una erupción, probé el té *oolong* y los resultados fueron asombrosos. Al cabo de 24 horas, la comezón y la inflamación habían desaparecido. Tardaron un par de días, pero las lesiones desaparecieron y no dejaron cicatrices".

• • •

El té *oolong* está disponible en muchos supermercados, aunque el té negro y el té verde son más conocidos en los Estados Unidos. Estos tres tés están hechos de la misma planta, pero las hojas se procesan de manera distinta. Las hojas de té verde se procesan muy poco; las hojas de té negro se "fermentan" y oxidan y las hojas de té *oolong* se oxidan parcialmente. Tal vez tarde un poco en agarrarle el gusto a su sabor, pero podría ser un gusto que bien valdría la pena adquirir.

Remedios que se venden sin receta

Vitamina E

La vitamina E, anteriormente considerada como un súper nutriente potencial, ha caído de la gracia de los expertos como medida preventiva para las enfermedades cardíacas o el cáncer. Pero en aquél entonces cuando toda-

---

★★★ Vitamina E

Esta vitamina liposoluble ha producido resultados decepcionantes en estudios de prevención de cáncer y enfermedades cardíacas. La forma natural de vitamina E que se usó en este estudio de investigación (alfa-tocoferol a una dosis de 400 UI al día) fue sorprendentemente eficaz para disminuir las lesiones y la comezón del *eczema*.

Efectos secundarios: Es posible, pero poco probable, que se presente cierto malestar estomacal leve.

Desventaja: Sólo se ha realizado un estudio de investigación acerca de esta terapia para el *eczema*. Aunque la vitamina E es económica y relativamente no tóxica, sería deseable que hubieran más estudios que corroboraran este beneficio.

Costo: Aproximadamente $3 a $8 dólares al mes.

★ ★ ★ Productos tópicos con 1 por ciento de hidrocortisona

Las lociones, cremas y ungüentos con corticosteroides tópicos son el tratamiento más común para el eczema. Los productos con esta concentración de hidrocortisona son los que están disponibles sin receta, dado que son menos potentes que aquellos que sólo se pueden comprar con receta médica. Es probable que sirvan para aliviar los casos leves de eczema. Sin embargo, puede que no sean lo suficientemente potentes para los casos de moderados a severos.

La mejor manera de usar esta loción o crema es aplicársela religiosamente durante 3 a 7 días a la vez. Luego, debe suspender su aplicación durante varios días.

Efectos secundarios: Poco comunes, pero puede presentar ardor, comezón, irritación o resequedad en las áreas donde se aplique el producto.

Desventaja: Su uso prolongado puede ocasionar que la piel se vuelva más fina. Este es un riesgo menor de las cremas que se venden sin receta, pero es importante que lo tenga presente.

Costo: Aproximadamente $3 a $8 dólares por un tubo de 1 onza (30 ml).

---

vía parecía ser una sustancia muy prometedora, un grupo de dermatólogos italianos llevaron cabo un estudio de investigación para ver si la vitamina E podía mejorar los síntomas del eczema.[507] Fue un estudio ciego, es decir, un estudio en el que los pacientes no sabían quién estaba recibiendo el tratamiento activo, pero los doctores sí. Los pacientes tenían de 10 a 60 años de edad y todos presentaban comezón que no había podido ser bien controlada mediante los tratamientos que habían recibido con anterioridad.

El estudio de investigación duró ocho meses y a lo largo de este período, la piel de menos del 10 por ciento de las personas que tomaron vitamina E (400 UI al día) empeoró, en comparación con más de tres cuartas partes de quienes tomaron el placebo. Por el contrario, casi la mitad de los pacientes que tomaron

vitamina E mostraron una mejoría excelente, en comparación con sólo 1 (de 46) de los que tomaron el placebo. Los investigadores notaron que los pacientes que mostraron buenos resultados clínicos también presentaron una disminución marcada en los niveles de IgE, los cuales indican una activación alérgica del sistema inmunitario. Concluyeron que la vitamina E podría resultar ser una terapia excelente para la dermatitis atópica. Por desgracia, no se han realizado otros estudios que confirmen o refuten estos hallazgos.

Cremas tópicas

A lo largo de los años, hemos ido descubriendo diversos remedios sorprendentes para el eczema con comezón. Uno es el tradicional limpiador humectante cuyo nombre de la marca es *Noxzema*. Muchas personas nos han escrito para

★★★★ *Noxzema*

Ahora hay diversos limpiadores de esta marca, pero el que sirve para el eczema es el producto original que se vende en un frasco azul. Aplíquelo sobre las áreas afectadas al igual que se aplicaría una crema humectante. Sus ingredientes herbarios: alcanfor, mentol y eucalipto, pueden ser útiles para aliviar la comezón y la base de crema es un buen humectante.

Efectos secundarios: Poco comunes. Suspenda su uso si se irrita la piel.

Desventaja: No hay pruebas científicas de que este producto sirva para aliviar el eczema.

Costo: Aproximadamente $4 a $6 dólares por 14 onzas (420 ml).

decirnos que han podido aliviar la comezón y que incluso han logrado que el sarpullido desaparezca al aplicarse *Noxzema* sobre su eczema. Por supuesto, nada funciona para el eczema todo el tiempo. Pero el *Noxzema* es un remedio que presenta un riesgo relativamente bajo. Sospechamos que los aceites herbarios que contiene puedan ser los que contribuyen a este efecto. Según el fabricante, el alcanfor, el mentol y el eucalipto le han dado al *Noxzema* "su sello aromático desde 1914".

• • •

P. *Sólo quería contarles del éxito que he tenido con su sugerencia de usar* Noxzema *para el eczema. Mi hijo de* tres años de edad ha sufrido de esta afección de la piel en sus piernas y pies durante dos años.

Lo tratamos con éxito con el fármaco que se vende con receta llamado **Elidel,** *pero después de que nos enteramos de que no es un fármaco totalmente seguro, consultamos al médico y lo suspendimos.*

Hemos probado muchas cremas humectantes para aliviar su piel, pero lloraba y decía que le dolía. Empecé a usar Noxzema *el día que leí su artículo y las lágrimas cesaron.*

Su piel ha respondido con rapidez y al cabo de tres semanas, ya han desaparecido casi todos los rastros de eczema. Este consejo ha cambiado la vida de mi pequeño.

R. Nos da mucho gusto que esto le haya ayudado. La tradición popular cuenta que el nombre de *Noxzema* se inventó después de que el producto ayudó a uno de los primeros clientes a "deshacerse" de su eczema.

• • •

El principal tratamiento del eczema consiste en la aplicación de corticosteroides tópicos. En la mayoría de los casos, el médico recetará una crema menos potente para el rostro y otra más potente para otras partes del cuerpo. Las cremas con 1 por ciento de hidro-

Esta crema aparentemente fue desarrollada en Alemania y es mejor conocida en Europa que en los Estados Unidos. La manzanilla alemana (*Matricaria chamomilla*) contiene un aceite llamado *bisabolol,* el cual ha demostrado tener una potente acción antiinflamatoria, comparable a la del fármaco indometacina. Esto podría explicar por qué es buena para mejorar la irritación de la piel.

Efectos secundarios: Algunas personas son alérgicas a la manzanilla. Dado que las personas con dermatitis atópica pueden ser especialmente susceptibles a desarrollar alergias, suspenda su uso de inmediato si el sarpullido empeora.

Desventaja: Sólo sabemos de un estudio de investigación acerca del uso de la crema *CamoCare* para el eczema. Además, esta crema es relativamente cara.

Costo: Aproximadamente $10 a $14 por un tubo de 1 onza (30 ml).

cortisona están disponibles sin receta médica y pueden usarse para tratar el eczema. Sin embargo, no recomendamos usarlas a largo plazo sin consultar a un médico. Aunque la crema que se vende sin receta no es muy potente, sí puede causar cierto adelgazamiento de la piel si se utiliza durante muchos meses.

Quienes prefieran evitar las cremas con hidrocortisona pueden probar un producto llamado *CamoCare Soothing Cream.* Esta crema contiene un extracto de flores de manzanilla (*chamomile*) en una base emoliente y en un estudio de investigación, demostró ser útil para tratar el eczema.[508] Aparentemente, tiene un efecto comparable al de una crema con una dosis baja de hidrocortisona (0,25 a 0,5 por ciento), aunque no contiene esteroides.

Otro ungüento que se vende sin receta y que ha sido investigado en un ensayo clínico es una mezcla hecha en casa de miel, cera de abeja y aceite de oliva.[509] Este estudio de investigación no fue, por mucho, tan riguroso como nos hubiera gustado. Y una mezcla de miel, cera de abeja y aceite de oliva podría hacer demasiado batidero como para ser práctica. Pero el dermatólogo de Dubai que realizó el estudio encontró que sí ayudó a alrededor del 80 por ciento de los pacientes con eczema. Ese es casi el mismo porcentaje de los que respondieron bien a las cremas tópicas con esteroides. De modo que si usted está de humor para experimentar, saque su licuadora (batidora) y mezcle partes iguales de miel, cera de abeja y aceite de oliva. Luego, vea si le funciona. No debe causarle ningún efecto secundario, salvo dejarlo pegajoso. Y tampoco debe ser demasiado caro.

Opciones que se venden con receta

Para tratar el eczema, los doctores generalmente recetan algún tipo de crema o ungüento con corticosteroides (que son compuestos similares

★★★★ **Esteroides tópicos**

La primera elección de un dermatólogo para controlar el eczema generalmente es uno o más preparados con esteroides tópicos, ya sea en forma de crema o ungüento. En la mayoría de los casos, estos productos sí ayudan significativamente a los pacientes.

Siga las instrucciones cuidadosamente. Es posible que tenga que aplicarse la crema dos o tres veces al día. No se aplique un esteroide potente en el rostro ni ninguna crema con esteroides cerca de los ojos. Pregúntele a su médico acerca de usar la crema por "intervalos", es decir, aplicársela durante 3 a 7 días consecutivos y luego suspenderla durante varios días. Es posible que los adultos sólo puedan usar estos productos unos cuantos días a la semana.

Efectos secundarios: Ardor, quemazón, irritación, comezón, descascaramiento de la piel.

Desventaja: El uso prolongado de estos productos o la aplicación de los mismos sobre áreas extensas del cuerpo, especialmente si están bien recubiertas, podrían hacer que la piel se vuelva más fina, provocar la aparición de marcas en la misma o provocar efectos secundarios más serios similares a los que causa la prednisona oral.

Costo: Depende del esteroide específico que seleccione su médico. Estos fármacos pueden ser caros. Pregunte acerca de la versión genérica de los mismos, la cual puede ser mucho más económica.

a la cortisona). Esto se debe a que alrededor del 80 por ciento de los pacientes con dermatitis atópica parecen responder bien a estas cremas que se venden con receta. Menos del 40 por ciento de estos pacientes mejoran con una crema o ungüento placebo.[510] Es por esto que se usan tanto los corticosteroides tópicos.

Si su médico le ha recetado algún corticosteroide, asegúrese de que le dé indicaciones detalladas acerca de cómo usarlo. La aplicación de una preparación demasiado fuerte en el rostro puede tener consecuencias negativas. La piel puede volverse demasiado fina y desgarrarse o amoratarse con facilidad y los vasos sanguíneos pueden volverse más prominentes.

De hecho, algunas personas con eczema pueden llegar a necesitar dos formulaciones distintas: una que sea bastante fuerte para las áreas difíciles de tratar, como las manos, y otra relativamente leve para el eczema en el rostro. También es importante que tenga presente que el uso excesivo de corticosteroides tópicos puede volver la piel más fina.

A algunas personas les preocupa empezar a presentar los efectos secundarios de los esteroides por usar estas cremas. Si bien no es imposible que puedan presentarse los efectos secundarios que típicamente se asocian con el uso de esteroides, es poco probable que esto suceda a menos que el área tratada sea muy extensa y haya sido cubierta con algún tipo de vendaje o "revestimiento oclusivo". Tenga mucho cuidado al aplicarse este tipo de tratamiento. Quizá sí ayude a que mejore su piel, pero es importante que no se exceda.

Atopiclair

En el 2005, la Dirección de Alimentación y Fármacos (*FDA* por sus siglas en inglés) aprobó una crema sin esteroides para tratar el eczema. *Atopiclair* es un producto que se vende con receta que contiene diversos extractos botánicos en una base emoliente. Al igual que *Camo-Care*, contiene bisabolol, pero *Atopiclair* también contiene un compuesto similar a la vitamina E, un derivado de la raíz de regaliz (orozuz) y extracto de semilla de uva, además de manteca de karité. Un gel que contiene extracto de regaliz anteriormente había de-

---

★★★ *Atopiclair*

Esta crema sin esteroides es significativamente mejor que un simple humectante para aliviar la comezón y disminuir el sarpullido. Deberá aplicársela dos o tres veces al día.

Efecto secundario: Irritación local.
Desventaja: Las personas que son alérgicas a cualquiera de sus ingredientes, entre ellos, los frutos secos, deben evitar usar *Atopiclair*.
Costo: Aproximadamente $85 a $95 dólares por un tubo de 100 gramos.

---

mostrado ser prometedor para el tratamiento de la dermatitis atópica.[511]

Elidel Y Protopic

La frustración por tratar de controlar el eczema, que es una afección que puede no responder a los tratamientos antiinflamatorios usuales, ha llevado a los doctores a explorar otros tratamientos alternativos. El desarrollo de tratamientos inmunomoduladores para prevenir el rechazo de transplantes llevó a algunos dermatólogos a pensar en modular la reacción inmunitaria al nivel de la piel. Después de todo, el eczema sí parece estar vinculado con una reacción inmunitaria que ya está fuera de control, comparable a la fiebre del heno. Resulta que hay dos compuestos que se pueden aplicar tópicamente para mitigar la respuesta inmunitaria. Estos son *Elidel* (pimecrolimo) y *Protopic* (tacrolimo).

A los padres de niños con eczema les agradó mucho que se desarrollaran estos tratamientos eficaces para que no tuvieran que recurrir tanto a las cremas con corticosteroides potentes para mantener cómodos a sus pequeños. Sin embargo, se alarmaron cuando la FDA emitió una advertencia diciendo que estos fármacos inmunosupresores podrían incrementar el riesgo de que los niños desarrollaran cáncer, especialmente linfoma. Estos tipos de cáncer son raros en niños, de modo que probablemente tendrán que pasar años antes de que sea posible determinar qué tan serio es este riesgo potencial. Pero contrapesar una

★★ *Protopic* (Tacrolimo)

Esta crema inmunosupresora es significativamente mejor que un simple humectante. Ha sido aprobada para su uso en adultos y niños mayores de 2 años.

Efectos secundarios: Irritación local, quemazón, ardor, comezón, infecciones, convulsiones.

Desventaja: No se recomienda su uso prolongado dado que existe la posibilidad de que aumente el riesgo de cáncer. Sin embargo, cuando se suspende la aplicación de este producto, un alto porcentaje de pacientes vuelven al estado que presentaban antes de comenzar el tratamiento.

Costo: Aproximadamente $65 a $80 dólares por un tubo de 30 gramos de ungüento con 0,03 por ciento de principio activo, que es la única concentración aprobada para uso en niños.

piel enrojecida con comezón contra una enfermedad potencialmente letal nos sugiere que estos fármacos sólo se deben emplear cuando ningún otro tratamiento ha funcionado.

Otra crema tópica que se emplea para tratar el eczema se llama *MimyX*. Esta crema se vende con receta médica pero no contiene esteroides. Los ensayos clínicos han mostrado que puede disminuir el tamaño de las áreas afectadas por el eczema y prolongar el intervalo de tiempo entre una erupción y otra. Los efectos secundarios parecen ser locales, como irritación o comezón. El fabricante, Stiefel Laboratories, sugiere que *MimyX* podría usarse regularmente sin peligro. Sin embargo, debido a que se aprobó recientemente, no hay datos confiables acerca de su seguridad a largo plazo.

Otros métodos

Es posible que otros tratamientos posibles produzcan beneficios para las personas que sufren de dermatitis atópica. Algunos de ellos son bastante directos y bien aceptados, mientras que otros son un poco extravagantes. He aquí un breve resumen de dichos tratamientos:

1. **Helioterapia.** Esto significa exponerse a la luz solar. Las quemaduras solares son malas, por supuesto, pero un par de semanas de exposición moderada al sol parece aliviar el eczema.[512] ¡Esto casi suena a una receta médica para unas vacaciones tropicales! Sin embargo, le advertimos de que algunas de las medicinas que se usan para tratar el eczema podrían hacer que la piel se vuelva más sensible a las quemaduras solares, particularmente *Elidel* y *Protopic*.

2. **Terapia con luz ultravioleta.** Esto probablemente explica por qué es benéfico exponerse a la luz del Sol. La exposición a la luz ultravioleta A en el consultorio de un dermatólogo puede ayudar a aliviar los síntomas del eczema. Algunos casos persistentes pueden mejorar con la adición de un baño o gel con psoraleno antes de exponer

al paciente a la luz. Esto es similar a un tratamiento estándar para la psoriasis. El dermatólogo probablemente se lo recomendará si cree que le será de utilidad. Aunque generalmente se administra en un consultorio u hospital, las unidades portátiles caseras pueden ser igualmente eficaces.[513]

3. Balneoterapia. La inmersión en sales derivadas del Mar Muerto, seguida de la exposición a la luz ultravioleta B, puede ser de utilidad, especialmente en casos de eczema crónico y extenso. Este efecto se observó por primera vez en personas que nadaban en el Mar Muerto, pero ya no es necesario ir hasta allá. Algunos dermatólogos ofrecen este tipo de terapia como parte de su conjunto de tratamientos. Una de sus mayores desventajas es que tarda mucho tiempo.[514, 515]

4. Hipnoterapia. Tanto la hipnosis como la autohipnosis pueden ayudar a las personas a lidiar con el eczema, especialmente con la terrible comezón que provoca.[516]

5. Música. Escuchar obras de Mozart —pero, por extraño que parezca, no de Beethoven— redujo el tamaño de una pápula que salió en la piel de personas con eczema y alergia al látex en respuesta a la exposición a un alérgeno específico.[517] Esta probablemente es la más peculiar de todas las terapias con las que nos hemos topado, pero este estudio de investigación usó medidas bastante objetivas (producción de IgE, tamaño de la pápula) que presuntamente no pueden manipularse con facilidad.

Conclusiones

El eczema, o dicho con más precisión, la dermatitis atópica, es una afección de la piel que provoca comezón y que a menudo es crónica. Además de la comezón, la piel afectada por el eczema puede desarrollar un sarpullido con granitos llenos de líquido. Las áreas donde se pliega la piel, como la parte trasera de las rodillas, parecen ser especialmente susceptibles a la aparición de dicho sarpullido. El eczema a menudo va acompañado de piel seca generalizada y el paciente también puede padecer asma o fiebre del heno.

No hay una cura para el eczema, aunque a veces sí desaparece durante ciertos períodos. Ningún tratamiento funciona todo el tiempo o para todas las personas, de modo que es de comprenderse que dichas personas estén constantemente buscando algo que pueda funcionarles mejor que lo que ya han probado. El eczema es bastante común en niños pequeños y sus padres deben tener especial cuidado en contrapesar los beneficios contra los riesgos de diversas terapias que puedan llegar a usar para sus hijos.

- Evite la exposición prolongada al agua o cualesquiera sustancias químicas irritantes, entre ellas el jabón y el detergente. Después de lavarse las manos o bañarse, aplíquese un humectante antes de que transcurran tres minutos de que se haya secado la piel, dándose golpecitos suaves con una toalla.
- Una persona con una alergia alimentaria

documentada que empeore el eczema debe evitar comer los alimentos a los que sea alérgica. El huevo puede ser uno de los alimentos responsables en el caso de niños pequeños.

• Los probióticos pueden ayudar en algunos casos. Busque un suplemento de alta calidad que contenga organismos viables. Los *Lactobacillus GG* y *L. fermentum* han producido buenos resultados en los estudios de investigación.

• Los suplementos de ácidos grasos que brinden ácido gama-linolénico, como el aceite de prímula nocturna (primavera nocturna), el aceite de borraja o el aceite de semilla de casis pueden ayudar a ciertas personas, pero no han producido buenos resultados en los ensayos clínicos. Una excepción es el aceite de semilla de eupatorio, aunque los datos que se tienen con respecto al mismo se limitan a un solo estudio de investigación. Podría valer la pena probarlo.

• Elimine el azúcar de mesa y los almidones simples de su alimentación. Puede que valga la pena probar una dieta a base de alimentos con valores bajos en el índice glicémico (vea la página 564 para más información), aunque no haya pruebas científicas que demuestren que esto sirva para controlar el eczema.

• Según informes anecdóticos, comer salsa picante puede aliviar los síntomas del eczema. Si le agradan los alimentos picantes, adelante.

• En un estudio de investigación se mostró que beber 4 tazas de té *oolong* al día ayudaba al eczema que no había respondido a otros tratamientos. Es un remedio fácil y no tóxico, de modo que valdría la pena probarlo.

• Las cápsulas de vitamina E mostraron muy buenos resultados en un estudio de investigación de personas con dermatitis atópica. Consulte primero a su médico si usted es fumador o presenta un riesgo elevado de contraer enfermedades cardíacas; algunos estudios a gran escala han sugerido que la vitamina E podría aumentar su riesgo de presentar complicaciones serias. Para las demás personas, es poco riesgoso realizar un experimento personal de corta duración para ver si esta sustancia ayuda a que su piel mejore.

• Aplíquese *Noxzema* —la fórmula original que viene en un frasco azul— sobre las áreas afectadas. Sus ingredientes herbarios, como alcanfor, mentol y eucalipto, pueden aliviar la comezón. Sin embargo, vigile que no aumente la irritación.

• Las cremas con hidrocortisona que se venden sin receta (con una concentración de 0,5 ó 1 por ciento) pueden ayudar en casos leves de eczema.

• La crema *CamoCare Soothing Cream* está disponible sin receta y puede aliviar la comezón, el enrojecimiento y la inflamación.

• Aunque puede ser un remedio bastante pegajoso, prepárese un ungüento casero que podría funcionarle mezclando miel, cera de abeja y aceite de oliva.

• Use cremas con esteroides que se venden con receta siguiendo las indicaciones de su médico. No use esteroides potentes en su rostro ni durante demasiado tiempo. Podría ser útil dosificarla por intervalos, por ejemplo, aplicándose la crema durante 3 a 7 días consecutivos y luego dejando de usarla durante un tiempo. Pregúntele a su doctor.

• Los fármacos como *Protopic* (tacrolimo) o *Elidel* (pimecrolimo) pueden ser útiles como tratamiento de respaldo si las cremas con esteroides dejan de funcionar o no funcionan tan bien como quisiera. No use demasiado estas cremas en niños pequeños (y no las use en lo absoluto en niños menores de 2 años) porque la inmunosupresión que inducen puede aumentar el riesgo de infecciones e incluso cáncer.

• Experimente con otros métodos como terapia de luz o hipnosis. Trabaje junto con su médico para diseñar un régimen seguro y eficaz.

(*Nota*: si encuentra en este capítulo términos que no entiende o que jamás ha visto, favor de remitirse al glosario en la página 561).

ESTREÑIMIENTO

• Consuma suficientes líquidos y fibra	
• Coma ciruelas secas, manzanas o albaricoques	
• Espolvoree semilla de lino molida sobre su cereal	★★★★★
• Masque chicle sin azúcar	★★★★
• Tomo *psilio* en polvo	★★★★
• Pruebe el docusato para no hacer tanto esfuerzo	★★
• Use leche de magnesia para un alivio rápido (uso ocasional)	★★★
• Pregúntele a su médico si le puede recetar *MiraLax*	★★

Muchas personas creen que hacer de vientre regularmente es la clave de la buena salud. ¿Es cierto esto o es un mito? Durante generaciones, las abuelas en todas partes del mundo han insistido en la necesidad de que hagamos de vientre a diario, pero no hay pruebas que demuestren que sea necesario ir cada mañana al baño. La frecuencia varía de una persona otra, dependiendo de lo que mejor les acomode. A algunas personas les va bien con un "itinerario" de no más de tres veces a la semana. Otras se sienten bien yendo al baño incluso hasta varias veces al día.

El estreñimiento se define como una defecación insatisfactoria,[518] pero los doctores y los pacientes no siempre están de acuerdo en

ALGUNOS FÁRMACOS QUE PUEDEN CAUSAR ESTREÑIMIENTO

- *Abilify* (aripiprazol)
- *Actonel* (risedronato)
- *Anaprox* (naproxeno)
- *Arimidex* (anastrozol)
- *Asacol* (mesalamina)
- *Casodex* (bicalutamida)
- *Cataflam* (diclofenaco)
- *Catapres* (clonidina)
- *Cenestin* (estrógenos sintéticos conjugados)
- *Clinoril* (sulindac)
- *Clorpres* (clonidina y clortalidona)
- *Clozaril* (clozapina)
- *Cognex* (tacrina)
- *Cordarone* (amiodarona)
- *Covera-HS* (verapamilo)
- *Creon* (pancreatina)
- *Cymbalta* (duloxetina)
- *Detrol* (tolterodina)
- *Ditropan XL* (oxibutinina)
- *Duragesic* (fentanilo)
- *EC-Naprosyn* (naproxeno)
- *Effexor* (venlafaxina)
- *Femara* (letrozol)
- *Geodon* (ziprasidona)
- *Gleevec* (imatinib)
- *Imdur* (mononitrato de isosorbida)
- *Kadian* (sulfato de morfina)
- *Kytril* (granisetrón)

- *Lexapro* (escitalopram)
- *Lotronex* (alosetrón)
- *Lyrica* (pregabalina)
- *Meridia* (sibutramina)
- *Mirapex* (pramipexol)
- *Myfortic* (ácido micofenólico)
- *Nalfon* (fenoprofeno)
- *Naprosyn* (naproxeno)
- *Orap* (pimozida)
- *OxyContin* (oxicodona)
- *Pacerone* (amiodarona)
- *Pancrease MT* (pancrelipasa)
- *Paxil* (paroxetina)
- *Permax* (pergolida)
- *Rapamune* (sirolimús)
- *Relafen* (nabumetona)
- *Remeron* (mirtazapina)
- *Requip* (ropinirol)
- *Retrovir* (zidovudina)
- *Risperdal* (risperidona)
- *Rythmol* (propafenona)
- *Thalomid* (talidomida)
- *Topamax* (topiramato)
- *Vicodin* (hidrocodona y acetaminofén)
- *Zofran* (ondansetrón)
- *Zoloft* (sertralina)
- *Zyprexa* (olanzapina)

qué es lo más importante. Los médicos pueden preferir las mediciones objetivas como el número de días que transcurren entre cada evacuación. Pero las personas pueden estar igualmente preocupadas por la consistencia de las heces que por la frecuencia de las evacuaciones. Se quejan del esfuerzo que tienen que hacer para evacuar heces tan duras como "pelotas de golf" o "ladrillos".

Algunos médicos piensan que el estreñimiento es una queja sin importancia y la ignoran. Pero aunque es cierto que normalmente no pone en peligro la vida, el estreñimiento sí puede ser una afección seria. Casi 100.000 personas ingresan a un hospital cada año por problemas relacionados con el estreñimiento. Muchas más padecen molestias considerables y gozan de una menor calidad de vida como resultado de esta afección común.

Los líquidos y la fibra son piedras angulares en la prevención del estreñimiento. A menudo se alienta a las personas que sufren de estreñimiento a que beban más agua. Es esencial que el consumo de líquidos sea adecuado (al menos 6 vasos de agua al día), pero a menos que la persona esté realmente deshidratada, beber más agua no resuelve el problema de las heces duras. Sin embargo, junto con una ingesta adecuada de fibra, el consumo de líquidos puede ayudar. Por supuesto, el primer paso es asegurarse que la alimentación incluya al menos 25 gramos de fibra al día. Esto no es fácil, pero sí puede lograrse comiendo 5 a 10 raciones de verduras y frutas al día, junto con cereales integrales en vez de panes, pasta,

galletas y alimentos similares hechos con harina refinada. Sin embargo, para algunas personas ni siquiera esto es suficiente para acabar por completo con el estreñimiento.

Si el estreñimiento se presenta repentinamente o si empieza a interferir con sus actividades diarias, entonces sería una buena idea que consultara a un doctor. Existen algunas afecciones, como una glándula tiroides hipofuncionante o el mal de Parkinson, que pueden causar estreñimiento. En este caso, es necesario tratar la enfermedad subyacente.

Las señales de advertencia que hacen necesario consultar al médico incluyen sangre en las heces o hemorragia rectal; heces oscuras, alquitranadas; pérdida de peso de 10 libras (5 kg) o más; antecedentes familiares de cáncer del colon o un resultado positivo en una prueba de sangre oculta en las heces, la cual sirve para identificar la sangre invisible en las heces.[519] Asegúrese de informar a su médico si presenta cualquiera de los síntomas anteriores, para que pueda hacerle un examen médico exhaustivo.

Las personas que toman medicamentos o incluso suplementos también deben consultar a su médico para averiguar si alguno de sus medicamentos o suplementos podrían estar causando el estreñimiento. Un número sorprendente de fármacos que se venden con receta pueden provocar estreñimiento como efecto secundario. Debido al impacto que el estreñimiento puede tener en su bienestar, los pacientes a menudo se molestan si los doctores no les advierten que un medicamento recetado puede interferir con el funcionamiento del intestino. Los narcóticos son unos de los principales culpables, pero hay muchos otros. A veces, cambiarse a otro medicamento puede aliviar el problema. El médico siempre debe estar involucrado en la toma de una decisión como esta, dado que algunos de estos fármacos pueden ser esenciales para tratar enfermedades serias como cáncer o SIDA.

Métodos alimentarios

En el caso del estreñimiento sin complicaciones, concéntrese en incrementar su ingesta de alimentos altos en fibra. A veces, las personas compran una hogaza de pan de "trigo" suave y esponjoso y creen que eso es todo lo que necesitan para consumir más fibra. ¡Incorrecto! Por desgracia, los productos pueden traer la palabra "trigo" (*wheat*) impresa en la etiqueta sólo para fines mercadotécnicos. Los consumidores necesitan leer la lista de ingredientes para ver si el primer ingrediente es la harina integral (*whole wheat*). Ese es un buen punto de partida.

Lo que es aún mejor es consumir los cereales integrales en forma de *pilaf* o gacha, razón por la cual somos partidarios de la avena integral. (Además, tienen un sabor exquisito). Uno de nuestros desayunos altos en fibra favoritos es avena integral con algunos ingredientes adicionales: zarzamoras o manzana en trozos, frutos secos o almendras y semilla de lino (linaza) recién molida. Para aumentar el contenido de proteína de este desayuno, también mezclamos un poco de clara de huevo con la avena mientras se está cociendo.

ALIMENTOS ALTOS EN FIBRA

- Avena integral
- Brócoli
- Cebada
- Cereal de salvado
- Cereal de la marca *Fiber One*
- Cereal de la marca *Uncle Sam*
- Cidrayote
- Ciruelas secas
- Chícharos partidos
- Embriones de trigo
- Frijoles
- Garbanzos
- Habas blancas
- Higos
- Lentejas
- Manzanas
- Palomitas de maíz
- Pasas
- Peras
- Salvado
- Salvado de avena
- Trigo *bulgur*
- Zarzamoras

● ● ●

P. *Mi esposa está en cama porque sufre de enfisema y osteoporosis. Las fracturas que tiene en las vértebras se deben a los esteroides que toma para el enfisema.*

El médico sugirió que tomará calcio para fortalecer sus huesos frágiles. Luego empezó a tener problemas para hacer de vientre porque no puede hacer ejercicio.

Esto le causó un gran malestar hasta que empezó a comer un cuarto de manzana cada noche. La manzana ha hecho que vuelva a ir al baño con regularidad otra vez.

R. Muchas gracias por recordarnos a todos de la importancia de incluir fibra en la alimentación. Esto podría ayudar a explicar la sabiduría de aquella recomendación de las abuelitas que dice que debemos comer una manzana al día.

● ● ●

Las ciruelas secas y su cambio de imagen

En inglés las ciruelas secas son *prunes* y tienen mucha fama como remedio para el estreñimiento. Por fines comerciales ciertas empresas quieren alejarse de esta relación digestiva, por lo que ahora los *prunes* se venden bajo el nombre *dried plums*.

P. *Hace un año tuve un problema serio de estreñimiento (¡más de dos semanas!). Probé todo lo que pude, incluido el Metamucil, Ex-Lax, leche de magnesia y un enema Fleet sin resultados. El médico luego me recetó un medicamento pero yo seguía sin conseguir alivio.*

Luego me acordé: las ciruelas secas son laxantes. Compré un poco de jugo de ciruela seca con pulpa y bebí 4 onzas (120 ml) al día con agua abundante. Al cabo de unos días, todo había vuelto a la normalidad.

Durante unos meses, bebí un poco de jugo cada tercer día en la mañana para mantener la regularidad. Ahora sólo necesito tomarlo una vez a la semana. El jugo de ciruela seca con pulpa es mi salvación.

R. Las ciruelas secas son un remedio casero que ha existido durante mucho tiempo para tratar el estreñimiento. Los investigadores han confirmado lo que las abuelas siempre han sabido: las ciruelas secas estimulan el tracto digestivo.

En 1951, unos científicos descubrieron un compuesto que contienen las ciruelas secas que se asemeja mucho al laxante químico llamado oxifenisatina. Este producto se retiró del mercado cuando se encontró que podía causar daños hepáticos.

Los expertos del boletín médico *Harvard Health Letter* sugieren lo siguiente,

"Es poco probable que el consumo moderado [de jugo de ciruela seca] cause problemas, pero la ciruela seca, al igual que todo lo demás, debe usarse con prudencia".

● ● ●

Se dice que las ciruelas secas están repletas de fitonutrientes antioxidantes, lo que las hace una opción saludable si se consumen con moderación. No son la única fruta seca que puede ser útil para tratar de superar el estreñimiento. Los higos secos e incluso los albaricoques (chabacanos, damascos) secos pueden darle un poco de variedad. Quizá no contengan sustancias específicas que sean laxantes, pero sin dudas son buenas fuentes de fibra y les funcionan bien a algunas personas.

Los albaricoques secos (dos al día) y agua abundante pueden aliviar el estreñimiento. Me ayuda a mí y ha ayudado a mis amistades.

SEMILLA DE LINO

Otra fuente de fibra que no es tan bien conocida como la ciruela seca es la semilla de lino (linaza), la cual se ha usado durante mucho tiempo como una fuente de fibra soluble. Es uno de los ingredientes principales del tradicional cereal frío de la marca *Uncle Sam*. Este cereal, que anteriormente se comercializaba como un "laxante natural", ahora se publicita como un alimento con un valor bajo en el índice glucémico o bajo en carbohidratos. Sus

★★★★★ Semilla de lino

La semilla de lino molida es una buena fuente de fibra soluble. No sólo es útil para aliviar el estreñimiento, sino que también puede reducir el colesterol y puede ayudar a disminuir los sofocos (bochornos, calentones) de la menopausia. La semilla de lino es una excelente fuente de origen vegetal de ácidos grasos omega-3.

Desventaja: Las semillas se mantienen en buen estado hasta que se muelen. Una vez molidas, pueden arranciarse. Las semillas de lino molidas se deben guardar en el refrigerador durante 10 días a 2 semanas como máximo.

Costo: Aproximadamente $4 a $5 dólares al mes (alrededor de 13¢ de dólar por dosis).

ingredientes principales son embriones de trigo y semilla de lino. Ambos deben ayudar a que las cosas se muevan en el sentido correcto. (*Nota:* para más información sobre el índice glucémico, vea la página 564).

Yo he sufrido de estreñimiento durante más años de los que puedo recordar. La semilla de psilio apenas me funciona.

La solución que sí me ha funcionado consiste en ingerir semilla de lino molida en mi propia moledora de café. Yo guardo una pequeña cantidad de semilla molida en el refrigerador y tomo ½ cucharadita con un vaso de jugo o agua al día. A veces la espolvoreo sobre mi cereal o la agrego a mis licuados (batidos) de frutas. Me gusta su sabor a frutos secos y realmente ha sido como un milagro para mí".

Además de combatir el estreñimiento, la semilla de lino es una fuente excelente de ácidos grasos omega-3 y cuenta con la ventaja adicional de que baja el colesterol, al menos moderadamente. Las semillas duran bastante tiempo, pero una vez que se han molido (una licuadora/batidora o moledora de café funciona bien), se arrancian rápidamente. La semilla de lino molida se debe guardar en el refrigerador o incluso en el congelador. Alguien que tiende a ser estreñido puede hacerse el hábito de incorporar semilla de lino molida a su comida.

Otra manera de obtener los beneficios del lino es preparando una solución con semillas de lino. Hierva a fuego lento 2 cucharadas de semilla de lino en 3 cuartos de galón (2,8 litros) de agua durante 15 minutos. Deje que se enfríe y cuele la infusión. Deberá guardarla en el refrigerador. Diariamente agregue 2 onzas (60 ml) de la infusión a su jugo de fruta.

CHICLE SIN AZÚCAR

Quizá le sorprenda descubrir que algo tan simple y económico como el chicle (goma de mascar) sin azúcar sea bastante eficaz para contrarrestar el estreñimiento. Por cierto, lo contrario también es cierto. Algunas personas a veces tienen problemas de diarrea crónica debido a su hábito de mascar chicle. Los dulces sin azúcar producen el mismo efecto.

● ● ●

P. *Leí con interés y empatía una carta acerca de problemas de estreñimiento. Sólo quería compartir algo que me ha funcionado.*

Tras escuchar a algunas personas quejarse de que las gomitas confitadas (jelly beans) sin azúcar les daban diarrea si comían una cierta cantidad de las mismas, decidí probarlas para ver si podían aliviar mi problema de estreñimiento frecuente. He descubierto que si como 30 gomitas confitadas sin azúcar con un vaso de agua media hora antes de irme a la cama,

★★★★ Chicle sin azúcar

Elija un sabor que le agrade y experimente hasta que encuentre la dosis correcta. Los "alcoholes derivados del azúcar" que se emplean para endulzar el chicle sin azúcar, es decir, maltitol, sorbitol, manitol y xilitol, no se absorben en el tracto digestivo. Actúan como "laxantes osmóticos". Masticar chicle sin azúcar no causa caries. Un chicle que contenga xilitol incluso puede ayudar a combatir infecciones de oído.

Efecto secundario: Diarrea.
Desventaja: Muchos chicles sin azúcar contienen aspartame, que es una sustancia que algunas personas prefieren evitar.
Costo: Aproximadamente 7¢ a 15¢ dólar por dosis.

voy al baño con regularidad. Espero que esta idea pueda ayudar a otros con el mismo problema.

R. Gracias por el consejo. Muchas personas han encontrado que los edulcorantes que contienen los dulces sin azúcar pueden causar diarrea. ¡Qué astuto eres en darle un giro a ese efecto secundario en beneficio tuyo! Cada persona tendrá que experimentar para encontrar la "dosis" correcta.

● ● ●

Remedios que se venden sin receta

Los laxantes son unos de los productos más populares que se venden en las farmacias. La gente gasta cientos de millones de dólares al año en estos remedios que se venden sin receta. Pero el uso excesivo de dichos productos puede traerle problemas serios.

● ● ●

P. *Mi hija de 19 años de edad y su amiga han estado tomando laxantes durante varios meses para controlar su peso. También toman pastillas que se venden sin receta para quitar el hambre.*

Mi preocupación principal tiene que ver con el uso excesivo de laxantes. ¿Podrían publicar los efectos dañinos que pueden causar los laxantes? ¡Ella no quiere hacerme caso!

R. El uso crónico de laxantes puede afectar la capacidad que tiene el cuerpo para eliminar residuos por sí solo. Hemos escuchado a muchas personas mayores decir que empezaron a usar laxantes en su juventud y que luego crearon una dependencia de los mismos.

Sin embargo, lo que más nos preocupa son las interacciones potenciales que podrían experimentar las mujeres jóvenes. Los laxantes fuertes pueden agotar el potasio que hay en el cuerpo.

Los laxantes no son una herramienta eficaz para lograr una pérdida de peso duradera. La asesoría nutricional y el ejercicio pueden ser más útiles a la larga.

● ● ●

Generalmente recomendamos que las personas eviten tomar sustancias químicas estimulantes como áloe vera (sábila, acíbar), cáscara sagrada, sena (sen) y aceite de ricino (higuerilla), las cuales pueden irritar el tracto digestivo. Algunos de estos compuestos pueden interferir con la nutrición adecuada y su uso crónico puede hacer que una persona sea más susceptible a tener huesos frágiles.

Laxantes formadores de masa

El primer paso para tratar el estreñimiento es aumentar el consumo de fibra. Dado que la fibra dietética puede no ser suficiente, hay otras fuentes posibles de fibra que se venden en las

★★★★ Psilio

Se vende bajo diversas marcas, entre ellas *Metamucil*, *Fiberall*, *Konsyl*, *Perdiem Fiber Therapy*, *Reguloid* y *Serutan*. Las marcas de tienda, que están disponibles en la mayoría de las cadenas de farmacias, son más económicas. El psilio (una cucharada en 8 onzas/240 ml de agua, tres veces al día) ha sido aprobado para el estreñimiento y para bajar el colesterol. Puede tardar unos cuantos días en dar efecto. El psilio se puede usar diariamente con seguridad. Las marcas sin azúcar pueden ser más económicas, pero pueden contener aspartame, que es un edulcorante que algunas personas preferirían evitar.

Efectos secundarios: Flatulencia, abotagamiento o diarrea; reacciones alérgicas severas.
Desventaja: Puede interferir con la absorción de otros fármacos que se tomen al mismo tiempo. A muchas personas les desagrada la textura espesa o grumosa de la fibra de psilio disuelta.
Costo: Aproximadamente 8¢ a 30¢ de dólar por dosis.

farmacias como "incrementadores del bolo intestinal". El *psilio* es una fibra natural derivada de la semilla de pulguera (*Plantago ovata*). Generalmente se puede conseguir a un precio bastante económico. Adicionalmente, también existen otros tipos alternativos de fibra.

Cuando esté tomando fibra, es crucial que su consumo de líquidos sea adecuado. Si deglute fibra como *psilio* sin una cantidad suficiente de agua, podría atragantarse, dado que el producto puede formar grumos e hincharse en el esófago. El consumo inadecuado de líquidos también puede causar bloqueos en otras partes del tracto digestivo.[520]

Si el *psilio* no le da resultados satisfactorios, puede probar otras fuentes de fibra que también están disponibles. El policarbofilo (contenida en *Equalactin*, *FiberCon*, *Fiber-Lax* y *Konsyl Fiber*) podría ser el siguiente producto a probar. Otras opciones incluyen la metilcelulosa (*Citrucel*) y la celulosa en polvo (*UniFiber*). No hay pruebas sólidas que sugieran que cualquiera de estos productos sea mejor que los demás en general, pero las personas sí tienen sus favoritos.

Ninguna persona debe tomar un laxante formador de masa si presenta náusea, vómito, fiebre o dolor abdominal. Tales síntomas exigen atención médica inmediata.

> *El estreñimiento que he tenido durante años ha sido terriblemente frustrante para mí. He probado muchos remedios, pero los que me funcionaban eran demasiado agresivos. Luego una amiga me contó acerca del* UniFiber. *Es un polvo muy fino y yo lo combino con melocotones (duraznos) enlatados o* muffins *de salvado de avena hechos en casa. Realmente regula mi organismo sin causarme diarrea ni cólicos (retortijones) intestinales* ".

Laxantes ablandadores de heces

Cuando el problema principal es que las heces están duras, entonces el mejor remedio puede ser un laxante ablandador de heces. Estos laxantes también se recomiendan para las personas que han sido sometidas a una cirugía abdominal o colorrectal o a las mujeres que les han hecho una episiotomía durante el parto y que deben evitar hacer esfuerzos.

El producto mejor conocido de esta categoría es el tradicional aceite mineral. Sin embargo, sólo debe usarse durante períodos cortos. El aceite mineral está hecho a base de petróleo y el cuerpo no lo absorbe. Pero puede interferir con la absorción de importantes nutrientes liposolubles, como vitamina A, vitamina D, vitamina E y vitamina K. Al cabo de semanas o meses, esto podría ser dañino para la salud.

★★ Docusato de sodio

Los productos que contienen docusato de sodio se venden bajo las marcas *Colace* y *Ex-Lax Stool Softener* y también están disponibles versiones genéricas que se venden bajo las marcas de diversas tiendas. Actúa como agente humectante para ayudar a que las heces absorban más agua y así se ablanden. Este producto puede tardar hasta 3 ó 4 días en funcionar.

Efectos secundarios: Sarpullido, irritación de garganta, náusea.
Costo: Aproximadamente 25¢ a 50¢ de dólar por dosis.

★★★ Leche de magnesia

La leche de magnesia generalmente funciona con bastante rapidez, incluso al cabo de unas cuantas horas. Cada dosis se debe tomar junto con 8 onzas (240 ml) de agua. *Sólo* debe usarse ocasionalmente.

Efectos secundarios: Diarrea, náusea, debilidad.
Desventaja: Este laxante contiene magnesio, de modo que no debe ser empleado por personas que padezcan enfermedades renales. Puede alterar el equilibrio de minerales y líquidos en el cuerpo.
Costo: Aproximadamente 50¢ a 75¢ de dólar por dosis.

El laxante emoliente preferido de los doctores generalmente es el docusato de sodio o docusato de calcio. Aunque las pruebas de su eficacia no son contundentes,[521] estas sustancias son ampliamente usadas. Es posible que funcionen mejor en pacientes post-quirúrgicos que en personas que padecen estreñimiento crónico.

Laxantes osmóticos

Los compuestos que atraen agua hacia el tracto digestivo agregan agua a las heces. Esto las suaviza e incluso puede ayudar a que se desplacen con mayor rapidez. Dichos agentes se conocen como laxantes osmóticos. Ya hemos hablado del chicle sin azúcar, el cual funciona de esta manera. También ejemplifica la desventaja de estos laxantes: puede ser difícil encontrar el equilibrio perfecto. No es raro que una persona presente diarrea como efecto secundario cuando la dosis es demasiado elevada. Algunos remedios tradicionales pertenecen a esta categoría. Tanto las sales de Epsom como la leche de magnesia son laxantes osmóticos.

Laxantes que se venden con receta

El estreñimiento crónico puede ser extremadamente frustrante. Si no se logran buenos resultados con cambios en el estilo de vida y productos que se venden sin receta, las personas recurren al médico con la esperanza de que ocurra un milagro. Pero ya cuando una persona está en esta situación, casi no ocurren milagros. Los médicos sí cuentan con unos cuantos fármacos que pueden recetar y que pueden ser de ayuda. Uno es un tipo de laxante osmótico llamado lactulosa (*Chronulac, Duphalac, Kristalose*) que ha existido durante mucho tiempo. Es un tipo de azúcar que no se absorbe bien, de modo que jala agua hacia los intestinos. Puede tardar uno o dos días en producir resultados y también puede provocar cólicos (retortijones), flatulencia o diarrea.

Los doctores también cuentan con otra opción. En casos extremos, pueden usar un laxante que se vende con receta y que contiene polietilenglicol, un ingrediente bastante parecido a los que se usan para limpiar el colon antes de una colonoscopía. Sin embargo, el *MiraLax*, que es un laxante osmótico, no debe usarse durante más de dos semanas a la vez.

El arma principal de los doctores en cuanto a productos que se venden con receta es el *Zelnorm* (tegaserod). Este fármaco fue desarrollado para personas que sufren del síndrome del intestino irritable y en las que el estreñimiento es el síntoma predominante. También ha sido aprobado para el estreñimiento crónico en adultos de menos de 65 años de edad. Su doctor podrá determinar si este último recurso es apropiado para usted. Algunos pacientes que han tomado este fármaco han presentado una diarrea y deshidratación severas, las cuales han requerido hospitalización. Otro efecto secundario peligroso que nos preocupa es la colitis isquémica, que es una afección en la que se bloquea el suministro de sangre a una parte del intestino. No se

★★ *MiraLax*

Contiene polietilenglicol o PEG. Viene en forma de polvo que se disuelve en jugo, agua, café o té. Generalmente produce resultados en dos a cuatro días. No debe usarse durante más de dos semanas.

Efectos secundarios: Diarrea, cólicos abdominales, náusea, gas.
Desventaja: El uso prolongado o excesivo puede alterar el equilibrio de líquidos y minerales en el cuerpo o causar dependencia a los laxantes.
Costo: Aproximadamente $1.40 a $2 dólares por dosis; una dosis al día.

ha establecido si el medicamento *Zelnorm* fue el responsable de esta terrible complicación. No obstante, probablemente sólo sea apropiado emplear este fármaco cuando todo lo demás haya fallado.

10 *tips* para combatir el estreñimiento

1. Cuide lo que coma. Es esencial que consuma cantidades abundantes de fibra y líquidos. Además, hay ciertos alimentos que tienden a causar estreñimiento, como el queso. El coco, que puede ayudar a aliviar la diarrea, también puede causar estreñimiento si se come en cantidades excesivas. Otras personas han advertido de los efectos de la granada, el mango o la mantequilla de cacahuate (maní). Los taninos que contiene el té también pueden contribuir al estreñimiento.

2. Beba sorbos de agua tibia con una cucharada de melaza (melado) de caña. Este edulcorante contiene diversos minerales. Para algunas personas, esta es una manera sabrosa de lidiar con el estreñimiento. Otro remedio tradicional casero para el estreñimiento es beber jugo de limón en una taza de agua caliente en ayunas. Después enjuáguese la boca con agua simple para proteger sus dientes.

3. Hierva a fuego lento 2 cucharadas de semilla de lino (linaza) en 3 cuartos de galón (2,8 litros) de agua durante 15 minutos. Deje enfriar y cuele la infusión y tome 2 onzas (60 ml) de la misma con jugo de naranja (china) cada día. Otra alternativa es agregar semilla de lino recién molida a su cereal u otros alimentos.

4. Masque chicle sin azúcar. Experimente para encontrar la dosis correcta, o si lo prefiere, coma dulces sin azúcar. Ambos pueden aliviar el estreñimiento, pero no exagere.

5. Tome *psilio* en polvo en 8 onzas (240 ml) de agua. Para cuando salga de viaje, hay unas galletitas de *psilio* de la marca *Metamucil* que son más fáciles de portar, pero también son más caras y tienen más calorías.

6. Evite las hierbas laxantes tradicionales como áloe vera (sábila, acíbar), cáscara sagrada y sena (sen). Son agresivas y sobre-estimulan el tracto digestivo. Puede ser aceptable usarlas ocasionalmente, pero el uso excesivo de las mismas puede causar dependencia. En vez, pruebe angélica china (*dong quai*), jengibre o cardo de leche (cardo de María).

7. Cárguese con vitamina C. En algunas personas, una dosis de alrededor de 2.000 miligramos al día es suficiente para provocarles diarrea. Un método que puede funcionar es encontrar la dosis que le funcione y tomar un poco menos de dicha dosis. No pruebe esto si ha tenido cálculos renales, dado que el exceso de vitamina C eleva la excreción de oxalato y esto puede aumentar el riesgo de una recurrencia.[522]

8. Mezcle un par de cucharaditas de amargo sueco con una taza de agua, de preferencia, agua caliente o alguna infusión de hierbas, dado que es posible que así fun-

cione mejor. También viene en cápsulas, que son más prácticas para cuando salga de viaje.

9. Experimente con un laxante formador de masa. Algunas personas han reportado que *UniFiber* o *Citrucel* funcionan mejor para ellas que el *psilio*.

10. Asegúrese de consumir suficiente magnesio, especialmente si está tomando suplementos de calcio. El carbonato de calcio puede causar estreñimiento, pero el magnesio puede ayudar a contrarrestar esta tendencia. Generalmente les advertimos a las personas que las dosis de más de 300 miligramos de magnesio al día pueden causar diarrea. La dosis máxima a corto plazo de magnesio que se recomienda en la etiqueta de la leche de magnesia *Phillips* (*Phillips' Milk of Magnesia*) es de 2.000 miligramos para adultos. No tome magnesio ni leche de magnesia si sufre de alguna enfermedad renal.

Conclusiones

Es importante que no ignore el estreñimiento cuando va acompañado de dolor, náusea, vómito o fiebre, en cuyo caso deberá conseguir atención médica. Incluso en ausencia de dichos síntomas, también deberá consultar a su médico en casos de estreñimiento persistente. El estreñimiento sin complicaciones puede responder al tratamiento en casa.

• Empiece con su alimentación. Asegúrese de beber de seis a ocho vasos de 8 onzas (240 ml) de agua u otros líquidos al día. Concéntrese en aumentar su consumo de fibra, asegurándose de ingerir de 25 a 35 gramos al día.

• Pregúntele a su médico si es posible que una afección médica o medicamento esté causando su estreñimiento.

• Coma fruta. Las manzanas, los albaricoques secos y las ciruelas secas o ciruelas pasa (en moderación) son una manera maravillosa de establecer la regularidad, cuando sea necesario.

• Espolvoree semilla de lino molida sobre sus alimentos o tome una infusión de semilla de lino en jugo.

• Masque chicle sin azúcar o coma dulces sin azúcar por su efecto laxante.

• Tome psilio según las instrucciones que aparezcan en el producto, con un vaso de agua de 8 onzas (240 ml).

• El docusato puede ablandar las heces y disminuir el esfuerzo requerido para hacer de vientre.

• La leche de magnesia puede brindar un alivio relativamente rápido, pero no se debe usar en exceso. Está contraindicado para cualquier persona que tenga o haya tenido problemas renales.

• Los fármacos que se venden con receta como *MiraLax* deben usarse a corto plazo, es decir, durante menos de dos semanas.

(*Nota*: si encuentra en este capítulo términos que no entiende o que jamás ha visto, favor de remitirse al glosario en la página 561).

FLATULENCIA

• Pruebe *Beano* cuando coma frijoles y verduras	★★★★
• Utilice ropa interior carbonizada para atrapar los olores	★★★★
• Tome *Pepto-Bismol* para la flatulencia de mal olor	★★★★
• Experimente con los probióticos para que tenga bacterias buenas	
• Beba pequeños sorbos de una infusión de semilla de hinojo tres veces al día	★★★
• Pruebe amargo de Angostura en agua mineral	

Se supone que la gente educada no debe mencionar esa palabra que empieza con "p". Los médicos tratan de adornarlo llamándolo "flato". Las abuelas dicen que uno se acaba de "echar una pluma". Pero a los niños y adolescentes les encanta la palabra "pedo". ¿Y por qué no? Es justo lo que se nos viene a la mente cuando expulsamos gas. Hace casi 30 años, nos topamos con una carta al editor de la revista médica *New England Journal of Medicine* titulado "*Speaking the Unspeakable*" ("Diciendo lo indecible"), donde el Dr. W. C. Watson, expresó su opinión a favor de darle un uso más extenso a esa palabra que empieza con "p".

Sin embargo, queridos lectores, aunque estamos de acuerdo con el Dr. Watson, en este capítulo usaremos el término flatulencia. Pero independientemente del nombre que cada cual utilice, la flatulencia no es un pasatiempo particularmente placentero. Después de todo, ¿hay algo que sea más vergonzoso que ir en el auto con algunos compañeros de trabajo y que se le salga un flato ruidoso y oloroso? No hay donde esconderse y tampoco puede uno echarle la culpa a otra persona.

• • •

P. *Le tengo tremenda lástima al esposo de mi hermana. Cuando van juntos en el auto, no tiene manera de escaparse del terrible olor de los gases que expulsa ella. Suena chistoso, pero estar atrapado en un espacio cerrado con ella no es nada gracioso. Todos en la familia hemos sido víctimas de esto en alguno u otro momento, por lo que todos tratamos de hacer que ella se mantenga alejada de los alimentos que empeoran su situación. ¿Tienen alguna otra sugerencia?*

R. Tu hermana puede probar el cojín para asientos *Flat-D*. Este cojín de tela con carbón activado atrapa el 60 por ciento de los olores desagradables. Así no tendría que preocuparse tanto de procurar no ofender a sus parientes. Para ordenar uno de estos cojines, puede visitar la página *web* de Flat-D Innovations en www.flat-d.com o llamarles al 866-354-0056.

• • •

Algunas personas tienen más control sobre su esfínter que otras. Pueden dejar escapar el gas de manera un poco más subrepticia (salvo que el gas tenga mal olor). Sin embargo, aguantarse las ganas de dejarlo escapar puede no ser una buena idea. El autocontrol conduce a la retención de gas.[523] Esto puede ocasionar síntomas como presión, abotagamiento, dolores o cólicos abdominales. Algunas personas se sienten tan avergonzadas de dejar escapar el gas que se convierten en ermitaños. Las mujeres pueden ser especialmente vulnerables porque eso es algo que no deben hacer "las damas". Pues bien, nosotros queremos dejar algo en claro. Es hora de dejar de sufrir en silencio y dejarlos salir. ¡Que empiece la batalla a favor de la flatulencia!

> *La flatulencia es muy estresante y vergonzosa para mí. Siempre me preocupa que no me vaya a poder controlar cuando estoy en público. Cuido lo que como e incluso me salto comidas por lo mucho que me preocupa. He probado muchos medicamentos que se venden sin receta, como Mylanta, Gas-X, Tums y otros. Sin importar lo que haga, sigo sufriendo de una flatulencia olorosa. Ha llegado a tal grado que ahora ya ni siquiera quiero salir. Estoy desesperado por encontrar algo que me ayude*.

SPEAKING THE UNSPEAKABLE ("DICIENDO LO INDECIBLE")

"Esta carta es para hacerlo oficial. La palabra pedo se usó *de facto*, sin vergüenza alguna, a las 13:10 horas el miércoles, 17 de mayo, en el Salón de Lectura B del Hospital Universitario, durante una conferencia acerca de la "flatulencia" impartida a un grupo de estudiantes de segundo año de Medicina. Fui alentado a usar este término por una correspondencia reciente acerca de este asunto en la *Revista*.

En esencia, soy un hombre creyente en Dios, que evita las obscenidades y amante de mi idioma. Después de la debida reflexión, se me persuadió del valor intrínseco de esta palabra y de su carácter no ofensivo. Se ha alentado a los alumnos a usarla libremente en casos en que sea clínicamente apropiado hacerlo. Naturalmente, se escucharon unas cuantas risas nerviosas; sería cierto decir que incluso hubo unas cuantas carcajadas al principio. Pero una vez que esta palabra ha sido usada unas cuantas veces, suena tan natural y tan común como cualquier otro término clínico apropiado.

Espero que todos los demás médicos clínicos, hombres rectos y honorables, decidan seguir esta pauta. Se ha encendido una chispa, una antorcha. Dejemos que con su brillo ilumine las oquedades más oscuras y recónditas de lo que, hasta ahora, ha sido eso que no puede decirse.

Reconozco y agradezco el aliento que la *Revista* me ha dado desde lo más "pedofundo" de mi corazón.[545]

Dr. W. C. Watson,
Hospital MD Victoria Londres,
Ontario, Canadá

Flatulencia médica

La flatulencia no ha recibido el respeto que merece por parte del mundo de los médicos.

El Dr. E. M. M. Quigley del Hospital de la Universidad Cork en Cork, Irlanda, regañó a sus colegas diciendo: "El gas intestinal, que durante mucho tiempo ha sido tema exclusivo de las salas de música y los comediantes, es un tema que desde hace mucho tiempo debió haber sido abordado por la ciencia formal. También es una pena que los profesionales en medicina hayan tomado estos síntomas como algo trivial y que los hayan ignorado, diciendo que son 'imaginarios'".[525]

La mayoría de los doctores nunca admitirían que ellos causan flatulencia. Y no obstante, muchos de los medicamentos que recomiendan pueden contribuir a la misma. ¿Cuándo fue la última vez que su médico le advirtió que el fármaco que le acaba de recetar podría causarle flatulencia? Sospechamos que mucha gente piensa que sus problemas de gas son ocasionados por sus indiscreciones alimentarias, ignorando que podrían ser causados por las pastillas que se toman todos los días. Algunos medicamentos contienen lactosa (azúcar de la leche) como relleno. Algunas personas que son intolerantes a la lactosa podrían empezar a presentar flatulencia y otros síntomas digestivos al ingerir incluso cantidades pequeñas de lactosa.

● ● ●

P. *Me he convertido en una persona antisocial debido a mis vergonzosos problemas digestivos. A lo largo de los últimos seis meses, me he vuelto estre-*ñida *y esto hace que constantemente esté expulsando gases.*

Estos problemas aparecieron inicialmente después de que empecé a tomar unos fármacos nuevos que me recetó mi médico: Actonel *para la osteoporosis y* Paxil *para la ansiedad. ¿Podrían estos fármacos estar causando mis problemas digestivos? Mi doctor dijo que los medicamentos no causarían flatulencia y me dijo que llevara un registro de los alimentos que me estuvieran causando problemas.*

Controlar la flatulencia se ha vuelto tan difícil para mí que ya no quiero salir con mis amistades, ni ir a la iglesia ni visitar a mis parientes.

R. Siempre es una buena idea llevar un registro de los alimentos que come y de los "eventos flatulentos" para que pueda averiguar cuáles alimentos debe evitar. Pero los medicamentos sí pueden ser una fuente ignorada tanto de flatulencia como de estreñimiento. Tanto el *Actonel* como el *Paxil* han sido vinculados con estos efectos secundarios. Quizá su médico podría considerar recetarle otros fármacos alternativos. El estreñimiento en sí puede contribuir a la flatulencia, de modo que si puede resolver ese problema (vea la página 311), es posible que alivie un poco su malestar.

● ● ●

Cientos de fármacos pueden causar flatulencia, directa o indirectamente. A nosotros nos sorprendió descubrir que el parche epidérmico *Climara* (estradiol), que sirve para tratar los síntomas de la menopausia, podría contribuir a los problemas de flatulencia, al igual que los fármacos de reemplazo hormonal como los estrógenos conjugados (*Premarin* y *Prempro*) y los medicamentos para la osteoporosis como *Actonel* (risedronato) y *Fosamax* (alendronato). Entre otros ofensores potenciales se encuentran ciertos antidepresivos como *Paxil* (paroxetina), *Prozac* (fluoxetina) y *Zoloft* (sertralina) y los medicamentos que sirven para bajar el colesterol, como *Mevacor* (lovastatina), *Lipitor* (atorvastatina), *Crestor* (rosuvastatina) y *Zocor* (simvastatina).

Nosotros le podemos dar sólo una lista parcial de los fármacos que potencialmente podrían producir flatulencia. Si está cuidando lo que come y sigue sufriendo, quizá sea una buena idea que hable de esto con su médico. Incluso puede que hasta él se sorprenda de haberle causado este problema sin querer.

A lo largo de los años, los médicos han tratado de resolver las quejas de flatulencia con diversas estrategias absurdas. Por ejemplo, a una persona que tenía un problema bastante severo de flatulencia, se le dijo que se debía a que tragaba aire. Se le aconsejó que comiera con mayor lentitud y con la boca cerrada y que procurara llevar un ritmo de vida más calmado. También le recetaron varios medicamentos. Estos consejos resultaron ser inútiles.

FÁRMACOS FLATULENTOS*

NOMBRE GENÉRICO	NOMBRE COMERCIAL
Alendronato	*Fosamax*
Anagrelida	*Agrylin*
Bevacizumab	*Avastin*
Colesevelam	*WelChol*
Estrógenos conjugados	*Premarin*
Fenofibrato	*Tricor*
Imatinib	*Gleevec*
Lovastatina	*Mevacor*
Naproxeno	*Aleve, Anaprox, Naprosyn*
Orlistat	*Xenical*
Oxibutinina	*Ditropan*
Pantoprazol	*Protonix*
Paroxetina	*Paxil*
Raloxifeno	*Evista*
Risedronato	*Actonel*
Sertralina	*Zoloft*
Talidomida	*Thalomid*
Venlafaxina	*Effexor*

*Esta es una lista parcial. Cientos de fármacos pueden causar flatulencia.

66 *Yo solía tener un problema de flatulencia de muy mal olor que afectó todos y cada uno de los aspectos de mi vida. No podía hacer ejercicio cerca de otras personas. Siempre estaba estresado en el trabajo porque nunca sabía cuando mi intestino haría 'erupción'. También pasé momentos muy vergonzosos mientras estaba teniendo relaciones sexuales.*

"El año pasado empecé a seguir una dieta baja en carbohidratos, eliminando el trigo y la pasta, las papas y los almidones. Al cabo de una semana, mi horrible flatulencia había desaparecido. Cambié de trabajo y ahora trabajo cerca de otras personas. También salgo a bailar, salgo con chicas, hago ejercicio y siento como que ahora tengo una nueva vida".

Aunque es cierto que tragar aire puede hacer que haya un poco más de gas en el sistema, este aire generalmente queda atrapado en el estómago. Los flatos, especialmente los que huelen mal, normalmente se originan en el intestino grueso. Los expertos calculan que "casi tres cuartas partes de los flatos están hechos de gases bacterianos".[526] Estos gérmenes, que se alimentan de los carbohidratos y azúcares sobrantes, son los que realmente contribuyen a la producción de gas. Cada vez se reconoce más ampliamente el hecho de que cada quien tiene su propia población de bacterias en el colon.[527] Quizá ese sea el motivo por el cual algunas personas son más vulnerables a ciertos alimentos que otras.

Recurra a un registro

Todos producimos gases. La mayoría de las personas se echan alrededor de 14 flatos en promedio al día.[528] El Dr. Michael Levitt, uno de los expertos en flatulencia más destacados del mundo, ha declarado que cualquier cantidad por debajo de 22 flatos al día es "normal" y no requiere "manipulación terapéutica" alguna.[529]

Sin embargo, algunas personas son verdaderas fábricas de flatos, produciendo más de 100 "eventos" al día. El Dr. Levitt compartió la historia de un pobre hombre que registró "70 flatos en un período de cuatro horas".[530] Esto significa que durante estas cuatro horas, dejaba escapar gas cada 3 ó 4 minutos en promedio. Esto nos lleva a la importancia de un registro. Los doctores solían llamarle "flatulograma". Al crear registro de flatos, este hombre finalmente pudo encontrar la causa de su problema: la leche. Cuando eliminó los lácteos de su alimentación, pudo disminuir, aunque no eliminar, su flatulencia. También era susceptible a alimentos como repollitos (coles) de Bruselas, frijoles (habichuelas), tocino, pasas, apio y cebollas. Le recomendamos ampliamente llevar un diario de los alimentos que come y un registro de flatos para que pueda tratar de identificar los alimentos específicos que le dan problemas.

Las personas que tienen problemas de gas pueden beneficiarse de mi experiencia. Leí que los 'plátanos amarillos (guineos) son notorios por su capacidad de producir gas'. Aunque no lo creía, los eliminé de mi alimentación. ¡Fin del problema!

Enfermedad celiaca: otra culpable

Una fuente sorprendente de problemas de flatulencia es prácticamente ubicua: los cereales trigo, centeno y cebada. Resulta que la enfermedad celiaca es una de esas afecciones misteriosas que afecta a muchas más personas de lo que se pensaba anteriormente. Antes, a los estudiantes de Medicina se les enseñaba que sólo 1 de cada 5.000 personas padecían esta enfermedad. Ahora se sospecha que más bien es alrededor de 1 de cada 100 y en familias susceptibles, puede llegar a ser hasta 1 de cada 22. Esto significa que millones de personas sufren esta enfermedad y ni siquiera lo saben. Un experto en la enfermedad celiaca, el Dr. Peter Green, cree que al 97 por ciento de los pacientes nunca se les diagnostica la enfermedad.

Cuando alguien padece la enfermedad celiaca, el gluten que contienen los cereales antes mencionados produce una reacción inmunitaria que destruye las células del intestino delgado. Esto puede causar todo tipo de malestares (dolor de estómago, gas, diarrea, sarpullido con comezón, dolor de nervios y anemia) y dificultar la absorción de calcio, magnesio, hierro y otros nutrientes esenciales de los alimentos.[531]

> 66 *Tuve problemas terribles de gas hasta que descubrí que no podía comer alimentos que contuvieran gluten. Una vez que eliminé todo lo que tenía trigo, cebada y centeno, mi problema de flatulencia desapareció* 99.

Muchos médicos que actualmente ejercen hoy en día nunca aprendieron acerca de la gama de problemas que puede causar la enfermedad celiaca, entre ellos migrañas frecuen-

SIGNOS Y SÍNTOMAS DE LA ENFERMEDAD CELIACA

- Dolor abdominal y cólicos estomacales
- Anemia (deficiencia de hierro)
- Abotagamiento
- Amoratamiento
- Demencia
- Diarrea o heces líquidas
- Fatiga
- Gases y flatulencia
- Dolores de cabeza o migrañas (frecuentes)
- Acidez (agruras, acedía)
- Sarpullido en la piel con comezón
- Entumecimiento o cosquilleo (manos y pies)
- Osteopenia
- Osteoporosis
- Neuropatía periférica
- Reflujo

tes, neuropatía periférica, fatiga y demencia. La neuropatía periférica es una afección en la que los nervios que detectan el dolor pueden empezar a funcionar de manera errática, dando como resultado una sensación de cosquilleo, ardor o entumecimiento en las manos o pies y en las piernas. Dadas las crecientes pruebas que demuestran que la enfermedad celiaca es una afección común, los pacientes merecen que se les hagan pruebas para descartarla o diagnosticarla. Si usted presenta varios de los síntomas antes mencionados, pídale a su doctor que le haga las pruebas en sangre para medir sus niveles de *EMA* (siglas en inglés de anticuerpo endomisial) y *TTG* (siglas en inglés de transglutaminasa tisular). Cualquiera que padezca la enfermedad celiaca debe evitar todos los alimentos que contengan gluten (como pizza, pan, bagels, *pretzels* y pasta hechos de trigo, así como cerveza). Una dieta estricta libre de gluten puede prevenir la mayoría de las complicaciones de la enfermedad celiaca, incluida la flatulencia excesiva.

No es posible decirle cuáles alimentos tienen una mayor probabilidad de causarle problemas de flatulencia. Algunas personas son más susceptibles a los *bagels*, el salvado o el brócoli. Otras reaccionan a las manzanas, el repollo (col), la coliflor, los *pretzels* o las ciruelas secas. La fructosa, que es un edulcorante que se agrega a las gaseosas, jugos de frutas, yogur y muchos otros alimentos, puede ser un culpable oculto para muchos. La leche y otros lácteos pueden ser perjudiciales para personas que son intolerantes a la lactosa. Y casi todas las personas tendrán una reacción al comer frijoles.

Sin embargo, dejar de comer frijoles, lentejas y otras legumbres por completo sería una tragedia terrible. Estos son alimentos de alta calidad. Lo mismo aplica en el caso de las ver-

duras como el brócoli, la col rizada y la coliflor. Casi todos los expertos en nutrición que habitan este planta nos han dicho que necesitamos comer muchas más raciones de frutas y verduras cada día para prevenir toda una diversidad de afecciones crónicas. ¿Entonces cómo comemos alimentos saludables para el corazón sin que nos den ataques de flatulencia?

Beano

Pese a todos los productos que hay en el mercado que dicen brindar alivio de la flatulencia, sorprendentemente hay muy pocos estudios de investigación que fundamenten estas aseveraciones. Un producto que sí cuenta con cierto respaldo científico es el *Beano*. Este producto fue desarrollado por Alan Kligerman, un genio empresario. Él se crió en Nueva Jersey, repartiendo leche para la granja de su familia. Uno de sus primeros productos exitosos fue el *Lactaid*. Este contiene la enzima lactasa, que descompone el azúcar de la leche. Para las personas que son intolerantes a la lactosa, la exposición a los lácteos puede causar abotagamiento, malestar abdominal, gas y diarrea. El *Lactaid* ayuda a millones de personas a digerir la leche.

El siguiente gran proyecto de Kligerman fue el *Beano*. Este producto contiene la enzima alfa-galactosidasa, que ayuda a descomponer los azúcares complejos que se encuentran en los frijoles y en muchas verduras como el repo-

★★★★ *Beano*

La enzima que contiene el *Beano* (alfa-galactosidasa) descompone los azúcares que se encuentran en los frijoles (habichuelas), las verduras y los cereales que contribuyen a la flatulencia. Algunas personas juran que el *Beano* es la panacea y no se atreverían a comer alimentos que causan gases sin antes tomarlo. Para otras personas, este remedio es sólo ligeramente eficaz. Tome *Beano* cuando coma alimentos que producen gases y sea generoso con la dosis. La cantidad usual es de alrededor de tres a cuatro pastillas de *Beano* o 15 gotas del líquido con la comida.

Desventaja: No le funciona a todos. Cualquiera que tenga galactosemia (un trastorno metabólico) debe consultar a un médico antes de tomar *Beano*. En raras ocasiones, puede causar una reacción alérgica (sarpullido y comezón).

Costo: Aproximadamente de $12 a $15 dólares por 100 pastillas, que son suficientes para alrededor de 2 a 4 semanas, dependiendo de la alimentación y la dosis.

llo y la coliflor. En un pequeño estudio doble ciego controlado con placebo, se reportó cierto éxito con el uso de *Beano*. Otro estudio de investigación confirmó que el *Beano* contrarrestó los efectos de producción de gas de un fármaco para la diabetes llamado acarbosa (*Precose*).[533]

No podemos garantizar que el *Beano* le funcionará a todos. Algunas personas han reportado que realmente ayuda a controlar la flatulencia. Otras nos dicen que no hace gran cosa o que no hace nada. Tendrá que descubrirlo por usted mismo. Asegúrese de tomar una dosis adecuada antes de darse por vencido con el *Beano*.

¿Simeticona o carbón?

La simeticona ha sido uno de los ingredientes de productos antigas más publicitados. Como es un agente antiespumante, funciona al disminuir la tensión superficial de las burbujas. Teóricamente, esto haría que muchas pequeñas burbujitas de gas se recolectaran en "burbujas más grandes". Según el flatólogo en jefe, el Dr. Levitt, "La razón por la cual esto sería benéfico no es evidente; sin embargo, uno podría especular que una burbuja grande de gas podría ser expelida con mayor eficacia a través del intestino y el recto.

LAS ÍNFULAS DEL *BEANO*

"Nuestro estudio de investigación y otros sugieren que, al menos en algunos pacientes, la solución que consiste en ingerir [alfa]-galactosidasa oral [*Beano*] es eficaz para la profilaxis de la flatulencia que ocurre como resultado de los oligosacáridos que se encuentren en una alimentación alta en fibra. La [alfa]-galactosidasa oral está ampliamente disponible, es relativamente económica y parece ser segura".[555]

—T. G. Ganiats et al., *Journal of Family Practice* (Revista de Medicina Familiar), 1994

Tal efecto no ha sido demostrado y, por el contrario, se ha afirmado que la ingestión de simeticona en realidad disminuye la cantidad de gas que se expele por el recto".

Hay otro remedio que se vende sin receta que supuestamente disminuye la cantidad de gas que sale del recto. Cuando usted escucha la palabra *carbón*, inmediatamente piensa en un asador, ¿verdad? Pero el carbón activado se usa en los filtros de agua, las máscaras de gas y los filtros de aire para chupar las sustancias químicas nocivas. Durante años se han vendido cápsulas de carbón para aliviar el gas intestinal. Sin embargo, su eficacia sigue siendo tema de controversia. En un estudio de investigación más antiguo, se sugirió que el carbón oral puede disminuir los "eventos fla-tulentos", mientras que investigaciones más recientes han concluido que "la dosis comúnmente empleada de carbón activado no tiene un efecto apreciable en la liberación de gases fecales".[535, 536] El carbón puede interactuar con un número bastante considerable de medicamentos, de modo que nunca se debe tomar al cabo de varias horas de haber tomado aspirina o muchos otros medicamentos que se venden con receta. Dado que en el mejor de los casos son dudosas, nosotros probablemente nos saltaríamos las pastillas de carbón.

¿Y qué se puede decir acerca de las almohadas o cojines que contienen carbón? ¿Sabía que hay varios productos en el mercado que supuestamente atrapan los olores gaseosos antes de que se escapen de su espacio personal? El Dr.

> "Concluimos que hay un dispositivo, unas pantaletas hechas de tela con carbón activado, que elimina virtualmente todo el gas sulfuro liberado por el recto y que, con toda probabilidad, absorberá eficientemente todos los demás gases odoríferos. Aunque es reutilizable y supuestamente puede regenerarse con calor, no se ha determinado claramente la vida útil de este producto costoso (aproximadamente $70 dólares). Hay varias versiones de almohadillas que son alternativas más económicas (de $10 a $20 dólares) pero sólo eliminan un 50 a 75 por ciento en promedio de los gases sulfuro, disminuyendo pero no eliminando el olor. Parecen no ser de mucha utilidad los cojines que contienen carbón activado, los cuales son relativamente caros (de $22 a $50 dólares), poco prácticos, útiles sólo mientras la persona permanece sentada y aparentemente bastante ineficaces".[558]
>
> —H. Ohge et al., *American Journal of Gastroenterology* (Revista Estadounidense de Gastroenterología), 2005

tieran que los científicos les introdujeran "dos gases intestinales de mal olor, sulfuro de hidrógeno y metilmercaptano (. . .) por el ano durante un período de dos segundos". Luego midieron qué tan bien atrapaban los olores las diversas almohadas, ropa interior y cojines (*GasBGon, Flat-D* y *Flatulence Filter*)".

Levitt y sus colegas han probado siete de dichos productos y han descubierto que un par de ellos funcionan sorprendentemente bien.

Estos experimentos fueron un tanto diabólicos, por lo que no entraremos en detalle. Baste decir que ellos simularon la situación natural consiguiendo voluntarios que permi-

Pepto-Bismol

Otra solución para los olores molestos es esa tradicional medicina color rosa llamada *Pepto-Bismol*. El Dr. Levitt y sus colegas del Centro Medico de Asuntos de Veteranos de Minneapolis descubrieron que el subsalicilato de bismuto (el principio activo del *Pepto-Bismol*)

★ ★ ★ ★ *Pepto-Bismol* (subsalicilato de bismuto)

Para el uso ocasional, digamos, después de comer frijoles guisados con tomate, el *Pepto-Bismol* podría salvarlo de dejar escapar olores vergonzosos. La dosis que se probó y que demostró ser 95 por ciento eficaz fue de dos pastillas de 260 miligramos, cuatro veces al día. Es posible que una dosis más baja le funcione a usted.

Desventaja: Sólo debe tomarse ocasionalmente. El subsalicilato de bismuto puede ser tóxico en cantidades excesivas. El *Pepto-Bismol* hará que sus heces se tornen de color negro, pero esto no es motivo para preocuparse. No lo combine con medicamentos anticoagulantes como la warfarina (*Coumadin*), la aspirina o ciertos antibióticos. Esté atento a síntomas como zumbido en los oídos o pérdida de la audición.

Costo: Aproximadamente $6 a $8 dólares por 48 pastillas, lo suficiente para alrededor de una semana.

servía como "terapia eficaz para el olor de los flatos".[538] Ellos descubrieron que el *Pepto-Bismol* disminuía el nivel de sulfuro de hidrógeno en el colón por más de 95 por ciento.[539] Sin embargo, nosotros no recomendaríamos tomar *Pepto-Bismol* regularmente. La absorción excesiva del mineral bismuto puede conducir a una afección llamada bismutismo, que no es algo bueno. Los síntomas de intoxicación por bismuto incluyen náusea, vómito, dolor de estómago, diarrea, úlceras (aftas) en la boca, sarpullido en la piel y daños renales. Por lo tanto, por favor tómelo con moderación y siga las instrucciones que aparecen en la etiqueta de este producto.

Probióticos

Si millones y millones de bacterias en el intestino grueso son las principales responsables de la producción de gas, entonces tiene sentido pensar que si pudiéramos modificar la población de nuestros amigos que viven en el colon, entonces quizá podríamos afectar lo que producen. Sin embargo, esto es más fácil en teoría que en la práctica. No obstante, algunos estudios de investigación a pequeña escala han reportado que los probióticos (bacterias buenas) pueden disminuir el dolor, el abotagamiento y la flatulencia en algunos pacientes. En un estudio de investigación doble ciego y controlado con placebo, se utilizó la cepa GG de *Lactobacillus rhamnosus* (LGG).[540] En otro se usó el *Lactobacillus plantarum*.[541]

"Desde mi infancia, he sufrido de abotagamiento y gases que me causaban un gran malestar y momentos muy vergonzosos. No podía identificar un solo tipo de alimentos porque casi todo lo que comía me producía gases.

Por fin, hace un par de años, descubrí algo que me ha devuelto la libertad: el Lactobacillus GG en cápsulas. La marca comercial es Culturelle.

Mi naturópata me recetó este remedio en una ocasión que tuve una infección intestinal para ayudar a recolonizar mi sistema digestivo. Al cabo de un par de semanas, ¡noté que habían desaparecido mi abotagamiento y flatulencia constantes! Me sentía tan feliz que desde entonces lo tomo como suplemento todos los días".

Hinojo

Una hierba común que tradicionalmente ha sido empleada para tratar la flatulencia es la semilla de hinojo. Tiene un aroma agradable, similar al del regaliz (orozuz), aunque no es regaliz y tampoco tiene su misma acción medicinal. Muchos estadounidenses no están familiarizados con las semillas de hinojo como condimento, pero puede conseguirlas en el estante de las especias de la mayoría de los supermercados. Quizá ya las haya probado en las salchichas italianas. Pero cuidado, no estamos sugiriendo que coma salchichas para domar su flatulencia. Tanto la infusión de semillas de hinojo como las cápsulas de semillas de hinojo (que se consiguen en las tiendas de productos naturales) son dos formas fáciles de tomar esta hierba antiflatulencia.

Para preparar una infusión de semillas de hinojo, tome una cucharadita de las semillas.

★★★ Semilla de hinojo (*Foeniculum officinale*)

El hinojo es un miembro de la familia del apio, que también incluye otras hierbas culinarias como anís, alcaravea y eneldo. Tradicionalmente ha sido usado para aliviar la indigestión y la flatulencia. Un estudio de investigación realizado en un laboratorio sugirió que podría contrarrestar los espasmos del músculo liso de los intestinos.

Las cápsulas y la infusión de semillas de hinojo deben poder aliviar la flatulencia.

Desventaja: Hay muy pocas o ninguna prueba científica que apoye esta aseveración.

Costo: Aproximadamente $3 a $5 dólares por 4 onzas (112 gramos), que son suficientes para preparar muchas tazas de la infusión.

Aplástelas con el dorso de una cuchara para molerlas un poco. También puede usar un mortero y pestillo, pero no es necesario. Cubra las semillas "aplastadas" con 8 a 10 onzas (240 a 300 ml) de agua hirviendo y déjelas en infusión durante alrededor de 5 minutos. Deseche las semillas, endulce la bebida si lo desea y bébala. Puede tomar hasta 3 tazas al día.

● ● ●

P. *Hace algún tiempo ustedes ofrecieron una solución a un problema que había tenido durante mucho tiempo de flatulencia explosiva durante el día.*

A lo largo de la última semana, probé la infusión de semillas molidas de hinojo tres veces al día. Ha resultado ser una cura casi instantánea. Mil gracias por compartir esta sugerencia. Ahora que sé que sí funciona, quisiera preguntarles si tienen idea de cómo funciona.

R. El hinojo es originario del sur de Europa y Asia occidental, pero era bien conocido en el mundo antiguo desde China hasta Grecia. Ha sido usado durante siglos para tratar la indigestión y la flatulencia. Sin embargo, sigue siendo un misterio cómo es que alivia la flatulencia. Nos da mucho gusto que hayas logrado tan buenos resultados.

● ● ●

También pueden ser útiles otras hierbas que pertenecen a la misma familia del hinojo. Entre ellas encontramos el anís, el cual tiene un aroma y sabor aún más parecidos al los del regaliz, la alcaravea, el eneldo y el perejil. Es probable que la alcaravea sea la que más comúnmente se ha usado para este propósito.

● ● ●

P. *El remedio de mi mamá para los cólicos (retortijones) causados por el gas era una infusión de alcaravea. Sólo hay que dejar en infusión una pequeña cantidad de semillas de alcaravea en agua caliente. La alcaravea siempre ayuda a* *aliviar la acumulación de gas, razón por la cual nosotros los alemanes la agregamos al chucrut.*

R. Hemos escuchado que la infusión de hinojo es buena para aliviar el gas. Dado que la alcaravea guarda una relación cercana con el hinojo, no nos sorprende que también pueda ser útil para aliviar este problema.

● ● ●

Otras hierbas y especias

Muchas otras hierbas que generalmente se utilizan como especias también han sido usadas para combatir el gas. De hecho, hay algunas mezclas herbarias llamadas "*bitters*" que han sido específicamente diseñadas para aliviar diversos malestares digestivos. Muchas personas han encontrado que el amargo de Angostura (*Angostura bitters*) y el amargo sueco (*Swedish bitters*) pueden ser bastante útiles para aliviar la flatulencia y la indigestión.

● ● ●

P. *¿Tienen alguna sugerencia para alguien que sufre de flatos frecuentes y olorosos? Uno de mis hijos tiene este problema y además de causar risa, también causa quejas.*

R. Recientemente recibimos una sugerencia sobre este mismo tema de una de nuestras lectoras: "¿Alguien ha sugerido el amargo de Angostura para aliviar el gas? Cuando yo era mesera y tenía ese problema, alguien me sugirió que probara una cucharadita en un vaso de *7-Up* (una marca de gaseosa) o simplemente agua mineral. Funcionó de inmediato".

El amargo de Angostura se ha vendido durante más de un siglo como remedio digestivo. En la etiqueta, se sugiere tomar de 1 a 4 cucharaditas después de las comidas para combatir la flatulencia. Los bármanes (cantineros) utilizan este saborizante a base de hierbas para preparar cócteles y los cocineros la usan como ingrediente para preparar salsas. Se puede conseguir en los supermercados.

● ● ●

Otras especias que se han utilizado con éxito incluyen el jengibre y la cúrcuma (azafrán de las Indias), que son unos rizomas muy populares que se emplean en la cocina india. El jengibre, en particular, ha tenido una reputación durante cientos, sino es que miles de años, como una raíz benéfica para todo tipo de problemas digestivos. Es mejor conocido y ha sido más estudiado por su capacidad de prevenir la náusea debida a mareos causados por movimiento, pero también es un remedio tradicional para la flatulencia.

● ● ●

P. *Siempre que cocinamos frijoles (habichuelas), agregamos un pequeño trozo de raíz fresca de jengibre. Le da un buen sabor y evita el problema de gases. Quizá esto le ayude a alguien más.*

R. El jengibre cuenta con una larga historia como auxiliar digestivo y para combatir la flatulencia. Gracias por compartir su remedio casero.

● ● ●

Además de ser uno de los ingredientes básicos de la cocina del sur de Asia, la cúrcuma (*turmeric, Curcuma longa*) ha sido empleada en la medicina ayurvédica tradicional de la India durante miles de años. También es un ingrediente de la mostaza amarilla. Recientemente ha recibido mucha atención por parte de la comunidad científica por sus propiedades antiinflamatorias. Algunos de nuestros lectores han reportado que es útil en casos de flatulencia.

● ● ●

P. *He descubierto que comer más de un huevo duro me produce abotagamiento y gas con un desagradable olor a azufre. Pero, al parecer, puedo eliminar* este problema cuando le agrego mostaza a los huevos antes de comérmelos. Puedo comer una docena de huevos endiablados sin molestias. ¿Será la cúrcuma que contiene la mostaza amarilla el ingrediente clave?

R. ¡Una docena de huevos endiablados es una gran cantidad de huevo! La cúrcuma, que es una raíz amarilla que pertenece a la familia del jengibre, ha sido históricamente empleada en la medicina china para tratar la flatulencia y otros malestares digestivos.

● ● ●

Otras hierbas diversas también tienen la reputación de ser buenas para combatir la flatulencia. La lista es demasiado larga para mencionarlas todas, pero a continuación hablaremos de las mejor conocidas. Por ejemplo, la menta (hierbabuena, *peppermint, Mentha piperita*) es bastante útil. Se dice que una o dos tazas de la infusión de esta hierba asientan el estómago y también ayudan a aliviar los flatos de mal olor. Otra hierba bien conocida en México y en la comunidad mexico-americana es el epazote (*Chenopodium ambrosioides*). Las hojas de esta hierba se agregan a los frijoles negros mientras se están cociendo para hacerlos más digeribles y menos flatulogénicos, además de que les dan un sabor especial.

P. *Hace muchos años empecé a usar un método un tanto inusual para quitarles el gas a los frijoles. Cuando era momento de dejarlos remojando durante toda la noche, usaba la gaseosa de marca Sprite o su equivalente genérico en vez de agua. Luego los enjuagaba con agua antes de cocerlos.*

Este método elimina virtualmente el problema de flatulencia y no altera el sabor de los frijoles. Esta es una buena manera de disfrutar una buena sopa de frijol sin tener que preocuparme por los efectos posteriores.

R. Usted ofrece un giro interesante a una práctica conocida. Los azúcares no digestibles que contiene la cáscara del frijol son los responsables de la mayor parte de la flatulencia que causan estas legumbres. Para disminuir la cantidad de estos compuestos, los frijoles se remojan en agua que se calienta justo hasta que rompe en hervor y luego se desecha el agua en el que se han remojado. Su técnica es una variación de este método.

Otro lector sugirió un método distinto: "Se agrega una papa mientras se están cociendo los frijoles secos. Esto me funciona cada vez".

Diversas tradiciones culinarias también tienen técnicas que pueden ser útiles. Los cocineros mexicanos agregan la hierba epazote a los frijoles negros, tanto por su sabor como por su efecto antiflatulento. En la India se utilizan las especias asafétida (*hing*) y jengibre.

• • •

Conclusiones

Todas las personas tienen flatulencia, algunas más que otras. Si usted tiene menos de 22 eventos al día, los expertos nos dicen que entonces no tiene nada de qué preocuparse. Tratar de disminuir ese número es como luchar una batalla perdida. Pero si, por otra parte, su flatulencia está afectando su calidad de vida o limitando sus actividades sociales, hay ciertas cosas que puede probar.

• Lleve un registro de flatos. Este es un diario de los alimentos que come y los gases que deja escapar. Anotar las tendencias quizás le ayude a descubrir si hay ciertos alimentos que fomenten la flatulencia. Considere el trigo, el centeno y la cebada como posibles culpables (en cuyo caso es posible que usted sufra de la enfermedad celiaca no diagnosticada). No se olvide de los lácteos. La intolerancia a la lactosa es una causa común de flatulencia.

• Considere sus medicamentos como posibles culpables de su problema de gases. Un número sorprendente de fármacos puede causar flatulencia.

• Pruebe el *Beano* (o *Lactaid* si es intolerante

a la lactosa). Estas enzimas digestivas pueden minimizar los azúcares que las bacterias usan para producir gases.

• Para disminuir los olores ofensivos, invierta en ropa interior carbonizada, la cual puede atrapar olores desagradables.

• El *Pepto-Bismol* es un antídoto comprobado contra la flatulencia de mal olor. Sin embargo, no se exceda en la dosis, dado que puede ser tóxico.

• Los probióticos pueden restablecer un ambiente bacteriano saludable en su intestino grueso y esto puede disminuir la cantidad de gas que produce.

• Considere la infusión o las cápsulas de semilla de hinojo. Este remedio herbario ha sido empleado durante siglos para tratar diversos malestares digestivos, entre ellos, la flatulencia.

• Otros remedios herbarios pueden incluir el jengibre, la cúrcuma, la menta, la alcaravea o una mezcla herbaria como el amargo de Angostura.

(*Nota*: si encuentra en este capítulo términos que no entiende o que jamás ha visto, favor de remitirse al glosario en la página 561).

HIPOTIROIDISMO

• Tome levotiroxina (*Synthroid, Levoxyl, Levothroid, Unithroid*)	★★★★
• Experimente con la tiroides desecada *Armour*	★★★
• Tome suplementos de selenio	★★★★
• Pruebe el zinc	★★★

Las enfermedades tiroideas son de las afecciones más comunes en los Estados Unidos, pero su causa sigue siendo un misterio. Más de 20 millones de personas padecen algún trastorno tiroideo; algunas sin siquiera saberlo. Sólo se sienten fatal. Cada año, se dispensan más de 80 millones de recetas médicas de hormonas tiroideas como levotiroxina (*Synthroid, Levoxyl, Levothroid, Unithroid*) y la tiroides desecada *Armour*. Si no fuera por lo que dicen los expertos, nosotros diríamos que hay una epidemia de hipotiroidismo en este país.

Nadie sabe exactamente qué es lo que hace que la glándula tiroides deje de funcionar correctamente. En muchos casos de hipotiroidismo (una tiroides hipofuncionante), el sistema inmunitario ataca a la glándula tiroides y merma su capacidad de producir la hormona tiroidea. Al igual que la diabetes, esta podría considerarse como una enfermedad

SÍNTOMAS DE UNA TIROIDES HIPOFUNCIONANTE

- Apatía
- Fatiga
- Piel seca
- Debilidad
- Estreñimiento
- Caída del cabello
- Intolerancia al frío
- Párpados hinchados e hinchazón debajo de los ojos
- Menor sudación
- Infertilidad
- Menstruación abundante

- Líbido baja
- Manos o pies hinchados
- Uñas quebradizas
- Pulso lento
- Anemia
- Colesterol alto
- Falta de aliento al hacer ejercicio
- Voz ronca
- Torpeza
- Depresión
- Falta de agudeza mental
- Síndrome del túnel carpiano

autoinmunitaria. La exposición ambiental a sustancias químicas como el perclorato,[542, 543] que se encuentra en el combustible para cohetes, así como los bifenilos policlorados[544, 545] y los difenil éteres polibromados,[546] ambos usados como retardantes de flama, podrían tener un impacto en la glándula tiroides en desarrollo. Algunos de estos contaminantes ambientales son omnipresentes, de modo que es factible que estén contribuyendo a la prevalencia de problemas tiroideos.

La glándula tiroides es tan pequeña que no parece ser particularmente importante. Se encuentra en el cuello y pesa sólo unas cuantas onzas, pero su funcionamiento afecta a todo el cuerpo. Una glándula tiroides sana normalmente produce dos hormonas: la triyodotiro-nina o T_3 y la tiroxina, también conocida como T_4. (Los números indican la cantidad de átomos de yodo que forman parte de cada molécula de estas hormonas). Estas hormonas controlan la manera en que cada célula del cuerpo utiliza energía. También afectan la respuesta de las células a la hormona del crecimiento y otros compuestos, entre ellos, el estrógeno y el calcio. Debido a que la tiroides regula tantas actividades distintas, los síntomas de los trastornos tiroideos pueden ser vagos y generales. Esto puede dificultar el diagnóstico de los mismos.

¿Qué es el hipotiroidismo?

Si la glándula tiroides produce muy poca de la hormona tiroidea principal (tiroxina o T_4), una persona puede enfriarse fácilmente, presentando a veces una temperatura corporal menor a la normal. Aunque la fatiga puede tener muchas causas, es una queja común de las personas hipotiroideas. El aumento de peso también puede ser una señal de alerta, aunque, nuevamente, pueden haber muchas otras causas posibles. La mayor retención de líquidos que puede ocurrir cuando hay niveles inadecuados de la hormona tiroidea contribuye al aumento de peso, pero también un metabolismo lento, así como la fatiga que les dificulta hacer ejercicio a estas personas. La deficiencia tiroidea puede acabar con la fuerza muscular y conducir a la falta de aliento cuando se hacen esfuerzos.

La piel seca, las uñas quebradizas y el cabello crespo y escaso también pueden ser otros síntomas frustrantes. Los humectantes o acondicionadores pueden ayudar, pero no pueden combatir los síntomas que resultan de una cantidad insuficiente de la hormona tiroidea. Cuando el tercio externo de las cejas no existe, esto es una buena indicación de un bajo funcionamiento tiroideo. También puede haber caída del cabello y del vello en otras partes del cuerpo.

Los doctores a veces usan su pequeño martillo para revisar si hay presencia de reflejos tardíos en el tendón de Aquiles. Quizá le hagan preguntas a una mujer acerca de su ciclo menstrual. La menstruación abundante puede estar relacionada con un nivel inadecuado de la hormona tiroidea y las mujeres a veces tienen dificultades para embarazarse

cuando el nivel de la hormona tiroidea es bajo. Aunque los doctores generalmente no hacen preguntas acerca de otros síntomas más subjetivos, ciertos problemas como depresión, dificultad para concentrarse y torpeza son comunes en personas con una glándula tiroidea hipofuncionante.

Si un médico sospecha que un paciente podría tener hipotiroidismo, le mandará hacerse una prueba en sangre donde se mide el nivel de la hormona estimulante de la tiroides (*TSH* por sus siglas en inglés). Este compuesto es sintetizado por la glándula pituitaria (ubicada en el cerebro) que le envía un mensaje a la tiroides para decirle que produzca más tiroxina. Esto explica por qué un nivel elevado de TSH significa que la glándula tiroides no está funcionando correctamente. El cerebro está trabajando de más para activarla.

La TSH (también llamada *tirotropina*) controla la acción de la glándula tiroides del mismo modo en que un termostato controla la actividad de un calefactor. Cuando la glándula está produciendo muy poca hormona tiroidea, el cerebro libera más TSH para decirle que haga más. Si hay demasiada hormona tiroidea en el torrente sanguíneo, entonces disminuye la liberación de TSH por parte del cerebro, a veces hasta llegar a ser casi nula. Como resultado, el nivel de TSH es un muy buen indicador inverso del funcionamiento de la tiroides: cuando una persona tiene muy poca hormona tiroidea, el nivel de TSH es elevado; cuando tiene demasiada hormona tiroidea, el nivel de TSH es muy bajo.

¿Debe usted recibir tratamiento si su doctor descubre un nivel anormal de TSH pero no presenta ningún otro síntoma? Este es un tema de controversia. Las personas con hipotiroidismo subclínico pueden volverse sintomáticas, pero también pueden estar bien durante años sin tratamiento alguno. Algunos expertos creen que el tratamiento para normalizar el nivel de TSH protege otros sistemas del cuerpo de los efectos del hipotiroidismo. Tenga presente que el colesterol alto, por ejemplo, debe ser considerado como un síntoma de hipotiroidismo, pero es fácil que se pase por alto.

Si el nivel de TSH está dentro del rango normal pero la persona presenta síntomas que sugieren que tiene una glándula tiroides hipofuncionante, el doctor puede mandarle a hacerse una prueba de hormona liberadora de tirotropina (*TRH* por sus siglas en inglés). Esta prueba utiliza la TRH para estimular la glándula pituitaria y determinar su respuesta. Si la glándula pituitaria presenta una gran respuesta al TRH, esto sugiere que la persona tiene una glándula tiroides hipofuncionante.

Si hay pruebas en sangre para diagnosticarlo, ¿entonces para qué nos preocupamos de los síntomas? ¿No se averigua todo con estas pruebas? Generalmente sí, si la interpretación de las pruebas es adecuada. Pero los síntomas pueden ayudar a determinar si tiene caso o no hacer la prueba en sangre.

Una publicación de artículos médicos basados en pruebas, *Bandolier*, revisó un estudio de investigación en el que se anotaban los síntomas antes de que los pacientes se sometieran a pruebas de funcionamiento tiroideo. De un total de 500 pacientes, 23 tuvieron cinco o más síntomas de problemas tiroideos. (Los investigadores estudiaron los trastornos tanto de la tiroides hiperfuncionante como de la tiroides hipofuncionante). De esos 23 pacientes, el 78 por ciento recibió un diagnóstico de algún problema tiroideo, en comparación con tan sólo 4 por ciento de los pacientes totales.[547] Cualquier persona que tenga cuatro o más síntomas de bajo funcionamiento tiroideo tiene razón suficiente para pedirle a su médico que le mande a hacer una prueba en sangre (un "perfil tiroideo").

La controversia de la TSH

Debido a que la prueba a la recurren los médicos mide el nivel de TSH, es importante comprender lo que significan los valores de esta hormona. Durante años, se les dijo a los médicos que un valor de TSH en suero de 0,5 a 5 microunidades por mililitro (mcU/ml) indicaba un funcionamiento tiroideo normal. Luego, en 2003, la Asociación de Endocrinólogos Clínicos de los Estados Unidos anunció que los médicos debían considerar tratar a cualquier paciente cuyo nivel de TSH cayera fuera de un rango más estrecho de 0,3 a 3 mcU/ml. A fechas más recientes, algunos endocrinólogos han pedido que el rango se estreche aún más, específicamente, que se baje el límite superior del rango "normal" a

2,5.[548] No todos los laboratorios se han mantenido actualizados con respecto a estos cambios. A menos que el médico tenga un interés específico en problemas de la tiroides, es posible que no cuestione la clasificación hecha por el laboratorio de un nivel de TSH cercano a 5 como dentro del rango normal. Pero si los niveles de las otras hormonas tiroideas (T_3 y T_4) son bajos, incluso cercanos al límite inferior normal, esto podría indicar que la persona es hipotiroidea.

> "*Durante gran parte de mi vida, me dijeron que los resultados de mis pruebas tiroideas estaban cerca del "límite inferior del rango normal", pese a que mis manos, pies, orejas y nariz siempre estaban congelados. Además, todos los días estaba completamente exhausta. Mi nivel de colesterol era de 300, pero eso se consideraba aceptable en aquél entonces.*
>
> *Luego, el límite superior de colesterol se bajó a 200, pero mi nivel había subido a 485. Mi hija, una quiropráctica, dijo que a menos que tuviera un problema hepático, tenía que ser a causa de mi tiroides. Mi doctor finalmente me recetó la tiroides desecada Armour. Ahora me siento más contenta, con más energía y más alerta que cuando tenía 20 años de edad. La tiroides desecada Armour realmente me produce una maravillosa sensación de bienestar.*
>
> *Al cabo de varios meses de tomar Armour, mi colesterol bajó a alrededor de 160 y ahí se ha quedado durante varios años sin ningún otro tratamiento*".

Tratamiento para una tiroides hipofuncionante

Para tratar el hipotiroidismo, los doctores generalmente recetan la hormona sintética levotiroxina en pastillas, como *Synthroid*, *Levoxyl* o *Levothroid*, para suplementar o reabastecer los niveles insuficientes de la hormona tiroidea en un paciente. La dosis inicialmente puede ser baja y aumentar gradualmente hasta que la TSH vuelva a estar dentro del rango normal. (Esto significa que será necesario hacer una prueba en sangre seis semanas después de empezar una nueva dosis, para verificar que esté funcionando correctamente).

Los doctores solían pensar que la terapia tiroidea no tenía efectos secundarios si la dosis era la correcta. Esto bien podría ser cierto. Pero atinarle a la dosis indicada puede ser más difícil de lo que parece. Los científicos sospechan que la T_4 sintética o levotiroxina puede elevar el riesgo de osteoporosis, especialmente a dosis más altas de las dosis fisiológicas. Esto

---

VALORES NORMALES EN LAS PRUEBAS TIROIDEAS

- T_4 en suero total: 5–12 microgramos por decilitro (mcg/dl)
- T_3 en suero: 80–180 nanogramos por decilitro (ng/dl)
- Captación de resina T_3: 25–35 por ciento
- Capacidad de unión de la globulina ligante de tiroxina: 15–25 mcg T_4/dl

★★★★ *Synthroid*

Desde hace mucho la hormona de reemplazo tiroideo estándar, el *Synthroid*, viene en una amplia variedad de dosis. La mayoría de los doctores la recetan sin problemas.

Efectos secundarios: Poco comunes si la dosis se ajusta correctamente. La sobredosis de *Synthroid* puede producir palpitaciones, diarrea, intolerancia al calor, insomnio, ansiedad y otros síntomas asociados con el exceso de tiroxina.

Desventaja: El *Synthroid* por sí solo no les funciona a algunas personas hipotiroideas.

Costo: Aproximadamente $12 a $20 dólares por la cantidad suficiente para un mes.

sería especialmente grave en el caso de mujeres de mayor edad, quienes corren el mayor riesgo de sufrir pérdida ósea. Incluso a la dosis normal de tratamiento, la densidad mineral ósea puede descender al cabo de 48 semanas de terapia con tiroxina.[549]

Synthroid es la marca de levotiroxina que ha existido durante más tiempo, pero la Dirección de Alimentación y Fármacos (*FDA* por sus siglas en inglés) ha determinado que otras marcas, entre ellas *Levoxyl* y *Levothroid*, son igualmente eficaces. Sin embargo, nosotros le sugerimos que si empieza a tomar una marca, no se cambie a otra. Probablemente no sea una buena idea cambiar de una marca a otra cada par de meses. Las diferencias en su formulación pueden conducir a diferencias sutiles en su absorción. En ciertos casos, esto podría dar como resultado cambios indeseables en la cantidad de levotiroxina que hay en su organismo.

Si su doctor le receta levotiroxina genérica, su farmacia podría cambia de un proveedor a otro sin notificárselo. Por lo tanto, aunque quizá sea una alternativa menos costosa, no la recomendamos.

• • •

P. *La información que viene con mi medicamento recetado* Levoxyl *dice que debo esperar 4 horas antes de consumir calcio. Yo no puedo esperar 4 horas en la mañana. Me tomo mi pastilla para la tiroides cuando me levanto, pero en media hora ya tengo que estar vestida, desayunar y salir de casa para ir al trabajo. Generalmente desayuno jugo de naranja (china) fortificado con calcio, cereal de salvado con leche y té. ¿Afectará esto la eficacia del* Levoxyl?

R. Es probable que el calcio que contiene el jugo de naranja fortificado se ligue con la hormona tiroidea e interfiera con su absorción. Si toma jugo de naranja normal y luego se toma el calcio junto con la cena o antes de irse a acostar, es probable que el *Levoxyl* se absorba de manera más eficiente.

• • •

La levotiroxina se absorbe mejor si se toma con el estómago vacío, por lo que los médicos a menudo recomiendan que se tome al menos media hora antes de desayunar. Pero esta restricción a veces resulta ser poco práctica para quienes tienen familia y trabajo. Corren con suerte si logran tragarse la pastilla antes de beberse rápidamente una taza de café y comerse un tazón de cereal mientras están tratando de alistar a sus hijos para que se vayan a la escuela.

Es particularmente importante que no se tome esta hormona tiroidea al mismo tiempo o incluso antes de una hora de haberse tomado un suplemento de calcio o hierro. Estos minerales pueden impedir que se absorba la hormona. Sin embargo, lo más importante es que se la tome de manera consistente. Una vez que se haya determinado la dosis correcta, siga tomándola de la misma manera para que esa sea la dosis que realmente obtenga. Recuerde que la dosis necesaria puede cambiar a lo largo de los años; por esta razón, su doctor le pedirá que repita periódicamente la prueba del perfil tiroideo. Algunas personas han reportado que se sienten mejor si ajustan la dosis según la estación del año, pero esto es algo que usted y su médico deberán discutir.

La levotiroxina no causa efectos secundarios evidentes cuando la dosis se ha ajustado cuidadosamente. En el caso de personas que tienen problemas del corazón, es importante que la dosis se aumente de manera muy gradual. Si el nivel llega a ser demasiado elevado, pueden presentar reacciones adversas como palpitaciones y taquicardia, insomnio, nerviosismo y presión arterial alta. Otras señales que posiblemente podrían indicar una sobredosis incluyen dolores de cabeza, diarrea, temblor, mayor sudación, cambios en el apetito, pérdida de peso y menor flujo menstrual. Repórtele cualquiera de estos síntomas a su médico de inmediato, porque sobredosificarse continuamente puede causar complicaciones severas en el corazón o en el sistema nervioso.

Los síntomas de una tiroides hipofuncionante, como intolerancia al frío, fatiga, estreñimiento o caída del cabello, no son efectos secundarios de la levotiroxina sino indicaciones de que la dosis no es exactamente la correcta, aunque los valores que aparezcan en su prueba en sangre se vean bien. (Le sugerimos que lleve un registro de sus resultados, para que así pueda detectar patrones o tendencias). Asegúrese de que su médico sepa cómo se va sintiendo.

Adición de T_3

Pese al dogma de que la levotiroxina por sí sola es el medicamento recetado más apropiado para el paciente hipotiroideo, hay un creciente interés, incluso entre los endocrinólogos, en los posibles beneficios de agregar un poco de T_3 al régimen terapéutico. A muchos o posiblemente a la mayoría de los pacientes hipotiroideos les va bastante bien con la levotiroxina, una vez que se ha determinado la dosis indicada. Pero otros nunca se terminan de sentir bien y siguen sufriendo de síntomas sutiles o no tan sutiles.

Dado que una glándula tiroidea sana produce tanto T_4 como pequeñas cantidades de

T_3, ¿por qué insisten tanto los doctores en recetar sólo levotiroxina? La explicación es que, aun en una persona saludable, la glándula tiroides produce sólo una fracción de la T_3 que utiliza el cuerpo. Otros tejidos en el cuerpo normalmente convierten la T_4 en T_3, que es su forma más activa, conforme la van necesitando, simplemente quitándole uno de sus átomos de yodo. Esto le funciona bien a la mayoría de la gente.

● ● ●

P. *Durante varios años, tome* Thyrolar *para tratar mi hipotiroidismo. Tuve que cambiar de médico debido a que cambié de seguro y mi nuevo endocrinólogo se rehusó a recetarme* Thyrolar. *Él dijo que los resultados de las pruebas en sangre no serían precisos porque este fármaco contiene una combinación de T_3 y T_4.*

Él insistió en recetarme Synthroid. Supuestamente debo tomármelo al despertar y no comer ni beber nada durante una hora. Yo sigo sus indicaciones, pero en 3 años, he aumentado 25 libras (11 kg), me siento cansada todo el tiempo y no me siento como la de antes.

Me he quejado y me han hecho muchas pruebas en sangre pero los resultados siempre están dentro del rango normal. Esos lindos resultados hacen que mi doctor se sienta bien,

pero yo me sigo sintiendo mal. ¿Es posible que el medicamento esté pasando a mi torrente sanguíneo pero que yo no lo esté utilizando adecuadamente?

R. Hay personas para quienes la levotiroxina simplemente no parece hacer todo lo que debiera. Estas personas siguen presentando síntomas incluso a una dosis de levotiroxina que debería ser adecuada. Dichos pacientes ocasionalmente dicen que su experiencia con la tiroides desecada *Armour* es más satisfactoria y se preguntan por qué el médico simplemente no se las receta.

Debido a que la tiroides desecada *Armour* contiene tanto T_3 como T_4, algunos endocrinólogos están empezando a recetarla sola o combinada con levotiroxina a pacientes que quizás no estén convirtiendo la T_4 eficientemente y que siguen presentando síntomas. Sin embargo, la T_3 dura muy poco tiempo en el cuerpo, por lo que una sola dosis de *Armour* durante el día podría dar como resultado una elevación pronunciada inicial en el nivel de T_3 y luego una caída en el mismo más tarde en el día.[550]

● ● ●

Otros expertos han encontrado que agregar una pequeña cantidad de T_3 a la terapia con levotiroxina puede aliviar la depresión y la

★★★ Tiroides desecada *Armour*

Este es el único tratamiento "natural" para el hipotiroidismo que realmente vale la pena considerar. No se recomiendan las hierbas ni las algas marinas. Tome nota, el *Armour* no es vegetariano.

La mayoría de los endocrinólogos tienen sus enormes reservas con respecto a usar algo tan crudo y "a la antigüita". Pero hay pacientes que se sienten mucho mejor cuando toman *Armour* que cuando toman levotiroxina sintética.

Efectos secundarios: Dolor en el pecho, pulso acelerado, palpitaciones, sudación excesiva, diarrea, intolerancia al calor, temblor y ansiedad. Estos son síntomas del exceso de hormona tiroidea, lo que sugiere que la dosis podría ser demasiado elevada. Comuníquese de inmediato con el doctor que se lo haya recetado.

Desventaja: Es un producto derivado de tiroides de puerco. Quienes evitan el puerco por razones religiosas tendrán que evitar el *Armour*. La mayoría de los endocrinólogos se oponen a recetarlo.

Costo: Aproximadamente $8 a $15 dólares al mes.

---

falta de agudeza mental que causa el nivel bajo de hormona tiroidea que cuando sólo se les da T_4. Es posible que algunas de estas personas no sean capaces de convertir la T_4 en T_3 de manera eficiente.

En un estudio de investigación, los investigadores encontraron la dosis de levotiroxina que normalizaba la TSH. Luego, sustituyeron 50 microgramos de dicha dosis por 12,5 microgramos de T_3, que se vende en los Estados Unidos bajo la marca *Cytomel*.[551] Aunque estos científicos reportaron beneficios en el estado de ánimo y la cognición con esta terapia combinada, sigue siendo tema de extrema controversia. Muchos endocrinólogos siguen sin convencerse de que valga la pena probarla.[552] Sin embargo, en varios estudios en los que se ha ofrecido a los pacientes un régimen combinado, ellos parecen preferirlo a la levotiroxina sola.[553]

> *A los 8 años me diagnosticaron un problema en la tiroides y empecé a tomar la tiroides desecada* Armour. *A los 45 años, mi nivel de TSH estaba demasiado elevado y me mandaron a uno de los endocrinólogos más destacados.*
>
> *Se horrorizó cuando supo que había estado tomando tiroides animal desecada y me recetó* Synthroid. *Él me dijo que el cuerpo produce T_3 (vaya uno a saber qué es eso) a partir del medicamento.*
>
> *Al cabo de un mes, había aumentado más de 10 libras (5 kg) de peso, no tenía nada de energía y me sentía tan deprimida que casi me suicidé.*

El endocrinólogo me dijo que estos problemas no tenían nada que ver con el medicamento, pero le imploré a mi médico de cabecera que me volviera a dar Armour. Al cabo de una semana, me sentí normal otra vez. Me tardé un tiempo en volver a bajar de peso, pero ahora estoy convencida de que la tiroides natural en realidad me salvó la vida ".

Hay mucho debate no sólo acerca de que si el T_3 debiera agregarse al régimen en lo absoluto, sino también acerca de cuánto T_3 es apropiado usar, en caso de que sí se administre. Un problema es que debido al poco tiempo que el T_3 se queda activo en el organismo, es difícil mantener una dosis constante, ya sea con tiroides desecada *Armour* o con un medicamento que contenga T_3, como *Cytomel*. Si se usa, puede que sea necesario tomar el *Cytomel* más de una vez al día. Una experta en tiroides, la Dra. Ridha Arem, receta una pequeña cantidad dividida en dos o tres dosis al día.[554] Otro especialista en tiroides, el Dr. Kenneth Blanchard, usa una formulación de liberación prolongada de T_3 preparada específicamente para su propia consulta.[555] Sin embargo, puede ser difícil preparar compuestos como estos. Un farmacéutico que preparó un producto con T_3 fue demandado legalmente porque las pastillas variaban mucho en la dosis que suministraban y algunas contenían un nivel peligrosamente elevado de esta hormona.

Conforme más doctores empiecen a tratar a sus pacientes con base en cómo se sienten (método *centrado en el paciente*) en vez de apegarse estrictamente a los valores de las pruebas de laboratorio, irá siendo más probable que estén más dispuestos a experimentar con regímenes nuevos. Algunos pacientes siguen padeciendo los síntomas que producen los bajos niveles de hormona tiroidea pese a que presentan valores de TSH dentro del rango normal. Con demasiada frecuencia, a las personas se les dice, en esencia, que se están imaginando sus malestares. Es muy probable que ciertos factores psicológicos sí contribuyan a problemas como letargo, en algunos casos. Sin embargo, tanto los doctores como los pacientes deben tener presente que un desequilibrio tiroideo a veces puede provocar problemas psicológicos como depresión, ansiedad y sentimientos de baja autoestima.

Alimentos y suplementos

Es obvio que un estilo de vida saludable, que incluya suficiente sueño y ejercicio y una alimentación razonable (y, por supuesto, nada de fumar), es tan importante para las personas con una tiroides hipofuncionante como para cualquier otra persona. Pero cuando a una persona se le diagnostica hipotiroidismo, a menudo le dan muchos consejos no solicitados acerca de lo que debe tomar y lo que debe evitar. Esto puede crear mucha confusión, de modo que trataremos de aclarar unos cuantos puntos.

Yodo

A las personas que tienen cierta inclinación por emplear tratamientos naturales para sus problemas de salud a menudo se les aconseja que tomen yodo para remediar un problema tiroideo. Hay cierta razón teórica detrás de esto. El yodo es un elemento esencial de las hormonas tiroideas. Los números (T_3, T_4) indican cuántos átomos de yodo están ligados a la hormona básica. En ciertas partes del mundo, la deficiencia de yodo es una posibilidad real. En regiones donde muchas personas son deficientes en yodo, no son poco comunes los problemas severos de la tiroides, como el bocio. Una mujer embarazada con deficiencia de yodo puede dar a luz a un bebé con un desarrollo cerebral inadecuado o *cretino*, para usar el término técnico. Los suplementos de yodo podrían ser benéficos para las personas que viven en tales condiciones.

Sin embargo, esto no es relevante en el caso de la mayoría de los estadounidenses, en parte porque ya se ha logrado suplementar con yodo a la población en general mediante la sal yodada, la cual representó la solución al problema de deficiencia de yodo que ocurrió hace más de una generación. Además, la sal yodada se usa tan extensamente que un estadounidense tendría que seguir una alimentación bastante extraña para desarrollar una deficiencia de yodo.

Ahora bien, si un poco hace bien, ¿no sería más útil suministrar más yodo si la tiroides no está funcionando bien? No necesariamente. La mayoría de los endocrinólogos desalientan a la gente que quiere tomar yodo porque es posible excederse. En tal caso, esta medida sólo empeoraría las cosas en lugar de ayudar.[556] De

hecho, el consumo excesivo de yodo aumenta el riesgo de hipotiroidismo subclínico.[557] Pero comer un poco de mariscos de vez en cuando puede darle un poco de yodo adicional en moderación y no en exceso.

Soya

Hay alimentos que no combinan bien con las enzimas que son necesarias para que las hormonas tiroideas funcionen normalmente y uno de ellos es la soya. (Otros incluyen muchos miembros de la familia del repollo o col). Algunas de las isoflavonas, especialmente la genisteína y la dadzeína, que parecen hacer de la soya un alimento muy valioso, también inactivan la peroxidasa tiroidea.[558] Esta enzima es importante para la producción de las hormonas tiroideas T_3 y T_4.

El simple hecho de comer alimentos hechos a base de soya no parece producir problemas en la tiroides en sí. Pero la deficiencia de yodo hace que los animales (y presuntamente los humanos) sean más susceptibles a problemas clínicos causados por la interferencia de las isoflavonas de la soya con la peroxidasa tiroidea.[559] Una persona que ya es hipotiroidea probablemente debería tener cuidado de no seguir una alimentación a base de hamburguesas de soya, leche de soya, perritos calientes de soya, malteadas de soya y alimentos similares. Y tenemos nuestras reservas en cuanto al valor de las isoflavonas de soya en forma de pastilla para alguien que tiene una tiroides hipofuncionante. La Dra. Arem sugiere que las personas hipotiroideas limiten sus comidas a base de soya a no más de tres por semana.[560]

• • •

P. *Me diagnosticaron hipotiroidismo en 1992 y empecé a tomar 0,025 miligramos de* Synthroid *al día. Me aumentaron gradualmente la dosis hasta llegar a 0,075 miligramos en 1999.*

El mes pasado, mi prueba en sangre mostró que mi nivel de TSH (hormona estimulante de la tiroides) se había elevado a 5,0. (El rango normal es de 0,4 a 4,2). El médico aumentó mi dosis de Synthroid *a 0,1 miligramos. Pero yo no dejaba de preguntarme por qué había pasado esto.*

Cuando escuché que ciertos alimentos podrían tener un efecto, le llamé al doctor. Yo había estado comiendo los siguientes alimentos para combatir mi afección tiroidea todos los días:

una taza de brócoli o coliflor crudos
una taza de coleslaw o repollo (col) cocido
2½ tazas de leche de soya
2 cucharadas de gránulos de lecitina de soya sobre mis copos de avena
puñados de cacahuates (maníes) sin sal

En vez de ir a comprar las pastillas con una dosis mayor de Synthroid, *me seguí tomando las de 0,075 miligramos. Pero dejé de comer estos alimentos y el resultado de mi prueba reciente de TSH fue mucho mejor, de 3,3.*

R. Algunos alimentos, que son capaces de causar bocio (glándula tiroides crecida) cuando se consumen en exceso, recientemente se han vuelto muy populares para combatir el cáncer, las enfermedades cardíacas y otros problemas de salud. Incluso hay una dieta para bajar de peso rondando por la internet que es a base de sopa de repollo. Ahora, las personas hipotiroideas tienen muchas más dificultades para bajar de peso que la mayoría de la gente, enton-

ALIMENTOS QUE PUEDEN INTERFERIR CON EL FUNCIONAMIENTO TIROIDEO

- Brócoli
- Cacahuates
- Coliflor
- Colinabo
- Frijoles de soya
- Hojas de mostaza
- Millo
- Nabos
- Piñones
- Rábanos
- Repollitos de Bruselas
- Repollo

ces podrían estar tentadas a probar esta dieta. Pero al igual que con la soya, tiene sentido consumir estos alimentos bociogénicos sólo con moderación (y principalmente cocidos).

• • •

Selenio

El selenio es un mineral esencial que forma parte de una enzima que convierte la T_4 en T_3. Por lo tanto, queda claro lo importante que es consumir suficiente selenio. La cantidad de selenio que puede obtenerse a partir de la alimentación puede variar enormemente dependiendo de la región donde cada persona viva y dependiendo de si la persona compra sus verduras y leche de granjeros locales o de fuentes nacionales o incluso internacionales, como va siendo la norma ahora. La cantidad de selenio

en el suelo determina cuánto de este mineral termina en los alimentos.

La mayoría de nosotros no tenemos manera alguna de determinar si nuestra alimentación nos está suministrando una cantidad suficiente de selenio. Los alimentos ricos en selenio no necesariamente son los más populares: cereales integrales, vísceras, hongos, copos de avena, frijoles (habichuelas) de soya, germen de trigo y semillas de girasol. Los pescados grandes como el atún y el halibut (hipogloso) también brindan selenio, al igual que la carne de res, a menos que el ganado haya sido criado en un ambiente deficiente en selenio.[561]

Zinc

Al igual que el selenio, el zinc es importante para el funcionamiento adecuado de las enzimas que producen la hormona tiroidea. También al igual que el selenio, puede ser difícil

---

★★★★ Selenio

Verifique si su multivitamínico contiene selenio. Si no o si usted no toma un multivitamínico, considere tomar un suplemento de 50 a 100 microgramos de selenio al día.

Desventaja: El selenio en exceso es tóxico. No se preocupe por sobredosificarse si su única fuente de selenio son los alimentos, pero no tome un suplemento si su alimentación es rica en pescado o mariscos, alga marina, hongos y germen de trigo.

Costo: Aproximadamente $1 a $3 dólares al mes.

★★★ Zinc

Si toma un multivitamínico, lo más probable es que contenga zinc. Verifique que le suministre de 15 a 25 miligramos al día. (Si toma varios suplementos, sume la cantidad de zinc que contenga cada uno).

Desventaja: El exceso de zinc puede desequilibrar los niveles de cobre en el cuerpo. No se pase de 50 miligramos al día.

Costo: Aproximadamente $1 a $4 dólares al mes.

---

determinar si la alimentación contiene suficiente zinc. Este mineral también se encuentra en el pescado, los cereales integrales y las semillas de girasol. Si no está seguro de que su alimentación contenga una cantidad suficiente de este mineral, es una buena idea que tome un suplemento de 15 a 25 miligramos al día.[562]

Conclusiones

El hipotiroidismo no tratado puede ser una afección muy seria y contribuir a otros problemas, entre ellos infertilidad, enfermedades cardíacas y depresión. Es posible que tenga que negociar con su médico para que le den un buen diagnóstico y tratamiento. Recuerde, un criterio importante para determinar si su tratamiento le está funcionando es cómo se siente, aunque también son importantes las pruebas en sangre.

- Si tiene cuatro o cinco síntomas de una tiroides hipofuncionante, pídale a su médico que le mande a hacer pruebas para evaluar el funcionamiento de su tiroides.
- Lleve un registro de sus resultados, especialmente si le han diagnosticado hipotiroidismo. Será bueno que trate de detectar los patrones y tendencias para que pueda ir viendo cómo su tratamiento va afectando los valores de TSH, T_4 y T_3.
- La levotiroxina es el tratamiento usual. Especialmente cuando se trata de personas de edad avanzada, la dosis inicial debe ser baja y luego debe irse aumentando gradualmente hasta que los síntomas vayan desapareciendo y los resultados de las pruebas se normalicen.
- Algunas personas se sienten mejor con una formulación de levotiroxina que con otra. Todas las formulaciones se consideran bioequivalentes, entonces use la que mejor le funcione. Pero no cambie repetidamente de una marca a otra o entre un medicamento de marca y uno genérico. Las diferencias en las formulaciones pueden hacer que varíe la dosis indicada para usted.
- Si la levotiroxina por sí sola no alivia sus síntomas, pregúntele a su doctor si puede experimentar con una cantidad pequeña de la tiroides desecada *Armour* u otra fuente de T_3. Es posible que tenga que disminuir la dosis de levotiroxina ligeramente para compensar.
- Si agrega T_3 (*Cytomel*) a su régimen, quizá sea necesario que la tome dos o tres veces al día, ya que no dura mucho en el cuerpo.
- No coma cantidades excesivas de alimentos, especialmente soya, que interfieran con la peroxidasa tiroidea.
- Considere tomar suplementos de selenio (50 a 100 microgramos al día) y zinc (15 a 25 miligramos al día).

(*Nota*: si encuentra en este capítulo términos que no entiende o que jamás ha visto, favor de remitirse al glosario en la página 561).

HONGOS EN LAS UÑAS DE LOS PIES

• Remoje sus uñas en una solución hecha con un tercio de vinagre y dos tercios de agua	★★★★
• Prepare una suspensión de harina de maíz y remoje sus uñas durante una hora a la semana	★★★
• Aplíquese el enjuague bucal de la marca *Listerine* en las uñas infectadas diariamente	★★★
• Recubra las uñas con la pomada de la marca *Vicks VapoRub*	★★★★
• Remoje las uñas en aceite de melaleuca o aceite de vitamina E	
• Pruebe remojar las uñas en infusión de lapacho	
• Pregúntele al médico si puede recetarle una pasta de urea al 40 por ciento para quitar la uña infectada	★★★
• Aplíquese el medicamento *Penlac* (ciclopirox) que se vende con receta	
• Considere las ventajas y desventajas de usar *Lamisil* (terbinafina) y *Sporanox* (itraconazol)	

A lo largo de los últimos años, las infecciones por hongos en las uñas han recibido una atención que está completamente fuera de proporción con su gravedad. El término médico, onicomicosis, suena aterrador, pero lo único que significa es una infección fúngica de la uña. Quizá tantas personas tengan curiosidad por el tema porque los hongos en las uñas son muy comunes. Además, el desarrollo de nuevos fármacos antifúngicos que pueden tratar (¿nos atreveremos a decir *curar*?) los hongos en las uñas han alentado a la industria farmacéutica a publicitarse en revistas, periódicos y la televisión. Es probable que la popularidad de las sandalias *sexy* como la nueva moda de calzado también haya contribuido a este interés en tratar los hongos en las uñas.

En el caso de los diabéticos, los hongos en las uñas sí requieren atención médica. Las personas que padecen diabetes necesitan prestar especial atención al cuidado de sus pies y atender de inmediato incluso hasta las cosas que parezcan no tener importancia. Sin embargo, para todos los demás, las uñas de los pies duras, gruesas y amarillentas que se desmoronan o que son difíciles de cortar, son más una molestia que un problema serio de salud. Se ven horrorosas y si se engrosan demasiado, pueden llegar a ser incómodas. A veces también se parten, lo cual puede ser bastante doloroso.

No obstante, en nuestra opinión, sería un error poner en peligro su vida para "arreglar" sus uñas poco atractivas. Por esto hemos recopilado tantos remedios caseros distintos para este problema. Probablemente no le funcionen a todo el mundo, pero tampoco son métodos de alto riesgo.

● ● ●

P. *Mi esposo tomó* Lamisil *para tratar los hongos que tenía en las uñas de los pies. El fármaco funcionó pero a fin de cuentas, le causó la muerte.*

Las "letritas" que vienen en la información que acompaña este fármaco que se vende con receta dicen que puede causar neutropenia. Y esto fue lo que ocurrió en el caso de mi marido. Esto lo llevó a desarrollar síndrome mielodisplásico, seguido de leucemia mieoloide aguda, lo cual eventualmente lo llevó a la muerte.

Él había sufrido de brotes periódicos de infecciones por hongos en las uñas de los pies y pie de atleta durante gran parte de su vida. Ninguna de ellas ponía en peligro su vida. ¡El Lamisil sí!

Aunque los efectos secundarios serios que se mencionan en la etiqueta de este fármaco sólo afecten al 1 por ciento de los usuarios, cualquiera podría estar dentro de ese 1 por ciento. ¡Las personas deberían pensar si vale la pena correr ese riesgo!

R. Sentimos mucho la trágica muerte de su esposo. En casos raros, el *Lamisil* puede provocar trastornos serios en la sangre, como neutropenia, que es una falta de glóbulos blancos. Este fármaco también puede dañar el hígado y se han reportado muertes asociadas con este problema. Este es un precio muy alto a pagar por curar los hongos en las uñas de los pies.

Los pacientes siempre deben tomar en cuenta no sólo los efectos secundarios comunes, sino también la posibilidad de que ocurran reacciones adversas raras pero mortales.

● ● ●

Remedios caseros

Es difícil decir de dónde vienen las infecciones por hongos en las uñas y por qué algunas personas parecen ser más susceptibles que otras. Ocasionalmente, los lectores reportan que la primera vez que notaron hongos en sus uñas fue después de ir a que les hicieran una manicura o pedicura. Presuntamente, es posible que el organismo que causa estas infecciones se pueda transferir de una persona a la otra y seguramente de una uña a la otra. Para minimizar ese riesgo, le sugerimos que cualquier herramienta, como tijeras o cortaúñas, que haya sido utilizada en una uña que pudiera estar infectada, se deje remojando en alcohol para frotar durante 15 minutos antes de usarse en una uña no infectada.

Nosotros creemos que los remedios caseros son lo primero que se debe probar para tratar los hongos en las uñas, sean de los pies o de las manos. (Esto no aplica en el caso de personas con diabetes, quienes deberán ir al médico para atender este problema). Sobra decir que algunos doctores no están de acuerdo con la idea de emplear remedios caseros para tratar este tipo de infecciones.

Hace algún tiempo, escuchamos a un podiatra decir que estaba en total desacuerdo con nuestras recomendaciones. "Los remedios caseros casi nunca funcionan —escribió—. Los tratamientos no comprobados que ustedes mencionaron son poco más que mitos. En mis 23 años de ejercer la medicina, nunca he visto a un paciente responder favorablemente al *Vicks VapoRub*, a los remojos en vinagre diluido o al aceite de vitamina E. No me hagan perder el tiempo desmintiendo estos mitos". En vez, él les recomendaba a sus pacientes que tomaran los fármacos que se venden con receta aprobados por la Dirección de Alimentación y Fármacos (*FDA* por sus siglas en inglés) como *Lamisil*, *Penlac* o *Sporanox*.

Sin lugar a dudas hemos recibido comentarios de lectores que no concuerdan con él. Una persona que tuvo buenos resultados con los remojos en vinagre expresó la siguiente opinión: "Si un tratamiento es relativamente inofensivo, como en este caso, y si hay aunque sea una pequeña probabilidad de que funcione, yo creo que los doctores deberían alentar los métodos alternativos en lugar de recetar medicamentos costosos que pueden causar toda una gama de efectos secundarios potenciales".

Un farmacéutico también contribuyó con cierta información acerca de la eficacia de los medicamentos que se venden con receta:

"Me gustaría señalar algunos hechos con respecto a los medicamentos aprobados por la FDA que el podiatra prefiere (*Lamisil, Penlac, Sporanox*). ¿Ya sabrá este doctor que la probabilidad de curarse completamente tratándose con Penlac, de acuerdo con la información que proporciona el mismo fabricante, sólo equivale a entre el 5,5 y el 8,5 por ciento después de 48 semanas? Cuando se utiliza Sporanox, el porcentaje de casos curados sube a la cifra increíble del 35 por ciento.*

Asimismo, ¿estará enterado de lo que cuestan estos medicamentos? Un frasco de Penlac cuesta 72.99 dólares. Para tratar una sola uña afectada una vez al día durante 48 semanas, calculo de manera conservadora que el paciente requerirá seis frascos de esmalte (un frasco cada dos meses, aproximadamente). Por lo tanto, para gozar de un extraordinario 8,5 por ciento de probabilidad de curarse, el paciente tendrá que pagar 437.94 dólares por su Penlac, si no cuenta con seguro médico.

En el caso del Sporanox, la dotación para cada pulso de tratamiento cuesta 255.99 dólares. Esta cantidad alcanza para 14 días. El fabricante recomienda 12 semanas de tratamiento, ¡lo cual aumenta el costo a 1.535.94 dólares para el paciente que no cuenta con seguro médico! Con razón las personas buscan alternativas a estos medicamentos".

Asimismo, los medicamentos orales como el *Sporanox* ocasionalmente pueden provocar reacciones serias. Así pues, no es sorprendente que algunas personas estén dispuestas a invertir su tiempo y su esfuerzo, pero no mucho dinero, en probar un remedio casero de bajo riesgo.

"*Yo pensaba que las infecciones por hongos en las uñas de los pies eran parte de mi vida. La infección ya se había diseminado a cinco o seis uñas de mis pies cuando finalmente consulté a un dermatólogo. El tratamiento que me recetó era caro y, después de iniciarlo, el dermatólogo me dijo que había una probabilidad de alrededor del 50 por ciento de que me regresara la infección al terminar el tratamiento.*

Una semana más tarde, tuve una reacción terrible a las pastillas. De todos los lugares donde podía haber estado, me encontraba en un lugar remoto de Finlandia cuando me salió una urticaria (ronchas) con comezón severa. Después de 24 horas de una comezón constante que no me dejó dormir, pude comunicarme con mi doctor y me dijo que dejara de tomar las pastillas.

Cuando regresé a casa, decidí probar el tratamiento con vinagre. Me apliqué una gota de vinagre blanco destilado sobre las uñas de los pies con un hisopo (escobilla) de algodón cada vez que salía de la ducha (regadera). Conforme las uñas fueron creciendo, el hongo fue desapareciendo hasta que desapareció por completo, junto con ligeras trazas de pie de atleta.

Costo: menos de $2.00 dólares a lo largo de 9 meses.

Efectos secundarios: ninguno.

Eficacia: 100 por ciento (o 200 por ciento si incluimos el pie de atleta)".

Vinagre

Uno de nuestros remedios caseros favoritos es el remojo en vinagre. Sin duda, es uno de los remedios más baratos para tratar los hongos en las uñas. Las personas que se sientan a leer, a trabajar en la computadora o a ver la televisión pueden remojar el pie o la mano con las uñas afectadas en una solución hecha con una parte de vinagre y dos partes de agua. El vinagre es ácido y el ácido crea un ambiente inhóspito para los hongos. Debido a que es un remedio casero, no hay un método "prescrito". Algunas personas han tenido éxito remojando sus uñas durante una hora a la semana, todas al mismo tiempo; otras las remojan una vez al día y aún otras usan la técnica de aplicarse vinagre sin diluir sobre la uña afectada con un hisopo de algodón todos los días. Al igual que con cualquier otro remedio casero, es necesario que sea persistente. Las uñas crecen lenta-

★★★★ Vinagre

Haga una solución con dos partes de agua por cada parte de vinagre para remojar las uñas infectadas. No parece importar que use vinagre blanco o vinagre de manzana, de modo que nosotros le sugerimos que use vinagre blanco, ya que es más barato.

Desventaja: Los dedos de sus pies pueden quedar oliendo a vinagre.

Costo: $1.60 a $2 dólares por 64 onzas (1,9 litros), suficiente para darse cuatro tratamientos o posiblemente ocho.

mente, especialmente las de los pies, y tendrá que esperar un tiempo para que vayan creciendo y la parte afectada se vaya saliendo hasta que queden sanas y libres de hongos.

Harina de maíz

La harina de maíz bien podría ser otro antifúngico natural. Este método nos fue proporcionado por un radioescucha: "Se coloca una capa de harina de maíz de aproximadamente 1 pulgada (2,5 cm) de alto en una palangana de plástico. Se vierte agua caliente, se agita para que la harina de maíz se disuelva y cuando el agua se haya enfriado lo suficiente para que no queme, se dejan remojando los pies durante hora. Si esto se hace con regularidad, eliminará el hongo".

> *Cuando me estaba revisando, mi doctor notó que tenía hongos en las uñas de ambos pies. Él me recomendó que hiciera una masa líquida mezclando harina de maíz y agua en una palangana poco profunda, que la dejara reposar durante un ahora y que luego remojara mis pies en la mezcla durante una hora. Me dijo que hiciera esto una vez a la semana durante un mes. Hice la terapia de harina de maíz durante 3 semanas y el hongo desapareció. No sé por qué funciona, pero es barato, inofensivo y a mí me funcionó*.

★★★ Harina de maíz

Remojar los pies en un engrudo de harina de maíz no es caro ni peligroso y sólo le tomará 1 hora a la semana. Coloque una capa de aproximadamente 1 pulgada (2,5 cm) de harina de maíz en una palangana y agregue suficiente agua caliente para que se disuelva. Deje que el agua se enfríe a una temperatura cómoda y remoje sus pies en la mezcla durante una hora.

Desventaja: Este tratamiento puede dejar un batidero. ¡Tenga cuidado de no tirar la mezcla en la alfombra!
Costo: $2 a $4 dólares por 5 libras (2 kg) de harina de maíz, que es suficiente para cuando menos cinco tratamientos y probablemente más.

No hemos encontrado nada en la literatura científica que respalde a la harina de maíz como tratamiento para los hongos en las uñas y han sido menos las personas que nos han escrito para contarnos de su éxito con la harina de maíz que con el vinagre, pero algunas la han usado con éxito para eliminar los hongos.

No obstante, la harina de maíz sí parece ser un remedio casero popular en la jardinería. Los jardineros dicen que al incorporar un poco de harina de maíz en la tierra alrededor de un rosal evita la mancha negra del rosal, una enfermedad fúngica que afecta a las rosas.

Vitamina E

Siempre nos sorprende lo ingeniosos que son nuestros lectores. Por ejemplo, a nosotros nunca se nos hubiera ocurrido aplicar aceite de vitamina E en uñas infectadas por hongos. No podemos pensar en una buena razón por la cual la vitamina E en particular podría ser útil para tratar las infecciones por hongos y, sin embargo, varias personas han probado este método con cierto éxito.

> 66 *Siempre estoy leyendo acerca de tratamientos para los hongos en las uñas de los pies, entonces decidí compartir mi solución. Cuando yo tuve este problema hace varios años, usé un método sencillo. Mantuve la uña de mi pie remojada en aceite de vitamina E y el hongo desapareció por completo. No recuerdo exactamente cuánto tardó pero no fue mucho tiempo* 99.

Según entendemos, la táctica de la vitamina E consiste en tomar una cápsula de vitamina E de cualquier dosis y pincharla con una aguja o tachuela. Luego, se exprime la cápsula para aplicar el aceite alrededor del borde de la uña y especialmente debajo de la misma, entre la uña y la piel. La clave aquí, al igual que con la mayoría de los tratamientos para los hongos en las uñas, es que sea paciente y persistente.

Listerine

El tradicional enjuague bucal *Listerine* es uno de los remedios caseros multiusos favoritos de los Estados Unidos. (El otro es el *Vicks Vapo-Rub*; más adelante hablaremos de este). El *Listerine* original color ámbar contiene una mezcla de extractos herbarios que pueden combatir los hongos que causan desde la caspa hasta la tiña inguinal. Algunas personas tam-

★★★ Listerine

Esta marca de enjuague bucal (la versión original de color ámbar) contiene una buena cantidad de alcohol, junto con una mezcla de aceites herbarios como timol, eucalipto, salicilato de metilo y mentol. El timol y el eucalipto, al menos, parecen tener actividad antifúngica, y los otros dos parecen combatir los hongos también. A algunas personas les ha funcionado remojar la uña en *Listerine* (sabor original) o aplicarse este enjuague bucal después de su ducha diaria.

Efectos secundarios: Ninguno que se conozca.
Desventaja: Las uñas puede quedar oliendo a *Listerine*.
Costo: Aproximadamente $5 dólares por litro.

bién han reportado buenos resultados al remojar las uñas infectadas en *Listerine*.

• • •

P. *Yo me curé de la infección de hongos en las uñas de los pies usando una mezcla hecha con una parte de vinagre y una parte de* **Listerine**. *Guardé la mezcla en un frasco de cuarto de galón con tapa roscada y utilicé un pincel limpio para aplicarme el líquido sobre los dedos de los pies afectados en la mañana y en la noche. En la noche, me ponía calcetines (medias) para no manchar las sábanas.*

El hongo tardó alrededor de 3 meses

en desaparecer. Tarda en crecer pero también tarda en curarse. Espero que esto le ayude a alguien más.

R. Usted combinó un par de remedios favoritos. Muchas personas han tratado esta infección con éxito remojando las uñas infectadas en una mezcla hecha con una parte de vinagre y dos partes de agua. Otras han obtenido buenos resultados remojando los dedos de los pies en *Listerine*. Estos remedios no funcionan para todos y tardan varios meses en producir resultados.

● ● ●

No contamos con estudios que examinen la eficacia del enjuague bucal *Listerine* original para tratar las infecciones por hongos en las uñas, pero es relativamente barato y no debe ser dañino. Quizás algún día recibamos reportes de algún lector que tenga cierta inclinación científica y que trate una uña con *Listerine* y otra con vinagre para ver si hay una diferencia en cómo funcionan. Por ahora, lo único que podemos aconsejar es que tenga paciencia con cualquiera de ambos métodos.

Vicks VapoRub

Otro producto tradicional muy popular que se ha incluido en muchos remedios caseros es el *Vicks VapoRub*. Al igual que el *Listerine*, el *Vicks* contiene timol, eucalipto y mentol, además de otros aceites de hierbas (alcanfor, aceite de tuya, aceite de nuez moscada y aceite de trementina) que pueden combatir los hongos.

El farmacéutico Lunsford Richardson de

★ ★ ★ ★ *Vicks VapoRub*

Este ungüento contiene aceites de hierbas como alcanfor, mentol, timol, eucalipto, tuya, nuez moscada y trementina. Algunos de estos tienen actividad antifúngica y es posible que actúen en sinergia. Aplíquese *Vicks VapoRub* alrededor y debajo de la uña o uñas afectadas una o dos veces al día. Parece ayudar aplicársela justo después de ducharse o bañarse. Si se la aplica en la noche, póngase unos calcetines (medias) para proteger sus sábanas. Puede tardar seis meses en empezar a dar resultado.

Efectos secundarios: Es posible que presente un sarpullido alérgico. Además, algunas personas nos han dicho que sus uñas infectadas por hongos se desprendieron con este tratamiento. Esto podría aumentar la eficacia del remedio, pero podría ser doloroso.

Desventaja: Es un método poco práctico.

Costo: Aproximadamente $12 dólares por 6 onzas (168 gramos). Probablemente podría tratar varias uñas de los dedos de los pies dos veces al día durante seis meses con esta cantidad de *Vicks*.

Greensboro, Carolina del Norte, tenía otros propósitos en mente cuando desarrolló este ungüento aromático a principios del siglo XX. Se vendía para aliviar la tos, la congestión, los resfriados (catarros) y el crup y se volvió muy popular durante la mortal epidemia de gripe en 1918.

Una enfermera que se dedica al cuidado de los pies en Richmond, Massachusetts, nos comentó acerca de la posibilidad de usar *Vicks* para tratar los hongos en las uñas. Hace muchos años, cuando Jane Kelley nos contó por primera vez acerca de usar un remojo de vinagre diluido para combatir los hongos en las uñas, también mencionó que había escuchado algo acerca de aplicar *Vicks* a las uñas y cutículas afectadas dos veces al día. Si se usa *Vicks*, se debe aplicar consistentemente, todos los días, hasta que la infección se haya resuelto. Esto puede tardar seis meses o incluso más.

Creemos que fuimos los primeros en hablar públicamente de este remedio. Posteriormente, hemos leído reportajes sobre el mismo en el periódico *Wall Street Journal,* y en la revista *Consumer Reports* (Informes para el Consumidor).[563]

> **"La aplicación de *Vicks VapoRub* sobre las uñas infectadas de los pies puede resolver esta afección, la cual que es notoriamente difícil de tratar. Unos clínicos de la Universidad Estatal de Michigan encontraron que la aplicación de este producto sobre la uña infectada resolvió el problema en 32 de 85 pacientes, aunque la infección tardó de 5 a 16 meses en desaparecer. Aunque este estudio de investigación tuvo algunas marcadas deficiencias, sugiere que la eficacia del *VapoRub* puede ser al menos comparable a la del medicamento tópico más caro que se vende con receta".[585]**
>
> **—*Consumer Reports* (Informes para el Consumidor), 2006**

> 66 *Las personas han hecho conjeturas acerca de la razón por la cual el Vicks parece ser útil para tratar los hongos en las uñas. El Vicks contiene un compuesto llamado timol que actualmente aparece en la lista de ingredientes inactivos.*
>
> *Cuando yo estaba cursando el propedéutico de medicina en la Universidad de California en Los Ángeles en 1951, conocí a un micólogo (un experto en hongos). Durante la Segunda Guerra Mundial, él diseñó un preparado para tratar las infecciones fúngicas que comúnmente padecían las tropas destacadas al Norte de África. Este preparado era un ungüento que empleaba el timol como el agente antifúngico más eficaz y que también tenía un fuerte olor a tomillo.*
>
> *El Vicks contiene tres principios activos y 22 ingredientes considerados inactivos. Uno o más de estos podría ayudar a que el timol penetre los tejidos. Yo sospecho que un preparado puro de timol diluido, sin otros ingredientes salvo algún solvente, sería un buen tratamiento antifúngico para las uñas* 99.

Sin lugar a dudas el *Vicks VapoRub* no le funciona a todo el mundo. Pero hemos escuchado los comentarios de muchas personas que lo han probado con resultados positivos. Algunos pudieron ver los resultados al cabo de unas cuantas semanas; otros tuvieron que seguírselo aplicando durante meses. Si embargo, hasta los fármacos que se venden con receta tardan algún tiempo en eliminar los hongos en las uñas de los pies, porque crecen muy lentamente. La uña infectada tiene crecer hasta desprenderse por completo y ser reemplazada por uña no infectada.

> **Yo tuve hongos en las uñas durante mucho tiempo. Las medicinas que me recomendó el médico no funcionaron. Luego, leí acerca de usar Vicks VapoRub. Me lo apliqué sobre la uña durante alrededor de cinco meses y ahora el hongo ha desaparecido. Estoy curado**.

Aceite de melaleuca

El aceite de melaleuca proviene del árbol australiano del mismo nombre. Ha sido usado durante mucho tiempo para tratar problemas de la piel, particularmente infecciones fúngicas. Sin embargo, no tiene que ir a Australia para conseguirlo. En los Estados Unidos, se consigue fácilmente en tiendas y por internet. La aplicación diaria de aceite de melaleuca en las uñas infectadas puede resolver algunos casos de infección por hongos. Sin embargo, algunas personas desarrollan sarpullidos alérgicos en respuesta a este aceite, por lo que deberá estar al pendiente de cualquier síntoma como comezón o enrojecimiento.

●　●　●

P. Hace algunos años me diagnosticaron una infección fúngica en una uña del pie. Me molestaba usar zapatos por el dolor intenso y palpitante que sentía.

Mi podiatra dijo que la única manera de tratar la uña era quitándola. Tuve que soportar varios meses más de dolor mientras sanaba mi dedo.

Después de la cirugía, me alarmé cuando detecté que otro dedo estaba empezando a mostrar señales de una infección fúngica. Fui a una tienda de productos naturales y pregunté si tenían algún tratamiento natural. Me dijeron que probara el aceite de melaleuca.

Me lo apliqué generosamente varias veces ese día. Al cabo de 10 horas, el dolor había disminuido. Seguí aplicándome el aceite de melaleuca sobre la uña durante unos cuantos meses. La base de la uña empezó a crecer de color rosado y saludable.

Estoy enojado de que mi podiatra haya elegido operarme la uña en lugar de recomendarme un tratamiento natural sin dolor.

R. El aceite de melaleuca (derivado del árbol australiano del mismo nombre) tiene actividad antifúngica. Se ha usado desde hace mucho tiempo para combatir problemas de la piel y las uñas. Sin embargo, es posible que su podiatra no esté familiarizado con este producto herbario.

●　●　●

Infusión de lapacho

El atractivo de lo exótico no le corresponde exclusivamente al aceite de melaleuca, sino también al lapacho (*pau d'arco*), también conocido como *taheebo*. Este producto es la corteza interna de un árbol sudamericano que ha sido usado con fines medicinales por los nativos de Brasil, Argentina y Paraguay. Contiene al menos un compuesto que presenta actividad antifúngica. Algunos lectores han reportado que remojar las uñas de los dedos de los pies en una infusión de lapacho, de manera muy similar a como uno las remojaría en vinagre o *Listerine*, puede ayudar a resolver la infección.

Aceite de orégano

El aceite de orégano no proviene de la selva tropical, pero tampoco es algo que comúnmente se encuentre en la alacena de todos los hogares. No obstante, algunas personas lo han usado tópicamente para combatir el pie de atleta y otras han reportado buenos resultados al usarlo para combatir los hongos en las uñas. Al igual que el *Listerine* y el *Vicks VapoRub*, el aceite de orégano contiene timol. También contiene carvacrol. La combinación de estos dos aceites herbarios parece tener cierta acción antifúngica. Algunas personas son alérgicas al aceite de orégano. Cualquiera que haya tenido una reacción alérgica a la albahaca, la salvia, la lavanda (alhucema, espliego), la mejorana o la menta, probablemente deberá evitar usar el aceite de orégano.

> ❝¿Podrán soportar enterarse de otra cura más para los hongos en las uñas de los pies? Yo he encontrado una que me funcionó y las he probado todas, entre ellas las pastillas Lamisil que se venden con receta.
>
> En algún lugar leí que el aceite de orégano mata todo, entonces probé aplicarme una gota del mismo entre la uña y la piel todos los días. Lento pero seguro, ¡la uña del dedo de mi pie está creciendo sana! Espero que esto le sirva a alguien más❞.

Limón

Hace algunos años, nos escribió un lector para decirnos que dormir con un limón en el dedo del pie durante tres noches consecutivas resuelve la infección por hongos en las uñas de los pies. Sólo unas cuantas personas más han probado esto y nos han contado cómo les fue. No funcionó para al menos una persona, aunque sí pareció ayudarle a otra.

● ● ●

P. Muchas personas les escriben acerca de los hongos en las uñas de los pies, pero ustedes nunca han mencionado un remedio que aprendí de una mujer de edad avanzada de Carolina del Sur. Este remedio requiere tres limones frescos. En la noche, hay que cortarle un hoyo en la parte superior y hacerle un hueco lo suficientemente grande para que quepa justo el dedo del pie.

Mi mamá tenía la uña del dedo gordo tan gruesa y dura que apenas podía ponerse un zapato en ese pie. Yo usé cinta canela para pegarle el limón al pie y luego le puse una bolsa plástica para sándwich (emparedado) sobre el pie para proteger la cama. Esto se debe hacer tres noches consecutivas. La uña se reblandece tanto que se desprende con mucha facilidad y la uña nueva que sale ya crece normal. ¡Le funcionó a mi mamá!

R. Llevamos años recabando remedios para los hongos en las uñas, pero este es el más extraño de todos. Los hongos no prosperan en un ambiente ácido, razón por la cual es posible que los remojos en vinagre diluido sean tan eficaces. Puede que el ácido cítrico que contiene el limón funcione de manera similar.

La exposición prolongada al limón puro puede ser irritante para algunas personas, de modo que sugerimos que cualquiera que quiera probar este método haga una prueba primero. Quitarse la uña de un dedo del pie es algo que sólo debe hacerse bajo supervisión médica, dado que hay riesgo de infección.

● ● ●

Tratamientos que se venden con receta

A diferencia de los remedios caseros, los medicamentos que se venden con receta para tratar los hongos en las uñas han sido científicamente probados y han mostrado producir mejores resultados que un placebo. Ese es el criterio que aplica la Dirección de Alimentación y Fármacos (*FDA* por sus siglas en inglés) antes de aprobar cualquier producto recetado. Sin embargo, no espere demasiado de estas medicinas: no les funcionan a todos, aunque quizás seas más eficaces que los remedios caseros. Antes de empezar a tomar un medicamento que se venda con receta para combatir los hongos en las uñas, asegúrese de conocer y entender los riesgos.

Pasta de urea

Una manera de tratar los hongos en las uñas de los pies es remover quirúrgicamente la uña y luego tratar la piel subyacente con una crema antifúngica mientras vuelve a crecer una uña ya sin hongos. Es de comprenderse que muchas personas se sientan renuentes a someterse a una cirugía para deshacerse de una infección por hongos. Las cirugías siempre conllevan un riesgo de infección. Y nadie quiere que el remedio sea peor que la enfermedad.

Los dermatólogos han estudiado un método distinto que es mucho menos traumático. La pasta de urea a una concentración de 40 por ciento disuelve la uña infectada y deja la uña saludable intacta. Sin embargo, es esencial

★★★ Pasta de urea

La pasta concentrada de urea al 40 por ciento que disuelve las uñas infectadas sólo puede conseguirse con receta médica. Sólo debe usarla bajo la supervisión de un médico que esté familiarizado con este tratamiento.

Efectos secundarios: Irritación, comezón o ardor.
Desventaja: Muchos doctores no están familiarizados con este método.
Costo: Aproximadamente $75 dólares por un tubo de 85 gramos.

que se trabaje junto con el médico tratante, dado que quitar una uña no es un asunto trivial. Por favor no trate de hacer esto en casa usted mismo.

• • •

P. *Las uñas de los dedos de mis pies son horrorosas, gruesas y amarillentas y me cuesta mucho trabajo cortármelas. Mi doctor dice que tengo una infección por hongos pero no me quiere recetar* Sporanox *porque podría interactuar con otro medicamento.*

He probado remedios caseros, entre ellos, el Vicks VapoRub, *y ninguno me ha funcionado. El podiatra quiere quitarme las uñas con cirugía. Sé que ustedes han escrito sobre la pasta de urea para disolver las uñas infectadas. ¿Dónde la consigo y cómo la uso?*

R. La remoción quirúrgica de las uñas puede ser dolorosa y hay riesgo de infección. Un dermatólogo de Stanford, el Dr. Eugene Farber, descubrió el tratamiento con urea hace muchos años mientras viajaba por Rusia.[564] La urea (a una concentración de 40 por ciento) sólo puede conseguirse mediante receta médica (las marcas incluyen las siguientes: *Ureacin-40, Carmol 40, Gordon's Urea 40*). Su médico deberá supervisar el tratamiento.

• • •

Penlac

A muchas personas no les convence la idea de tomar un fármaco antifúngico oral. A algunas les preocupan los efectos secundarios; a otras, las posibles interacciones con otros fármacos que están tomando. Ambas son inquietudes válidas.

Un fabricante desarrolló un medicamento antifúngico tópico que se vende con receta y que se aplica como esmalte de uñas. El *Penlac* (ciclopirox) fue aprobado por la FDA para el tratamiento de casos leves a moderados de infección por hongos en las uñas. Al igual que la mayoría de los remedios caseros antes mencionados, el *Penlac* requiere una gran persistencia por parte del paciente. Es necesario que se lo aplique sobre la uña afecta, así como entre la uña y la piel, todos los días. Puede causar enrojecimiento o irritación, y puede tardar hasta seis meses en producir resultados.

Cuando las personas usan *Penlac*, es necesario que consulten regularmente a un profesional en el cuidado de la salud para que le remuevan cualquier parte de la uña infectada que se haya desprendido, de modo que la infección no se siga propagando. No tenemos forma de comparar la eficacia del *Penlac* con la de otros tratamientos. En teoría, es tan bueno como la mayoría de los remedios caseros que no han sido científicamente probados, pero eso no impresiona demasiado. Alrededor del 12 por ciento de los pacientes tratados con *Penlac* en ensayos clínicos fueron capaces de eliminar el hongo de sus uñas. Una de las principales diferencias entre el *Penlac* y un remedio casero es su costo. Un pequeño frasco (6,6 mililitros) cuesta $130 dólares o más.

Sporanox o Lamisil

El arma más poderosa para tratar los hongos en las uñas es un medicamento antifúngico oral. Si es crucial eliminar la infección, el médico le recetará un fármaco como itraconazol (*Sporanox*) o terbinafina (*Lamisil*).

En un estudio paralelo a largo plazo, se les dio a pacientes con hongos en las uñas de los pies ya sea terbinafina o itraconazol, según el procedimiento de dosificación recomendado, durante tres a cuatro meses.[565] Al cabo de este período, al 46 por ciento de las personas que habían tomado *Lamisil* y al 13 por ciento de las que habían tomado *Sporanox* no se les podía detectar hongos en las uñas. El seguimiento de estos pacientes duró aproximadamente cuatro años más. Los investigadores (algunos

de los cuales trabajaban para el fabricante de *Lamisil*) encontraron que las tasas de reincidencia fueron significativamente más altas entre los pacientes que habían tomado *Sporanox*.

Un análisis de eficiencia en costos encontró que la terbinafina es el tratamiento más eficiente en costos que un médico puede recetar.[566] El *Penlac* se calificó como al menos tres veces más caro que los otros, tomando en cuenta el costo por cura. Este análisis no consideró ningún remedio casero. Si hubieran datos científicos con respecto a los mismos, quizá mostrarían tener una eficacia baja, pero debido a que son baratos, su eficiencia en costos podría comparar favorablemente contra algunos de los tratamientos estándares.

Otra ventaja de los remedios caseros es la baja probabilidad de que causen efectos secundarios. El *Lamisil* se considera bastante seguro, incluso para niños y personas de edad avanzada.[567] No obstante, algunas personas que han tomado *Lamisil* han desarrollado insuficiencia hepática.[568] Los médicos no deben recetar este medicamento a las personas que ya tienen problemas hepáticos. Otras personas que han tomado *Lamisil* han presentado una reacción grave en la piel, de modo que cualquiera que desarrolle un sarpullido deberá comunicarse de inmediato con su médico. Las personas que tienen lupus podrían empeorar al tomar *Lamisil*, por lo que no se recomienda este medicamento para ellas.

Como mencionamos al principio de este capítulo, el *Lamisil* ocasionalmente puede hacer que el conteo de glóbulos blancos descienda a niveles peligrosos. Generalmente, el conteo vuelve a subir una vez que la persona deja de tomar el fármaco. Este fármaco puede interactuar con otros medicamentos que se venden con receta, entre ellos antidepresivos, betabloqueadores y ciertos otros medicamentos que regulan el ritmo cardiaco. A estas alturas, esperamos haberlo convencido de mantenerse en contacto constante con el doctor que le recete *Lamisil* para tratar los hongos en las uñas de los pies. Probablemente le costará más de $800 dólares el tratamiento de 12 semanas, pero debido a que funciona muy bien, es bastante eficiente en costos.

Conclusiones

Los hongos en las uñas, particularmente en las uñas de los pies, son más una molestia que un serio problema médico. (Sin embargo, para los diabéticos, los hongos en las uñas o cualquier problema en los pies sí es serio y requiere atención médica). Como resultado, nosotros recomendamos que la mayoría de la gente pruebe remedios caseros primero. No tenemos datos acerca de qué bien funcionan, pero los testimonios que recibimos indican que sí les funcionan a algunas personas. Además, son económicos y no causan interacciones ni reacciones peligrosas.

Puede que una persona que necesite tratarse con algo que tenga una mayor probabilidad de curar la infección tenga que conseguir una receta para tomar *Lamisil*. Este es el medicamento más eficiente en costos para tratar los hongos en las uñas. No obstante, no le funciona a todo el mundo y no siempre está indicado. Algunas personas podrían estar tomando otras medicinas que podrían interactuar con el *Lamisil*. Otras podrían presentar un riesgo elevado de desarrollar problemas hepáticos o complicaciones como lupus. En la mayoría de los casos, los hongos en las uñas son un problema con el que uno puede vivir; algunos de los efectos secundarios raros podrían ser mortales.

- Las uñas de los pies crecen lentamente. Tardan un año y medio en crecer desde la base hasta la punta, de modo que tendrá que ser paciente y persistente.
- Después de cortarse las uñas infectadas por hongos, remoje el cortaúñas o las tijeras en alcohol durante 15 a 20 minutos para que no se propague la infección.
- Remoje sus pies en un baño de pies hecho con una parte de vinagre y dos partes de agua durante 20 minutos al día.
- Mezcle harina de maíz con agua caliente, deje que se enfríe hasta una temperatura cómoda y remoje las uñas afectadas durante 1 hora, una vez a la semana, durante al menos un mes.
- Aplíquese aceite de vitamina E o aceite de melaleuca alrededor de la cutícula y debajo de la uña una o dos veces al día.
- Remoje los pies en *Listerine* original o aplíqueselo diariamente sobre las uñas afectadas.
- Úntese *Vicks VapoRub* alrededor y debajo de la uña todos los días.
- Prepare una infusión de lapacho (*pau*

d'arco) y remoje las uñas afectadas en ella todos los días.

• Meta el dedo de su pie en un limón durante toda la noche para suavizar la uña infectada y quitarla.

• Si es necesario quitar la uña, pregúntele a su médico si puede recetarle pasta de urea a una concentración del 40 por ciento.

• El *Lamisil* es el medicamento que se vende con receta más eficaz para combatir los hongos en las uñas.

(*Nota*: si encuentra en este capítulo términos que no entiende o que jamás ha visto, favor de remitirse al glosario en la página 561).

INSOMNIO

• Evite ver la televisión y tomar alcohol y cafeína a altas horas de la noche	
• Haga ejercicio durante el día	
• Dése un baño con agua caliente una hora antes de irse a acostar	
• Escuche música tranquilizante o un CD de relajación	
• Encuentre una terapia cognitiva conductual del sueño	★★★
• Coma una merienda alta en carbohidratos antes de irse a acostar	
• Tome magnesio antes de irse a la cama	★★★
• Perfume su dormitorio con lavanda o jasmín	
• Pruebe la melatonina	★★
• Use la digitopuntura	
• Considere la valeriana	★★★
• Pregúntele a su médico acerca del *Ambien CR* (zolpidem)	★★
• Hable con su doctor acerca de la *Lunesta* (eszopiclona)	★★
• Averigüe más acerca del *Rozerem* (ramelteon)	★★
• Pregúntele a su doctor acerca de la *Sonata* (zaleplón)	★★

Quien haya acuñado el dicho "dormir como un bebé", seguramente nunca tuvo hijos. Ninguna mamá o papá que haya caminado por el pasillo de su casa durante horas con un bebé que no deja de llorar o que se ha tenido que levantar varias veces cada noche para alimentarlo, se atrevería a decir que los bebés duermen bien.

Al otro extremo del ciclo de vida, los problemas de sueño son igualmente comunes. Las personas de edad avanzada a menudo tienen dificultades para conciliar el sueño. Otra queja común es que se despiertan demasiado temprano. Algunas personas tienen que levantarse para ir al baño y luego les cuesta trabajo volver a quedarse dormidas. Otras cotidianamente se encuentran completamente despiertas a las 3:00 a.m. y dan vueltas y vueltas en la cama hasta que amanece. Hasta la mitad de las personas de edad avanzada reportan tener problemas de insomnio.[569]

Pero los bebés y los viejitos no son los únicos que sufren. El número de personas que tienen problemas de sueño intermitentes o crónicos es apabullante, llegando a sumar hasta 70 millones de personas.[570] Esto significa que uno de cada cinco estadounidenses estamos demasiado familiarizados con la falta de sueño.[571]

Quizás la gente de épocas pasadas dormía mejor. Antes de que Thomas Edison inventara el foco eléctrico, hasta los adultos dormían un promedio de 10 horas cada noche. Pero de entonces para acá, las horas de sueño han ido descendiendo. En una encuesta que se tomó en 2002, se encontró que un estadounidense común duerme menos de 7 horas por noche entre semana. Y este déficit no se puede compensar por completo durante los fines de semana o los días festivos.

Imagine que su "deuda" de sueño es igual que una deuda financiera. Entre más crece, más difícil es terminar de pagarla. Eventualmente, su cuerpo se rebela. La privación crónica de sueño se relaciona con la presión arterial alta, el aumento de peso, la diabetes, una menor inmunidad, la somnolencia diurna, el mal desempeño, los accidentes de tránsito,

---

LUZ NOCTURNA

Los epidemiólogos han descubierto que demasiada luz en la noche puede elevar el riesgo que corre una mujer de desarrollar cáncer de mama.[594] La luz suprime la producción de una hormona natural del cerebro llamada melatonina. Los niveles en sangre de esta hormona naturalmente se elevan durante la noche. Cuando una persona está expuesta a la pantalla de una computadora o a una luz brillante durante la noche, el cuerpo no puede sintetizar suficiente melatonina. Los niveles bajos de melatonina se relacionan con cáncer de la próstata, pulmón, estómago y mama.[595] Para minimizar las alteraciones en la síntesis de melatonina, un investigador que se ha dedicado a estudiar el reloj interno del cuerpo, William Hrushesky, sugiere las pautas siguientes:

• Váyase a dormir a la misma hora todas las noches.

• Oscurezca su dormitorio.

• Haga ejercicio con regularidad durante el día.

• Absténgase de beber alcohol antes de irse a la cama (el alcohol bloquea la melatonina).[596]

las caídas, los problemas de memoria y las alteraciones cognitivas. Pero quedarse acostado despierto en la cama preocupándose por las posibles consecuencias no le servirá de nada.

Invite al sueño

¿Alguna vez se ha metido a la cama agotado al final de un día muy estresante, sólo para descubrir que su cerebro no deja de ir a mil por hora? No puede dejar de repasar los eventos del día una y otra vez, como si fuera una película sin fin. Puede ser todo un reto dar con la manera de dejar ir esas preocupaciones. Quedarse mirando el reloj para ver cómo van pasando los minutos o las horas sólo empeora las cosas. Entre más tarde se hace, más crece su ansiedad, especialmente si necesita estar fresco y descansado al día siguiente.

No es sorprendente que tantas personas caigan en el hábito de tomarse una pastilla para dormir "sólo por si acaso". Suponen que tendrán dificultades para conciliar el sueño y entonces se toman la pastilla para evitarse problemas. Por supuesto, esto crea un ciclo interminable. Sin la pastilla para dormir, tienen insomnio de rebote, que refuerza su miedo de no poder conciliar el sueño, lo que los lleva a tomarse otra ronda de pastillas. ¿Qué más puede hacer para evitar pasar la noche entera dando vueltas y vueltas en la cama?

Córtele a la cafeína

La mayoría de las personas saben que la cafeína es un estimulante que puede mantenerlas despiertas. Evitan tomar café en la noche, pensando que así resolverán el problema. Pero algunas personas son tan sensibles a los efectos de la cafeína que deberían evitar el café, el té y los refrescos con cafeína a cualquier hora de la tarde. Y no dé por hecho que el café descafeinado es la solución a sus problemas de insomnio. Si la acidez (agruras, acedía) está contribuyendo a su falta de sueño, el culpable podría ser el café descafeinado, ya que puede causar reflujo ácido, una afección que puede llegar a despertarlo.

Frene los fármacos que desvelan

La cafeína no es la única sustancia que puede interferir con el sueño. Un número sorprendente de fármacos que se venden con y sin receta pueden contribuir a las pesadillas, el insomnio o el sueño interrumpido. No necesariamente se esperaría que muchos de estos medicamentos causaran este tipo de problemas. Los betabloqueadores como atenolol, metoprolol y propranolol, que se recetan para la presión arterial alta o problemas del corazón, pueden causar pesadillas e insomnio. El medicamento para la osteoporosis, *Actonel* (risedronato), puede interferir con el sueño. Lo mismo sucede con muchos antidepresivos, como *Effexor* (venlafaxina), *Prozac* (fluoxetina), *Wellbutrin* (bupropión), *Zoloft* (sertralina) y otros, así como con medicamentos para las alergias que contienen descongestionantes como fenilefrina y pseudoefedrina.

La lista de fármacos que pueden causar insomnio es tan larga que no nos sería posible incluirla toda aquí. Si usted sospecha que su medicamento podría estar interfiriendo con su descanso, entonces hable de esto con su farmacéutico y su médico. Tal vez haya otras alternativas.

Alcohol que no has de beber

Acuérdese también del alcohol. Una copa de vino o licor en la noche podría parecerle relajante e incluso hacer que se sienta somnoliento. Pero el alcohol puede afectar los niveles de melatonina e interferir con el sueño. Una de las consecuencias de tomarse un cóctel en la noche es que puede despertarse demasiado temprano a la mañana siguiente.[575] Si no está logrando dormir bien, entonces no consuma bebidas alcohólicas después de la cena.

Haga ejercicio

El ejercicio no sólo es bueno para el corazón y los huesos, sino que también es excelente para aliviar el estrés. Si puede salir a caminar aprisa, jugar un par de *sets* de tenis o salir a jugar una ronda de golf (sin desplazarse en el carrito), verá cómo disminuye su nivel de ansiedad. Haga ejercicio en la tarde y así le dará un poco de sol en la cara. La luz brillante combinada con el ejercicio puede aliviar la depresión y el insomnio.[576] La exposición al sol también puede afectar los niveles de melatonina que tienen un efecto en la calidad del sueño y podría disminuir el riesgo de cáncer de mama en las mujeres.[577]

El *tai chi* es un tipo de ejercicio que se practica en China desde tiempos remotos. En realidad es un espectáculo hermoso ver a gente mientras practica esta forma suave de ejercicio. Unos investigadores del Instituto de Investigación de Oregón en Eugene reclutaron a 118 hombres y mujeres de más de 60 años de edad. A la mitad de estas personas les enseñaron *tai chi* y a la otra mitad las pusieron a hacer ejercicios de bajo impacto. Los alumnos de *tai chi* reportaron que, después de seis meses, tardaban menos tiempo en conciliar el sueño (18 minutos menos en promedio) y dormían más tiempo (48 minutos más).[578]

En lo que concierne al sueño, es muy importante elegir la hora indicada para hacer ejercicio. Si usted hace ejercicio en la mañana o a horas tempranas del día, entonces deberá tener menos dificultades para dormir. Pero si hace ejercicio en la noche, justo antes de irse a acostar, es probable que tenga más problemas para conciliar el sueño.[579]

Báñese a buena hora

Otra manera sencilla, barata y agradable de evitar el insomnio es dándose un baño con agua caliente. Sin embargo, en este caso también es crucial que elija la hora indicada. Darse un baño o ducharse con agua caliente justo antes de irse a acostar podría resultar ser contraproducente. El truco está en programar su baño alrededor de una hora antes de que planee irse a la cama.[580] El baño con agua caliente eleva la temperatura corporal interna. A medida que va descendiendo, la señal que llega al cerebro es: "hora de irse a la cama". La temperatura corporal normalmente desciende durante la primera fase de sueño nocturno, de modo que al darle un empujoncito con un remojo de 30 minutos y luego permitiendo que descienda, usted puede engañar a su cuerpo para piense que ya está dormido. Combinado con un ritual riguroso para irse a la cama, esto realmente puede ser de gran ayuda.

Desacelérese

Apagar el diálogo interno puede ser especialmente difícil para algunas personas. El juego del "hubiera" es peligroso. Las personas que constantemente se pasan videos mentales de los eventos del día, quejándose y diciéndose que mejor "hubieran" hecho las cosas de manera diferente, están destinadas a dar vueltas y vueltas en la cama toda la noche. ¿Cómo puede pararle el alto a esta obsesión? Una manera es apartando un tiempo específicamente para preocuparse, pero a una hora mucho más temprana del día. Suena extraño, pero le ha funcionado a algunas personas.

Otra manera de acallar la mente a la hora de irse a acostar es sacando la televisión del dormitorio (recámara). No sólo le facilitará conciliar el sueño, sino que también puede que mejore su vida amorosa. Según una investigadora italiana, Serenella Salomoni, "Si no hay televisión en el dormitorio, la frecuencia (de las relaciones sexuales) se duplica".[581] Las relaciones sexuales satisfacientes pueden conducir a una relajación profunda y hacer que le sea más fácil quedarse dormido.

Si el reloj de su dormitorio tiene una carátula brillante que le permite ver cómo va pasando cada minuto, voltéelo de modo que no pueda verlo desde su cama. Ver cómo pasa el tiempo es una receta segura para mantenerse despierto y sentirse cada vez más ansioso por su incapacidad para conciliar el sueño.

Otra manera de relajarse es escuchar música suave o un disco compacto de ejercicios de visualización guiada. Nuestros favoritos son los del Dr. Emmett Miller, uno de los fundadores del movimiento de cuerpo y mente. Él es un poeta, filósofo, músico y un médico sanador y amoroso. Su voz es tan calmante y reconfortante que usted se relajará sin siquiera intentarlo. Para mayor información acerca de sus discos compactos y cintas, visite la página www.drmiller.com o llame al 800-528-2737. Nuestros favoritos del Dr. Miller son *Easing into Sleep, Letting Go of Stress, 10-Minute Stress Manager, Healing Journey* y *Rainbow Butterfly*.

Por si acaso usted opina que todo esto son babosadas de la Nueva Era, le prometemos que se han hecho investigaciones reales que apoyan estos métodos no farmacológicos. En un estudio de investigación, se le ofreció a personas que padecían insomnio una selección de música calmante que debían escuchar durante 45 minutos a la hora de meterse a la cama.[582] Los participantes eligieron la música que preferían y se les dieron instrucciones de que se relajaran en la cama mientras la escuchaban. Las mediciones mostraron que tuvieron menos dificultades para conciliar el sueño, se quedaban dormidos con más rapidez y mejoró su calidad de sueño.

En otro estudio de investigación se comparó la relajación progresiva con el manejo de la ansiedad durante nueve semanas. Ambos grupos de personas con insomnio se vieron beneficiados. Pudieron conciliar el sueño con mayor rapidez y su sueño era más profundo.[583] Este tipo de entrenamiento conductual puede resultar ser bastante costoso, razón por la cual nos gustan tanto los discos compactos del Dr. Miller.

Terapia cognitiva conductual

Para las personas que tienen problemas persistentes de insomnio, bien podría valer la pena consultar a un terapeuta que ofrezca terapia cognitiva conductual (*CBT* por sus siglas en inglés). En un estudio de investigación, se comparó este método no farmacológico con una pastilla para dormir similar a la *Lunesta* (eszo-

***

★★★ Terapia conductual cognitiva

En un estudio de investigación, aprender acerca de las prácticas de higiene del sueño, la restricción del sueño y la relajación progresiva, así como hablar del miedo de no poder dormir, funcionó mejor que una pastilla para dormir para tratar el insomnio.

Desventaja: Es difícil encontrar un terapeuta capacitado.

Costo: Aproximadamente $125 a $140 dólares por sesión. Con seis sesiones debe de ser suficiente para toda una vida.

***

piclona), que es un medicamento de uso común en Europa. Los investigadores encontraron que la CBT era más eficaz que el placebo y la pastilla para dormir.[584] Las instrucciones que se les dieron a los participantes incluyeron usar el dormitorio sólo para las relaciones sexuales y para dormir, sujetarse a un horario estricto para dormirse y despertarse, evitar tomar siestas durante el día, relajación progresiva y una discusión de las creencias y miedos que tenían acerca de la falta de sueño.

Meriendas antes de irse a acostar

Dagwood Bumstead era un personaje de las tiras cómicas norteamericanas quien era famoso por comerse unos sándwiches (emparedados) gigantescos antes de irse a la cama. De hecho, con el tiempo los restaurantes empezaron a ofrecer un sándwich llamado "The Dagwood" en honor al personaje. La receta oficial para el sándwich lleva salpicón, jamón, tocino, salchicha, huevo frito y muchos otros ingredientes. Pensamos que cualquiera que probara comerse uno de estos sándwiches tendría verdaderos problemas para quedarse dormido, no sólo por la enorme posibilidad de que terminara con acidez (agruras, acedía), sino también por la cantidad de proteínas que estaría ingiriendo. Aunque somos grandes partidarios de seguir una dieta baja en carbohidratos para bajar de peso y controlar los niveles de azúcar en sangre, este principio no aplica en la noche. La proteína puede ser vigorizante y eso es lo último que necesita antes de irse a la cama. En vez, nosotros le recomendaríamos comer alimentos ricos en carbohidratos. Según Judith Wurtman, PhD, una científica investigadora del Instituto de Tecnología de Massachusetts, "Si consume carbohidratos cuando su reloj interno quiere que se duerma, los alimentos actuarán como pastilla para dormir".[585]

Los alimentos relajantes incluyen tortitas de arroz cubiertas de caramelo, cereal de la marca *Cheerios* con fruta congelada y miel, *waffles* tostados con almíbar de arce y medio plátano amarillo (guineo), un puñado de *pretzels*, galletas *Graham*, barras de higo y un *muffin* de arándano. Ahora bien, nunca recomendaríamos este método dietético a personas con problemas de azúcar en sangre (diabetes o prediabetes). Y evidentemente tampoco es adecuado para alguien que esté tratando de bajar de peso. Sin embargo, estos alimentos altos en carbohidratos pueden elevar los niveles de serotonina en el cerebro y hacer que le sea más fácil relajarse y quedarse dormido si los come de 15 a 30 minutos antes de irse a la cama.

Magnesio

Un simple mineral puede ser la receta mágica para el buen dormir. El magnesio es esencial para la buena salud, pero a menudo escasea en la alimentación estadounidense. Una razón por la cual muchas personas presentan una deficiencia de magnesio son los medicamentos que toman. Los diuréticos que agotan el potasio del cuerpo también pueden eliminar magnesio. Aunque los médicos generalmente

---

★★★ Magnesio

Este mineral es útil para los huesos, los nervios, los músculos y el funcionamiento cerebral. La dosis recomendada varía de 250 a 500 miligramos al día. Si presenta diarrea, disminuya la dosis.

Efecto secundario: Diarrea.
Desventaja: No es seguro para personas que tienen problemas renales.
Costo: Aproximadamente $2 a $3 dólares al mes.

---

vigilan con sumo cuidado el nivel de potasio en la sangre, a veces no son tan diligentes cuando se trata del magnesio.

Hace varios años, empezamos a escuchar de los lectores de nuestra columna en el periódico que el magnesio es útil para quienes padecen de insomnio. Tras hacer una búsqueda, descubrimos que lo que dicen tiene al menos un poco de fundamento científico.[586] Al parecer, el magnesio es útil para quienes sufren del síndrome de las piernas inquietas.[587] Este padecimiento puede dificultar que las personas concilien el sueño o que se despierten una vez que están profundamente dormidas.

● ● ●

P. *Yo he sufrido de episodios de insomnio durante años. Bajarle al consumo de cafeína no me funcionó. Los medicamentos para dormir que se venden sin receta como* Benadryl *me dejaban* *atontada al día siguiente. Incluso los fármacos que se venden con receta como* **Ambien** *no me ayudaron.*

Luego una amiga me sugirió que tomara magnesio a la hora de irme a acostar. Empecé a tomar magnesio (250 miligramos) en la noche y me ha ayudado a resolver el insomnio más que cualquier otra cosa que he probado.

R. El magnesio es esencial para la buena salud. Este mineral interviene en más de 300 reacciones bioquímicas en el cuerpo y es crucial para el correcto funcionamiento de nervios, músculos, huesos y vasos sanguíneos.

El magnesio es un ingrediente de algunos laxantes (leche de magnesia) y antiácidos (*Maalox, Mylanta,* etc.). Este nutriente también puede ser útil para prevenir la osteoporosis y las migrañas y aliviar los síntomas premenstruales. Sin embargo, nunca hemos escuchado que se use para tratar el insomnio. Nos interesaría saber si hay otras personas que hayan encontrado que este mineral les ayuda a combatir el insomnio.

● ● ●

Varios lectores nos respondieron. Algunos dijeron que pudieron dejar de tomar pastillas para dormir que se venden sin receta después de empezar a tomar suplementos de magne-

sio. Uno reportó lo siguiente, "Empecé a tomar el suplemento *Citracal Plus* con magnesio a la hora de irme a la cama. Desde entonces, he estado durmiendo como bebé (aclarando que como un bebé dormilón, no como un bebé coliquiento)". Pero a continuación, compartiremos una historia de advertencia, pues hay que tomarlo en el momento indicado:

● ● ●

P. *Preguntaron si alguien ha tenido buenos resultados tomando magnesio para el insomnio. Hace años, estaba visitando a mi hermana, quien nos dijo a mi esposo y a mí que teníamos que tomar magnesio además de nuestras vitaminas. Nos tomamos la primera dosis la mañana que partimos de regreso a casa.*

Generalmente nos turnamos para conducir. Yo manejo de noche, cuando estoy más alerta, y mi esposo maneja de día, mientras yo duermo. Durante ese viaje, ninguno de los dos podíamos mantener los ojos abiertos. Estuvimos a punto de pararnos en un paraje para dormir, pero de algún modo logramos llegar a casa.

Le conté esto a mi hermana y ella me respondió, "La somnolencia es uno de sus efectos secundarios. Nosotros tomamos nuestro suplemento de magnesio en la noche". Desde entonces, lo he tomado para el insomnio.

R. Usted nos ha confirmado lo que han dicho otros lectores: el magnesio hace que se sientan adormilados. El magnesio también puede causar diarrea, generalmente a dosis de más de 350 miligramos al día. Las personas que tienen problemas renales deben evitarlo, porque puede hacerles daño.

● ● ●

Aromas relajantes

La idea de oler algo para quedarse dormido es bastante extravagante. Tenemos que reconocer que la aromaterapia para el insomnio también nos parecía un poco ridícula. Y la verdad es que la mayoría de las personas están acostumbradas a *tomarse* un medicamento, no a olerlo. No obstante, la investigación científica apoya la idea de que los aromas calmantes pueden relajar a una persona y ayudar a que mejore su sueño.[588] La lavanda (alhucema, espliego) y el jasmín son los dos aromas que parecen promover el sueño. Unos investigadores del sueño de la Universidad Wesleyan en Middletown, Connecticut, encontraron que la lavanda aumentaba el sueño profundo tanto en hombres como en mujeres, y concluyeron que el aroma de lavanda tiene actividad sedante y promueve el sueño.[589]

Algunas personas colocan una pequeña bolsita de tela con lavanda debajo de su almohada. Otras rocían la funda de la almohada con agua de lavanda.

❝ *Varias amigas y yo hemos descubierto una maravillosa forma natural de combatir el insomnio. Se llama "roció para almohada de lavanda y vainilla". Se puede comprar en las tiendas de productos para el baño.*

Cuando una amiga me contó por primera vez que había estado tomando pastillas para dormir durante varios años y que luego dejó de necesitarlas una vez que descubrió el rocío para almohada de lavanda, originalmente pensé que era algo mental. Pero lo probé y en verdad es muy relajante.

Sólo hay que rociar un poco de este producto en las esquinas de la almohada, donde va a quedar la cara. ¡Incluso pareció aliviar mi congestión nasal!

Para presumir un poco más, rocié un poco en la almohada de mi perra y ella durmió una hora más en la mañana. Me han dicho que los egipcios han usado la lavanda para relajarse durante más de 500 años. Quizá esto sea de ayuda para quienes sufren de insomnio y quieran encontrar una manera natural de conciliar el sueño ❞.

A quienes no les agrade el aroma de la lavanda, pueden probar jasmín. Unos investigadores de la Universidad Jesuita Wheeling compararon los ambientes para dormir infundidos con jasmín, lavanda y sin aroma. Se hicieron pruebas con veinte sujetos durante tres noches cada uno y luego se les aplicaron exámenes de funcionamiento mental. Quienes durmieron bajo la influencia del jasmín despertaron más frescos y alertas. Obtuvieron mejores puntuaciones en los exámenes, dado que respondieron las preguntas con mayor rapidez y precisión. La lavanda también pareció ayudar, pero no tanto como el jasmín.[590] Los científicos han encontrado que los aromas del jasmín y de la lavanda tienen efectos medibles en la actividad de los nervios, el estado de ánimo y la frecuencia cardíaca.[591] Una persona que llamó a nuestro programa de radio nacional también reportó que el aroma del eucalipto la ayuda a dormir.

Cómo quitarse el hábito de las pastillas

Puede ser difícil para las personas con problemas crónicos de sueño romper el hábito de las pastillas para dormir. Cualquiera que ha dependido de las pastillas para dormir como diazepam (*Valium*), lorazepam (*Ativan*) o temazepam (*Restoril*) descubrirá que suspenderlas repentinamente puede causarles varias noches de insomnio. A menudo, esto inicia un círculo vicioso en el que la persona vuelve a recurrir al medicamento sólo para volver a dormir un poco, y luego, al volver a suspenderla, el insomnio de rebote vuelve a hacer su aparición.

No es probable que los auxiliares naturales para el sueño puedan contrarrestar este efecto. En vez, quizá sea necesario que hable de su problema de farmacodependencia con su médico para que juntos elaboren una estrategia de abstinencia. Puede tardar varias semanas (o más) en poder ir rompiendo gradualmente con su hábito de tomar pastillas para dormir.

Sin embargo, una vez que se quite este vicio, es posible que pueda empezar a tomar algún suplemento herbario o alimentario para lograr dormir bien sin generar otro círculo vicioso de insomnio de rebote.

Melatonina

Debido a que la melatonina es una sustancia química natural que se sintetiza en el cerebro y que es esencial para lograr tener un sueño normal, parecería lógico suponer que tomar melatonina en pastilla sería útil para resolver el insomnio. Muchas personas creen que la

---

★★ Melatonina

Si se toma 30 minutos antes de irse a acostar, la melatonina puede ayudarle a quedarse dormido con mayor rapidez y a mejorar la calidad del sueño. La dosis es tema de debate. Una dosis óptima puede ser de incluso ⅓ de miligramo (300 microgramos). Esta dosis está disponible en el producto de marca *Nature's Bounty*. La mayoría de los suplementos brindan una dosis de 3 miligramos, que probablemente es demasiado elevada.

Efectos secundarios: Cansancio, mareo, dolor de cabeza. No se debe mezclar con la warfarina *(Coumadin)*.

Desventaja: Es difícil encontrar un producto que brinde una dosis de 0,3 miligramos. Puede cortar tabletas de 1 miligramo en tres.

Costo: Aproximadamente $2 a $3 dólares para una cantidad suficiente para un mes.

---

melatonina es un maravilloso auxiliar natural para dormir. Por desgracia, los estudios que se han realizado han producido resultados mixtos. Tras una revisión cuidadosa de ensayos clínicos que se han hecho al respecto, unos investigadores concluyeron lo siguiente, "Hay pruebas que sugieren que el uso a corto plazo (cuatro semanas o menos) de melatonina no es eficaz para tratar los trastornos del sueño más primarios".[592]

Las personas que tomaron melatonina sí conciliaron el sueño con mayor rapidez —11 minutos en promedio— pero esto no es un resultado que haga a nadie saltar de alegría. Los autores concluyeron que la melatonina parece ser segura, al menos en el corto plazo. Otro análisis de 17 estudios de investigación que trataban con el sueño llegó a una conclusión distinta. En este caso, los investigadores encontraron que la melatonina disminuía el tiempo que tardaban las personas en quedarse dormidas y aumentaba el tiempo que pasaban durmiendo.[593]

La afección para la cual pareció funcionar bien la melatonina es el "síndrome de retardo de fase del sueño". Las personas que tienen este problema se van a dormir muy tarde (quizás a las 3:00 ó 4:00 a.m.) y se levantan tarde (alrededor de las 10:30 a.m. o más tarde), tienen dificultades para irse a dormir a la hora usual y se sienten atontadas en la mañana.[594] Tomar 5 miligramos de melatonina de tres a cuatro horas antes de irse a la cama permitió que estas personas se quedaran dormidas más fácilmente alrededor de la medianoche.

Digitopuntura

Nunca habíamos considerado la digitopuntura como un auxiliar viable para el sueño, hasta que recibimos un remedio casero poco ortodoxo de uno de nuestros lectores. Él sugirió pegar un frijol (habichuela) con cinta sobre la parte interna de la muñeca, entre los dos tendones, a una distancia de tres dedos del pliegue. El punto que él describió se conoce en la acupuntura tradicional como la Compuerta Interna. Al hacer presión sobre este punto, supuestamente disminuye la ansiedad, baja la frecuencia cardíaca y se promueve el sueño.

Leí algo en su columna acerca de un punto de digitopuntura en la parte interna del brazo que ayuda a promover el sueño. Ustedes sugerían pegarse con cinta un frijol colorado entre los dos tendones, a una distancia de tres dedos de la muñeca.

Mi esposo y yo lo probamos, ¡y los resultados son asombrosos! La cinta se sentía incómoda sobre la piel, entonces estamos usando "canicas" de plástico (las que se usan para hacer arreglos de flores en jarrones) en vez del frijol colorado y lo mantenemos en su lugar con una banda elástica. Ahora dormimos infinitamente mejor y queríamos darles las gracias.

Otros lectores ingeniosos inventaron muñequeras con botones para hacer presión sobre el punto indicado. Sin embargo, parece que el punto de digitopuntura que describió nuestro lector no es el único que sirve para este propósito. Un producto comercial llamado *1st Choice*

Sleep Band, de los fabricantes de *Acuband*, ejerce presión sobre un punto que se encuentra en el meridiano del corazón (Ht7). El fabricante dice que el uso de las bandas en ambas muñecas promueve el descanso y el sueño (para más información, visite la página de internet www.acuband.com).

Hay relativamente poca investigación que apoye la digitopuntura para tratar el insomnio. Algo que no nos sorprende es que la mayoría de los estudios que se han hecho al respecto, se han realizado en lugares donde las personas están familiarizadas con los conceptos de acupuntura y digitopuntura. En un estudio de investigación realizado en Corea, se encontró que la acupuntura del oído ayudaba a las personas de edad avanzada a dormir.[595] En otro estudio de investigación realizado en Taiwán, se encontró que la digitopuntura mejoraba la calidad de sueño en personas de mayor edad.[596]

Soluciones herbarias

En comparación con los productos farmacéuticos, las hierbas no se ganan el respeto de muchos. Los médicos piensan que son absurdas e ineficaces, en el mejor de los casos, y peligrosas, en el peor de los casos, pese al hecho de que las pastillas para dormir que ellos mismos han recetado durante décadas conllevan sus propios riesgos sustanciales. Sin embargo, por el momento no trataremos los problemas que causan las pastillas para dormir. La cuestión aquí es determinar si vale o no la pena probar un método herbario para tratar el insomnio.

VALERIANA (*VALERIANA OFFICINALIS*)

¿Se acuerda del cuento del Flautista de Hamelin? Él usó la música para eliminar una plaga de ratas. Algunos expertos en hierbas sugieren que este flautista también pudo haber usado valeriana. Esta hierba era un condimento popular durante la época medieval; se agregaba a sopas y a estofados. Debido a que la raíz de valeriana huele a calcetines sudados o a queso oloroso, podría suponerse que el aroma les sería atractivo a las ratas. Algunos incluso han sugerido que le pudo haber dado valeriana a los niños del pueblo para acallar sus miedos antes de empezar a tocarles la flauta. Esto le

★★★ Valeriana

Si se toma de 30 minutos a 2 horas antes de irse a acostar durante al menos dos semanas, la valeriana puede ayudar a una persona a conciliar el sueño con mayor rapidez. También puede mejorar la calidad del sueño. La dosis es de 300 a 600 miligramos al día. Si desea preparar una infusión de valeriana, use de 2 a 3 gramos de raíz seca y déjela en infusión durante 10 a 15 minutos.

Efectos secundarios: Malestares digestivos, dolor de cabeza en casos raros. No se debe mezclar con fármacos sedantes que se vendan con receta, como barbitúricos o benzodiazepinas.

Desventaja: Olor desagradable; calidad variable.

Costo: Aproximadamente $8 a $12 dólares por una cantidad suficiente para un mes.

hubiera facilitado llevarlos fuera del pueblo después de que los padres del lugar se rehusaron a pagarle por haber eliminado la plaga.

Independientemente de que esta leyenda esté o no basada en un evento real, esta hierba se ha usado durante mucho tiempo como un sedante suave. Diversos ensayos de pequeña escala sugieren que la valeriana disminuye el tiempo que tarda una persona en quedarse dormida y que puede mejorar la calidad del sueño.[597] En un estudio de investigación de seis semanas de duración, el extracto estandarizado de valeriana demostró ser igualmente eficaz para el insomnio leve como el sedante que se vende con receta llamado oxazepam (*Serax*). No espere que la valeriana funcione al momento. A diferencia de las pastillas tradicionales para dormir, parece que la valeriana es más eficaz cuando se toma todas las noches durante al menos dos semanas.

La principal ventaja de este método herbario en comparación con los antihistamínicos como la difenhidramina (*Benadryl* o *Tylenol PM*) y las pastillas para dormir que se venden con receta como el temazepam (*Restoril*) es que la valeriana no afecta la coordinación ni atonta a las personas.[598] Esto es crucial si usted es de los que se despiertan de madrugada para ir al baño. Cualquiera que pierda el equilibrio fácilmente podría sufrir una caída si toma pastillas estándares para dormir.

OTRAS HIERBAS PARA DORMIR

Otras hierbas que se han usado para tratar el insomnio son: lúpulo, manzanilla, toronjil (melisa), pasionaria (pasiflora, pasiflorina, hierba de la paloma), corazoncillo (hipérico), *kava* y semillas de hinojo. Por desgracia, se han hecho pocos estudios aleatorios, controlados y a gran escala para verificar la eficacia de estos productos naturales.[599] La *kava* funciona, pero se cree que podría causar toxicidad hepática. Esto podría tener que ver con la manera en que se procesa la *kava*, pero hasta que este asunto se resuelva, no podemos recomendar el uso a largo plazo de esta hierba.

Según el libro infantil inglés Pedro el Conejo, una infusión de manzanilla es lo que la Sra. Coneja le dio a Pedro para aliviar su dolor de panza y ayudarlo a dormir después de sus travesuras en el jardín del Granjero MacGregor. La manzanilla tradicionalmente se ha considerado como un sedante muy leve, pero hay muy pocas pruebas que sugieren que pueda aliviar el insomnio. Por otra parte, beber una taza de infusión de manzanilla puede asentar el estómago y ser una manera linda de calmarse antes de meterse a la cama.

Pastillas para dormir

La popularidad de las pastillas de dormir ha tenido sus altibajos a lo largo de los años. Durante una buena parte de los años 90, no eran populares; sin embargo, durante los 80 sí se usaban mucho. Su popularidad en esa década se debe en gran parte al triazolam (*Halcion*), el cual se lanzó al mercado en 1983. Casi inmediatamente empezó a venderse bien, ya que ofrecía algo nuevo: era una pastilla para dormir que adormecía a las personas con mucha rapidez sin causar la resaca (cruda) a la mañana siguiente como sus antecesores, entre ellos los medicamentos *Dalmane*, *Restoril* y *Valium*. Debido a que este fármaco se eliminaba rápidamente del cuerpo, se creía que no tenía un efecto medible al día siguiente. Por lo tanto, el *Halcion* se convirtió rápidamente en el líder del mercado.

Luego empezaron a surgir reportes muy extraños. Los científicos que tomaban *Halcion* para prevenir el desfase horario cuando viajaban a conferencias internacionales notaron lapsos extraños en su memoria con respecto a eventos que ocurrían al día siguiente de tomar la pastilla. Sus amigos y parientes veían que estas personas se comportaban normalmente mientras daban sus conferencias, recuperaban su equipaje perdido e iban a visitar los atractivos turísticos del lugar al día siguiente de haber tomado *Halcion*. Pero a veces no podían recordar más tarde haber hecho ninguna de esas cosas. Era como si un pedazo de su memoria hubiera sido borrado. Otras personas también empezaron a reportar depresión relacionada con el uso de *Halcion* e incluso se llegó a sugerir que podría estar asociado con un comportamiento violento y agresivo.

Como consecuencia de toda esa mala publicidad, el *Halcion* en particular y las pastillas para dormir en general cayeron en cierta desgracia. Muchas personas que padecían de insomnio empezaron a preocuparse de la farmacodependencia, el atontamiento matutino y las lagunas mentales. En vez, optaron por pasar noches enteras dando vueltas y vueltas en lugar de recurrir a las benzodiazepinas como estazolam, flurazepam, quazepam, temazepam y triazolam.

Sin embargo, luego llegó el zolpidem (*Ambien*) en 1993 y gradualmente fue dominando el mercado de las pastillas para dormir. Un tiempo después apareció el zaleplón (*Sonata*), pero la verdadera competencia no llegó sino hasta 2005 en la forma de eszopiclona (*Lunesta*) y ramelteon (*Rozerem*). A partir de entonces, se empezaron a comercializar agresivamente las pastillas para dormir directamente con los consumidores. El comercial de *Lunesta* enseñaba una hermosa mariposa nocturna (*luna moth*) de color verde aleteando suavemente por un dormitorio (recámara). Pero el simple hecho de que los anuncios sean atrayentes no significa que un fármaco que se venda con receta sea la mejor solución.

Un análisis profundo indicó que en el caso de las personas de edad avanzada, al menos, algunos medicamentos para dormir pueden causar más daño que beneficio.[600] Los medicamentos pueden ayudar a algunas personas mayores a conciliar el sueño con mayor rapidez. Pero en este análisis se encontró que, en general, las pastillas para dormir sólo tienen un efecto moderado.

El prospecto de efectos secundarios peligrosos es especialmente inquietante. Las personas mayores que tomaban pastillas para dormir presentaban un riesgo casi cinco veces mayor de estar desorientadas u olvidadizas que aquellas que tomaron el placebo inactivo.[601] Otros síntomas como mareos que podían causar caídas y somnolencia diurna que los ponía en riesgo de sufrir accidentes también fueron significativamente más comunes entre estas personas. Estos riesgos hacen necesario que cualquier persona de edad avanzada que sufra de insomnio haga muchas preguntas acerca de los problemas potenciales que les pueden causar cuando su médico les ofrezca recetarles uno de estos medicamentos. Los autores del análisis sugirieron que la terapia conductual cognitiva u otro tratamiento no farmacológico podría ser preferible para algunas personas de edad avanzada con problemas para dormir.[602]

Al igual que en la mayoría de los casos, hay pocos ensayos clínicos que comparen la eficacia o seguridad de los fármacos para dormir más nuevos.[603] Como resultado, hay que hacer muchas suposiciones y juicios para calificarlos. Esta es nuestra descripción general de los mismos.

Ambien y Ambien CR (Zolpidem)

Hasta que llegó el fármaco *Lunesta*, el *Ambien* dominaba el mercado de las pastillas para dormir. Antes de perder su patente, el fabricante desarrolló una formulación de liberación controlada y acción prolongada. La pastilla viene recubierta de dos capas; la primera se disuelve de inmediato para ayudar a las personas a conciliar el sueño rápidamente, mientras que la segunda se disuelve más lentamente para ayudarlas a quedarse dormidas. Los estudios de investigación sugieren que el *Ambien CR* ayuda

---

★★ *Ambien CR* (Zolpidem)

El zolpidem ayuda a las personas a conciliar el sueño más rápido y a quedarse dormidas durante la noche. Por razones que son un tanto misteriosas, la Dirección de Alimentación y Fármacos ha limitado su uso a períodos de dos semanas a la vez. Las compañías aseguradoras a menudo no pagarán por más de 15 pastillas al mes. Es poco común la farmacodependencia, pero algunas personas sí reportan insomnio de rebote cuando suspenden repentinamente este medicamento.

Efectos secundarios: Dolor de cabeza, mareo, somnolencia al día siguiente, fatiga, dificultades de coordinación y pesadillas.

Desventaja: Posibles problemas de memoria. La suspensión repentina del medicamento puede empeorar el insomnio durante las primeras una o dos noches. Otros síntomas de abstinencia pueden incluir ansiedad y nerviosismo. El *Ambien* no se debe tomar junto con antidepresivos tipo *SSRI* (siglas en inglés de "inhibidores selectivos de recaptación de serotonina), como *Prozac, Zoloft,* etc.

Costo: Aproximadamente $100 dólares por una cantidad suficiente para un mes (30 pastillas).

a las personas a conciliar el sueño con mayor rapidez (más o menos 10 minutos antes) y disminuye el número de veces que se despiertan durante la noche. El zolpidem de liberación inmediata no se relacionó con una gran sedación matutina y no parecía afectar el desempeño de las personas mientras conducían. El nuevo producto de liberación continua puede causar cierto grado de atontamiento al día siguiente. Esto puede hacer que conducir un vehículo sea más peligroso. Cuando el *Ambien CR* se suspende repentinamente, puede producir insomnio de rebote.[604]

Lunesta (Eszopiclona)

La característica que distingue a la *Lunesta* es el "estatus" especial que le ha otorgado la Dirección de Alimentación y Fármacos (*FDA* por sus siglas en inglés). En vez de la restricción de corto plazo usual asociada con otras pastillas para dormir que se venden con receta, la FDA le dio al fabricante permiso de comercializar la *Lunesta* para su uso a largo plazo. Dado que la mayoría de las personas que sufren de insomnio lo padecen durante más de unas cuantas noches a la vez, este factor probablemente impulsará a la *Lunesta* a convertirse en la pastilla para dormir de mayor venta en los Estados Unidos. Pero todavía esta por verse si de verdad merece tener esta ventaja competitiva. La *Lunesta* funciona de manera similar los fármacos *Ambien* y *Sonata*, pero tiene un efecto de mayor duración.

Un estudio de investigación sugirió que la *Lunesta* podría usarse durante un máximo de

★★ *Lunesta* (Eszopiclona)

La eszopiclona ayuda a las personas a conciliar el sueño y a no despertarse una vez que ya se han dormido. Su efecto probablemente dure un poco más que el del *Ambien* pero debe ser comparable al del *Ambien CR*. Debido a que el fabricante presentó un estudio de investigación de seis meses de duración, la *Lunesta* ha sido aprobada para el uso a largo plazo.

Efectos secundarios: Sabor desagradable, dolor de cabeza, somnolencia al día siguiente, mareo, resequedad de boca, alteraciones de memoria al día siguiente (amnesia anterógrada), dificultades de coordinación.

Desventaja: Posibles problemas de memoria. La suspensión repentina puede hacer que empeore el insomnio durante las primeras una o dos noches. La *Lunesta* puede ser muy peligrosa si se combina con alcohol u otros sedantes. Evite el itraconazol (*Sporanox*), la claritromicina (*Biaxin*) y el ritonavir (*Norvir*).

Costo: Aproximadamente $100 a $110 dólares por una cantidad suficiente para un mes (30 pastillas).

seis meses sin perder su eficacia ni causar farmacodependencia. No obstante, la FDA la clasifica como una sustancia controlada conforme a la Relación IV, lo que significa que es una sustancia con una "probabilidad limitada de causar dependencia". Cuando la *Lunesta* se suspende, es muy posible que cause insomnio de rebote.

Rozerem (Ramelteon)

Esta pastilla es la primera en años que cuenta con una formulación realmente única. Actúa sobre los receptores de melatonina para ayudar a las personas a conciliar el sueño. A diferencia de otras pastillas para dormir que se venden con receta, el *Rozerem* no ha sido clasificado como una "sustancia controlada". Esto significa que no hay restricciones en cuanto al período durante el cual puede tomarse ni posibilidad de que cause abuso o farmacodependencia.

Por encimita, parecería que el *Rozerem* representa una solución maravillosa al problema del insomnio. Por desgracia, no es muy asombrosa su eficacia. En ensayos clínicos, disminuía el tiempo que tardaban las personas en conciliar el sueño por 8 a 16 minutos.[605] Eso puede ser útil para algunas personas, pero el *Rozerem* no mostró disminuir el número de veces que las personas se despertaban durante la noche ni les ayudaba a volver a conciliar el sueño una vez que se habían despertado. Además, hay un efecto secundario que nos inquieta. El fabricante reporta que este compuesto disminuye los niveles de testosterona y aumenta los niveles de otra hormona llamada prolactina. Este cambio en el equilibrio hormonal puede estar relacionado con una menor líbido, infertilidad y osteoporosis.

★★ *Rozerem* (Ramelteon)

El ramelteon ayuda a las personas a conciliar el sueño. Funciona de manera distinta a todas las demás pastillas para dormir y no conlleva riesgo alguno de farmacodependencia. Se debe tomar 30 minutos antes de irse a acostar y con alimentos que no sean altos en grasas.

Efectos secundarios: Somnolencia al día siguiente, mareo, náusea, fatiga y dolor de cabeza.

Desventaja: No es seguro para las personas con problemas hepáticos. Deberá evitar la fluvoxamina (*Luvox*), el fluconazol (*Diflucan*) y el *cetoconazol* (*Nizoral*). No se ha determinado si es seguro durante el embarazo.

Costo: Aproximadamente $80 a $85 dólares por una cantidad suficiente para un mes (30 pastillas).

Sonata (Zaleplon)

El medicamento *Sonata* es una pastilla para dormir de acción breve que funciona de manera similar a los fármacos *Ambien* y *Lunesta*. Debido a que sus efectos desaparecen al poco tiempo, se puede usar cuando uno se despierta de madrugada y no puede volver a conciliar el sueño. La única precaución es que la persona necesita dormir al menos durante cuatro horas más para que sus efectos desaparezcan. Si usted se despierta a las 5:00 a.m., se toma la *Sonata* y luego espera poder salir a correr a las 7:00 a.m., podría encontrarse en problemas. En comparación con otras pastillas para dormir, si toma *Sonata* a la hora de irse a acostar, es menos probable que termine con resaca (cruda) a la mañana siguiente o que afecte su capacidad para conducir su automóvil al día

★★ *Sonata* (Zaleplón)

El zaleplón es una buena opción para las personas que se despiertan de madrugada y no pueden conciliar fácilmente el sueño otra vez. Sin embargo, es necesario tener al menos cuatro horas para dormir después de tomar esta pastilla. No se debe tomar después de haber ingerido alimentos grasosos porque este tipo de alimentos retardarán su absorción.

Efectos secundarios: Dolor de cabeza, dolor de estómago, resequedad de boca, estreñimiento, dolor de espalda y somnolencia al día siguiente ocasional.

Desventaja: El efecto breve de *Sonata* puede hacer que deje de surtir efecto durante la noche y que esto dé como resultado que uno se despierte muy temprano en la mañana. Las personas que padecen problemas hepáticos deben evitar este medicamento.

Costo: Aproximadamente $100 dólares al mes.

siguiente. La desventaja de su efecto breve es que algunas personas pueden despertarse muy temprano en la mañana porque el fármaco ha dejado de surtir efecto.

Para las personas que se despiertan muy temprano en la mañana, hay otro truco que pueden probar. Exponerse a la luz brillante en la noche puede ayudarles a restablecer su reloj interno para que puedan dormir toda la noche.[606] Quienes no pueden conciliar el sueño sino hasta la madrugada, puede ser útil que se expongan a la luz brillante en la mañana.[607]

Difenhidramina

Este antihistamínico, que es el principio activo del *Benadryl*, es famoso por causar somnolencia. Durante el día, este efecto secundario es una verdadera desventaja si la persona quiere conducir o realizar cualquier otra actividad que le requiera estar alerta. Pero a la hora de dormir, la somnolencia puede ser buena. Hay muchas pastillas para dormir que se venden sin receta que contienen difenhidramina (*Nytol, Simply Sleep, Sominex, Unisom Sleepgels*, etc.). Los fabricantes de analgésicos nocturnos como *Alka-Seltzer PM, Exedrin PM* y *Tylenol PM* han logrado con éxito que los consumidores crean que necesitan comprar un medicamento que combine un analgésico y un auxiliar para el sueño.

● ● ●

P. *Hace varios años empecé a sufrir de una resequedad terrible en los ojos. Más o menos un año después, mi esposo empezó a tener el mismo problema. El único denominador común que nuestros doctores pudieron encontrar es que ambos tomábamos* Tylenol PM *para dormir en la noche.*

El ingrediente que contiene este producto para ayudar a dormir es un antihistamínico, el cual puede causar resequedad. Consideramos que es importante que sus lectores sepan esto.

R. La difenhidramina, que es el ingrediente que ayuda a dormir del *Tylenol*

PM y muchos otros analgésicos nocturnos, puede secar las membranas mucosas. Las personas sensibles a esta sustancia pueden presentar resequedad de la boca. Esta es la primera vez que hemos escuchado que este antihistamínico también puede causar resequedad de los ojos.

● ● ●

El principal problema de usar difenhidramina como auxiliar para dormir es que algunas personas se sienten atontadas al día siguiente. Como resultado, pueden tener dificultades para conducir vehículos. Además, algunas personas pueden presentar resequedad de boca o dificultad para orinar. Este efecto de inducir el sueño puede desaparecer al cabo de unos cuantos días.[608] Las personas de edad avanzada pueden ser especialmente vulnerables a otros efectos secundarios, por ejemplo, alteraciones cognitivas.

Conclusiones

Dormir bien es un factor crucial para la buena salud. Nunca deja de sorprendernos cuantas personas conscientes de su salud que hacen ejercicio, cuidan lo que comen y toman sus vitaminas con regularidad a menudo no duermen lo suficiente. Esperamos que usted procure dormir bien y que haga de esto, una de sus prioridades. Si puede encontrar un psicólogo que se especialice en la terapia conductual cognitiva para tratar trastornos del sueño,

este método bien podría ser el más seguro y producir los beneficios más duraderos.[609]

Este es un resumen de nuestras demás recomendaciones.

• Establezca una rutina sana del sueño. Trate de irse a la cama a la misma hora todas las noches. Evite las bebidas alcohólicas y la cafeína. Mantenga su dormitorio oscuro y no vea la televisión en él.

• Haga ejercicio durante el día (no en la noche) y dése un baño con agua caliente más o menos una hora antes de irse a acostar.

• Comer una merienda (refrigerio, tentempié) alta en carbohidratos antes de irse a la cama puede ayudar a elevar los niveles de serotonina, ayudándole a conciliar el sueño. Relájese escuchando música calmante o un disco compacto de relajación.

• La terapia conductual cognitiva es uno de los métodos más eficientes en costos para tratar el insomnio. Su mayor reto será encontrar un profesional con experiencia en este tipo de terapia.

• Pruebe tomar suplementos de magnesio antes de ir a la cama. Siempre y cuando sus riñones estén saludables, puede ayudarle tomar de 250 a 500 miligramos de este mineral. Si le da diarrea, disminuya la dosis.

• La aromatoterapia también puede ayudar. Los aromas de jazmín o lavanda pueden ser relajantes y facilitar el sueño.

• Si le parece atractivo un remedio no farmacológico hecho a base de hierbas, la valeriana es nuestra primera elección. Nosotros le recomendaríamos tomar un extracto estandarizado de 300 a 600 miligramos antes de irse a acostar. Quizá tenga que hacerlo durante varios días a dos semanas para empezar a ver resultados.

• Si quiere tomar una pastilla para dormir como último recurso, entonces le sugerimos que pruebe el zolpidem. Este fármaco está disponible en forma de medicamento genérico, haciéndolo el más eficiente en costos.

(*Nota*: si encuentra en este capítulo términos que no entiende o que jamás ha visto, favor de remitirse al glosario en la página 561).

MAL OLOR EN LOS PIES

• Remoje sus pies en una solución de sales de Epsom	★★★
• Prepare un té negro concentrado para hacer un baño de pies	★★★
• Pídale a su médico que le recete *Drysol*	
• Espolvoree los calcetines y los zapatos con alumbre, bicarbonato de sodio o *Zeasorb*	★★★

Algunas personas realmente sufren por lo mal que huelen sus pies. Siempre que se quitan los zapatos, sus amistades y familiares salen corriendo, a veces a gran velocidad. Esto hace que la molesta rutina de tener que quitarse los zapatos para pasar por los dispositivos de seguridad de los aeropuertos sea aún peor para estas personas y todos los que los rodean.

No sabemos por qué algunas personas tienen pocos o ningún problema de mal olor en los pies durante toda su vida, mientras que otros deben combatirlo constantemente. El mal olor de pies probablemente tiene que ver con otro problema: los pies sudorosos. Lo más probable es que las personas que sufren de pies olorosos estén sirviendo de huésped a muchas bacterias y posiblemente algunos hongos que prosperen en ambientes llenos de sudor y células de piel muertas, produciendo un aroma horrendo.

• • •

P. *Mi hija de 12 años de edad baila ballet y ahora ha empezado a usar zapatillas de punta. Sus pies huelen tan mal que siempre estamos a punto de vomitar cuando se quita los zapatos. ¿Tienen algún remedio para el mal olor de pies?*

R. El olor en los pies parece ser un problema común de las bailarinas de

ballet jóvenes. La madre de una baila-
rina de 20 años de edad nos ofreció
estos consejos:

"Primero, compren unos 'shoe dogs',
que son bolsitas llenas de cedro que
absorben la humedad en la zapatilla y
ayudan a disminuir el olor.

"Segundo, las bailarinas de ballet
también usan zapatillas de ballet clásico suaves. Las zapatillas de lona son
mejores que las de cuero (piel), porque
se pueden lavar cada dos semanas si es
necesario. Si toman clases diariamente,
las zapatillas no se secarán a tiempo,
entonces será útil comprar unos cuantos pares. Se deben guardar en bolsas
de malla, no de plástico, y fuera de la
maletilla de baile, no adentro.

"Tercero, prueben aplicar un antitranspirante en barra seco en los pies
una vez al día. Esto también ayudó a mi
hijo, un jugador de fútbol soccer, a resolver el problema de pies sudorosos y
olorosos".

• • •

Los científicos calculan que un pie común
produce un cuarto de taza de sudor al día.
Cuando el clima es cálido o cuando la persona
realiza alguna actividad como bailar, saltar la
cuerda, jugar fútbol soccer o básquetbol, la
cantidad de sudor que produce el pie aumenta
significativamente, llegando a producir hasta

una taza. Una persona con glándulas sudoríparas excesivamente activas en los pies puede
producir aún más.

Todo este sudor combinado con la proteína
de las células de piel muertas en la superficie
de los pies, puede alimentar a seis billones de
bacterias. Si algunas de estas bacterias producen ácido isovalérico, el cual huele a queso
Limburger maduro, ¡entonces el resultado es un
gran problema de pies malolientes! La solución
es controlar el sudor o matar las bacterias.

Por alguna razón, los científicos no le han
prestado mucha atención a los pies olorosos.
Son muy pocos los estudios doble ciego y controlados con placebo que se han hecho. Después de todo, este no es un problema que
ponga en peligro la vida de nadie. Sin embargo,
puede ser vergonzoso y desagradable.

Cómo elegir el calzado adecuado

Un factor que contribuye al mal olor de pies es
que los zapatos atrapan la humedad. Andar
descalzo siempre que sea posible puede ayudar a prevenir el mal olor. Además, los dermatólogos a menudo recomiendan zapatos que
"respiren". Durante el verano, las sandalias
funcionan muy bien, siempre y cuando no
estén hechas de plástico, como las sandalias
transparentes (*jellies*). Durante otras épocas
del año, busque zapatos cuya parte superior
esté hecha de piel o zapatos de lona que puedan lavarse en la lavadora.

Los fabricantes de calzado, especialmente

los que se especializan en calzado deportivo, están conscientes de este problema. Están buscando desarrollar materiales de alta tecnología que absorban la humedad y la mantengan alejada del pie. El fabricante de calzado y botas para montañistas Merrell (una división de Wolverine Worldwide) está usando vellón *Polartek* para revestir el interior de las botas. Nike está investigando el material llamado *Gore-Tex* para algunos de sus tenis.

Sean cuales sean los zapatos que elija, tendrá que tener más de un par. Los zapatos se deben dejar secar durante al menos un día y de preferencia durante dos o más días, entre cada uso. Varios lectores han sugerido rociarlos con alcohol para frotar o humedecer una toalla de papel con alcohol para frotar y meterla al zapato durante toda la noche para tratar de "desinfectarlo" un poco. Si los zapatos son lavables, entonces se deben lavar con frecuencia para eliminar las bacterias que están causando el problema.

• • •

P. *Mi hija de 10 años de edad tiene un problema terrible de mal olor de pies. Cuando se quita los tenis, el olor es insoportable. Su hermano se burla de ella constantemente y ahora ella se está empezando a sentir avergonzada. ¿Hay algo que ayude a disminuir el olor?*

R. Es hora de lavar los tenis o tirarlos a la basura. Los pies huelen mal porque se acumulan humedad y bacterias en los zapatos. El sudor es un medio excelente para que las bacterias florezcan.

Su hija necesita al menos dos pares de zapatos que puedan respirar. Que los use alternadamente y que use sandalias cuando pueda. Asegúrese de que sus calcetines (medias) sean de algodón y pídale que se los cambie diariamente.

• • •

Gracias a la tecnología, ahora contamos con mejores calcetines (medias) que aquellos hechos de puro algodón que tienden a absorber la humedad y quedarse húmedos. A cualquiera que sufra de mal olor de pies le vendría bien invertir en unos cuantos pares de calcetines que eliminen la humedad, hechos de *Coolmax* o algún material similar.

Remedios caseros

Dado que la ciencia no ha ofrecido muchas soluciones, las personas han decidido resolver este asunto por su propia cuenta. Hemos escuchado acerca de bastantes soluciones que consisten de remojar los pies, las cuales parecen disminuir considerablemente el mal olor. Uno es el familiar remojo en sales de Epsom, el cual es un remedio popular para los músculos adoloridos, las cortadas infectadas y las uñas enterradas.

"Cuando leí la pregunta que envió una mujer que tiene una hija a la que le huelen mal los pies,

quise compartir el mejor remedio para esto con ustedes: remojar los pies varias noches consecutivas en agua muy caliente (pero no tanto que queme) con un puñado generoso de sales de Epsom. Los pies permanecerán secos y sin olor durante mucho tiempo".

Otro remojo popular para eliminar el mal olor de pies se hace con bicarbonato de sodio o sal de mesa disueltos en agua tibia. La fórmula para preparar la solución de bicarbonato de sodio es 2 cucharadas de bicarbonato de sodio en 2 cuartos de galón (1,9 litros) agua. Se deben remojar los pies en la solución durante 30 minutos cada noche durante un mes. Este simple ingrediente que todos tenemos en nuestra cocina (bicarbonato de sodio) puede tener un efecto similar al del sulfato de magnesio que contienen las sales de Epsom.

★★★ Sales de Epsom

Agregue un puñado de sales de Epsom (sulfato de magnesio) a una palangana con agua muy caliente y remoje sus pies en la solución durante 20 a 30 minutos durante varias noches consecutivas.

Efectos secundarios: Es teóricamente es posible, pero poco probable, que cause irritación.
Desventaja: No hay estudios científicos que fundamenten este uso.
Costo: Aproximadamente $3 dólares por 64 onzas (2 kg).

★★★ Remojo en té

Deje en infusión 5 bolsas de té en un cuarto de galón (946 ml) de agua caliente durante 10 a 15 minutos. Permita que se enfríe y luego remoje sus pies durante 30 minutos. Esto puede repetirse diariamente o cada tercer día.

Desventaja: Los pies pueden pintarse de color café.
Costo: Aproximadamente $5 dólares por 100 bolsas (de té de la marca *Lipton*) o alrededor de 25 centavos de dólar por tratamiento.

"Cuando era niño, mis pies sudaban y olían horrible. Mi barbero me dio la solución. Me encantaría compartirla, ya que este es uno de los peores olores que jamás he olido.

Se toma una palangana lo suficientemente grande como para que quepan los pies y se llena de agua tan caliente como sea soportable. Se agregan 2 cucharadas de bicarbonato de sodio al agua y se remojan los pies en la solución durante 30 minutos a lo largo de 30 noches.

También se deben tirar a la basura los tenis hechos de materiales sintéticos, dado que estos retienen la humedad. Los zapatos de cuero o lona con un par de calcetines (medias) limpias cada día respirarán mejor. Yo tengo 72 años de edad y mis pies no sudan. Si es necesario hacerlo, puedo quitarme los zapatos con tranquilidad en cualquier momento".

No olvide que disminuir el sudor es un factor importante para tratar el mal olor de pies.

(Hablaremos más de esto en las páginas 467–476). Remojarlos en una solución concentrada de té también ayudará a disminuir la sudoración y el mal olor. El ácido tánico que contiene el té es astringente, lo que significa que ayuda a cerrar los conductos por los cuales sale el sudor. Este remojo es fácil de conseguir, sencillo de preparar y muy económico.

Tratamientos que no requieren receta

Si remojar los pies en bicarbonato de sodio, sales de Epsom o té concentrado no elimina el olor, es hora de probar antitranspirantes más potentes. El producto *Certain Dri* que se vende sin receta y que contiene un 12 por ciento de cloruro de aluminio, es un tratamiento eficaz para disminuir la sudoración excesiva. Se debe

★★★ *Zeasorb*

Esta marca de polvo polvo contiene celulosa, talco y otros ingredientes absorbentes. Una versión, *Zeasorb-AF*, también contiene un fármaco antifúngico llamado miconazol que se vende para tratar el pie de atleta, pero que también ayuda a disminuir el sudor y minimizar el olor. Si sólo puede conseguir *Zeasorb* simple sin miconazol, también debe de funcionarle.

Desventaja: Es fácil que el polvo caiga por todas partes y haga un batidero.
Costo: $12 a $15 dólares por 11 onzas (308 gramos).

aplicar a los pies limpios y secos en la noche. Lo mejor es aplicárselo todas las noches durante alrededor de dos semanas para ver si le funciona. Si la humedad y el mal olor no desaparecen después de este tratamiento, quizá sea momento de pedirle a su médico que le recete algo similar pero más potente. (El producto *Drysol* que se vende con receta, contiene 20 por ciento de cloruro de aluminio hexahidratado. El *Xerac AC*, que también se vende con receta, contiene 6,25 por ciento de cloruro de aluminio hexahidratado. Puede averiguar más acerca de estos tratamientos en las páginas 472–473).

• • •

P. Yo tengo un remedio casero fabuloso para los pies sudorosos y para las picaduras de insectos. Los antitranspirantes (cualquier marca que contenga aluminio) evitarán que suden los pies. Además, si se lo aplica de inmediato, el antitranspirante hace que las picaduras de insecto dejen de arder.

R. El aluminio es uno de los ingredientes principales de casi todos los antitranspirantes. Otros lectores nos han comentado que también puede ayudar a disminuir el problema de pies sudorosos, pero su capacidad de aliviar las picaduras de insectos es algo nuevo para nosotros.

Las personas que tienen un problema serio de sudoración excesiva (en las axilas o los pies) quizá quieran probar una solución de cloruro de aluminio. Es uno de los antitranspirantes más potentes que existen.

● ● ●

El talco para los pies puede ser útil para eliminar el mal olor, al igual que el alumbre en polvo espolvoreado en los zapatos o calcetines (medias), según varios de nuestros lectores. El alumbre se consigue en el anaquel de especias del supermercado. (También puede probar agregarlo a agua tibia para darse un baño de pies).

Una lectora dice que lo mejor es espolvorear los zapatos con bicarbonato de sodio tan pronto como se los quite. Ella ha descubierto que esto controla el olor en los zapatos de sus hijos. Mantener limpios los pies también es esencial y ella hace que sus hijos se pongan bicarbonato de sodio en los pies antes de ponerse los calcetines limpios.

El polvo *Zeasorb* puede ayudar a absorber el sudor e impedir que los pies empiecen a oler mal. Como alternativa, puede pedirle a su farmacéutico que le prepare una mezcla con partes iguales de ácido tánico, talco y bentonita. Coloque la mezcla en un frasco tipo salero y espolvoree sus pies con la misma antes de ponerse los calcetines y los zapatos, o bien, espolvoree la mezcla directamente en el interior de los zapatos.

Otro remedio que puede ser útil para el mal olor de pies está disponible en todas par-tes y es gratis. Quizá por eso es tan popular entre los soldados de las Fuerzas Armadas. Los soldados tienen que dejarse puestas las botas durante marchas largas y puede que no tengan un acceso fácil a lavanderías para lavar sus calcetines con frecuencia. La primera en contarnos de aplicar orina a los pies desnudos fue una mujer de edad avanzada hace varios años. Desde entonces, hemos escuchado lo mismo de soldados y ex soldados de todas edades y rangos militares.

● ● ●

P. *Durante años he sentido empatía con sus lectores que se quejan de los pies olorosos. Pero aunque me atreviera a escribirles, no sabía si ustedes se atreverían a publicar un remedio infalible para este problema.*

He sabido de esta cura durante más de 50 años y se las he pasado a las personas que sé que tienen este problema. Durante la Segunda Guerra Mundial, los militares se quejaban del mal olor de pies y un hombre mayor les dijo que orinaran en sus pies cuando estuvieran en la ducha (regadera). Ellos dijeron que funcionaba y lo mismo han dicho todas las demás personas que lo han probado. Esto no es una broma. Ya soy bisabuela y no los engañaría.

R. Este definitivamente es el remedio casero para el mal olor de pies menos ortodoxo que hemos escuchado. Ojalá que nuestros lectores nos avisen si les es eficaz.

• • •

❝*Hace unos años, mi hijo adolescente sufría de un olor terrible de pies. Mi esposo y yo no dejábamos que metiera sus tenis a la casa, ¡y yo tampoco dejaba que pusiera sus calcetines en la canasta de la ropa sucia! Su peor experiencia fue cuando se fue de viaje a Europa con sus compañeros de la escuela y tuvo que compartir un cuarto con dos chicos más. Ellos lo obligaron a guardar sus tenis en el clóset.*

Luego leí su columna cuando publicaron una solución para eliminar el mal olor de pies: ¡orinar en tus pies cuando estás en la ducha! Le mencioné esto a mi hijo y ya nunca más volví a hablar del tema. Al cabo de un día, el olor había desaparecido. Pensé que ustedes mencionarían este remedio otra vez al cabo de unos años pero no he visto que lo vuelvan a publicar. Yo creo que hay muchos, pero muchos estudiantes de preparatoria y universidad que podrían beneficiarse de esta sugerencia❞.

Suplementos alimentarios

Hasta donde sabemos, no hay una medicina que uno pueda tomar por la boca para eliminar mágicamente el mal olor de pies. Sin embargo, esto no significa que las personas se hayan abstenido de probar diversos tipos de suplementos para solucionar este problema.

Algunos podrían funcionar, aunque ninguno ha sido estudiado a fondo.

Uno de los más populares es de color verde: un gran número de lectores se han mostrado entusiastas acerca del poder de la clorofila. La actividad desodorante de la clorofila era popular en la medicina de mediados del siglo XX, pero no hay estudios de investigación recientes que la apoyen.

❝*Yo me identifiqué con la mujer que les escribió para contarles del problema de pies olorosos de su hija. Yo también sufría de los mismo, pero si dejo de comer dulces y tomo dos tabletas de clorofila al día, ya no tengo problemas*❞.

Una manera de obtener clorofila es comiendo perejil. Muchas personas están convencidas de que comer perejil contrarresta el mal aliento de la cebolla y el ajo. Algunas también están bastante seguras de que el perejil puede aliviar el mal olor de pies. De nuevo, no hay pruebas científicas que fundamenten esto, pero es un remedio relativamente económico. Las personas que son alérgicas al perejil obviamente deben evitarlo, al igual que las que son alérgicas al hinojo, el apio o las zanahorias, porque pueden causar reacciones cruzadas. Aparte de esto, no podemos encontrarle ninguna otra desventaja a este remedio.

• • •

P. *Sentí una gran pena por la persona que les escribió para contarles de su pro-*

blema de pies olorosos. Cuando me casé hace 50 años, a mi esposo le olían muy mal los pies. Él sufría y yo también. Pero encontramos la solución: el perejil.

Él toma pastillas de perejil todos los días. Al cabo de unos meses, sucedió un milagro. No sólo dejaron de oler mal sus pies, sino que sus canas prematuras volvieron a crecer del color natural de su cabello.

R. Hemos recopilado toda suerte de remedios caseros para los pies sudorosos y olorosos, pero es la primera vez que escuchamos algo acerca del perejil. No pudimos encontrar pruebas científicas que demostraran que las pastillas de perejil sean eficaces para los pies olorosos, mucho menos para que las canas vuelvan a adquirir el color natural del cabello. Por otra parte, el perejil parece ser seguro, aunque las mujeres embarazadas y las personas que son alérgicas al hinojo, el apio o las zanahorias deben evitar esta hierba. Las pastillas de perejil se pueden encontrar en muchas tiendas de productos naturales.

● ● ●

Algunas familias nos han dicho que las tabletas de zinc son muy buenas para controlar el mal olor de pies. No pudimos encontrar estudios que investigaran este propiedad particular del zinc, pero sí se han hecho suficientes investigaciones para sugerir una hipótesis que debería ser probada. Unos científicos noruegos interesados en el mal aliento[610] han establecido que los compuestos de zinc se pueden ligar con el azufre e impedir que se formen unos "compuestos volátiles de azufre" olorosos que son los principales culpables del mal aliento. Si necesita recordar el olor de dichos compuestos, sólo acuérdese del aroma a huevo podrido: sulfuro de hidrógeno.

● ● ●

P. *Ustedes le ofrecieron consejos a una mamá desesperada cuya hija regresó de la universidad quejándose de mal olor de pies. Yo leí hace unos años que este problema puede ser causado por una cantidad insuficiente de zinc en el organismo y que los suplementos de zinc han curado el problema de mal olor de pies en muchas personas. Probablemente valga la pena probarlo.*

R. Usted no es la primera persona que sugiere este remedio para los pies olorosos. Ya lo habíamos escuchado de otro lector: "Varios miembros de mi familia tenían el mismo problema hasta que descubrieron que el zinc eliminaba el olor. Siempre que escuchamos de alguien que sufre de este problema, le sugerimos que tome zinc. Una dosis de 50 a 100 miligramos al día generalmente

resolverá el problema en menos de 30 días".

Les advertimos a nuestros lectores que no excedan la dosis elevada de 100 miligramos al día ni el período de tratamiento de 30 días, ya que, de otro modo, el zinc podría elevarse hasta llegar a niveles tóxicos.

• • •

Es un largo trecho, quizás esté pensando, de la boca a los dedos de los pies, y claro, tiene razón. No tenemos idea si las tabletas de zinc liberan una cantidad suficiente de los compuestos de zinc indicados para la piel como para mantener bajo control cualesquiera compuestos volátiles de azufre que pudieran estar causando el mal olor de pies. Pero otro grupo de científicos que abordó el difícil problema de la flatulencia en perros también encontró que el zinc producía ciertos beneficios.[611] Nuestra conclusión: no sabemos si el zinc funciona, pero vale la pena probarlo. Sin embargo, no tome dosis elevadas de zinc durante períodos prolongados, dado que puede causar deficiencia de cobre y trastornos de la sangre, especialmente en niños.[612]

Conclusiones

La mayor parte de los problemas de mal olor de pies probablemente se deben a bacterias que producen compuestos malolientes como ácido isovalérico y compuestos volátiles de azufre cuando digieren el sudor y las proteí-nas de las células muertas de la piel. Para controlar el olor, disminuir la sudoración o matar las bacterias:

• Ande descalzo o elija zapatos que respiren y déjelos airearse durante al menos un día entre cada puesta. También puede ser útil limpiarlos con alcohol para frotar. Use calcetines que hayan sido diseñados para absorber la humedad y mantenerla alejada de los pies.

• Remoje sus pies en una solución de sales de Epsom, bicarbonato de sodio, alumbre o sal de mesa normal. Es probable que tenga que hacer estos remojos repetidamente hasta que los pies dejen de sudar y oler mal.

• Prepare una solución concentrada de té y remoje sus pies en ella o consienta sus pies con gel de ácido tánico.

• Controle la sudoración con un antitranspirante hecho con cloruro de aluminio como *Certain Dri*, *Xerac AC* o *Drysol*. Aplíqueselo sobre la piel seca a la hora de irse a acostar.

• Espolvoree alumbre en polvo, bicarbonato de sodio o polvo *Zeasorb* en sus calcetines y zapatos para absorber el sudor y minimizar el olor.

• Orine en sus pies cuando esté en la ducha para controlar el olor.

• Tome un suplemento de zinc durante unas cuantas semanas o un mes para ver si le ayuda a controlar el olor.

(*Nota*: si encuentra en este capítulo términos que no entiende o que jamás ha visto, favor de remitirse al glosario en la página 561).

MENOPAUSIA

• Baje al termostato para disminuir los sofocos	
• Use la terapia de estrógeno y progesterona de más baja dosis durante el tiempo más corto posible	★★
• Pruebe *Remifemin* para los sofocos	★★★
• Coma *tofu* o *tempeh* o beba licuados de soya	★★
• Pregúntele a su médico acerca del *Paxil* (paroxetina) o *Effexor* (venlafaxina) para los sofocos	★★
• Indague acerca del *Neurontin* (gabapentina) para los sofocos	★
• Aplíquese aceite de oliva tópicamente para la resequedad vaginal	★★★
• Exprima cápsulas de vitamina E y use el aceite como lubricante sexual	★★
• Tenga relaciones sexuales placenteras con *Sylk*	★★★★
• Experimente con el gel de áloe vera	
• Pídale al doctor que le recete *Estring* (estradiol)	★★★

Hace algunas décadas, las mujeres sólo hablaban en susurros acerca de la menopausia y la llamaban "el cambio". El misterio que rodeaba al evento le daba un aire siniestro. Sin embargo, en la actualidad, más de 5.000 mujeres entran a la menopausia cada día en los Estados Unidos.[613] Esto se debe a que la generación del *baby boom* ya está envejeciendo. Y como no somos un grupo de mujeres tímidas, hemos sacado a la menopausia de su escondite. Las mujeres ahora comparan los sofocos (bochornos, calentones), entre broma y broma, con subidas de voltaje. Pero pocas son las que los añoran. La mayoría quisiera encontrar la manera de aliviar este síntoma, incluso a pesar de que sea consecuencia de un proceso biológico perfectamente natural.

Tal vez sea una buena idea que empecemos dando una explicación de lo que es la menopausia. La mayoría de las personas saben que es el momento en que los ovarios de una mujer dejan de producir las hormonas que hacen que los óvulos maduren y sean liberados. Es un proceso gradual que puede durar varios años, incluso hasta una década, y su nombre correcto es *perimenopausia*. Hablando estrictamente, el término "menopausia" se refiere un sólo instante: el día en que una mujer cumple un año entero de haber terminado su último ciclo menstrual.[614] La edad promedio a la que ocurre es de 51 años, pero las mujeres pueden tener desde 40 hasta 58 años y aún estar dentro del rango normal para la menopausia.

Al igual que el momento en que ocurre este cambio en el funcionamiento ovárico es distinto de una mujer a otra, también lo son el momento y la intensidad con la que se presentan los diversos síntomas menopáusicos (sí, ya sabemos que deberíamos llamarles síntomas *perimenopáusicos*). Algunas mujeres apenas llegan a notar uno o dos sofocos. Incluso hemos hablado con mujeres que han tenido "enfriones" en lugar de "calentones". Otras sufren de intensas ondas de calor que pueden plagarlas diariamente durante años. La mayoría caen en algún punto medio entre estos dos extremos, pero de igual manera, les vendría bien descansar de la sudoración, la ruborización y esa sensación de que en cualquier momento se van a empezar a incendiar. (No se preocupe. ¡Nunca se ha dado un caso de combustión espontánea!)

> *Espero que puedan recomendar algo para mi esposa, quien siente que en cualquier momento va a estallar en llamas. Su doctor le sugirió que tomara* Premarin, *pero ella se rehusa a tomarlo porque le preocupa que se eleve su riesgo de desarrollar cáncer de mama. ¿Qué otras opciones hay?*

Si le sirve de consuelo, este período de malestar dura alrededor de cuatro años en promedio. Sin embargo, esto significa que algunas mujeres pasan por este período mucho más rápido, mientras que otras tardan más, a veces mucho más, en superarlo.

La controversia hormonal

Durante años les dijeron a las mujeres que padecían sofocos y otros malestares menopáusicos que los médicos tenían la solución mágica a sus problemas: tomar hormonas para reemplazar las que sus ovarios ya no estaban haciendo. La terapia de reemplazo hormonal (*HRT* por sus siglas en inglés), ha tenido sus altibajos a lo largo de varias décadas, iniciando con la aprobación del medicamento *Premarin* en 1942. Desde entonces, se han dispensado más de 30 miles de millones de dosis de esta hormona, la cual se destila de la orina de yeguas preñadas.

Cuando los doctores descubrieron que las mujeres que tomaban *Premarin* corrían un mayor riesgo de desarrollar cáncer del revestimiento uterino, este medicamento pasó de moda durante un rato. Pero luego los investigadores encontraron que al agregar progestina, una forma sintética de progesterona (que generalmente se receta bajo la marca *Provera*), podía disminuir este riesgo. En la década de los años 1990, el *Premarin* se convirtió en la píldora más recetada en la historia. Además de aliviar los sofocos, la sudoración nocturna y otros problemas menopáusicos, la HRT supuestamente le salvaba la vida a las mujeres al disminuir su riesgo de contraer enfermedades cardíacas, cáncer del colon, osteoporosis y otras afecciones serias.

Sin embargo, actualmente ya es otra la historia y muchas mujeres menopáusicas se sienten confundidas y traicionadas. Les habían dicho durante años que estaban sufriendo de un síndrome de deficiencia de estrógeno. Al reemplazar las hormonas que su cuerpo ya no producía, supuestamente se aliviarían sus síntomas menopáusicos. Las mujeres que se resistieron a tomar la HRT en ocasiones fueron tratadas como "casos difíciles". A algunas les dijeron que a pesar de que la HRT podría elevar su riesgo de contraer cáncer de mama, esto era un riesgo mucho menos importante que las enfermedades cardíacas, contra las cuales podría ofrecerles protección la HRT.

"*Después de que me operaron por cáncer de mama, me dijeron que ya no podía tomar estrógeno porque mi tumor era 'estrógenodependiente'. Mi médico principal hasta tuvo las agallas de decirme: 'Los beneficios del estrógeno pesan mucho más que el riesgo de contraer cáncer de mama, y además, podemos curar el cáncer de mama'*".

Las mujeres tienen todo el derecho de estar furiosas. La moda de las hormonas que duró varias décadas constituye uno de los peores engaños de la medicina moderna. Millones de mujeres sirvieron de conejillos de indias en un experimento no controlado. Los médicos que se llenan la boca para decir que sólo ejercen la "medicina basada en pruebas científicas" recetaron fármacos que no contaban con datos que los respaldaran. A muchas mujeres que expresaron sus miedos a sus médicos les dijeron de manera contundente que los beneficios de la HRT eran mucho más significativos que sus riesgos.

Cuando los Institutos Nacionales de Salud anunciaron un enorme estudio de investigación a largo plazo de la terapia de reemplazo hormonal, los partidarios de la HRT se emocionaron mucho. Ellos creían que la mejor ciencia disponible apoyaría su convicción de que la HRT brindaba muchos beneficios a la salud, mucho más allá de simplemente aliviar los sofocos. Miles de mujeres fueron reclutadas para este estudio de investigación y se asignaron aleatoriamente a uno de dos grupos, el primero de los cuales tomaría *Prempro* y el otro, una píldora placebo de apariencia similar.

Cuando en el año 2002 se anunciaron los resultados de este estudio —llamado *Women's Health Initiative* (Iniciativa de Salud de las Mujeres o *WHI* por sus siglas en inglés)— muchos médicos quedaron sorprendidos y muchas mujeres quedaron estupefactas cuando se enteraron de que en vez de protegerlas de las enfermedades cardíacas y las complicaciones cardiovasculares, la HRT en realidad elevaba este riesgo. Unos cuantos doctores habían predicho que el estudio de investigación podría mostrar un riesgo elevado de desarrollar cáncer de mama. Incluso desde 1995, el *Nurses' Health Study* (Estudio de la Salud de las Enfermeras), en el que se dio seguimiento a más de 100.000 mujeres, había confirmado que la terapia de reemplazo de estrógeno aumentaba significativamente el riesgo de padecer cáncer de mama en mujeres posmenopáusicas y demostró que la progestina no disminuía dicho riesgo.[615] En todo caso, los datos sugerían que la adición de progestina podría elevar el riesgo.[616]

Aunque ya se habían observado indicios en investigaciones anteriores que sugerían que el estrógeno, con o sin progesterona, podría elevar el riesgo de sufrir cáncer de mama en las mujeres, generalmente no se les daba mucha importancia a estas inquietudes. Los líderes de opinión les recordaban a los médicos que la principal causa de muerte en mujeres posmenopáusicas son las enfermedades cardíacas. (El cáncer de mama está en segundo lugar). Algunos eminentes ginecólogos opinaron que si el cáncer de mama era un riesgo, este era mínimo, asociado sólo con el uso a largo plazo de la HRT. Este tipo de cáncer se consideraba un cáncer "bueno", porque era "temprano", fácil de detectar y no estaba asociado con una mayor mortalidad.

Resultados posteriores de la WHI desmintieron esa aseveración. Los investigadores encontraron que las mujeres que tomaron una HRT combinada (*Prempro*) presentaban una mayor probabilidad de que les diagnosticaran cáncer de mama que aquellas que tomaron un placebo y también presentaban una mayor probabilidad de desarrollar cánceres invasivos y más avanzados. Ellos concluyeron lo siguiente: "Estos resultados sugieren que el estrógeno combinado con la progestina puede estimular el crecimiento de cáncer de mama y obstaculizar el diagnóstico de cáncer de mama".[617]

Como resultado de estos nuevos hallazgos, es posible que los doctores también se estén sintiendo traicionados. A ellos también les vendieron un producto que no resultó ser tan bueno como decían. Ahora queda claro que la HRT no es la panacea para las incomodidades de la menopausia. Pero lo que aún no queda claro es exactamente cómo deben lidiar las

mujeres con los sofocos, la sudoración nocturna, las alteraciones de sueño y la resequedad vaginal. Averiguar que el estrógeno realmente no previene las enfermedades cardíacas sigue dejando a las mujeres con muchas opciones para disminuir su riesgo de contraer enfermedades cardíacas. Y hay otros tratamientos posibles para la osteoporosis, otra afección para la cual se les daban tratamientos a largo plazo con estrógeno a las mujeres. ¿Pero qué pueden hacer para aliviar los molestos y en ocasiones, debilitantes sofocos?

Alivio para los sofocos

Puede que algunas mujeres sólo necesiten hacer ciertos ajustes sencillos en su estilo de vida para lograr que los sofocos sean tolerables. En primer lugar hay que bajar el termostato. Esto parece demasiado sencillo como para funcionar, pero muchas mujeres menopáusicas se sienten menos incómodas cuando la temperatura ambiente es un poco más fría.[618] En segundo lugar, vístase por capas que pueda quitarse fácilmente. Esto es cosa de sentido común. En tercer lugar, siga el ejemplo de las mujeres sureñas y siempre tenga a la mano un abanico y una rica bebida (no alcohólica) fría. En cuarto lugar, siga haciendo ejercicio. O si aún no se ha formado el hábito de salir a caminar, nadar o bailar, empiece ahora. No es un remedio milagroso, pero las mujeres que hacen ejercicio con regularidad parecen tener menos sofocos, o bien, sofocos menos molestos. Además, el ejercicio alivia la depresión y la ansiedad y esto también es benéfico para el corazón y los huesos.

Terapia de reemplazo hormonal

Cuando se trata de domar los sofocos, el estrógeno es innegablemente el remedio de oro. El estrógeno, ya sea sólo o combinado con progestina, claramente disminuye la frecuencia y la severidad de los sofocos por alrededor de un 75 por ciento.[619] Esto es significativamente mejor que un placebo, aunque las mujeres que sufren de sofocos sí son susceptibles al efecto placebo.

En la mayoría de los estudios que han investigado la terapia de reemplazo hormonal u otras alternativas herbarias, las mujeres que tomaron el placebo tuvieron casi un 60 por ciento menos sofocos a la semana, en promedio, al final de los estudios, en comparación con los que tenían al principio.[620] Las mujeres

★★ Estrógeno y progesterona

La terapia de reemplazo hormonal (*HRT* por sus siglas en inglés) disminuye significativamente los sofocos en la mayoría de las mujeres. Las mujeres que aún tienen útero necesitan tomar progesterona junto con el estrógeno para protegerse del cáncer endometrial.

Los riesgos de esta terapia se elevan significativamente a los cinco años de uso. En el caso de la mayoría de las mujeres, los sofocos intensos pueden durar menos de cinco años. Pídale a su médico que le recete la dosis más baja posible y que se la vaya aumentando sólo si la dosis inicial es suficiente para aliviar sus sofocos y sudoración nocturna. Los sofocos pueden volver a presentarse si la HRT se suspende abruptamente, de modo que sería mejor irla disminuyendo gradualmente hasta dejarla. El estrógeno transdérmico (*Climara*, *Estraderm*) presenta una menor probabilidad de provocar náusea, pero no hay buenos estudios que comparen ambos tipos de estrógeno.

Efectos secundarios: Sensibilidad en los senos, náusea, problemas en la vesícula biliar, migrañas, intolerancia a los lentes de contacto, niveles elevados de azúcar en sangre. Si la progesterona se administra sólo durante una semana al mes, es común que haya sangrado vaginal semejante al período menstrual.

Desventaja: La HRT eleva el riesgo de sufrir cáncer de mama y de que se formen coágulos sanguíneos que podrían provocar ataques al corazón y derrames cerebrales. Estos riesgos aumentan aún más con el tiempo. La HRT se debe usar sólo durante el tiempo que sea necesario para aliviar los síntomas perimenopáusicos.

Costo: Aproximadamente $40 a $75 dólares al mes para la HRT de marca; las versiones genéricas están disponibles por $12 a $20 dólares al mes.

que tomaron la HRT, ya sea sólo estrógeno o estrógeno combinado con progesterona, también parecieron tener menos problemas de sudoración nocturna que las despertara e interrumpiera su sueño. Hay pocas pruebas que indiquen que los tratamientos herbarios tengan mucho efecto en los problemas menopáusicos relacionados con el sueño, los cuales son extremadamente molestos para muchas mujeres.

Si no fuera por la WHI, los médicos seguirían recetando *Prempro* (una combinación de *Premarin* y *Provera*) a casi cualquier mujer menopáusica que estuviera dispuesta a tomarlo. Y seguirían alentando a las mujeres a seguirlo tomando mucho tiempo después de que ya hubieran desaparecido sus síntomas menopáusicos, como un "auxiliar multiusos para la salud y la belleza".

Las características de las mujeres que estuvieron dispuestas a tomar la HRT antes que se publicaran los resultados de la WHI probablemente fueron responsables de muchos de los beneficios que se vieron en estudios observacionales anteriores. A estas mujeres se les dijo que la HRT era buena para su salud, entonces aquellas que eligieron tomarla probablemente eran mujeres conscientes de su salud, cuidaban lo que comían, hacían ejercicio con regularidad, no fumaban y sólo tomaban bebidas alcohólicas ocasionalmente. Ahora se cree que sus conductas saludables, más que la HRT de por sí, fueron las responsables de que estas mujeres presentaran menores tasas de ataques al corazón, derrames cerebrales y muchos otros problemas.

La WHI puso a prueba el asunto de la HRT y la prevención de ataques al corazón con más de 16.000 mujeres posmenopáusicas. Por desgracia, la HRT no pasó. Un grupo de mujeres que no habían sido sometidas a una histerectomía fueron aleatoriamente asignadas a tomar *Prempro* o un placebo, pero el estudio de investigación se suspendió antes de tiempo cuando se dieron cuenta que las mujeres que estaban tomando la HRT corrían un mayor riesgo que aquellas que estaban tomando el placebo.[621] Aunque se creía que el *Prempro* protegería a la mujeres de los ataques al corazón y los derrames cerebrales, los resultados mostraron que las mujeres que estaban tomando esta HRT presentaban una probabilidad casi un 30 por ciento mayor de desarrollar enfermedades de las arterias coronarias y una probabilidad de casi el doble de presentar una embolia pulmonar, que es un peligroso coágulo sanguíneo en el pulmón.[622]

No obstante, nada de esto tiene mucho que ver con el uso de las hormonas para tratar los sofocos. Esto riesgos corresponden principalmente a las mujeres que toman *Prempro* u otras formas de estrógeno y progesterona durante períodos prolongados. Las recomendaciones más recientes, basadas en análisis posteriores de los datos de la WHI, sugieren que las mujeres que apenas están entrando a la menopausia (entre 50 y 54 años de edad, en particular) podrían ser más resistentes a los peligros del estrógeno e incluso podrían obtener cierta protección contra los ataques al corazón al tomarlo.[623] El uso a corto plazo (durante unos meses hasta un par de años) para superar la peor época de sofocos no parece plantear un riesgo exagerado para la mayoría de las mujeres. Sin embargo, quienes ya han tenido coágulos sanguíneos o cáncer de mama o quienes tienen antecedentes de cáncer de mama en su familia probablemente deberían evitar el estrógeno, incluso en el corto plazo.

• • •

P. *Yo tomé hormonas durante cuatro años y luego las suspendí durante un año. Ahora he vuelto a empezar a tomarlas, por insistencia de mi médico. Mientras dejé de tomarlas, tuve sofocos, sudoración nocturna y resequedad vaginal.*

Yo dejé de tomar hormonas porque la progesterona me hacía estar irritable y deprimida. (Estaba tomando Premarin y Provera*). Mi doctor me recetó* Estrace *y* Prometrium *esta vez, pero sigo teniendo mal genio y sigo estando triste.*

Estoy convencida de que la progesterona es la que me está causando este problema, por lo que me pregunto si puedo tomar sólo estrógeno. Recientemente leí que el estrógeno brinda ciertos beneficios en cuanto a la salud del corazón.

R. La controversia hormonal se ha avivado de nuevo. Un estudio de investigación mostró que las mujeres de 50 a 59 años de edad que toman estrógeno por sí solo no presentaban un mayor riesgo de sufrir ataques al corazón [*Archives of Internal Medicine* (Archivos de Medicina Interna), 13 de febrero de 2006]. Estas mujeres habían sido sometidas a una histerectomía, de modo que no necesitaban tomar progesterona.

El estrógeno por sí solo no es seguro para una mujer que todavía tiene útero, dado que eleva su riesgo de contraer cáncer endometrial. Las progestinas como *Provera* ofrecen protección contra este tipo de cáncer. Sin embargo, cuando se agregan al estrógeno, pueden elevar el riesgo de ataques al corazón y derrames cerebrales y posiblemente cáncer de mama también. En algunas las mujeres, la progesterona disminuye la líbido y conduce a la depresión.

• • •

Los doctores han seguido la práctica de recetar progestina junto con estrógeno posmenopáusico durante muchos años, dado que las investigaciones determinaron que el estrógeno por sí solo elevaba el riesgo de cáncer en el revestimiento del útero (el endometrio). Sin embargo, las mujeres que no tienen útero no pueden contraer cáncer endometrial, y en la WHI, estas mujeres fueron aleatoriamente asignadas a tomar *Premarin* (sólo estrógeno) o un placebo. Esto funciona muy bien para los sofocos. No obstante, no cuente con que le brindará beneficios cardíacos. En general, la HRT no protegió a las mujeres que participaron en la WHI de ataques al corazón o derrames cerebrales, independientemente de que hayan tomado *Prempro* o sólo *Premarin*.[624]

Algunos críticos de la WHI han objetado el uso de *Premarin* o *Prempro* y sugerido que serían preferibles otras formas de terapia posmenopáusica de *reemplazo* de estrógeno. No hay estudios que comprueben o desmientan esta idea. Un grupo de epidemiólogos del Group Health Cooperative, una gran organización de mantenimiento de la salud en Washington, comparó los índices de ataques al corazón y derrames cerebrales entre mujeres que tomaban *Premarin* y otras que tomaban otra forma de estrógeno como *Estratab* o *Menest*. Ellos encontraron ciertos indicios de que las otras formas de estrógeno podrían conllevar un riesgo ligeramente menor de provocar un ataque al corazón o derrame cerebral, pero estos datos aún tienen que ser confirmados.[625]

Hormonas bioidénticas

● ● ●

P. *Yo soy un médico familiar. En el pasado cuando solíamos recetar la HRT con regularidad, yo les ofrecía a mis pacientes la opción de tomar estrógenos de origen vegetal en lugar de hormonas sintéticas. Sin embargo, desde que se publicaron los resultados de la* Women's Health Initiative *(WHI), yo tiendo a pensar que todos los tipos de estrógenos conllevan riesgos similares hasta que se compruebe lo contrario.*

Hay profesionales que están diciendo que las hormonas bioidénticas son más seguras. Ellos alientan a las mujeres a usarlas como una alternativa para tratar los síntomas menopáusicos. ¿Se han realizado estudios de investigación que demuestren que los riesgos de la HRT de origen vegetal sean menores que los de las hormonas sintéticas?

R. No se han realizado estudios de investigación comparativos de estrógenos de origen vegetal y no es probable que se realicen. La WHI fue un estudio de investigación a gran escala y muy costoso, financiado por los Institutos Nacionales de Salud. Las mujeres fueron asignadas aleatoriamente a recibir *Prempro* o un placebo. Los resultados mostraron que las hormonas posmenopáusicas aumentaban el riesgo de cáncer de mama, ataques al corazón y derrames cerebrales.

La experta en la salud de las mujeres, la Dra. Susan Love, respondió lo siguiente a una pregunta similar a la suya: "Yo creo que es poco probable que las hormonas bioidénticas, como las llaman, sean más seguras que el *Prempro*".

● ● ●

El Colegio de Obstétras y Ginecólogos de los Estados Unidos (*ACOG* por sus siglas en inglés) dio una fuerte advertencia acerca de las hormonas bioidénticas en el 2005. La Dra. Michele Curtis es una profesora adjunta de Obstetricia y Ginecología de la Facultad de Medicina de la Universidad de Texas en Houston. A nombre del ACOG, ella dijo, "Cada vez son más las mujeres que buscan la terapia con hormonas bioidénticas, pero hay mucha información equivocada con respecto a la afirmación de que estas hormonas son de origen vegetal y, por tanto, imitan de mejor forma el estrógeno que hay en el cuerpo de una mujer. (. . .) Estas son hormonas. Actúan exactamente igual que los estrógenos que se producen comercialmente".[626]

A los obstétras y ginecólogos del ACOG les preocupa que estas hormonas de origen vegetal no estén reguladas y que, como resultado, las mujeres puedan no estar bien informadas acerca de sus riesgos. Además, esta falta de supervisión y control puede significar que sea difícil garantizar la calidad de estos productos, muchos de los cuales se preparan en pequeñas farmacias que elaboran compuestos y que actúan como microempresas farmacéuticas pero que se escapan de las inspecciones regulares de la Dirección de Fármacos y Alimentación (*FDA* por sus siglas en inglés) a las que deben someterse los fabricantes más grandes. Cuando la FDA sí revisó muestras obtenidas de 12 de estas farmacias, el ACOG reportó que "el 34 por ciento de las muestras no pasaron una o más pruebas estándares de calidad".[627]

Progesterona

A muchas mujeres les intriga la posibilidad de aliviar los sofocos naturalmente mediante la aplicación de una crema de progesterona derivada de fuentes vegetales. Aunque se puede usar barbasco como materia prima para fabricar compuestos similares a la progesterona, el cuerpo humano no puede convertir el barbasco en progesterona. Un estudio de investigación controlado sugiere que una crema que contiene extracto de barbasco no es mucho mejor que un placebo para disminuir los sofocos.[628] Otras cremas formuladas para contener progesterona pueden brindar una dosis comparable a la que se obtiene al tomar progesterona por la vía oral.[629] Las pastillas de progesterona o las inyecciones de acción prolongada como *Depo-Provera* pueden aliviar los sofocos, pero aún hay dudas acerca de la seguridad a largo plazo de esta hormona en mujeres posmenopáusicas.[630]

● ● ●

P. *Un divorcio muy difícil me ha dejado sintiéndome ligeramente deprimida, pese al alivio de haber terminado ya con un mal matrimonio. A veces mi corazón empieza a latir muy aprisa y empiezo a sudar mucho. No sé si estos episodios se deben sólo a la ansiedad o si son sofocos, ya que soy una mujer menopáusica.*

No quiero tomar estrógeno porque he escuchado acerca de sus efectos negativos. Preferiría usar un método más natural. ¿Es segura la crema de progesterona?

R. Muchas mujeres tienen sofocos muy similares a los que usted ha descrito, acompañados de una frecuencia cardíaca acelerada, una sensación vaga de ansiedad, sudoración y calor. La crema de progesterona puede ayudar a disminuir los sofocos. Sin embargo, una experta en la salud de las mujeres, la Dra. Susan Love, ha destacado que no es natural tener niveles elevados de progesterona después de la menopausia. A ella le preocupan los efectos secundarios potenciales que podrían presentarse con el uso de progesterona a largo plazo. Además, la progesterona se ha asociado con la depresión.

● ● ●

Cimifuga negra

Uno de los suplementos herbarios más populares para aliviar los sofocos es la cimifuga negra (cohosh negro). Esta es una planta oriunda de América del Norte y fue usada por los indios norteamericanos para toda una gama de propósitos medicinales. Su nombre científico ha cambiado en años recientes, de modo que en algunas referencias aparece como *Cimicifuga racemosa*, mientras que en otras aparece con su nombre actual, *Actaea racemosa*. Una famosa medicina de patente del

★★★ *Remifemin*

Este extracto estandarizado de cimifuga negra está ampliamente disponible. La dosis recomendada es de 40 a 80 miligramos al día.

Efecto secundario: Malestar estomacal.
Desventaja: No se debe tomar durante el embarazo; se debe vigilar a la paciente por su toxicidad hepática.
Costo: Aproximadamente $15 a $30 dólares al mes.

siglo XIX para aliviar "los problemas de las mujeres", *Lydia E. Pinkham's Vegetable Compound*, contenía cimifuga negra como uno de sus principales ingredientes.

Un extracto estandarizado de cimifuga negra llamado *Remifemin* ha sido estudiado en Europa y se encontró que es eficaz para reducir los sofocos.[631] Los médicos que se burlan de los remedios herbarios deben notar que esta investigación se publicó en la edición de mayo de 2005 de una revista médica de gran reputación: *Obstetrics and Gynecology* (Obstetricia y Ginecología), cuyo contenido es revisado por colegas. En uno de los ensayos clínicos realizados, se comparó el *Remifemin* con un preparado de estrógeno transdérmico de baja dosis.[632] Ambos tratamientos fueron igualmente eficaces para disminuir los sofocos y ninguno se relacionó con efectos secundarios serios.[633]

La mayoría de las revisiones sugieren que los efectos secundarios de la cimifuga negra son poco frecuentes y generalmente leves, consistiendo principalmente en malestares digestivos acompañados de dolores de cabeza o mareos leves.[634] No obstante, creemos que las mujeres deben hablar acerca de este suplemento con su doctor. Aunque en estudios recientes de la cimifuga negra se han vigilado los niveles de enzimas hepáticas sin encontrar cambios en los mismos, sí han habido reportes de toxicidad hepática en mujeres que toman cimifuga negra.[635] Las mujeres que han padecido hepatitis u otros problemas hepáticos tal vez deberían considerar otro método. Para la mayoría de las mujeres sanas, puede que valga la pena probar la cimifuga negra durante alrededor de seis meses, ya que parece ser un remedio bastante seguro.[636] Por desgracia, la cimifuga negra no alivia los sofocos que resultan del tratamiento del cáncer de mama con tamoxifeno.

La solución de la soya

Otro de los métodos más populares para manejar los sofocos es la soya. Las isoflavonas como la genisteína y la dadzeína son fitoestrógenos, es decir, compuestos derivados de plantas que son similares a los estrógenos. Aunque son mucho más débiles que el estrógeno que se produce en los ovarios antes de la menopausia, parece lógico emplear estos compuestos para aliviar los sofocos. Los estudios de investigación realizados en culturas como la japonesa, donde las mujeres consumen productos de soya como *tofu* y *tempeh* como parte de su alimentación normal, sugieren que los sofocos y otros síntomas menopáusicos pueden ser menos comunes en esos lugares.[637]

Pese a su promesa epidemiológica, las investigaciones que se han hecho acerca de la soya para aliviar los sofocos han sido decepcionantes en general.[638, 639] Sin embargo, en una revisión de muchos ensayos se encontró que las mujeres que iniciaron los estudios con sofocos frecuentes obtuvieron un mayor alivio al comer alimentos de soya o tomar suplementos de isoflavonas que las mujeres que rara vez sufrían de sofocos.[640] En otra revisión sistemática, los autores no avalaron la eficacia de los preparados de soya para aliviar los sofocos, pero sí concluyeron que los riesgos de este método parecen ser bajos.[641] Como concluyeron los autores de un estudio piloto, un

★★ Soya

Los resultados de los estudios de investigación que se han realizado con la soya han sido inconsistentes. La soya puede consumirse en forma de licuados, barras o alimentos a base de soya más tradicionales como *tofu* o *tempeh*. Las mujeres que tienen más sofocos puede derivar un beneficio mayor.

Efectos secundarios: Sabor poco agradable, malestares digestivos.

Desventaja: No se recomienda para las mujeres que están siendo tratadas por cáncer de mama; la soya en exceso puede interferir con la producción de hormona tiroidea.

Costo: Aproximadamente $15 a $50 dólares al mes.

extracto de soya (estaban probando el extracto *Phytosoya*) parece disminuir los sofocos y la sudoración nocturna y probablemente valga la pena probarlo si la paciente no desea tomar la terapia de reemplazo hormonal estándar.[642]

Trébol rojo

Otra fuente de isoflavonas que se vende para mujeres perimenopáusicas es el trébol rojo (*Trifolium pratense*). Aunque esta planta es originaria de América del Norte, el extracto de la misma es vendido por una empresa australiana bajo los nombres comerciales *Promensil* y *Rimostil*. La mayor parte de los estudios de investigación que se han realizado con las isoflavonas que contiene el trébol rojo han sido financiados por el fabricante Novogen. No obstante, los resultados varían. En un pequeño estudio de investigación realizado en Holanda, se encontró que el *Promensil* tenía un efecto significativo al reducir los sofocos por un 44 por ciento más que el placebo.[643] Pero en un ensayo a mayor escala realizado en centros múltiples en los Estados Unidos no se encontró un efecto clínicamente significativo en los sofocos al tomar *Promensil* ni *Rimostil*.[644]

Por el lado positivo, muy pocas mujeres se salieron del estudio y ningún efecto secundario fue significativamente más común entre las que tomaron extractos de trébol rojo y las que tomaron un placebo. El análisis de los datos de subgrupos llevaron al descubrimiento de una tendencia que parece indicar que las mujeres de mayor peso obtienen más beneficios al tomar *Promensil*.[645] Sin embargo, desde un punto de vista general, el trébol rojo no impresiona demasiado.

Vitamina E

La Sociedad de la Menopausia de América del Norte sugiere tomar vitamina E y seguir otras recomendaciones, como mantenerse fresca, hacer ejercicio, no fumar, comer isoflavonas derivadas de la soya y tomar cimifuga negra, como medidas para aliviar los sofocos que pueden ser útiles, son económicas y se venden sin receta. Bastantes mujeres han escuchado que la vitamina E puede ser útil para aliviar este síntoma y algunas le han pasado el *tip* a sus amigas.

• • •

P. *Yo tengo 53 años de edad y llevo un año si menstruar. No tengo otros problemas más que sudoración y sofocos.*

Recientemente empecé a tomar 400 UI de vitamina E al día y, para mi gran sorpresa, realmente funciona. ¿Hay algo que deba saber acerca de esta vitamina?

R. Muchas mujeres nos han dicho que la vitamina E puede ayudar a aliviar los sofocos. Sin embargo, esta vitamina no le brinda protección contra el cáncer. Las fumadoras probablemente no deben tomar suplementos de vitamina E, dado que hay sospechas de que podría elevar su riesgo de desarrollar cáncer del

pulmón. En el caso de las no fumadoras, las dosis moderadas de vitamina E tomadas durante períodos breves parecen ser seguras.

• • •

Por desgracia, parece haber muy pocos estudios de investigación acerca de la eficacia de la vitamina E. Al parecer, esta recomendación proviene de un estudio de investigación que se hizo hace más de 50 años.[646] Generalmente nos gusta ver investigaciones más recientes para respaldar una recomendación, pero parece que esta vitamina no se ha investigado mucho. No obstante, la Sociedad de la Menopausia de América del Norte considera que la vitamina E, al igual que la cimifuga negra y las isoflavonas, es lo suficientemente segura como para que valga la pena probarla.

La vitamina E no ha mostrado tener un buen desempeño en diversos estudios recientes de prevención de cáncer y las mujeres que presentan un riesgo particularmente elevado de desarrollar cáncer del pulmón (por ejemplo, las fumadoras) probablemente deberían evitar tomar dosis altas de vitamina E si no están tomando otros nutrientes antioxidantes al mismo tiempo. Pero las mujeres sanas que estén planeando tomar vitamina E durante uno o dos años para aliviar sofocos probablemente no notarán efectos desagradables. El mejor producto es uno que contenga una combinación de tocoferoles naturales. Al igual que con cualquier otro producto, empiece con la dosis más baja disponible y váyala aumentando gradualmente hasta que encuentre la dosis más baja que le ayude a aliviar sus síntomas.

Es una lástima que la vitamina E haya recibido tan poca atención por parte de la comunidad científica a lo largo de los años. Pero esto no ha impedido que las mujeres la prueben. Por supuesto, a menudo nos cuentan de otros suplementos nutricionales interesantes que les han funcionado a unas cuantas mujeres pero que no cuentan con pruebas científicas que respalden o refuten su eficacia. Si son seguros, no creemos que tenga problemas al experimentar un poco con ellos.

" *No puedo evitar preguntarme por qué la mayoría de los doctores no tratan los sofocos y la sudoración nocturna con bioflavonoides. Yo soy una enfermera registrada ya retirada y he encontrado que tomar bioflavonoides diariamente alivia tanto los sofocos como la sudoración nocturna. Así ya no me tengo que preocupar de contraer cáncer y es mucho más económico. Yo tomo 1.000 miligramos de* Citrus Bioflavonoid Complex, *que brinda un 35 por ciento de hesperidina, es decir, 350 miligramos. [La hesperidina es un compuesto que se encuentra en las frutas cítricas y que tiene actividad antiinflamatoria].*

En una ocasión, no sabía si sugerirle esto a mi nuera porque ella había sido tratada por cáncer de mama con éxito. Cuando estábamos de visita y a ella se le notaba que estaba teniendo problemas para dormir a causa de los sofocos y la sudoración nocturna, me decidí a comprarle bioflavonoides. Ella frecuentemente me da las gracias por el alivio que estos compuestos le han dado **" .**

Terapias no hormonales

Durante años, a las mujeres les ha preocupado la posibilidad de que el estrógeno y la progesterona eleven su riesgo de contraer cáncer de mama. Quienes ya han sido tratadas por cáncer de mama no pueden tomar estas hormonas con seguridad. Como consecuencia y a la luz de los resultados negativos del estudio WHI, los médicos han estado buscando otras maneras de aliviar los sofocos. Algo que parece ayudar son los antidepresivos de la familia de los inhibidores de la recaptación selectiva de serotonina (*SSRI* por sus siglas en inglés).

PAXIL

Algunos médicos ahora recetan antidepresivos como *Paxil* (paroxetina) para ayudar a las mujeres a lidiar con los sofocos. En un estudio de investigación reciente, se descubrió que el *Paxil* era significativamente mejor que un placebo para disminuir tanto el número de sofocos como su intensidad.[647] Una dosis baja de *Paxil* (10 miligramos al día) también fue mejor que un placebo para prevenir la interrupción del sueño presuntamente debida a la sudoración nocturna. Las mujeres que participaron en este estudio de investigación no tenían que estar deprimidas para obtener estos beneficios. Esto también parece aplicar en el caso de otros fármacos como *Effexor* (venlafaxina).[648]

Sin embargo, estos medicamentos también

★ ★ *Paxil* (paroxetina)

La paroxetina alivia los sofocos debidos a la menopausia o relacionados con los fármacos que se usan para tratar el cáncer de mama, como el tamoxifeno. El efecto en los sofocos es independiente a su actividad antidepresiva. Las mujeres en general han encontrado que las dosis menores son más fáciles de tolerar.

Efectos secundarios: Náusea, problemas digestivos, debilidad, alteraciones del sueño, mareo, nerviosismo, dificultades sexuales, presión arterial alta, aumento de peso.

Desventaja: Puede ser difícil dejar de tomar *Paxil*. Quizá necesite que su médico la cambie a un fármaco de acción más prolongada como *Prozac* y que luego vaya disminuyendo la dosis gradualmente a lo largo de varias semanas o meses.

Costo: Aproximadamente $75 a $90 dólares al mes.

tienen sus desventajas. Pueden causar sudoración, náusea, resequedad de la boca, estreñimiento, insomnio, nerviosismo y problemas sexuales, entre ellos dificultad para alcanzar el orgasmo. Además, puede ser difícil suspender el uso tanto del *Paxil* como del *Effexor*. Si una persona deja de tomar estos medicamentos repentinamente, puede presentar síntomas molestos como mareo, sensaciones similares a la de toques eléctricos y una sensación peculiar que ha sido descrita como si el "cerebro estuviera lleno de agua" o como si "les hubieran metido la cabeza en la licuadora (batidora)". Si una mujer va a tomar antidepresivos para aliviar sus sofocos, deberá tomarlos a la dosis más baja que le funcione, durante el tiempo más breve que lo necesite, al igual que la terapia de reemplazo hormonal. Y, también al igual que la HRT, tendrá que irlos dejando de tomar gradualmente.

● ● ●

P. *He estado teniendo sofocos, sudoración nocturna, cambios repentinos de humor y otros problemas menopáusicos durante más de un año. Yo había esperado que desaparecieran eventualmente, pero hasta ahora no, eso no ha sucedido.*

Mi doctor me ha pedido que considere tomar **Premarin,** *pero me preocupan los efectos secundarios de este medicamento, especialmente el cáncer de mama, ya que tengo antecedentes familiares de esta enfermedad.*

El otro fármaco que me sugirió el médico es Zoloft. *Pero no he estado deprimida y tampoco quiero tener que lidiar con los efectos secundarios de ese medicamento. ¿Tendrán alguna información acerca de las alternativas naturales que tal vez pudieran ayudarme a soportar los sofocos, la sudoración nocturna y el sueño interrumpido?*

R. El extracto de cimifuga negra ha sido recomendado para los sofocos. Un estudio de investigación doble ciego publicado en la revista médica *Obstetrics and Gynecology* en la edición de mayo de 2005 mostró que el producto estandarizado *Remifemin* (el cual contiene cimifuga negra) fue significativamente más eficaz que un placebo.

Otra lectora nos compartió su experiencia con una hierba distinta: "Yo he estado tomando corazoncillo (hipérico) desde que suspendí la terapia de reemplazo hormonal. Ha aliviado muchos de mis síntomas, entre ellos la falta de sueño, el estrés y la irritabilidad".

● ● ●

NEURONTIN

Otro medicamento que podría ayudar a algunas mujeres que padecen sofocos es un fármaco anticonvulsivo llamado *Neurontin* (gabapentina). Estudios piloto han mostrado que una dosis de 900 miligramos al día de *Neurontin* disminuye tanto la frecuencia como la intensidad de los sofocos y que funciona mejor que un placebo.[649] Debido a que el *Neurontin*, al igual que los antidepresivos de la familia de los SSRI, no tiene actividad estrogénica, puede ser especialmente útil para quienes han tenido cáncer de mama y deben evitar la HRT. Esta medicina se ha relacionado con algunas reacciones adversas potencialmente serias, como una disminución en el número de glóbulos blancos, que podría hacer que quienes lo toman se vuelvan más susceptibles

★ *Neurontin* (gabapentina)

La gabapentina alivia los sofocos relacionados con la menopausia o con el uso de fármacos para tratar el cáncer de mama, como el tamoxifeno. El efecto que causan en los sofocos no tiene que ver con sus efectos anticonvulsivos.

Efectos secundarios: Somnolencia, mareo, problemas de equilibrio, fatiga, hinchazón de pies, náusea o vómito, depresión, disminución en el número de glóbulos blancos.

Desventaja: El *Neurontin* no debe suspenderse abruptamente. Debe pedirle a su médico que le ayude a ir disminuyendo la dosis gradualmente a lo largo de varias semanas o meses.

Costo: Aproximadamente $60 a $150 dólares al mes, dependiendo si compra el producto de marca o la versión genérica.

a las infecciones. Nosotros le recomendamos que hable a profundidad acerca de sus beneficios y riesgos potenciales con el doctor que se lo vaya a recetar. Por supuesto, este es un buen consejo a seguir para cualquier medicamento, pero especialmente para uno que se va a usar fuera de las indicaciones autorizadas para el mismo, como en este caso.

Alivio de la resequedad vaginal

Los sofocos probablemente son el síntoma más obvio de la menopausia, pero en el caso de muchas mujeres, la resequedad vaginal es igualmente problemática. Y pese a que en nuestra cultura ya es más aceptado hablar públicamente de asuntos sexuales como la disfunción eréctil, por ejemplo, la resequedad vaginal a menudo es algo demasiado personal y vergonzoso como para hablar de ella abiertamente. Cuando la WHI resaltó los peligros potenciales de tomar estrógeno oral a largo plazo, millones de mujeres dejaron de tomar la HRT y entonces se lanzaron a buscar por todas partes un lubricante personal que fuera seguro y eficaz.

• • •

P. *Yo sé que este es un tema delicado, pero afecta a muchas mujeres. La resequedad vaginal está arruinando nuestra vida sexual. Yo tuve cáncer de mama, de modo que no puedo tomar hormonas. Me da vergüenza hablar de esto con mi doctor.*

Mi marido trabaja muchas horas al día y es difícil predecir cuándo tendremos oportunidades para estar en la intimidad. ¿Hay algún lubricante natural que pueda yo usar en esos momentos?

R. Nuestras lectoras han sugerido usar aceites de oliva, almendra y vitamina E. Pero algunas personas son alérgicas a la vitamina E tópica, la cual puede causar un sarpullido molesto. Además, el uso de cualquier aceite con condones de látex puede debilitarlos. Una mujer arranca una hoja de su planta de áloe vera (sábila, acíbar, *aloe vera*) y usa el gel resbaloso que sale de la misma.

• • •

La resequedad vaginal les causa problemas a algunas mujeres sólo cuando van a tener relaciones sexuales, pero para otras, es un problema que las incomoda todo el día. La HRT oral generalmente alivia este síntoma junto con los sofocos, pero al igual que puede regresar la sudoración cuando se suspende la HRT, también puede regresar la resequedad vaginal.

Aceite de oliva

Ningún estudio de investigación ha identificado dietas, ejercicios o otras medidas relativas al estilo de vida que funcionen para la resequedad vaginal. Sin embargo, muchas mujeres nos han hablado de remedios que les han funcionado. Uno de los más simples es el aceite de oliva. Otras mujeres han encontrado que el aceite de almendra tiene un aroma más agradable y que también les sirve para humectarse todos los días.

" Me gustaría sugerir un lubricante natural que no es grasoso pero sí es bueno para el cuerpo: el aceite de oliva puro (que también es comestible). Yo he estado usando aceite de oliva para este propósito durante un par de años. Cuando mi doctor me hizo un examen ginecológico, creyó que estaba tomando hormonas pero no es así. Yo creo que el aceite de oliva tiene com-

★★★ Aceite de oliva

Si es seguro para comer, entonces también es seguro para lubricar la vagina. El aceite se aplica a la vagina con la punta del dedo. Al principio, puede que logre mejores resultados si se lo aplica diariamente. Más adelante, podrá disminuir eficazmente la frecuencia de aplicación.

Efectos secundarios: Algunas mujeres notan manchas aceitosas en su ropa interior. Si esto ocurre, aplíquese menos aceite.

Desventaja: A algunas mujeres les desagrada tener que aplicarse el aceite con el dedo. Además, el uso de cualquier aceite en combinación con los condones de látex puede causar que se debiliten.

Costo: Unos cuántos dólares, o menos, al mes.

puestos naturales que ayudan a las mujeres a mantenerse jóvenes ".

Por desgracia, no se han hecho estudios de investigación que demuestren si algún tipo de aceite aplicado tópicamente sirva para humectar el tejido vaginal. Nuestra lectora despertó el interés de muchas otras mujeres en usar aceite de oliva para este propósito y algunas de ellas nos contactaron para decirnos que también les ayudó. Realmente no creemos que haya ningún peligro en esto, salvo para quienes son alérgicas al aceite de oliva. No necesita usar mucho, de modo que compre aceite de oliva extra virgen de la mejor calidad que pueda encontrar, o bien, use aceite de almendra u cualquier otro aceite vegetal de su preferencia.

Vitamina E

La furtiva popularidad de las cápsulas de vitamina E orales para aliviar los sofocos aparentemente ha inspirado a algunas mujeres a probar este suplemento alimentario para "otros fines". Suponemos que ningún fabricante de vitaminas alguna vez se imaginó que las mujeres usarían el contenido de una cápsula de vitamina E para la lubricación personal, pero algunas dicen que funciona muy bien. Primero pinchan la cápsula y exprimen el aceite para aplicárselo a mano. Otras usan la cápsula como supositorio vaginal. Cabe

---

★★ Vitamina E

Exprima una cápsula de vitamina E para sacarle el aceite y aplíquelo a cualquiera de ambos compañeros para una lubricación "al instante". También puede usar una cápsula como supositorio vaginal para una lubricación más duradera.

Efectos secundarios: Sarpullido. Primero pruebe el aceite en la parte interna de su brazo para asegurarse que no sea sensible al mismo.
Desventaja: Su eficacia no ha sido científicamente comprobada. Además, el uso de aceite en combinación con condones de látex puede debilitarlos y disminuir su eficacia.
Costo: Aproximadamente $2 a $5 dólares al mes.

---

advertir que algunas personas son sensibles a la vitamina E y pueden presentar un sarpullido. Además, si el aceite se usa en combinación con condones de látex, estos se pueden debilitar.

Lubricantes improbables

Quien haya inventado la frase, "la necesidad agudiza el ingenio" probablemente hubiera admirado muchísimo la ingenuidad de las mujeres que han tratado de combatir la resequedad vaginal con limpiadores o humectantes comunes y económicos. Sin embargo, algunos productos caseros han sido especialmente populares. Hace algunos años, una pareja de personas ya mayores nos dijeron que estaban usando *Corn Huskers Lotion*, una tradicional loción para humectar las manos, como lubricante sexual. Otros lectores mostraron interés en esto y probaron el producto.

● ● ●

P. *Yo sufrí durante años de resequedad vaginal y probé muchos tratamientos para combatirla. Luego, leí acerca de usar* Corn Huskers Lotion. *¡Los resultados han sido increíbles! La loción es económica y funciona mejor que la crema de progesterona que me recetó el doctor.*

R. Otras personas nos han dicho que este tradicional humectante para las manos les ha ayudado a mejorar la resequedad vaginal. Algunos de sus ingredientes son idénticos a los que contienen otros lubricantes femeninos más costosos.

● ● ●

La *Corn Huskers Lotion* contiene glicerina, goma guar y metilparabeno, así como algunos otros ingredientes. No es muy distinta a la jalea *K-Y Jelly* (la cual contiene glicerina, hidroximetilcelulosa y metilparabeno), al *Astroglide* (glicerina, propilenglicol, parabenos) o al *Replens* (glicerina, aceite mineral, metilparabeno). Todos estos productos de farmacia han sido diseñados específicamente como lubricantes vaginales. Aunque son un poco más caros, sin dudas vale la pena probarlos. La loción *Corn Huskers* se comercializa como una loción para tratar las manos que no contiene aceite. El fabricante no hace mención de este uso "no indicado". Es importante que tenga presente que el aceite mineral, como el que contiene el *Replens*, puede hacer que los condones de látex se rompan con mayor facilidad.

Muchos lectores también nos han dicho que un tradicional limpiador facial funciona de maravilla para este propósito.

● ● ●

P. *Mi esposo y yo hemos usado* **Albolene** *como lubricante sexual desde principios de los años 70. No estoy segura dónde escuchamos que funcionaba*

para esto, pero es maravilloso: no tiene olor ni sabor, es resbaladizo pero no hace un batidero.

Viene en un tubo blanco que puede uno tener junto a la cama sin tener que pasar vergüenzas. Un frasco de 12 onzas (360 ml) cuesta alrededor de $11 dólares, pero como sólo hay que usar poco, dura mucho. Hemos comprado cinco frascos a lo largo de 27 años de matrimonio. Yo nunca he visto que mencionen este producto en otro lugar y quería compartir nuestro secreto.

R. Gracias por la sugerencia. Puede ser todo un reto encontrar un lubricante sexual que le venga bien a los dos.

El *Albolene* es un limpiador humectante que contiene aceite mineral, petrolato, parafina, ceresina y betacaroteno. No se debe usar con condones o diafragmas dado que el petrolato degrada el látex.

● ● ●

El *Albolene* definitivamente es una solución económica. Aunque es un producto sólido mientras está en el envase, una pequeña cantidad del mismo se hace líquido y se vuelve resbaloso en cuanto se aplica sobre la piel. La desventaja que tiene es que contiene aceite mineral y una base de petrolato. Estos productos de petróleo destruyen el látex, por lo que no debe usarse junto con anticonceptivos de

★★★★ Sylk

Este lubricante personal natural contiene extracto de la viña del kiwi, extracto de semilla de cítricos como conservador y glicerina vegetal. Está hecho a base de agua, de modo que sí puede usarse con condones. No es pegajoso.

Efectos secundarios: Ninguno conocido.
Desventaja: Su eficacia no ha sido científicamente probada.
Costo: Un frasco cuesta de $22 a $23 dólares y dura de 3 a 4 meses.

---

barrera como condones o diafragmas. (Las mujeres posmenopáusicas no necesitan preocuparse por la anticoncepción, pero muchas mujeres perimenopáusicas todavía necesitan tener cuidado). El *Albolene* se vende en farmacias y por internet; para más información, puede contactar al fabricante, Numark Laboratories, llamando al 800-338-8079.

> *He estado usando un producto de Nueva Zelanda que es fantástico para lubricar y aliviar el dolor asociado con la resequedad vaginal durante las relaciones sexuales*.

A un buen número de personas no les agrada la idea de aplicarse productos hechos a base de petróleo en el cuerpo y también les preocupa el efecto que dichos productos pueden tener en los condones de látex. Muchas de ellas están contentas de haber descubierto un lubricante natural de Nueva Zelanda llamado *Sylk*, el cual contiene extracto de la viña

del kiwi y, lo que es más importante, no contiene ingredientes derivados del petróleo. Por lo tanto, puede usarse con seguridad junto con los anticonceptivos de barrera. El *Sylk* no está disponible en la mayoría de las farmacias, pero puede ordenarlo por teléfono, llamando al 602-957-7955 o por internet, en la página www.sylkusa.com.

La gente se ha inventado otras maneras ingeniosas de usar productos naturales como lubricantes. Algunas personas han encontrado que el gel que sale de la planta de áloe vera (sábila, acíbar, *aloe vera*) es ideal, ¡y definitivamente muy económico! Unos cuantos lubricantes que se venden en las farmacias contienen áloe como uno de sus ingredientes, de modo que cabe suponer que generalmente es bien tolerado por todas las personas.

• • •

P. *Mi esposo y yo no podemos usar la K-Y Jelly ni ninguna otra marca de lubricante que hemos probado porque me dan comezón y ardor.*

Sin embargo, descubrimos que el gel viscoso que sale de las hojas del áloe vera es un lubricante excelente. Espero que esto sea uno más en la lista de usos del áloe vera y que ayude a otra pareja.

R. Este es un lubricante sexual muy inusual. El gel de áloe vera ha sido utilizado durante siglos para sanar quemaduras y aliviar la irritación de la piel.

Si quiere probarlo, primero pruebe el gel en la parte interna del codo. Si no presenta una reacción alérgica, entonces puede usarlo, ya que por su textura resbalosa, debe de ser un lubricante sexual sorprendentemente eficaz.

• • •

Métodos hormonales

Durante décadas, cuando las mujeres se quejaban de resequedad vaginal como síntoma de la menopausia, los doctores les recetaban estrógeno, a menudo en la forma de crema vaginal. Casi siempre, cuando se recetaba una crema o una tableta vaginal, el doctor decía que tendría efectos locales y que no se absorbería al torrente sanguíneo. Aunque las cremas vaginales con estrógeno a menudo pueden ayudar a aliviar la reresequedad, el dogma de que el estrógeno que contiene la crema se queda en su lugar y no llega al resto del cuerpo es mentira. El delicado tejido de la vagina es capaz de absorber estrógeno y pasarlo al torrente sanguíneo con bastante eficiencia.[650]

• • •

P. *He estado renuente a tomar estrógeno porque me preocupan sus posibles efectos secundarios, en particular, el cáncer de mama. Lo peor de la menopausia ha sido la falta de lubricación vaginal, ya que esto me produce muchas molestias durante las relaciones sexuales.*

Mi doctor me recetó una crema vaginal con estrógeno para aliviar este problema. Él me aseguró que sólo actúa localmente y que la cantidad que se absorbe es despreciable.

Definitivamente sí ha mejorado mi resequedad vaginal, pero mis sofocos también han disminuido considerablemente. ¿Será que esta crema está llegando desde la vagina al resto de mi cuerpo y controlando así los sofocos? En caso afirmativo, ¿qué sucede con el riesgo de cáncer de mama?

R. El estrógeno se absorbe fácilmente desde el revestimiento vaginal. De hecho, un estudio sobre las cremas de las marcas *Premarin* y *Estrace,* el cual fue publicado en la edición del 14 de diciembre de 1979 en la revista médica *Journal of the American Medical Association,* encontró que las "cremas vaginales con estrógeno, usadas ampliamente en la práctica clínica por sus efectos locales en la mucosa vaginal, realmente dan como resultado niveles sostenidamente elevados de estrógeno en la circulación sistémica".

Le sugerimos que hable acerca de los factores de riesgo de cáncer de mama con su médico. Si el estrógeno oral está contraindicado en su caso, es probable que una formulación en crema no sea mucho más segura.

• • •

Sin lugar a dudas, hay casos en los que es apropiado usar una crema o una tableta vaginal. Cuando otros métodos resultan ineficaces, una crema con estrógeno a menudo ayudará. Al igual que con el estrógeno oral, se usar la dosis eficaz más baja posible durante el tiempo más breve posible. A menudo, las cremas recetadas se dispensan con un aplicador. Pregúntele a su médico si debe llenar el aplicador o usar menos crema. Puede que sólo necesite aplicarse un poco con la punta de su dedo para lubricarse y al mismo tiempo disminuir su exposición al estrógeno. El estradiol tópico (una forma de estrógeno) está disponible en forma de crema (*Estrace*) y tabletas vaginales (*Vagifem*).

● ● ●

P. *Hace un par de años, la resequedad vaginal me estaba ocasionando muchas molestias. Yo soy propensa a formar coágulos sanguíneos, por lo que no puedo tomar estrógeno oral.*

Mi doctor me recetó **Estring,** *un anillo vaginal con estradiol que se inserta cada tres meses. Sólo tiene 2 miligramos de estrógeno y ha resuelto mi problema. Por favor cuéntenselos a otras.*

R. El *Estring* ha estado disponible en Suecia desde 1993 y en los Estados Unidos desde 1996. La dosis de 2 miligramos de estrógeno es muy baja, particularmente porque se libera gradualmente a lo largo de tres meses. Este

método puede resolver el problema de resequedad vaginal con menos efectos secundarios que los estrógenos orales.

● ● ●

Otra manera más de aplicarse estrógenos tópicamente en el tejido vaginal es con un anillo vaginal. Este anillo de silicona se inserta en la vagina, donde libera estradiol a una tasa lenta pero constante a lo largo de tres meses. Al igual que otras formas de estrógeno, no está indicado para mujeres que tienen o han tenido cáncer de mama. Debido a que en cualquier momento dado, la dosis es más baja que la que se obtendría al tomar el estrógeno oralmente, puede ser usado incluso por las mujeres que se preocupan por los efectos secundarios del estrógeno.

★★★ Estring

El *Estring* es un anillo vaginal de silicona que contiene estradiol, el cual se va liberando a una tasa lenta y constante a lo largo de tres meses, lo que lo convierte en un método bastante práctico. Se coloca en la vagina, de modo que generalmente es cómodo o casi no se siente.

Efectos secundarios: Dolor de estómago, náusea, flujo vaginal, dolor de cabeza, insomnio.
Desventaja: Se deben pagar tres meses de tratamiento a la vez.
Costo: $100 a $150 dólares por un anillo que dura tres meses.

Conclusiones

Aunque la menopausia es un proceso natural, los sofocos y la sudoración nocturna pueden ser muy molestos. La resequedad vaginal también puede ser incómoda. El tratamiento ideal para estos síntomas debe ser usado a la dosis más baja que sea eficaz, durante el período más breve posible, dado que la mayoría de estos síntomas eventualmente desaparecerán por sí solos.

A continuación presentamos un resumen de nuestras recomendaciones.

- Manténgase fresca bajando el termostato y vistiéndose en capas que pueda irse quitando fácilmente si empieza a sudar. Es menos probable que un gran vaso de alguna bebida fresca (no alcohólica) le provoque un sofoco que una taza de café caliente.
- Siga haciendo ejercicio para minimizar sus sofocos y dormir mejor. Al terminar, haga algunos ejercicios de relajación y respiración profunda.
- Pruebe el *Remifemin*. La cimifuga negra (cohosh negro) puede ayudar a aliviar los sofocos si no son demasiado intensos.
- Coma cantidades moderadas de productos de soya con isoflavonas. También pueden ayudar a disminuir los sofocos.
- Tome cápsulas de vitamina E. Las dosis de hasta 400 UI al día deben ser seguras y pueden ayudar.
- Si nada más le funciona para aliviar los sofocos, pruebe la terapia de reemplazo hormonal a la dosis más baja que sea eficaz durante el menor tiempo posible. Quizá

valga la pena considerar el estrógeno transdérmico.
- Los antidepresivos como *Paxil* (paroxetina), *Effexor* (venlafaxina) o *Prozac* (fluoxetina) pueden calmar los sofocos aunque no esté deprimida. No tome ninguno de estos fármacos durante más tiempo del necesario; es posible que necesite ayuda para dejarlos de tomar.
- El fármaco anticonvulsivo llamado *Neurontin* (gabapentina) puede aliviar los sofocos y no conlleva los mismos riesgos que la terapia de reemplazo hormonal. No lo suspenda repentinamente, dado que podría provocarle síntomas de abstinencia.
- La resequedad vaginal puede responder al aceite de oliva, el aceite de almendra o el aceite que contienen las cápsulas de vitamina E.
- Los productos *Corn Huskers Lotion* o *Albolene* ofrecen una lubricación resbaladiza para las relaciones sexuales.
- Si quiere usar lubricantes más naturales, pruebe el gel de una hoja rota de áloe vera (sábila, acíbar, *aloe vera*) o *Sylk*, el cual contiene extracto de kiwi.
- El *Estring* es la forma más práctica de estrógeno vaginal. Su médico deberá reevaluar la necesidad de continuar usando el *Estring* cada 3 a 6 meses para que no lo use durante más tiempo del necesario.

(*Nota*: si encuentra en este capítulo términos que no entiende o que jamás ha visto, favor de remitirse al glosario en la página 561).

OSTEOPOROSIS

• Haga ejercicio con regularidad para que sus huesos se mantengan fuertes	★★★★★
• Tome vitamina D junto con su suplemento de calcio	★★★★
• Experimente con *Menostar* (estradiol) en vez de la terapia de reemplazo hormonal	★★
• Considere el *Evista* (raloxifeno) para disminuir el riesgo de fracturas de columna y cáncer de mama	★★★★
• Pregúntele a su doctor acerca de los beneficios y los riesgos del *Fosamax* (alendronato)	★★★
• Si tiene dolor por fracturas en la espalda, considere la opción de tomar *Miacalcin* (calcitonina)	★★

Tendemos a pensar que nuestros huesos son duros y que nunca cambian, como los huesos que a veces dejamos en el plato de la cena. Pero en realidad son tejidos viven que constantemente están cambiando y renovándose, al igual que nuestros otros órganos. Unas células llamadas *osteoclastos* descomponen el hueso y otras células llamados *osteoblastos* los vuelven a reconstruir, igual que si estuviera remodelando su casa un cuarto a la vez. Los osteoblastos reconstruyen tejido vivo y lo refuerzan con minerales como calcio, magnesio, boro y manganeso.

Normalmente, ambos procesos —la resorción y la formación de hueso— están íntimamente ligados, haciendo posible que los huesos se mantengan fuertes. Sin embargo, hay bastantes factores que pueden alterar este equilibrio. Si los osteoclastos trabajan mucho más aprisa que los osteoblastos, la densidad ósea empieza a descender, haciendo que los huesos eventualmente ya no estén lo suficientemente fuertes. Una caída menor puede dar como resultado una fractura de cadera, la cual puede ser catastrófica para una persona de mayor edad.

La osteoporosis, una afección que debilita los huesos, es responsable de 1,5 millones de fracturas al año, de las cuales 300.000 son fracturas de cadera.[651] Los Institutos Nacionales de Salud (*NIH* por sus siglas en inglés) calculan que 10 millones estadounidenses actualmente padecen osteoporosis. De este total, dos millones son hombres. Aunque se piense que la osteoporosis es un problema de las mujeres, los hombres también pueden padecerla.

Grandes controversias rodean a la osteoporosis. Quizá la más importante es cuánto deben preocuparse las personas de esta afección. Según los NIH, 34 millones de personas tienen una baja densidad ósea. Si a eso le agregamos los 10 millones de personas a quienes ya les han diagnosticado osteoporosis, obtenemos un total de 44 millones de estadounidenses para quienes "la osteoporosis representa una amenaza importante de salud pública".[652] Eso representa a más de la población mayor de 50 años de edad.

Si unimos a los 34 millones que tienen una baja densidad ósea con los que ya se les ha diagnosticado osteoporosis, sin dudas se forma un mercado potencial mucho más grande para los fármacos que han sido desarrollados para prevenir o tratar la pérdida ósea. Algunos investigadores de salud pública han criticado esta táctica, llamándola "mercantilización de enfermedades".[653] En vez de caracterizar la osteoporosis o la baja densidad ósea como un factor de riesgo para las fracturas, cuando

se refieren a las mismas como una "enfermedad", va implícito que requieren tratamiento.[654] Los críticos dicen que esta táctica infunde miedo (y ayuda a vender fármacos) en vez de promover la comprensión de las mismas y la acción positiva por parte de quienes las padecen.

En este sentido, la actual disponibilidad de pruebas para determinar la densidad ósea se ha convertido en una espada de doble filo. Por una parte, para quienes verdaderamente corren el peligro de sufrir fracturas, es bueno averiguarlo antes de que se fracturen la cadera o desarrollen un dolor debilitante en la espalda a causa de fracturas vertebrales. Por desgracia, muchas de las personas que se están haciendo estas pruebas no son quienes más las necesitan. En un análisis de casi 44.000 mujeres que forman parte del programa Medicare, se encontró que la probabilidad de que se les hicieran estas pruebas a las mujeres de mayor edad, es decir, las que tienen de 81 a 85 años de edad, era de la mitad en comparación con la probabilidad de que se les hicieran a mujeres de 66 a 70 años de edad.[655] Sin embargo, las mujeres de mayor edad presentan una probabilidad mucho más elevada de tener una menor densidad ósea, e incluso osteoporosis, lo que las coloca en riesgo de sufrir fracturas.

Cada vez son más las mujeres de edad media que están siendo sometidas a pruebas para determinar su densidad ósea. El sistema de puntuación es un tanto complicado, dado que se basa en desviaciones estándares por debajo de la densidad ósea de una persona joven con

FACTORES DE RIESGO

- Ser mujer
- Edad avanzada
- Estatura baja y complexión delgada
- Ser blanca o asiática
- Antecedentes familiares de pérdida ósea
- Estilo de vida sedentario
- Períodos menstruales irregulares
- Menopausia temprana
- Nivel bajo de testosterona (en hombres)
- Nivel alto de la hormona tiroidea
- Alimentación baja en calcio
- Nivel bajo de vitamina D
- Fumar cigarrillos
- Consumir bebidas alcohólicas
- Prednisona o fármacos similares (a largo plazo)
- Ciertos anticonvulsivos
- Enfermedad celiaca

¿SERÁ LA ENFERMEDAD CELIACA?

Cualquier puede fracturarse un hueso al caerse de un caballo o de un árbol. Pero algunas personas se fracturan nada mas porque sí. Si a usted se le han roto huesos sin que haya una razón lógica, quizá deba hablar con su médico para averiguar por qué sus huesos no son tan fuertes como debieran ser.

Una explicación posible es la enfermedad celiaca. Este es un diagnóstico que se debe investigar en personas jóvenes con mediciones bajas de densidad ósea. La enfermedad celiaca se debe a una intolerancia al gluten. Si no se diagnostica y la persona afectada no sigue una alimentación libre de gluten, el daño que sufre el intestino delgado puede interferir con la absorción adecuada de los nutrientes que se necesitan para formar los huesos.

una masa ósea pico. La mayoría de nosotros no tenemos los conocimientos suficientes de estadística como para entender lo que representa una "desviación estándar", de modo que si el doctor no nos explica cuidadosamente lo que significan las cifras, a menudo terminamos confundidos y alarmados. Los críticos han destacado que al definir la osteoporosis como una densidad ósea que se encuentra 2,5 desviaciones estándares (puntuación T –2,5) por debajo de la media para una persona joven, prácticamente están garantizando que aproximadamente el 30 por ciento de las mujeres posmenopáusicas recibirán un diagnóstico

de osteoporosis, independientemente de que verdaderamente estén o no en riesgo de desarrollar este padecimiento.[656, 657]

Medidas no farmacológicas para disminuir el riesgo de sufrir fracturas

Aunque el tratamiento de la osteoporosis ahora incluye más opciones que hace tan sólo 10 años, todos los fármacos que se recetan para los huesos debilitados tienen sus desventajas. Por eso, tiene sentido empezar con medidas no farmacológicas y ver hasta dónde le funcionan. Si empieza a tiempo, es posible que pueda retardar la pérdida ósea y prevenir las fracturas. Y aunque ya tenga osteoporosis, estas tácticas pueden ser un buen complemento al tratamiento farmacológico, haciéndolo más eficaz.

Ejercicio

Quizá los doctores no acostumbren recetar una caminata alrededor de la cuadra, pero hacer más ejercicio es justamente lo que deberían estarles indicando a sus pacientes. Hoy en día, la gran mayoría de las personas tenemos que hacer un esfuerzo extraordinario para incluir el ejercicio en nuestra rutina diaria. Pocos hacemos trabajos manuales para ganarnos la vida; es raro que vayamos caminando al trabajo o incluso a la tienda, especialmente en muchos suburbios. Por lo tanto, para incorporar el movimiento físico a nuestra vida cotidiana, necesitamos encontrar el tiempo —y el dinero— para ir a "hacer ejercicio" a alguna

Mover sus huesos le ayuda a fortalecerlos. Si usted realiza alguna actividad física que disfrute con regularidad, como caminar, hacer trabajos de jardinería, bailar u otra actividad en la que tenga que soportar su propio peso, puede retardar la pérdida ósea, fortalecer sus músculos, mejorar su salud cardiovascular, mejorar su estado de ánimo y disminuir el riesgo de demencia. El ejercicio por sí solo puede no ser suficiente para revertir la pérdida ósea, pero puede mejorar la eficacia de otros tratamientos.[680]

Efectos secundarios: Músculos adoloridos.
Desventaja: Si el programa de ejercicio es demasiado ambicioso o peligroso, una persona con densidad ósea baja puede sufrir lesiones, entre ellas fracturas.
Costo: Muy variable.

otra parte y esto puede resultar poco práctico para muchas personas.

Un hecho que ha quedado claro es que nuestro cuerpo se adapta a las demandas que le imponemos. Los tipos de ejercicio en los que tenemos que soportar nuestro propio peso, como caminar, correr o podar el césped, promueven el fortalecimiento de los huesos. Tristemente, quedarnos sentados frente a la pantalla de la computadora no somete a nuestros huesos a un esfuerzo saludable. De hecho, las diferencias en los patrones tradicionales de actividad podrían explicar por qué las mujeres generalmente tienen una menor masa ósea que los hombres, incluso cuando son adultas jóvenes y sanas. En el pasado, se alentaba a los niños a estar activos, participando en algún deporte y ayudando con las tareas más pesadas. Por el contrario, esto no ocurría con las niñas. Aunque esta brecha se ha ido estrechando en la actualidad, lo cierto es que la actividad física ha ido descendiendo tanto en mujeres como en hombres.

Hacer ejercicio durante toda la vida es lo ideal para asegurar la fuerza del esqueleto, pero nunca es demasiado tarde para cosechar los beneficios de hacer más ejercicio. Cualquiera que ya haya sufrido una fractura a causa de la osteoporosis deberá consultar primero a su médico, pero una rutina apropiada de entrenamiento con pesas o salir a caminar puede ser útil para las personas de edad avanzada o un tanto debilitadas. Por supuesto, debe diseñar cuidadosamente su programa de ejercicio para que no corra un mayor riesgo de sufrir una fractura a causa de una caída o una lesión.

Aclaraciones acerca del calcio

Los suplementos de calcio son lo primero en lo que piensa la mayoría de la gente para prevenir o tratar la osteoporosis. Aunque un consumo adecuado de calcio es necesario para que los huesos se mantengan fuertes, tomar calcio por sí sólo no parece ser muy útil una vez que la densidad ósea ha empezado a descender. Los suplementos de calcio sí pueden marcar una diferencia en personas jóvenes, en quienes los huesos siguen desarrollándose.

Pero en el caso de las mujeres posmenopáusicas, las pruebas son dudosas. Algunos estudios han mostrado que tomar 500 a 1.000 miligramos de calcio al día junto con 700 a 800 UI de vitamina D puede reducir el número de fracturas (aunque este beneficio no aplica en el caso de fracturas de la columna).[659, 660, 661]

Los resultados que se obtuvieron al respecto en el estudio de investigación a gran escala llamado *Women's Health Initiative* (Iniciativa de Salud de las Mujeres o *WHI* por sus siglas en inglés) y en el que participaron más de 36.000 mujeres posmenopáusicas, fueron aún menos alentadores. Aunque los suplementos de 1.000 miligramos de calcio y 400 UI de vitamina D_3 al día sí condujeron a una mejora en la densidad del hueso de la cadera, no sirvieron para disminuir el número de fracturas de cadera.[662] Los científicos han tratado de explicar estos resultados decepcionantes: estas mujeres no pertenecían al grupo de mayor edad que presenta el riesgo más elevado de sufrir fracturas; las mujeres que estaban tomando un placebo podrían estar tomando calcio por su propia cuenta y muchas de las mujeres que estaban tomando el suplemento activo no tomaron sus suplementos de calcio y vitamina D_3 todos los días.

Además, puede que una dosis de 400 UI de vitamina D_3 no sea suficiente. En un análisis de varios estudios de investigación, se llegó a la conclusión de que es necesario tomar al menos 700 UI de vitamina D_3 al día para que se registre una diferencia en el riesgo de sufrir fracturas.[663] Las dosis menores simplemente no son eficaces.

La piel humana puede sintetizar vitamina D cuando se expone a la luz solar, pero las per-

★★★★ Calcio y vitamina D

El calcio es importante para prevenir y tratar la osteoporosis, pero por sí solo no es suficiente. Si se toma junto con una cantidad adecuada de vitamina D, puede ayudar a disminuir el riesgo de caídas y mejorar la densidad mineral ósea.[686]

La mayoría de los expertos que han investigado la osteoporosis concuerdan en que una alimentación rica en calcio (o un suplemento que le suministre alrededor de 1.000 miligramos al día) y 15 a 20 minutos de exposición al sol, 3 ó 4 días a semana (o un suplemento que le suministre de 800 a 1.000 UI de vitamina D_3, también llamado colecalciferol) es una medida sensata. Para que se absorba mejor, no tome más de 500 ó 600 miligramos de calcio a la vez.

El calcio también trabaja junto con la proteína alimentaria para beneficiar el esqueleto.[687] Por lo tanto, asegúrese de comer suficiente proteína.

Efectos secundarios: Flatulencia, abotagamiento intestinal, estreñimiento.

Desventaja: El exceso de calcio aumenta el riesgo de cálculos renales.

Costo: $6 a $10 dólares al mes por un suplemento que contiene ambos nutrientes.

LA PARANOIA DE LA VITAMINA D

La dosis recomendada para los suplementos de vitamina D$_3$ se ha fijado en 400 UI al día para evitar que las personas consuman demasiado de este nutriente. La vitamina D en exceso *sí* es tóxica, de modo que sería tonto tomar más 2.000 UI al día. La mayoría de las personas no necesitan tomar mucho más de 1.000 UI al día, pero este parece ser un nivel más razonable que la dosis establecida actual de 400 UI. Esto aplica especialmente en el caso de personas de edad avanzada que están en riesgo de desarrollar osteoporosis, quienes podrían estar evitando exponerse al sol para cuidarse del cáncer de la piel.[688]

sonas de mayor edad generalmente no salen al sol sin aplicarse un filtro solar. Asimismo, la piel que está envejeciendo no sintetiza vitamina D con tanta eficiencia, de modo que es probable que una persona mayor consciente de su salud sintetice cantidades muy pequeñas de este compuesto. Si esto aplica en su caso, entonces podría ser recomendable que tomara un suplemento.

A nosotros no nos sorprendieron tanto como a otros los resultados que se observaron con los suplementos de calcio en la WHI. El Dr. Walter Willett, DrPH, MPH, profesor de Nutrición y Epidemiología Frederick J. Stare y presidente del departamento de nutrición de la Facultad de Salud Pública de la Universidad Harvard, ya nos había dicho años antes que el calcio no es el único factor a considerar. Las mujeres escandinavas presentan el mayor consumo de calcio en el mundo, pero también la tasa más alta de incidencia de osteoporosis. Otras mujeres en algunas partes de África consumen muy poco calcio en su alimentación, pero rara vez tienen problemas con las fracturas a medida que van envejeciendo. La exposición al sol es una diferencia obvia que podría explicar por qué las mujeres escandinavas tienen niveles relativamente bajos de vitamina D.

Por lo tanto, queda claro que hay otros factores que intervienen en esto. Esto no significa

ALIMENTOS RICOS EN CALCIO[689]

ALIMENTO	TAMAÑO DE UNA PORCIÓN	CALCIO (MG)
Leche descremada	1 taza	302
Yogur bajo en grasa	1 taza	300
Queso *Gruyere*	1 oz (28 g)	287
Queso suizo	1 oz (28 g)	272
Higos secos	10 higos	269
Tofu	½ taza	258
Jugo de naranja fortificado con calcio	6 oz (180 ml)	200
Queso *mozzarella*	1 oz (28 g)	183
Berza cocida	½ taza	179
Melaza de caña	1 cucharada	172
Requesón	1 taza	126
Sardinas	2 sardinas	92
Queso parmesano	1 cucharada	69
Col rizada cocida	½ taza	47
Brócoli cocido	½ taza	36

que deba disminuir su consumo de calcio, sólo que no debe depender exclusivamente del calcio para resolver el problema.

Si elige tomar un suplemento de calcio, tenga presente que el citrato de calcio (*calcium citrate*) se puede tomar con o sin alimentos, pero que el carbonato de calcio (*calcium carbonate*) se absorbe mejor si se toma junto con la comida.[668] Muchas fuentes recomiendan tomar de 300 a 500 miligramos de magnesio junto con el suplemento de calcio.

Fármacos para tratar la osteoporosis

Los suplementos de calcio pueden ser necesarios, pero no suficientes, para combatir la pérdida ósea. El Dr. Joel Finkelstein del Hospital General de Massachusetts, ha dicho que los suplementos de calcio y vitamina D deben considerarse como la apuesta inicial para un juego de póker: es lo mínimo indispensable que debe uno tener para entrarle al juego.[669] La mayoría de los tratamientos farmacológicos para la osteoporosis funcionan mejor si la persona también consume cantidades adecuadas de estos nutrientes.

Estrógeno de baja dosis (**Menostar**)

A las mujeres solían decirles que una vez que llegaban a la menopausia, tenían que tomar una terapia de reemplazo hormonal (*HRT* por sus siglas en inglés) para que sus huesos se mantuvieran fuertes. La idea era que tomaran estrógeno (además de progesterona, a menos que les hubieran hecho una histerectomía)

durante décadas y que con esto podrían prevenir la osteoporosis y las fracturas resultantes.

Los hallazgos de la WHI pusieron en tela de juicio la sabiduría de este sencillo método. Aunque la HRT sí disminuyó el riesgo de sufrir fracturas de cadera por más de 30 por ciento, también aumentó el riesgo de enfermedades de las arterias coronarias, derrames cerebrales y cáncer de mama.[670] Tras la publicación de estos resultados, muchas mujeres decidieron que les preocupaban más los ataques al corazón y los derrames cerebrales que

★★ *Menostar*

El *Menostar* es un parche transdérmico de microdosis de estrógeno relativamente nuevo. Puede aumentar la densidad mineral ósea y ha sido aprobado para prevenir la osteoporosis en mujeres posmenopáusicas. El *Menostar* viene en forma de parche que se aplica en el vientre. Cada uno dura una semana.

Efectos secundarios: Enrojecimiento o irritación debajo del parche. El estrógeno tiene diversos efectos secundarios, como coágulos sanguíneos, derrame cerebral, mayor riesgo de cáncer de mama o endometrial y cálculos biliares. Aún no está claro el grado al cual el parche *Menostar* causará los efectos secundarios del estrógeno.

Desventaja: No hay pruebas que indiquen que el *Menostar* prevenga fracturas; tampoco se tienen datos acerca de su seguridad cardiovascular a largo plazo.

Costo: Alrededor de $50 dólares al mes.

las fracturas de huesos, de modo que dejaron de tomar la HRT.

Desde entonces, los clínicos han estado tratando de encontrar la manera de obtener los beneficios de la HRT sin sus riesgos. Una manera de lograrlo es con moduladores de receptores de estrógeno, como el *Evista* (vea la columna derecha). Otra manera podría ser usando una forma diferente de estrógeno. En el año 2004, la Dirección de Alimentación y Fármacos (*FDA* por sus siglas en inglés) aprobó el parche de estrógeno de baja dosis para prevenir la osteoporosis. Este parche transdérmico, llamado *Menostar*, libera 14 microgramos de estrógeno en la forma de (17-beta)-estradiol al día. Esta forma de estrógeno es distinta a la mezcla que contienen los medicamentos *Premarin* o *Prempro* pero igual a la que se encuentra en algunas otras pastillas de estrógeno para mujeres posmenopáusicas. El estrógeno se absorbe bien a través de la piel, de modo que la dosis que administra el parche transdérmico puede ser mucho menor que la dosis que contiene una pastilla. Esta dosis es bastante inferior a la de otros parches de estrógeno comúnmente recetados que se usan para tratar los síntomas de la menopausia.[671]

El parche *Menostar* no se emplea para tratar síntomas menopáusicos como sofocos (bochornos, calentones) o sequedad vaginal. Tampoco está indicado para mujeres que ya padecen osteoporosis y quienes ya han sufrido fracturas vertebrales. Pero para las mujeres que presentan una densidad mineral ósea baja o que están en riesgo de desarrollar osteoporo-

sis, el *Menostar* podría ser una manera de obtener los beneficios óseos sin correr los riesgos cardiovasculares.

Los estudios de investigación que se han realizado con el *Menostar* indican que no es probable que cause problemas en el útero, aunque el régimen no contenga progesterona para proteger el revestimiento uterino.[672] Sí aumenta la densidad mineral ósea, particularmente en la columna, mejor que un placebo.[673] No hay suficientes datos para indicar si las mujeres que usan el parche *Menostar* son menos susceptibles a las fracturas, ya sea de columna o de cadera.

A fin de cuentas, las mujeres que elijan emplear el parche *Menostar* en la actualidad deberán tener presente que, en ciertos sentidos, están experimentando, ya que aún quedan algunos datos importantes acerca de sus beneficios y riesgos potenciales a largo plazo que necesitan aclararse.

Raloxifeno (Evista)

El raloxifeno (*Evista*) fue específicamente diseñado para ser lo más parecido posible al estrógeno en cuanto a sus efectos en los huesos y diferente del estrógeno en muchos otros aspectos. Los investigadores que desarrollaron este modulador selectivo de los receptores de estrógeno (*SERM* por sus siglas en inglés) tenían la esperanza de que fortaleciera los huesos y previniera las fracturas como lo hace la terapia de reemplazo hormonal, pero sin aumentar el riesgo de cáncer uterino o de mama como lo hace la HRT. Y sus esfuerzos,

★★★★ Raloxifeno (*Evista*)

Esta pastilla fortalece los huesos y es especialmente eficaz para prevenir las fracturas de la columna. Ha sido aprobado tanto para prevenir como para tratar la osteoporosis. Además, el raloxifeno puede disminuir el riesgo de cáncer de mama invasivo en mujeres (posmenopáusicas) de alto riesgo por aproximadamente 50 por ciento.

Efectos secundarios: Coágulos sanguíneos, sequedad vaginal, sofocos, dolor de articulaciones, calambres en las piernas.

Desventaja: El raloxifeno no parece tener un efecto significativo en las fracturas de cadera. Además, no disminuye el riesgo de cáncer de mama no invasivo.

Costo: Aproximadamente $75 dólares al mes.

en gran medida, rindieron frutos. Este medicamento sí disminuye el riesgo de fracturas de la columna, aunque no parece tener mucho impacto en las fracturas de cadera.[674]

Debido a que cualquier fármaco para la osteoporosis debe ser administrado durante años, unos investigadores estudiaron la seguridad del raloxifeno a lo largo de un período de ocho años y encontraron que no incrementaba el riesgo de ataques al corazón, derrames cerebrales, cáncer uterino ni cáncer ovárico.[675] Al igual que la HRT, el raloxifeno aumenta el riesgo de que se formen coágulos sanguíneos en las venas. De hecho, este fármaco aumenta el riesgo tanto de que ocurran derrames cere-

brales letales como de que se formen coágulos sanguíneos peligrosos.[676] Como resultado, los doctores y los pacientes necesitan considerar tanto sus beneficios —menor riesgo de fracturas de la columna y de cáncer de mama invasivo— como la posibilidad de que se formen coágulos sanguíneos o que la paciente sufra un derrame cerebral.

En la primavera de 2006, los científicos anunciaron que el *Evista* había mostrado un buen desempeño en el *Study of Tamoxifen and Raloxifene* (Estudio de tamoxifeno y raloxifeno o *STAR* por sus siglas en inglés) con respecto a la prevención del cáncer de mama. Las mujeres que participaron voluntariamente en este estudio (el cual fue patrocinado por el Instituto Nacional del Cáncer), presentaron un mayor riesgo de desarrollar cáncer de mama. Ambos fármacos disminuyeron la probabilidad de recibir un diagnóstico de cáncer de mama por alrededor de un 50 por ciento. Las mujeres que tomaron raloxifeno presentaron una menor probabilidad de formar coágulos sanguíneos y de desarrollar cataratas o cáncer uterino que las que tomaron tamoxifeno.

Los investigadores concluyeron que las mujeres que ya habían tomado tamoxifeno durante cinco años después de haber sido tratadas por cáncer de mama no obtendrían beneficios adicionales al tomar raloxifeno. Las mujeres que no habían tomado tamoxifeno pero que tenían un riesgo elevado de desarrollar cáncer de mama podrían obtener dos beneficios —prevención del cáncer de mama y tratamiento de la osteoporosis— con una sola pastilla, si tomaban raloxifeno en vez.

Actonel, Boniva y Fosamax

Estos tres fármacos para la osteoporosis pertenecen al grupo de los *bifosfonatos*. El alendronato (*Fosamax*), ibandronato (*Boniva*) y el risedronato (*Actonel*) funcionan al retardar la resorción ósea. Viajan rápidamente a los lugares donde se están remodelando los huesos y molestan a los osteoclastos para que estos destructores óseos trabajen con mayor lentitud. Generalmente, esto es suficiente para darles oportunidad a los osteoblastos de emparejarse un poco con la reconstrucción de huesos.

El *Fosamax* fue el primer bifosfonato que fue desarrollado y aprobado por la FDA para tratar la osteoporosis. Ha estado disponible durante más de 10 años en los Estados Unidos. Las mujeres que lo han tomado durante todo este tiempo han seguido registrando aumentos en su densidad mineral ósea. Aunque originalmente se recetaba una pastilla una vez al día, la inconveniencia de tener que levantarse temprano para tomar la pastilla una hora antes del desayuno o incluso antes de tomar

★★★ Alendronato (*Fosamax*)

El alendronato funciona al retardar la resorción de los huesos. Comúnmente se administra una vez a la semana. Debe tomarse junto con 8 onzas (240 ml) de agua simple, no mineral, al menos 30 minutos antes de comer o beber cualquier otra cosa. La paciente debe permanecer de pie o sentada durante ese tiempo para evitar que la pastilla se quede atorada en la garganta, donde podría causar daños.

Efectos secundarios: Malestares digestivos, entre ellos: acidez (agruras, acedía); irritación o inflamación esofágica que puede volverse severa; dolor de estómago y diarrea; dolores severos en los huesos, articulaciones y músculos; osteonecrosis de la quijada, que es una complicación rara pero seria que puede darse después de la extracción de un diente, una endodoncia u otro procedimiento odontológico importante; inflamación del ojo que da como resultado visión borrosa, dolor de ojos, conjuntivitis, uveitis o escleritis.

Desventaja: Aunque el alendronato ha existido durante más de 10 años, apenas se están conociendo algunos de sus efectos secundarios más alarmantes. Nadie sabe el efecto que este fármaco tendrá a largo plazo en los huesos. ¿Podría la mayor mineralización del hueso terminar por hacerlos más quebradizos en lugar de más fuertes? Hasta ahora, no se conoce la respuesta a esta pregunta.[699]

Costo: Aproximadamente $77 dólares al mes, un poco más que el *Actonel* ($72 dólares) y el *Boniva* ($74 dólares).

café y jugo, como se recomendaba, le fue restando popularidad. Tomar *Fosamax* con cualquier cosa que no sea agua pura disminuye la cantidad del medicamento que se absorbe en el cuerpo y, por tanto, disminuye también su eficacia. Así pues, el régimen se cambió a una vez por semana y media hora antes del desayuno, facilitándoles así a las mujeres seguir las indicaciones del médico.

La eficacia de todos los bifosfonatos es más clara en las personas que presentan el mayor riesgo, es decir, quienes ya padecen osteoporosis, particularmente quienes ya han sufrido una o más fracturas. Los bifosfonatos no son hormonas y no funcionan mediante los mismos mecanismos que estas últimas. Como resultado, cabe suponer que serían igualmente eficaces para hombres que para mujeres con osteoporosis.

Muchos de los estudios que se han realizado con los bifosfonatos sólo incluyeron mujeres. Entre un grupo de mujeres que ya habían sufrido una fractura vertebral, el *Fosamax* redujo el número de fracturas de cadera a la mitad.[678] En un ensayo comparativo del *Fosamax* y el *Actonel*, se encontró que el *Fosamax* tiene una ligera ventaja con respecto al *Actonel*. Los sujetos que tomaron *Fosamax* una vez a la semana registraron una densidad mineral ósea mayor y presentaron una menor probabilidad de tener pérdida ósea que los sujetos que tomaron *Actonel* una vez a la semana.[679]

En un estudio de investigación de tres años de duración y en el que participaron más de 9.000 mujeres con osteoporosis, el *Actonel* redujo significativamente las fracturas de cadera, de un 3,2 por ciento en el grupo que tomó un placebo a un 1,9 por ciento en el grupo que tomó *Actonel*.[680] Este estudio de investigación no encontró ningún beneficio significativo entre mujeres que no tenían osteoporosis pero que se incluyeron por su edad u otros factores de riesgo. El medicamento *Boniva*, que se administra una sola vez al mes en lugar de una vez a la semana, puede aumentar la densidad mineral ósea. En un estudio de investigación en el que participaron casi 3.000 mujeres con al menos una fractura vertebral, el *Boniva* redujo significativamente el número de fracturas vertebrales nuevas.[681] Sin embargo, no redujo el número de fracturas de cadera o fracturas en otras partes distintas a la columna.

Recientemente han recibido mucha atención algunas complicaciones de los bifosfonatos que son especialmente inquietantes. Algunas personas que han tomado *Actonel* o *Fosamax* han desarrollado osteonecrosis en la quijada, que es una afección en la que parte del hueso de la quijada se muere. Esto parece ser un efecto secundario poco común, pero es aterrador porque no existe un buen tratamiento para curarlo. La mayoría de los casos que se han reportado hasta ahora han ocurrido después de la extracción de un diente o algún otro procedimiento odontológico importante. No hay datos que indiquen que el *Boniva* esté exento de causar este efecto secundario.

Si usted está tomando cualquiera de estos fármacos para la osteoporosis, asegúrese de comentárselo a su dentista y endodoncista.

Todavía no sabemos si el riesgo de desarrollar esta reacción adversa inusual podría disminuirse suspendiendo el medicamento durante algunos meses antes de la intervención dental.

Otros dos efectos inquietantes que se han presentado con el uso de bifosfonatos son dolores severos en las articulaciones, huesos o músculos e inflamación de los ojos, la cual puede llegar a afectar la visión. En un caso, la única manera de controlarla fue suspendiendo el medicamento.[682] Asegúrese de informar a su oftalmólogo de los medicamentos que esté tomando para la osteoporosis, particularmente si empieza a tener problemas de la vista.

En algunos casos, el dolor de articulaciones o muscular requirió tratamiento con analgésicos narcóticos. La confirmación de que tenía relación con el medicamento para la osteoporosis fue que el dolor desapareció al suspender el tratamiento farmacológico, pero regresó cuando se reanudó.[683]

Teriparatida (Forteo)

Actualmente, no hay otro fármaco para la osteoporosis como la teriparatida (*Forteo*). Es una copia de la parte activa de la hormona paratiroidea que se sintetiza con ingeniería genética. Esta hormona, que es producida por una glándula que se encuentra en el cuello junto a la tiroides, regula el uso que hace el cuerpo de minerales como el calcio. Al igual que la mayoría de las glándulas endocrinas humanas, opera mediante un sistema de retroalimentación y se "desconecta" cuando detecta que hay suficiente calcio en la circulación. Si detecta una cantidad insuficiente de este mineral, entonces estimula la descomposición ósea para liberar calcio.

Si la hormona estimula la descomposición del hueso, ¿cómo es posible que ayude a tratar la osteoporosis? El *Forteo* —que se administra por inyección— permanece activo sólo durante un tiempo breve, llegando a su concentración máxima alrededor de 30 minutos después de haber sido administrado y desapareciendo por completo al cabo de aproximadamente 3 ó 4 horas.[684] Cuando la hormona se administra mediante este método de pulsos breves, el cuerpo responde al formar hueso. En la actualidad, el *Forteo* es el único fármaco para la osteoporosis que estimula la formación de hueso.

Los estudios de investigación han mostrado que el *Forteo* puede aumentar la densidad mineral ósea en la columna y la cadera. También disminuye las fracturas en la columna y otras partes del cuerpo. Tiene un desempeño significativamente mejor que un placebo tanto en hombres como en mujeres. En un pequeño ensayo comparativo de *Forteo* y *Fosamax*, el *Forteo* aumentó la densidad mineral ósea de la columna casi al doble y disminuyó las fracturas en lugares distintos a la columna significativamente más que el *Fosamax*.[685]

La FDA ha aprobado el *Forteo* para tratar la osteoporosis en hombres y mujeres. Suena maravilloso, pero, por supuesto, tiene sus desventajas. Los efectos secundarios del *Forteo* son, en su mayoría, leves: náusea, mareo, dolor de cabeza y calambres en las piernas. Se administra por inyección, de modo que en raras ocasiones puede presentarse enrojecimiento e hinchazón en el sitio de aplicación. Un paciente que apenas ha empezado a recibir *Forteo* puede presentar "hipotensión ortostática" o mareo si se pone de pie repentinamente. Por fortuna, este efecto secundario generalmente desaparece al cabo de un par de horas.

La gran preocupación con respecto al *Forteo* tiene que ver con su uso a largo plazo. Los estudios de investigación que se han hecho en ratas han mostrado que este fármaco aumenta la tasa de incidencia de un tipo de cáncer de los huesos llamado osteosarcoma. Esto puede haber influenciado la decisión de la FDA de limitar el uso de *Forteo* a un período de dos años. El medicamento es tan nuevo que nadie sabe a ciencia cierta cuáles serán sus efectos a largo plazo, pero hasta ahora no se han reportado casos de osteosarcoma en humanos por el uso de este fármaco.[686]

Otra desventaja del *Forteo* es que se debe inyectar todos los días. Viene en una "pluma" autoinyectable y la inyección se aplica en el muslo o el vientre. Cada pluma dura un mes y es necesario guardarla en el refrigerador.

En comparación a los demás tratamientos para la osteoporosis, el *Forteo* es sumamente costoso. El tratamiento para un mes puede costar de $750 a $800 dólares. Dados todos estos factores negativos, creemos que el *Forteo* debe reservarse a las personas cuyo riesgo de sufrir eventos adversas con otros tratamientos para la osteoporosis sea extremadamente elevado.

Calcitonina (Miacalcin)

Otra hormona que se puede recetar para tratar la osteoporosis es la calcitonina, que también se sintetiza en la glándula tiroides. Se liga a los osteoclastos y retarda la degradación ósea. Además, ayuda a regular la acción de la vitamina D y funciona junto con la hormona paratiroidea para controlar el equilibrio de calcio y fósforo en el cuerpo.

La calcitonina de salmón se puede administrar por medio de una inyección o en forma

★★ Calcitonina (*Miacalcin*)

La calcitonina se administra no para prevenir sino para tratar la osteoporosis. En mujeres que ya han sufrido al menos una fractura vertebral, el *Miacalcin* es significativamente mejor que un placebo para prevenir fracturas adicionales de la columna. Algunos estudios han sugerido que ayuda a aliviar el dolor de espalda al estimular la producción de betaendorfinas, los opiáceos naturales del cuerpo.

Efectos secundarios: Náusea y vómito, ruborización, enrojecimiento o dolor en el sitio de aplicación de la inyección, sarpullido, menor apetito, reacción alérgica severa; goteo nasal; el aerosol nasal puede provocar moqueo y hemorragia nasal.

Desventaja: Muy caro. No parece prevenir sustancialmente las fracturas de cadera.

Costo: Aerosol nasal, $95 dólares por frasco; inyección, $45 dólares por 2 mililitros (cantidad suficiente para cuatro días).

de aerosol nasal. Puede disminuir las fracturas de las vértebras significativamente más que un placebo. Algunos científicos han sugerido que puede aliviar el dolor de espalda, el cual a menudo es un problema serio para las mujeres que han sufrido numerosas fracturas de las vértebras a causa de la osteoporosis. Sin embargo, no hay un consenso contundente al respecto. [687, 688]

Conclusiones

Cuando se trata de prevenir dolorosas fracturas de cadera y de columna, no hay un solo tratamiento que sobresalga por encima de todos los demás. Cada uno tiene sus ventajas y desventajas. Las personas que corren riesgo de desarrollar osteoporosis tendrán que considerar ciertos factores que podrían afectar su tratamiento y su capacidad de adherirse al régimen.

Incluso aunque la meta primaria sea prevenir la osteoporosis mediante un consumo adecuado de calcio y vitamina D combinado con ejercicio (y alentamos a todas las personas que puedan hacerlo a que lo hagan), los estudios muestran que los suplementos nutricionales sólo son eficaces si las personas de verdad las toman todo el tiempo. ¡Qué sorpresa! Por lo tanto, considere si está dispuesto a tomar una pastilla o a inyectarse todos los días o si le viene mejor una terapia que se administre una vez a la semana o al mes.

Considere combinar *Evista* o *Menostar* con algún bifosfonato como *Actonel* o *Fosamax*.

Algunos estudios de investigación han mostrado que la combinación de estos tratamientos puede aumentar la densidad ósea más que cualquiera de los mismos por sí solo.[689] No sabemos si la combinación también sirve para disminuir sinérgicamente el riesgo de sufrir fracturas. Por supuesto, tomar más de un fármaco tiene su precio. Pero si la terapia que está usando no parece estarle dando resultado, quizá valdría la pena hablar de esta opción con su doctor. La combinación de *Forteo* con otros medicamentos no presenta ventaja alguna.

Hay un par de tratamientos que habrá de vigilar de cerca, aunque actualmente no están disponibles en los Estados Unidos. Una nueva terapia de reemplazo hormonal llamada *Angeliq* ya ha sido introducida en Europa. Contiene una dosis baja de estrógeno (1 miligramo al día de estradiol) junto con un tipo distinto de progestina llamada drospirenona.[690] Por el momento, no podemos decirle si es más segura que la HRT convencional ni hablarle de su eficacia para prevenir las facturas. Otro fármaco nuevo es el *Preos*. Al igual que el *Forteo*, está hecho a base de hormona paratiroidea.[691] Todavía no hay suficiente información para determinar si esta nueva medicina ofrece ventajas significativas.

• La mejor manera de prevenir la osteoporosis es llevar una vida sana, realizar algún tipo de actividad física y consumir cantidades adecuadas de calcio y vitamina D. Nunca (o casi nunca) es demasiado tarde para empezar. Pero si ya ha sufrido fracturas, consulte a su médico antes de empezar con un nuevo programa de ejercicio, para que se asegure de no empeorar las cosas.

• Las pruebas para determinar la densidad ósea pueden ser una herramienta útil para determinar quién podría necesitar recibir algún tratamiento para la osteoporosis. Sin embargo, no se utiliza suficiente en mujeres que corren el riesgo más elevado, es decir, las de más de 80 años de edad.

• No se moleste en tomar suplementos que sólo contengan calcio. Si va a tomar calcio, es necesario que también tome cantidades suficientes de vitamina D. Su piel puede fabricar su propia vitamina D si se expone al sol alrededor de 15 minutos, tres o cuatro días a la semana. Pero si prefiere evitar el sol, entonces debe tomar un mínimo de 700 UI de vitamina D_3 al día; es posible que incluso sea mejor tomar 1.000 UI al día, pero no se exceda porque la vitamina D puede ser tóxica a dosis elevadas.

• El *Evista* puede cumplir con una doble función: disminuir el riesgo de fracturas causadas por la osteoporosis y el riesgo de cáncer de mama. Si a usted le preocupan estos riesgos, entonces hable sobre la posibilidad de tomar este medicamento con su doctor.

• Los diversos bifosfonatos presentan efectos secundarios y tienen una eficacia bastante similares, aunque puede que el alendronato (*Fosamax*) tenga cierta ventaja sobre los demás. Considere tomar uno de estos medicamentos a menos que haya tenido problemas en el esófago (como hemorragia o dificultad para deglutir) o si espera requerir someterse a alguna cirugía dental.

• El *Forteo* reconstruye el hueso, pero sus beneficios y riesgos a largo plazo aún se desconocen. Como inyección diaria, es menos práctico y más caro que la mayoría de los demás tratamientos.

• El *Miacalcin* podría ser una buena opción para una persona que ya tiene osteoporosis y que ha sufrido fracturas de las vértebras. Puede aliviar al dolor de espalda y aumentar la densidad ósea de la columna.

• El *Menostar* ofrece una alternativa para las mujeres. Este parche de microdosis de estrógeno puede aumentar la densidad mineral ósea sin causar los daños relacionados con la terapia de reemplazo hormonal convencional.

(*Nota*: si encuentra en este capítulo términos que no entiende o que jamás ha visto, favor de remitirse al glosario en la página 561).

PRESIÓN ARTERIAL ALTA

• Mida su presión arterial con un monitor *Omron*	★★★★
• Vigile su nivel de estrés con un anillo que cambia de color según su estado de ánimo	★★★
• Tome descansos y relájese (www.drmiller.com)	★★★★
• Aprenda a respirar (RESPeRATE)	★★
• Cultive sus relaciones con sus amigos y familiares	
• Siga la dieta DASH	★★★★
• Baje de peso (¡bien vale el esfuerzo!)	
• Tome te y evite el café o el refresco (soda)	
• Pruebe el jugo de granada	★★★★
• Tome jugo de la uva Concord	★★★★
• Consiéntase con un poco de chocolate oscuro	★★★
• Saque el máximo provecho de sus minerales (¡magnesio!)	★★★★
• Cuídese de las depresiones que causan los betabloqueadores	
• Evite el caramelo de regaliz y los fármacos que elevan la presión arterial	
• Consulte a su médico acerca de la clortalidona	★★★★
• Aproveche los inhibidores de la ECA	★★★★★

La presión arterial alta (hipertensión) es un asunto muy grave. De acuerdo con la Asociación Estadounidense del Corazón es posible que hasta 65 millones de personas radicadas en los Estados Unidos la padezcan (casi uno de cada tres adultos). La mayoría (más del 70 por ciento) no la controlan adecuadamente. En términos generales, los expertos aún están tratando de entender qué es lo que produce esta afección común y por qué se extiende tanto conforme las personas envejecen.

Al tratar de resumir los conocimientos médicos tradicionales sobre la presión arterial alta a sus puntos esenciales, probablemente serían los siguientes:

1. ¡La presión arterial alta es mala! Fomenta la arteroesclerosis y causa derrames cerebrales, infartos, daños a los riñones y demencia.

2. Tener la presión arterial baja es bueno.

3. Reduzca su consumo de sal.

4. Tome sus píldoras.

¿No sería maravilloso que todo fuera tan simple? No obstante, al igual que tantas otras cosas la presión arterial (PA) es complicada. Para empezar, no se trata de un valor sencillo que se mantenga estable día tras día. Si usted midiera su PA cada 10 minutos a lo largo del día y de la noche, lo más probable es que descubriría variaciones enormes. Los valores llegan a fluctuar hasta en 50 puntos en el transcurso de 24 horas.[692]

Algunas personas tienen la presión arterial relativamente baja al levantarse por la mañana.[693] No obstante, después de tomar café y de enfrentar el tráfico de la hora pico es posible que su presión suba en 10 puntos o más.[694] La interacción estresante con un compañero de trabajo o familiar puede elevarla aún más.[695] El ejercicio (lo cual incluye las relaciones sexuales) hace que la presión arterial se dispare considerablemente, pero tras una actividad física extenuante con frecuencia termina por descender a un punto más bajo que donde empezó. Y también puede fluctuar mientras duerme, según si está soñando, duerme pacíficamente o ronca (con apnea del sueño).[696]

Incluso el día de la semana puede afectar su presión arterial. Un estudio reveló que los valores son mucho más altos en lunes y martes en comparación con sábado y domingo.[697] Probablemente se deba a que las personas se relajan los fines de semana y enfrentan mucho menos estrés en su casa que en el trabajo.

Luego está el asunto de la "presión arterial alta de la bata blanca". Se le llama así porque la provoca la presencia de un representante de la profesión médica vestido de bata blanca. Hace algunos años un grupo de investigadores italianos demostró que la presión arterial sistólica (el primer número

de una lectura de la presión arterial, o sea, el de arriba) se eleva 27 puntos en promedio en un espacio de 2 minutos después de que un médico entra a la habitación del paciente.[698] Esta elevación se dio en 47 de los 48 participantes en el estudio independientemente de que hayan empezado con presión arterial normal o que tuvieran antecedentes de presión arterial alta. Después de todo, esto tiene su lógica. Estar sentado en el consultorio del doctor en una bata extraña que deja poco a la imaginación mientras se espera un buen rato para que lo atienda el médico no ha de fomentar el relajamiento mucho que mucho. En cuanto por fin entra el galeno al cuarto a toda prisa, resulta lógico que el nivel de estrés del paciente aumente aún más.

El punto es que la presión arterial se encuentra en movimiento constante. Basarse en un solo valor tomado en el consultorio del doctor sería como ver una toma fija de una película que dura 90 minutos y tratar de descifrar la trama. Si por casualidad se trata de una escena amorosa, tal vez suponga que la película es romántica. Si los actores se están riendo, puede suponer que es una comedia. Sin embargo, en realidad no es posible predecir en qué terminará la película con base en

> "A pesar de que existen muchas pautas y recomendaciones acerca de cómo [debe] medirse la presión arterial, las investigaciones indican que el personal médico con frecuencia no cumple con ellas, por lo que pueden producirse errores al diagnosticar y tratar la presión arterial alta. Además, las pautas no siempre coinciden entre sí".[721]
> —S. T. Houweling et al., *Family Practice*, 2006

un par de tomas rápidas. De la misma forma, tratar de sacar conclusiones sobre la presión arterial de alguien con base en unas cuantas lecturas hechas en el consultorio de un médico es prácticamente imposible.

Cómo medir la presión arterial

Muchos médicos, enfermeras y asistentes médicos dan por hecho que saben tomar la presión arterial correctamente. Al fin y al cabo se trata de una de sus actividades principales. En realidad las técnicas varían enormemente.[700] La forma en que se le mida la presión afectará el número que se registre en su expediente y determinará, finalmente, si recibirá una prescripción.

Las pautas europeas y estadounidenses sugieren que se le permita permanecer sentado tranquilamente durante 5 minutos antes de tomarse la lectura. Cualquier ropa apretada debe quitarse de la parte superior el brazo. Deben medirle la circunferencia del brazo y elegir el brazalete apropiado para su tamaño de brazo. El brazalete debe sujetarse firmemente al brazo desnudo aproximadamente media pulgada (1 cm) arriba del pliegue del codo. El brazo debe descansar cómodamente sobre un escritorio, con el brazalete a la altura del corazón. Debe apoyar la espalda en algo. Sentarse sobre la mesa de auscultación para que le midan la presión arterial puede elevarla hasta en 5 puntos.

Nunca debe hablar antes de que le midan la presión arterial ni mientras se la estén tomando. La presión arterial debe medirse dos veces en cada brazo con por lo menos 15 segundos entre una lectura y otra. Si la diferencia entre las lecturas es mayor que 5 puntos, hay que repetir el proceso hasta que la variación sea menor que 5. Entonces se saca el promedio de ambos valores.

Aunque todo se haga correctamente en el consultorio del médico o la clínica, sigue siendo sólo una medida momentánea de su presión arterial a lo largo de un período de 24 horas. La única forma de saber realmente qué sucede es que se mida su propia presión arterial regularmente en diversas circunstancias. De hecho, muchos médicos piensan ahora que incluso la presión arterial alta de la bata blanca puede servir para predecir problemas futuros. Alguien que tiene la presión arterial "normal" en casa y lecturas elevadas en el consultorio del médico tal vez reaccione a otras

★★★★ Monitor *Omron* para la presión arterial

Nos gusta el *Omron Digital Blood Pressure Monitor with IntelliSense* porque es muy fácil de usar. El brazalete se acomoda alrededor del brazo sin la ayuda de otra persona y les queda a personas con brazos entre medianos y grandes (con una circunferencia de entre 9 y 17 pulgadas/23 a 43 cm), lo cual es importante para obtener lecturas precisas. El brazalete se guarda fácilmente y el aparato cuenta con memoria, lo cual permite mantenerse al tanto del avance logrado a través del tiempo. **Costo:** Entre 80 y 90 dólares, más o menos.

situaciones estresantes (como un jefe exigente o una discusión con el cónyuge) con presión arterial elevada. Con el tiempo esto puede conducir a un estado de presión arterial alta duradera, con todas sus consecuencias negativas para la salud.

Entonces, ¿cuál es el primer paso para uno determinar si tiene presión arterial alta? Si usted apenas sospecha que pudiera correr riesgo, cómprese un monitor para medir la presión arterial. Si tiene la presión arterial alta, este aparato le resultará imprescindible para medir su progreso. Hemos revisado muchas máquinas a lo largo de las últimas 3 décadas y hemos encontrado que la línea *Omron* es de las más fáciles de usar y precisas que pueden conseguirse. En años recientes, la revista *Consumer Reports*—la cual realiza análisis extensos de todo tipo de productos— le ha otorgado su calificación más alta al *Omron Automatic BPM with Intellisense.*[701] La marca *ReliOn*, que está disponible en Wal-Mart, también es fabricada por Omron, pero sale menos cara (entre 40 y 60 dólares). Preferimos el brazalete anticuado a los monitores de pulsera. Pensamos que el brazalete produce lecturas más confiables la mayor parte del tiempo.

Recomendamos a las personas que se encuentren en el límite de la presión arterial alta (hipertensión) o a quienes ya se les haya diagnosticado esta afección que se midan la presión arterial regularmente en diversas condiciones. Hasta que no detecte tendencias claras, pensamos que tiene sentido tomársela por la mañana, a mediodía y otra vez por la noche. Guarde una máquina en el trabajo para que pueda revisarse la presión arterial en condiciones laborales estresantes.

Una vez que tenga una idea bastante clara de lo que sucede, puede reducir la frecuencia a una vez al día o incluso a un par de veces por semana, siempre y cuando tome sus medidas a diferentes horas. Lleve un diario de todos sus valores para que se los pueda mostrar a su médico. Si realmente quiere aprovechar los recursos de la alta tecnología, puede registrar sus valores en la computadora y utilizar un programa como Excel para trazar sus lecturas de manera gráfica. Su médico quedará muy impresionado por su diligencia. También le resultará más fácil apreciar su progreso.

Es inmensamente importante colaborar de manera estrecha con su médico para encontrar un tratamiento que sirva para bajar y controlar la presión arterial y mantener su calidad de vida. Requerirá paciencia y persistencia.

¿Qué tan alto es alto? ¿Cuánto debe bajar?

De la misma forma en que los cardiólogos han bajado cada vez más las metas en lo que se refiere al nivel de colesterol, también están reduciendo las metas para la presión arterial. Antes muchos médicos no trataban a los pacientes por presión arterial alta a menos que la presión sistólica (el primer número) se mantuviera arriba de 160 milímetros de mercurio (mmHg) y la diastólica (el segundo número)

SUGERENCIAS PARA MEDIR LA PRESIÓN ARTERIAL

• Utilice el tamaño correcto de brazalete. Si su brazo tiene una circunferencia mayor de 13 pulgadas (33 cm), tiene que usar un brazalete más grande (¡y su médico también al medirle la presión!). El uso de un brazalete normal con un brazo grande puede resultar en lecturas erróneas de presión arterial alta.

• Mantenga el brazo en la posición correcta. Descánselo de manera horizontal sobre un escritorio o el brazo de una silla o sillón. Debe estar más o menos a la misma altura que su corazón y descansar cómodamente. Si está más abajo (como sobre sus piernas) puede obtener lecturas erróneas de presión arterial alta.

• ¡No hable! Los médicos y las enfermeras muchas veces tratan de relajar a sus pacientes al conversar con ellos al medirles la presión arterial. Una pregunta aparentemente sencilla como "¿Cómo están los niños?" puede hacer que la presión arterial se dispare de repente. No sabemos por qué, pero el nivel de presión arterial puede aumentar en más de 20 puntos por el hecho de hablar al medirla.[724] Siéntese tranquilamente y respire hondo desde el vientre durante 5 minutos antes de medirse la presión arterial.

---

estuviera arriba de 100 mmHg. Actualmente muchos médicos definen un estado de presión arterial alta (hipertensión) como cualquier cosa arriba de 140/90.[703] Algunos favorecen niveles aún más bajos y proponen que la meta se ubique en una presión arterial de 115/75.[704] Para ser completamente francos, ni siquiera los expertos han sido capaces de decidir precisamente en qué momento hace falta iniciar un tratamiento. De hecho, muchas veces las pautas varían entre diferentes países.

Ciertos datos incluso sugieren que una presión arterial muy baja puede tener consecuencias negativas. A pesar de que muchos médicos están convencidos de que no es posible tener un nivel de colesterol o una lectura de presión arterial demasiado bajos (a menos que alguien esté muy enfermo), es posible que no siempre sea verdad. Las personas mayores pueden estar más expuestos a sufrir caídas si su presión arterial disminuye cuando se levantan de repente. (Algunos medicamentos para la presión arterial producen este efecto). Muchas personas se quejan de mareos cuando su presión arterial baja mucho.

Unos investigadores suecos han señalado que si bien la presión arterial elevada a mediana edad se relaciona con la enfermedad de Alzheimer, lo mismo ocurre cuando la presión arterial desciende al envejecer las personas. En su estudio, los participantes mayores cuya presión arterial bajó en 15 puntos o más enfrentaban un riesgo elevado de sufrir la enfermedad de Alzheimer o demencia.[705]

• • •

P. *A mi papá le cuesta trabajo controlar su presión arterial. Su médico le recetó atenolol, reserpina, Accupril, Norvasc e hidroclorotiazida. Mi papá está muy deprimido y apenas logra salir de la cama. Por lo tanto, su médico le prescribió Lexapro. ¿No son demasiados medicamentos?*

R. Nos sorprende que los médicos aún receten reserpina para la presión arterial alta. Es un medicamento anticuado y notorio por causar depresiones graves. Tratarlo con un antidepresivo como *Lexapro* no es lógico.

Un metaanálisis de atenolol publicado por la revista médica *Lancet* (6 de noviembre del 2004) "puso en duda al atenolol como un fármaco adecuado para los pacientes que sufren hipertensión". Puede provocarles fatiga, mareos o depresión a algunos, ¡pero nunca se debe dejar de tomar de repente este tipo de medicamentos contra la presión arterial!

Su padre debe hablar sobre sus síntomas con su médico, quien debe ser capaz de controlarle la presión arterial sin agregar efectos secundarios graves como depresión o fatiga.

• • •

En esencia, no existe un límite inferior para usted como individuo. Las pautas que definen la presión arterial alta están hechas para poblaciones grandes o países, pero no para personas. Acuérdese de que la presión arterial sólo es un factor de riesgo más en relación con las enfermedades cardiovasculares, como el colesterol, fumar o la diabetes. Claro, se trata de un factor de riesgo clave, pero el objetivo del tratamiento no es reducir sus valores a un nivel ideal establecido de manera arbitraria, sino mantenerlo lo más sano posible y prevenir la arteroesclerosis que puede producir un infarto, un derrame cerebral o daños a los riñones.

Es posible que los tratamientos agresivos sean oportunos en algunos casos en los que confluyen otros muchos factores de riesgo, como la diabetes, el sobrepeso, un nivel alto de triglicéridos y una cardiopatía coronaria.[706] En otras situaciones, tal vez un proceder más modesto sea el indicado.[707]

Cómo bajar la presión arterial sin fármacos

Hay cientos de medicamentos que hacen bajar la presión arterial, pero todos pueden producir efectos secundarios. En algunos casos las complicaciones son muy sutiles, como la escasez de potasio. Esta situación grave puede subsistir por años sin ser detectada, a menos que le hagan un análisis de la sangre. Si los niveles de potasio bajan demasiado, puede dar como resultado una irregularidad del ritmo cardíaco o, en el peor de los casos, en un paro cardíaco. Ya que no existe una píldora perfecta para controlar la presión arterial alta, tiene sentido tratar de manejar las cosas primero sin fármacos.

Medir el estrés

De la misma forma en que muchos factores intervienen en causar las enfermedades cardíacas, también hay muchos factores que se encargan de elevar la presión arterial. El estrés es un motivo obvio, pero con frecuencia se pasa por alto.

Dentro del marco de un estudio, unos investigadores midieron los cambios en la presión arterial que se daban en adultos jóvenes al entregarse a juegos de video difíciles. Trece años más tarde sometieron a los participantes en el estudio a tomografías computarizadas (*CT scans*) de sus arterias coronarias. Aquellos que habían reaccionado con elevaciones en su presión arterial durante los experimentos de estrés psicológico corrían un mayor riesgo de desarrollar calcificaciones en sus arterias coronarias más de una década más tarde.[708]

Ya hemos señalado que durante el día la presión arterial es más alta de lunes a viernes que los fines de semana.[709] Probablemente se deba al estrés relacionado con el trabajo. También sabemos que el simple hecho de hablar puede hacer subir la presión arterial entre un 25 y un 40 por ciento en 30 segundos.[710] Entre más emocional el contenido de la conversación, más fuerte es la reacción y más tiempo

dura.[711,712] Es interesante que los medicamentos para tratar la presión arterial, como los diuréticos, los betabloqueadores y los bloqueadores de los canales de calcio no parece bloquear la elevación en la presión arterial causada por hablar.[713]

Ya que no resulta práctico ni sano retirarse a vivir en una cueva, volverse ermitaño y dejar de hablar, tal vez quiera sensibilizarse a su reacción ante las situaciones estresantes. Algunas personas literalmente "sienten" subir su presión arterial al encontrarse en un medio desafiante o cargado de emociones. Si "escucha" a su cuerpo, sentirá que una discusión con un compañero de trabajo o su cónyuge puede hacer subir su presión arterial de manera considerable. Podría medir su presión arterial con un monitor digital, pero sería algo difícil en medio de una situación estresante.

Existe otra forma discreta de vigilar su nivel de estrés interno: cómprese un anillo que cambia de color según su estado de ánimo (*mood ring*). Tal vez se vea un poco raro, pero este tipo de adorno era muy popular a fines de los años 70. Se suponía que reflejaba las emociones, desde feliz, romántico y relajado hasta nervioso y estresado.

En realidad los cristales líquidos al interior del anillo perciben la temperatura superficial de su piel, que es una forma de medir el estrés interno. Los vasos sanguíneos se estrechan y la temperatura baja en situaciones estresantes. En circunstancias normales, la persona común debería de tener una temperatura de piel de aproximadamente 82°F (27,8°C); y el anillo, calibrarse en el color verde. Cuando esté realmente relajado y feliz, la temperatura de su piel debe subir un poco; y el anillo, ponerse azul. Si siente un poco de ansiedad y los vasos capilares de piel empiezan a estrecharse, el anillo debe ponerse color ámbar. Cuando se sienta estresado, es posible que las manos se le pongan frías y entumecidas y el anillo debería ponerse gris o negro.

Los cardiólogos a quienes conocemos lo consideran una pérdida total de tiempo. Lo dejaremos a su propio criterio.

Ahora bien, si opta por probarlo, tal vez pueda usar este aparato de biorretroalimentación para alertarse ante las situaciones de mucho estrés. Lo puede considerar una especie de termómetro del cuerpo. De la misma forma en que usted revisa la temperatura que hace afuera, puede utilizar el anillo para revisar la temperatura de su piel. Entre más tiempo mantiene su anillo en los colores verde y azul oscuro, más calmado se supone que estará.

Si observa que su anillo adopta el color equivocado, sabrá que tiene que calmarse. Pare la reacción de estrés respirando hondo desde el abdomen, tomando un "descanso" interno y con ejercicio. También puede servirle escuchar un CD de relajamiento o música tranquilizadora. Busque a los amigos y familiares que le calienten las manos. Evite a las personas o las situaciones tóxicas que le pongan frías las manos o que hagan que su anillo adopte un color ámbar o negro.

Su anillo que cambia de color con los estados de ánimo puede servirle de guía. Quizá le ayude a bajar su presión arterial en conjunto con un programa general de reducción de estrés y relajamiento.[714,715] Un equipo de investigación informó que aproximadamente la quinta parte de los participantes en su estudio de biorretroalimentación y relajamiento lograron bajar su presión arterial sistólica en 10 puntos, más o menos lo mismo que algunos medicamentos.[716]

¡Respire!

A algunas personas les cuesta un trabajo increíble relajarse y respirar hondo. La mayoría de nosotros damos por sentada la respiración. No es algo en lo que pensemos. No obstante, la forma de respirar puede influir en todos los aspectos de nuestra fisiología. Este concepto es fundamental para el yoga, una tradición curativa que data de miles de años atrás. Si usted respira de manera poco profunda desde el pecho, probablemente lo hará entre 16 y 20 veces por minuto o hasta 25.000 veces al día. La respiración honda y diafragmática sólo se repite de seis a ocho veces por minuto o un máximo de 12.000 veces al día.

La mayoría estamos demasiado ocupados para apartar un poco de tiempo de nuestras agitadas agendas para sentarnos tranquilamente a respirar hondo. Si el yoga se le hace demasiado exótico, existe una alternativa. Se llama RESPeRATE. Este aparatito combina la alta tecnología con una antigua tradición curativa para enseñarle a respirar profundamente. Incluye un pequeño aparato computarizado más o menos del tamaño de un libro grueso de portada blanda o un reproductor portátil para CDs. También viene con una correa para el pecho, que se coloca sobre el diafragma, y unos audífonos.

Al principio respira normalmente, conforme el sensor manda una señal a la computadora que analiza su patrón de respiración. Luego escucha unos tonos melodiosos que van prolongando sus exhalaciones gradualmente. La meta es bajar la velocidad de la respiración a menos de 10 veces por minuto.

Se ha demostrado en estudios clínicos que respirar lentamente reduce la presión arterial.[717, 718] En un estudio, las personas que utilizaron el aparato RESPeRATE lograron bajar su presión arterial sistólica en aproximadamente 5 puntos en comparación con los sujetos de control que no aplicaron la respiración lenta.[719, 720] Es posible que la reducción absoluta equivalga a hasta entre 10 y 15 puntos en la presión arterial sistólica.

RESPeRATE no es una bala mágica; no convertirá una presión arterial de 160/100 en una normal de 120/80. No obstante, muchas

---

★★★★ DrMiller.com

El Dr. Emmett Miller es uno de los expertos más destacados del mundo en lo que se refiere a ejercer la medicina que toma en cuenta la relación entre la mente y el cuerpo. Sus CD y cintas de relajación ayudan a calmarse en cuestión de minutos. Visite su página *web* para escuchar una muestra de sonidos muy tranquilizadores en www.drmiller.com.

Costo: El cassette *Down with High Blood Pressure* ("Abajo la presión arterial alta") cuesta 13 dólares; el CD correspondiente, 17 dólares.

personas que desean utilizar métodos no farmacéuticos para controlar su presión arterial en parte posiblemente se beneficien de utilizar el aparato 15 minutos al día varias veces a la semana. Por desgracia es caro. No lo considere a menos que esté dispuesto a dedicar diariamente un poco de tiempo a la respiración honda.

La interacción social

¿Cuándo fue la última vez que un médico le preguntó si se sentía solo? Resulta que sentirse solo tiene que ver con la presión arterial alta (hipertensión) y tal vez constituya un factor de riesgo más fuerte para las enfermedades cardiovasculares que otros más reconocidos como la sal, la obesidad y la falta de ejercicio. Los médicos quizá se sientan más cómodos recetando un medicamento para la presión arterial, pero también podrían tomar en cuenta prescribir trabajo voluntario o clases de baile o una mascota peluda.

Las personas mayores alrededor de la edad del retiro son los más vulnerables a este efecto. Se calcula que por lo menos 9 millones de personas mayores de 50 años con frecuencia se sienten solos o aislados socialmente. La presión arterial puede subir hasta en 30 puntos cuando las personas se sienten aisladas.[721] Cuando alguien se siente solo, los acontecimientos estresantes presentan un desafío aún más grande.

Trate de cultivar sus amistades y redes de apoyo social. Es posible que le ayuden a bajar su presión arterial, así como a reducir su necesidad de tomar medicamentos.

Bajar de peso, dieta y ejercicio

Las formas más seguras y eficaces de lograr que disminuya la presión arterial es bajar de peso, hacer ejercicio y seguir la dieta DASH (las siglas en inglés de Métodos Dietéticos para Bajar la Hipertensión).[722] Diversos estudios han demostrado que hacer ejercicio moderado con regularidad basta por sí solo para disminuir la presión arterial en entre 2 y 3 mmHg o más. La dieta DASH puede reducir la presión arterial sistólica en 5,5 puntos en personas con o sin presión arterial alta. Las personas con sobrepeso que pierden unas 18 libras (8 kg) pueden esperar una baja de 8,5 mmHg en su presión arterial sistólica y de 6,5 mmHg en la diastólica.[723] Este tipo de reducciones son las que se espera obtener con muchos medicamentos para la presión arterial.

Los beneficios de ponerse a dieta, hacer ejercicio y bajar de peso son obvios. Lo que es más importante, no producen los efectos

★★★★ La Dieta DASH

La dieta DASH (Métodos Dietéticos para Bajar la Hipertensión) se desarrolló específicamente para ayudar a bajar la presión arterial alta. Se le ha estudiado de manera extensa, probándose su eficacia.[746, 747] Las personas que padecen presión arterial alta (una lectura arriba de 140/90) obtuvieron reducciones de 11,4 mmHg en su presión sistólica y de 5,5 mmHg en la diastólica, un resultado comparable con el de medicamentos para la presión arterial. Esencialmente se trata de consumir todos los días:

- 4 raciones de frutas
- 4 raciones de verduras
- 7 a 11 raciones de cereales
- 2 a 3 raciones de lácteos bajos en grasa
- Frutos secos, pescado y carne de ave
- Poca carne roja, dulces o bebidas con azúcar

Costo: 7 dólares por el libro *The DASH Diet for Hypertension,* que comenta la dieta con detalle. Encontrará un resumen gratuito en Internet en www.nhlbi.nih.gov/health/public/heart/hbp/dash/new_dash.pdf.

secundarios —disfunción sexual, mareos, problemas de memoria y depresión— que llegan a provocar los fármacos. No obstante, es difícil bajar de peso. Sería imprudente recomendar una dieta o un programa de ejercicio por encima de otro. A fin de cuentas tiene que escoger el que mejor le funcione. Algunas personas sienten que la dieta South Beach se adecúa a sus necesidades. Otros tal vez prefieran la de la Zona. Todas deben ser beneficiosas y algunas tal vez resulten incluso más eficaces que la dieta DASH.

Unos científicos de la Universidad Johns Hopkins pusieron tres planes de dieta diferentes a prueba. Una era la dieta DASH, rica en verduras, frutas y cereales. Se ha demostrado claramente que ayuda a bajar la presión arterial. Otro plan sustituyó algunos de los carbohidratos de la dieta DASH por proteínas. En el tercer plan, las calorías de los carbohidratos se sustituyeron por grasa monoinsaturada, como la del aceite de oliva. Según el informe que los investigadores publicaron en la revista médica *Journal of the American Medical Association,* las dietas altas en proteínas y en grasa monoinsaturada sirvieron aún más para hacer bajar la presión arterial y el colesterol que la dieta DASH más alta en carbohidratos.[726]

Sin importar cómo lo logre, bajar de peso debe hacer disminuir su presión arterial.[727] La mejor dieta es una que no vaya a dejar antes de tiempo. Lo mismo es cierto con respecto al ejercicio. Y si todo lo demás falla, es posible que una píldora para bajar de peso le ayude. El medicamento que más nos llama la atención es el rimonobant (*Acomplia*). Vea la página 154 para mayores detalles sobre este tratamiento.

Las guerras de la sal: las noticias más recientes

Las personas han estado luchando por la sal por cientos, si no es que miles de años. En la antigüedad era un bien valioso. A los soldados romanos incluso se les pagaba en parte en sal (de ahí la palabra *salario*, derivada del latín *salarium*, lo que significa *pago en sal*). No obstante, desde hace 50 años los médicos han advertido a la población de los Estados Unidos contra la sal.

Las guerras modernas de la sal se libran en las páginas de las revistas médicas. A pesar de que a la mayoría de los estadounidenses se les ha dicho de manera reiterada que eviten consumir sodio en exceso porque hace subir la presión arterial, los datos no están tan claros como uno se lo imaginaría al tratarse de una creencia tan arraigada.

Incluso después de 20.000 estudios y décadas de debates, los científicos no quedan de acuerdo en cuanto a los peligros de la sal. Las pautas que en la actualidad se recomiendan en cuanto al sodio se basan principalmente en los efectos que se observaron durante pruebas clínicas de plazo relativamente corto en las que se restringió el consumo de sal.[728] No obstante, en el 2006, la segunda Encuesta Nacional de Salud y Análisis de la Nutrición (NHANES II) —que incluyó a más de 7.000 personas siguiendo su progreso por casi 14 años— dio uno de los resultados más inesperados en la historia de la medicina moderna, una noticia que parecía hecha para causar revuelo. Resultó que las personas que ingerían *menos* sal enfrentaban la mayor probabilidad de sufrir un infarto o derrame cerebral mortal.[729]

Los investigadores a cargo de NHANES sugirieron que un consumo bajo de sal puede tener consecuencias adversas. Es posible que una escasez de sodio en el organismo afecte las enzimas producidas por los riñones que controlan el sistema nervioso y la presión arterial y posiblemente incremente la resistencia a la insulina (lo cual es nada bueno). Algunos cardiólogos han recibido estos resultados con escepticismo y sospechan que la información sobre el consumo de sal pudo ser poco precisa.

Nadie está a punto de sugerir que las personas deban consumir mucha sal. No obstante, se ha manifestado cierta inquietud en el sentido de que restringir el sodio tal vez no prolongue la vida tal como todo mundo lo esperaba. También se reconoce cada vez más que la sensibilidad de las personas a la sal difiere. La presión arterial de algunas personas no sube al exponerse al sodio.[730] Otros son tan sensibles a la sal que puede aumentar su riesgo de sufrir infartos y derrames cerebrales aunque no padezcan presión arterial alta (hipertensión).[731, 732]

No hay una forma fácil de determinar si usted es sensible a la sal. Normalmente requiere pruebas especiales en un instituto de investigación. Pero podría llevar a cabo su propio experimento burdo. Establezca su presión arterial básica a lo largo de varias semanas mientras sigue comiendo normalmente. Luego reduzca su consumo de sal por varias semanas y mida su presión arterial varias veces al día. Regrese a su alimentación normal y vuelva a medir su presión arterial. Tras varios ciclos de este tipo tal vez sepa si su cuerpo es sensible a la sal.

Tome té y evite el café y el refresco

Durante décadas el vínculo entre el café y la presión arterial alta ha sido confuso y controvertido. El conflicto que se ha dado sobre el café entre los expertos es casi tan grande como el de la sal. De acuerdo con un estudio, tan sólo 2 ó 3 tazas de café pueden aumentar la presión arterial en un 14 por ciento.[733] Otras investigaciones, por el contrario, indican que el café sólo tiene un efecto modesto en la presión arterial (un incremento sistólico de 1,22 mmHg y una elevación diastólica de 0,5 mmHg).[734] Un estudio a lo largo de 33 años de varios hombres graduados de la Escuela de Medicina de la Universidad Johns Hopkins observó un aumento muy pequeño en la presión arterial de las personas que consumen aproximadamente una taza al día.[735]

Si el café produce una elevación tan modesta en la presión arterial, ¿cómo es posible que sea peligroso? Tal vez la respuesta a toda la confusión radique en nuestros genes. Resulta que las personas se encuentran repartidas entre dos grupos: aquellos que metabolizan el café lentamente y quienes lo metabolizan rápido. Hasta hace poco los investigadores no se habían dado cuenta de que muchas personas eliminan la cafeína de sus cuerpos de manera bastante rápida, mientras que el efecto de la sustancia permanece durante muchas horas en el caso de otra. Es posible que este fenómeno explique por qué una persona puede tomar una o dos tazas de café a la hora de la cena y no sentirse nervioso ni sufrir insomnio, mientras que otra bebe una taza de café con el almuerzo y aún se siente acelerado por la noche.

Un estudio ha revelado que el riesgo de sufrir un infarto parece ser considerablemente más alto en las personas que metabolizan la cafeína lentamente que en aquellos que la metabolizan rápido.[736] Entre más café toman las personas que la metabolizan lentamente, más crece el peligro para ellos. En vista de que estudios anteriores no tomaron en cuenta estas variaciones, es posible que a ellas se deban los datos inconsistentes con respecto al café y la presión arterial. No hay forma de saber fácilmente si una persona metaboliza la cafeína de manera lenta o rápida, así que a las personas que padecen presión arterial alta (hipertensión) les recomendamos que se vayan por la segura y moderen su consumo de cafeína.

Es posible que el café no sea un problema tan grave para las mujeres, pero tal vez la gaseosa de cola sí (con azúcar o de dieta). Un grupo de investigadores ha llevado el seguimiento a más de 150.000 enfermeras durante más de una década. Observaron que si bien las mujeres que bebían café regularmente no corrían un riesgo significativo de padecer presión arterial alta, las que consumían gaseosas de cola sí enfrentaban una probabilidad considerablemente más alta de tener la presión arterial elevada. Los investigadores especulan que probablemente no sea la cafeína sino algún otro ingrediente en estas gaseosas el que predispone a las mujeres para desarrollar presión arterial alta.

Por el contrario, el té (verde y *oolong*) tal vez incluso proteja contra la presión arterial alta, por lo menos en la población china.[737] Unos investigadores de Taiwan descubrieron que el riesgo de sufrir presión arterial alta bajaba en casi el 50 por ciento en los hombres y las mujeres que consumían por lo menos ½ taza diaria de té. Si tomaban hasta 4 tazas al día, su probabilidad de padecer presión arterial alta se reducía en un 65 por ciento.

Jugo de granada

La mayoría de los cardiólogos estarán de acuerdo en que los inhibidores de la ECA (*ACE inhibitors*) representan los medicamentos más valiosos para la presión arterial que se hayan desarrollado jamás. Se trata de fármacos como el benazepril (*Lotensin*), el enalapril (*Vasotec*), el lisinopril (*Prinivil, Zestril*), el ramipril (*Altace*) y el quinapril (*Accupril*). Bloquean una enzima, la enzima de conversión de la angiotensina (ECA). Diversos estudios han demostrado que esta clase de medicamentos produce una reducción significativa en la presión arterial, además de prevenir los infartos. Sin embargo, lo que la mayoría de los médicos no saben es que algunos alimentos también inhiben esta enzima.

El jugo de granada llega a reducir la activi-

★★★★ Jugo de granada

Diversos estudios preliminares pequeños sugieren que el jugo de granada es capaz de hacer bajar la presión arterial sistólica casi en la misma medida que algunos medicamentos. El jugo de granada reduce los niveles de colesterol total y de LBD "malo" y ayuda a evitar que las plaquetas se peguen entre sí para formar los coágulos no deseados.

Desventaja: Un exceso de jugo puede estreñir.

Costo: El jugo de granada puro es caro. La cantidad correspondiente a un mes puede llegar a costar cientos de dólares a menos que lo compre en forma concentrada. El sitio www.healingfruits.com ofrece productos por precios razonables. Una cantidad suficiente para 1 a 2 meses cuesta alrededor de 25 dólares.

dad de la ECA más o menos en un 36 por ciento.[738] Es posible que esta circunstancia explique por qué beber el jugo con regularidad puede ayudar a hacer bajar la presión arterial. De acuerdo con un estudio, el consumo diario de 2 onzas (60 ml) de jugo de granada hizo bajar en 8 puntos en promedio la presión arterial sistólica de un grupo de pacientes que tenían la presión arterial alta.[739]

El jugo de granada ofrece otros beneficios saludables para el corazón (vea mayores detalles en la página 200). Para empezar, es posible que mejore la afluencia de sangre y el suministro de oxígeno al corazón.[740] Algunos datos también sugieren que la granada actúa como antiagregante, lo cual puede reducir el riesgo de desarrollar coágulos. En conjunto, pensamos que los beneficios cardiovasculares potenciales del jugo de granada rivalizan con los de muchos fármacos.

Jugo de la uva morada

Es posible que el jugo de granada no sea la única bebida que inhibe a la enzima de conversión de la angiotensina. Unos investigadores japoneses analizaron el vinagre de vino tinto y una bebida de jugo de uva llamada *Budo-no-megumi*. Encontraron que bloquea esta enzima

---

★★★★ Jugo de uva Concord

El jugo de la uva morada ofrece muchos beneficios cardiovasculares. Hace bajar los niveles de colesterol, mejora la flexibilidad de los vasos sanguíneos, reduce la probabilidad de que las plaquetas se peguen entre sí y formen coágulos y disminuye la presión arterial.

No se ha definido claramente qué cantidad hace falta para surtir efecto. De acuerdo con un estudio, aproximadamente dos vasos de jugo al día hacen bajar la presión arterial de manera medible.

Desventaja: El jugo de uva contiene mucha azúcar y calorías. No es una buena opción para los diabéticos ni para las personas que sigan una dieta baja en carbohidratos.

Costo: Entre 3 y 4 dólares por 64 onzas (1,9 litros). Alcanza para una semana.

---

parcialmente y activa a otra enzima (la óxido nítrico sintasa), lo cual posiblemente explique su capacidad para dilatar los vasos sanguíneos y hacer bajar la presión arterial.[741, 742]

Ya que esta bebida al parecer no está disponible en los Estados Unidos, puede experimentar mezclando diferentes proporciones de vinagre de vino tinto y jugo de uva hasta encontrar una bebida que le agrade. Mida su presión arterial para ver si obtiene algún beneficio.

Incluso por sí solo, el jugo de uva ofrece beneficios para el corazón. Puede reducir los niveles de colesterol "malo", prevenir la oxidación del colesterol LBD, ayudar a mantener la flexibilidad de los vasos sanguíneos, mejorar la circulación de la sangre y disminuir la probabilidad de que las plaquetas se peguen entre sí para formar coágulos.[743, 744] En una prueba doble ciego con control de placebo, el jugo de la uva Concord bajó la presión arterial sistólica en 7,2 puntos en promedio y la presión arterial diastólica en 6,2 puntos, en comparación con las bajas de 3,5 y 3,2 mmHg, respectivamente, que se lograron con el placebo.[745] (*Nota*: "Concord" es una variedad común de uva oriunda de los Estados Unidos. Las uvas Concord tienen un color morado oscuro y con frecuencia se usan para preparar mermeladas y otros productos parecidos).

Chocolate

No vaya a reírse, pues el chocolate realmente ofrece beneficios asombrosos para la salud. Ya habrá escuchado que el vino tinto y el té verde están llenos de flavonoides antioxidantes

★★★ Chocolate

El chocolate oscuro mejora la flexibilidad de los vasos sanguíneos, hace bajar la presión arterial, reduce la resistencia a la insulina y ayuda a evitar que las plaquetas de la sangre se peguen entre sí para formar coágulos.

Desventaja: Las calorías. Compense las calorías adicionales reduciendo su consumo de azúcar y otros carbohidratos o tomando cocoa (no alcalizada ni tipo holandés) sin azúcar.

Costo: Variable; aproximadamente 30 centavos por una cantidad suficiente para un día (un pequeño cuadro de *Ritter Sport Dark*).

beneficiosos. Bueno, pues resulta que cada onza (28 g) de cacao y de chocolate contiene niveles aún más altos de estas maravillas. Asimismo contienen otros compuestos que favorecen al sistema cardiovascular. Un estudio publicado por la revista médica *American Journal of Hypertension* demostró que 100 gramos (3,5 onzas) de chocolate oscuro sirven para mejorar la flexibilidad, el funcionamiento y el diámetro de las arterias.[746]

¿De verdad es cierto que el chocolate hace bajar la presión arterial? El Estudio Zutphen de Personas Mayores es un proyecto de investigación a largo plazo que tuvo inicio en 1985. Se reclutó a un grupo de hombres holandeses mayores (más de 65 años de edad), llevándoles el seguimiento cada 5 años por 15 años. Los investigadores descubrieron que en los hombres que comían la mayor cantidad de chocolate la probabilidad de morir de enfermedades cardíacas bajaba en la mitad.[747] Asimismo tenían la presión arterial sistólica un poco más baja (en 3,7 mmHg). Estos señores consumían aproximadamente 10 gramos (0,35 onza) de chocolate oscuro al día, en promedio. Se trata de una cantidad mucho menor que los 100 gramos de chocolate oscuro que según pruebas doble ciego hacen bajar la presión arterial.[748]

En resumen: un poco de chocolate beneficia al alma y la presión arterial. Si quiere bajar de peso, pruebe el cacao (entre las marcas comunes están *Scharffen Berger y Valrhona*).

• • •

P. *Quiero comentar algo en relación con la controversia en torno al chocolate oscuro, que si es irresponsable recomendarlo por sus beneficios para la salud.*

"El presente estudio indica que los hombres que solían consumir aproximadamente 4,2 gramos de cacao al día, lo cual equivale a 10 gramos de chocolate oscuro al día, tenían una presión arterial sistólica y diastólica más baja que los hombres que consumían poco cacao. A pesar de que esta cantidad equivale a la décima parte de la dosis aplicada por la mayoría de los estudios de intervención, sugiere que el consumo diario a largo plazo de una pequeña cantidad de cacao puede hacer que baje la presión arterial".[771]
—B. Buijsse et al., *Archives of Internal Medicine*, 2006

Empecé a comer el chocolate oscuro de la marca Hershey's *cuando estuvo en oferta hace unas semanas. Saboreo unos cinco cuadritos dos veces al día. Tanto mi presión arterial sistólica como la diastólica bajaron en entre 15 ó 20 puntos cada una.*

R. El chocolate nunca servirá para sustituir los medicamentos para la presión arterial, pero sí hay algunos datos que respaldan su experiencia. Los efectos modestos del cacao y del chocolate oscuro para hacer bajar la presión arterial han quedado demostrados en diversos estudios (*Hypertension*, agosto del 2005; *Archives of Internal Medicine*, 27 de febrero del 2006).

Su reacción al chocolate es mucho mayor que la que se ha registrado en promedio. La cantidad que se requiere para afectar la presión arterial fluctúa entre 10 gramos (un cuadro de chocolate de la marca *Ghirardelli*) y 100 gramos (una barra de chocolate de la marca *Ritter Sport*).

● ● ●

Maximice sus minerales

Se ha invertido un esfuerzo intelectual tan fuerte en el intento de convencer a las personas de evitar el sodio que no ha quedado mucho para animarlas a considerar el valor de otros minerales. A muchos médicos se les ha entrenado para prohibir: "No consumas grasa, ni huevos, ni sal". A nosotros nos interesa mucho más lo que *sí* debemos hacer que lo que *no*.

Resulta que el calcio, el magnesio y el potasio de hecho sirven para bajar la presión arterial. El impacto que cada uno tiene por separado es relativamente modesto, pero un gran número de pruebas clínicas bien conducidas han demostrado que en conjunto los tres electrolitos tienen un efecto medible sobre la presión arterial.[750, 751, 752]

Si bien los tres son importantes, tendemos a pensar en el magnesio como el mineral más espléndido. Para empezar, es posible que escasee en la alimentación. Cuando alguien toma un medicamento para la presión arterial que contiene un diurético común, es muy probable que baje su nivel de magnesio (al igual que el de potasio). Muchos diuréticos agotan las existencias de potasio y de magnesio en el cuerpo.

Los médicos suelen acordarse del potasio y les indican a sus pacientes que coman plátano amarillo (guineo, banana) y naranja (china) para reponer este mineral si anda bajo. Es posible que pidan un análisis de sangre para vigilar el nivel de potasio. Pero con frecuencia se olvidan del magnesio. Por eso es tan importante obtener cantidades adecuadas de este mineral.

Cuando el nivel de magnesio está bajo, es posible que aumente el riesgo de sufrir el síndrome metabólico, presión arterial alta, diabetes y arteroesclerosis.[753, 754] Tal riesgo se da especialmente en el caso de los diabéticos.[755]

Cuando el nivel de magnesio no es el óptimo se dan señales de inflamación, función vascular deficiente y enfermedades cardiovasculares.[756, 757] Cuando las personas consumen más magnesio a través de la alimentación o de suplementos, sus arterias funcionan mejor, su corazón bombea la sangre de manera más regular y eficaz, baja la presión arterial y el riesgo de sufrir enfermedades cardíacas se disminuye.[758, 759, 760]

Siempre que sea posible, preferimos las fuentes alimenticias de magnesio antes que los suplementos dietéticos. A las personas que no les interese tanto tomar un suplemento y que quieran saber qué alimentos contienen la mayor cantidad de este mineral esencial les pedimos que consulten nuestra tabla de alimentos ricos en magnesio.

Ahora bien, no pretendemos menospreciar el potasio. Siempre y cuando no tome un diurético que preserve el potasio o un medicamento para la presión arterial que permita acumular el mineral (como un inhibidor de la ECA o un bloqueador de los receptores de la angiotensina), tal vez quiera elegir entre los siguientes alimentos ricos en potasio: albaricoque (chabacano, damasco), alcachofa, avena, brócoli, cantaloup (melón chino), carne de cerdo, cebolla, ciruela, ciruela seca, coles (repollitos) de Bruselas, coliflor, espárrago, espinaca, frambuesa, frijol (habichuela) colorado, germen de trigo, granada, haba blanca, lenteja, melado (melaza) oscuro, melocotón (durazno), naranja (china), nectarina, papa, pasa, pescado, pimiento (ají, pimiento morrón), plátano amarillo (guineo, banana), pollo, remolacha (betabel), repollo (col), *squash*, suero de leche, tomate (jitomate), zanahoria y yogur.

★★★★ Magnesio

Este mineral puede ayudar a disminuir la presión arterial, mejorar la función arterial, así como la proporción de colesterol LBD "malo" y de colesterol LAD "bueno", reducir la oxidación del colesterol LBD, disminuir la inflamación celular y bajar el riesgo de sufrir arteroesclerosis. Mejora la circulación de la sangre hacia las arterias coronarias, ayuda a mantener un ritmo cardíaco regular y mejora la tolerancia al ejercicio.[783] La dosis recomendada de magnesio es de 300 a 500 miligramos diarios. Heces aguadas indican que se está consumiendo un exceso de magnesio.

Desventaja: El magnesio es peligroso para las personas con funcionamiento reducido de los riñones o enfermedades de los riñones.

Efectos secundarios: Diarrea. Acuérdese de que la leche de magnesia se utiliza desde hace décadas para combatir el estreñimiento.

Costo: Variable; más o menos 3 dólares por una cantidad suficiente para 3 meses de la empresa Bronson Laboratories.

ALIMENTOS RICOS EN MAGNESIO*

Hipogloso, 3 onzas (84 g)	90 miligramos
Almendra, 1 onza (28 g)	80 miligramos
Nuez de la India, 1 onza	75 miligramos
Frijol de soya, ½ taza	75 miligramos
Espinaca, ½ taza	75 miligramos
Frutos secos mixtos, 1 onza	65 miligramos
Shredded wheat, 2 trozos	55 miligramos
Avena instantánea, 1 taza	55 miligramos
Papa al horno, mediana	50 miligramos
Cacahuate, 1 onza	50 miligramos
Frijoles de caritas, ½ taza	45 miligramos
Yogur natural sin grasa, 8 onzas (224 g)	45 miligramos
Arroz integral, ½ taza	40 miligramos
Lenteja, ½ taza	35 miligramos
Aguacate, ½ taza	35 miligramos
Plátano amarillo, mediano	30 miligramos

* Lista derivada de datos proporcionados por la Oficina de Suplementos Dietéticos de los Institutos Nacionales para la Salud

Alimentos especiales

Desde hace años hemos escuchado que comer ajo o apio sirve para bajar la presión arterial. No obstante, los datos sobre el ajo son ambivalentes. Hasta la fecha se han realizado nueve estudios significativos. Seis de ellos han mostrado ciertos beneficios mientras que en los otros tres no hubo ninguna disminución en la presión arterial.[762] Un metaanálisis de todas las investigaciones sobre el ajo publicado por la revista médica *Archives of Internal Medicine* llegó a la siguiente conclusión: "Las pruebas indican posibles beneficios reducidos a corto plazo del ajo sobre algunos factores lípidos y antiagregantes, efectos insignificantes sobre la presión arterial y ningún efecto sobre los niveles de glucosa".[763] Por lo tanto, no esperaríamos que el ajo influya mucho en su presión arterial. Por otro lado, guisar con ajo y utilizarlo en sus aliños (aderezos) para ensaladas no le hará daño.

• • •

P. *Desde 1985 sufro de presión arterial alta y he tomado muchos medicamentos, entre ellos* Vasotec *y* Maxzide. *Todos me han producido efectos secundarios como resequedad de la boca o pérdida del cabello y ninguno ha logrado bajar mi número inferior de 90.*

Hace unos 2 años me enteré de que se puede tomar ajo para la presión arterial. Tomo dos píldoras al día. Desde hace más de un año mi presión arterial se ha mantenido más o menos en 135/80. Juro que el ajo sirve, aunque los médicos digan que no es muy eficaz.

R. Ciertas investigaciones preliminares con animales y seres humanos sugieren que el ajo llega a tener un efecto modesto principalmente sobre la presión arterial diastólica (el número inferior). Sin embargo, el ajo no reemplaza los medicamentos vendidos con receta y es posible que los suplementos de ajo interactúen con algunas medicinas de receta y aumenten el riesgo de hemorragias. No obstante, agregar ajo fresco a los alimentos definitivamente es razonable.

• • •

Los entusiastas del apio insisten en que ocho tallos al día hacen que baje la presión arterial. No conocemos estudios sólidos que respalden este concepto. No obstante, nos gusta el apio y probablemente no le haga daño realizar el experimento. Compre una cantidad suficiente de apio para durarle un par de semanas y mida su presión arterial con regularidad. Si baja, tanto mejor. Y aunque su presión arterial no se mueva no habrá perdido nada. El apio contiene mucha fibra saludable.

Y luego está la historia de la berenjena. Recibimos una carta asombrosa de un lector, la cual despertó bastante nuestro interés. Desafortunadamente parece que no tiene fundamento.

• • •

P. *¿Alguna vez han escuchado mencionar este remedio para la presión arterial alta?*

Lave una berenjena mediana sin pelarla. Córtela en cubos de 1 pulgada (2,5 cm).

Ponga los cubos de berenjena en un

frasco de vidrio de un galón (3,8 l) de capacidad y cubra la berenjena con agua destilada. Meta el frasco al refrigerador por 4 días. Tome 1 onza (30 ml) del agua al día y mida su presión arterial diariamente.

Más o menos después de una semana la berenjena empezará a desintegrarse; tire los cubos pero siga bebiendo 1 onza de agua diariamente.

Asegúrese de revisar su presión arterial, ya que puede empezar a bajar de manera acelerada.

Una vez que su presión arterial llegue a un buen nivel, tendrá que experimentar para determinar con qué frecuencia tomar el agua de berenjena. Quizá sea cada dos días o incluso menos seguido.

R. Su remedio es fascinante, pero no pudimos confirmar que sirva para bajar la presión arterial.

La berenjena es una verdura popular en muchas partes del mundo. En inglés, aparte de *eggplant,* también se le llama *aubergine, garden egg* o *melanzana.* La cáscara contiene antocianidinas, unos compuestos parecidos a los de la zarzamora o la uva morada, y la pulpa es rica en fibra soluble, la cual puede ayudar a hacer bajar los niveles de colesterol.

El Estudio de la Salud de las Enfermeras ha llevado el seguimiento a decenas de miles de mujeres desde hace

décadas para conocer los efectos de la dieta y el estilo de vida sobre la salud. Sorprendentemente se reveló que el consumo de berenjena está relacionado con un nivel más elevado de presión arterial (*Hypertension*, mayo del 1996). Con base en estas investigaciones, no cambiaríamos ningún medicamento por la berenjena.

• • •

Hay investigadores que están estudiando los alimentos que posiblemente inhiban la enzima de conversión de la angiotensina. Los fármacos que bloquean esta enzima figuran entre las píldoras más exitosas para la presión arterial disponibles en la farmacia. Los científicos opinan que algunos ingredientes del queso Gouda añejo son prometedores. Y unos investigadores japoneses están estudiando los compuestos de productos de leche fermentada como kéfir (disponible en la sección de lácteos de las tiendas de productos naturales). Aún sería prematuro recomendar tales alimentos como tratamiento contra la presión arterial alta (hipertensión), pero usted podría realizar su propio experimento para ver qué pasa.

Los suplementos dietéticos

Nunca sugeriríamos sustituir un medicamento para la presión arterial vendido con receta por una hierba o un suplemento dietético. Simplemente no se cuentan con datos suficientes para demostrar su eficacia con claridad. Una

vez dicho eso, hay datos que respaldan la eficacia potencial de la coenzima Q_{10} (CoQ_{10}).[764] Mientras consulte a su médico para asegurar que él o ella esté de acuerdo con el programa, parece razonable agregar la CoQ_{10} a su régimen normal y vigilar su progreso.

Otro suplemento resulta prometedor, sobre todo para las personas que padecen prehipertensión (es decir, aquellos que están en el límite de la presión arterial alta/hipertensión). Unos investigadores de la Universidad de California en Davis dieron extracto de semilla de uva o bien placebo a un pequeño grupo de tales pacientes, así como a personas con niveles normales de presión arterial. En promedio, las que tomaron la semilla de uva (150 ó 300 miligramos diarios) experimentaron una baja de 12 puntos en su presión arterial sistólica y de 8 puntos en su presión arterial diastólica.[765] Los investigadores especulan que el efecto del extracto de semilla de uva tal vez se deba a que dilata los vasos sanguíneos.

Cómo manejar sus medicamentos

Tratar la presión arterial alta (hipertensión) con éxito requiere supervisión médica. No es un proyecto para realizarse por cuenta propia. Los medicamentos que tome deberán ajustarse para controlar su presión arterial y reducir su riesgo de sufrir un infarto o derrame cerebral. Mientras tanto, no deben hacerlo sufrir. Por eso para que tal proyecto tenga éxito es esencial que la comunicación entre el paciente y el médico sea buena.

Evite las trampas

Hay ciertas cosas que no debe consumir. ¡Para empezar evite el caramelo de regaliz (orozuz)! Este dulce llega a trastornar el metabolismo por completo, a privar al cuerpo de potasio, a alterar los niveles hormonales y a hacer que la presión arterial salga disparada. Todo ello les puede pasar a las personas que tienen la presión arterial normal. Imagínese si alguien la tiene alta.

● ● ●

P. *Escuché que el caramelo de regaliz sirve para bajarles la líbido a los hombres, así que se me ocurrió ver si funcionaba. Mi esposo tiene impulsos sexuales exagerados. Quiere que hagamos el amor cada dos días y a mí simplemente no me interesa tan seguido.*

Sin embargo, le encanta el caramelo de regaliz, así que empecé a comprarlo para ver qué pasaba. Y en efecto, perdió el interés un poco.

La semana pasada regresó preocupado de su examen físico porque tenía la presión arterial alta. Nunca había sufrido este problema antes, pero su médico quiere darle medicamentos. Ahora temo que el caramelo de regaliz a lo mejor le está haciendo daño.

R. Si el caramelo contiene regaliz de verdad, en efecto puede tanto afectar la líbido de su esposo como su presión arterial. Una carta dirigida a la revista médica *New England Journal of Medicine* describió los resultados de un estudio piloto. Unos hombres que consumieron cantidades pequeñas de caramelo de regaliz por una semana terminaron con niveles sustancialmente más bajos de testosterona.

En otro estudio unos voluntarios recibieron dosis diferentes de regaliz por entre 2 y 4 semanas. La dosis más pequeña (50 gramos, lo cual equivale a varios caramelos de goma/*jelly beans*) produjo un aumento de casi 4 puntos en la presión arterial de los participantes. Los que consumieron la dosis más alta (200 gramos, más o menos el tamaño de una barra de confitura) experimentaron un alza de casi 14 puntos en su presión arterial.

Sugerimos que elimine el regaliz de la dieta de su esposo. Es posible que un asesor pueda ayudarles a encontrar una transigencia que los satisfaga a ambos.

● ● ●

Los analgésicos plantean otro problema. Millones de personas toman ibuprofeno (*Advil, Motrin IB*) y naproxeno (*Aleve*) en sus presentaciones vendidas sin receta día tras día. A eso se agregan los AINE (antiinflamatorios no esteroideos) como diclofenac (*Voltaren*), etodolac (*Lodine*), ketoprofeno (*Orudis*), meloxicam (*Mobic*), nabumetona (*Relafen*), naproxeno

(*Naprosyn*), oxaprozina (*Daypro*) o piroxicam (*Feldene*). Esta clase de medicamentos puede elevar la presión arterial. Es uno de los motivos por los cuales la Dirección de Alimentación y Fármacos (*FDA* por sus siglas en inglés) ha agregado advertencias más fuertes acerca de los riesgos cardiovasculares relacionados con los AINE a la información de prescripción que acompaña estos fármacos.

Desafortunadamente la mayoría de las personas tienden a pasar por alto las advertencias. No obstante, tratar de hacer bajar la presión arterial mientras se toma un AINE es como tratar de subir corriendo una montaña calzando zapatos de cemento. No llegaría muy lejos.

● ● ●

P. *Me gustaría señalar un problema con el que me encontré al usar* **Preparation H** *como tratamiento para la piel. Hace mucho tiempo leí algo que ustedes escribieron acerca de las bondades de este ungüento para la piel rozada, así que lo apliqué a mi zona genital durante más o menos un año según hiciera falta, aproximadamente una vez cada dos semanas.*

Mi presión arterial empezó a dispararse terriblemente de repente hasta 255/140 con cierta frecuencia, empezaba de un momento a otro y duraba varias horas mientras la cara se me ponía muy roja. (Mi lectura normal es de 150/75 con una dosis baja del medicamento **Lotensin**)*. Nadie supo identificar la causa y pasaron muchos meses antes de que leyera la advertencia impresa con letra menuda sobre la caja de* **Preparation H** *de que no debe usarse si se toman medicamentos para la presión arterial. ¡Esa fue la causa de mis numerosos eventos de emergencia!*

Ni mi médico ni mi farmacéutico me creyeron en un principio, pero después de revisar los ingredientes coincidieron en que había descubierto algo tan importante que se lo dirían a todos sus pacientes mayores. Tal vez ustedes también quieran advertirles a las personas.

R. Gracias por alertarnos con respecto a este asunto. Antaño *Preparation H* contenía aceite de hígado de tiburón y un derivado de célula de levadura viva (*live yeast cell derivative* o *LYCD* por sus siglas en inglés). En aquel entonces recibimos muchos testimonios de personas a quienes les sirvió para acelerar la curación de heridas, minimizar las arrugas e incluso reparar la corteza raspada de los árboles.

Cuando la FDA prohibió el LYCD hace algunos años se cambió la fórmula del producto. Ahora los productos *Preparation H* contienen fenilefrina, un descongestionante que estrecha los vasos sanguíneos hinchados. Cuando se aplica a tejidos delicados como el recto (o los genitales), es posible que el

torrente sanguíneo absorba el ingrediente, por lo que se eleva la presión arterial.

La etiqueta de Preparation H advierte que se consulte a un médico antes de usarlo si se padece una enfermedad cardíaca o presión arterial alta o si se está tomando un fármaco vendido con receta contra la presión arterial alta.

• • •

Existen cientos de medicamentos que deben evitarse si se tiene la presión arterial alta. Lea las etiquetas de todos los productos vendidos sin receta y consulte a su médico para asegurarse de que las píldoras que toma contra las alergias no vayan a dificultar el tratamiento de su presión arterial alta.

Cuidado con la depresión por betabloqueadores

Los betabloqueadores figuran entre los medicamentos que más se prescriben para tratar la presión arterial en este país. Las estadísticas más recientes indican que se vendieron más de 115 millones de recetas al año. Suponiendo que cada receta corresponde a 30 píldoras, esa cantidad equivaldría a 3.450.000.000 de píldoras. Si bien es cierto que

los betabloqueadores se prescriben contra afecciones diversas, como arritmia, angina de pecho y migrañas, históricamente la presión arterial alta ha sido la locomotora que jala el tren de los betabloqueadores.

Su popularidad como tratamiento para la presión arterial alta se debe a que existen desde hace décadas, lo cual les otorga el beneficio de la familiaridad. El primer betabloqueador importante fue el propranolol, aprobado por la FDA en 1967 bajo el nombre de marca *Inderal*. Actualmente el mercado de los betabloqueadores se encuentra dominado por atenolol (*Tenormin, Tenoretic*) y metoprolol (*Lopressor, Toprol XL*). Entre los dos fármacos se han dispensado más de 100 millones de recetas al año.

Sospechamos que una de las razones por las que los betabloqueadores gozan de tal popularidad entre las compañías de seguros y las organizaciones de mantenimiento de la salud (o *HMO* por sus siglas en inglés) es porque no salen caros. En vista de que se venden desde hace tanto tiempo están disponibles en

> "Analizamos sistemáticamente todos los estudios de resultados a largo plazo y no encontramos prueba alguna de que el tratamiento basado en betabloqueadores, si bien hace bajar la presión arterial, reduzca el riesgo de padecer infartos o derrames cerebrales. A pesar de la falta de eficacia de los betabloqueadores hay una gran incidencia de efectos adversos. En el estudio del MRC [Consejo para la Investigación Médica], por cada infarto o derrame cerebral que pudo prevenirse, tres pacientes dejaron el atenolol por impotencia y otros siete por fatiga. Por lo tanto, la proporción de riesgos y beneficios de los betabloqueadores se caracteriza por su falta de eficacia y múltiples efectos adversos".[788]
> —F. H. Messerli et al., *American Journal of Hypertension*, 2003

presentación genérica y significan un gran ahorro para quienes pagan las cuentas.

Bien, pero ¿qué es un receptor beta y por qué querríamos bloquearlo? Lo que en realidad se bloquea al tomar estos medicamentos son los receptores beta que se encuentran en las células de todo el cuerpo: en el corazón, en los pulmones y alrededor de los diminutos músculos que rodean los vasos sanguíneos. Cuando estos receptores se bloquean se le dificulta a la adrenalina (epinefrina) estimular el corazón u otras células.

Nos gusta imaginarnos los betabloqueadores un poco como si fueran los mecanismos de control de velocidad que tienen los autobuses de transporte escolar. Para evitar que el conductor avance muy rápido, el motor cuenta con un aparato que le impide rebasar cierta velocidad sin importar cuánto se oprima el acelerador. Lo mismo ocurre con los betabloqueadores. Sin importar cuánto ejercicio se haga nunca será posible acelerar la frecuencia cardíaca por encima de cierto límite. Esta acción evita que el corazón trabaje de más.

¿Qué tan buenos son los betabloqueadores para combatir la presión arterial alta? A pesar del hecho de que se hayan recetado con tanto entusiasmo por muchísimo tiempo, los cardiólogos de punta están expresando cada vez más preocupación en el sentido de que los betabloqueadores en general y el atenolol en particular tal vez no sean tan buenos para tratar la presión arterial alta.[767] Los especialistas en cardiología están diciendo que los betabloqueadores "no deben seguir siendo la primera opción para tratar la presión arterial alta primaria".[768, 769] De hecho, un grupo de médicos incluso publicó un artículo en la revista médica *American Journal of Hypertension* (octubre del 2003) con el título "Beta-Blockers in Hypertension—The Emperor Has No Clothes" ("Los betabloqueadores y la hipertensión: el emperador no tiene ropa").[770]

Lo asombroso es que de acuerdo con algunos expertos las pruebas de la eficacia de los betabloqueadores "para prevenir los infartos y los derrames cerebrales relacionados con la presión arterial alta siempre fueron inadecuadas".[771] Una revisión de los estudios más importantes sobre el uso del atenolol para tratar la presión arterial alta llegó a la conclusión de que no reducía el riesgo de sufrir un infarto o de morir más que el placebo o ningún tratamiento en absoluto. De hecho se manifestó un mayor riesgo de padecer un derrame cerebral que con otros fármacos para la presión arterial. Los autores afirmaron a manera de conclusión que los resultados de su análisis "arrojaron dudas sobre la conveniencia del atenolol como fármaco para los pacientes hipertensos".[772]

No sólo existen dudas serias con respecto a la eficacia de los betabloqueadores como el atenolol como tratamiento para la presión arterial alta, sino que también hay inquietudes acerca de sus efectos secundarios. Esta clase de fármaco puede producir un aumento de peso,[773] elevar el nivel de colesterol (lo cual no es bueno cuando se trata de prevenir las enfermedades cardíacas), inducir una depresión psicológica (la "depresión de los betabloqueadores") y provocar fatiga, trastornos estomacales, insomnio, pesadillas, confusión, problemas de memoria, letargo, manos y pies fríos, falta de aliento, sarpullido, pérdida del cabello, vista borrosa, mareos, dolor en las articulaciones y dificultades sexuales.

El asunto hace recordar un poco el escándalo en torno a *Vioxx*, excepto que los medios de comunicación no se han dado cuenta para nada de la importancia de las investigaciones. Por si fuera poco, a diferencia de *Vioxx*, que sólo se vendió por unos cuantos años, el atenolol se les ha prescrito a decenas de millones de pacientes hipertensos desde hace décadas.

• • •

P. *Creo que he sufrido los efectos de un exceso de medicamentos. Mi doctor me recetó* Inderal *para la presión arterial alta y luego cambió la prescripción por metoprolol y finalmente por nadolol. Viví un verdadero infierno porque padecí una depresión grave. Cuando me quejé de mi estado depresivo y pregunté si a lo mejor los medicamentos tenían que ver, hizo caso omiso de mis inquietudes y me recetó un antidepresivo. Ese me causó ansiedad y insomnio, así que agregó un tranquilizante.*

Finalmente desarrollé asma y me tuvieron que quitar los betabloqueadores. Mi energía regresó, mi estado de ánimo mejoró y ya no me hicieron falta el antidepresivo ni el tranquilizante.

Ahora tomo Zestril y el único problema que tengo es una tos terrible que no mejora con medicina para la tos. ¿Se trata de un efecto secundario?

R. Se recurre mucho a los medicamentos para el corazón conocidas como betabloqueadores, como atenolol, metoprolol, nadolol, propranolol y timolol, debido a sus beneficios cardiovasculares: reducen la presión arterial y ayudan a normalizar la arritmia. Algunas personas se quejan de fatiga y depresión al tomar tales fármacos. Por lo general los pacientes asmáticos deben evitar los betabloqueadores. Subir de peso también puede ser un problema con estos medicamentos.

Con frecuencia el hecho de que medicamentos recetados en relación con problemas físicos como la presión arterial puedan afectar el estado de ánimo o la personalidad toma por sorpresa a los afectados. *Zestril* y otros inhibidores de la ECA a veces llegan a provocar una tos difícil de curar.

• • •

¡Nunca hay que dejar de tomar un betabloqueador de repente! Se podría provocar un rebote con aumento de la presión arterial, un ataque grave de angina de pecho o incluso un infarto. Cualquier persona que quiera descontinuar tales medicamentos debe hacerlo de manera gradual y sólo bajo supervisión médica cuidadosa.

Los betabloqueadores desempeñan un papel esencial en el tratamiento de otras afecciones como la cardiopatía coronaria, la arritmia y la insuficiencia cardíaca. Son particularmente valiosos para prevenir un segundo infarto cuando ya se ha sufrido uno. Sin embargo, a estas alturas está bastante claro que estos fármacos rara vez deben constituir la primera opción para tratar la presión arterial. Es posible que sean valiosos cuando no se logra un control adecuado con otras clases de medicamentos, pero usted y su médico tendrán que determinar si los beneficios superan los riesgos.

Los diuréticos

El primer avance realmente importante en el tratamiento de la presión arterial alta se dio en 1958, cuando la clorotiazida se introdujo al mercado. Antes de desarrollarse este diurético del tipo de las "tiazidas", los médicos instaban a sus pacientes a eliminar la sal de sus dietas. Se trataba de una de las poca opciones de tratamiento de las que disponían y su eficacia era limitada. Otros fármacos que había en ese entonces, como la reserpina, un derivado de la planta *Rauwolfia serpentina*, con frecuencia producían efectos secundarios muy graves, como depresiones con tendencias al suicidio.

Si bien la clorotiazida y otros compuestos semejantes revolucionaron la forma de tratar la presión arterial, con el tiempo perdieron su atractivo. Otros medicamentos de más

DIURÉTICOS COMUNES

- Bendroflumethiazide (bendroflumetiazida) (*Naturetin*)

- Benzthiazide (benztiazida) (*Exna*)

- Bumetanide (bumetanida) (*Bumex*)

- Chlorothiazide (clorotiazida) (*Diuril, Diachlor, Diurigen*)

- Chlorthalidone (clortalidona) (*Hygroton*)

- Ethacrynic acid (ácido etacrínico) (*Edecrin*)

- Furosemide (furosemida) (*Lasix*)

- Hydrochlorothiazide (hidroclorotiazida) (*Esidrix, HCTZ, HydroDIURIL, Oretic*)

- Hydroflumethiazide (hidroflumetiazida) (*Diucardin*)

- Indapamide (indapamida) (*Lozol*)

- Methyclothiazide (meticlotiazida) (*Aquatensen, Enduron*)

- Polythiazide (politiazida) (*Renese*)

- Trichlormethiazide (triclormetiazida) (*Diurese, Metahydrin, Naqua*)

reciente aparición, como los betabloqueadores, los bloqueadores de los canales de calcio y los inhibidores de la ECA, llamaban más la atención y parecían más potentes. En vista de que los diuréticos eran antiguos y estaban disponibles en presentación genérica, las compañías farmacéuticas promovieron los productos nuevos más caros. Los doctores respondían prescribiendo *Tenormin* (atenolol) o *Procardia* (nifedipina). Ahora sabemos que tales fármacos no son mejores y posiblemente hasta sean

★★★★ Clortalidona

Muchos médicos creen que todos los diuréticos del tipo de las tiazidas son iguales. La hidroclorotiazida (*Esidrix*, *HCTZ*, *HydroDIURIL*, *Oretic*) es por mucho la que más se prescribe. Si bien su eficacia es indudable, preferimos la clortalidona. Para empezar se trata del diurético del tipo de las tiazidas que se usó en el estudio ALLHAT y que resultó tan bueno para reducir los derrames cerebrales y otros sucesos cardiovasculares. Por otra parte, la clortalidona permanece en el cuerpo por más tiempo que otras tiazidas y es posible que sea más eficaz para controlar la presión arterial, sobre todo durante la noche.[796, 797]

Desventaja: Micción más frecuente, ya que así es, en parte, cómo funciona el fármaco. La probabilidad de padecer disfunción sexual puede ser mayor que con otros medicamentos para la presión arterial.[798]

Efectos secundarios: Agotamiento del potasio y del magnesio, calambres musculares, gota y elevación de los niveles de glucosa en la sangre. Entre las reacciones adversas menos comunes es posible que figuren trastornos estomacales, falta de apetito, diarrea, mareos, mayor susceptibilidad a sufrir quemaduras del sol, sarpullido, vista borrosa, dolores de cabeza y trastornos sanguíneos.

Costo: Entre 4 y 6 dólares mensuales, aproximadamente, cuando se compran 100 píldoras a la vez en lugares como Costco.

peores que los diuréticos anticuados y poco glamurosos.

La Prueba del Tratamiento Antihipertensor y Reductor de Lípidos para Prevenir los Infartos (o *ALLHAT* por sus siglas en inglés) sacudió al mundo de la cardiología en el 2002.[777] Dentro del marco de este estudio patrocinado por el gobierno, que costó $120 millones de dólares, se llevó el seguimiento de más de 40.000 participantes durante años para determinar los resultados obtenidos con varios fármacos para bajar la presión arterial. Los científicos observaron que la clortalidona, un diurético económico, era mejor que varias píldoras populares de marca para la presión arterial.

La industria farmacéutica había gastado miles de millones de dólares en investigar y promover productos como *Norvasc* (amlodipina), *Cardura* (doxazosina) y *Zestril* y *Prinivil* (lisinopril). Para obtener la aprobación de la Dirección de Alimentación y Fármacos (*FDA* por sus siglas en inglés), las empresas farmacéuticas sólo tienen que probar que un medicamento hace bajar la presión arterial de manera más eficaz que el placebo. No cuentan con muchos incentivos para comparar los fármacos de manera directa a fin de establecer cuál produce la mejoría más notable en la salud.

Por eso la investigación gubernamental fue tan importante. En lugar de sólo registrar las cifras dictadas por un monitor de presión arterial, los científicos tomaron en cuenta si las personas habían padecido infartos, derrames cerebrales o deficiencia cardíaca, o bien si habían muerto. Al hablar con nosotros, el Dr. Curt Furberg, PhD, presidente del comité directivo del estudio, describió las conclusiones del mismo de la siguiente forma: "Es importante lograr que baje la presión arterial, pero también importa el cómo. Los diuréticos ofrecen tres ventajas: no han sido superados en su capacidad para hacer bajar la presión arterial; reducen mejor las complicaciones cardiovasculares de la hipertensión; y son entre 10 y 20 veces más baratos que los fármacos de marca de aparición más reciente".[778]

Es probable que muchos médicos se hayan sorprendido al saber que de acuerdo con esta prueba el alfabloqueador *Cardura* (doxazosina) de hecho incrementa el riesgo de sufrir una insuficiencia cardíaca en comparación con el tratamiento con diuréticos. Lo mismo resultó con respecto al bloqueador de los canales de calcio *Norvasc* (amlodipina), el cual aumentó el riesgo de padecer una insuficiencia cardíaca en un 38 por ciento. El Dr. Furberg calcula que puede haber 35.000 casos adicionales de insuficiencia cardíaca al año si 7 millones de pacientes toman este tipo de fármaco.

Desde luego nadie debe descontinuar ningún medicamento para la presión arterial sin antes haber consultado detenidamente a un médico y sin contar con la supervisión atenta de un doctor. Además, *Norvasc* y otros fármacos semejantes sí desempeñan un papel importante para tratar algunas afecciones del corazón. Sin embargo, lo que ALLHAT indica es que los medicamentos para la presión arterial no son todos iguales.

Por mucho que valoremos los diuréticos del tipo de las tiazidas en general y la clortalidona en particular, estos productos no son perfectos cuando se trata de hacer bajar la presión arterial. Si bien son baratos y eficaces, pueden causar varios efectos secundarios graves. Una complicación potencial del tratamiento con diuréticos es que suban los niveles de glucosa en la sangre, lo cual llega a aumentar el riesgo de padecer diabetes. Además, existe la posibilidad de que estos fármacos eleven los niveles de ácido úrico, lo cual puede provocar accesos dolorosísimos de gota.

No obstante, la mayor complicación es que se agoten los minerales esenciales magnesio y potasio. Es importante someterse a análisis de sangre regularmente a fin de medir los niveles de ambos electrolitos y para asegurarse que se encuentren dentro de límites normales. Mantener un nivel bajo de magnesio o de potasio tiene consecuencias negativas graves para la salud. Hay que lograr un equilibrio adecuado entre ambos minerales. Encontrará una lista de alimentos ricos en magnesio en la página 451. En cuanto a algunas fuentes de potasio, vea la página 450, columna derecha.

A fin de evitar que se agote el potasio, como sucede con tantos diuréticos del tipo de las tiazidas, los médicos prefieren los diuréticos que preservan el potasio, como la amilorida retener el potasio, es posible que se termine con una sobrecarga de este mineral. Tal situación es tan peligrosa como la falta de potasio. Entre los síntomas potenciales figuran dificultades para respirar, debilidad, confusión, un índice cardíaco lento y cambios posiblemente mortales en el ritmo cardíaco. Resulta esencial someterse a análisis de sangre periódicamente para que un médico vigile el uso seguro de estos medicamentos.

Los mejores medicamentos

Uno de los avances más extraordinarios en las investigaciones farmacéuticas, así como con respecto al manejo de la presión arterial, surgió en las selvas del Brasil. Un científico brasileño se dio cuenta de que las personas mordidas por la víbora venenosa jararaca experimentaban un gran descenso en su presión arterial. Al aislar el poder del veneno de

(*Midamor*), la espironolactona (*Aldactone*) y el triamtereno (*Dyrenium*). Se les prescribe solos o bien, lo que es más común, en combinación con hidroclorotiazida (*Aldactazide, Dyazide, Maxzide* y *Moduretic*). Tales fármacos comparten algunas reacciones adversas y precauciones con los diuréticos comunes.

Los diuréticos que preservan el potasio plantean problemas significativos al combinarse con inhibidores de la ECA como el benazepril (*Lotensin*), el captopril (*Capoten*), el enalapril (*Vasotec*), el fosinopril (*Monopril*), el lisinopril (*Prinivil, Zestril*), el quinapril (*Accupril*) y el ramipril (*Altace*). Ya que los inhibidores de la ECA también le ayudan al cuerpo a

★★★★★ Inhibidores de la ECA

Los inhibidores de la ECA nos parecen extraordinarios. Son muy eficaces para controlar la presión arterial y para reducir las complicaciones de las enfermedades cardiovasculares. Por lo común estos fármacos se toleran bien y producen menos disfunción sexual que otros medicamentos para la presión arterial. Ojalá pudiéramos decir cuál es mejor. Algunos cardiólogos en los que confiamos parecen inclinarse por los medicamentos de acción más larga como perindopril (*Aceon*), ramipril (*Altace*) y trandolapril (*Mavik*), pero sin ensayos clínicos en que sus efectos se comparen de manera directa es difícil recomendar un inhibidor de la ECA por encima de otro.

Desventaja: Estos fármacos les causan alergia a algunas personas, provocándoles una hinchazón posiblemente mortal de la cara, la lengua, los labios y las vías respiratorias. A la primera señal de una reacción alérgica hay que acudir a la sala de urgencias.

La tos es la otra gran complicación. Es difícil de controlar y puede requerir otro tipo de tratamiento para la presión arterial alta (hipertensión), como un bloqueador de los receptores de la angiotensina.

Es posible que los niveles de potasio se eleven peligrosamente de vez en cuando. Vigílelos con cuidado.

Siempre consulte a su médico y a su farmacéutico acerca de posibles interacciones con otros fármacos. Hay varios, entre ellos los diuréticos ahorradores de potasio.

Efectos secundarios: Una tos seca y entrecortada es el efecto secundario más frecuente. Otras reacciones adversas menos comunes son mareos, debilidad, sarpullido, comezón, trastornos estomacales, dolor de cabeza y un nivel elevado de enzimas relacionadas con el funcionamiento de los riñones.

Costo: Entre 10 y 15 dólares mensuales, más o menos, por productos genéricos como captopril o lisinopril; y entre 45 y 60 dólares al mes por medicamentos de marca.

---

la víbora para hacer bajar la presión arterial, los farmacólogos produjeron unas sustancias químicas con cualidades farmacéuticas.

Estos compuestos derivados del veneno actúan al bloquear una enzima que convierte una sustancia química natural, la angiotensina I, en un vasoconstrictor potente llamado angiotensina II, el cual a su vez eleva la presión arterial. Los fármacos que resultan de ello se llaman inhibidores de la enzima de conversión de la angiotensina (inhibidores de la ECA o *ACE inhibitors* en inglés). El primero fue el captopril (*Capoten*). Le siguió una amplia gama de otras sustancias químicas que han revolucionado el tratamiento de la presión arterial alta.

Desde todo punto de vista, actualmente se considera que los inhibidores de la ECA son la mejor opción para tratar la presión arterial alta (hipertensión) en muchos pacientes. También es posible que ofrezcan beneficios para tratar la insuficiencia cardíaca congestiva y las enfermedades renales relacionadas con la diabetes, así como para la prevención secundaria de derrames cerebrales al combinarse con un diurético. Hay motivos para creer que estos fármacos tal vez reduzcan el riesgo de desarrollar diabetes.[779]

Es posible que al agregarse un inhibidor de la ECA a un diurético del tipo de las tiazidas se compense la pérdida de potasio y el riesgo de desarrollar una diabetes inducida por fármacos. De acuerdo con el Dr. Furberg se trata de "una combinación perfecta".[780]

• • •

P. *¿Es toser por la noche un efecto secundario de alguno de los* inhibidores de la ECA*? Tomo* Zestril *y la tos me está causando molestias terribles. Ni siquiera los medicamentos para la tos que contienen dextrometorfano la alivian.*

R. Tal como usted ha descubierto, una tos persistente que no responde a medicamentos supresores tal vez constituya una reacción a medicamentos para la presión arterial como el lisinopril (*Prinivil, Zestril*). Pregúntele a su médico sobre la posibilidad de tomar un suplemento de hierro (sulfato ferroso). Un estudio pequeño observó que algu-

nos pacientes obtuvieron una gran mejoría en la tos causada por un inhibidor de la ECA al tomar tal suplemento (*Hypertension*, agosto del 2001). Algunas personas logran suprimir la tos con barras de caramelo. Es posible que la tos desaparezca sola tras varias semanas.

Otra opción es cambiar de medicamento para la presión arterial. Un lector nos comunicó lo siguiente: "Durante 2 años sufrí una tos crónica diagnosticada ya sea como alergia, infección de los senos nasales o acidez (agruras, acedía). Tomaba lisinopril para la presión arterial. Cuando leí que la tos puede ser uno de sus efectos secundarios, consulté a mi médico. Me cambió a *Cozaar.* Al cabo de menos de una semana la tos amainó. Ahora puedo dormir toda la noche sin ser despertado por la tos".

• • •

Los bloqueadores de los receptores de la angiotensina

Existe una alternativa para los inhibidores de la ECA. Los bloqueadores de los receptores de la angiotensina (BRA) actúan de manera más o menos semejante, pero pueden reemplazar a los inhibidores de la ECA en el caso de las personas que no toleran estos fármacos, ya que rara vez producen tos como efecto secundario. Sin embargo, la pregunta que permanece sin

BLOQUEADORES DE LOS RECEPTORES DE LA ANGIOTENSINA

- Candesartan (candesartán) (*Atacand*)

- Eprosartan (eprosartán) (*Teveten*)

- Irbesartan (irbesartán) (*Avapro*)

- Losartan (losartán) (*Cozaar*)

- Losartan (losartán) e hydrochlorothiazide (hidroclorotiazida) (*Hyzaar*)

- Olmesartan (olmesartán) (*Benicar*)

- Telmisartan (telmisartán) (*Micardis*)

- Valsartan (valsartán) (*Diovan*)

responder es si los BRA son igualmente eficaces para prevenir los infartos que los inhibidores de la ECA. Algunos cardiólogos prescriben dosis reducidas tanto de ARB como de inhibidores de la ECA, combinándolos a fin de controlar mejor la presión arterial de lo que sería posible con cualquiera de estos productos por sí solo.

Hace algunos años la revista médica *British Medical Journal* publicó un artículo editorial controvertido titulado "Angiotensin Receptor Blockers and Myocardial Infarction: These Drugs May Increase Myocardial Infarction—and Patients May Need to Be Told" ("Los bloqueadores de los receptores de la angiotensina y el infarto al miocardio: es posible que estos fármacos promuevan los infartos al miocardio y hace falta que los pacientes lo sepan").[781] Los autores hicieron una revisión de estudios

según los cuales los ARB sirven para hacer bajar la presión arterial, pero de hecho parecen incrementar el riesgo de sufrir un infarto. Sobra decir que el comentario despertó un sinnúmero de protestas dentro de la comunidad de cardiología.

Una revisión y análisis subsiguientes llegaron a la conclusión de que no hay diferencia entre los inhibidores de la ECA y los ARB. Los autores de este último estudio les aseguran a los médicos y a los pacientes que todo está bien.[782] Necesitaremos ver pruebas clínicas más amplias que tomen en cuenta resultados significativos a largo plazo (infartos y muertes) antes de llegar a una conclusión definitiva acerca de esta controversia. Si usted siente alguna inquietud, por favor trátela con su médico.

De esta manera, estimado lector, volvemos a regresar al principio. La presión arterial alta es una afección muy grave. Se trata del factor de riesgo más común en relación con el infarto, el derrame cerebral y otras afecciones cardiovasculares potencialmente mortales. Los expertos calculan que entre 50 y 65 millones de estadounidenses padecen presión arterial alta y otros 70 millones sufren prehipertensión (con una presión arterial sistólica de entre 120 y 130 mmHg y una presión arterial diastólica de 80 a 89 mmHg).[783] Es muy posible que usted mismo forme parte ya sea de un grupo o del otro.

Para elegir el mejor tratamiento tiene que haber comunicación excelente entre usted y su médico. No quiere lograr un control perfecto de su presión arterial a cambio de síntomas como mareos, depresión, fatiga, disfunción sexual o tos incontrolable. Lo que quiere es manejar su presión arterial y también gozar de una calidad alta de vida.

Otros fármacos para la presión arterial

No hemos mencionado todos los medicamentos posibles. Excluimos de nuestro análisis a los bloqueadores de los canales de calcio y los alfa-bloqueadores, por ejemplo, porque nos preocupan sus efectos secundarios. No obstante, hay situaciones en las que lo más indicado son fármacos como la amlodipina (Norvasc), el diltiazem (*Cardizem*) y el verapamil (*Calan, Covera-HS, Isoptin, Verelan*).

Otra clase de medicamentos para hacer bajar la presión arterial son los *bloqueadores de aldosterona*. Fármacos como la espironolactona (*Aldactone*) o la eplerenona (*Inspra*) llaman la atención y posiblemente ofrezcan algunas ventajas interesantes cuando los tratamientos tradicionales no surten efecto. No obstante, hay que vigilar muy de cerca los niveles de potasio. Usted y su médico tienen que colaborar para encontrar el mejor tratamiento. ¡Es posible!

Conclusiones

• La presión arterial alta es común. Es muy posible que usted o alguien a quien ama sufra esta afección. Incrementa el riesgo de padecer problemas graves de salud como un derrame cerebral, un infarto, demencia o enfermedades renales.

• Mida su presión arterial correctamente.

Compre por lo menos un aparato digital y lleve un registro de sus valores en un diario o con una computadora.

• Vigile su nivel de estrés. Compre un anillo que cambia de color según el estado de ánimo (*mood ring*) o un anillo Bio-Q de bio-rretroalimentación térmica y vigilancia del estrés (*Bio-Q Thermal Biofeedback and Stress Monitoring Ring*). Tome descansos, haga ejercicio y respire hondo siempre que se dé cuenta de que el estrés le está ganando.

• Nunca se le olvide hacer nuevas amistades, pero también cultive las viejas; las unas son de plata y las otras de oro. ¡El apoyo social es imprescindible para gozar de buena salud!

• Baje de peso y haga ejercicio. Si logra las dos cosas, es posible que no necesite medicamentos. Deshacerse de la panza y de las llantitas surtirá mejores efectos sobre su salud que casi cualquier otra cosa que se nos ocurra. La dieta DASH, que depende mucho de las verduras y las frutas, puede lograr que la presión arterial baje en la misma medida que algunos fármacos.

• Tome té y evite el café y las gaseosas. Tome un poco de jugo de granada o de uva morada diariamente. Consiéntase con un poco de chocolate oscuro.

• Aumente al máximo el beneficio de sus minerales: el calcio, el magnesio y el potasio. Obténgalos a través de la alimentación, de ser posible. Tal vez necesite un suplemento de magnesio (de 300 a 500 miligramos diarios) si toma un diurético.

• Cuídese de la depresión de los betabloqueadores. No permita que su medicina le provoque fatiga, depresión o problemas de memoria. Hable con su médico acerca de los descubrimientos más recientes sobre los betabloqueadores en cuanto tratamiento para la presión arterial alta. *¡Nunca deje de tomar* un betabloqueador de repente! Consulte a su médico antes de suspender cualquier medicamento.

• Los diuréticos son la primera opción para la mayoría de los regímenes para controlar la presión arterial. La clortalidona encabeza nuestra lista. Surte buen efecto y es económica. Los diuréticos ahorradores de potasio como el triamtereno y la hidroclorotiazida (la cual se encuentra en *Dyazide* y *Maxzide*) o bien la espironolactona (*Aldac-*

tone) tal vez ofrezcan beneficios semejantes sin el riesgo de agotar el potasio.

• Un inhibidor de la ECA puede ser de gran ayuda. Estos fármacos figuran entre los mejores tratamientos que la medicina moderna puede ofrecer para la presión arterial alta.

• Si le hace falta tratamiento adicional para su presión, colabore estrechamente con sus médicos para hallar la mejor forma de controlar su presión arterial sin sufrir efectos secundarios inaceptables.

(*Nota*: si encuentra en este capítulo términos que no entiende o que jamás ha visto, favor de remitirse al glosario en la página 561).

SUDORACIÓN EXCESIVA

• Pruebe *Certain Dri* (cloruro de aluminio)	★★★
• Experimente con leche de magnesia	★★
• Combátala con vinagre o bicarbonato de sodio	
• Remoje los pies sudorosos en té	
• Pida una receta para *Drysol*	★★★★
• Investigue la iontoforesis	
• Considere las inyecciones de *Botox*	★★

¿Por qué sudamos? Una razón importante es para regular la temperatura del cuerpo. Si no hubiera glándulas sudoríparas en la piel de todo el cuerpo, tendríamos que sacar las

lenguas y jadear como perros para refrescarnos cuando hace calor. Por otra parte, aunque la sudoración sirva para eso, muchas personas nos dirían que con eso no se agotan sus funciones. Hay quien suda mucho más de lo que haría falta para refrescar su cuerpo. Además, casi todo el mundo también suda cuando siente ansiedad.

Casi el 3 por ciento de los adultos suda en exceso. Se trata de una afección llamada *hiperhidrosis*. Sus axilas sudan hasta empaparles la camisa o la blusa. Las manos les sudan, volviendo resbalosa su piel cuando saludan a alguien de la mano. Sus pies sudan, lo que contribuye a la multiplicación de las bacterias y los hongos que producen olor. A algunas personas el sudor les chorrea por la cara aunque no hagan un esfuerzo físico. Al parecer su sistema nervioso se acelera y les indica a las glándulas sudoríparas de la piel que produzcan más sudor como respuesta al estímulo de las emociones.[785]

La sudoración excesiva llega a complicar la vida, pero es sorprendente el número de personas que no hablan de este asunto con su médico. Es una lástima, porque existen varios tratamientos eficaces.

> *Tengo un problema de sudoración en las axilas. Dirijo una funeraria y necesito usar traje y corbata; cuando hace calor, mi saco queda empapado tras sólo 30 minutos. La manchas de sudor han echado a perder varios de mis sacos y me preocupa mi imagen*.

Otro motivo importante por el que hay que hablar de este asunto con un médico es para asegurarse de que la sudoración excesiva no se deba a alguna afección médica de gravedad. Varias enfermedades pueden causar este síntoma, entre ellas diversas infecciones (como la tuberculosis y el VIH), ciertos tipos de cáncer, los ataques de pánico, el hipertiroidismo, la menopausia y la enfermedad de Parkinson.[786] Algunos medicamentos también llegan a provocar sudoración excesiva. No obstante, en la mayoría de los casos las axilas húmedas o los

ALGUNOS MEDICAMENTOS QUE ESTIMULAN LA SUDORACIÓN[806]

- bupropion (*Wellbutrin*)
- citalopram (*Celexa*)
- clomipramine (clomipramina) (*Anafranil*)
- clozapine (clozapina) (*Clozaril*)
- duloxetine (duloxetina) (*Cymbalta*)
- escitalopram (*Lexapro*)
- fluoxetine (fluoxetina) (*Prozac*)
- fluvoxamine (fluvoxamina) (*Luvox*)
- goserelin (goserelina) (*Zoladex*)
- interferon (interferón) beta-1b (*Betaseron*)
- interferon alfa-2a (*Pegasys*)
- niacin (niacina) (*Niaspan*)
- rituximab (*Rituxan*)
- ropinirole (ropinorol) (*Requip*)
- sertraline (sertralina) (*Zoloft*)
- tositumomab (*Bexxar*)

pies sudorosos simplemente se deben a la sensibilidad excesiva de las glándulas sudoríparas a los estímulos normales de la sudoración.

Los remedios que se venden sin receta

Lo primero que debe probarse al sudar demasiado de las axilas es un buen antitranspirante. Casi todos los antitranspirantes contienen aluminio. Los más fuertes lo tienen en concentraciones más altas. Algunos lectores nos han hablado del éxito obtenido con una marca de antitranspirante llamada *Mitchum*, la cual contiene tetraclorhidróxido de aluminio zirconio

★★★ Certain Dri

Este antitranspirante contiene cloruro de aluminio y se consigue sin receta médica. Al igual que otros productos de cloruro de aluminio debe aplicarse a las axilas secas (no húmedas) a la hora de acostarse. Después de repetir este tratamiento durante varios días sólo se tiene que aplicar dos o tres veces por semana. No se aplique a la piel dañada. Es posible obtener información sobre los puntos de venta al teléfono 800-338-8079.

Efectos secundarios: Puede irritar la piel o producir sarpullido. Descontinúe el uso si esto sucede.
Desventaja: Hay inquietudes sin resolver sobre la seguridad del aluminio para la salud.
Costo: Entre 5 y 6 dólares por un frasco de bolita (roll-on) de 1,2 onzas líquidas (36 ml).

al 20 por ciento. No sirve sólo para las axilas sino también para los pies sudorosos.

> *Durante años sufrí sudoración excesiva y mal olor en los pies. Probé muchos productos vendidos sin receta para los pies, pero ninguno me funcionó.*
>
> *¡Un día me froté las plantas de los pies y los espacios entre los dedos con mi desodorante para las axilas (Lady Mitchum Clear Gel) y dio resultado! Ahora me lo pongo todos los días en los pies y ya no he tenido mal olor. Por favor informen a sus lectores sobre este producto, porque ha significado una diferencia enorme en mi vida.*

Otro antitranspirante que se consigue sin receta médica es *Certain Dri*. Muchas veces les sirve incluso a las personas que sudan en exceso. *Certain Dri* contiene cloruro de aluminio, a lo que debe su eficacia.

Remedios caseros
La leche al rescate

• • •

P. Les quiero hablar de un remedio que conocí en el Brasil. Sólo hay que ponerles leche de magnesia a las axilas. ¡Es el mejor desodorante!

R. ¡Qué idea tan insólita! La leche de magnesia contiene hidróxido de magnesio, el cual funciona como antiácido y también como laxante. Sin embargo, nunca habíamos oído que se les pudiera poner a las axilas. Quizá reduzca la acidez de la piel y cree un ambiente menos propicio para las bacterias que producen el mal olor.

• • •

No sabemos con certeza de qué forma la leche de magnesia disminuya la sudoración en las axilas, aunque otras personas también nos han dicho que les funciona. Tal vez combata el mal olor al modificarles el medio ambiente a las bacterias que habitan la piel y que causan el olor característico del sudor. Lo que sí sabemos es que la leche de magnesia es un remedio seguro para la salud. Desde hace décadas las personas la ingieren como laxante. La marca *Phillips* probablemente sea la más conocida. También sabemos que muchas personas padecen niveles bajos de magnesio. (Vea nuestros comentarios sobre este "mineral magnífico" en las páginas 207 y 450). Otras personas también nos han escrito para decirnos que la leche de magnesia sirve para parar el sudor.

> **Ustedes se mostraron sorprendidos al enterarse de que alguien pudiera usar la leche de magnesia como desodorante para las axilas. Llevo varios años haciéndolo. A pesar del escepticismo que sentí al principio, he encontrado que se trata de un antitranspirante sumamente eficaz. Lo aplico directamente del frasco con los dedos.**
>
> **La leche de magnesia es barata (un frasco dura meses), se aplica de manera rápida y fácil, no huele a nada, es transparente al secarse, no mancha la ropa y funciona muy bien para eliminar el mal olor y el sudor. No contiene aluminio. (A algunas personas les preocupa que el aluminio contribuya a causar el mal de Alzheimer). No contiene otros ingredientes perjudiciales tampoco, ya que está hecho para ingerirse ".**

★★ Leche de magnesia

Agite bien el frasco antes de aplicar este producto a las axilas con los dedos. Puede usarse por la noche o por la mañana porque al parecer no mancha la ropa.

Efectos secundarios: Manténgase al tanto de señales de irritación o sarpullido. Descontinúe el uso si esto ocurre.

Desventaja: No hay estudios científicos que respalden el uso de la leche de magnesia como antitranspirante o desodorante. Las pruebas de su eficacia son de carácter meramente anecdótico.

Costo: Aproximadamente 6 dólares por 12 onzas líquidas (360 ml).

El vinagre y el bicarbonato de sodio

Si el mal olor se controla al alterar el nivel de pH de la piel, posiblemente sea por eso que a algunas personas les inspire tanto entusiasmo el uso del vinagre común como desodorante.

Otros han obtenido buenos resultados con el bicarbonato de sodio. Ambos remedios salidos de la despensa (alacena, gabinete) sirven para modificar el equilibrio entre ácidos y bases en la piel, lo cual probablemente les haga menos agradable la vida a las bacterias que producen el mal olor.

● ● ●

P. *Gracias por mencionar el uso del vinagre con agua para las axilas. La mayor parte de mi vida el mal olor de las axilas ha sido un problema para mí y he probado casi todos los productos que se venden para eso. Nada sirvió realmente para eliminar el olor.*

Cuando leí sobre el vinagre lo intenté. Ha sido un milagro. Ahora puedo salir cuando hace calor, hacer ejercicio y todas mis cosas de un día sin que se produzca ningún olor. Es asombroso y barato.

R. Gracias por su testimonio. Otra lectora nos escribió lo siguiente: "Recibí quimioterapia por cáncer de mama en el 2002 y todos los antitranspirantes me enrojecían e irritaban la piel. Mi médico me recomendó no usar ningún desodorante, pero no quise hacer eso. Probé el vinagre blanco común y funcionó tan bien que lo sigo usando desde entonces".

El vinagre diluido (mitad vinagre y mitad agua) sólo debe aplicarse a la piel intacta (no después de rasurarse) para no causar ardor. Si provoca sarpullido o alguna otra reacción hay que descontinuarlo de inmediato.

● ● ●

"*Hace algunos años me encontré con el consejo de alguien en un sitio de mensajes de internet sobre el bicarbonato de sodio como remedio para la sudoración excesiva en las axilas. A mí me funciona como por arte de magia. Me pongo un punto del tamaño de una moneda de diez centavos justo debajo de la axila. Si me paso de eso me irrita.*

Antes de eso estuve años sufriendo. Lo único para lo que me servían los desodorantes y los antitranspirantes era para manchar las cosas de blanco y para sentir pegajosas las axilas".

Trate sus manos y sus pies con té

A muchas personas la actividad excesiva de sus glándulas sudoríparas no sólo los hace sudar mucho de las axilas sino también de las manos y los pies. Algunos de los productos que sirven como antitranspirantes para las axilas pueden aplicarse de igual manera a las manos o los pies.

"*Mi hija padece hiperhidrosis desde bastante joven. Cada primavera y verano dedica horas a preparar sus sandalias (chancletas) nuevas para poderlas usar. Las forra con muletón (molesquín)* o algún otro material absorbente. Los pies le sudan tanto que se le salen de los zapatos si no toma estas precauciones *" .*

En algunos casos, el ácido tánico puede servir para disminuir la sudoración en las palmas de las manos y las plantas de los pies. Un remedio casero sencillo consiste en poner a remojar cinco bolsitas de té en un cuarto de galón (950 ml) de agua caliente durante 15 minutos para preparar una solución fuerte. Luego las manos y los pies se remojan en esta solución durante 30 minutos al día. La desventaja de remojar las manos en una solución de tanino es que pinta la piel, además de actuar como astringente. Sin embargo, es barato y les funciona a algunas personas. Algunos medicamentos tópicos contienen ácido tánico transparente.

• • •

P. *Leí que algunas personas utilizan el ácido tánico para controlar la sudoración excesiva en las palmas de las manos. Estoy usando* **Drysol,** *pero no resulta completamente eficaz.*

Sé que es posible hervir hojas de té para obtener una forma de ácido tánico, pero es una lata y las palmas de las manos se pintan de color café. Me gustaría probar el ácido tánico, pero no sé qué productos buscar. Les agradecería cualquier indicación que me pudieran dar, ya que me da pena esta afección.

R. Dos productos comerciales que contienen ácido tánico son *Ivy-Dry* (al 10 por ciento) y *Zilactin* (al 7 por ciento).

• • •

Recetas para no sudar la gota gorda

Los dos productos vendidos con receta que más se prescriben contra la hiperhidrosis contienen cloruro de aluminio. Lo primero que el médico probablemente anote en su bloc de recetas es *Drysol*, que contiene un 20 por ciento de hexahidrato de cloruro de aluminio. (Está disponible en presentación genérica). La otra opción se llama *Xerac AC*, con una concentración más baja del 6,25 por ciento de hexahidrato de cloruro de aluminio.

Las instrucciones para utilizar ambos antitranspirantes vendidos con receta son iguales a las de *Certain Dri*: aplíquelos a la piel seca intacta antes de acostarse (utilice una secadora para pelo para secarse las axilas, de ser necesario); lávese las axilas por la mañana. De esta forma no sólo se evita que los productos perjudiquen la ropa, sino que también aumenta su eficacia al permitir que penetren y bloqueen los ductos sudoríparos. Una vez que la sudoración se haya controlado, reduzca el número de aplicaciones a una o dos a la semana, según haga falta, o incluso a una cada 2 a 3 semanas. Si el médico recomienda la "oclusión" aplique el antitranspirante y luego tape el área con envoltura autoadherente de

★★★★ *Drysol*

Este antitranspirante contiene un 20 por ciento de hexahidrato de cloruro de aluminio. Debe aplicarse a las axilas secas (no húmedas) a la hora de acostarse. No se aplique a la piel dañada. Una vez que disminuya la sudoración, *Drysol* sólo debe aplicarse según haga falta.

Efectos secundarios: Puede irritar la piel o producir comezón o sarpullido. Descontinúe el uso si esto ocurre.

Desventaja: Requiere receta médica.

Costo: De 10 a 15 dólares por un frasco (37,5 ml).

plástico. Sin embargo, no vaya a utilizar cinta adhesiva para fijar el plástico. En cambio, póngase una playera (camiseta) ajustada.

Se informa que el hexahidrato de cloruro de aluminio al 20 por ciento brinda resultados excelentes al controlarles la sudoración a la mayoría de las personas que lo usan. Sin embargo, se han expresado ciertas inquietudes acerca del uso del aluminio. Algunos estudios han relacionado la exposición excesiva al aluminio a un aumento en el riesgo de desarrollar la enfermedad de Alzheimer.[787] Los científicos no saben con certeza si el aluminio contribuya a la enfermedad de Alzheimer, pero tampoco han probado que no sea así.

Además, un estudio reciente sugiere que las sales de aluminio posiblemente desarrollen actividad estrogénica y estimulen la multiplicación de células de cáncer de mama en el laboratorio.[788, 789] No hay consenso científico en el sentido de que los antitranspirantes que contienen aluminio incrementen el riesgo de padecer cáncer de mama. Sin embargo, no sería científicamente responsable tampoco descartar la idea como una locura.

❝*Tengo 16 años y el problema de sudar demasiado de las axilas. Empezó cuando tenía 12 años. He usado varios desodorantes y antitranspirantes.*

Certain Dri funcionó por un tiempo, pero mi mamá prefiere los métodos naturales. Le preocupa la exposición al aluminio.

Ya me cansé de tener las camisas o las blusas del uniforme siempre empapadas y me da mucha pena la idea de que alguien vaya a ver las manchas. Por favor ayúdenme a encontrar una cura natural y segura para parar la sudoración excesiva❞.

Si los antitranspirantes que contienen aluminio realmente aumentan los riesgos para la salud, probablemente sea muy poco. Sin embargo, es comprensible que algunas personas prefieran limitar su exposición a este ingrediente.

❝*¿Pueden recordarles Drysol a sus lectores? Es un tratamiento químico contra el sudor en las axilas. Se aplica según las indicaciones (dos veces a lo largo de 2 noches, luego según haga falta). Actualmente puedo dejar pasar entre 4 y 6 días entre tratamientos.*

Sudo muchísimo y los antitranspirantes de la mejor calidad no me sirvieron. Sin embargo, después de que le pedí a mi doctora que me diera una transferencia a la clínica de **Botox** *para recibir inyecciones en las axilas, me recetó* **Drysol**. *Me sirve. ¡Me mantengo seco y es un milagro de la química moderna!*"

Los antitranspirantes parecen ser más eficaces en las axilas que en las manos y los pies sudorosos.[790] Es posible que las manos y los pies requieran una concentración de cloruro de aluminio hasta del 30 o el 40 por ciento.

Un estudio de la eficacia del cloruro de aluminio en una base de gel de ácido salicílico encontró que les funcionaba bien a la mayoría de los pacientes con los pies y las manos sudorosos.[791] Hace falta que un químico farmacéutico prepare este producto vendido con receta, ya que no está disponible comercialmente. Una vez que el efecto se logra es posible que sólo haga falta aplicar el antitranspirante una vez a la semana o hasta una vez cada 3 semanas.

Cárguese

Si las fórmulas de cloruro de aluminio no resultan eficaces para combatir el sudor en las axilas, el siguiente paso podría consistir en un proceso llamado *iontoforesis* (en inglés, *iontophoresis*), el cual se lleva a cabo por medio de un aparato que traspasa la piel afectada con una corriente eléctrica baja. Al parecer nadie sabe cómo funciona exactamente, pero la corriente eléctrica baja, alimentada por una pila, interrumpe de alguna manera el funcionamiento de las glándulas sudoríparas.

El aparato *Drionic* cuesta aproximadamente 150 dólares. En las axilas debe utilizarse por 20 minutos tres veces a la semana durante 2 semanas. Con eso es posible que baste para disminuir la sudoración hasta por un período de 6 semanas. Cuando otra vez se empiece a sudar en exceso es posible repetir el tratamiento.

El aparato *Drionic* tal vez resulte más eficaz en las manos y los pies sudorosos que en las axilas. Tras la serie inicial de 6 a 10 tratamientos, hace falta realizar tratamientos de mantenimiento cada semana o cada dos semanas, quizá tan sólo una vez al mes. Entre los efectos secundarios posibles figuran ardor, hormigueo, irritación y resequedad de la piel. La iontoforesis constituye un tratamiento que debe ser prescrito y supervisado por un médico.

Las inyecciones de Botox

Es posible que la toxina botulínica tipo A se conozca más por su uso para combatir las arrugas y evitar que se les note su edad a las actrices (entre otras personas). Asimismo resulta bastante eficaz para controlar la sudoración excesiva y la Dirección de Alimentación y Fármacos (*FDA* por sus siglas en inglés) la ha aprobado para este fin. Si usted opta por este tratamiento, asegúrese de que el dermatólogo o cirujano plástico que le ponga las inyecciones cuente con capacitación y experiencia en este uso de la toxina botulínica (*Botox*). Cada tratamiento consiste en inyecciones múltiples alrededor de la axila y dura de 6 a 8 meses. Cuando el efecto se desvanece por lo común resulta bastante eficaz repetir el tratamiento.[792] Cada tratamiento llega a costar 500 dólares o más. Tiene sentido comparar varias ofertas antes de seleccionar al médico que le pondrá las inyecciones.

La cirugía

Son pocas las personas que no obtienen resultados adecuados con ninguno de los tratamientos descritos anteriormente. En este caso, tal vez la cirugía les sirva. Una opción para tratar la hiperhidrosis que no estaba disponible en el pasado derivó de la cirugía cosmética. La liposucción por lo común se utiliza para retirar el exceso de grasa, pero también puede emplearse para extraer algunas de las glándulas sudoríparas de las axilas. No se han realizado muchos estudios con respecto a este método, así que debe investigar a fondo al cirujano plástico que vaya a llevar a cabo el procedimiento. Es posible que los resultados definitivos tarden algún tiempo en manifestarse, quizá hasta 6 u 8 meses después de la intervención.

Una operación quirúrgica más radical que debe servir de último recurso se ha estudiado más a fondo. Se trata de la *simpatectomía torácica endoscópica* (o *ETS* por sus siglas en inglés). En esta intervención el cirujano corta los nervios que conducen a las glándulas sudoríparas de las manos o las axilas. Un aumento en la sudoración de la cara o de otras partes del cuerpo constituye un efecto secundario reconocido tras la operación. También pueden producirse complicaciones quirúrgicas, de manera que debe asegurarse de que el cirujano al que elija tenga mucha experiencia con este procedimiento. Se trata de la forma más cara de controlar la sudoración excesiva, pero a diferencia de los demás tratamientos sus efectos son permanentes.

★ ★ **Botox**

Las inyecciones de toxina botulínica en las axilas desactivan al mensajero neuroquímico que estimula a las glándulas sudoríparas. Este tratamiento les surte efecto a la gran mayoría de las personas que padecen sudoración excesiva. Los resultados duran entre 6 y 8 meses; en cuanto se desvanecen hay que repetir las inyecciones. Las inyecciones de *Botox* también sirven para las manos sudorosas.

Efectos secundarios: Dolor, comezón, dolor muscular en los hombros, reacciones alérgicas, sarpullido.

Desventaja: Es caro y debe repetirse cada 6 meses, más o menos. Es posible que otras partes del cuerpo (como la cara) empiecen a sudar más para compensar el efecto.

Costo: 500 dólares o más por cada tratamiento.

● ● ●

P. *Tengo más de 40 años y desde siempre he tenido el problema de que las manos y los pies me sudan demasiado. Supe que existe una operación quirúrgica para controlar el problema, pero* *me parece muy drástico. ¿Hay otras opciones?*

R. La cirugía puede ser eficaz, pero es cara y requiere de anestesia general. No se recomienda para los pies sudorosos porque en este caso existe el riesgo de sufrir una disfunción sexual como posible complicación quirúrgica.

La FDA ha aprobado el *Botox* para tratar la sudoración excesiva en las axilas. Estas inyecciones se han utilizado para controlar el exceso de sudor en las palmas de las manos y los pies.

No obstante, tiene sentido probar primero las aplicaciones tópicas de cloruro de aluminio. Lo contienen productos como *Drysol,* es mucho más barato y menos invasivo que la cirugía o las inyecciones y llega a ser bastante eficaz.

● ● ●

Conclusiones

La sudoración excesiva, ya sea en las axilas, las manos o los pies, puede producirles mucha ansiedad a las personas y trastornarles las vidas. Si usted padece este problema, asegúrese de consultar a su médico y de pedir su ayuda. Existen diversos tratamientos, así que no necesita seguir sufriendo.

• Empiece con un antitranspirante vendido sin receta como *Certain Dri.* Aplíquelo antes de acostarse para que cuente con más tiempo para surtir efecto y no vaya a perjudicarle la ropa.

• Si desea evitar el aluminio pruebe la leche de magnesia. Puede aplicarse diariamente a las axilas, las manos o los pies, ya que una vez seca es transparente.

• Póngales vinagre blanco puro o diluido a sus axilas para controlar el sudor y el mal olor.

• Pregúntele a su médico si puede recetarle *Drysol.* Sólo debe aplicarse a la piel seca al acostarse y tiene que lavarse por la mañana.

• Si no obtiene resultados satisfactorios con productos que contienen hexahidrato de cloruro de aluminio, considere la posibilidad de ponerse inyecciones de *Botox* cada 6 a 8 meses.

• Trate sus manos o pies sudorosos con una corriente eléctrica utilizando un aparato *Drionic,* el cual se vende con receta.

• Remoje sus pies sudorosos en una solución fuerte de té. El ácido tánico es astringente y ayuda a disminuir la actividad de las glándulas sudoríparas.

• La cirugía (ETS) brinda una solución permanente para la hiperhidrosis, pero también constituye el tratamiento más caro y el que mayores riesgos conlleva.

(*Nota*: si encuentra en este capítulo términos que no entiende o que jamás ha visto, favor de remitirse al glosario en la página 561).

TOS

Pida que le receten un jarabe para la tos con codeína	★★★★
Úntese *Vicks VapoRub* en las plantas de los pies	★★★★
Agregue tomillo al caldo de pollo	★★★
Disfrute un poco de chocolate oscuro	★★
Tome un vaso de jugo de uva Concord	★

Tratar de aliviar la tos llega a ser frustrante. Si se desarrolló junto con un resfriado u otro tipo de infección de las vías respiratorias superiores es probable que en algún momento desaparezca, pero las 2 ó 3 semanas de sufrimiento hasta que por fin lo haga llegan a constituir un suplicio. Mucho antes de que terminara el siglo pasado, era posible comprar en los Estados Unidos medicamentos que servían contra la tos. Los jarabes antitusígenos que contenían codeína se conseguían fácilmente sin receta médica. Desde fines del siglo XIX hasta principios de la década de 1990, los médicos también recomendaban el hidrato de terpina, un expectorante. En teoría, un expectorante simplemente afloja las flemas y secreciones en los pulmones y facilita su expulsión por medio de la tos. No obstante, muchas personas le encontraron otros beneficios al hidrato de terpina.

● ● ●

P. *Durante años utilizaba hidrato de terpina como expectorante cuando tenía tos. Me servía.*

Se vendía sin receta y un frasco pequeño me duraba toda la temporada de los resfriados.

Los remedios contra la tos que actualmente se venden sin receta no son más eficaces que el agua. Simplemente NO funcionan.

¿Aún se consigue el hidrato de terpina? No he encontrado otro jarabe para la tos que funcione igual de bien, pero el hidrato de terpina ya no lo consigo en las farmacias locales.

R. El hidrato de terpina era un medicamento popular contra la tos desde fines del siglo XIX hasta principios de la década de 1990. Entonces la Dirección de Alimentación y Fármacos (*FDA* por sus siglas en inglés) lo prohibió a causa de que no se había probado su eficacia.

Como expectorante, el hidrato de terpina supuestamente aflojaba las flemas y aliviaba la tos. Se derivaba de fuentes naturales como el aceite de trementina o algunos compuestos contenidos en el orégano, el tomillo y el eucalipto.

El hidrato de terpina ya no se consigue en los Estados Unidos. Quizá quiera probar otro remedio anticuado en su lugar. *Vicks VapoRub* contiene ingredientes semejantes: aceite de trementina, timol y eucalipto. No lo ingiera. Simplemente frote con él el pecho o las plantas de los pies para aliviar la tos.

Otra posibilidad es el té de tomillo. Utilice ½ cucharadita de hojas secas de tomillo del especiero de la cocina por cada taza de té. A algunas personas les gusta agregarle limón y miel. Otras prefieren darle sabor con consomé de pollo.

• • •

El hidrato de terpina se sacó del mercado porque la FDA no recibió datos suficientes para respaldar su uso al revisar la eficacia de los medicamentos vendidos sin receta. (Un funcionario de alto nivel de la FDA admitió de manera extraoficial que lo había utilizado y le sirvió. Sin embargo, la institución requería datos de verdad, no testimonios). Tal vez el hecho de que existiera desde hacía tanto tiempo y de que ninguna compañía en particular haya adquirido un derecho claro sobre él tuvo por consecuencia que nadie deseara gastar dinero en estudiar el producto. O quizá en realidad no haya sido tan eficaz como la gente creía. En todo caso, después de retirarse del mercado los habitantes de los Estados Unidos tuvieron que buscar otros remedios para la tos.

Las medicinas para la tos que contienen codeína

En las dosis propias de los productos vendidos con receta, por lo general se considera que la codeína es eficaz para suprimir la tos, pero incluso las presentaciones vendidas sin receta con una dosis más baja se están volviendo mucho más difíciles de encontrar. Si usted tiene tos, es posible que su médico se la recete. En algunos estados de los Estados Unidos, la venta de los jarabes para la tos con una dosis baja de codeína es legal si las personas firman al comprarlos. Se supone que este paso ayuda a evitar los abusos. No obstante, incluso en los lugares donde la codeína vendida con receta es legal, muchas cadenas de farmacias no la venden sin receta médica. Simplemente no

★ ★ ★ ★ Codeína

Además de ser muy buena como medicina para la tos, la codeína también es excelente para aliviar el dolor. En combinación con la aspirina o el acetaminofén prácticamente marca la pauta para el alivio del dolor. La codeína también sirve para aliviar la diarrea, aunque no necesariamente sería la primera opción para este problema.

Efectos secundarios: Estreñimiento, somnolencia, estómago descompuesto.
Desventaja: Puede causar dependencia. Tal vez requiera de receta médica.
Costo: Entre 6 y 10 dólares por frasco, más o menos.

quieren molestarse con todos los requisitos. Si usted vive en un estado donde se permite la venta de codeína sin receta médica, acuda a una farmacia independiente. En los demás casos, pregúntele a su médico si se la quiere prescribir. La codeína puede estreñir y llega a causar dependencia si se usa por mucho tiempo. No obstante, para una tos molesta que volverá a desaparecer rápidamente se trata de un medicamento muy útil.

Dextrometorfano

El medicamento para la tos que más fácilmente se consigue es el dextrometorfano. Se trata del ingrediente principal en la mayoría de los jarabes para la tos que se venden sin receta, entre ellos *Robitussin DM* (DM son las siglas de dextrometorfano) y otras muchas marcas populares. Desde hace años el dextrometorfano ha sido casi la única opción para aliviar la tos sin receta médica. Se le considera bastante seguro ya que (a diferencia de la codeína) no se le clasifica como narcótico.

No obstante, se ha puesto en duda la eficacia del dextrometorfano. En el año 2006 la Asociación Estadounidense de Médicos del Tórax emitió pautas para el diagnóstico y el manejo de la tos que desalientan el uso de dextrometorfano o de cualquier otra medicina para la tos que se vende sin receta. De acuerdo con el Dr. Richard Irwin, quien encabezó el comité que desarrolló las pautas: "No existen pruebas clínicas de que los expectorantes o supresores de la tos que se venden sin receta realmente la alivien". Se trata de un punto de vista bastante desalentador, en vista de que son pocos los casos de tos que realmente merecen la atención de un médico. Si la tos se alarga por más que unas dos semanas o si se está enfermo de otra cosa, desde luego hay que consultar al doctor. Sin embargo, la tos común que acompaña un resfriado (catarro) probablemente no mejore con nada que el médico pueda hacer.

Los remedios caseros

La eficacia de la mayoría de los remedios caseros que vamos a sugerir no se ha probado de manera convincente. Nadie ha llevado a cabo estudios para averiguar si el té de tomillo o las gotas de marrubio (*horehound*) realmente funcionan. Por otra parte, estos métodos son baratos, así que puede probarlos y juzgar por sí mismo si le sirven.

Vicks VapoRub

En este realidad no debería clasificarse como remedio casero. Al fin y al cabo se trata de un producto vendido sin receta completamente respetable que desde hace más de cien años goza de gran popularidad para tratar los resfriados. Según dicen, el farmacéutico Lunsford Richardson de Carolina del Norte se propuso preparar un ungüento para el resfriado que emitiera vapores médicos para su propia familia. Sus hijos estaban fuertemente resfriados con congestión del pecho y los tratamientos comunes de aquel entonces ensuciaban todo y no surtían efecto.

El producto de su esfuerzo fue *Vicks VapoRub*.

★★★★ Vicks VapoRub

Muchos de los aceites herbarios contenidos en este ungüento antiguo parecen ayudar a aliviar la tos. El mentol se encuentra también en muchas pastillas para la tos y el timol tiene fama de combatir la tos. La Dirección de Alimentación y Fármacos incluso aprobó *Vicks VapoRub* para aliviar la congestión de pecho y la tos.

Puede aplicarlo a la garganta y al pecho, tal como lo sugieren las instrucciones, pero adelante, únteselo en las plantas de los pies para la tos nocturna.

Desventaja: No debe ingerirse. Sólo debe aplicarse a la piel intacta. No se introduzca en la nariz. No hay estudios que confirmen que aplicar *Vicks* en las plantas de los pies sirva para aliviar la tos.

Costo: Entre 6 y 10 dólares, aproximadamente, por un frasco, que le durará bastante.

Con su distintivo frasco azul y aroma inolvidable, *Vicks* se dio a conocer alrededor del mundo como remedio para la congestión y otros síntomas del resfriado. Aún contiene la fórmula original: mentol, alcanfor, aceite de eucalipto, aceite de hoja de cedro, aceite de nuez moscada, timol y aceite de trementina en una base de petrolato. En todas partes los padres de familia frotan los pechos de sus hijos con *Vicks VapoRub* para aliviar la tos.

"*Mi hijo sigue con problemas de infecciones de los oídos a pesar de que le pusieron tubos de ventilación a los 8 meses de edad. Ahora tiene 30 meses y una infección de los oídos acompañada de congestión nasal y del pecho.*

Buscaba remedios caseros para la tos cuando encontré su página web. *Leí la idea de poner* Vicks VapoRub *en las plantas de los pies. A los 10 minutos se durmió sin tos* ".

También se comunicó con nosotros una enfermera que le había escuchado comentar a alguien en su iglesia que *Vicks* podía untarse en las plantas de los pies para aliviar la tos por la noche. Admitió que sonaba algo extraño, pero sentía suficiente desesperación para intentarlo con su hija de 4 años. Cuando lo hizo, las dos por fin pudieron dormir toda la noche. No sabemos por qué *Vicks* deba funcionar mejor al ponerse en las plantas de los pies que en el pecho. Quizá no sea así. Sin embargo, sí sabemos que nos han escrito cientos de personas que lo intentaron con éxito. Lo hemos hecho nosotros mismos y quedamos complacidos. Asegúrese de ponerse calcetines (medias) para proteger las sábanas.

Tomillo

La tos frecuentemente se produce a consecuencia de un resfriado y el caldo de pollo es un remedio tradicional para el resfriado. Más allá de su larga historia de uso con este propósito (se dice que el filósofo judío Maimónides lo recomendó), incluso hay investigaciones que prueban su valor para aliviar la congestión del resfriado.[793] No sorprende, por lo tanto, que el caldo de pollo con tomillo sea útil.

> *Hace poco mi esposo tuvo un acceso de tos fuerte sin flemas y no podía comunicarse con su doctor.* Robitussin DM *no sirvió para nada. Pasó 2 noches casi sin dormir y se sentía muy mal.*
>
> *Le preparé caldo de pollo de cenar y dejó de toser después de un plato. Durante la noche le volvió a dar tos. Comió un poco más de caldo de pollo, la tos desapareció de inmediato y terminó durmiendo muy bien.*
>
> *Me acordé de lo que le había puesto al caldo e identifiqué dos hierbas de mi jardín: tres hojas frescas de salvia y un poco de tomillo seco. En internet encontré que la salvia sirve para calmar la tos y que el tomillo se ha usado mucho como medicina contra la tos.*
>
> *Le preparé 2 tazas de té de tomillo antes de que se acostara la noche siguiente y durmió toda la noche. Creo que nuestra experiencia demuestra que es bueno tener tomillo en casa como remedio hasta que el médico conteste la llamada.*

★★★ Tomillo

El tomillo contiene compuestos como timol y carvacrol. Esta hierba figura en el libro de consulta sobre las propiedades curativas de las hierbas *PDR for Herbal Medicines* como un remedio para la tos y la bronquitis. Entre 1 y 2 gramos de hojas secas de tomillo (de ½ a 1 cucharadita) se utilizan para preparar una taza de té. Como dosis diaria se recomiendan 10 gramos espaciados a lo largo del día.

Efectos secundarios: No se conoce ninguno.
Costo: Barato.

El caldo de pollo con tomillo es una forma de extraer la esencia del tomillo. Otra es con una taza de té de tomillo. Las hojas comunes de tomillo del especiero de la cocina funcionan perfectamente: ½ cucharadita por una taza de agua caliente, dejado en infusión durante unos 5 minutos.

Una lectora nos habló de un remedio para la tos vendido sin receta que compró al viajar por Alemania. Salió muy bueno, mucho mejor que *Robitussin DM*, y quería saber qué contenía. El medicamento, que se llamaba *Makatussin*, venía en forma de gotas para poner sobre un trozo de azúcar o al té y contenía *Thymian-fluidextrakt* y *Sternanisöl*, o sea, extracto de tomillo y aceite de anís estrella. El gobierno alemán ha aprobado ambas hierbas para tratar los resfriados y la tos, lo cual confirma lo que nuestros lectores han descubierto por cuenta propia.

Otras hierbas

Hay varias hierbas más que tradicionalmente se utilizan para tratar la tos sin complicaciones. El regaliz (orozuz) es un remedio clásico para el dolor de garganta y la tos. A veces hace subir la presión arterial, así que no se lo recomendamos a las personas que sufren presión arterial alta (hipertensión), pero puede resultar útil a corto plazo. Al parecer la Dirección de Alimentación y Fármacos (*FDA* por sus siglas en inglés) ha aprobado el mentol, ya que se encuentra en la mayoría de las pastillas para la tos vendidas sin receta (y también en *Vicks VapoRub*). El té de flores de tila es muy popular en Europa como tratamiento para la tos, pero un poco difícil de encontrar en los Estados Unidos. Las flores de saúco también sirven como remedio "de cosecha propia" para la tos, pues pueden recogerse y secarse para preparar un té. Resultará difícil encontrar flores de saúco en la tienda, si bien existen algunos productos de saúco que utilizan las bayas del arbusto en lugar de las flores.

● ● ●

P. Tengo la presión arterial alta y cuesta trabajo encontrar un medicamento para la tos o el resfriado que no implique riesgos. Mi hermana me recomendó el extracto de saúco negro y zinc. Me funcionó.

R. El té de flores de saúco es un remedio tradicional para la tos y los resfriados (catarros). Muchos herbolarios consideran que el saúco es más eficaz que la equinacia.

Los estudios sobre el zinc como remedio para el resfriado han dado resultados mixtos, algunos positivos y otros negativos. Sin embargo, ninguno de los dos debería de elevar la presión arterial.

● ● ●

El té de jengibre es uno de nuestros remedios favoritos para el resfriado y es posible que también sirva para aliviar la tos. Un estudio realizado con animales encontró que un componente del jengibre, el *shogaol*, resulta por lo menos igual de eficaz que el dextrometorfano para tratar la tos. Ahora que se ha puesto en duda la eficacia del dextrometorfano, tal vez simplemente signifique que el shogaol es igual al placebo. Como sea, el té de jengibre es sabroso y no muy caro.

Otro método antiguo para calmar la tos es por medio del marrubio. Aún es posible conseguir pastillas que contienen esta hierba en algunas tiendas y catálogos (como el de la Vermont Country Store) que se enorgullecen de ofrecer productos tradicionales. No hay estudios sólidos para respaldar ninguno de estos productos herbarios, pero tampoco indicio alguno de que causen reacciones graves.

A algunas personas chupar una barra de caramelo les sirve bastante bien para aliviar la tos durante el día, independientemente de que el caramelo contenga o no ingredientes activos como el regaliz o el mentol. Un científico sugiere que la dulzura de la mayoría de los jarabes para la tos tal vez no sirva sólo para ocultar el sabor desagradable del dextrometorfano, sino también para reclutar los opiáceos propios del cerebro, las endorfinas, para combatir la tos.[794] En vista de que los opiáceos son muy eficaces contra la tos, esta hipótesis resulta atractiva.

Chocolate

Otra posibilidad para tratar la tos simple quizá lo sorprenda. Si bien nos encanta el chocolate, nunca hubiéramos sospechado que la teobro-

★★ Chocolate

En pruebas clínicas se ha demostrado la eficacia de la teobromina para suprimir la tos. No conocemos ninguna otra forma de obtener teobromina excepto comiendo un poco de chocolate, de preferencia chocolate oscuro. Saboréelo y acuérdese de que tiene otros beneficios para la salud si se consume con moderación.

Efectos secundarios: Puede causar alergia.
Desventaja: Dosis desconocida. Consumir chocolate en exceso puede hacer aumentar de peso.
Costo: Muy variable; no hay costo por dispensar la prescripción.

mina, uno de los componentes esenciales del chocolate y el cacao, tuviera algún efecto contra la tos. Sin embargo, eso fue precisamente lo que unos investigadores británicos observaron en unos experimentos que realizaron con conejillos de indias.[795] Les dieron ácido cítrico a los animales para hacerlos toser y luego teobromina purificada a partir de cacao. La teobromina alivió la tos inducida. Un experimento llevado a cabo con seres humanos confirmó que la teobromina también resulta eficaz contra la tos en las personas.

¿La pregunta es cuánto chocolate hace falta y en qué presentación debe tomarse? Desafortunadamente no contamos con la respuesta a esta cuestión práctica. Los investigadores usaron la teobromina sola, que no está disponible al resto de las personas. Sin embargo, todos tenemos acceso al chocolate. Usted podría realizar algunos experimentos propios para encontrar el chocolate más sabroso y eficaz para suprimir la tos.

El Dr. Alan Greene, pediatra, opina lo siguiente con respecto al chocolate como remedio para la tos:

"¿A cuánto chocolate correspondería? Hay grandes diferencias entre los distintos preparados de chocolate, según su contenido en cacao, pero el chocolate oscuro con frecuencia contiene hasta unos 450 miligramos de teobromina por onza (28 g). El chocolate de leche contiene muchísimo menos. Dos onzas (56 g) de chocolate oscuro corresponden más o menos a la cantidad de teobromina que se utilizó con los adultos del estudio. Es posible que la mitad alcance muy bien para los niños (pero desde luego aún nos falta aprender mucho acerca de este alimento maravilloso). ¿Los mantendrá despiertos esta cantidad de chocolate? A pesar de que la teobromina es estructuralmente afín a la cafeína, se ha demostrado en estudios que no interfiere con el sueño en estas cantidades. Recurrí a un chocolate oscuro de muy buena calidad para mi propia familia durante nuestra última racha de tos viral y la tos de todos desapareció perfectamente. ¡Qué manera más agradable de tratar el resfriado!"

Quizá valga la pena probar otro remedio curioso para la tos. No se ha probado con conejillos de indias, pero algunas personas han encontrado que el jugo de la uva Concord les sirve para prevenir el resfriado y aliviar la tos. Algunas investigaciones demuestran que el jugo de la uva Concord desarrolla actividad antiinflamatoria medible.[796] Sin embargo, no sabemos cuál de sus componentes, si es que hay alguno, contribuya a calmar la tos.

• • •

P. Mi esposa solía enfermarse de la garganta todos los años en el invierno. No se aliviaba en varias semanas y desarrollaba una tos seca muy fuerte. Nadie dormía muy bien hasta que ella se restablecía.

Entonces me acordé de que mi hermana había tenido un problema semejante con sus cuatro hijos. Desesperada, probó un remedio sobre el que había leído: tomar jugo de uva "roja" regularmente.

Mi esposa y yo empezamos a tomar un vaso de jugo de uva Concord todos los días desde que comenzó el otoño hasta la primavera y el problema desapareció. Desde entonces casi no hemos vuelto a tener una tos fea.

Tomamos medio vaso de jugo de uva al que agregamos medio vaso de agua. ¿Saben ustedes por qué funciona?

R. El jugo de la uva morada ofrece un número sorprendente de beneficios potenciales para la salud. Las investiga-

ciones han demostrado que sirve para reducir el nivel del colesterol "malo" y la presión arterial, además de ayudar a mantener la flexibilidad de los vasos sanguíneos. Algunos datos incluso sugieren que ciertos ingredientes de la uva apoyan el funcionamiento del sistema inmunitario. No sabemos si este efecto sirva para prevenir el dolor de garganta y la tos.

• • •

Cómo tratar la tos en niños

Los padres de familia sufren al escuchar toser sin parar a un niño. Es posible que el pequeño sufra más aún. A veces la tos los mantiene despiertos por la noche. En vista de que los niños son tan susceptibles al resfriado y a otros virus de las vías respiratorias, suele darles mucha tos. Sin embargo, los papás no deben ir corriendo a la farmacia para comprar medicina contra la tos. Un estudio publicado en la

★ Jugo de uva

El jugo de la uva Concord (una variedad norteamericana cuya piel tiene un color morado oscuro) tiene propiedades antiinflamatorias, pero no conocemos ningún estudio que confirme su capacidad para suprimir la tos.

Efectos secundarios: No se conoce ninguno.
Costo: Aproximadamente 4 ó 5 dólares por una botella de 64 onzas (1.920 ml).

revista médica *Pediatrics* encontró que los dos ingredientes principales de los medicamentos vendidos sin receta contra la tos, el dextrometorfano y la difenhidramina, no surten mayores efectos que un jarabe placebo para aliviar la tos en niños.[797]

De acuerdo con el autor principal del estudio, el Dr. Ian Paul, profesor adjunto de Pediatría del Centro Médico Hershey de la Universidad Estatal de Pensilvania, "una de las conclusiones que pueden sacarse de los resultados de nuestro estudio es que estos medicamentos no sirven [en niños]. De hecho es lo que revisiones de la literatura médica basadas en pruebas han observado antes: las pruebas existentes no apoyan el uso de estas medicinas para tratar la tos aguda producida por el resfriado".[798] Además, estos medicamentos no carecen de riesgo. De acuerdo con el Dr. Paul, a los niños que tomaron el ingrediente estándar en la mayoría de los medicamentos para la tos, dextrometorfano (DM), les costó más trabajo dormirse. Es lo último que un papá o una mamá preocupados quieren para su hijito enfermo.

¿Qué hacer? Para la tos nocturna nos gusta el remedio de *Vicks* en las plantas de los pies. A la mayoría de los niños definitivamente les gusta el jugo de uva y vale la pena probarlo. Durante el día, almorzar caldo de pollo con tomillo no es mala idea. No sabemos con certeza si estos remedios funcionen en los niños, pero hemos recibido tantos testimonios favorables sobre el uso de *Vicks* contra la tos en niños que sospechamos que probablemente sí sirva.

Conclusiones

Las sugerencias incluidas en este capítulo no se aplican a los casos de tos que se prolonguen por más que un par de semanas o que se vean acompañados por fiebre, dolor u otros síntomas de una enfermedad grave. Se refieren principalmente a la tos molesta pero no peligrosa que con frecuencia aparece hacia el final de un resfriado o de la gripe y que persiste aunque en todos los demás aspectos el paciente se sienta mucho mejor.

En lo que se refiere a la tos y los resfriados, hay que tener mucho cuidado al tratar a los niños con medicamentos. Si bien hay muchos productos para niños a la venta, muy pocos se han probado con ellos. Muchas veces, al probarse con niños, no parecen dar muy buen resultado. En el caso de los pequeños, entre menos medicina tomen definitivamente será mejor.

- El jarabe que contiene codeína es uno de los remedios más eficaces para la tos. Tal vez sea difícil de conseguir sin receta médica. No obstante, si su tos lo molesta, pídale a su médico que le dé una. No lo ingiera en exceso, pues puede causar estreñimiento.
- Vale la pena probar *Vicks VapoRub*, con su aroma familiar a mentol, alcanfor y eucalipto. Si no quiere aplicárselo al pecho inténtelo en las plantas de los pies —debajo de los calcetines (medias)— para no toser por la noche.
- El caldo de pollo con tomillo es una

comida reconfortante que tal vez ayude a controlar la tos.

• Es posible que varios tés herbarios resulten útiles. Pruebe el té de jengibre, de menta (mentol), de flor de saúco o de flor de tila. Endulzar el té un poco con miel tal vez ayude a activar los opiáceos del cerebro para ayudar a combatir esa tos.

• Chupe una barra de caramelo que contenga regaliz (orozuz) o marrubio.

• La teobromina contenida en el chocolate desarrolla actividad contra la tos. Es posible que la mejor forma de extraerla sea dejar que uno o dos cuadritos de chocolate oscuro se derritan en la boca.

• El jugo de la uva Concord cuenta con seguidores entusiastas e implica muy pocos riesgos.

(*Nota*: si encuentra en este capítulo términos que no entiende o que jamás ha visto, favor de remitirse al glosario en la página 561).

ZUMBIDO EN LOS OÍDOS

• Pruebe un aparato auditivo/máscara	★★★
• Tome melatonina a la hora de acostarse	★★
• Pregúntele a su médico acerca del misoprostol (*Cytotec*)	★

¿Puede imaginarse algo más molesto que escuchar un mosquito dar vueltas zumbando alrededor de su cabeza sin poderlo agarrar? Tal vez el taladro de un dentista se acerque a eso. Ahora imagínese lo que sería tener a unos grillos cantando en su oído las 24 horas del día los 7 días de la semana.

Los expertos calculan que más de 30 millones de personas radicadas en los Estados Unidos escuchan un ruido constante en los oídos.[799] Aproximadamente uno de cada ocho hombres entre los 65 y los 74 años de edad padece alguna forma de zumbido en los oídos o tinnitus.[800] Las mujeres y los niños no se salvan tampoco de estos efectos sonoros no deseados, que algunos describen como siseo, tarareo, gorjeo, silbido, chirrido o rugido.

Muchas de estas personas escuchan un zumbido agudo, mientras otras afirman que es más como el sonido del vapor al escapar. Otras más se quejan de una especie de señal de interferencia de radio o un quejido electrónico dentro de sus cabezas. Una persona lo describió así: "Tengo un océano entre las orejas todos los días, las 24 horas del día los 7 días de la semana". Sin importar cuál sea el sonido, no cesa nunca y nadie más lo puede escuchar.

De acuerdo con los grupos preponderantes dentro de la medicina, "muchas personas que padecen zumbido en los oídos piensan tener un problema médico de gravedad. Rara vez es así".[801] No estamos de acuerdo con esta apreciación. Las personas que escuchan un zumbido en los oídos se ven normales, pero su afección puede incapacitarlos tanto como la artritis. Los sonidos que escuchan afligen tanto a algunas personas que se deprimen gravemente y hasta piensan en suicidarse. Un estudio observó que incluso un zumbido moderado en los oídos puede interferir con la capacidad cognitiva, lo cual dificulta concentrarse y lograr un rendimiento óptimo al trabajar en tareas exigentes.[802]

El zumbido en los oídos puede tener muchas causas, entre ellas ruidos muy fuertes. Hace más de 15 años, Joe se preparaba para conducir un programa de radio junto con un colega cuando un ingeniero de sonido estudiante cometió un error y creó un circuito de *feedback* (una especie de chillido como el que a veces se escucha a través de los altavoces de un auditorio) a través de los audífonos de Joe. El sonido fue tan fuerte y se produjo tan cerca de sus oídos que desde entonces escucha un zumbido y silbido constantes. Hay días en que el ruido lo abruma tanto que le cuesta trabajo concentrarse. Es difícil describirles a las personas que no se imaginan lo que uno está pasando lo desconcertante que resulta tener a cien grillos metidos en la cabeza todo el tiempo.

Tememos que millones de jóvenes tal vez se estén condenando a padecer zumbido en los oídos y otras formas de pérdida de la audición por exponerse a un volumen alto al escuchar sus *iPod* y otros aparatos parecidos. Además, hay un número tal de ruidos fuertes en nuestro medio ambiente que el efecto acumulado puede dañar los oídos e incrementar el riesgo de sufrir zumbido en los oídos. Nos referimos a cosas de la vida diaria como licuadoras (batidoras), aspiradoras, motocicletas, sopladores de hojas y máquinas para cortar el pasto. Todos suenan muy fuertes y puede contribuir a los problemas de audición.

● ● ●

Estaba bebiendo grandes cantidades de agua tónica, que contiene quinina, cuando esto comenzó. ¿Tiene sugerencias para ayudarme?

R. ¡Deje de tomar agua tónica! La quinina le da su sabor amargo característico al agua tónica, pero puede causar zumbido en los oídos, sobre todo en dosis altas. Ojalá el silbido se le quite poco a poco una vez que haya eliminado la quinina de su organismo.

● ● ●

Los fármacos son otra causa común del zumbido en los oídos. Un número sorprendente de medicamentos vendidos con y sin receta pueden provocar esta molestia. La aspirina es uno de los más comunes, pero otros muchos fármacos para la artritis también contribuyen al problema. Si usted sospecha que una medicina le está provocando un zumbido, silbido u otro ruido en los oídos, consulte pronto a su médico.

Zumbido en los oídos inducido por fármacos

● ● ●

P. *Ando buscando con desesperación una manera de aliviar el dolor de la artritis sin sufrir un zumbido insoportable en los oídos. Llevo tiempo tomando aspirinas y resultan bastante eficaces.*

Si el dolor se intensifica en una articulación, aumento la dosis por unos días. Luego escuché su programa de radio en el que mencionaron que la aspirina puede provocar zumbido en los oídos.

Los ruidos en mi cabeza estaban cada vez peores. Me había resignado ante la situación, pero después de escuchar su programa suspendí la aspirina. ¡El resultado fue maravilloso para mis oídos! No obstante, el dolor en las articulaciones regresó. Me siento como si estuviera recorriendo un sendero muy estrecho entre la artritis y la tinnitus.

R. Desgraciadamente usted se encuentra entre la espada y la pared. La aspirina y otros fármacos para tratar la artritis (los antiinflamatorios no esteroides o *AINE,* como el naproxeno y el ibuprofeno) pueden producir zumbido en los oídos. A algunas personas les pasa aunque tomen dosis bajas. Quizá tenga que explorar otras opciones para tratar el dolor de la artritis. (Vea una sección sobre algunas alternativas no farmacéuticas que empieza en la página 115).

● ● ●

Además de las lesiones inducidas por el ruido (como la que Joe experimentó) y los fármacos, el zumbido en los oídos puede tener muchas causas más. El taponamiento con cera

ALGUNOS FÁRMACOS QUE PUEDEN PRODUCIR TINNITUS*

FÁRMACO GENÉRICO	NOMBRE DE MARCA
Aspirina	Alka Seltzer, Ascriptin, Bayer
Bleomycin (bleomicina)	Blenoxane
Bumetanide (bumetanida)	Bumex
Bupropion	Wellbutrin SR y Wellbutrin XL
Cetirizine (cetirizina)	Zyrtec
Chloroquine (cloroquina)	Aralen
Cisplatin (cisplatino)	Platinol
Diclofenac	Cataflam, Voltaren
Erythromycin (eritromicina)	E-Mycin, Ery-Tab, Eryc
Furosemide (furosemida)	Lasix
Ibuprofen (ibuprofeno)	Advil, Motrin
Meloxicam	Mobic
Methotrexate (metotrexato)	Rheumatrex
Nabumetone (nabumetona)	Relafen
Naproxen (naproxeno)	Aleve, Anaprox, Naprosyn
Quinine (quinina)	Quinamm, Quinerva, QM-260
Risedronate (risedronato)	Actonel
Tetracycline (tetraciclina)	Sumycin
Valproic acid (ácido valproico)	Depakene
Vancomycin (vancomicina)	Vancocin
Vincristine (vincristina)	Oncovir

*Esta lista es muy limitada. ¡Son cientos los fármacos que pueden provocar zumbido en los oídos!

probablemente sea el más benigno y fácil de corregir. Entre las demás posibilidades figuran las lesiones de la cabeza, la esclerosis múltiple, la presión arterial alta (hipertensión), las infecciones (otitis media, enfermedad de Lyme) y los tumores (neuroma acústico). Por eso es importante consultar a un especialista (a un otorrinolaringólogo, es decir, un especialista en las enfermedades de los oídos, la nariz y la garganta) para averiguar si la causa puede tratarse. En otras ocasiones, los zumbidos o silbidos no tienen una causa obvia.

> *Hace algunos meses de repente empecé a escuchar zumbidos en mi oído izquierdo. El sonido se parece al ruido agudo que produce la computadora al conectarse a internet. Tengo 36 años de edad y mi estado de salud es excelente. No he sufrido traumas en la cabeza ni me expongo a ruidos fuertes.*
>
> *Me hicieron un escaneo por resonancia magnética para asegurar que no tuviera un tumor cerebral. Ni mi médico familiar ni un otorrinolaringólogo encontraron nada ni sugirieron tratamiento alguno. Actualmente apenas logro salir adelante poniendo a funcionar una fuente de ruido blanco (un ventilador) por la noche.*

Cómo tratar el zumbido en los oídos

Cuando no se halla ninguna causa tratable y el zumbido en los oídos persiste, ¿qué puede hacerse? En primer lugar, no se exponga a contaminación por ruido. Es probable que ya haya sufrido cierta pérdida de la audición. Tengo cuidado cerca de todo tipo de aparato (como licuadoras/batidoras y aspiradoras, por ejemplo) así como herramientas de potencia. Al viajar en avión lleve protectores para los oídos (puede comprar tapones para los oídos que no se noten) para tapar un poco los ruidos de los motores de los aviones en los aeropuertos o en las ruidosas avionetas para recorridos diarios cortos. Haga lo mismo al asistir a conciertos o a eventos deportivos. Proteja a sus oídos de sufrir daños mayores.

Los grupos preponderantes dentro de la medicina afirman oficialmente que "la mayoría de los tratamientos [de zumbido en los oídos] no surten efecto".[803] Una revisión de 69 estudios clínicos con selección de grupo al azar que se publicó en 1999 llegó a la conclusión de que no existían pruebas de que ningún tratamiento en particular mejore la afección a largo plazo.[804] Los investigadores han experimentado con medicamentos potentes que controlan la arritmia (lidocaína intravenosa así como flecainida y tocainida, ambas tomadas por vía ora), pero los resultados fueron decepcionantes y se produjeron efectos secundarios de mucho riesgo. Los fármacos que se utilizan para tratar la ansiedad (las benzodiazepinas) como el alprazolam (*Xanax*) quizá sirvan para disminuir el impacto psicológico del zumbido en los oídos, pero muchas veces el problema regresa, y con más intensidad, al descontinuarse la medicina. El antidepresivo nortriptilina promete más que otros métodos, pero los beneficios no son excelentes.[805] También han decepcionado la acupuntura, la biorretroalimentación, la hipnosis y la "terapia de reentrenamiento para el tinnitus", pues el zumbido no desapareció.

La mayoría de los médicos afirmarán que la meta principal al tratar el zumbido en los oídos es "manejar" el problema. Por lo general este enfoque se traduce en remedios como las máscaras (*masking devices*). En su forma más simple y barata, una máscara es un radio de FM sintonizado para no recibir una señal sino sólo una señal de interferencia. En teoría, este "ruido blanco" disfrazará el zumbido en los

★★★ Aparato auditivo/máscara

Tal vez valga la pena considerar comprarse un aparato auditivo de alta tecnología que combine la amplificación de una frecuencia específica y una máscara en un solo aparato. A algunas personas les brinda tanto una mejoría en su audición como una disminución del zumbido en sus oídos. A veces la reducción del zumbido se prolonga por algún tiempo después de apagar o sacar el aparato.[828]

Desventaja: Estos aparatos auditivos especiales son caros, pues llegan a costar varios miles de dólares. El seguro médico probablemente no los cubra. Es preciso que los ajuste un profesional. No resolverán el problema, pero tal vez lo hagan más tolerable.

Costo: Aproximadamente entre 1.000 y 3.000 dólares por oído. Pida un "tiempo de prueba" para asegurar que funcionen y que reduzcan adecuadamente el zumbido molesto. Otra opción: réntelos con opción de compra. Si no le resuelven el problema, por lo menos los podrá devolver al concluir el plazo de renta.

oídos. A algunas personas les sirve mientras que otras opinan que sólo intensifica los ruidos molestos.

También existen generadores de ruido blanco o máscaras que pueden "sintonizarse" con la frecuencia general de ruido que experimenta la persona. Otros aparatos auditivos nuevos muy sofisticados permiten amplificar los sonidos en el rango de audición afectado y también emitir una señal tipo máscara ajustada al rango específico del paciente.

"Desde hace muchos años mi esposo sufre zumbido en los oídos y perdida de audición (debido al tiempo que estuvo en Vietnam). Hace poco encontró mucho alivio con las nuevas tecnologías en aparatos auditivos. Desde que empezó a usar sus aparatos auditivos, los silbidos, zumbidos y demás han desaparecido por completo y ahora su oído es muy agudo.

Muchas personas probaron aparatos auditivos en el pasado, pero en vano. Sé que mi marido lo hizo. ¡Dice que sólo volvían más fuertes los zumbidos! Le encanta la nueva tecnología. Creo que esto les puede servir a muchas personas que no hayan probado tales aparatos".

Nadie debe comprar estos aparatos caros a menos que realmente le sirvan. Por lo tanto, tiene que probar el aparato por un rato o rentarlo por un período más largo antes de desembolsar miles de dólares para comprarlo.

Ginkgo biloba

Se han realizado algunas investigaciones interesantes sobre esta medicina herbaria antigua de China. Los más de 100 estudios clínicos publicados al parecer reúnen una cantidad razonable de datos indicadores de que los extractos estandarizados de *ginkgo* (*Ginkgold, Ginkoba,* and *Ginkai*) mejoran la circulación en todo el cuerpo en general, además de que posiblemente logren una mejoría modesta en los síntomas de la demencia.[807] Una revisión de estudios clínicos de *ginkgo* que se realizó en 1999 llegó a la conclusión de que "en conjunto los resultados de estas pruebas son favorables con respecto al *ginkgo bilobo* como tratamiento para el zumbido en los oídos, pero no es posible establecer una conclusión definitiva acerca de su eficacia (. . .) el conjunto de pruebas es reducido".[808]

Desde entonces se han llevado a cabo dos estudios según los cuales el *ginkgo* no es mejor que el placebo cuando se trata de aliviar los síntomas de zumbidos en los oídos.[809, 810] Sería justo decir que las pruebas son encontradas, en el mejor de los casos, y probablemente no muy prometedoras. Por otra parte, el *ginkgo* aparentemente mejora la circulación y quizá valga la pena probarlo. No vaya a esperar milagros.

Tal vez deba considerar agregar un poco de cinc a la mezcla (50 miligramos), ya que de acuerdo con un estudio pequeño este mineral produce cierta mejoría clínica.[811] Si no nota mejoría alguna tras varias semanas no tiene caso prolongar el tratamiento.

Melatonina

Es posible que la melatonina sea uno de los tratamientos nuevos menos estudiados pero más prometedores para el zumbido en los oídos. Se trata de un compuesto natural barato que no ofrece riesgos para la salud. La melato-

nina es una hormona producida principalmente por la glándula pineal del cerebro como respuesta a la oscuridad. A lo largo del día su nivel sanguíneo es bajo, pero aumenta por la noche hasta llegar a su punto máximo entre las 2 y las 4 de la mañana. Resulta imprescindible para regular los ciclos de sueño y vigilia.

Se han externado afirmaciones extraordinarias con respecto a los efectos clínicos de la melatonina. De acuerdo con algunos de sus proponentes sirve para revertir los efectos del envejecimiento, mejorar el funcionamiento del sistema inmunitario, disminuir el riesgo de padecer cáncer, controlar la presión arterial y bajar el nivel de colesterol. La aplicación mejor conocida de la melatonina es para ayudar a dormir bien. Una revisión extensa de los estudios existentes que se publicó en la base

★★ Melatonina

La melatonina es un remedio natural y no muy caro que no ofrece riesgos para la salud. Si bien se ha dado cierta controversia acerca de su eficacia para tratar el insomnio, dos estudios preliminares sugieren que puede ayudar a las personas que padecen tinnitus y que tengan problemas de sueño a causa del zumbido en sus oídos. La dosis estudiada fue de 3 miligramos.

Desventaja: Los datos aún no son lo bastante sólidos para recomendarla incondicionalmente.
Costo: Entre 2 y 4 dólares al mes, más o menos, cuando se compra en grandes cantidades.

de datos Cochrane llegó a la siguiente conclusión: "La melatonina es sumamente eficaz para prevenir o reducir el desajuste que se sufre al viajar a través de varios husos horarios y al parecer no implica riesgos para la salud cuando se toma de manera ocasional y por poco tiempo. Debe recomendarse a los adultos que viajen en avión a través de cinco husos horarios o más, sobre todo hacia Oriente y de forma particular si los efectos de tales viajes les han resultado desagradables en ocasiones anteriores".[812]

A pesar de estas noticias buenas, dos revisiones de la melatonina como tratamiento para el insomnio se expresaron en términos menos entusiastas. Llegaron a la conclusión de que la melatonina no sirve en el caso de trastornos de sueño.[813, 814] Como sea, un estudio preliminar pequeño llevado a cabo en 1998 por la Fundación para la Investigación de los Trastornos del Oído en Sarasota, Florida, reveló que una dosis de 3 miligramos de melatonina les ayudó a un grupo de pacientes que no dormían bien a causa del zumbido que padecían en los oídos.[815] Con esta investigación como punto de partida, unos investigadores de la Universidad Washington en St. Louis también observaron que una dosis de 3 miligramos beneficiaba a las personas que sufrían zumbido en los oídos: "En resumen, nuestro estudio demuestra que el uso de la melatonina se relaciona con una mejoría de los zumbidos en los oídos y del sueño".[816] Si bien hasta la fecha sólo contamos con investigaciones preliminares, al parecer

vale la pena probar la melatonina, ya que no implica riesgos para la salud y es barata.

Misoprostol (Cytotec)

A veces los médicos les dan usos insospechados a fármacos ya conocidos. Es posible que así esté sucediendo con el misoprostol (*Cytotec*), un medicamento que se aprobó desde hace más de una década para ayudar a prevenir las úlceras estomacales. Se tenía la esperanza de que *Cytotec* beneficiara de manera especial a las personas que tomaban aspirinas u otros fármacos antiinflamatorios no esteroides como el ibuprofeno o el naproxeno. El medicamento ha despertado controversias en años recientes porque algunos obstetras lo han utilizado para inducir el parto. Otros han combinado el misoprostol con mifepristona para inducir abortos.

Un uso muy diferente para el misoprostol es para tratar el zumbido en los oídos. Lo primero con lo que nos tropezamos en este sentido fue un estudio piloto que se publicó en 1993 en la revista *Archives of Otolaryngology—Head & Neck Surgery*.[817] Una de las clínicas más prestigiosas para tratar afecciones de oídos en el mundo (el Instituto House para el Oído en Los Ángeles) reclutó a 24 voluntarios, quienes ingirieron misoprostol o placebo. No es de sorprender que el placebo no haya funcionado. El misoprostol, por su parte, les brindó una mejoría a ocho de los participantes (el 33 por ciento). De acuerdo con los investigadores, "los encuestados señalaron una mejoría en la intensidad del tinnitus, el sueño y la concentración".[818]

Este medicamento vendido con receta fue aprobado por la Dirección de Alimentación y Fármacos para prevenir las úlceras estomacales. Es posible que —entre otros usos no indicados en la etiqueta— termine utilizándose para tratar el zumbido en los oídos. En estudios preliminares se ha observado que el misoprostol posiblemente les ayude a entre uno y dos tercios de las personas que sufren zumbido en los oídos, más o menos; obtuvieron los mayores beneficios aquellos en quienes el zumbido empezó de repente o que tenían antecedentes de traumas acústicos. Los investigadores aplicaron una dosis de "200 microgramos al día durante la primera semana, incrementados por 200 microgramos más cada 5 días" hasta llegar a la dosis de mantenimiento de 800 microgramos al día. Esta última cantidad corresponde a la dosis que por lo común se utiliza en la gastroenterología.[841]

Desventaja: ¡Es muy caro! Las mujeres embarazadas o que piensen embarazarse no deben tomar misoprostol nunca. Puede provocar un parto prematuro, así como otras complicaciones. Los pacientes con problemas cardíacos o inflamatorios de los intestinos también deben evitar el misoprostol.

Efectos secundarios: Entre las reacciones adversas comunes figuran el dolor abdominal, la indigestión, la diarrea, las náuseas, el vómito, la flatulencia, el estreñimiento, el dolor de cabeza y alteraciones menstruales. Otros efectos secundarios raros pero potencialmente graves son una reacción alérgica, la arritmia, el infarto, la presión arterial alta (hipertensión), la presión arterial baja, dificultades para respirar y coágulos.

Costo: Entre 160 y 300 dólares, más o menos, por una cantidad suficiente para 2 meses (dependiendo de si lo compra en una farmacia canadiense o en los Estados Unidos).

Más de una década después, unos investigadores turcos observaron que 13 de los 28 pacientes (el 46 por ciento) a quienes se dio misoprostol señalaron una disminución en el volumen del tinnitus, en comparación con sólo 2 de los 14 integrantes (el 14 por ciento) del grupo de control.[820] Un estudio de seguimiento encontró que 18 de los 28 pacientes "obtuvo una mejoría en el volumen del tinnitus, lo cual equivale a un índice de mejoría del 64 por ciento".[821] En todos los casos se trata de estudios pequeños y hacen falta investigaciones de seguimiento a plazo más largo para probar que el misoprostol realmente significa un avance en el tratamiento del zumbido en los oídos.

Conclusiones

En comparación con las enfermedades cardíacas, la diabetes y el cáncer, el zumbido en los oídos parece una afección trivial. Sin embargo, pregúntele a cualquiera que lo padezca y descubrirá que sus efectos sobre la calidad de vida de las personas llegan a ser devastadoras. El zumbido o silbido constante no sólo afecta la concentración sino que también puede interferir con el sueño. Muchas de las personas que lo sufren están deprimidas y algunas de ellas incluso piensan en suicidarse. No existe una cura ni un tratamiento perfecto. Sin embargo, hay algunas opciones que vale la pena considerar.

- Evite los ruidos fuertes, tales como los producidos por aparatos domésticos comunes como las licuadoras (batidoras), las secadoras de pelo, las aspiradoras y las herramientas de potencia. Hay que protegerse los oídos al asistir a conciertos, eventos deportivos y aeropuertos. El ruido puede empeorar el zumbido en los oídos.
- Cuídese de los medicamentos vendidos con o sin receta que pueden producir o empeorar el zumbido en los oídos. Incluso la quinina contenida en el agua tónica llega a ser un problema para algunas personas.
- Algunas personas se benefician de los fármacos contra la ansiedad, como el alprazolam (*Xanax*), o bien de antidepresivos como la nortriptilina. No obstante, estas sustancias conllevan el riesgo de producir efectos secundarios.

- Busque ayuda profesional con respecto a la tecnología novedosa que combina un aparato auditivo con una máscara. Este tipo de equipos tal vez ayude a mejorar su audición y a reducir el zumbido. Pida que le permitan poner el aparato auditivo a prueba por un tiempo para asegurarse de quedar satisfecho antes de desembolsar miles de dólares para comprarlo.
- Pruebe el *ginkgo biloba*. Si bien las investigaciones no son muy positivas, es posible que le ayude y no cuesta mucho. Asegúrese de que no vaya a interactuar con otro medicamento que esté tomando.
- Considere la melatonina. Al parecer este compuesto natural no conlleva riesgos para la salud y posiblemente les ayude a las personas que padecen zumbido en los oídos a conciliar el sueño que tanto les hace falta.
- Si todo lo demás falla, su médico tal vez le recete misoprostol. Algunos estudios pequeños lo han encontrado útil para entre uno y dos tercios de las personas con zumbido en los oídos que participaron en las pruebas. No obstante, cuesta muy caro y puede causar muchos efectos secundarios.

(*Nota*: si encuentra en este capítulo términos que no entiende o que jamás ha visto, favor de remitirse al glosario en la página 561).

REFERENCIAS

Acidez

[1] Hippocrates. On Regimen in Acute Diseases. 400 BCE, Appendix Part 18. Adams, F., translator. Williams and Wilkins, 1946.

[2] Koelz, H. R. "Gastric Acid in Vertebrates." *Scand. J. Gastroenterol.* 1992;27(Suppl. 193):2–6.

[3] Penagini, R., et al. "Effect of Increasing the Fat Content but Not the Energy Load of a Meal on Gastro-Oesophageal Reflux and Lower Oesaphageal Sphincter Motor Function." *Gut* 1998;42:330–333.

[4] Ibid.

[5] Kaltenbach, T., et al. "Are Lifestyle Measures Effective in Patients with Gastroesophageal Reflux Disease? An Evidence-Based Approach." *Arch. Intern. Med.* 2006;166:965–971.

[6] Yudkin, J., and Evans, E. "The Low-Carbohydrate Diet in the Treatment of Chronic Dyspepsia." *Proc. Nutr. Soc.* 1972;31:12A.

[7] Yancey, W. S., et al. "Improvement of Gastroesophageal Reflux Disease After Initiation of a Low-Carbohydrate Diet: Five Brief Case Reports." *Altern. Ther. Health Med.* 2001;7:116–119.

[8] Austin G. L., et al. "A Very Low Carbohydrate Diet Improves Gastroesophageal Reflux and Its Symptoms." *Digestive Diseases and Sciences.* 2006; July 27 [Epub ahead of print].

[9] Richter, J. "Do We Know the Cause of Reflux Disease?" *Eur. J. Gastroenterol. Hepatol.* 1999;11(Suppl. 1): S3–S9.

[10] Vakevainen, S., et al. "Hypochlorhydria Induced by a Proton Pump Inhibitor Leads to Intragastric Microbial Production of Acetaldehyde from Ethanol." *Aliment. Pharmacol. Ther.* 2000;14:1511–1518.

[11] Holtmann, G., et al. "A Placebo-Controlled Trial of Itopride in Functional Dyspepsia." *N. Engl. J. Med.* 2006;354:832–840.

[12] Kim, Y. S., et al. "Effect of Itopride, a New Prokinetic, in Patients with Mild GERD: A Pilot Study." *World J. Gastroenterol.* 2005;11:4210–4214.

[13] Helf, J. F., et al. "Effect of Esophageal Emptying and Saliva on Clearance of Acid from the Esophagus." *N. Engl. J. Med.* 1984;310:284–288.

[14] Smoak, B. R., and Koufman, J. A. "Effects of Gum Chewing on Pharyngeal and Esophageal pH." *Ann. Otol. Rhinol. Laryngol.* 2001;110:1117–1119.

[15] Polland, K. E., et al. "Salivary Flow Rate and pH During Prolonged Gum Chewing in Humans." *J. Oral. Rehabil.* 2003;30:861–865.

[16] von Schonfeld, J., et al. "Oesophageal Acid and Salivary Secretion: Is Chewing Gum a Treatment Option for Gastro-Oesophageal Reflux?" *Digestion* 1997;58:111–114.

[17] Moazzez, R., et al. "The Effect of Chewing Sugar-Free Gum on Gastro-Esophageal Reflux." *J. Dent. Res.* 2005;84:1062–1065.

[18] Avidan, B., et al. "Walking and Chewing Reduce Postprandial Acid Reflux." *Aliment. Pharmacol. Ther.* 2001;15:151–155.

[19] Szolcsanyi, J., and Bartho, L. "Capsaicin-Sensitive Afferents and Their Role in Gastroprotection: An Update." *J. Physiol. Paris* 2001;95:181–188.

[20] Bortolotti, M., et al. "Red Pepper and Functional Dyspepsia." *N. Engl. J. Med.* 2002; 346:947–948.

[21] Ibid.

[22] Holzer, P., et al. "Intragastric Capsaicin Protects Against Aspirin-Induced Lesion Formation and Bleeding in the Rat Gastric Mucosa." *Gastroenterology* 1989;96:1425–1433.

[23] Lazebnik, N., et al. "Spontaneous Rupture of the Normal Stomach After Sodium Bicarbonate Ingestion." *J. Clin. Gastroenterol.* 1986;8:454–456.

[24] Baraona, E., et al. "Bioavailability of Alcohol: Role of Gastric Metabolism and Its Interactions with Other Drugs." *Dig. Dis.* 1994;12:351–367.

[25] Arora, S., et al. "Alcohol Levels are Increased in Social Drinkers Receiving Ranitidine." *Am. J. Gastroenterol.* 2000;95:208–213.

[26] Calculated from Vaczek, D. "Top 200 Prescription Drugs of 2004." *Pharmacy Times*, May 2004, p. 41 (data courtesy of IMS Health) and *Drug Topics*, February 21, 2005, and March 7, 2005 (data courtesy of Verispan).

[27] Laheij, R. J., et al. "Risk of Community-Acquired Pneumonia and Use of Gastric Acid-Suppressive Drugs." *JAMA* 2004;292:1955–1960.

[28] Dial, S., et al. "Use of Gastric Acid-Suppressive Agents and the Risk of Community-Acquired *Clostridium difficile*-Associated Disease." *JAMA* 2005;294:2989–2995.

[29] Graedon, J., and Graedon, T. *Joe Graedon's The New People's Pharmacy: Drug Breakthroughs of the '80s.* New York: Bantam Books, 1985, p. 147.

[30] Schell, T. G. "Acid Suppression and Adenocarcinoma of the Esophagus: Cause or Cure?" *Am. J. Gastroenterol.* 2004;99:1884–1886.

[31] Ibid.

[32] Waldum, H. L., and Brenna, E. "Personal Review: Is Profound Acid Inhibition Safe?" *Aliment. Pharmacol. Ther.* 2000;14:15–22.

[33] Jensen, R. T. "Consequences of Long-Term Proton Pump Blockade: Insights from Studies of Patients with Gastrinomas." *Basic Clin. Pharmacol. Toxicol.* 2006;98:4–19.

[34] Ibid.

[35] Waldum, op. cit.

[36] Gillen, D., and McColl, K. E. L. "Problems Associated with the Clinical Use of Proton Pump Inhibitors." *Pharmacol. Toxicol.* 2001;89:281–296.

[37] Fossmark, R., et al. "Rebound Acid Hypersecretion After Long-Term Inhibition of Gastric Acid Secretion." *Aliment. Pharmacol. Ther.* 2005;21:149–154.

[38] Sandvik, A. K., et al. "Review Article: The Pharmacological Inhibition of Gastric Acid Secretion—Tolerance and Rebound." *Aliment. Pharmacol. Ther.* 1997;11:1013–1018.

[39] Gillen, op. cit.

Acné

[40] Cordain, L., et al. "Acne Vulgaris: A Disease of Western Civilization." *Arch. Dermatol.* 2002;138:1584–1590.

[41] Cordain, L., et al. "Origins and Evolution of the Western Diet: Health Implications for the 21st Century." *Am. J. Clin. Nutr.* 2005;81:341–354.

[42] Thiboutot, D. M., and Strauss, J. S. "Diet and Acne Revisited." *Arch. Dermatol.* 2002;138:1591–1592.

[43] Treloar, V. "Diet and Acne Redux." *Arch. Dermatol.* 2003;139:941.

[44] Bershad, S. "The Unwelcome Return of the Acne Diet." *Arch. Dermatol.* 2003;139:940–941.

[45] Wolf, R., et al. "Acne and Diet." *Clin. Dermatol.* 2004;22:387–393.

[46] Adebamowo, C. A., et al. "High School Dietary Dairy Intake and Teenage Acne." *J. Am. Acad. Dermatol.* 2005;52:207–214.

[47] Wait, M., ed. *1,801 Home Remedies: Trustworthy Treatments for Everyday Health Problems.* Pleasantville, NY: Reader's Digest, 2004. p. 31.

[48] Bassett, I. B., et al. "A Comparative Study of Tea Tree Oil versus Benzoyl Peroxide in the Treatment of Acne." *Med. J. Aust.* 1990;153:455–458.

[49] Dreno, B., et al. "Erythromycin-Resistance of Cutaneous Bacterial Flora in Acne." Eur. J. Dermatol. 2001;11:549–553.

[50] Shalita, A. R., et al. "Topical Nicotinamide Compared with Clindamycin Gel in the Treatment of Inflammatory Acne Vulgaris." *Int. J. Dermatol.* 1995;34:434–437.

[51] Tanno, O., et al. "Nicotinamide Increases Biosynthesis of Ceramides as Well as Other Stratum Corneum Lipids to Improve the Epidermal Permeability Barrier." *Br. J. Dermatol.* 2000;143:524–531.

[52] Bissett, D. "Topical Niacinamide and Barrier Enhancement." *Cutis* 2002;70:S8–S12.

[53] Garner, S. E., et al. "Minocycline for Acne Vulgaris: Efficacy and Safety." *Cochrane Database Syst. Rev.* 2003;(1):CD002086.

[54] Margolis, D. J., et al. "Antibiotic Treatment of Acne May Be Associated with Upper Respiratory Tract Infections." *Arch. Dermatol.* 2005;141:1132–1136.

[55] Thiboutot, D. M., et al. "Adapalene Gel, 0.1%, as Maintenance Therapy for Acne Vulgaris." *Arch. Dermatol.* 2006;142:597–602.

[56] Leyden, J., et al. "Comparison of Tazarotene and Minocycline Maintenance Therapies in Acne Vulgaris: A Multicenter, Double-blind, Randomized, Parallel-Group Study." *Arch. Dermatol.* 2006;142:605–612.

[57] Panzer, C., et al. "Impact of Oral Contraceptives on Sex Hormone–Binding Globulin and Androgen Levels: A Retrospective Study in Women with Sexual Dysfunction." *J. Sex. Med.* 2006;3:104–113.

Alergias

[58] Bender, B. G. "Cognitive Effects of Allergic Rhinitis and Its Treatment." *Immunol. Allergy Clin. North Am.* 2005;25:301–312.

[59] Ibid.

[60] Ramaekers, J. G., and Vermeeren, A. "All Antihistamines Cross Blood-Brain Barrier." *BMJ* 2000; 321:572.

[61] Verster, J. C., and Volkerts, E. R. "Antihistamines and Driving Ability: Evidence from On-the-Road Driving Studies During Normal Traffic." *Ann. Allergy Asthma Immunol.* 2004:92:292–303.

[62] Thomas, K. "Distracted Drivers Risky Behind Wheel." *Associated Press*, April 21, 2006.

[63] American Academy of Allergy, Asthma and Immunology. *The Allergy Report: Science Based Findings on the Diagnosis & Treatment of Allergic Disorders*, 1996–2001.

[64] "New Concerns about Ionizing Air Cleaners." *Consumer Reports* May 5, 2005.

[65] "Ratings: Whole-House Cleaners CR Quick Recommendations." *Consumer Reports* October 2005.

[66] McDonald, E., et al. "Effect of Air Filtration Systems on Asthma: A Systematic Review of Randomized Trials." *Chest* 2002;122:1509–1510.

[67] Wood, R. A., et al. "A Placebo-Controlled Trial of a HEPA Air Cleaner in the Treatment of Cat Allergy." *Am. J. Respir. Crit. Care Med.* 1998;158:115–120.

[68] Green, R., et al. "The Effect of Air Filtration on Airborne Dog Allergen." *Allergy* 1999;54:484–488.

[69] Bernstein, J. A., et al. "A Pilot Study to Investigate the Effects of Combined Dehumidification and HEPA Filtration on Dew Point and Airborne Mold Spore Counts in Day Care Centers." *Indoor Air* 2005;15:402–407.

[70] Terreehorst, I., et al. "Evaluation of Impermeable Covers for Bedding in Patients with Allergic Rhinitis." *N. Engl. J. Med.* 2003;349:237–246.

[71] Woodcock, A., et al. "Control of Exposure to Mite Allergen and Allergen-Impermeable Bed Covers for Adults with Asthma." *N. Engl. J. Med.* 2003;349:225–236.

[72] Dharmage, S., et al. "Encasement of Bedding Does Not Improve Asthma in Atopic Adult Asthmatics." *Int. Arch. Allergy Immunol.* 2006;139:132–138.

[73] "Vacuums: New Choices, New Problems." *Consumer Reports* March 2006.

[74] Bucca, C., et al. "Effect of Vitamin C on Histamine Bronchial Responsiveness of Patients with Allergic Rhinitis." *Ann. Allergy* 1990;65:311–314.

[75] Johnston, C. S. "The Antihistamine Action of Ascorbic Acid." *Subcell. Biochem.* 1996;25:189–213.

[76] Anderson, R. "The Immunostimulatory, Antiinflammatory and Anti-Allergic Properties of Ascorbate." *Adv. Nutr. Res.* 1984;6:19–45.

[77] Bucca, op. cit.

[78] Thornhill, S. M., and Kelly, A. M. "Natural Treatment of Perennial Allergic Rhinitis." *Altern. Med. Rev.* 2000;5:448–454.

[79] Mittman, P. "Randomized, Double Blind Study of Freeze Dried *Urtica dioica* in the Treatment of Allergic Rhinitis." *Planta Med.* 1990;56:44–47.

[80] Melmon, K. L., et al. "Autocoids as Modulators of the Inflammatory and Immune Response." *Am. J. Med.* 1981;71:100–106.

[81] Bent, S., et al. "Saw Palmetto for Benign Prostate Hyperplasia." *N. Engl. J. Med.* 2006;354:632–634.

[82] Schapowal, A., et al. "Randomised Controlled Trial of Butterbur and Cetirizine for Treating Seasonal Allergic Rhinitis." *BMJ* 2002;324:1–4.

[83] Otsuka, H., et al. "Histochemical and Functional Characteristics of Metachromatic Cells in the Nasal Epithelium in Allergic Rhinitis: Studies of Nasal Scrapings and Their Dispersed Cells." *J. Allergy Clin. Immunol.* 1995;96:528–536.

[84] Taussig, S. "The Mechanism of the Physiological Action of Bromelain." *Med. Hypothesis* 1980;6:99–104.

[85] Busse, W. W., et al. "Flavonoid Modulation of Human Neutrophil Function." *J. Allergy Clin. Immunol.* 1984;73:801–809.

[86] Conboy-Ellis, K. "Management of Seasonal Allergic Rhinitis: Comparative Efficacy of the Newer-Generation Prescription Antihistamines." *J. Am. Acad. Nurse Pract.* 2005;17:295–301.

[87] Bender, op. cit.

[88] Bender, B. G., et al. "Sedation and Performance Impairment of Diphenhydramine and Second-Generation Antihistamines: A Meta-Analysis." *J. Allergy Clin. Immunol.* 2003;111:770–776.

[89] Bender, op. cit., 2005.

[90] Weller, J. M., et al. "Effects of Fexofenadine, Diphenhydramine, and Alcohol on Driving Performance: A Randomized, Placeo-Controlled Trial in the Iowa Driving Simulator." *Ann. Intern. Med.* 2000;132:354–363.

[91] Vermeeren, A., and O'Hanlon, J. "Fexofenadine's Effects, Alone and With Alcohol, on Actual Driving and Psychomotor Performance." *J. Allergy Clin. Immunol.* 1998;101:306–311.

[92] "Drugs for Allergic Disorders." *Treatment Guidelines from the Medical Letter.* 2003;1:93–100.

[93] Bender, op. cit.

[94] Prenner, B. M., and Schenkel, E. "Allergic Rhinitis: Treatment Based on Patient Profiles." *Am. J. Med.* 2006;119:230–237.

[95] Mucha, S. M., et al. "Comparison of Montelukast and Pseudoephedrine in the Treatment of Allergic Rhinitis." *Arch. Otolaryngol. Head Neck Surg.* 2006;132:164–172.

Artritis

[96] Lethbridge–Cejku, M., et al. "Summary Health Statistics for U.S. Adults: National Health Interview Survey 2002." *Vital Health Stat.* 2004;10(222); 1–151.

[97] Bolen, J., et al. "Racial/Ethnic Differences in the Prevalence and Impact of Doctor-Diagnosed Arthritis: United States, 2002." *MMWR* 2005;54;119–123.

[98] Lethbridge–Cejku. op. cit.

[99] Bjordal, J. M., et al. "Non-Steroidal Anti-Inflammatory Drugs, Including Cyclo-Oxygenase-2 Inhibitors, in Osteoarthritic Knee Pain: Meta-Analysis of Randomised Placebo Controlled Trials." *BMJ* 2004;December 4;329(7478):1317. Epub. 2004 Nov. 23.

[100] Huskisson, E. C., et al. "Effects of Anti-Inflammatory Drugs on the Progression of Osteoarthritis of the Knee." *J. Rheumatol.* 1995;22:1941–1946.

[101] Rashad, S., et al. "Effect of Non-Steroidal Anti-Inflammatory Drugs on the Course of Osteoarthritis." *Lancet* 1989;2:519–521.

[102] Vignon, E., et al. "Effects of Naproxen (Naprosyne) on the Metabolism of Arthrotic Cartilage in Man in Vivo." *Rev. Rhum. Mal. Osteoartic.* 1991;58:11S–15S.

[103] Reijman, M., et al. "Is There an Association Between the Use of Different Types of Nonsteroidal Anti-Inflammatory Drugs and Radiologic Progression of Osteoarthritis." *Arthritis & Rheumatism* 2005;52:3137–3142.

[104] Wilcox, C. M., et al. "Patterns of Use and Public Perception of Over-the-Counter Pain Relievers: Focus on Nonsteroidal Anti-Inflammatory Drugs." *J. Rheumatol.* 2005;32:2218–2224.

[105] Ibid.

[106] Ibid.

[107] Laine, L. "Proton Pump Inhibitor Co-Therapy with Nonsteroidal Anti-Inflammatory Drugs: Nice or Necessary?" *Rev. Gastroenterol. Disord.* 2004;Suppl. 4:S33–S41.

[108] Singh, G., and Triadafilopoulus, G. "Epidemiology of NSAID-Induced GI complications." *J. Rheumatol.* 1999;26:Suppl. 26:18–24.

[109] Wolfe, M. M., et al. "Gastrointestinal Toxicity of Nonsteroidal Anti-Inflammatory Drugs." *N. Engl. J. Med.* 1999;340:1888–1899.

[110] Wolfe, M. M., op. cit.

[111] Graham, D. Y., et al. "Visible Small-Intestinal Mucosal Injury in Chronic NSAID Users." *Clin. Gastroenterol. Hepatol.* 2005;3:55–59.

[112] Qureshi, W. A., Personal Communication, February 12, 2005.

[113] FDA Public Health Advisory, "FDA Announces Important Changes and Additional Warnings for COX-2 Selective and Non-Selective Non-Steroidal Anti-Inflammatory Drugs (NSAIDs)." April 7, 2005.

[114] Bombardier, C., et al. "Comparison of Upper Gastrointestinal Toxicity of Rofecoxib and Naproxen in Patients with Rheumatoid Arthritis." *N. Engl. J. Med.* 2000;343:1520–1528.

[115] Topol, E. J. "Failing the Public Health: Rofecoxib, Merck, and the FDA." *N. Engl. J. Med.* 2004;351:1707–1709.

[116] Goozner, M. "What Went Wrong? FDA veteran David Graham speaks out on the drug safety dilemma." *AARP Bulletin*, February 2005.

[117] Topol, E. "Arthritis Medicines and Cardiovascular Events: 'House of Coxibs.'" *JAMA* 2005;293:366–368.

[118] Mamdani, M., et al. "Gastrointestinal Bleeding After the Introduction of COX 2 Inhibitors: Ecological Study." *BMJ* 2004;328:1415–1416.

[119] Hippisley-Cox, J., et al. "Risk of Adverse Gastrointestinal Outcomes in Patients Taking Cyclo-Oxygenase-2 Inhibitors or Conventional Non-Steroidal Anti-Inflammatory Drugs: Population Based Nested Case-Control Analysis." BMJ 2005;331:1310–1316.

[120] Chan, F. K. L., et al. "Celecoxib versus Diclofenac and Omeprazole in Reducing the Risk of Recurrent Ulcer Bleeding in Patients with Arthritis." *N. Engl. J. Med.* 2002;347:2104–2110.

[121] Maillard, M., and Burnier, M. "Comparative Cardiovascular Safety of Traditional Nonsteroidal Anti-Inflammatory Drugs." *Expert Opin. Drug Saf.* 2006;5:83–94.

[122] Reijman, op. cit.

[123] Rodriguez, L. A. Garcia, and Gonzalez-Perez, A. "Long-Term Use of Traditional Non-Steroidal Anti-Inflammatory Drugs and the Risk of Myocardial Infarction in the General Population." *BMC Med.* 2005;3(1):17 [Epub ahead of print].

[124] Gislason, G. H., et al. "Risk of Death or Reinfarction Associated with the Use of Selective Cyclooxygenase-2 Inhibitors and Nonselective Nonsteroidal Antiinflammatory Drugs After Acute Myocardial Infarction." *Circulation* 2006;113:2906–2913.

[125] Hochman, J. S., and Shah, N. R. "What Price Pain Relief?" *Circulation* 2006;113:2868–2870.

[126] Helin-Salmivaara, A., et al. "NSAID Use and the Risk of Hospitalization for First Myocardial Infarction in the General Population: A Nationwide Case-Control Study from Finland." *Eur. Heart J.* 2006; 27:1657–1663.

[127] Patrono, C., et al. "Low-Dose Aspirin for the Prevention of Atherothrombosis." *N. Engl. J. Med.* 2005: 353:2373–2383.

[128] Maillard, op. cit.

[129] Laine, op. cit.

[130] Lanas, A., and Ferrandez, A. "Treatment and Prevention of Aspirin-Induced Gastroduodenal Ulcers and Gastrointestinal Bleeding." *Expert Opinion Drugs Saf.* 2002;1:245–252.

[131] Patrano, op. cit.

[132] Moore, R. A., et al. "Quantitative Systematic Review of Topical Applied Non-Steroidal Anti-Inflammatory Drugs." *BMJ* 1998;316:333–338.

[133] Mason, L., et al. "Topical NSAIDs for Acute Pain: A Meta-Analysis." *BMC Fam. Pract.* 2004;5:10.

[134] Mason, L., et al. "Topical NSAIDs for Chronic Musculoskeletal Pain: Systematic Review and Meta-Analysis." *BMC Musculoskelet. Disord.* 2004;5:28.

[135] Lin, J., et al. "Efficacy of Topical Non-Steroidal Anti-Inflammatory Drugs in the Treatment of Osteoarthritis: Meta-Analysis of Randomised Controlled Trials." *BMJ* 2004;329:324.

[136] Baer, P. A., et al. "Treatment of Osteoarthritis of the Knee with a Topical Diclofenac Solution: A Randomised Controlled, 6-Week Trial." *BMC Musculoskelet. Disord.* 2005;6:44.

[137] Arthur, A. M., et al. "Effect of a Topical Diclofenac Solution for Relieving Symptoms of Primary Osteoarthritis of the Knee: A Randomized Controlled Trial." *CMAJ* 2004;171:333–338.

[138] Roth, S. H., and Shainhouse, Z. "Efficacy and Safety of a Topical Diclofenac Solution (Pennsaid) in the Treatment of Primary Osteoarthritis of the Knee: A Randomized, Double-Blind, Vehicle-Controlled Clinical Trial." *Arch. Intern. Med.* 2004;164:2017–2023.

[139] Niethard, F. U., et al. "Efficacy of Topical Diclofenac Diethylamine Gel in Osteoarthritis of the Knee." *J. Rheumatol.* 2005;32:2384–2392.

[140] Tugwell, P. S., et al. "Equivalence Study of a Topical Diclofenac Solution (Pennsaid) Compared with Oral Diclofenac in Symptomatic Treatment of Osteoarthritis of the Knee: A Randomized Controlled Trial." *J. Rheumatol.* 2004; 31:2002–2212.

[141] "Beating Arthritis with the Right Food Choices." *Tufts Univ. Health Nutr. Letter* 2002;20(3):4.

[142] Jordan, J. Communication on *The People's Pharmacy* radio show, November 19, 2005.

[143] Sokoloff, L. "The History of Kashin-Beck Disease." *N. Y. State J. Med.* 1989;89:343–351.

[144] Jordan, J. "Study Links Low Selenium Levels with Higher Risk of Osteoarthritis." News Release, University of North Carolina at Chapel Hill, November 14, 2005, No. 570.

[145] Jordon, J., et al. "Low Selenium Levels Are Associated with Increased Risk for Osteoarthritis of the Knee." Research presented at the American College of Rheumatology Annual Scientific Meeting, November 15, 2005.

[146] Ryan-Harshman, M., and Aldoori, W. "The Relevance of Selenium to Immunity, Cancer and Infectious/Inflammatory Diseases." *Can. J. Diet. Pract. Res.* 2005;66:98–102.

[147] Rayman, M. P. "Selenium in Cancer Prevention: A Review of the Evidence and Mechanism of Action." *Proc. Nutr. Soc.* 2005;64:527–542.

[148] Pattison, D. J., et al. "Dietary Beta-Cryptoxanthin and Inflammatory Polyarthritis: Results from a Population-Based Prospective Study." *Am. J. Clin. Nutr.* 2005;82:451–455.

[149] Holick, M. F. "Sunlight and Vitamin D for Bone Health and Prevention of Autoimmune Diseases, Cancers, and Cardiovascular Disease." *Am. J. Clin. Nutr.* 2004;80(6 Suppl.):1678S–1688S.

[150] Bischoff-Ferrari, H. A. et al. "Fracture Prevention with Vitamin D Supplementation: A Meta-Analysis of Randomized Controlled Trials." *JAMA* 2005;293:2257–2264.

[151] McAlindon, T. E., et al. "Relation of Dietary Intake and Serum Levels of Vitamin D to Progression of Osteoarthritis of the Knee among Participants in the Framingham Study." *Ann. Int. Med.* 1996;125: 353–359.

[152] Ibid.

[153] Drosos, A. A., et al. "Epidemiology of Adult Rheumatoid Arthritis in Northwest Greece 1987–1995." *J. Rheumatol.* 1997;24:2129–2133.

[154] Shapiro, J. A., et al. "Diet and Rheumatoid Arthritis in Women: A Possible Protective Effect of Fish Consumption." *Epidemiology* 1996;7:256–263.

[155] Skoldstam, L., et al. "An Experimental Study of a Mediterranean Diet Intervention for Patients with Rheumatoid Arthritis." *Ann. Rheum. Dis.* 2003;62:208–214.

[156] Hagfors, L., et al. "Fat Intake and Composition of Fatty Acids in Serum Phospholipids in a Randomized, Controlled, Mediterranean Dietary Intervention Study on Patients with Rheumatoid Arthritis." *Nutr. Metab.* 2005;2:26.

[157] Goggs, R., et al. "Nutraceutical Therapies for Degenerative Joint Diseases: A Critical Review." *Crit. Rev. Food Sci. Nutr.* 2005;45:145–164.

[158] Melhus, H., et al. "Excessive Dietary Intake of Vitamin A Is Associated with Reduced Bone Mineral Density and Increased Risk for Hip Fracture." *Ann. Int. Med.* 1998;129:770–778.

[159] Sears, B. *The Anti-Inflammation Zone: Reversing the Silent Epidemic That's Destroying Our Health.* New York: Regan Books, 2005, p. 80.

[160] Goggs, op cit.

[161] Halpern, G. M. "Anti-Inflammatory Effects of a Stabilized Lipid Extract of *Perna canaliculus* (Lyprinol)." *Allerg. Immunol. (Paris)* 2000;32:272–278.

[162] Bui, L. M., and Bierer, T. L. "Influence of Green Lipped Mussels (*Perna canaliculus*) in Alleviating Signs of Arthritis in Dogs." *Vet. Ther.* 2003;4:397–407.

[163] Halpern, G. M. *The Inflammation Revolution: A Natural Solution for Arthritis, Asthma & Other Inflammatory Disorders.* Garden City Park, NY: Square One, 2005, p. 103.

[164] Freedman, J. E., et al. "Select Flavonoids and Whole Juice from Purple Grapes Inhibit Platelet Function and Enhance Nitric Oxide Release." *Circulation* 2001;103:2792–2798.

[165] USDA Database for the Proanthocyanidin Content of Selected Foods, Prepared by the Nutrient Data Laboratory, August 2004.

[166] Albers, A. R. "The Antiinflammatory Effects of Purple Grape Juice Consumption in Subjects with Stable Coronary Artery Disease." *Arterioscler. Thromb. Vasc. Biol.* 2004;24:e179–e180.

[167] Folts, J. D. "Potential Health Benefits from the Flavonoids in Grape Products on Vascular Disease." *Adv. Exp. Med. Biol.* 2002;505:95–111.

[168] Aviram, M., et al. "Pomegranate Juice Consumption Reduces Oxidative Stress, Atherogenic Modifications to LDL, and Platelet Aggregation: Studies in Humans and in Atherosclerotic Apolipoprotein E-deficient Mice." *Am. J. Clin. Nutr.* 2000;71:1062–1076.

[169] Azadozoi, K. M., et al. "Oxidative Stress in Arteriogenic Erectile Dysfunction: Prophylactic Role of Antioxidants." *J. Urol.* 2005;174:386–393.

[170] Ahmed, S., et al. "*Punica granatum L.* Extract Inhibits IL-1beta-induced Expression of Matrix Metalloproteinases by Inhibiting the Activation of MAP Kinases and NF-kappaB in Human Chondrocytes in Vitro." *J. Nutr.* 2005;135:2096–2102.

[171] Haqqi, T. Communication on *The People's Pharmacy* radio show #559, September 17, 2005.

[172] Jacob, R. A., et al. "Consumption of Cherries Lowers Plasma Urate in Healthy Women." *J. Nutr.* 2003; 133:1826–1829.

[173] Blau, L. W. "Cherry Diet Control for Gout and Arthritis." *Tex. Rep. Biol. Med.* 1950;8:309–311.

[174] Shakibaei, M., et al. "Curcumin Protects Human Chondrocytes from IL-11beta-Induced Inhibition of

Collage Type II and Beta1-Integrin Expression and Activation of Caspase-2: An Immunomorpho-
logical Study." *Ann. Anat.* 2005;187:487–497.

[175] Chainani-Wu, N. "Safety and Anti-Inflammatory Activity of Curcumin: A Component of Tumeric
(*Curcuma longa*)." *J. Alt. Comp. Med.* 2003;9:161–168.

[176] Reichling, J., et al. "Dietary Support with Boswellia Resin in Canine Inflammatory Joint and Spinal
Disease." *Schweiz. Arch. Tierheilkd.* 2004;146:71–79.

[177] Kimmatkar, N., et al. "Efficacy and Tolerability of *Boswellia serrata* Extract in Treatment of Osteoarthritis
of Knee: A Randomized Double Blind Placebo Controlled Trial." *Phytomedicine* 2003; 10:3–7.

[178] Badria, F., et al. "Boswellia-Curcumin Preparation for Treating Knee Osteoarthritis." *Alt. Comp. Ther.*
2002;December:341–348.

[179] Altman, R. D., and Marcussen, K. C. "Marcussen "Effects of a Ginger Extract on Knee Pain in Patients
with Osteoarthritis." *Arthritis Rheum.* 2001; 44:2531–2538.

[180] Mason, L. "Systematic Review of Topical Capsaicin for the Treatment of Chronic Pain." *BMJ* 2004;
328:991–996.

[181] Randall, C., et al. "Randomized Controlled Trial of Nettle Sting for Treatment of Base-of-Thumb
Pain." *J. Roy. Soc. Med.* 2000; 93:305–309

[182] McAlindon, T. E., et al. "Glucosamine and Chondroitin for Treatment of Osteoarthritis: A Systematic
Quality Assessment and Meta-analysis." *JAMA* 2000;283:1469–1475.

[183] Richy, F., et al. "Structural and Symptomatic Efficacy of Glucosamine and Chondroitin in Knee
Osteoarthritis: A Comprehensive Meta-Analysis." *Arch. Intern. Med.* 2003;163:1514–1522.

[184] Clegg, D. O. GAIT Results Presented at the American College of Rheumatology Annual Scientific
Meeting in San Diego, California, November 15, 2005.

[185] "The GAIT Trial: Good News for Osteoarthritis Sufferers." Council for Responsible Nutrition Fact
Sheet.

[186] Kim, L. S., et al. "Efficacy of Methylsulfonylmethane (MSM) in Osteoarthritis Pain of the Knee:
A Pilot Clinical Trial." *Osteoarthritis Cartilage* 2006; 14:286–294.

[187] Sokken, K. L., et al. "Safety and Efficacy of S-Adenosylmethionine (SAMe) for Osteoarthritis: A Meta-
Analysis." *J. Fam. Pract.* 2002;51:425–430.

[188] Berman, B. M., et al. "Effectiveness of Acupuncture as Adjunctive Therapy in Osteoarthritis of the
Knee." *Ann. Intern. Med.* 2004;141:901–910.

[189] Ibid.

[190] Vas, J., et al. "Acupuncture as a Complementary Therapy to the Pharmacological Treatment of Osteoarthritis of the Knee: Randomised Controlled Trial." *BMJ* 2004;329:1216–1221.

[191] Witt, C., et al. "Acupuncture in Patients with Osteoarthritis of the Knee: A Randomised Trial." *Lancet*
2005;366:136–143.

[192] Wolsko, P. M, et al. "Double-Blind Placebo-Controlled Trial of Static Magnets for the Treatment of
Osteoarthritis of the Knee: Results of a Pilot Study." *Altern. Ther. Health Med.* 2004;10:36–43.

[193] Harlow, T., et al. "Randomised Controlled Trial of Magnetic Bracelets for Relieving Pain in Osteoarthritis of the Hip and Knee." *BMJ* 2004;329:1450–1454.

Bajar de peso

[194] Dansinger, M. L., et al. "Comparison of the Atkins, Ornish, Weight Watchers, and Zone Diets for
Weight Loss and Heart Disease Risk Reduction: A Randomized Trial." *JAMA* 2005;293:43–53.

[195] Nordmann, A. J., et al. "Effects of Low-Carbohydrate vs Low-Fat Diets on Weight Loss and
Cardiovascular Risk Factors: A Meta-analysis of Randomized Controlled Trials." *Arch. Intern. Med.*
2006; 166:285–293.

[196] Katzen, M., and Willett, W. C. *Eat, Drink, and Weigh Less: A Flexible and Delicious Way to Shrink Your Waist Without Going Hungry.* New York: Hyperion, 2006. pp. 96–101.

[197] Popkin, B. M., et al. "A New Proposed Guidance System for Beverage Consumption in the United States." *Am. J. Clin. Nutr.* 2006;83:529–542.

[198] Wyatt, H. R., et al. "Long-Term Weight Loss and Breakfast in Subjects in the National Weight Control Registry." *Obes. Res.* 2002;10:78–82.

[199] Wolfram, S., et al. "Anti-Obesity Effects of Green Tea: From Bedside to Bench." *Mol. Nutr. Food Res.* 2006;50;176–187.

[200] Pittler, M. H., et al. "Adverse Events of Herbal Food Supplements for Body Weight Reduction: Systematic Review." *Obes. Rev.* 2005;6:93–111.

[201] Heymsfield, S. B., et al. "*Garcinia cambogia* (Hydroxycitric Acid) as a Potential Antiobesity Agent: A Randomized Controlled Trial." *JAMA* 1998;80:1596–1600.

[202] Kernan, W. N., et al. "Phenylpropanolamine and the Risk of Hemorrhagic Stroke." *N. Engl. J. Med.* 2000;243:1826–1832.

[203] Hertzman, P. "The Cost Effectiveness of Orlistat in a 1-Year Weight-Management Programme for Treating Overweight and Obese Patients in Sweden: A Treatment Responder Approach." *Pharmacoeconomics* 2005;23:1007–1020.

[204] Despres, J.-P., et al. "Effects of Rimonabant on Metabolic Risk Factors in Overweight Patients with Dyslipidemia." *N. Engl. J. Med.* 2005;353:2121–2134.

[205] Van Gaal, L. F., et al. "Effects of the Cannabinoid-1 Receptor Blocker Rimonabant on Weight Reduction and Cardiovascular Risk Factors in Overweight Patients: 1-Year Experience from the RIO-Europe Study." *Lancet* 2005;365:1389–1397.

[206] Pi-Sunyer, F. X., et al. "Effect of Rimonabant, a Cannabinoid-1 Receptor Blocker, on Weight and Cardiometabolic Risk Factors in Overweight or Obese Patients: RIO-North America: A Randomized Controlled Trial." *JAMA* 2006;295:761–775.

[207] Marx, J. "Drugs Inspired by a Drug." *Science* 2006;311:322–325.

Calambres en las piernas

[208] Panel on Dietary Reference Intakes for Electrolytes and Water. *Dietary Reference Intakes for Water, Potassium, Sodium Chloride, and Sulfate.* Washington, DC: The National Academies Press, 2004.

[209] Roffe, C., et al. "Randomised, Cross-Over, Placebo-Controlled Trial of Magnesium Citrate in the Treatment of Chronic Persistent Leg Cramps." *Med. Sci. Monit.* 2002;8:CR326–CR330.

[210] Dahle, L. O., et al. "The Effect of Oral Magnesium Substitution on Pregnancy-Induced Leg Cramps." *Am. J. Obstet. Gynecol.* 1995;173:175–180.

[211] Hammar, M., et al. "Calcium and Magnesium Status in Pregnant Women. A Comparison between Treatment with Calcium and Vitamin C in Pregnant Women with Leg Cramps." *Int. J. Vitam. Nutr. Res.* 1987; 57:179–183.

[212] Young, G. L., and Jewell, D. "Interventions for Leg Cramps in Pregnancy." *Cochrane Database Syst. Rev.* 2002;(1):CD000121.

[213] Chan, P., et al. "Randomized, Double-Blind, Placebo-Controlled Study of the Safety and Efficacy of Vitamin B Complex in the Treatment of Nocturnal Leg Cramps in Elderly Patients with Hypertension." *J. Clin. Pharmacol.* 1998;38:1151–1154.

[214] "More on Nighttime Leg Cramps." *Harvard Health Letter*, April 2005, p. 7.

[215] Butler, J. V., et al. "Nocturnal Leg Cramps in Older People." *Postgrad. Med. J.* 2002;78:596–598.

[216] Diener, H. C., et al. "Effectiveness of Quinine in Treating Muscle Cramps: A Double-Blind, Placebo-Controlled, Parallel-Group, Multicentre Trial." *Int. J. Clin. Pract.* 2002;56:243–246.

Caspa

[217] DeAngelis, Y. M., et al. "Three Etiologic Facets of Dandruff and Seborrheic Dermatitis: *Malassezia* Fungi, Sebaceous Lipids, and Individual Sensitivity." *J. Investig. Dermatol. Symp. Proc.* 2005;10:295–297.

[218] Ro, B. I., and Dawson, T. L. "The Role of Sebaceous Gland Activity and Scalp Microfloral Metabolism in the Etiology of Seborrheic Dermatitis and Dandruff." *J. Investig. Dermatol. Symp. Proc.* 2005;10:194–197.

[219] Ody, P. *Healing with Herbs: Simple Treatments for More Than 100 Common Ailments.* Pownal, VT: Storey Books, 1999, p. 145.

[220] Bisset, N. G, ed. and trans. *Herbal Drugs and Phytopharmaceuticals: A Handbook for Practice on a Scientific Basis.* Boca Raton, FL: CRC Press, 1994, pp. 428–429, 440–441.

[221] Ody, op. cit.

[222] Gupta, A. K., et al. "Role of Antifungal Agents in the Treatment of Seborrheic Dermatitis." *Am. J. Clin. Dermatol.* 2004;5:17–22.

[223] DeAngelis, et al., op. cit.

[224] Gupta, A. K., et al., op. cit.

[225] Gupta, A. K., and Nicol, K. A. "Ciclopirox 1% Shampoo for the Treatment of Seborrheic Dermatitis." *Int. J. Dermatol.* 2006;45:66–69.

Colesterol alto y enfermedades cardíacas

[226] American Heart Association Statistics Committee and Stroke Statistics Subcommittee. "Heart Disease and Stroke Statistics—2006 Update. A Report From the American Heart Association Statistics Committee and Stroke Statistics Subcommittee." *Circulation* 2006;113:e85–e151.

[227] Ibid.

[228] Jemal, A., et al. "Trends in the Leading Causes of Death in the United States, 1970–2002." *JAMA* 2005; 294:1255–1259.

[229] American Heart Association Statistics Committee, op. cit.

[230] Fernandez, M. L. "Dietary Cholesterol Provided by Eggs and Plasma Lipoproteins in Healthy Populations." *Curr. Opin. Clin. Nutr. Metab. Care* 2006;9:8–12.

[231] Ibid.

[232] Greene, C. M., et al. "Plasma LDL and HDL Characteristics and Carotenoid Content Are Positively Influenced by Egg Consumption in an Elderly Population." *Nutr. Metab.* 2006;3:6.

[233] Yancy, W. S., et al. "A Low-Carbohydrate, Ketogenic Diet Versus a Low-Fat Diet to Treat Obesity and Hyperlipidemia." *Ann. Int. Med.* 2004;140:769–777.

[234] Ibid.

[235] Westman, E. C., et al. "Effect of a Low-Carbohydrate, Ketogenic Diet Program Compared to a Low-Fat Diet on Fasting Lipoprotein Subclasses." *Int. J. Cardiol.* 2005;November 15 [Epub, ahead of print].

[236] Wood, R. J., et al. "Carbohydrate Restriction Alters Lipoprotein Metabolism by Modifying VLDL, LDL and HDL Subfraction Distribution and Size in Overweight Men." *J. Nutr.* 2006;136:384–389.

[237] Foster, G. D., et al. "A Randomized Trial of a Low-Carbohydrate Diet for Obesity." *N. Engl. J. Med.* 2003;348:2082–2090.

[238] Hays, J. H., et al. "Effect of a High Saturated Fat and No-Starch Diet on Serum Lipid Subfractions in Patients with Documented Atherosclerotic Cardiovascular Disease." *Mayo Clin. Proc.* 2003;78:1331–1336.

[239] Fernandez, op. cit.

[240] Dansinger, M. L., et al. "Comparison of the Atkins, Ornish, Weight Watchers, and Zone Diets for Weight Loss and Heart Disease Risk Reduction: A Randomized Trial." *JAMA* 2005;293:43–53.

241 Howard, B. V., et al. "Low-Fat Dietary Pattern and Risk of Cardiovascular Disease: The Women's Health Initiative Randomized Controlled Dietary Modification Trial." *JAMA* 2006;295:655–666.

242 Bogani, P., et al. "Postprandial Anti-Inflammatory and Antioxidant Effects of Extra Virgin Olive Oil." *Atherosclerosis* 2006;February 17 [Epub ahead of print].

243 Perona, J. S., et al. "The Role of Virgin Olive Oil Components in the Modulation of Endothelial Function." *J. Nutr. Biochem.* 2005;December 12 (Epub ahead of print].

244 Wahle, K. W., et al. "Olive Oil and Modulation of Cell Signaling in Disease Prevention." *Lipids* 2004; 39:1223–1231.

245 Konishi, M., et al. "Association of Serum Total Cholesterol, Different Types of Stroke, and Stenosis Distribution of Cerebral Arteries. The Akita Pathology Study." *Stroke* 1993;24:954–964.

246 Schatz, I. J., et al. "Cholesterol and All-Cause Mortality in Elderly People from the Honolulu Heart Program: A Cohort Study." *Lancet* 2001;358:351–355.

247 Ibid.

248 Ibid.

249 Fackelmann, K. A. "Japanese Stroke Clues: Are There Risks to Low Cholesterol?" *Science News* 1989; 135:250–253.

250 Iso, H., et al. "Prospective Study of Fat and Protein Intake and Risk of Intraparenchymal Hemorrhage in Women." *Circulation* 2001;103:856–863.

251 Willett, W. Personal Communication, August 5, 2000.

252 Winslow, R. "New Prescription for Zocor Users." *Wall Street Journal,* June 17, 2006; p. A2.

253 Topol, E. J. "Intensive Statin Therapy—A Sea Change in Cardiovascular Prevention." *N. Engl. J. Med.* 2004;350:1562–1564.

254 Nissen, S. Communication on *The People's Pharmacy* radio show.

255 Mosca, L. "C-Reactive Protein—To Screen or Not to Screen." *N. Engl. J. Med.* 2002;347:1615–1617.

256 Hamilton, C. "Marital Strife a Heartbreak in More Ways than One." *The Salt Lake Tribune,* March 5, 2006.

257 Sirois, B. C., and Burg, M. M. "Negative Emotion and Coronary Heart Disease: A Review." *Behav. Modif.* 2003;27:83–102.

258 Ramachandruni, S., et al. "Mental Stress Provokes Ischemia in Coronary Artery Disease Subjects Without Exercise- or Adenosine-Induced Ischemia." *J. Am. Coll. Cardiol.* 2006;47:987–991.

259 Boyle, S. H., et al. "Hostility, Age, and Mortality in a Sample of Cardiac Patients." *Am. J. Cardiol.* 2005; 96:64–66.

260 Boyle, S. H., et al. "Hostility as a Predictor of Survival with Coronary Artery Disease." *Psychosom. Med.* 2004;66:629–632.

261 Smith, T., et al. "Hearts Hurt When Spouses Spat." *Newswise* report about key findings presented at the American Psychosomatic Society meetings, March 3, 2006, Denver, Colorado.

262 Cromie, W. J. "Better Way to Predict Heart Attacks Is Discovered." *The Harvard University Gazette,* March 23, 2000.

263 Verma, S., et al. "C-Reactive Protein Comes of Age." *Nat. Clin. Pract. Cardiovasc. Med.* 2005;2:29–36.

264 Kerr, M. "Mediterranean Diet Has Anti-Inflammatory Effects." *Reuters Health,* March 8, 2006, a report from the American Heart Association's 46th Annual Conference on Cardiovascular Disease Epidemiology.

265 Wannamethee, S. G., et al. "Associations of Vitamin C Status, Fruit and Vegetable Intakes, and Markers of Inflammation and Hemostasis." *Am. J. Clin. Nutr.* 2006;83:567–574.

266 Liepa, G. U., and Basu, H. "C-Reactive Proteins and Chronic Disease: What Role Does Nutrition Play?" *Nutr. Clin. Pract.* 2003;18:227–233.

267 De Bacquer, D., et al. "Epidemiological Evidence for an Association Between Habitual Tea Consumption and Markers of Chronic Inflammation." *Atherosclerosis* 2006; Jan. 25 [Epub ahead of print].

[268] Dalen, J. E. "Aspirin to Prevent Heart Attack and Stroke: What's the Right Dose?" *Am. J. Med.* 2006;119:198–202.

[269] Bhatt, D. L., et al. "Clopidogrel and Aspirin Versus Aspirin Alone for the Prevention of Atherothrombotic Events." N. Engl. J. Med. 2006;354 [Epub March 12, ahead of print].

[270] Craven, L. L. "Acetylsalicylic Acid, Possible Preventive of Coronary Thrombosis." *Ann. Western Med.* 1950;4:95–99.

[271] Craven, L. L. "Prevention of Coronary and Cerebral Thrombosis." Mississippi Medical Valley J. 1953; 75:38–44.

[272] Antithrombotic Trialists' Collaboration. "Collaborative Meta-Analysis of Randomised Trials of Antiplatelet Therapy for Prevention of Death, Myocardial Infarction, and Stroke in High Risk Patients." *BMJ* 2002;324:71–86.

[273] Hayden, M., et al. "Aspirin for the Primary Prevention of Cardiovascular Events: A Summary of the Evidence for the U.S. Preventive Services Task Force." *Ann. Intern. Med.* 2002;136:161–172.

[274] de Lorgeril, M., and Salen, P. "The Mediterranean-Style Diet for the Prevention of Cardiovascular Diseases." *Public Health Nutr.* 2006;9:118–123.

[275] Mori, T. A., and Woodman, R. J. "The Independent Effects of Eicosapentaenoic Acid and Docosahexaenoic Acid on Cardiovascular Risk Factors in Humans." *Curr. Opin. Clin. Nutr. Metab. Care* 2006; 9:95–104.

[276] Hu, F. B., and Stampfer, M. J. "Nut Consumption and Risk of Coronary Heart Disease: A Review of the Epidemiologic Evidence." *Curr. Atheroscler. Rep.* 1999;1:205–210.

[277] Albert, C. M., et al. "Nut Consumption and Decreased Risk of Sudden Cardiac Death in the Physicians' Health Study." *Arch. Intern. Med.* 2002;162:1382–1387.

[278] Feldman, E. B. "The Scientific Evidence for a Beneficial Health Relationship Between Walnuts and Coronary Heart Disease." *J. Nutr.* 2002;132:1062S–1101S.

[279] Mukuddem-Petersen, J., et al. "A Systematic Review of the Effects of Nuts on Blood Lipid Profies in Humans." *J. Nutr.* 2005;135:2082–2089.

[280] Zibaeenezhad, M. J., et al. "Walnut Consumption in Hyperlipidemic Patients." *Angiology* 2005;56:581–583.

[281] Koren, J., et al. "Walnut Polyphenolics Inhibit in Vitro Human Plasma and LDL Oxidation." *J. Nutr.* 2001;131:2837–2842.

[282] Ros, E., et al. "A Walnut Diet Improves Endothelial Function in Hypercholesterolemic Subjects: A Randomized Crossover Trial." *Circulation* 2004;109:1609–1614.

[283] Kris-Etherton, P. M., et al. "The Effect of Nuts on Coronary Heart Disease Risk." *Nutr. Rev.* 2001; 59:103–111.

[284] Feldman, op. cit.

[285] Jenkins, D. J. A., et al. "Direct Comparison of a Dietary Portfolio of Cholesterol-Lowering Foods with a Statin in Hypercholesterolemic Participants." *Am. J. Clin. Nutr.* 2005;81:380–387.

[286] Klatsky, A. L. et al. "Moderate Drinking and Reduced Risk of Heart Disease." *Alcohol Res. Health.* 1999; 23:15–23.

[287] Maclure, M. "Demonstration of Deductive Meta-Analysis: Ethanol Intake and Risk of Myocardial Infarction." *Epidemiol. Rev.* 1993;15:328–351.

[288] Mukamal, K. J., et al. "Roles of Drinking Pattern and Type of Alcohol Consumers in Coronary Heart Disease in Men." *N. Engl. J. Med.* 2003;348:109–118.

[289] Elkind, M. S., et al. "Moderate Alcohol Consumption Reduces Risk of Ischemic Stroke: The Northern Manhattan Study." *Stroke* 2006;37:1–2.

[290] Mukamal, K. J., et al. "Alcohol and Risk for Ischemic Stroke in Men: The Role of Drinking Patterns and Usual Beverage." *Ann. Intern. Med.* 2005;142:11–19.

[291] Howard, A. A., et al. "Effect of Alcohol Consumption on Diabetes Mellitus: A Systematic Review." *Ann. Intern. Med.* 2004;140:211–219.

[292] Mukamal, K. J., et al. "Prospective Study of Alcohol Consumption and Risk of Dementia in Older Adults." *JAMA* 2003;289:1405–1413.

[293] Stein, J. H., et al. "Purple Grape Juice Improves Endothelial Function and Reduces the Susceptibility of LDL Cholesterol to Oxidation in Patients with Coronary Artery Disease." *Circulation* 1999;100:1050–1055.

[294] Folts, J. D. "Potential Health Benefits from the Flavonoids in Grape Products on Vascular Disease." *Adv. Exp. Med. Biol.* 2002;505:95–111.

[295] Albers, A. R., et al. "The Antiinflammatory Effects of Purple Grape Juice Consumption in Subjects with Stable Coronary Artery Disease." *Arterioscler. Thromb. Vasc. Biol.* 2004;24:e179–e180.

[296] Aviram, M., et al. "Pomegranate Juice Consumption Reduces Oxidative Stress, Atherogenic Modifications to LDL, and Platelet Aggregations: Studies in Humans and in Atherosclerotic Apoliprotein E-Deficient Mice." *Am. J. Clin. Nutr.* 2000;71:1062–1076.

[297] Fuhrman, B., et al. "Pomegranate Juice Inhibits Oxidized LDL Update and Cholesterol Biosynthesis in Macrophages." *J. Nutr. Biochem.* 2005;16:570–576.

[298] Aviram, M., et al. "Pomegranate Juice Consumption for 3 Years by Patients with Carotid Artery Stenosis Reduces Common Carotid Intima-Media Thickness, Blood Pressure and LDL Oxidation." *Clin. Nutr.* 2004;23:423–433.

[299] Aviram, M., and Dornfeld, L. "Pomegranate Juice Consumption Inhibits Serum Angiotensin Converting Enzyme Activity and Reduces Systolic Blood Pressure." *Atherosclerosis* 2001;158:195–198.

[300] Esmaillzaden, A., et al. "Concentrated Pomegranate Juice Improves Lipid Profiles in Diabetic Patients with Hypelipidemia." *J. Med. Food* 2004;7:305–308.

[301] Sumner, M. D., et al. "Effects of Pomegranate Juice Consumption on Myocardial Perfusion in Patients with Coronary Heart Disease." *Am. J. Cardiol.* 2005;96:810–814.

[302] Azadzoi, K. M., et al. "Oxidative Stress in Arteriogenic Erectile Dysfunction: Prophylactic Role of Antioxidants." *J. Urol.* 2005;174:386–393.

[303] Malik, A., et al. "Pomegranate Fruit Juice for Chemoprevention and Chemotherapy of Prostate Cancer." *Proc. Natl. Acad. Sci. USA* 2005;102:14813–14818.

[304] Malic, A., and Mukhtar, H. "Prostate Cancer Prevention Through Pomegranate Fruit." *Cell Cycle* 2006;February 15;5(4) [Epub ahead of print].

[305] Ahmed, S., et al. "*Punica granatum L.* Extract Inhibits IL-1 Beta-Induced Expression of Matrix Metallo-proteinases by Inhibiting the Activation of MAP Kinases and NF-KabbaB in Human Chondrocytes In Vitro." *J. Nutr.* 2005;135:2096–2102.

[306] Hidaka, M., et al. "Effects of Pomegranate Juice on Human Cytochrome P450 3A (CYP3A) and Carba-mazepine Pharmacokinetics in Rats." *Drug Metab. Dispos.* 2005;33:644–648.

[307] Gorinstein, S., et al. "Red Grapefruit Positively Influences Serum Triglyceride Level in Patients Suffering from Coronary Atherosclerosis: Studies in Vitro and in Humans." *J. Agric. Food Chem.* 2006;54:1887–1892.

[308] Grassi, D., et al. "Short-Term Administration of Dark Chocolate Is Followed by a Significant Increase in Insulin Activity and a Decrease in Blood Pressure in Healthy Persons." *Am. J. Clin. Nutr.* 2005;81:611–614.

[309] Hermann, F., et al. "Dark Chocolate Improves Endothelial and Platelet Function." *Heart* 2006;92:119–120.

[310] Keen, C. L., et al. "Cocoa Antioxidants and Cardiovascular Health." *Am. J. Clin. Nutr.* 2005;81:298S–303S.

[311] Schroeter, H., et al. "(-)-Epicatechin Mediates Beneficial Effects of Flavanol-Rich Cocoa on Vascular Function in Humans." *Proc. Natl. Acad. Sci. USA* 2006;103:1024–1029.

[312] Pearson, D. A., et al. "Flavanols and Platelet Reactivity." *Clin. Dev. Immunol.* 2005;12:1–9.

[313] Innes, A. J., et al. "Dark Chocolate Inhibits Platelet Aggregation in Healthy Volunteers." *Platelets* 2003;14:325–327.

[314] Mursu, J., et al. "Dark Chocolate Consumption Increases HDL Cholesterol Concentration and Chocolate Fatty Acids May Inhibit Lipid Peroxidation in Healthy Humans." *Free Radic. Biol. Med.* 2004;37: 1351–1359.

[315] Buijsse, B., et al. "Cocoa Intake, Blood Pressure, and Cardiovascular Mortality: The Zutphen Elderly Study." *Arch. Int. Med.* 2006;166:411–417.

[316] Grassi, D., et al. "Cocoa Reduces Blood Pressure and Insulin Resistance and Improves Endothelium-Dependent Vasodilation in Hypertensives." *Hypertension* 2005;46:e17.

[317] Imparl-Radosevich, J., et al. "Regulation of PTP-1 and Insulin Kinase by Fractions from Cinnamon: Implications for Cinnamon Regulation of Insulin Signalling." *Horm. Res.* 1998;50:177–182.

[318] Broadhurst, C. L., et al. "Insulin-Like Biological Activity of Culinary and Medicinal Plant Aqueous Extracts in Vitro." *J. Agric. Food Chem.* 2000;48:849–852.

[319] Lee, J. S., et al. "Cinnamate Supplementation Enhances Hepatic Lipid Metabolism and Antioxidant Defense Systems in High Cholesterol-Fed Rats." *J. Med. Food* 2003;6:183–191.

[320] Khan, A., et al. "Cinnamon Improves Glucose and Lipids of People with Type 2 Diabetes." *Diabetes Care* 2003;26:3215–3218.

[321] The Heart Outcomes Prevention (HOPE) 2 Investigators. "Homocysteine Lowering with Folic Acid and B Vitamins in Vascular Disease." *N. Engl. J. Med.* 2006;354:1567–1577.

[322] Bonaa, K. H., et al. "Homocysteine Lowering and Cardiovascular Events After Acute Myocardial Infarction." *N. Engl. J. Med.* 2006;354:1578–1588.

[323] Conner, P. L., et al. "Fifteen Year Mortality in Coronary Drug Project Patients: Long-Term Benefit with Niacin." *J. Am. Coll. Cardiol.* 1986; 8:1245–1255.

[324] Abbott, R. D., et al. "Dietary Magnesium Intake and the Future Risk of Coronary Heart Disease (the Honolulu Heart Program)." *Am. J. Cardiol.* 2003;92:665–669.

[325] Anderson, J. W., et al. "Cholesterol-Lowering Effects of Psyllium Hydrophilic Mucilloid for Hyper-cholesterolemic Men." *Arch. Intern. Med.* 1988;148:292–296.

[326] Bell, L. P., et al. "Cholesterol-Lowering Effects of Psyllium Hydrophilic Mucilloid." *JAMA* 1989;261: 3419–3423.

[327] Anderson, J. W. "Diet First, Then Medication for Hypercholesterolemia." *JAMA* 2003;290:531–533.

[328] Anderson, J. W., et al. "Long-Term Cholesterol-Lowering Effects of Psyllium as an Adjunct to Diet Therapy in the Treatment of Hypercholesterolemia." *Am. J. Clin. Nutr.* 2000;71:1433–1438.

[329] Anderson, J. W., et al. "Cholesterol-Lowering Effects of Psyllium Intake Adjunctive to Diet Therapy in Men and Women with Hypercholesterolemia: Meta-Analysis of 8 Controlled Trials." *Am. J. Clin. Nutr.* 2000;71:472–479.

[330] Jenkins, D. J. A., et al. "Effects of a Dietary Portfolio of Cholesterol-Lowering Foods vs. Lovastatin on Serum Lipids and C-Reactive Protein." *JAMA* 2003;290:502–510.

[331] Jenkins, D. J. A., et al. "Assessment of the Longer-Term Effects of a Dietary Portfolio of Cholesterol-Lowering Foods in Hypercholesterolemia." *Am. J. Clin. Nutr.* 2006;83:582–591.

[332] Moreyra, A. E., et al. "Effect of Combining Psyllium Fiber with Simvastatin in Lowering Cholesterol." *Arch. Intern. Med.* 2005;165:1161–1166.

[333] Chen, J. T., et al. "Meta-Analysis of Natural Therapies for Hyperlipidemia: Plant Sterols and Stanols Versus Policosanol." *Pharmacotherapy* 2005;25:171–183.

[334] Varady, K. A., et al. "Role of Policosanols in the Prevention and Treatment of Cardiovascular Disease." *Nutr. Rev.* 2003;61:376–383.

[335] Monograph. "Policosanol." *Altern. Med. Rev.* 2004;9:312–317.

[336] Ibid.

[337] Castano, F., et al. "Effects of Addition of Policosanol to Omega-3 Fatty Acid Therapy on the Lipid Profile of Patients with Type II Hypercholesterolaemia." *Drugs R. D.* 2005;6:207–219.

[338] Berthold, H. K., et al. "Effect of Policosanol on Lipid Levels among Patients with Hypercholesterolemia or Combined Hyperlipidemia: A Randomized Controlled Trial." *JAMA* 2006; 295:2262–2269.

[339] Heber, D., et al. "Cholesterol-Lowering Effects of a Proprietary Chinese Red-Yeast Rice Dietary Supplement." *Am. J. Clin. Nutr.* 1999;69:231–236.

[340] Heber, D., et al. "An Analysis of Nine Proprietary Chinese Red Yeast Rice Dietary Supplements: Implications of Variability in Chemical Profile and Contents." *J. Altern. Complement. Med.* 2001;7:133–139.

[341] Zhaoping, L., et al. "Plasma Clearance of Lovastatin Versus Chinese Red Yeast Rice in Healthy Volunteers." *J. Altern. Complement. Med.* 2005;11:1031–1038.

[342] Winslow, op. cit.

[343] Nissen, S. E., et al. "Effect of Very High-Intensity Statin Therapy on Regression of Coronary Atherosclerosis." *JAMA* 2006;295 [Published online March 13].

[344] Pignone, M., et al. "Aspirin, Statins, or Both Drugs for the Primary Prevention of Coronary Heart Disease Events in Men: A Cost-Utility Analysis." *Ann. Intern. Med.* 2006;144:326–336.

[345] Mata, P., et al. "Benefits and Risks of Simvastatin in Patients with Familial Hypercholesterolaemia." *Drug Saf.* 2003;26:769–786.

[346] Elrod, J. W., and Lefer, D. J. "The Effects of Statins on Endothelium, Inflammation and Cardio-protection." *Drug News Perspect.* 2005;18:229–236.

[347] Hansson, G. K. "Inflammation, Atherosclerosis, and Coronary Artery Disease." *N. Engl. J. Med.* 2005;352:1685–1695.

[348] Chan, K. Y., et al. "HMG-CoA Reductase Inhibitors for Lowering Elevated Levels of C-Reactive Protein." *Am. J. Health Syst. Pharm.* 2004;61:1676–1681.

[349] Pignone, M., et al. "Aspirin, Statins, or Both Drugs for the Primary Prevention of Coronary Heart Disease Events in Men: A Cost-Utility Analysis." *Ann. Intern. Med.* 2006;144:326–336.

[350] Katan, M. B. Book Reviews: "Nutrition in the Prevention and Treatment of Disease." N. *Engl. J. Med.* 2002;346:1754.

[351] Law, M., and Rudnicka, A. R. "Statin Safety: A Systematic Review." *Am. J. Cardiol.* 2006;97(8A):52C–60C.

[352] Laino, C. "Discontinuing Statins Can Lead to Rapid Rise in Cholesterol and C-Reactive Protein." *WebMD Medical News*, March 15, 2006, based on data presented at the annual meeting of the American College of Cardiology, March 11–14, 2006.

[353] Sinatra, Stephen T. *The Sinatra Solution: Metabolic Cardiology.* North Bergen, NJ: Basic Health, 2005; p. 68.

[354] Sinatra, op cit, p. 75.

[355] UCSD Statin Study Group. "Answers to Most Commonly Asked Questions About Statins." Personal Communication.

Depresión

[356] Kessler, R. C., et al. "Lifetime Prevalence and Age-of-Onset Distributions of DSM-IV Disorders in the National Comorbidity Survey Replication." *Arch. Gen. Psychiatry* 2005;62:593–602.

[357] Maugh II, T. "A Varied Assault on Depression Yields Gains." *Los Angeles Times*, March 23, 2006.

[358] Teicher, M. H., et al. "Emergence of Intense Suicidal Preoccupations During Fluoxetine Treatment." *Am. J. Psychiatry* 1990;147:207–210.

359 Glenmullen, J. *The Antidepressant Solution: A Step-by-Step Guide to Safely Overcoming Antidepressant Withdrawal, Dependence, and "Addiction."* New York: Free Press, 2005.

360 Vedantam, S. "Against Depression, a Sugar Pill is Hard to Beat." *Washington Post*, May 7, 2002, p. A01.

361 Khan, A., and Schwartz, K. "Study Designs and Outcomes in Antidepressant Clinical Trials." *Essent. Psychopharmacol.* 2005;6:221–226.

362 Moncrieff, J., and Kirsch, I. "Efficacy of Antidepressants in Adults." *BMJ* 2005;331:155–159.

363 Rubinow, D. R. "Treatment Strategies After SSRI Failure—Good News and Bad News." *N. Engl. J. Med.* 2006;354:1305–1307.

364 Vedantam, S. "Drugs Cure Depression in Half of Patients." *Washington Post*, March 23, 2006, p. A01.

365 Rush, A. J., et al. "Bupropion-SR, Sertraline, or Venlafaxine-XR After Failure of SSRIs for Depression." *N. Engl. J. Med.* 2006;354:1231–1242.

366 Trivedi, M. H., et al. "Medication Augmentation After the Failure of SSRIs for Depression." *N. Engl. J. Med.* 2006;354:1243–1252.

367 "Drugs for Psychiatric Disorders." *Treatment Guidelines from the Medical Letter* 2003;1:69–76.

368 Mathews, A. W. "Reading Fine Print, Insurers Question Studies of Drugs." *Wall Street Journal*, August 24, 2005, p. A-1.

369 Mann, J. J. "The Medical Management of Depression." *N. Engl. J. Med.* 2005;353:1819–1834.

370 Ebmeier, K. P., et al. "Recent Developments and Current Controversies in Depression." *Lancet* 2006; 366:933–940.

371 DeRubeis, R. J., et al. "Cognitive Therapy vs Medications in the Treatment of Moderate to Severe Depression." *Arch. Gen. Psychiatry* 2005;62:409–416.

372 Hollon, S. D., et al. "Prevention of Relapse Following Cognitive Therapy vs Medications in Moderate to Severe Depression." *Arch. Gen. Psychiatry* 2005;62:417–422.

373 Penedo, F. J., and Dahn, J. R. "Exercise and Well-Being: A Review of Mental and Physical Health Benefits Associated with Physical Activity." *Curr. Opin. Psychiatry* 2005;18:189–193.

374 Warburton, D. E., et al. "Health Benefits of Physical Activity: The Evidence." *CMAJ* 2006;174:801–809.

375 Dunn, A. L., et al. "Exercise Treatment for Depression: Efficacy and Dose Response." *Am. J. Prev. Med.* 2005;28:1–8.

376 Lang, L. H. "Study Shows Light Therapy to Effectively Treat Mood Disorders, Including SAD." Press release, University of North Carolina School of Medicine, April 4, 2005.

377 Golden, R. N., et al. "The Efficacy of Light Therapy in the Treatment of Mood Disorders: A Review and Meta-Analysis of the Evidence." *Am. J. Psychiatry* 2005;162:656–662.

378 Benedetti, F., et al. "Morning Light Treatment Hastens the Antidepressant Effect of Citalopram: A Placebo-Controlled Trial." *J. Clin. Psychiatry* 2003;64:648–653.

379 Leppamaki, S., et al. "Drop-Out and Mood Improvement: A Randomized Controlled Trial with Light Exposure and Physical Exercise." *BMC Psychiatry* 2004;4:22–33.

380 Peet, M., and Stokes, C. "Omega-3 Fatty Acids in the Treatment of Psychiatric Disorders." *Drugs* 2005; 65:1051–1059.

381 Linde, K., et al. "St. John's Wort for Depression (Review)." *Cochrane Database Syst. Rev.* 2005, April 18; (2):CD000448.

Diabetes

382 The Diabetes Control and Complications Trial. "Intensive Diabetes Treatment and Cardiovascular Disease in Patients with Type 1 Diabetes." *N. Engl. J. Med.* 2005;353:2643–2653.

383 Kleinfield, N. R. "Diabetes and Its Awful Toll Quietly Emerge as a Crisis." *New York Times*, January 9, 2006.

[384] Elliott, S. S., et al. "Fructose, Weight Gain, and the Insulin Resistance Syndrome." *Am. J. Clin. Nutr.* 2002;76:911–922.

[385] Alonso-Magdalena, P., et al. "The Estrogenic Effect of Bisphenol A Disrupts Pancreatic ß-Cells Function *In Vivo* and Induces Insulin Resistance." *Environ. Health Perspect.* 2006;114:106–112.

[386] Wen, C. P., et al. "Increased Mortality Risks of Pre-Diabetes (Impaired Fasting Glucose) in Taiwan." *Diabetes Care* 2005;28:2756–2761.

[387] "Solving Metabolic Syndrome's Addition Problem." *Tufts University Health & Nutrition Letter,* November 2005.

[388] Norris, S. L., et al. "Long-Term Effectiveness of Weight-Loss Interventions in Adults with Pre-Diabetes: A Review." *Am. J. Prev. Med.* 2005;28:126–139.

[389] Schulze, M. B., et al. "Dietary Pattern, Inflammation, and Incidence of Type 2 Diabetes in Women." *Am. J. Clin. Nutr.* 2005;82:675–684.

[390] Bernstein, R. K. *Dr. Bernstein's Diabetes Solution.* Boston: Little, Brown and Company, 2003. pp. 79–88.

[391] Nielsen and Joensson, op. cit.

[392] Yancy, W. S., et al. "A Low-Carbohydrate, Ketogenic Diet to Treat Type 2 Diabetes." *Nutr. Metab. (Lond.)* 2005;2:34.

[393] Nielsen, J. V., and Joensson, E. "Low-Carbohydrate Diet in Type 2 Diabetes. Stable Improvement of Bodyweight and Glycemic Control during 22 Months Follow-Up." *Nutr. Metab. (Lond.)* 2006;3:22 [doi:10.1186/1743-7075-3-22].

[394] Nielsen, J. V., et al. "A Low-Carbohydrate Diet May Prevent End-Stage Renal Failure in Type 2 Diabetes. A Case Report." *Nutr. Metab. (Lond.)* 2006;3:23 [doi:10.1186/1743-7075-3-23].

[395] Grassi, D., et al. "Cocoa Reduces Blood Pressure and Insulin Resistance and Improves Endothelium-Dependent Vasodilation in Hypertensives." *Hypertension* 2005;46:398–405.

[396] Van Dam, R. M., and Hu, F. B. "Coffee Consumption and Risk of Type 2 Diabetes: A Systematic Review." *JAMA* 2005;294:97–104.

[397] Lee, S., et al. "Caffeine Ingestion Is Associated with Reductions in Glucose Uptake Independent of Obesity and Type 2 Diabetes before and after Exercise Training." *Diabetes Care* 2005;28:566–572.

[398] Shearer, J., et al. "Quinides of Roasted Coffee Enhance Insulin Action in Conscious Rats." *J. Nutr.* 2003;133:3529–3532.

[399] Orchard, T. J., et al. "The Effect of Metformin and Intensive Lifestyle Intervention on the Metabolic Syndrome: The Diabetes Prevention Program Randomized Trial." *Ann. Int. Med.* 2005;142:611–619.

[400] Herman, W. H., et al. "The Cost-Effectiveness of Lifestyle Modification or Metformin in Preventing Type 2 Diabetes in Adults with Impaired Glucose Tolerance." *Ann. Int. Med.* 2005;142:323–332.

[401] Orchard, et al., ibid.

[402] Herman, et al., ibid.

[403] Hu, F., et al. "Walking Compared with Vigorous Physical Activity and Risk of Type 2 Diabetes in Women: A Prospective Study." *JAMA* 1999;282:1433–1439.

[404] Moore, H., et al. "Dietary Advice for Treatment of Type 2 Diabetes Mellitus in Adults." *The Cochrane Database of Systematic Reviews* (issue 4) 2005. *The Cochrane Library* [online at http://www.cochrane.org/reviews/en/ab004097.html.]

[405] Krucoff, C., and Krucoff, M. *Healing Moves: How to Cure, Relieve, and Prevent Common Ailments with Exercise.* Cranston, RI: The Writers' Collective, 2004.

[406] Mathieu, C., et al. "Vitamin D and Diabetes." *Diabetologia* 2005;48:1247–1257.

[407] Harris, S., et al. "Vitamin D Insufficiency and Hyperparathyroidism in a Low Income, Multiracial, Elderly Population." *J. Clin. Endocrinol. Metab.* 2000;85:4125–4130.

[408] Mathieu, C., et al. "Vitamin D and Diabetes." *Diabetologia* 2005;48:1247–1257.

[409] Tangpricha, V., et al. "Vitamin D Insufficiency among Free-Living Healthy Young Adults." *Am. J. Med.* 2002;112:659–662.

[410] Holick, M. F. "Sunlight and Vitamin D for Bone Health and Prevention of Autoimmune Diseases, Cancers, and Cardiovascular Disease." *Am. J. Clin. Nutr.* 2004;80(6 Suppl.):1678S–1688S.

[411] Stuebe, A. M., et al. "Duration of Lactation and Incidence of Type 2 Diabetes." *JAMA* 2005;294:2601–2610.

[412] Tisdale, James E., and Douglas A. Miller *Drug-Induced Diseases: Prevention Detection, and Management.* Bethesda, MD: American Society of Health-System Pharmacists, 2005. Pp365–372

[413] *Physicians' Desk Reference Companion Guide.* Montvale, NJ: Thomson PDR, 2005.

[414] Bergenstal, R. M., and Gavin III, J. R. "The Role of Self-Monitoring of Blood Glucose in the Care of People with Diabetes: Report of a Global Consensus Conference." *Am. J. Med.* 2005;118:1S–6S.

[415] Edelman, S. V. *Taking Control of Your Diabetes.* Caddo, OK: Professional Communications, Inc., 2000. p. 27.

[416] "SMBG in Type 2 Diabetes." *Bandolier* (148) 2006;13:3–4.

[417] Broadhurst, C. L., et al. "Insulin-like Biological Activity of Culinary and Medicinal Plant Aqueous Extracts in Vitro." J. Agric. Food Chem. 2000;48:849–852.

[418] Kim, S. H., et al. "Antidiabetic Effect of Cinnamon Extract on Blood Glucose in db/db Mice." *J. Ethnopharmacol.* 2005;October 3 [Epub ahead of print].

[419] Verspohl, E. J., et al. "Antidiabetic Effect of *Cinnamomum cassia* and *Cinnamomum zeylanicum* in Vivo and in Vitro." *Phytother Res.* 2005;19:203–206.

[420] Ostman, E., et al. "Vinegar Supplementation Lowers Glucose and Insulin Responses and Increases Satiety after a Bread Meal in Healthy Subjects." *Eur. J. Clin. Nutr.* 2005;59:983–988.

[421] Sugiyama, M., et al. "Glycemic Index of Single and Mixed Meal Foods among Common Japanese Foods with White Rice as a Reference Food." *Eur. J. Clin. Nutr.* 2003;57:743–752.

[422] Johnston, C. S., and Buller, A. J. "Vinegar and Peanut Products as Complementary Foods to Reduce Postprandial Glycemia." *J. Am. Diet. Assoc.* 2005;105:1939–1942.

[423] Hosoda, K., et al. "Antihyperglycemic Effect of Oolong Tea in Type 2 Diabetes." *Diabetes Care* 2003; 26:1714–1718.

[424] Liu, J. P., et al. "Chinese Herbal Medicines for Type 2 Diabetes Mellitus." *The Cochrane Library*, 2005.

[425] Huang, K. C. *The Pharmacology of Chinese Herbs*, 2nd ed. Boca Raton, FL: CRC Press, 1999.

[426] Duke, J. A. *Handbook of Medicinal Herbs.* Boca Raton, FL: CRC Press, 1985, pp. 315–316.

[427] Hendler, S. S., and Rorvik, D., chief editors. *PDR for Nutritional Supplements,* 1st ed. Montvale, NJ: Medical Economics, 2001, pp. 96–99.

[428] Rabinovitz, H., et al. "Effect of Chromium Supplementation on Blood Glucose and Lipid Levels in Type 2 Diabetes Mellitus Elderly Patients." *Int. J. Vitam. Nutr. Res.* 2004;74:178–182.

[429] Anderson, R. A., et al. "Elevated Intakes of Supplemental Chromium Improve Glucose and Insulin Variables in Individuals with Type 2 Diabetes." *Diabetes* 1997;46:1786–1791.

[430] Shane-McWhorter, L. "Biological Complementary Therapies: A Focus on Botanical Products in Diabetes." *Diabetes Spectrum* 2001;14:199–208.

[431] Ibid.

[432] Olin, B. R., ed. "Gymnema." *The Lawrence Review of Natural Products.* St. Louis, MO: Facts and Comparisons, 1993.

[433] Trejo-Gonzalez, A., et al. "A Purified Extract from Prickly Pear Cactus (*Opuntia fuliginosa*) Controls Experimentally Induced Diabetes in Rats." *J. Ethnopharmacol.* 1996;55:27–33.

[434] Laurenz, J. C., et al. "Hypoglycaemic Effect of *Opuntia lindheimeri Englem.* in a Diabetic Pig Model." *Phytother. Res.* 2003;17:26–29.

[435] Frati-Munari, A. C., et al. "Hypoglycemic Effect of *Opuntia streptacantha Lemaire* in NIDDM." *Diabetes Care* 1988;11:63–66.

[436] Curi, R., et al. "Effect of *Stevia rebaudiana* on Glucose Tolerance in Normal Adult Humans." *Braz. J. Med. Biol. Res.* 1986;19:771–774.

[437] Surwit, R. S., and Schneider, M. S. "Role of Stress in the Etiology and Treatment of Diabetes Mellitus." *Psychosom. Med.* 1993;55:380–393.

[438] Jaber, L. A., et al. "The Effect of Stress on Glycemic Control in Patients with Type II Diabetes during Glyburide and Glipizide Therapy." *J. Clin. Pharmacol.* 1993;33:239–245.

[439] Surwit, R. S., et al. "Stress Management Improves Long-Term Glycemic Control in Type 2 Diabetes." *Diabetes Care* 2002;25:30–34.

[440] Luftman, P. J., et al. "Effects of Alprazolam on Glucose Regulation in Diabetes: Results of Double-Blind, Placebo-Controlled Trial." *Diabetes Care* 1995;18:1133–1139.

[441] Katon, W. J., et al. "The Association of Comorbid Depression with Mortality in Patients with Type 2 Diabetes." *Diabetes Care* 2005;28:2668–2672.

[442] Karter, A. J., et al. "Achieving Good Glycemic Control: Initiation of New Antihyperglycemic Therapies in Patients with Type 2 Diabetes from the Kaiser Permanente Northern California Diabetes Registry." *Am. J. Managed Care* 2005;11:262–270.

[443] Ibid.

[444] Saenz, A., et al. "Metformin Monotherapy for Type 2 Diabetes Mellitus." *The Cochrane Library* 2005.

[445] Khan, M., et al. "Pioglitazone and Reductions in Post-Challenge Glucose Levels in Patients with Type 2 Diabetes." *Diabetes Obes. Metab.* 2006;8:31–38.

[446] Betteridge, D.J., and Verges, B. "Long-Term Effects on Lipids and Lipoproteins of Pioglitazone versus Metformin Addition to Sulphonylurea in the Treatment of Type 2 Diabetes." *Diabetologia* 2005;48: 2477–2481.

[447] Nishio, K., et al. "A Randomized Comparison of Pioglitazone to Inhibit Restenosis after Coronary Stenting in Patients with Type 2 Diabetes." *Diabetes Care* 2006;29:101–106.

[448] Goldberg, R. B., et al. "A Comparison of Lipid and Glycemic Effects of Pioglitazone and Rosiglitazone in Patients with Type 2 Diabetes and Dyslipidemia." *Diabetes Care* 2005;28:1547–1554.

[449] Whitelaw, D. C., et al. "Effects of the New Oral Hypoglycaemic Agent Nateglinide on Insulin Secretion in Type 2 Diabetes Mellitus." *Diabetic Medicine* 2000;17:225–229.

[450] Rosenstock, J., et al. "Repaglinide versus Nateglinide Monotherapy: A Randomized, Multicenter Study." *Diabetes Care* 2004;27:1265–1270.

[451] Reboussin, D. M., et al. "The Combination Oral and Nutritional Treatment of Late-Onset Diabetes Mellitus (Control DM) Trial Results." *Diabet. Med.* 2004;21:1082–1089.

[452] Horton, E. S., et al. "Nateglinide Alone and in Combination with Metformin Improves Glycemic Control by Reducing Mealtime Glucose Levels in Type 2 Diabetes." *Diabetes Care* 2000;23: 1660–1665.

[453] Moses, R., et al. "Effect of Repaglinide Addition to Metformin Monotherapy on Glycemic Control in Patients with Type 2 Diabetes." *Diabetes Care* 1999;22:119–124.

[454] "Byetta Exenatide Injection" Web site (http://www.byetta.com), 02-05-1136-A; EX-35924, 2005.

Dolor de cabeza

[455] Edmeads, J. "Analgesic-Induced Headache: An Unrecognized Epidemic." *Headache* 1990;30:614–617.

[456] Larsson, B., et al. "Relaxation Treatment of Adolescent Headache Sufferers: Results from a School-Based Replication Series." *Headache* 2005;45:692–704.

[457] Bren, L. "Managing Migraines." *FDA Consumer* 2006;40:30–36.

[458] Holzhammer, J., and Wober, C. "Alimentary Trigger Factors that Provoke Migraine and Tension-Type Headache." *Schmerz* 2006;20:151–159.

[459] Marcus, D. A., et al. "A Double-Blind Provocative Study of Chocolate as a Trigger of Headache." *Cephalalgia* 1997;17:855–862.

[460] Boehnke, C., et al. "High-Dose Riboflavin Treatment Is Efficacious in Migraine Prophylaxis: An Open Study in a Tertiary Care Center." *Eur. J. Neurol.* 2004;11:475–477.

[461] Maizels, M., et al. "A Combination of Riboflavin, Magnesium, and Feverfew for Migraine Prophylaxis: a Randomized Trial." *Headache* 2004;44:885–890.

[462] Tassorelli, C., et al. "Parthenolide Is the Component of *Tanacetum parthenium* That Inhibits Nitroglycerin-Induced Fos Activation: Studies in an Animal Model of Migraine." *Cephalalgia* 2005;25:612–621.

[463] Pittler, M. H., and Ernst, E. "Feverfew for Preventing Migraine." *Cochrane Database Syst. Rev.* 2004;(1): CD002286.

[464] Diener, H. C., et al. "Efficacy and Safety of 6.25 mg t.i.d. Feverfew CO_2-extract (MIG-99) in Migraine Prevention—A Randomized, Double-Blind, Multicentre, Placebo-Controlled Study." *Cephalalgia* 2005;25:1031–1041.

[465] Cady, R. K., et al. "GelStat Migraine (Sublingually Administered Feverfew and Ginger Compound) for Acute Treatment of Migraine When Administered During the Mild Pain Phase." *Med. Sci. Monit.* 2005;11:P165–P169.

[466] Diener, H. C., et al. "The First Placebo-Controlled Trial of a Special Butterbur Root Extract for the Prevention of Migraine: Reanalysis of Efficacy Criteria." *Eur. Neurol.* 2004;51:89–97.

[467] Lipton, R. B., et al. "*Petasites hybridus* Root (Butterbur) Is an Effective Preventive Treatment for Migraine." *Neurology* 2004;63:2240–2244.

[468] Pothmann, R., and Danesch, U. "Migraine Prevention in Children and Adolescents: Results of an Open Study with a Special Butterbur Root Extract." *Headache* 2005;45:196–203.

[469] Danesch, U., and Rittinghausen, R. "Safety of a Patented Special Butterbur Root Extract for Migraine Prevention." *Headache* 2003;43:76–78.

[470] Kroll, D. Personal communication, April 26, 2006.

[471] Allais, G., et al. "Acupuncture in the Prophylactic Treatment of Migraine Without Aura: A Comparison with Flunarizine." *Headache* 2002;42:855–861.

[472] Vickers, A. J., et al. "Acupuncture for Chronic Headache in Primary Care: Large, Pragmatic, Randomised Trial." *BMJ* 2004;328:744.

[473] Linde, K., et al. "Acupuncture for Patients with Migraine: A Randomized Controlled Trial." *JAMA* 2005;293:2118–2125.

[474] Diener, H. C., et al. "Efficacy of Acupuncture for the Prophylaxis of Migraine: A Multicentre Randomised Controlled Clinical Trial." *Lancet Neurol.* 2006;5:310–316.

[475] Melchart, D., et al. "Acupuncture Versus Placebo Versus Sumatriptan for Early Treatment of Migraine Attacks: A Randomized Controlled Trial." *J. Intern. Med.* 2003;253:181–183.

[476] Ernst, E. "Acupuncture—A Critical Analysis." *J. Intern. Med.* 2006;259:125–137.

[477] MacPherson, H., and Thomas, K. "Short Term Reactions to Acupuncture—A Cross-Sectional Survey of Patient Reports." *Acupunct. Med.* 2005;23:112–120.

[478] Peres, M. F., et al. "Melatonin, 3 mg, Is Effective for Migraine Prevention." *Neurology* 2004;63:757.

[479] Sandor, P. S., et al. "Efficacy of Coenzyme Q_{10} in Migraine Prophylaxis: A Randomized Controlled Trial." *Neurology* 2005;64:713–715.

[480] Scharff, L., et al. "A Controlled Study of Minimal-Contact Thermal Biofeedback Treatment in Children with Migraine." *J. Pediatr. Psychol.* 2002;27:109–119.

[481] Rios, J., and Passe, M. M. "Evidence-Based Use of Botanicals, Minerals, and Vitamins in the Prophylactic Treatment of Migraines." *J. Am. Acad. Nurse Pract.* 2004;16:251–256.

[482] Codispoti, J. R., et al. "Efficacy of Nonprescription Doses of Ibuprofen for Treating Migraine Headache: A Randomized Controlled Trial." *Headache* 2001;41:665–679.

[483] Kellstein, D. E., et al. "Evaluation of a Novel Solubilized Formulation of Ibuprofen in the Treatment of Migraine Headache: A Randomized, Double-Blind, Placebo-Controlled, Dose-Ranging Study." *Cephalalgia* 2000;20:233–243.

[484] Goldstein, J., et al. "Acetaminophen, Aspirin, and Caffeine in Combination Versus Ibuprofen for Acute Migraine: Results From a Multicenter, Double-Blind, Randomized, Parallel-Group, Single-Dose, Placebo-Controlled Study." *Headache* 2006;46:444–453.

[485] Goldstein, J., et al. "Acetaminophen, Aspirin, and Caffeine Versus Sumatriptan Succinate in the Early Treatment of Migraine: Results from the ASSET Trial." *Headache* 2005;45:973–982.

[486] Freedom of Information Act request File Number F95-00866, From Bernice Carter, Freedom of Information Officer, Center for Drug Evaluation and Research, January 23, 1995: Memorandum N20-070, December 28, 1992 from Paul Leber, M.D., Director Division of Neuropharmacological Drug Products to Robert Temple, M.D., Director, Office of Drug Evaluation I.

[487] Diener, H. C., et al. "Efficacy, Tolerability and Safety of Oral Eletriptan and Ergotamine plus Cafeine (Cafergot) in the Acute Treatment of Migraine: A Multicentre, Randomised, Double-Blind, Placebo-Controlled Comparison." *Eur. Neurol.* 2002;47:99–107.

[488] Christie, S., et al. "Crossover Comparison of Efficacy and Preference for Rizatriptan 10 mg Versus Ergotamine/Caffeiine in Migraine." *Eur. Neurol.* 2003;49:20–29.

[489] Saper, J. Personal communication, January 7, 2006.

[490] Winner, P., et al. "Topiramate for Migraine Prevention in Children: A Randomized, Double-Blind, Placebo-Controlled Trial." *Headache* 2005;45:1304–1312.

[491] Wenzel, R. G., et al. "Topiramate for Migraine Prevention." *Pharmacotherapy* 2006;26:375–387.

[492] Bussone, G., et al. "Topiramate 100 mg/Day in Migraine Prevention: A Pooled Analysis of Double-Blind Randomised Controlled Trials." *Int. J. Clin. Pract.* 2005;59:961–968.

[493] Wenzel, op. cit.

[494] Charles, J. A., et al. "Prevention of Migraine with Olmesartan in Patients with Hypertension/Prehypertension." *Headache* 2006;46:503.

[495] Silberstein, S. D., et al. "Botulinum Toxin Type A for the Prophylactic Treatment of Chronic Daily Headache: A Randomized, Double-Blind, Placebo-Controlled Trial." *Mayo Clin. Proc.* 2005;80:1126–1137.

[496] Dodick, D. W., et al. "Botulinum Toxin Type A for the Prophylaxis of Chronic Daily Headache: Subgroup Analysis of Patients Not Receiving Other Prophylactic Medications: A Randomized, Double-Blind, Placebo-Controlled Study." *Headache* 2005;45:315–324.

[497] Mathew, N. T., et al. "Botulinum Toxin Type A (BOTOX) for the Prophylactic Treatment of Chronic Daily Headache: A Randomized, Double-Blind, Placebo-Controlled Trial." *Headache* 2005;45:293–307.

[498] Martin, V., and Behbehani, M. "Ovarian Hormones and Migraine Headache: Understanding Mechanisms and Pathogenesis—Part 2." *Headache* 2006;46:365–386.

[499] Ibid.

[500] Al-Waili, N. S. "Treatment of Menstrual Migraine with Prostaglandin Synthesis Inhibitor Mefenamic Acid: Double-Blind Study with Placebo." *Eur. J. Med. Res.* 2000;5:176–182.

[501] Facchinetti, F., et al. "Magnesium Prophylaxis of Menstrual Migraine: Effects on Intracellular Magnesium." *Headache* 1991;31:298–301.

[502] Burke, B. E., et al. "Randomized, Controlled Trial of Phytoestrogen in the Prophylactic Treatment of Menstrual Migraine." *Biomed. Pharmacother.* 2002;56:283–288.

[503] Ferrante, F., et al. "Phyto-oestrogens in the Prophylaxis of Menstrual Migraine." *Clin. Neuropharmacol.* 2004;27:137–140.

[504] Allais, G., et al. "Advanced Strategies of Short-Term Prophylaxis of Menstrual Migraine: State of the Art and Prospects." *Neurol. Sci.* 2005;26:S125–S129.

[505] Ibid.

[506] Cutrer, F. M., and Boes, C. J. "Cough, Exertional, and Sex Headaches." *Neurol. Clin.* 2004;22:133–149.

Eczema

[507] Williams, H. C. "Atopic Dermatitis." *N. Engl. J. Med.* 2005;352:2314–2324.

[508] British Academy of Dermatology patient brochure online: www.bad.org.uk/patients/disease/atopic.

[509] Hon, K. L., et al. "A Survey of Bathing and Showering Practices in Children with Atopic Eczema." *Clin. Exp. Dermatol.* 2005;30:351–354.

[510] Williams, op. cit., p. 2317.

[511] Choi, M. J., and Maibach, H. I. "Role of Ceramides in Barrier Function of Healthy and Diseased Skin." *Am. J. Clin. Dermatol.* 2005;6:215–223.

[512] Gutgesell, C., et al. "Double-Blind Placebo-Controlled House Dust Mite Control Measures in Adult Patients with Atopic Dermatitis." *Br. J. Dermatol.* 2001;145:70–74.

[513] Williams, op. cit., p. 2321.

[514] Laitinen, K., et al. "Evaluation of Diet and Growth in Children with and without Atopic Eczema: Follow-Up Study from Birth to 4 Years." *Br. J. Nutr.* 2005;94:565–574.

[515] Kirjavainen, P. V., et al. "Probiotic Bacteria in the Management of Atopic Disease: Underscoring the Importance of Viability." *J. Ped. Gastroent. Nutr.* 2003;36:223–227.

[516] Weston, S., et al. "Effects of Probiotics on Atopic Dermatitis: A Randomised Controlled Trial." *Arch. Dis. Child.* 2005;90:892–897.

[517] Viljanen, M., et al. "Probiotics in the Treatment of Atopic Eczema/Dermatitis Syndrome in Infants: A Double-Blind Placebo-Controlled Trial." *Allergy* 2005;60:494–500.

[518] Rosenfeldt, V., et al. "Effect of Probiotic *Lactobacillus* Strains in Children with Atopic Dermatitis." *J. Allergy Clin. Immunol.* 2003;111:389–395.

[519] Viljanen, M., et al. "Induction of Inflammation as a Possible Mechanism of Probiotic Effect in Atopic Eczema-Dermatitis Syndrome." *J. Allergy. Clin. Immunol.* 2005;115:1254–1259.

[520] Senok, A. C., et al. "Probiotics—Facts and Myths." *Clin. Microbiol. Infect.* 2005;11:958–966.

[521] Henriksson, A., et al. "Probiotics Under the Regulatory Microscope." *Expert Opin. Drug Saf.* 2005;4:1135–1143.

[522] Van Gool, C. J. A. W., et al. "Oral Essential Fatty Acid Supplementation in Atopic Dermatitis—A Meta-Analysis of Placebo-Controlled Trials." *Br. J. Dermatol.* 2004;150:728–740.

[523] Takwale, A., et al. "Efficacy and Tolerability of Borage Oil in Adults and Children with Atopic Eczema: Randomised, Double Blind, Placebo Controlled, Parallel Group Trial." *BMJ* 2003;327:1385–1390.

[524] Callaway, J., et al. "Efficacy of Dietary Hempseed Oil in Patients with Atopic Dermatitis." *J. Dermatolog. Treat.* 2005;16:87–94.

[525] Ehlers, I., et al. "Sugar Is Not an Aggravating Factor in Atopic Dermatitis." *Acta Derm. Venereol.* 2001; 81:282–284.

[526] Olivry, T., et al. "Evidence-Based Veterinary Dermatology: A Systematic Review of the Pharmaco-therapy of Canine Atopic Dermatitis." *Vet. Dermatol.* 2003;14:121–146.

[527] Uehara, M., et al. "A Trial of Oolong Tea in the Management of Recalcitrant Atopic Dermatitis." *Arch. Dermatol.* 2001;137:42–43.

[528] Tsoureli-Nikita, E., et al. "Evaluation of Dietary Intake of Vitamin E in the Treatment of Atopic Dermatitis: A Study of the Clinical Course and Evaluation of the Immunoglobulin E Serum Levels." *Int. J. Dermatol.* 2002;41:146–150.

[529] Ross, S. M. "An Integrative Approach to Eczema (Atopic Dermatitis)." *Holist. Nurs. Pract.* 2003;17:56–62.

[530] Al-Waili, N. S. "Topical Application of Natural Honey, Beeswax and Olive Oil Mixture for Atopic Dermatitis or Psoriasis: Partially Controlled, Single-Blinded Study." *Complement. Ther. Med.* 2003;11: 226–234.

[531] Williams, op. cit.

[532] Saeedi, M., et al. "The Treatment of Atopic Dermatitis with Licorice Gel." *J. Dermatolog. Treat.* 2003;14: 153–157.

[533] Autio, P., et al. "Heliotherapy in Atopic Dermatitis: A Prospective Study on Climatotherapy Using the SCORAD Index." *Acta Derm. Venereol.* 2002;82:436–440.

[534] Van Coevorden, A. M., et al. "Comparison of Oral Psoralen–UV-A with a Portable Tanning Unit at Home vs Hospital-Administered Bath Psoralen–UV-A in Patients with Chronic Hand Eczema." *Arch. Dermatol.* 2004;140:1463–1466.

[535] Schiffner, R., et al. "Dead Sea Treatment-Principle for Outpatient Use in Atopic Dermatitis: Safety and Efficacy of Synchronous Balneophototherapy Using Narrowband UVB and Bathing in Dead Sea Salt Solution." *Eur. J. Dermatol.* 2002;12:543–548.

[536] Proksch, E., et al. "Bathing in a Magnesium-Rich Dead Sea Salt Solution Improves Skin Barrier Function, Enhances Skin Hydration, and Reduces Inflammation in Atopic Dry Skin." *Int. J. Dermatol.* 2005;44:151–157.

[537] Ernst, E., et al. "Complementary/Alternative Medicine in Dermatology: Evidence-Assessed Efficacy of Two Diseases and Two Treatments." *Am. J. Clin. Dermatol.* 2002;3:341–348.

[538] Kimata, H. "Listening to Mozart Reduces Allergic Skin Wheal Responses and In Vitro Allergen-Specific IgE Production in Atopic Dermatitis Patients with Latex Allergy." *Behav. Med.* 2003;29:15–19.

Estreñimiento

[539] American College of Gastroenterology Chronic Constipation Task Force. "Evidence-Based Position Statement on the Management of Chronic Constipation in North America." *Am. J. Gastroent.* 2005;100:S1–S22.

[540] Ibid.

[541] Ibid.

[542] Brandt, L. J., et al. "Systematic Review on the Management of Chronic Constipation in North America." *Am. J. Gastroenterol.* 2005;100:S15.

[543] Massey, L. K., et al. "Ascorbate Increases Human Oxaluria and Kidney Stone Risk." *J. Nutr.* 2005; 135:1673–1677.

Flatulencia

[544] Serra, J., et al. "Mechanisms of Intestinal Gas Retention in Humans: Impaired Propulsion Versus Obstructed Evacuation." *Am. J. Physiol. Gastrointel. Liver Physiol.* 2001;282:G138–G143.

[545] Watson, W. C. "Speaking the Unspeakable." *N. Engl. J. Med.* 1978;299:494.

[546] Quigley, E. M. M. "From Comic Relief to Real Understanding; How Intestinal Gas Causes Symptoms." *Gut* 2003;52:1659–1661.

[547] Kurbel, S., et al. "Intestinal Gases and Flatulence: Possible Causes of Occurrence." *Med. Hypotheses* 2006;March 27 [Epub ahead of print].

[548] Azpiroz, F. "Intestinal Gas Dynamics: Mechanisms and Clinical Relevance." *Gut* 2005;54:893–895.

[549] Van Ness, M. M., and Cattau, Jr., E.L. "Flatulence: Pathophysiology and Treatment." *Am. Fam. Physician.* 1985;31:198–208.

[550] Suarez, F. L. and Levitt, M. D. "An Undestanding of Excessive Intestinal Gas." *Curr. Gastroenterol. Rep.* 2000;2:413–419.

[551] Levitt, M. D., et al. "Studies of a Flatulent Patient." *N. Engl. J. Med.* 1976;295:260–262.

[552] Green, Peter H. R., and Jones, R. *Celiac Disease: A Hidden Epidemic.* New York: Collins, 2006.

[553] Rabkin, E. S. and Silverman, E. J. "Passing Gas." *Human Nature* 1979;2:50–55.

554 Lettieri, J. T. and Dain, B. "Effects of Beano on the Tolerability and Pharmacodynamics of Acarbose." *Clin. Ther.* 1998;20:497–504.

555 Ganiats, T. G., et al. "Does Beano Prevent Gas?: A Double-Blind Crossover Study of Oral Alpha-Galactosidase to Treat Dietary Oligosaccharide Intolerance." *J. Fam. Pract.* 1994;39:441–445.

556 Hall, R. G., et al. "Effects of Orally Administered Activated Charcoal on Intestinal Gas." *Am. J. Gastroenterol.* 1981;75:192–196.

557 Suarez, F. L., et al. "Failure of Activated Charcoal to Reduce the Release of Gases Produced by the Colonic Flora." *Am. J. Gastroenterol.* 1999;94:208–212.

558 Ohge, H., et al. "Effectiveness of Devices Purported to Reduce Flatus Odor." *Am. J. Gastroenterol.* 2005;100:397–400.

559 Suarez, op. cit.

560 Suarez, F. L., et al. "Bismuth Subsalicylate Markedly Decreases Hydrogen Sulfide Release in the Human Colon." *Gastroenterol.* 1998;114:923–929.

561 Di Stefano, M., et al. "Probiotics and Functional Abdominal Bloating." *J. Clin. Gastroenterol.* 2004;38: S102–S103.

562 Nobaek, S., et al. "Alterations of Intestinal Microflora is Associated with Reduction in Abdominal Bloating and Pain in Patients with Irritable Bowel Syndrome." *Am. J. Gastroenterol.* 2000;95:1231–1238.

Hipotiroidismo

563 Shomon, M. *Living Well with Hypothyroidism.* New York: HarperResource, 2005. p. 470.

564 Crane, H. M., et al. "Effects of Ammonium Perchlorate on Thyroid Function in Developing Fathead Minnows, *Pimephales promelas.*" *Environ. Health Perspect.* 2005;113:396–401.

565 Porterfield, S. P. "Thyroidal Dysfunction and Environmental Chemicals—Potential Impact on Brain Development." *Environ. Health Perspect.* 2000;108 (Suppl. 3):433–438.

566 Wang, S.-L., et al. "In Utero Exposure to Dioxins and Polychlorinated Biphenyls and Its Relations to Thyroid Function and Growth Hormone in Newborns." *Environ. Health Perspect.* 2005;113:1645–1650.

567 http://www.ecy.wa.gov/news/2006news/2006-012.html.

568 White, G. H., and Walmsley, R. N. "Can the Initial Clinical Assessment of Thyroid Function Be Improved?" *Lancet* 1978;ii:933–935. Cited in *Bandolier*, 1997;46–45.

569 Dickey, R. A., et al. "Optimal Thyrotropin Level: Normal Ranges and Reference Intervals Are Not Equivalent." *Thyroid* 2005;15:1035–1039.

570 Meier, C., et al. "Restoration of Euthyroidism Accelerates Bone Turnover in Patients with Subclinical Hypothyroidism: A Randomized Controlled Trial." *Osteoporos. Int.* 2004;15:209–216.

571 Arem, R. *The Thyroid Solution.* New York: Ballantine Books, 1999. p. 284.

572 Bunevicius, R., et al. "Effects of Thyroxine as Compared with Thyroxine Plus Triiodothyronine in Patients with Hypothyroidism." *N. Engl. J. Med.* 1999;340:424–429.

573 Escobar-Morreale, H. F., et al. "Treatment of Hypothyroidism with Combinations of Levothyroxine plus Liothyronine." *J. Clin. Endocrinol. Metab.* 2005;90:4946–4954. [

574 Escobar-Morreale, H. F., et al. "Thyroid Hormone Replacement Therapy in Primary Hypothyroidism: A Randomized Trial Comparing L-Thyroxine plus Liothyronine with L-Thyroxine Alone." *Ann. Int. Med.* 2005;142:412–424.

575 Arem, op. cit.

576 Blanchard, K. "Dosage Recommendations for Combination Regimen of Thyroxine and 3,5,3'-Triiodothyronine." *J. Clin. Endocrinol. Metab.* 2004;89:1486–1487.

577 Ditkoff, B. A., and Lo Gerfo, P. *The Thyroid Guide.* New York: HarperCollins, 2000.

578 Chong, W., et al. "Multivariate Analysis of Relationships between Iodine Biological Exposure and Subclinical Thyroid Dysfunctions." *Chin. Med. Sci. J.* 2005;20:202–205.

579 Doerge, D. R., and Chang, H. C. "Inactivation of Thyroid Peroxidase by Soy Isoflavones, In Vitro and In Vivo." *J. Chromatogr. B Analyt. Technol. Biomed. Life Sci.* 2002;777:269–279.

580 Doerge, D. R., and Sheehan, D. M. "Goitrogenic and Estrogenic Activity of Soy Isoflavones." *Environ. Health Perspect.* 2002;110:349–353.

581 Arem, op. cit., p. 298.

582 Arem, op. cit., p. 302.

583 Shomon, M. J. *The Thyroid Diet: Manage Your Metabolism for Lasting Weight Loss.* New York: HarperResource, 2004. p. 53.

Hongos en las uñas

584 "Vicks VapoRub Might Help Fight Toenail Fungus." *Consumer Reports* 2006;71:49.

585 Ibid.

586 Farber, E. M., and South, D. A. "Urea Ointment in the Nonsurgical Avulsion of Nail Dystrophies." *Cutis* 1978;22:689–692.

587 Sigurgeirsson, B., et al. "Long-Term Effectiveness of Treatment with Terbinafine vs Itraconazole in Onychomycosis." *Arch. Dermatol.* 2002;138:353–357.

588 Warshaw, E. M. "Evaluating Costs for Onychomycosis Treatments: A Practitioner's Perspective." *J. Am. Podiatr. Med. Assoc.* 2006;96:38–52.

589 Gupta, A. K., et al. "The Use of Terbinafine in the Treatment of Onychomycosis in Adults and Special Populations: A Review of the Evidence." *J. Drugs Dermatol.* 2005;4:302–308.

590 Novartis prescribing information T2005-37.

Insomnio

591 Kamel, N. S., and Gammack, J. K. "Insomnia in the Elderly: Cause, Approach, and Treatment." *Am. J. Med.* 2006;119:463–469.

592 Baron-Faust, R. *Sleep Disorders: Common Problems and Treatments.* Norwalk, CT: Belvoir Media Group, 2006.

593 Buscemi, N., et al. *Manifestations and Management of Chronic Insomnia in Adults.* Evidence Report/Technology Assessment Number 125. Rockville, MD: Agency for Healthcare Research and Quality, June 2005.

594 Schernhammer, E. S., et al. "Night Work and Risk of Breast Cancer." *Epidemiology* 2006;17:108–111.

595 Mills, E., et al. "Melatonin in the Treatment of Cancer: A Systematic Review of Randomized Controlled Trials and Meta-Analysis." *J. Pineal Res.* 2005;39:360–366.

596 Harder, B. "Bright Lights, Big Cancer." *Science News* 2006;169:8–10.

597 Baron-Faust, op. cit., pp. 19–20.

598 Leppamaki, S., et al. "Drop-Out and Mood Improvement: A Randomized Controlled Trial with Light Exposure and Physical Exercise." *BMC Psychiatry* 2004;4:22.

599 Knight, J. A., et al. "Light and Exercise and Melatonin Production in Women." *Am. J. Epidemiol.* 2005;162:1114–1122.

600 Li, F., et al. "Tai Chi and Self-Rated Quality of Sleep and Daytime Sleepiness in Older Adults: A Randomized Controlled Trial." *J. Am. Geriatr. Soc.* 2004;52:892–900.

601 Tworoger, S. S., et al. "Effects of a Yearlong Moderate-Intensity Exercise and a Stretching Intervention on Sleep Quality in Postmenopausal Women." *Sleep* 2003;26:830–836.

602 Baron-Faust, op. cit., pp. 64–65.

[603] "TV in the Bedroom Halves Your Sex Life." Reuters Health Information, January 16, 2006.

[604] Lai, H.-L., and Good, M. "Music Improves Sleep Quality in Older Adults." *J. Adv. Nursing* 2005;49:234–244.

[605] Viens, M., et al. "Trait Anxiety and Sleep-Onset Insomnia: Evaluation of Treatment Using Anxiety Management Training." *J. Psychosom. Res.* 2003;54:31–37.

[606] Sivertsen, B., et al. "Cognitive Behavioral Therapy vs Zopiclone for Treatment of Chronic Primary Insomnia in Older Adults: A Randomized Controlled Trial." *JAMA* 2006;295:2851–2858.

[607] Wurtman, J., and Suffes, S. T*he Serotonin Solution*. New York: Fawcett, 1996, p. 186.

[608] Durlach, J., et al. "Chronopathological Forms of Magnesium Depletion with Hypofunction or with Hyperfunction of the Biological Clock." *Magnes. Res.* 2002;15:263–268.

[609] Hornyak, M., et al. "Magnesium Therapy for Periodic Leg Movements-Related Insomnia and Restless Legs Syndrome: An Open Pilot Study." *Sleep* 1998;21:501–505.

[610] Lewith, G. T., et al. "A Single-Blinded, Randomized Pilot Study Evaluating the Aroma of *Lavandula augustifolia* as a Treatment for Mild Insomnia." *J. Alt. Complement. Med.* 2005;11:631–637.

[611] Goel, N., et al. "An Olfactory Stimulus Modifies Nighttime Sleep in Young Men and Women." *Chronobiol. Int.* 2005;22:889–904.

[612] Koon, J., et al. "Odorant Administration on Sleep Quality, Mood, and Cognitive Performance." Student Research Symposium, Wheeling Jesuit University, April 15, 2003 [(1:15)(P 5)].

[613] Kuroda, K., et al. "Sedative Effects of the Jasmine Tea Odor and (R)-(-)-Linalool, One of Its Major Odor Components, on Autonomic Nerve Activity and Mood States." *Eur. J. Appl. Physiol.* 2005;95:107–114.

[614] Buscemi, N., et al. "The Efficacy and Safety of Exogenous Melatonin for Primary Sleep Disorders: A Meta-Analysis." *J. Gen. Intern. Med.* 2005;20:1151–1158.

[615] Brzezinski, A., et al. "Effects of Exogenous Melatonin on Sleep: A Meta-Analysis." *Sleep Med. Rev.* 2005;9:41–50.

[616] Kayumov, L., et al. "A Randomized, Double-Blind, Placebo-Controlled Crossover Study of the Effect of Exogenous Melatonin on Delayed Sleep Phase Syndrome." *Psychosom. Med.* 2001;63:40–48.

[617] Sok, S., and Kim, K. B. "Effects of Auricular Acupuncture on Insomnia in Korean Elderly." *Taehan. Kanho. Hakhoe. Chi.* 2005;35:1014–1024.

[618] Chen, M. L., et al. "The Effectiveness of Acupressure in Improving the Quality of Sleep of Institutionalized Residents." *J. Gerontol. A Biol. Sci. Med. Sci.* 1999;54:M389–M394.

[619] Hadley, S., and Petry, J. J. "Valerian." *Am. Fam. Physician* 2003;67:1755–1758.

[620] Glass, J. R., et al. "Acute Pharmacological Effects of Temazepam, Diphenhydramine, and Valerian in Healthy Elderly Subjects." *J. Clin. Psychopharmacol.* 2003;23:260–268.

[621] Wheatley, D. "Medicinal Plants for Insomnia: A Review of their Pharmacology, Efficacy, and Tolerability." *J. Psychopharmacol.* 2005;19:414–421.

[622] Glass, J., et al. "Sedative Hypnotics in Older People with Insomnia: Meta-Analysis of Risks and Benefits." *BMJ* 2005;331:1169–1176.

[623] Ibid.

[624] Ibid.

[625] Dundar, Y., et al. "Comparative Efficacy of Newer Hypnotic Drugs for the Short-Term Management of Insomnia: A Systematic Review and Meta-Analysis." *Human Hum. Psychopharmacol. Clin. Exp.* 2004; 19:305–322.

[626] Abramowicz, M., ed. "Ambien CR for Insomnia." *Med. Lett. Drugs Ther.* 2005;47:97–98.

[627] Abramowicz, M., ed. "Remelteon (Rozerem) for Insomnia." *Med. Lett. Drugs Ther.* 2005;47:89–91.

[628] Campbell, S. S., et al. "Light Treatment for Sleep Disorders; Consensus Report." *J. Biol. Rhythms* 1995;10:151–154.

629 Cole, R. J., et al. "Bright-Light Mask Treatment of Delayed Sleep Phase Syndrome." *J. Biol. Rhythms* 2002;17:89–101.

630 Abramowicz, M., ed. "Treatment of Insomnia." *Treatment Guidelines from The Medical Letter* 2006;4:5–10.

631 Silver, M. H. "Chronic Insomnia." *N. Engl. J. Med.* 2005;353:803–810.

Mal olor en los pies

632 Jonski, G., et al. "Insoluble Zinc, Cupric and Tin Pyrophosphates Inhibit the Formation of Volatile Sulphur Compounds." *Eur. J. Oral Sci.* 2004;112:429–432.

633 Giffard, C. J., et al. "Administration of Charcoal, *Yucca schidigera*, and Zinc Acetate to Reduce Malodorous Flatulence in Dogs." *J. Am. Vet. Med. Assoc.* 2001;218:892–896.

634 Sugiura, T., et al. "Chronic zinc toxicity in an infant who received zinc therapy for atopic dermatitis." *Acta Paediatr.* 2005;94:1333–1335.

Menopausia

635 *Menopause: A Clinician's Guide,* Section A. Cleveland, OH: North American Menopause Society, October 2004.

636 *Menopause: A Clinician's Guide,* Section A. op. cit. p. 9.

637 Colditz, G. A., et al. "The Use of Estrogens and Progestins and the Risk of Breast Cancer in Postmenopausal Women." *N. Engl. J. Med.* 1995;332:1589–1593.

638 Colditz, G. A. "Estrogen, Estrogen Plus Progestin Therapy, and Risk of Breast Cancer." *Clin. Cancer Res.* 2005;11:909s–917s.

639 Chlebowski, R. T., et al. "Influence of Estrogen Plus Progestin on Breast Cancer and Mammography in Healthy Postmenopausal Women: The Women's Health Initiative Randomized Trial." *JAMA* 2003; 289:3243–3253.

640 Love, S. M., and Lindsey, K. *Dr. Susan Love's Hormone Book.* New York: Random House, 1997. p. 160.

641 MacLennan, A. H., et al. "Oral Oestrogen and Combined Oestrogen/Progestogen Therapy Versus Placebo for Hot Flushes (Review)." *The Cochrane Database of Systematic Reviews* 2004; 4: Art. No: CD002978.pub2. DOI:10.1002/14651858.CD002978.pub2.

642 Ibid.

643 Writing Group for the Women's Health Initiative Investigators. "Risks and Benefits of Estrogen Plus Progestin in Healthy Postmenopausal Women: Principal Results from the Women's Health Initiative Randomized Controlled Trial." *JAMA* 2002;288:321–333.

644 Ibid.

645 Hsia, J., et al. "Conjugated Equine Estrogens and Coronary Heart Disease: The Women's Health Initiative." *Arch. Intern. Med.* 2006;166:357–365.

646 Ibid.

647 Lemaitre, R., et al. "Esterified Estrogen and Conjugated Equine Estrogen and the Risk of Incident Myocardial Infarction and Stroke." *Arch. Intern. Med.* 2006;166:399–404.

648 Beasley, D. "Use of 'Bioidentical' Female Hormones Questioned." *Reuters Health* October 31, 2005.

649 Ibid.

650 Komesaroff, P. A., et al. "Effects of Wild Yam Extract on Menopausal Symptoms, Lipids, and Sex Hormones in Healthy Menopausal Women." *Climacteric* 2001;4:144–150.

651 Hermann, A. C., et al. "Over-the-Counter Progesterone Cream Produces Significant Drug Exposure Compared to a Food and Drug Administration-Approved Oral Progesterone Product." *J. Clin. Pharmacol.* 2005;45:614–619.

[652] North American Menopause Society. "Treatment of Menopause-Associated Vasomotor Symptoms: Position Statement of the North American Menopause Society." *Menopause* 2004;11:11–33.

[653] Osmers, R., et al. "Efficacy and Safetey of Isopropanolic Black Cohosh Extract for Climacteric Symptoms." *Obstet. Gynecol.* 2005;105:1074–1083.

[654] Nappi, R. E., et al. "Efficacy of *Cimicifuga racemosa* on Climacteric Complaints: A Randomized Study Versus Low-Dose Transdermal Estradiol." *Gynecol. Endocrinol.* 2005;20:30–35.

[655] Ibid.

[656] Kligler, B. "Black Cohosh." *Am. Fam. Physician* 2003;68:114–116.

[657] Osmers, et al. op. cit. p. 1081.

[658] Huntley, A., and Ernst, E. "A Systematic Review of the Safety of Black Cohosh." *Menopause* 2003;10:58–64.

[659] Haimov-Kochman, R., and Hochner-Celnikier, D. "Hot Flashes Revisited: Pharmacological and Herbal Options for Hot Flashes Management. What Does the Evidence Tell Us?" *Acta Obstet. Gynecol. Scand.* 2005; 84:972–979.

[660] Ibid.

[661] Verhoeven, M. O., et al. "Effect of a Combination of Isoflavones and *Actaea racemosa Linnaeus* on Climacteric Symptoms in Healthy Symptomatic Perimenopausal Women: A 12-Week Randomized, Placebo-Controlled, Double-Blind Study." *Menopause* 2005;12:412–420.

[662] Messina, M., and Hughes, C. "Efficacy of Soyfoods and Soybean Isoflavone Supplements for Alleviating Menopausal Symptoms Is Positively Related to Initial Hot Flush Frequency." *J. Med. Food* 2003;6:1–11.

[663] Huntley, A. L., and Ernst, E. "Soy for the Treatment of Perimenopausal Symptoms—A Systematic Review." *Maturitas* 2004;47:1–9.

[664] Faure, E. D., et al. "Effects of a Standardized Soy Extract on Hot Flushes: A Multicenter, Double-Blind, Randomized, Placebo-Controlled Study." *Menopause* 2002;9:329–334.

[665] van de Weijer, P. H. M., and Barentsen, R. "Isoflavones from Red Clover (Promensil) Significantly Reduce Menopausal Hot Flush Symptoms Compared with Placebo." *Maturitas* 2002;42:187–193.

[666] Tice, J. A., et al. "Phytoestrogen Supplements for the Treatment of Hot Flashes: The Isoflavone Clover Extract (ICE) Study." *JAMA* 2003;290:207–214.

[667] Haimov-Kochman, R., and Hochner-Celnikier, D, op. cit. pp. 976–977.

[668] Giardinelli, M. "[Effect of Alpha-Tocopherol in Some Disorders of the Menopause and in Atrophy of the Vaginal Mucosa.]" *Minerva Ginecol.* 1952;4579–4587.

[669] Stearns, V., et al. "Paroxetine Is an Effective Treatment for Hot Flashes: Results from a Prospective Randomized Clinical Trial." *J. Clin. Oncol.* 2005;23:6919–6930.

[670] Loprinzi, C. L., et al. "Venlafaxine in Management of Hot Flashes in Survivors of Breast Cancer: A Randomised Controlled Trial." *Lancet* 2000;356:2059–2063.

[671] Boekhout, A. H., et al. "Symptoms and Treatment in Cancer Therapy-Induced Early Menopause." *Oncologist* 2006;11:641–654.

[672] Kendall, A., et al. "Caution: Vaginal Estradiol Appears to Be Contraindicated in Postmenopausal Women on Adjuvant Aromatase Inhibitors." *Ann. Oncol.* 2006;17:584–587.

Osteoporosis

[673] National Institutes of Health, Osteoporosis and Related Bone Diseases, National Resource Center Web site (http://www.osteo.org).

[674] Ibid.

[675] Moynihan, R., and Cassels, A. *Selling Sickness: How the World's Biggest Pharmaceutical Companies Are Turning Us All into Patients.* New York: Nation Books, 2005.

[676] Moynihan, R., and Henry, D. "The Fight against Disease Mongering: Generating Knowledge for Action." *PLoS Med.* 2006;3:e191.

[677] Neuner, J. M., et al. "Bone Density Testing in Older Women and Its Association with Patient Age ." *J. Am. Geriatr. Soc.* 2006;54:485–489.

[678] Abramowicz, M., ed. *Treatment Guidelines from The Medical Letter: Drugs for Prevention and Treatment of Postmenopausal Osteoporosis.* 2005;3:69–74.

[679] Moynihan and Cassels, *op. cit.*, p. 142.

[680] Notelovitz, M., et al. *Stand Tall! Every Woman's Guide to Preventing and Treating Osteoporosis.* Gainesville, FL: Triad Publishing Company, 1998. pp. 114–115.

[681] Dawson-Hughes, B., et al. "Effect of Calcium and Vitamin D Supplementation on Bone Density in Men and Women 65 Years of Age or Older." *N. Engl. J. Med.* 1997;337:670–676.

[682] Chapuy, M. C., et al. "Combined Calcium and Vitamin D_3 Supplementation in Elderly Women: Confirmation of Reversal of Secondary Hyperparathyroidism and Hip Fracture Risk: The Decalyos II Study." *Osteoporos. Int.* 2002;13:257–64.

[683] Lilliu, H., et al. "Calcium-Vitamin D_3 Supplementation Is Cost-Effective in Hip Fractures Prevention." *Maturitas* 2003;44:299–305.

[684] Jackson, R. D., et al. "Calcium Plus Vitamin D Supplementation and the Risk of Fractures." *N. Engl. J. Med.* 2006;354:750–752.

[685] Bischoff-Ferrari, H. A., et al. "Fracture Prevention with Vitamin D Supplementation: A Meta-Analysis of Randomized Controlled Trials." *JAMA* 2005;293:2257–2264.

[686] Boonen, S., et al. "Fracture Risk with Calcium and Vitamin D: A Review of the Evidence." *Calcif. Tissue Int.* 2006 [April 21—Epub ahead of print].

[687] Dawson-Hughes, B. "Interaction of Dietary Calcium and Protein in Bone Health in Humans." *J. Nutr.* 2003;133:852S–854S.

[688] Holick, M. F., and Jenkins, M. *The UV Advantage.* New York: ibooks, 2003. p. 153.

[689] Abramowicz, et al., *op. cit.*, p.71.

[690] Abramowicz, et al., *op. cit.*, p. 69.

[691] Atkinson, H. G., ed. "Calcium + Vitamin D Offers Small Bone Improvements." *HealthNews* 2006;12:6–7.

[692] Writing Group for the Women's Health Initiative Randomized Controlled Trial. "Risks and Benefits of Estrogen Plus Progestin in Healthy Postmenopausal Women." *JAMA* 2002;288:321–333.

[693] "Menostar—A Low-Dose Estrogen Patch for Osteoporosis." *Med. Lett. Drugs Ther.* 2004;46:69–70.

[694] Johnson, S. R., et al. "Uterine and Vaginal Effects of Unopposed Ultralow-Dose Transdermal Estradiol." *Obstet. Gynecol.* 2005;105:779–787.

[695] Ettinger, B., et al. "Effects of Ultralow-Dose Transdermal Estradiol on Bone Mineral Density: A Randomized Clinical Trial." *Obstet. Gynecol.* 2004;104:443–451.

[696] Ettinger, B., et al. "Reduction of Vertebral Fracture Risk in Postmenopausal Women with Osteoporosis Treated with Raloxifene: Results from a 3-Year Randomized Clinical Trial." Multiple Outcomes of Raloxifene Evaluation (MORE) Investigators. *JAMA* 1999;282:637–645.

[697] Martino, S., et al. "Safety Assessment of Raloxifene over Eight Years in a Clinical Trial Setting." *Curr. Med. Res. Opin.* 2005;21:1441–1452.

[698] Barrett-Connor, E., et al. "Effects of Raloxifene on Cardiovascular Events and Breast Cancer in Postmenopausal Women." *N. Engl. J. Med.* 2006;355:125–137.

[699] "Alendronate (Fosamax) and Risedronate (Actonel) Revisited." *Med. Lett. Drugs Ther.* 2005;47:33–34.

[700] Black, D. M., et al. "Randomised Trial of Effect of Alendronate on Risk of Fracture in Women with Existing Vertebral Fractures. Fracture Intervention Trial Research Group." *Lancet* 1996;348:1535–1541.

[701] Bonnick, S., et al. "Comparison of Weekly Treatment of Postmenopausal Osteoporosis with

Alendronate versus Risedronate Over Two Years." *J. Clin. Endocrinol. Metab.* 2006 [April 24—Epub ahead of print].

[702] McClung, M. R., et al. "Effect of Risedronate on the Risk of Hip Fracture in Elderly Women. Hip Intervention Program Study Group." *N. Engl. J. Med.* 2001;344:333–340.

[703] "Ibandronate (Boniva): A New Oral Bisphosphonate." *Med. Lett. Drugs Ther.* 2005;47:35–36.

[704] Fraunfelder, F. W., and Fraunfelder, F. T. "Bisphosphonates and Ocular Inflammation." *N. Engl. J. Med.* 2003;348:1187.

[705] Wysowski, D. K., and Chang, J. T. "Alendronate and Risedronate: Reports of Severe Bone, Joint, and Muscle Pain." *Arch. Intern. Med.* 2005;165:346.

[706] "Teriparatide (Forteo) for Osteoporosis." *Med. Lett. Drugs Ther.* 2003;45:9–11.

[707] Body, J. J., et al. "A Randomized Double-Blind Trial to Compare the Efficacy of Teriparatide [Recombinant Human Parathyroid Hormone (1-34)] with Alendronate in Postmenopausal Women with Osteoporosis." *J. Clin. Endocrinol. Metab.* 2002;87:4528–4535.

[708] Abramowicz, op. cit., p. 74.

[709] Ofluoglu, D., et al. "The Effect of Calcitonin on Beta-Endorphin Levels in Postmenopausal Osteoporotic Patients with Back Pain." *Clin. Rheumatol.* 2006 [March 31—Epub ahead of print].

[710] Papadokostakis, G., et al. "The Effectiveness of Calcitonin on Chronic Back Pain and Daily Activities in Postmenopausal Women with Osteoporosis." *Eur. Spine J.* 2006;15:356–362.

[711] Fadanelli, M. E., and Bone, H. G. "Combining Bisphosphonates with Hormone Therapy for Postmenopausal Osteoporosis." *Treat. Endocrinol.* 2004;3:361–369.

[712] Gaspard, U., and Van den Brule, F. "Medication of the Month. Angeliq: New Hormonal Therapy of Menopause, with Antialdosterone and Antiandrogenic Properties." *Rev. Med. Liege.* 2004;59:162–166.

[713] Abramowicz, op. cit., p. 73.

Presión arterial alta

[714] Mancia, G., et al. "Ambulatory Blood Pressure Monitoring Use in Hypertension Research and Clinical Practice." *Hypertension* 1993;21:510–523.

[715] Turjanmaa, V., et al. "Diurnal Blood Pressure Profiles and Variability in Normotensive Ambulant Subjects." *Clin. Physiol.* 1987;7:389–401.

[716] Robertson, D., et al. "Effects of Caffeine on Plasma Renin Activity, Catecholamines and Blood Pressure." *N. Engl. J. Med.* 1978;298:181–186.

[717] Turjanmaa, V., et al. "Blood Pressure and Heart Rate Variability and Reactivity as Related to Daily Activities in Normotensive Men Measured with 24-H Intra-Arterial Recording." *J. Hypertens.* 1992;10:665–673.

[718] Kassabeh, E., et al. "Inflammatory Aspects of Sleep Apnea and Their Cardiovascular Consequences." *South. Med. J.* 2006;99:58–67.

[719] Tuomisto, M. T., et al. "Diurnal and Weekly Rhythms of Health-Related Variables in Home Recording for Two Months." *Physiol. Behav.* 2006; Feb. 23 [Epub ahead of print].

[720] Mancia, G., et al. "Effects of Blood-Pressure Measurement by the Doctor on Patient's Blood Pressure and Heart Rate." *Lancet* 1983;2:695–698.

[721] Houweling, S. T., et al. "Pitfalls in Blood Pressure Measurement in Daily Practice." *Fam. Pract.* 2006; 23:20–27.

[722] Pickering, T. G., et al. "Recommendations for Blood Pressure Measurement in Humans and Experimental Animals: A Statement for Professionals from the Subcommittee of Professional and Public Education of the American Heart Association Council on High Blood Pressure Research." *Circulation* 2005;111:697–716.

[723] "Blood Pressure Monitors" and "Ratings Blood Pressure Monitors: The Tests Behind the Ratings." *ConsumerReports.org.* June 2003.

[724] Le Pailleur, C., et al. "Talking Effect and White Coat Phenomenon in Hypertensive Patients." *Behav. Med.* 1996;22:114–122.

[725] Saunders, E. "Building on the Specialist's Antihypertensive Treatment Recommendation: It's Just the Beginning." *J. Clin. Hypertens. (Greenwich)* 2006;81(Suppl. 1):31–39.

[726] Prospective Studies Collaboration. "Age-Specific Relevance of Usual Blood Pressure to Vascular Mortality: A Meta-Analysis of Individual Data for One Million Adults in 61 Prospective Studies." *Lancet* 2002;360:1903–1913.

[727] Qiu, C., et al. "Decline in Blood Pressure Over Time and Risk of Dementia: A Longitudinal Study from the Kungsholmen Project." *Stroke* 2004;35:1810–1815.

[728] Psaty, B. M., and Furberg, C. D. "British Guidelines on Managing Hypertension." *BMJ* 1999;319:589–590.

[729] Volpe, M, et al. "Beyond Hypertension: Toward Guidelines for Cardiovascular Risk Reduction." *Am. J. Hypertens.* 2004;17:1068–1074.

[730] Matthews, K. A., et al. "Blood Pressure Reactivity to Psychological Stress and Coronary Artery Calcification in the Coronary Artery Risk Development in Young Adults Study." *Hypertension* 2006;47:391–395.

[731] Tuomisto, op. cit.

[732] Lynch, J. J., et al. "The Effects of Talking on the Blood Pressure of Hypertensive and Normotensive Individuals." *Psychosom. Med.* 1981;43:25–33.

[733] Le Pailleur, op. cit.

[734] Le Pailleur, C., et al. "Talking Effect and 'White Coat' Effect in Hypertensive Patients: Physical Effort or Emotional Content?" *Behav. Med.* 2001;26:149–157.

[735] Freed, C. D., et al. "Blood Pressure, Heart Rate, and Heart Rhythm Changes in Patients with Heart Disease During Talking." *Heart Lung* 1989;18:17–22.

[736] Yucha, C. B., et al. "Biofeedback-Assisted Relaxation Training for Essential Hypertension: Who Is Most Likely to Benefit." *J. Cardiovasc. Nurs.* 2005;20:198–205.

[737] Nakao, M., et al. "Blood Pressure-Lowering Effects of Biofeedback Treatment in Hypertension: A Meta-Analysis of Randomized Controlled Trials." *Hypertens. Res.* 2003;26:37–46.

[738] Yucha, op cit.

[739] Joseph, C. N., et al. "Slow Breathing Improves Arterial Baroreflex Sensitivity and Decreases Blood Pressure." *Hypertension* 2005;46:714–718.

[740] Viskoper, R., et al. "Nonpharmacologic Treatment of Resistant Hypertensives by Device-Guided Slow Breathing Exercises." *Am. J. Hypertens.* 2003;16:484–487.

[741] Meles, E., et al. "Nonpharmacologic Treatment of Hypertension by Respiratory Exercise in the Home Setting." *Am. J. Hypertens.* 2004;17:370–374.

[742] Eliott, W. J., et al. "Graded Blood Pressure Reduction in Hypertensive Outpatients Associated with Use of a Device to Assist with Slow Breathing." *J. Clin. Hypertens. (Greenwich)* 2004;6:553–559.

[743] Hawkley, L. C., et al. "Loneliness is a Unique Predictor of Age-Related Differences in Systolic Blood Pressure." *Psychol. Aging* 2006;21:152–164.

[744] Craddick, S. R., et al. "The DASH Diet and Blood Pressure." *Curr. Atheroscler. Rep.* 2003;5:484–491.

[745] Bacon, S. L., et al. "Effects of Exercise, Diet and Weight Loss on High Blood Pressure." *Sports Med.* 2004;34:307–316.

[746] Ard, J. D., et al. "One-Year Follow-Up Study of Blood Pressure and Dietary Patterns in Dietary Approaches to Stop Hypertension (DASH)-Sodium Participants." *Am. J. Hypertens.* 2004;17:1156–1162.

[747] Champagne, C. M. "Dietary Interventions on Blood Pressure: The Dietary Approaches to Stop Hypertension (DASH) Trials." *Nutr. Rev.* 2006;64:S53–S56.

[748] Appel, L. J., et al. "Effects of Protein, Monounsaturated Fat, and Carbohydrate Intake on Blood Pressure and Serum Lipids: Results of the OmniHeart Randomized Trial." *JAMA* 2005;294:2455–2464.

[749] Neter, J. E., et al. "Influence of Weight Reduction on Blood Pressure: A Meta-Analysis of Randomized Controlled Trials." *Hypertension* 2003;42:878–884.

[750] Graudal, N. A., et al. "Effects of Sodium Restriction on Blood Pressure, Renin, Aldosterone, Catecholamines, Cholesterols, and Triglyceride: A Meta-Analysis." *JAMA* 1998;279:1383–1391.

[751] Cohen, H. W., et al. "Sodium Intake and Mortality in the NHANES II Follow-up Study." *Am. J. Med.* 2006;119:275.e7–275.e14.

[752] Aviv, A. "Salt and Hypertension: The Debate that Begs the Bigger Question." *Arch. Int. Med.* 2001;161:507–510.

[753] Weinberger, M. H., et al. "Salt Sensitivity, Pulse Pressure and Death in Normal and Hypertensive Humans." *Hypertension* 2001;37:429–432.

[754] Aviv, op. cit.

[755] Robertson, D., et al. "Effects of Caffeine on Plasma Renin Activity, Catecholamines and Blood Pressure." *N. Engl. J. Med.* 1978;298:181–186.

[756] Noordzij, M., et al. "Blood Pressure Response to Chronic Intake of Coffee and Caffeine: A Meta-Analysis of Randomized Controlled Trials." *J. Hypertens.* 2005;23:921–928.

[757] Klag, M. J., et al. "Coffee Intake and Risk of Hypertension." *Arch. Intern. Med.* 2002;162:657–662.

[758] Cornelis, M. C., et al. "Coffee, CYP1A2 Genotype, and Risk of Myocardial Infarction." *JAMA* 2006;295:1135–1141.

[759] Yang, Y. C., et al. "The Protective Effect of Habitual Tea Consumption on Hypertension." *Arch. Intern. Med.* 2004;164:1534–1540.

[760] Aviram, M., and Dornfeld, L. "Pomegranate Juice Consumption Inhibits Serum Angiotensin Converting Enzyme Activity and Reduces Systolic Blood Pressure." *Atherosclerosis* 2001;158:195–198.

[761] Aviram, M., and Dornfeld, L. "Pomegranate Juice Consumption Inhibits Serum Angiotensin Converting Enzyme Activity and Reduces Systolic Blood Pressure." *Atherosclerosis* 2001;158:195–198.

[762] Sumner, M. D., et al. "Effects of Pomegranate Juice Consumption on Myocardial Perfusion in Patients with Coronary Heart Disease." *Am. J. Cardiol.* 2005;96:810–814.

[763] Honsho, S., et al. "A Red Wine Vinegar Beverage Can Inhibit the Renin-Angiotensin System: Experimental Evidence In Vivo." *Biol. Pharm. Bull.* 2005;28:1208–1210.

[764] Takahara, A., et al. "The Endothelium-Dependent Vasodilator Action of a New Beverage Made of Red Wine Vinegar and Grape Juice." *Biol. Pharm. Bull.* 2005;28:754–756.

[765] Stein, J. H., et al. "Purple Grape Juice Improves Endothelial Function and Reduces the Susceptibility of LDL Cholesterol to Oxidation in Patients with Coronary Artery Disease." *Circulation* 1999;100:1050–1055.

[766] Folts, J. D. "Potential Health Benefits from the Flavonoids in Grape Products on Vascular Disease." *Adv. Exp. Med. Biol.* 2002;505:95–111.

[767] Park, Y. K., et al. "Concord Grape Juice Supplementation Reduces Blood Pressure in Korean Hypertensive Men: Double-Blind, Placebo Controlled Intervention Trial." *Biofactors* 2004;22:145–147.

[768] Vlachopoulos, C., et al. "Effect of Dark Chocolate on Arterial Function in Healthy Individuals." *Am. J. Hypertens.* 2005;18:785–791.

[769] Buijsse, B., et al. "Cocoa Intake, Blood Pressure, and Cardiovascular Mortality: The Zutphen Elderly Study." *Arch. Int. Med.* 2006;166:411–417.

[770] Grassi, D., et al. "Cocoa Reduces Blood Pressure and Insulin Resistance and Improves Endothelium-Dependent Vasodilation in Hypertensives." *Hypertension* 2005;46:e17.

[771] Buijsse, op. cit.

[772] Jee, S. H., et al. "The Effect of Magnesium Supplementation on Blood Pressure: A Meta-Analysis of Randomized Clinical Trials." *Am. J. Hypertens.* 2002;15:691–696.

[773] Welton, P. K., et al. "Effects of Oral Potassium on Blood Pressure: A Meta-Analysis of Randomized Controlled Clinical Trials." *JAMA* 1997;277:1624–1632.

[774] Griffith, L. E., et al. "The Influence of Dietary and Nondietary Calcium Supplementation on Blood Pressure: An Updated Metaanalysis of Randomized Controlled Trials." *Am. J. Hypertens.* 1997;12:84–92.

[775] Fujioka, Y., and Yokoyama, M. "Magnesium, Cardiovascular Risk Factors and Atherosclerosis." *Clin. Calcium* 2005;15:221–225.

[776] Maier, J. A., et al. "Low Magnesium Promotes Endothelial Cell Dysfunction: Implications for Atherosclerosis, Inflammation and Thrombosis." *Biochem. Biophys. Acta* 2004;1689:13–21.

[777] Atabek, M. E., et al. "Serum Magnesium Concentrations in Type 1 Diabetic Patients: Relation to Early Atherosclerosis." *Diabetes Res. Clin. Pract.* 2006;72:42–47.

[778] King, D. E., et al. "Dietary Magnesium and C-Reactive Protein." *J. Am. Coll. Nutr.* 2005;24:166–171.

[779] Maier, J. A. "Low Magnesium and Atherosclerosis: An Evidence-Based Link." *Mol. Aspects Med.* 2003;24:137–146.

[780] He, K., et al. "Magnesium Intake and Incidence of Metabolic Syndrome Among Young Adults." *Circulation* 2006;March 27 [Epub ahead of print].

[781] Shechter, M., et al. "Oral Magnesium Therapy Improves Endothelial Function in Patients with Coronary Artery Disease." *Circulation* 2000;102:2353–2358.

[782] Singh, R. B., et al. "Magnesium Metabolism in Essential Hypertension." *Acta Cardiol.* 1989;44:313–322.

[783] Shechter, M., et al. "Effects of Oral Magnesium Therapy on Exercise Tolerance, Exercise-Induced Chest Pain, and Quality of Life in Patients with Coronary Artery Disease." *Am. J. Cardiol.* 2003;91:517–521.

[784] Rahman, K., and Lowe, G. M. "Garlic and Cardiovascular Disease: A Critical Review." *J. Nutr.* 2006;136:736S–740S.

[785] Ackerman, R. T., et al. "Garlic Shows Promise for Improving Some Cardiovascular Risk Factors." *Arch. Int. Med.* 2001;161:813–824.

[786] Wilburn, A. J., et al. "The Natural Treatment of Hypertension." *J. Clin. Hypertens.* 2004;6:242–248.

[787] Hitti, M. "Grape Seed Extract for Blood Pressure?" *WebMD*, March 27, 2006, based on a presentation by Tissa Kappagoda, MD, PhD, to the American Chemical Society National Meeting, Atlanta, March 26–30, 2006.

[788] Messerli, op. cit.

[789] Williams, F., and The CAFE Investigators, et al. "Differential Impact of Blood Pressure-Lowering Drugs on Central Aortic Pressure and Clinical Outcomes: Principal Results of the Conduit Artery Function Evaluation (CAFE) Study." *Circulation* 2006;113:1213–1225.

[790] Lindholm, L. H., et al. "Should Beta-Blockers Remain First Choice in the Treatment of Primary Hypertension? A Meta-Analysis." *Lancet* 2005;366:1545–1553.

[791] Kaplan, N. M., and Opie, L. H. "Controversies in Hypertension." *Lancet* 2006;367:168–176.

[792] Messerli, F. H., et al. "Beta-Blockers in Hypertension—The Emperor Has No Clothes: An Open Letter to Present and Prospective Drafters of New Guidelines for the Treatment of Hypertension." *Am. J. Hypertens.* 2003;16:870–873.

[793] Beevers, D. G. "The End of Beta-Blockers for Uncomplicated Hypertension?" *Lancet* 2005;366:1510–1512.

[794] Carlberg, B., et al. "Atenolol in Hypertension: Is It a Wise Choice?" *Lancet* 2004;364:1684–1689.

[795] Sharma, A. M., et al. "Beta-Adrenergic Receptor Blockers and Weight Gain: A Systematic Analysis." *Hypertension* 2001;37:250–254.

[796] Ernst, M. E., et al. "Comparative Antihypertensive Effects of Hydrochlorothiazide and Chlorthalidone on Ambulatory and Office Blood Pressure." *Hypertension* 2006;47:352–358.

[797] Sica, D. A. "Chlorthalidone: Has It Always Been the Best Thiazide-Type Diuretic?" *Hypertension* 2006;47:321–322.

[798] Grimm, R. H. Jr., et al. "Long-Term Effects on Sexual Function of Five Antihypertensive Drugs and Nutritional Hygienic Treatment in Hypertensive Men and Women: Treatment of Mild Hypertension (TOMHS)." *Hypertension* 1997;29:8–14.

[799] ALLHAT Collaborative Research Group. "Major Outcomes in High-Risk Hypertensive Patients Randomized to Angiotensin-Converting Enzyme Inhibitor or Calcium Channel Blocker vs. Diuretic: The Antihypertensive and Lipid-Lowering Treatment to Prevent Heart Attack Trial (ALLHAT)." *JAMA* 2002;288:2981–2987.

[800] Furberg, C. Personal communication, December 19, 2002.

[801] Gillespie, E. L., et al. "The Impact of ACE Inhibitors or Angiotensin II Type 1 Receptor Blockers on the Development of New-Onset Type 2 Diabetes." *Diabetes Care* 2005;28:2261–2266.

[802] Furberg, C. Personal communication, April 4, 2006.

[803] Verma, S., and Strauss, M. "Angiotensin Receptor Blockers and Myocardial Infarction: These Drugs May Increase Myocardial Infarction—and Patients May Need to Be Told." *BMJ* 2004;329: 1248–1249.

[804] Volpe, M., et al. "Angiotensin II Receptor Blockers and Myocardial Infarction: Deeds and Misdeeds." *J. Hypertens.* 2005:23:2113–2118.

[805] Schunkert, H. "Pharmacotherapy for Prehypertension—Mission Accomplished?" *N. Engl. J. Med.* 2006; March 14 [Epub ahead of print].

Sudoración excesiva

[806] Hornberger, J., et al. "Recognition, Diagnosis, and Treatment of Primary Focal Hyperhidrosis." *J. Am. Acad. Dermatol.* 2004;51:274.

[807] "Don't Sweat It: Epidemiology, Pathophysiology, and Treatment of Hyperhidrosis." *Pharmacy Times* 2006; ACPE Program ID Number: 290-000-06-001-H01.

[808] Ibid.

[809] Gupta, V. B., et al. "Aluminum in Alzheimer's Disease: Are We Still at a Crossroad?" *Cell Mol. Life Sci.* 2005;62:143–158.

[810] Darbre, P. D. "Aluminum, Antiperspirants and Breast Cancer." *J. Inorg. Biochem.* 2005;99:1912–1919.

[811] Darbre, P. D. "Metalloestrogens: An Emerging Class of Inorganic Xenoestrogens with Potential to Add to the Oestrogenic Burden of the Human Breast." *J. Appl. Toxicol.* 2006; [http://dx.doi.org/10.1002/jat.1135].

[812] *Pharmacy Times*, op. cit.

[813] Benohanian, A., et al. "Localized Hyperhidrosis Treated with Aluminum Chloride in a Salicylic Acid Gel Base." *Int. J. Dermatol.* 1998;37:701.

[814] Heckmann, M., et al. "Low-Dose Efficacy of Botulinum Toxin A for Axillary Hyperhidrosis: A Randomized, Side-by-Side, Open Label Study." *Arch. Dermatol.* 2005;141:1255–1259.

Tos

[815] Saketkhoo, K., et al. "Effects of Drinking Hot Water, Cold Water, and Chicken Soup on Nasal Mucus Velocity and Nasal Airflow Resistance." *Chest* 1978;74:409–410.

[816] Eccles, R. "Mechanism of the Placebo Effect of Sweet Cough Syrups." *Respir. Physiol. Neurobiol.* 2006; 152:340–348.

[817] Usmani, O., et al. "Theobromine Inhibits Sensory Nerve Activation and Cough." *FASEB J.* 2005;19: 231–233.

[818] Albers, A. R., et al. "The Antiinflammatory Effects of Purple Grape Juice Consumption in Subjects with Stable Coronary Artery Disease." *Arterioscler. Thromb. Vasc. Biol.* 2004;24:e179–e180.

[819] Paul, I. M., et al. "Effect of Dextromethorphan, Diphenhydramine, and Placebo on Nocturnal Cough and Sleep Quality for Coughing Children and Their Parents." *Pediatrics* 2004;114:e85–e90.

[820] Paul, I. Personal communication, July 24, 2004.

Zumbido en los oídos

[821] Noell, C. A., and Meyerhoff, W. L. "Tinnitus: Diagnosis and Treatment of this Elusive Symptom." *Geriatrics* 2003;58:28–34.

[822] Lockwood, A. H., et al. "Tinnitus." *N. Engl. J. Med.* 2002;347:904–910.

[823] Ibid.

[824] Rossiter, S., et al. "Tinnitus and Its Effect on Working Memory and Attention." *J. Speech Lang. Hear. Res.* 2006;49:150–160.

[825] Lockwood, op. cit.

[826] Dobie, R. A. "A Review of Randomized Clinical Trials in Tinnitus." *Laryngoscope* 1999;109:1202–1211.

[827] Dobie, R. A., et al. "Antidepressant Treatment of Tinnitus Patients: Report of a Randomized Clinical Trial and Clinical Prediction of Benefit." *Am. J. Otol.* 1993;14:18–23.

[828] Noell, op. cit.

[829] Sierpina, V. S., et al. "Ginkgo Biloba." *Am. Fam. Physician* 2003;68:923–926.

[830] Ernst, E., and Stevinson, C. "Ginkgo Biloba for Tinnitus: A Review." *Clin. Otolaryngol.* 1999;24: 164–167.

[831] Drew, S., and Davies, E. "Effectiveness of Ginkgo Biloba in Treating Tinnitus: Double Blind, Placebo Controlled Trial." *BMJ* 2001;322:73–78.

[832] Rejali, D., et al. "Ginkgo Biloba Does Not Benefit Patients with Tinnitus: A Randomized Placebo-Controlled Double-Blind Trial and Meta-Analysis of Randomized Trials." *Clin. Otolaryngol. Allied Sci.* 2004;29:226–231.

[833] Arda, H. N., et al. "The Role of Zinc in the Treatment of Tinnitus." *Otol. Neurol.* 2003;24:86–89.

[834] Herxheimer, A., and Petrie, K. J. "Melatonin for the Prevention and Treatment of Jet Lag." *Cochrane Database Syst. Rev.* 2002;(2):CD001520.

[835] Buscemi, N., et al. "The Efficacy and Safety of Exogenous Melatonin for Primary Sleep Disorders: A Meta-Analysis." *J. Gen. Intern. Med.* 2005;20:1151–1158.

[836] Buscemi, N., et al. "Efficacy and Safety of Exogenous Melatonin for Secondary Sleep Disorders and Sleep Disorders Accompanying Sleep Restriction: Meta-Analysis." *BMJ* 2006;332:385–393.

[837] Rosenberg, S. I., et al. "Effect of Melatonin on Tinnitus." *Laryngoscope* 1998;108:305–310.

[838] Megwalu, U. C., et al. "The Effects of Melatonin on Tinnitus and Sleep." *Otolaryngol. Head Neck Surg.* 2006;134:210–213.

[839] Briner, W., et al. "Synthetic Prostaglandin E1 Misoprostol as a Treatment for Tinnitus." *Arch. Otolaryngol. Head Neck Surg.* 1993;119:652–654.

[840] Ibid.

[841] Yilmaz, I., et al. "Misoprostol in the Treatment of Tinnitus: A Double-Blind Study." *Otolaryngol. Head Neck Surg.* 2004;130:604–620.

[842] Akkuzu, B., et al. "Efficacy of Misoprostol in the Treatment of Tinnitus in Patients with Diabetes and/or Hypertension." *Auris Nasus Larynx* 2003;31:226–232.

[843] Yilmaz, I., op. cit.

LOS REMEDIOS CASEROS FAVORITOS DE LA FARMACIA POPULAR

A lo largo de los últimos 30 años hemos ido enterándonos de los remedios favoritos para diversas afecciones de muchas de las personas que leen nuestra columna en el periódico o bien escuchan nuestro programa radial. Al igual que la necesidad aguza el ingenio, el sufrimiento parece estimular la creatividad, por lo que la gente ha inventado formas ingeniosas de aliviar sus molestias. Algunos de estos remedios son muy económicos; y otros, simplemente asombrosos.

Las personas recurren a lo que tienen a la mano, lo cual explica por qué productos comunes del hogar hacen acto de presencia tan frecuentemente en estos remedios caseros a veces extraños. Quizá sea por eso que algunas personas se hayan enjuagado el cuero cabelludo lleno de comezón con *Listerine* para tratar la caspa escamosa. ¿Cómo se le ocurrió a alguien ponerse *Vicks Vapo-Rub* en los dedos de los pies infectados por hongos o bien aplicar un laxante (leche de magnesia) a sus axilas como desodorante?

Tal vez nunca sepamos qué dio lugar a estos experimentos, pero de acuerdo con nuestros lectores son eficaces.

Se han realizado pocos —o quizá ningún— estudio doble ciego con control de placebo de algún remedio casero. Este tipo de estudio por lo general cuesta millones de dólares e implica crear grupos aleatorios de participantes que tomen ya sea un tratamiento activo, como un fármaco o suplemento dietético, o bien un placebo. Las píldoras falsas son iguales en apariencia al agente activo y ni los investigadores ni los conejillos de Indias humanos saben cuál es cuál. La meta de este tipo de protocolo es eliminar la parcialidad y la sugestión. Este tipo de pruebas son el patrón de oro de las investigaciones científicas, pero ¿quién desperdiciaría su dinero en probar la eficacia del vinagre contra los hongos en las uñas de los pies? ¿Y cómo se crearía un placebo para la solución de vinagre?

Muchos de los métodos sencillos que describimos en este libro no les darán un buen resultado a todos. Sin embargo, los fármacos que se venden con receta tampoco les dan un buen resultado a todos. Es tan grande el número de personas que nos han comunicado el éxito obtenido con algún tratamiento en particular que decidimos presentárselos aquí. El costo de probarlos es mínimo, en la mayoría de los casos, y definitivamente mucho menor que el precio de la mayoría de los medicamentos que se venden con receta.

Hemos reunido algunos de nuestros tratamientos favoritos en este capítulo. No deben reemplazar nunca un diagnóstico y atención médicos adecuados. Sin embargo, tal vez algunos de estos métodos resulten prácticos, accesibles y eficaces para usted. Consulte a un médico acerca de cualquier afección que no responda rápidamente a un remedio casero o que siga empeorando.

ACEITE DE OLIVA PARA LAS HEMORROIDES

Las hemorroides llegan a ser bastante dolorosas. Muchas veces los médicos recomiendan un baño de asiento con agua tibia para ayudar a aliviar las molestias. Básicamente esto se traduce en sentarse en la bañadera (bañera, tina) varias veces al día. El problema está en que no existen pruebas científicas para respaldar esta práctica común.[1] No obstante, si le sirve no se preocupe por la falta de investigaciones. Si no, he aquí otras opciones.

La hamamelis (hamamélide de Virginia) es un tratamiento tópico tradicional contra las hemorroides. Compre una marca genérica. Remoje un poco de papel de baño en la hamamelis y entonces lo único que tiene que hacer es aplicarla suavemente a la hemorroide.

Algunas personas insisten en que *Vicks VapoRub* alivia las molestias de las hemorroides, pero no recomendamos este tratamiento. Otra opción es el nabo sueco tibio. Una lectora nos comentó que este tubérculo surte efectos maravillosos contra las hemorroides. Pele y hierva un nabo sueco y deje escurrir bien la fibra para obtener una cataplasma. Extiéndela sobre un trozo de gasa y aplícala a las hemorroides mientras aún esté tibia. La lectora le aprendió este remedio a su madre escocesa.

El aceite de oliva es otra opción. Como alimento tiene propiedades antiinflamatorias. Un lector nos indicó que sirve para aliviar las hemorroides irritadas cuando se aplica de manera tópica.

> ❝*¡Las hemorroides son un verdadero fastidio! Cuando se me acabó la* **Preparation H** *para los ataques, revisé la lista de ingredientes para ver si podía usar algo como sustituto. Me sorprendió encontrar aceite de hígado de tiburón. ¡Cielo santo!*
>
> *Hice un cojincito con papel de baño y lo mojé con aceite de oliva. En cuanto lo apliqué, el dolor desapareció. También desaparecieron las hemorroides. No sé si me estoy imaginando cosas, pero el aceite de oliva me sirvió. Las personas que le tienen una alergia al aceite de oliva obviamente no deben intentarlo*❞.

CANELA PARA LOS NIVELES DE GLUCOSA Y DE COLESTEROL

Cada vez se reúnen más pruebas en el sentido de que las especias comunes llegan a tener un efecto farmacológico potente. El ejemplo de la canela es el que nos gusta más. De acuerdo con las investigaciones realizadas, entre $\frac{1}{4}$ y $\frac{1}{2}$ cucharadita de canela sirve para bajar el nivel

de glucosa en la sangre, aparentemente porque incrementa la sensibilidad a la insulina.[2] En los ratones diabéticos a los que se les dio un extracto de canela bajaron los niveles de glucosa en la sangre y de triglicéridos y subió el de colesterol LAD.[3] Algunos de los estudios llevados a cabo con seres humanos confirman la capacidad de la canela para bajar el nivel de glucosa en la sangre.[4]

La canela del especiero puede estar contaminada de cumarina, la cual llega a causar daños hepáticos. Las cápsulas extraídas con agua no están contaminadas. Si toma canela necesita encontrarse bajo supervisión médica y vigilar su nivel de glucosa en la sangre de manera constante para mantenerlo dentro de un rango adecuado. ¡Nunca hay que sustituir el control médico de la diabetes por terapias alternativas!

> ❝*Padezco diabetes del tipo II. Leí que la canela reduce el nivel de glucosa en la sangre (. . .) he estado agregando media cucharadita de canela a mi batido (licuado) sin azúcar a la hora del almuerzo cuatro o cinco veces por semana y he observado una disminución notable en mis niveles a la mañana siguiente*❞.

Nunca se debe recurrir a la canela ni a otro remedio casero como sustituto para el manejo cuidadoso de la diabetes por parte de un médico. No obstante, muchas personas nos han comunicado que lograron mejorar su control sobre la afección con este tipo de remedios. Algunas de estas personas han combinado dos métodos diferentes, como canela y mostaza. Aunque tal vez parezca una locura pensar que la mostaza pueda hacer que baje el nivel de glucosa en la sangre, varios estudios con animales han demostrado que la curcumina, el ingrediente activo de la especia amarilla conocida como cúrcuma (azafrán de las Indias), hace precisamente eso. El color amarillo de la mostaza se debe a la cúrcuma.

> *He utilizado canela para ayudar a controlar mi nivel de glucosa en la sangre desde hace 4 años. Cuando tomo un té de canela preparado con ¼ cucharadita en agua hirviendo, mis niveles de glucosa en la sangre bajan de alrededor de 185 a 135 en 1 hora.*
>
> *La mostaza amarilla es aún más eficaz. Tomo aproximadamente ½ cucharadita por comida, según la cantidad de carbohidratos que los alimentos contengan. Es posible exagerar la cantidad de canela y mostaza amarilla, haciendo que el nivel de glucosa baje demasiado, así que hay que tener cuidado.*

Algunos lectores indican que la canela también les ha servido para mejorar sus niveles de colesterol y de otras grasas en la sangre. Una desventaja: algunas personas se quejan de acidez (agruras, acedía). Por favor consulte con su médico antes de tomar canela a largo plazo. Llega a interactuar con algunos medicamentos vendidos con receta.

> *He tratado de mejorar mis niveles de colesterol a través del ejercicio y una alimentación salu-*

dable. *A lo largo de 10 años, mi nivel típico de LBD era 135; y el de LAD, 35.*
>
> *Este año, las cifras se ubicaron en 114 y 43. Mi nivel total de colesterol bajó de 192 a 170; y el de triglicéridos, de 98 a 65. El único cambio que hice fue agregar ¼ cucharadita de canela a mi cereal a la hora del desayuno todas las mañanas. Me sorprendió gratamente.*

CINTA DE AISLAR PARA LAS VERRUGAS

¿Quién dice que los remedios caseros no funcionan? Cuando se trata de verrugas, incluso los dermatólogos recurren a veces a tratamientos poco ortodoxos. A lo largo de los años, estos especialistas han revelado sus trucos de vez en cuando. Algunos indican que pueden "comprarle" una verruga a un niño frotándola con una lustrosa moneda nueva de un centavo. Otros han utilizado una lupa para concentrar los rayos del Sol en la base de la verruga.

> *Tuve una verruga pequeña en el dorso de la mano que el dermatólogo trató con nitrógeno líquido. Dos aplicaciones no bastaron.*
>
> *Luego lo intenté sujetando con cinta adhesiva un trocito de cáscara de plátano amarillo (guineo, banana) —con la parte húmeda de la cáscara sobre la piel— encima de la verruga. Por el uso persistente de la cáscara de plátano, la verruga desapareció para no volver.*

Hemos reunido docenas de remedios contra las verrugas a lo largo de las décadas.

Entre ellos figuran remojar la verruga con vinagre o agua caliente; aplicarle aceite de ricino, esmalte de uñas, pegamento instantáneo (cianoacrilato) o cáscara de papa; y tomar cimetidina por vía oral (*Tagamet*). Ninguno de estos tratamiento cuenta con bases científicas, pero las personas juran que funcionan. Es posible que el vinagre cree un ambiente hostil para el virus que causa las verrugas. Tal vez el agua caliente estimule de alguna manera al sistema inmunitario para que derrote al virus. Sin embargo, no contamos con datos clínicos que respalden la eficacia de estos remedios ni entendemos por qué funcionan.

Por eso nos emocionó tanto descubrir un estudio dermatológico sobre el uso de cinta de aislar (cinta adhesiva de tela, cinta adhesiva para conductos, *duct tape*) para tratar las verrugas en los niños. Los investigadores dividieron a los niños en dos grupos. La mitad recibió el tratamiento ordinario con nitrógeno líquido para congelar sus verrugas. A los demás niños se les puso un trocito diminuto de cinta de aislar en la verruga por 6 días. Al cabo de este tiempo se les indicó a los padres que quitaran la cinta de aislar, remojaran la verruga con agua y la lijaran con una lima. Luego los dejaron sin cinta de aislar durante una noche y repitieron el tratamiento por otros 6 días. El procedimiento se repitió durante hasta 2 meses o hasta que desapareciera la verruga.

Los tratamientos tuvieron éxito en el 60 por ciento de los niños a quienes se aplicó el nitrógeno líquido y en el 85 por ciento de los niños con quienes se usó la cinta de aislar. Los investigadores especularon que la cinta de aislar de alguna manera sirvió para estimular el sistema inmunitario de los niños, porque también desaparecieron unas verrugas que no fueron tratadas. Los científicos llegaron a la conclusión de que "el uso de la cinta de aislar parece prometedor como tratamiento seguro para los niños, que no los espanta".[5]

Estos resultados son tanto más impresionantes a la luz de un resumen de los tratamientos comunes para las verrugas publicado por la revista médica *British Medical Journal*.[6] Los investigadores analizaron la eficacia de los tratamientos que contienen ácido salicílico (como las marcas *Wart-Off, Compound W y Clear Away*) así como la crioterapia, la cirugía con láser y otros tratamientos caros de alta tecnología. El ácido salicílico era el único método cuya eficacia se encontraba respaldada por datos científicos.

> *Como médico no recurro a todos los remedios caseros, pero me gusta la cinta de aislar para las verrugas. Realmente sirve. De hecho me llegó un adolescente con verrugas que le cubrían un dedo y alrededor de la uña, lo cual es muy difícil de tratar. Lo intentó con cinta adhesiva para deportistas, cuyo aspecto es un poco mejor que el de la cinta para aislar, y las verrugas desaparecieron al cabo de un mes. Pensamos que la cinta produce una reacción inflamatoria local que induce al sistema inmunitario a matar el virus de la verruga*.

COCO CONTRA LA DIARREA

En 1998, Donald Agar nos escribió que dos galletitas de coco tipo macarrón al día servían para curar la diarrea crónica. Según nos contó Donald, las galletitas de coco deberían ser de la marca *Archway*. Él se tropezó con este remedio accidentalmente. Sufría la enfermedad de Crohn (un trastorno inflamatorio de los intestinos que se caracteriza por causar diarrea grave) durante 40 años. No obstante, su problema prácticamente desapareció al comer las galletitas.

A lo largo de los años recientes hemos tenido noticias de docenas de personas a quienes el coco les ha servido para controlar la diarrea. Algunos padecen el síndrome del intestino irritable, mientras que a otros el coco les controló la diarrea provocada por los fármacos quimioterapéuticos. Un joven incluso señaló que unas barras de confitura con coco (como *Mounds*) mejoraron su diarrea inducida por antibióticos. El tratamiento no les funciona a todos, pero cuando lo hace las personas quedan muy contentas.

66*¡Quiero darles las gracias por el remedio que cambió mi vida! Tengo una colitis ulcerativa grave. Durante 14 años tuve 30 evacuaciones sueltas con sangre al día, acompañadas de calambres insoportables. Hace 6 meses empecé a comer dos galletitas de coco Archway tipo macarrón a la hora del desayuno. Ahora sólo hago de vientre tres veces al día. Las heces son sólidas, sin sangre y prácticamente no me dan cólicos (retortijones).*

*Tengo 43 años, me encanta estar en buena forma física y hago ejercicios con pesas; me encuentro en excelente forma y me siento mejor que hace 20 años. Aún tomo medicina de mantenimiento para estar seguro, pero la diferencia la marcó las galletitas*99.

No pensamos que las galletitas de coco tipo macarrón de la marca *Archway* tengan nada de especial. Puede preparar sus propias galletitas tipo macarrón o probar coco rallado nada más. Algunas personas nos han comunicado que las galletitas no les ayudaron, pero que sí les sirvieron 2 ó 3 cucharaditas de coco rallado espolvoreado sobre el cereal a la hora del desayuno. Los dueños de perros les llegan a dar coco rallado a sus mascotas cuando nada de lo prescrito por el veterinario sirve contra la diarrea. Sin embargo, hay que tener mucho cuidado. El exceso de coco puede provocar estreñimiento, como lo indica la siguiente carta.

66*Leí algo de que las galletitas tipo macarrón curan la diarrea, pero hace 4 años no sabía nada de eso. Mi marido llegó a casa con unas galletitas deliciosas y comí muchísimas.*

Al día siguiente estaba tan adolorida que me desmayé y tuvieron que llevarme a la sala de urgencias. Tenía los intestinos obstruidos. Me vaciaron el estómago, me negaron la comida, me alimentaron por vía intravenosa, amenazaron con una intervención quirúrgica y tuve que quedarme 5 días. Me salvé de la cirugía, ¡pero qué experiencia! Cuando ahora les digo a las personas que las galletitas tipo macarrón pueden producir estreñimiento, es porque lo sé por experiencia propia ".

CÚRCUMA CONTRA LA PSORIASIS

Poco a poco los habitantes de los Estados Unidos están redescubriendo algunos medicamentos de origen natural que desde hace mucho tiempo gozan de popularidad en otras partes del mundo. Uno de ellos es la cúrcuma (azafrán de las Indias), la especia que le da su color amarillo al *curry*. También se encuentra en la mostaza amarilla.

La cúrcuma procede del rizoma de la *Curcuma longa*, una planta emparentada con el jengibre y originaria de la India. En aquel país se utiliza desde tiempos inmemoriales en el ejercicio tradicional de la medicina ayurvédica así como en el de la medicina tradicional china. El componente más activo de la cúrcuma, la curcumina, tiene propiedades antioxidantes potentes. Los científicos han puesto la cúrcuma y la curcumina a prueba como tratamiento contra varios problemas graves de la salud, como por ejemplo el mal de Alzheimer, la artritis, el cáncer, la enfermedad de Crohn, las enfermedades cardiovasculares, la diabetes, la osteoporosis y la psoriasis.[7]

Nuestros lectores empezaron a señalarnos que la cúrcuma servía para aliviar problemas dermatológicos difíciles de tratar más o menos al mismo tiempo que unos investigadores estableсían su utilidad potencial para tratar la psoriasis.[8] Recibimos el siguiente mensaje sorprendente en agosto del 2003:

" *Hace unos meses indicaron que la cúrcuma se utiliza contra los forúnculos y que también se está estudiando como tratamiento para la artritis y el cáncer. Esta información me cambió la vida. Desde hace 25 años padezco psoriasis en casi la mitad del cuerpo. He consultado a muchos médicos y he probado todos los medicamentos y tratamientos con rayos ultravioleta. El costo ha sido enorme, sólo igualado por mi decepción ante los fracasos.*

Cuando leí que la cúrcuma posiblemente surte efectos antiinflamatorios, me pregunté si me ayudaría. De inmediato la salí a comprar y espolvoreé una cucharadita copeteada sobre mi cereal. ¡Continué el régimen diariamente y los resultados fueron increíbles! Al cabo de 10 días, la comezón y el sangrado tan terribles habían desaparecido. Mi cuero cabelludo, que hasta ese momento estaba cubierto de una gruesa capa de escamas y me daba mucha comezón, empezó a volver a la normalidad. Los problemas en la piel de mis piernas y muslos desaparecieron tras 8 semanas. Ahora, 5 meses después, ya no padezco psoriasis, sólo unas áreas enrojecidas donde había mucha. Les estoy muy agradecido por proporcionarme la información que resultó tan importante para mí ".

A muchos médicos les cuesta trabajo creer tales historias. Evidentemente tienen un carácter anecdótico, no científico. Sin embargo, hemos tenido noticias de otras personas a quienes la cúrcuma les ayudó a resolver la psoriasis. Una mujer nos indicó que hasta ese momento ningún tratamiento había dado resultado en cuanto a la psoriasis de su hija, pero después de 3 semanas de tratamiento con cúrcuma las áreas rojas y con comezón habían desaparecido de los brazos de la niña. Los médicos suelen adjudicar tales resultados positivos al efecto placebo.

Nos resulta más difícil explicar cómo unos animales pudieran estar respondiendo a un placebo. Además de la psoriasis, la cúrcuma se ha utilizado contra la artritis o el dolor en las articulaciones. Debido a sus propiedades antiinflamatorias existen ciertas bases científicas para esta aplicación, si bien hay pocas pruebas clínicas.

❝**Mi mascota, un cerdo vietnamita (Bradford), estuvo muy malo durante 6 semanas por un problema con los discos de la espalda. Tratamos de ayudarlo de todas las maneras posibles, entre ellas la prednisona. ¡Lo que finalmente lo salvó, justo antes de que el veterinario lo pusiera a dormir, fue la cúrcuma!**

Una amiga recomendó que le diéramos píldoras de curcumina. Hicieron milagros por su hijo después de una cirugía. En cuanto Brad las comió su recuperación en efecto fue casi un milagro. Por primera vez en 6 semanas se levantó para prepararse la cama, comió solo sin que lo alimentáramos con la cuchara y bebió de un plato en lugar de la jeringa. Creo que le salvó la vida. Cancelamos la cita con el veterinario y

ha vivido feliz y sin dolor desde entonces (aproximadamente 2 años).

Además, tengo otro cerdo, Snippet, con artritis en las patas delanteras, al que le damos cúrcuma todos los días y ha mejorado. Snip toma ½ cucharadita de cúrcuma dos veces al día directamente del especiero junto con la comida. Al parecer le gusta el sabor❞.

Otra lectora descubrió un efecto secundario extraño cuando empezó a tomar cúrcuma contra el dolor en las rodillas: desapareció su deseo de participar en juegos de azar. Este fenómeno no se ha mencionado en la literatura médica. Incluso sería posible calificarlo de absurdo si no fuera porque sí se han dado noticias del efecto contrario. Algunos pacientes que toman cierto fármaco para tratar la enfermedad de Parkinson han experimentado la compulsión por apostar.[9]

❝**Durante toda la vida las rodillas me han dolido por la noche. Tomaba Aleve, aspirina con dosis adecuada para la artritis o Tylenol y normalmente me despertaba y tenía que tomar más alrededor de las 3 de la mañana. Leí sobre el uso de la cúrcuma para el dolor de la artritis en su columna y compré unas cápsulas de cúrcuma. Tomé una con leche y una galletita a la hora de acostarme y dormí sin dolor durante toda la noche y todas las noches desde entonces. Casi es un milagro.**

Ha tenido otro efecto interesante. Antes me gustaba jugar en las máquinas tragamonedas. Aquí en Oregón estas máquinas están en los

bares y restaurantes y jugaba una o dos veces por semana. Mi interés me parecía un poco excesivo, pero de todas formas gastaba más en ellas de lo que quería. Desde aquella primera cápsula de cúrcuma he perdido todo interés en jugar. Fue como si se apagara un interruptor.

Me parecería una coincidencia extraña nada más, pero recuerdo haber leído sobre un fármaco vendido con receta que tuvo el efecto contrario. Provocó un impulso a jugar que desapareció al suspenderse el medicamento. Es difícil dejar el juego, así que pensé que tal vez les interesaría mi experiencia. La cúrcuma ha sido un regalo del cielo para mí en dos sentidos ”.

Otros lectores han descubierto riesgos que aún no se señalan en la literatura médica. Es posible que las personas susceptibles sufran reacciones alérgicas (como sarpullido) a la cúrcuma. Asimismo queremos advertirles a quienes toman warfarina (*Coumadin*) que en una de nuestras lectoras el efecto anticoagulante de este fármaco aumentó de manera significativa cuando agregó cúrcuma a su régimen. Afortunadamente esta circunstancia se descubrió antes de producirse una hemorragia peligrosa.

LISTERINE CONTRA EL PIE DE ATLETA, LA CASPA Y LA TIÑA CRURAL

El olor y el sabor del *Listerine* original son tan característicos que no se olvidan nunca. Hacer gárgaras con este enjuague bucal no es agra-

dable. El sabor es amargo. Obliga a fruncir la boca y produce picazón en la lengua. El resabio tarda en desaparecer.

Es asombroso que un producto cuyo sabor ha sido descrito como terrible haya conservado una popularidad tan grande a lo largo de tantos años. *Listerine* se desarrolló originalmente en 1879, pero no como enjuague bucal sino como antiséptico para usarse antes de una intervención quirúrgica. El inventor, Jordan Lambert, le puso su nombre en honor al Dr. Joseph Lister, el pionero de la cirugía antiséptica.

En 1895 el producto comenzó a vendérseles a los dentistas para matar las bacterias en la boca. En 1914, Lambert y su hijo Gerald empezaron a ofrecer *Listerine* al público en general como enjuague bucal, lo cual marcó el lanzamiento de uno de los productos más duraderos en el mercado estadounidense de la higiene personal. La popularidad duradera de *Listerine* se debe en parte a su sabor distintivo. A pesar de que la compañía ha agregado sabores y colores nuevos, el líquido antiguo color ámbar aún cuenta con sus aficionados devotos. Y no dejamos de recibir noticias de nuestros lectores para comentar usos nuevos para este viejo medicamento de patente.

Uno de los usos "nuevos" en realidad es uno viejo que se ha redescubierto. A comienzos del siglo XX, *Listerine* se promovía como cura para la caspa infecciosa. La fórmula original contiene varios aceites herbarios —como timol, eucalipto, mentol y salicilato de metilo— que aparentemente combaten los hongos. Hemos escuchado que esta combinación de varias hierbas tal vez surta mejores efectos que cualquiera de ellas por sí sola, pero al parecer el fabricante no tiene el propósito de realizar investigaciones para respaldar usos extraños, de modo que no contamos con datos clínicos que confirmen la utilidad del producto en este sentido.

66 *Toda la vida he sufrido un caso grave de caspa, pero nada me sirvió. Cuando me lavé el pelo con* Listerine, *la caspa desapareció por completo. Es una auténtica cura milagrosa* 99.

Hace algunos años, un hombre se comunicó por teléfono a nuestro programa de radio para contarnos que su veterinario le había recomendado *Listerine* mezclado con aceite para bebé para tratar la comezón que sus perros Doberman y caballos sentían en algunas partes de la piel. Les funcionó tan bien a los animales que decidió ponerlo a prueba con su propia caspa y nos indicó que surtió efecto en unos cuantos días. Desde entonces muchos lectores nos han descrito los éxitos obtenidos con este método. En vista de que la causa de la caspa con frecuencia es un hongo llamado *Malassezia*, susceptible a los tratamientos antihongos, el fenómeno ya no nos sorprende.

Si *Listerine* (la fórmula original) de hecho combate la infección por hongos, cabe pensar que también funcione contra afecciones como el pie de atleta y la tiña crural, que asimismo se deben a hongos. Es lo que hemos sabido por

nuestros lectores, quienes nos han señalado que se trata de un tratamiento económico y eficaz, aunque puede picar cuando inicialmente se aplica a la piel.

66 *Hace más de 40 años, cuando trabajaba de químico especializado en pegamentos, les poníamos un cristal de timol a nuestras soluciones amortiguadoras de pH para prevenir el crecimiento de organismos como hongos y bacterias.*

Por lo tanto, empecé a mojar una toalla de papel con Listerine *para aplicármela al cuero cabelludo. Funcionó contra la caspa. Me pareció que en vista de que* Listerine *podía utilizarse en la boca, debía de ser seguro aplicarlo a la piel.* Listerine *también es una maravilla para tratar la tiña crural y el mal olor en los pies* 99.

Además de la dermatitis seborreica (la caspa grave producida por *Malassezia* que llega a presentarse en la cara además del cuero cabelludo), es posible que las infecciones por hongos de las uñas de los pies respondan a este tratamiento. Un lector nos contó que los hongos que tenía en las uñas de los pies desaparecieron al cabo de varios meses tras pintarse las uñas con una solución de *Listerine* y vinagre blanco por partes iguales, por la mañana y por la noche. Otros se muestran entusiastas con respecto al uso de *Listerine* para evitar los piojos. Algunos lectores también le pusieron *Listerine* al sarpullido doloroso producido por el herpes zóster. La mayoría indica que alivia el dolor rápidamente.

> **Me comuniqué con mi tía en Virginia y le dije que probara Listerine *contra el herpes zóster*. Ha llegado al punto de estar dispuesta a intentar lo que sea. Anoche se dio una ducha (regaderazo) y aplicó el enjuague bucal Listerine a las áreas afectadas. Por primera vez en años no sintió dolor durante la noche.**
>
> **Esta mañana volvió a bañarse y a ponerse Listerine y otra vez no sintió dolor en todo el día. Quizá sea una solución extraña, pero le está funcionando a mi tía**.

LLAVES CONTRA LA HEMORRAGIA NASAL

La hemorragia nasal es un fenómeno común que ensucia todo y da pena. A nadie le gusta andar chorreando sangre por todos lados. Los niños son particularmente propensos a sangrar de la nariz, quizá porque también suelen meterse más el dedo a la nariz. Otras causas son la sequedad del aire, un golpe en la nariz, estornudos frecuentes y presión arterial alta (hipertensión).

Algunos médicos recomiendan sonarse la nariz para sacar los coágulos y luego aplicar presión pellizcando la nariz para cerrarla de 10 a 15 minutos. Otros sugieren aplicar hielo al puente de la nariz. Si bien estos métodos convencionales pueden servirles a algunos, no resuelven el problema siempre.

Una de nuestras lectoras describió uno de los remedios caseros más insólitos que hemos conocido jamás: "Hace unos años le dio una hemorragia nasal intensa a un compañero del trabajo. Le puse hielo y apliqué presión, pero no sirvió de nada. Estaba muy preocupada por el sangrado. Una compañera del trabajo fue a ver y preguntó: '¿Dónde tienes las llaves de tu coche?'. La persona del sangrado le entregó un llavero con muchísimas llaves; ella le aflojó la camisa y le echó las llaves por la espalda. ¡Treinta segundos después dejó de sangrar! Su abuela tenía años de usar este método".

Nunca habíamos oído de este tratamiento. De hecho nos pareció tan ridículo que estuvimos a punto de no publicarlo. Sin embargo, desde entonces un número tal de personas nos han dicho que funciona que ya no es posible pasar por alto este truco sencillo. Incluso lo hemos probado nosotros mismos, con resultados inmediatos.

Nuestro trabajo de investigación reveló que este remedio popular se conocía en las colonias del actual territorio estadounidense; al parecer provino de las islas británicas. La maharaní de Jaipur, Gayatri Devi, indicó en sus memorias *Recuerdos de una princesa* que el actor Douglas Fairbanks Sr. "me echó una llave por la espalda para parar el sangrado" cuando le dio una hemorragia nasal a los 11 años de edad. Este remedio parece gustarles más a las monjas y los maestros de escuela.

> **Estaba dando clases en una escuela rural del sur de Georgia, en un aula (salón de clase) con 120 niños de primer año divididos entre 4 subgrupos y cuatro maestras. Los niños jugaban mucho en ese clima caluroso y húmedo y a muchos les empezaba a sangrar la nariz. Utilicé**

los viejos métodos de pellizcarles la nariz mientras echaban la cabeza para atrás o de aplicarles hielo en la nuca para tratar de parar el sangrado.

Un día una conserje de edad mayor que desde siempre había vivido en el sur del país sacó las llaves de su coche, pidió hilo para amarrar el llavero, rodeó el cuello de la niña de la hemorragia con el hilo y le dejó caer las llaves por la espalda por debajo de su blusa. ¡El sangrado de la nariz dejó de ser un problema terrible!

A partir de ahí traté todas las hemorragias nasales de esta forma y nunca volví a tener problemas. ¡Estoy hablando de 120 niños de primer año cada año durante 15 años, lo cual me parece un número considerable!"

Si este remedio casero tradicional no le funciona o si simplemente prefiere las soluciones farmacéuticas, considere el producto *Nosebleed QR*. Contiene un polímero hidrofílico en polvo y sal de potasio. En un estudio les paró las hemorragias de la nariz a la mayoría de los pacientes en menos de un minuto. *Nosebleed QR* se consigue en la farmacia sin receta médica. Puede conseguir más información hablando por teléfono al 800-722-7559 o bien en internet, en www.biolife.com.

Cuando los tratamientos populares o los medicamentos vendidos sin receta no surten efecto rápidamente, resulta esencial recibir atención médica. Una hemorragia nasal prolongada (de 15 a 20 minutos) requiere un viaje a la sala de urgencias.

MOSTAZA CONTRA LAS QUEMADURAS, LA ACIDEZ Y LOS CALAMBRES EN LAS PIERNAS

Cuando un caballero de Carolina del Sur habló por teléfono a nuestro programa de radio para decirnos que la mostaza amarilla común acelera el proceso de curación de las quemaduras menores en la piel, tratamos de disuadirlo. Sugerimos que es preferible aplicar agua con hielos rápidamente. Sin embargo, insistió en que la mostaza realmente resuelve el problema.

Luego tuvimos noticia de una persona que conocía los efectos de este remedio por experiencia personal. A los 7 años, él y su hermano gemelo estaban corriendo en la cocina de su abuela en las montañas de Carolina del Norte. Su hermano se tropezó y extendió las manos para sostenerse al caer. Una de ellas hizo contacto con el quemador al rojo vivo de la estufa de leña. Su papá cargó al niño y sumergió la mano quemada en un frasco de un galón de mostaza amarilla que había en el refrigerador. La única parte de piel que estaba roja al día siguiente era el lugar donde el niño había desprendido el "guante" de mostaza seca. Pensamos que la mostaza fría paró la lesión de los tejidos de manera instantánea. Además, es posible que la cúrcuma (azafrán de las Indias) tenga propiedades curativas.

Asimismo hemos escuchado que comer una cucharadita de mostaza amarilla sirve para parar la acidez (agruras, acedía) rápidamente. Tal vez no parezca lógico, pero un número tal de personas se han comunicado con nosotros al respecto que el remedio debe de tener algún mérito.

> ❝ Mi esposo y yo usamos una cucharadita de mostaza amarilla para aliviar la acidez. Hace tiempo yo estaba chateando cuando una de las chateadoras se quejó de su acidez. Otra recomendó: "Prueba la mostaza". Nos pareció absurdo, pero la probó y le sirvió.
>
> La siguiente vez que mi esposo sufrió uno de sus ataques terribles de acidez, que prácticamente lo tenía revolcándose en el suelo del dolor, sugerí que probara la mostaza. Pensé que no podía ser peor de lo que ya estaba padeciendo. Lo sorprendente es que funcionó, y más rápido que Tums o DiGel. Nuestros amigos también han obtenido buenos resultados ❞.

Otro uso popular de este producto básico y económico de cocina es para detener los calambres en las piernas. No le funciona a todo mundo, pero muchos lectores han tenido un éxito sorprendente con este método poco ortodoxo para aliviar un espasmo muscular.

> ❝ Mi esposo sufrió calambres intensos en las piernas durante años. Un día estaba con el oftalmólogo cuando la recepcionista dijo que tenía que salir un momento y explicó: 'Tengo calambres en las piernas. ¡Tengo que ir por el jugo de pepinillos!'
>
> Cuando le dieron calambres en las piernas a mi esposo unas noches después, sacó el frasco de pepinillos y se sirvió un trago de jugo. ¡Los calambres desaparecieron casi al instante!
>
> Una vez se nos había acabado el jugo de pepinillos y tomó una cucharada de mostaza. ¡Y listo! ¡Obtuvo el mismo resultado! Ahora guarda sobrecitos de mostaza en el coche y el camión por si acaso ❞.

PIMIENTA NEGRA PARA EL SANGRADO

Los médicos con frecuencia desprecian los remedios caseros. En estos tiempos de "medicina basada en pruebas", tales tratamientos suelen considerarse curiosos, en el mejor de los casos, y perjudiciales, en el peor. Se teme que las personas prueben algo que les haga daño o tarden más en buscar un tratamiento apropiado para algún problema grave. Comprendemos estas inquietudes y estamos de acuerdo con ellas. Nunca recomendaríamos un remedio casero para una afección grave que sería mejor tratar con un medicamento vendido con receta. No obstante, a veces las personas deben arreglárselas con lo que tienen a la mano.

A pesar de que las pruebas clínicas doble ciego con control de placebo son la forma aceptada de evaluar cualquier tratamiento, el sentido común y la experiencia personal también resultan valiosos. Por lo que sepamos, nunca se ha realizado un estudio bien controlado de la pimienta negra como método para detener el sangrado. No obstante, nuestra experiencia personal nos indica que funciona. Se trata de uno de los remedios caseros más asombrosos de los que hemos tenido noticia.

Nell Heard y su familia se encontraban de campamento en el Parque Nacional Yellowstone, lejos de cualquier servicio médico. Una taza grande se cayó de la despensa (alacena, gabinete) de su caravana (cámper, casa rodante) y le pegó en la cabeza a Wendall, el cuñado de Nell. La cortada larga y superficial empezó a sangrar abundantemente, pero Wendall, un tallador de madera, sugirió esparcir pimienta negra molida encima. Con eso el sangrado se paró muy bien.

Dimos a conocer esta anécdota a los lectores de nuestra columna periodística. Desde entonces hemos tenido noticia de muchas personas que han utilizado la pimienta negra con éxito. Sin embargo, la historia más dramática fue la de Stephen Scott:

"*Una vez estaba trabajando solo en una iglesia en el invierno. Al juntar con fuerza las partes de un tubo, se me resbaló la mano. La orilla no trabajada del metal me cortó la mano. Imagínense un tajo como haría falta para cortarle el pulgar a alguien: aproximadamente 3 pulgadas (7,5 cm) de largo y hasta el hueso de la articulación. Aplicar presión no funcionó, no había teléfono y la temperatura exterior estaba en 10 grados (10ºF/ -12ºC), más o menos. Me habían llevado ahí y no tenía la menor idea de dónde me encontraba.*

Me acordé de que mi mamá me había dicho que el sangrado puede pararse con pimienta negra o con telarañas. Encontré pimienta en la cocina de la iglesia; después de aplicar mucha presión, abrí la mano y la herida y vacié como la mitad de un pimentero directamente sobre la cortada abierta. Volví a cerrarla, la cubrí con una agarradera y la amarré con un poco de cinta eléctrica. El sangrado se detuvo de inmediato y en unos cuantos minutos dejé de sentir dolor. Después de unos 20 minutos me aburrí y reanudé el trabajo. Terminé con todo lo de ese día, pero cuando llegué a mi casa mi esposa me empezó a exigir que me fuera al hospital de inmediato.

Cuando llegué a la sala de urgencias hubo más gritos. El doctor y las enfermeras pensaron que era un idiota por haberle puesto pimienta a la cortada e insistieron en lavarla para sacar cada granito. Mientras se ocupaban con eso volvió a manar grandes cantidades de sangre y a doler horriblemente. Por fin se me acabó la paciencia; cubrí la cortada con un poco de gasa y me fui. Bajé a la cafetería de inmediato, abrí varios sobrecitos de pimienta, volví a llenar la herida y me regresé a casa manejando. Mi esposa se quejó, llamándome estúpido e irrazonable, pero la herida —que llegaba hasta el hueso, sin suturar, sin recibir atención médica— se curó sin dejar cicatriz. Desde entonces siempre uso pimienta negra para curar las cortadas".

Nunca le sugeriríamos a nadie que usara pimienta negra para tratar una herida de tal gravedad. Este tipo de lesión requiere atención médica inmediata, así como suturas, a las que Stephen no tuvo acceso en un inicio. Como sea, nos sorprendió y nos dio mucho gusto enterarnos del éxito que él obtuvo. Por lo tanto, pensamos que la pimienta negra puede resultar útil para las cortadas menores. El siguiente ejemplo tiene sentido, según nosotros: "Al poco tiempo de leer sobre la pimienta negra me corté al abrir una carta. Inmediatamente metí el dedo en mi recipiente de pimienta negra y el sangrado se paró al instante. No me ardió ni me dolió". Nosotros también hemos obtenido resultados semejantes con la pimienta negra. Otras personas nos han comentado que la pimienta de cayena también fuciona.

VICKS VAPORUB PRÁCTICAMENTE PARA TODO

La historia sin fin de los usos nuevos para *Vicks VapoRub* que no se indican en la etiqueta del producto comenzó hace muchos años cuando una enfermera especializada en el cuidado de los pies, Jane Kelley, RN, se comunicó con nosotros para señalar que los hongos en las uñas de los pies podian tratarse con vinagre. Casi como si se le hubiera ocurrido de último momento, agregó que algunas personas obtenían buenos resultados poniéndoles ungüento *Vicks* a sus uñas infectadas dos veces al día.

Casi en son de broma mencionamos este uso único de *Vicks VapoRub* en nuestra columna periodística. Las cartas empezaron a llegar de a montón. Nos mandaron muchos relatos asombrosos acerca de cómo el ungüento había servido para curar casos difíciles de hongos en las uñas de los pies. Por fin unos investigado-

res de la Universidad Estatal de Michigan pusieron a prueba lo que llevábamos casi una década comentando. Observaron que en 32 de 85 pacientes la aplicación diaria de *Vicks VapoRub* sirvió para curar la infección por hongos. No obstante, hay que armarse de paciencia, ya

LOS USOS EXCLUSIVOS PARA *VICKS VAPORUB*

- Calambres en las piernas
- Callos
- Caspa
- Codo de tenista
- Congestión de pecho
- Cortadas de papel
- Dermatitis seborreica
- Dolor de cabeza
- Hemorroides (externas)
- Hiedra venenosa
- Hongos en la piel o las uñas
- Piel escamosa
- Picaduras de hormiga roja de fuego
- Picaduras de mosquito
- Picaduras de nigua (pique)
- Rasguños de gatitos
- Repelente de ardillas
- Repelente de hormigas
- Talones adoloridos
- Tos
- Yemas de los dedos agrietadas

que los resultados tardaron entre 5 y 16 meses en presentarse.[10] No sabemos por qué algunas personas obtienen resultados fabulosos y otros no reciben beneficio alguno. Como sea, lo mismo ocurre con productos caros vendidos con receta.

> **Me gustaría agregar un éxito más a su colección de anécdotas sobre Vicks VapoRub. Mi esposo tenía una uña en el pie a la que le decía su 'garra de águila'.**
>
> **Le conté lo que había leído acerca de Vicks VapoRub para las uñas. Lo aplicó de manera religiosa una vez al día durante unos 3 meses. Entonces pudo cortar la 'garra de águila'. La uña muy dura se había ablandado y empezó a crecer de manera normal gracias a Vicks**.

Otra enfermera nos indicó que untarle las plantas de los pies con *Vicks* a un niño con tos le ayudaba a dormir toda la noche.

Las personas nos comunicaron que le habían puesto *Vicks* a cortadas de papel, a picaduras de mosquito y de la hormiga roja de fuego y a la dermatitis seborreica.

> **Mi hijo sigue con problemas de infecciones de los oídos a pesar de que le pusieron tubos de ventilación a los 8 meses de edad. Ahora tiene 30 meses y una infección de los oídos acompañada de congestión nasal y del pecho.**
>
> **Buscaba remedios caseros para la tos cuando encontré su sitio web. Leí la idea de poner Vicks VapoRub en las plantas de los pies. A los 10 minutos se durmió sin tos**.

Los amantes de los gatos han utilizado *Vicks VapoRub* para evitar que los gatitos juguetones les rasguñen las piernas. Los científicos lo han usado para evitar que los osos polares rechacen a sus oseznos de crianza. Los entrenadores de caballos lo han aplicado debajo de los ollares de los sementales a quienes preparan para las carreras para evitar que se dejen distraer por las potrancas. A muchos observadores de aves se les ha ocurrido untarlo en el palo del comedero para pájaros para ahuyentar a las ardillas, lo cual a veces funciona. No hay que ponerlo en los lugares donde los pájaros puedan posarse o ingerirlo accidentalmente.

> **Tenía los codos muy escamosos y me dolían al apoyarme en ellos. En vista de que la piel escamosa puede ser indicio de hongos y ya que tenía Vicks VapoRub a la mano, lo probé.**
>
> **Mis codos han mejorado en un 85 por ciento, más o menos, pero lo verdaderamente fantástico es otra cosa. Soy artista. Desde que cumplí 50 años las yemas de los dedos se me rajaban y sangraban cada vez que manejaba papel, trabajaba en el jardín o lavaba con demasiada frecuencia. Resultaba casi imposible aplicar presión a mis dedos. Los tenía siempre vendados y me sentí incapacitada.**
>
> **Desde que traté mis codos por los hongos, mis manos dejaron de rajarse y sangrar. Antes me dolían tanto que me costaba trabajo realizar cualquier actividad fina con los dedos. Por lo tanto, supongo que también tenía una infección por hongos en los dedos y que los aceites que**

contiene el Vick VapoRub han ayudado a mi piel a mantenerse bien ".

A algunas personas el ungüento les ha servido para ablandar los callos de los pies o la piel escamosa de los codos. Algunos valientes insisten en que alivia las molestias de las hemorroides, pero en principio no recomendamos este uso. John Welter, un ensayista que lo intentó, informó lo siguiente: "Los ingredientes activos de *Vicks* —creo que se trata de mentol, alcanfor y napalm— arrasaron inmediatamente con el sitio hemorroidal en un proceso de combustión espontánea".

Hay otro lugar al que probablemente no deba aplicarse *Vicks* tampoco. Hace poco recibimos el siguiente mensaje de un lector: "Estaba experimentando con *Vicks VapoRub* para ver si servía contra mi tiña crural. Inadvertidamente lo apliqué donde no debía. ¡Creo que descubrí el Viagra del hombre pobre!".

No es la primera vez que hemos escuchado mencionar este efecto. La farmacéutica Anna Barrigan nos describió su experiencia en Alaska en los años 50, cuando la mayoría de los trabajos eran en el sector de la construcción, dragando en busca de oro, en los bares o el ejército. En vista de la proporción de 50 a 60 hombres por cada mujer, cada día de pago se formaban largas filas delante de las casas de prostitución. A todas las "damas de la noche" se les pagaba lo mismo, así que tenían que trabajar más rápido si querían ganar más dinero. Al parecer algunas de ellas aceleraban las cosas poniendo un puntito de *Vicks* en un

lugar crítico. De acuerdo con la señora Barrigan, "producía una afluencia de sangre a ese órgano en muy poco tiempo. Supongo que se trató de una versión temprana de Viagra". ¡Suplicamos a nuestros lectores que *no* prueben esto en casa! *Vicks VapoRub* sólo está diseñado para uso externo y no debe aplicarse a tejidos delicados.

VINAGRE CONTRA LA CASPA, LA PIEL RESECA Y LAS VERRUGAS

Es posible que el vinagre sea uno de los remedios caseros más versátiles que hay. Todo mundo lo tiene en la despensa (alacena, gabinete), y tal vez sea por eso que se ha utilizado para tratar una gama asombrosa de males comunes. Al igual que sucede con la mayoría de los remedios caseros, existen pocas investigaciones científicas para respaldar los usos que se le da, si es que hay alguna. Como sea, el vinagre es barato y es poco probable que se den efectos secundarios. Al fin y al cabo, si lo utilizamos para aliñar (aderezar) la ensalada, ¿qué tan peligroso puede ser?

Pensamos que una de las formas en que el vinagre surte efecto contra los hongos es al modificar el pH de la piel y el cuero cabelludo. Si bien se trata de un efecto temporal, a los hongos les cuesta trabajo sobrevivir en un medio ácido. Después de todo, el vinagre es ácido acético.

En vista de que las infecciones por hongos causan todo desde el pie de atleta y la caspa

LOS USOS EXCLUSIVOS PARA EL VINAGRE

- Acidez
- Artritis
- Caspa
- Colesterol
- Estreñimiento
- Granuloma anular
- Hongos en los oídos o las uñas
- Liendras
- Nivel alto de glucosa en la sangre
- Mal olor en las axilas
- Pie de atleta
- Piel reseca
- Picaduras de abeja
- Picaduras de hormiga roja de fuego
- Tiña crural
- Verrugas

hasta la tiña crural y las infecciones en las uñas de los pies, no nos sorprenden los mensajes de nuestros lectores en el sentido de que el vinagre funciona contra todas estas afecciones. Los médicos a veces recomiendan enjuagar el oído con una mezcla compuesta por una parte de vinagre blanco y cinco partes de agua tibia para desalentar el crecimiento de un tipo de hongo que produce comezón en el oído. El pie de atleta con frecuencia responde bien al remojarse en una solución de vinagre (una parte de vinagre por una de agua) o bien al

aplicársele vinagre puro con un hisopo (escobilla, cotonete). Sin embargo, no lo utilice si tiene la piel lesionada, porque le arderá y le resultará molesto.

> *He utilizado desde siempre una solución de vinagre diluido para enjuagarme el pelo después del champú. Funciona bien contra la caspa y también puede utilizarse en los pies para evitar el olor. ¡Lo mejor de todo es que sale barato!*

Hay tantos champús fácilmente disponibles para tratar la caspa que parece improbable que muchas personas quieran utilizar vinagre con este fin. No obstante, todos los años recibimos noticias de lectores a quienes este método económico les ha dado mejores resultados contra la caspa que los champús medicinales especiales. Según lo hemos explicado, la caspa se debe en parte a un hongo llamado *Malassezia* que habita en el cuero cabelludo. Es de suponer que elimina la caspa al crear un medio hostil para el hongo.

> *Mi esposa lee su columna y me habló de enjuagarme con vinagre para controlar mi cuero cabelludo reseco. He padecido este problema desde hace años. He llegado a utilizar muchísimos champús diferentes, entre ellos algunos caros que sólo se venden con receta. A veces tenía tanta comezón en el cuero cabelludo que me costaba trabajo dormir.*
>
> *El vinagre mezclado con igual cantidad de agua ha mejorado las cosas mucho para mí.*

Muchas gracias por ayudarme a controlar mi cuero cabelludo reseco.

Incluso empecé a enjuagarle el pelo con esta solución a mi perro después de bañarlo. En algunas partes de su cuerpo lo tenía muy escaso y le ha vuelto a salir. El veterinario ya nos había cobrado cientos de dólares y me da gusto que el problema se haya resuelto de manera tan económica".

Otro uso del vinagre en relación con el pelo —confirmado, en este caso, por los grupos preponderantes dentro la medicina— es soltar la materia adhesiva con el que las liendras se adhieren al cabello. De esta forma se facilita mucho sacarlos con el peine después de tratar los piojos, aunque nunca será una experiencia agradable. El vinagre solo no mata a los piojos, pero puede ayudar a deshacerse de las liendras para que la infestación no se prolongue.

"El año pasado todos los niños del estado parecían tener piojos y a mí me los pegó mi nieta. Probamos todos los champús, enjuagues y remedios habidos y por haber y nos peinamos con peines especiales, pero en vano. ¡Fue terrible!

Lo que finalmente dio resultado fue el vinagre blanco. Moje el cabello con agua y séquelo un poco con la toalla. Vierta el vinagre blanco sobre el cabello y déjelo reposar un poco. ¡Fue todo lo que tuvimos que hacer para poner fin a la pesadilla!"

La tiña crural se encuentra estrechamente relacionada con el pie de atleta, pues son semejantes los hongos en ambos casos. Tanto varios medicamentos vendidos sin receta como las cremas que requieren prescripción médica combaten el hongo, pero a muchos hombres el vinagre les resulta por lo menos igual de eficaz y mucho más barato.

"La comezón constante en la ingle continúa a lo largo de todo el año, aunque es peor en el verano. Lotrimin, un producto antihongos en aerosol, es eficaz pero caro.

Una señora me dijo que su esposo padece el mismo problema. Me recomendó frotar el área con vinagre. El olor es intenso, pero la comezón se quita por más tiempo. Es mucho más fácil utilizar este remedio de la cocina que pagar precios altos por medicinas".

Hasta comienzos de los años 90, los médicos rara vez trataban los hongos en las uñas de los pies excepto en el caso de los diabéticos, para quienes los problemas con los pies representan una molestia grave. Los medicamentos de receta de los que disponían tardaban mucho en surtir efecto y resultaban poco convenientes. Además, producían efectos secundarios. Desde que se han introducido tratamientos más nuevos y eficaces contra los hongos en las uñas de los pies, los médicos son más dados a prescribir medicamentos para las uñas infectadas. No obstante, incluso las píldoras nuevas tardan mucho en surtir efecto y provocan algunos efectos secundarios preocupantes. Tratar el hongo con vinagre requiere mucha paciencia, pero les ha servido a un gran número de nuestros lectores para eliminar los hongos en las uñas de los pies por muy poco dinero y con un riesgo mínimo.

"Luché por años contra los hongos en las uñas de los pies; incluso me extrajeron varias uñas de cada pie. ¡No fue nada divertido! Entonces leí en alguna parte que los hongos no sobreviven en un medio ácido.

Hace 2 años empecé a aplicar vinagre blanco a las uñas de mis pies con un hisopo dos veces al día. Lo hago por la mañana mientras tomo una taza de café y leo mi correo electrónico y luego otra vez por la noche después de cenar. Tras unas 6 semanas desaparecieron todos los indicios de hongos en las uñas de los pies.

Descubrí un beneficio adicional. Soy un cazador ávido, pero llevar botas para cazar todo el día hace que me suden mucho los pies. En el otoño los pies siempre me huelen y me da pie de atleta. Probé todos los polvos y las cremas e incluso un medicamento que me prescribió mi doctor. El vinagre lo curó todo. Se los juro: el vinagre cura los hongos en los pies e impide que regresen".

Otra afecciones de la piel, aunque su causa no sea un hongo, también parecen responder al tratamiento con vinagre. Hemos sabido que el vinagre sirve para aliviar considerablemente la resequedad de la piel. Una lectora utiliza un rociador para ponerse una solución de dos partes de vinagre por una parte de agua a las manos y los pies en la ducha. El vinagre también goza de popularidad como tratamiento contra las verrugas.

"Desde hace más de 2 años tengo una verruga en un dedo de la mano. Probé Compound W por 2 meses, más o menos, sin notar efecto alguno.

Después de leer su columna, probé cubrirla con cáscara de plátano amarillo (guineo, banana), empaparla con yodo y luego con aceite de ricino. Tras 2 meses de cada uno de estos tratamientos, ¡nada!

Luego, con base en su consejo más reciente, empecé a aplicarle vinagre con un hisopo (escobilla, cotonete). Tras 2 meses ha disminuido en tamaño y ya no sobresale por encima de la superficie de la piel. También está funcionando, al parecer, con una segunda verruga".

A algunas personas el vinagre les ha servido como una forma económica de controlar el olor en las axilas, en lugar de usar sales de aluminio u otras sustancia químicas posiblemente irritantes. Una mujer nos escribió: "Recibí quimioterapia por cáncer de mama en 2002 y todos los antiperspirantes me ponían las axilas rojas y me irritaban. Mi médico me aconsejó no usar desodorante, pero no quería hacer eso. Probé vinagre blanco simple y me funcionó tan bien que lo sigo usando hasta la fecha".

Una mezcla de vinagre y de bicarbonato de sodio produce un llamativo cataplasma burbujeante para los piquetes de aveja o de avispa e incluso para los de la hormiga roja de fuego. Al parecer alivia el dolor de inmediato y hace que disminuye la inflamación subsiguiente. Además, se ve fabuloso, es divertido y puede bastar para hacer sonreír a un niño. Desde luego ningún remedio casero de este tipo debe utilizarse con alguien que esté sufriendo una reacción alérgica grave a un piquete, con hinchazón o dificultades para respirar. En tales situaciones se requiere atención médica de emergencia.

> *La sugerencia de utilizar vinagre y bicarbonato de sodio contra las picaduras de la hormiga roja de fuego funcionó muy bien el día que mi hija — que apenas empezaba a caminar— estaba jugando a esconderse y decidió hacerlo en un hormiguero. Le quedaron marcas por varios días, pero ninguna de las ampollas comunes. Los piquetes no parecían molestarla* ".

Los usos internos para el vinagre cubren una gama aún más amplia. De acuerdo con algunas personas, una bebida de vinagre (1 cucharadita de vinagre, 2 cucharaditas de miel y 4 onzas/120 ml de agua caliente), cuando se toma diariamente, es excelente para prevenir el estreñimiento. Otros se muestran entusiastas con respecto a los beneficios del vinagre como medida de primero auxilio para la acidez (agruras, acedía). Parece lo último que alguien con acidez quisiera tomar, pero algunas personas juran que funciona.

> *Un médico le aconsejó a un amigo de la familia tomar una cucharada de vinagre para aliviar su acidez. Probé 2 cucharaditas de vinagre de man-*

zana y funcionó. El sabor fuerte permanece por unos minutos y pensé que la acidez había empeorado. Entonces el dolor desapareció por completo ".

Uno de los usos más fascinantes para el vinagre es como parte de una mezcla para reducir el nivel de colesterol. No conocemos investigaciones que sugieran que el vinagre realmente tenga un impacto en los lípidos sanguíneos, aunque se trata de una creencia persistente y muy difundida. Hemos recibido muchos testimonios según los cuales la combinación de jugo y vinagre surte un efecto benéfico sobre el colesterol.

> *Una amiga mía tiene un problema de colesterol, pero no puede tomar medicamentos por su nivel elevado de enzimas hepáticas. Su médico le dijo que mezclara 4 tazas de jugo de manzana con 3 tazas de jugo de uva blanca y media taza de vinagre de manzana. Debe tomar 6 onzas (180 ml) de esta mezcla todas las mañanas. Lleva aproximadamente 6 meses con este régimen y su nivel de colesterol está bajando* ".

Otro uso intrigante para el vinagre es para controlar el nivel de glucosa en la sangre tras consumir una comida alta en carbohidratos. A diferencia de otros remedios caseros basados en el vinagre, este cuenta con el respaldo de investigaciones científicas. Unos investigadores en Suecia informan que cuando el pan blanco se consume con vinagre disminuyen los niveles de glucosa en la sangre y de insulina.

Asimismo les ayuda a las personas a sentirse más satisfechas hasta por 2 horas.[11] Unos científicos suecos del campo de la nutrición también observaron que una ensalada de papa preparada con un aliño (aderezo) de vinagre no surte el mismo efecto dramático sobre el nivel de glucosa en la sangre como las papas comunes.[12]

Unos investigadores japoneses descubrieron que el vinagre contrarresta el efecto del arroz blanco sobre la glucosa en la sangre.[13] Y unos investigadores de la Universidad Estatal de Arizona indican que al ingerir 2 cucharadas de vinagre antes de una comida feculenta la elevación en el nivel de glucosa en la sangre se reduce de manera significativa.[14]

Padezco diabetes del tipo II. Mi doctor me prescribió Glucotrol para el nivel de glucosa en la sangre. Me ha servido hasta cierto punto, pero he observado que puedo controlar mi nivel de glucosa en la sangre aún mejor si agrego vinagre de manzana y canela a una alimentación cuidadosa.

YOGUR PARA LOS PADRASTROS

Los padrastros son una de las pequeñas grandes molestias de la vida. Es difícil entender cómo un pedacito tan pequeño de piel puede atorarse con tantas cosas. Y si se quita a mordidas, se arranca o se corta, siempre existe la posibilidad de que se inflame e infecte. Puede remojar su dedo en diversas soluciones, desde sales de Epsom o sal kósher hasta 4 tapas de aceite para baño (como el de la marca *Alpha Keri*) en 2 tazas de agua tibia. De acuerdo con una lectora, otra opción es meter el dedo en un cultivo activo de yogur.

Tenía un padrastro que se inflamó mucho. Una amiga mía de Irán me dijo que comprara yogur natural con cultivos activos y remojara el dedo en él. Según ella, los iraníes utilizan el yogur natural para muchas cosas.

Probé el yogur y mi padrastro se compuso muy rápido. Tal vez los probióticos del yogur tengan propiedades antiinflamatorias.

REFERENCIAS

[1] Tejirian, T. and Abbas, M. A. "Sitz Bath: Where Is the Evidence? Scientific Basis of a Common Practice." *Dis. Colon Rectum* 2005;48:2336–2340.

[2] Broadhurst, C. L., et al. "Insulin-Like Biological Activity of Culinary and Medicinal Plant Aqueous Extracts in Vitro." J. Agric. Food Chem. 2000;48:849–852.

[3] Kim, S. H., et al. "Antidiabetic Effect of Cinnamon Extract on Blood Glucose in db/db Mice." *J. Ethnopharmacol.* 2005;Oct 3 [Epub ahead of print].

[4] Khan, A., et al. "Cinnamon Improves Glucose and Lipids of People with Type 2 Diabetes." *Diabetes Care* 2003;26:3215–3218.

[5] Focht, D. R., et al. "The Efficacy of Duct Tape vs Cryotherapy in the Treatment of Verruca Vulgaris (the Common Wart)." *Arch. Pediatr. Adolesc. Med.* 2002;156:971–974.

[6] Gibbs, S., et al. "Local Treatments for Cutaneous Warts: Systematic Review." *BMJ* 2002;325:461–469.

[7] Shishodia, S., et al. "Curcumin: Getting Back to the Roots." *Ann. N.Y. Acad. Sci.* 2005;1056:206–217.

[8] Pol, A., et al. "Comparison of Antiproliferative Effects of Experimental and Established Antipsoriatic Drugs on Human Keratinocytes, Using a Simple 96-Well-Plate Assay." *In Vitro Cell Dev. Biol. Anim.* 2003;39:36–42.

[9] Dodd, M. L., et al. "Pathological Gambling Caused by Drugs Used to Treat Parkinson Disease." *Arch. Neurol.* 2005;62:1377–1381.

[10] "*Vicks VapoRub* Might Help Fight Toenail Fungus." *Consum. Rep.* 2006;71:49.

[11] Ostman, E., et al. "Vinegar Supplementation Lowers Glucose and Insulin Responses and Increases Satiety After a Bread Meal in Healthy Subjects." *Eur. J. Clin. Nutr.* 2005;59:983–988.

[12] Leeman, M., et al. "Vinegar Dressing and Cold Storage of Potatoes Lowers Postprandial Glycaemic and Insulinaemic Responses in Healthy Subjects." *Eur. J. Clin. Nutr.* 2005;59:1266–1271.

[13] Sugiyama, M., et al. "Glycemic Index of Single and Mixed Meal Foods among Common Japanese Foods with White Rice as a Reference Food." *Eur. J. Clin. Nutr.* 2003;57:743–752.

[14] Johnston, C. S., et al. "Vinegar Improves Insulin Sensitivity to a High-Carbohydrate Meal in Subjects with Insulin Resistance or Type 2 Diabetes." *Diabetes Care* 2004;27:281–282.

APÉNDICE

CÓMO REDUJE MI COLESTEROL LBD EN 44 PUNTOS EN 5 SEMANAS SIN FÁRMACOS[*]

por Laura Effel

Nota de los autores: una oyente de nuestro programa radial se puso en contacto con nosotros para comunicarnos que había logrado controlar sus niveles de colesterol con éxito a través de la alimentación. Escribió para decirnos cómo los había bajado sin fármacos. Su relato nos causó tal impresión que deseamos darlo a conocer. No todos consiguen resultados tan sobresalientes tan sólo a través de la dieta, pero la historia de Laura demuestra que la dieta puede influir de manera importante. Y no vaya a creer que se trató de un resultado fortuito, pues tres meses más tarde supimos que Laura se había mantenido y que incluso había logrado una mejoría mayor al bajar su nivel de colesterol LBD a 70.

[*]Reimpreso con el permiso de Laura Effel.

A los 60 años de edad mi doctor me envió por correo la primera mala noticia acerca de mis niveles de colesterol: mi colesterol LBD estaba en 155 —casi un nivel alarmante—; lo acompañaba una receta para *Zocor* (simvastatina) y la recomendación de tomarlo. Ya que no tomaba medicamentos de manera regular y había escuchado del gran número de problemas que causan los fármacos del tipo de las estatinas, como debilidad muscular, quise tratar de reducir mi nivel de colesterol "malo" sin medicamentos.

Sin duda el aumento inesperado en mi colesterol LBD se debió a la disminución en el estrógeno que se produjo cuando dejé la terapia de reemplazo hormonal, con la que había comenzado después de una histerectomía total. Nunca me parecía que los sofocos (bochornos, calentones) fueran motivo suficiente para tomar el medicamento, pero sabía que pretendían señalarme algo acerca de los cambios que tenían lugar en mi cuerpo.[*] Ahora ya conocía su mensaje: ¡tu colesterol LBD ha subido!

Con la ayuda de un científico de la alimentación, así como la cooperación escéptica de mi doctor, me propuse modificar mi dieta para mejorar la situación. Cinco semanas más tarde mi nivel de colesterol LBD había bajado

[*]Mi médico me comentó que las mujeres postmenopáusicas experimentan cambios previsibles que aumentan su riesgo de desarrollar enfermedades coronarias: niveles sustancialmente más altos de colesterol LBD y total, así como de triglicéridos, y una disminución concomitante en el colesterol LAD (el llamado "colesterol bueno").

44 puntos tan sólo por cambios en la alimentación. Tenía una nueva forma de comer, un cambio permanente, y sabía que mi colesterol seguiría mejorando.

Mi vieja forma de comer no estaba desastrosa, sobre todo antes de haber perdido el estrógeno. Al fin y al cabo, a los 60 años de edad pesaba poco más que el día en que me gradué de la preparatoria a los 18. Sin embargo, hice algunos cambios que surtieron efecto.

Fueron los siguientes:

- Evité la elevación y el descenso repentinos de mi nivel de glucosa en la sangre
- Eliminé los carbohidratos refinados
- Tomaba un desayuno alto en proteínas
- Sustituí las demás grasas por aceite de oliva
- Agregué fibra soluble a las demás comidas aparte del desayuno
- Me concentré en el pescado
- Tomaba té verde
- Consumía otros antioxidantes
- Dejé de comer antes de acostarme

El experimento dio resultado. Mi colesterol LBD no sólo bajó 44 puntos en 5 semanas sino que también siguió descendiendo más.

1. Evité la elevación y el descenso repentinos de mi nivel de glucosa en la sangre

La mayoría de la gente sabe que el consumo de grasa saturada estimula al cuerpo a producir colesterol, pero son relativamente pocos los que han entendido que el exceso de glucosa en la sangre tiene el mismo efecto. Cuando mi cuerpo consume más energía de la que necesita en ese momento, la guarda, por lo que requiere colesterol para transportarla por el torrente sanguíneo. Al evitar que el nivel de glucosa en la sangre se eleve y vuelva a descender de manera repentina, se reduce la necesidad del cuerpo de producir colesterol. Se trata del mismo principio alimenticio que controla el nivel de glucosa en la sangre en el caso de los diabéticos. Si todos comieran como los diabéticos, es posible que *Lipitor* (atorvastatina) no se vendiera tanto como sucede actualmente.

2. Eliminé los carbohidratos refinados

Los carbohidratos que deben evitarse son los que se transforman rápidamente en glucosa en la sangre: el azúcar blanca, la harina blanca, las papas blancas y cualquier otro alimento con valores altos en el índice glucémico. Este concepto ha recibido atención en los medios recientemente. No abandoné todos los carbohidratos, pero en la medida de lo posible incluí alimentos integrales o derivados de cereales integrales en mi alimentación. Renuncié al jugo, optando mejor por las frutas naturales (frescas, no las de lata ni congeladas). La naranja (china) figuraba en mi lista de alimentos aceptables, pero el jugo de naranja no. De todas formas no solía tomar gaseosas.

Me basé en un índice glucémico publicado, ya que no todas las asignaciones de categorías resultan obvias. Por ejemplo, las pasas tienen un valor alto en el índice glucémico, mientras

que los higos secos y las ciruelas secas lo tienen bajo.

(*Nota*: para entender mejor qué es el índice glucémico y cómo funciona, vea la página 564).

3. Tomaba un desayuno alto en proteínas

Empezaba el día con un desayuno alto en proteínas al que agregaba la grasa del aceite de oliva y fruta. Ya que padezco una intolerancia al huevo, no disponía de una fuente obvia de proteínas para el desayuno. Como requesón sin grasa con frecuencia, aderezado con pimienta negra y aceite de oliva extra virgen y posiblemente con tomate (jitomate) en rebanadas si puedo conseguir tomates maduros.

Al comenzar con mi nuevo régimen desayunaba pescado la mayoría de los días, ya sea con aceite de oliva o agregándole más aceite de pescado omega-3, así como alguna fruta, pero eso resultaba austero incluso para una fanática decidida como yo. Rara vez incluyo alimentos ricos en carbohidratos en mi desayuno. Las proteínas se transforman lentamente en energía y me sostienen a lo largo de toda la mañana si consumo uno cantidad suficiente.

4. Sustituí las demás grasas por aceite de oliva

Además de ponerle aceite de oliva extra virgen a mi requesón a la hora del desayuno, así como a todo tipo de ensaladas, también utilizo este aceite (aunque no el extra virgen) para cocinar.

De hecho, casi todo mejora de sabor si se le pone ajo sofrito (salteado) con aceite de oliva. Incluso mi hijo bastante quisquilloso de 17 años devora las espinacas preparadas de esta forma.

5. Agregué fibra soluble a las demás comidas aparte del desayuno

Debido a la campaña publicitaria de un fabricante de cereales para desayunar, la mayoría de las personas han escuchado que la avena sirve para reducir el colesterol. No obstante, si desayunan avena instantánea endulzada lograrán muy poco.* La fibra soluble funciona mejor si se consume sin edulcorar antes de la comida, a fin de retardar la absorción de la energía y así volver más lenta la elevación en el nivel de glucosa en la sangre producida por los alimentos que componen una comida completa. Consumirla durante la comida o enseguida de la misma también funciona bastante bien. Probablemente fue la medida más eficaz que tomé para reducir mi nivel de colesterol LBD.

La utilidad de la fibra soluble para reducir el nivel de colesterol no se ha difundido mucho, si bien la industria alimenticia está bien enterada de ello. Se vislumbra esta dicotomía misteriosa entre la industria y el conocimiento público en la etiqueta de las cápsulas de psilio de la marca propia de Wal-Mart que

se venden bajo el nombre *Equate Fiber Therapy*. Hasta abajo en la etiqueta se leen las siguientes palabras, impresas en rojo y destacadas con amarillo: "Desprenda aquí para más información". ¡Y ahí, debajo de la etiqueta que describe el uso del producto como laxante que da volumen a las heces fecales, se encuentra una segunda etiqueta que describe su utilidad para reducir el nivel de colesterol!

Como fuente de fibra soluble por lo común opto por el psilio. Si ando fuera de casa, como sucede con frecuencia a la hora del almuerzo, tomo seis cápsulas de psilio con agua antes de empezar a comer. Las cápsulas se consiguen en cualquier farmacia. Evito las presentaciones endulzadas de psilio y los productos de marca, prefiriendo las cápsulas de marca propia sin ingredientes adicionales.

En la casa tomo el psilio en polvo que compro en una tienda de productos naturales; mezclo unas 3 cucharadas copeteadas con leche descremada para antes del almuerzo o de la cena. Se espesa mucho y a veces me la tengo que comer con cuchara. Sabe un poco al cereal de trigo desmenuzado (*shredded wheat*).

Más adelante empecé a agregar otros ingredientes al psilio que tomo antes de cenar: 2 cucharadas copeteadas de semilla de lino (linaza) molida (una fuente de ácidos grasos omega-3) y 1 cucharadita rasa de canela. Mezclo los ingredientes secos antes de incorporar la leche descremada. La canela fue recomendada por una emisión del programa *The People's Pharmacy* en la radio pública. Tomar esta mezcla antes de cenar no es como disfru-

---

*Para cuando la avena se termina de procesar, se endulza y se llena de aditivos no nutritivos, ya no sirve para nada.

tar un postre primero, pero casi, en vista de que ya no como pastelillos.

Otra fibra soluble a la que recurro a veces se llama *konjac*. El *konjac* es difícil de encontrar en polvo o en forma de cápsulas, aunque sería muy bueno tomar 4 cápsulas de *konjac* en lugar de 6 cápsulas de psilio antes de almorzar. No obstante, en el refrigerador de algunas tiendas de productos asiáticos es posible encontrar fideos de *konjac*. La necesidad de fibra soluble se satisface al incluirlos en una comida en lugar de pasta o fideos comunes.

6. Me concentré en el pescado

He tratado de hacer del pescado mi fuente principal de proteínas, en lugar de la carne roja o de ave. Debido a la cuestión preocupante del mercurio prefiero evitar el pescado criado en "granjas" de peces (*farm-raised*). Los pescados grasos, como el salmón (el salvaje que se cría en el Pacífico), la caballa (escombro, macarela) y el pomátomo, ofrecen la ventaja adicional de contener muchos ácidos grasos omega-3. Casi todos los pescados son buenos y no veo necesidad de restringir el consumo a una o dos veces por semana si procuro evitar el envenenamiento por mercurio.

7. Tomaba té verde

El té verde sin edulcorante, recién preparado y tomado caliente, sirve para suprimir mi apetito y reduce mi deseo de comer dulces y meriendas entre comidas. Ya que también contiene antioxidantes, es posible que colabore en hacer bajar mi nivel de colesterol LBD. Los

japoneses lo toman en grandes cantidades y rara vez tienen un nivel elevado de colesterol LBD. Dado que contiene cafeína (aunque menos que el café) no puedo tomarlo avanzado el día. A veces he considerado renunciar al café y tomar sólo té verde, pero mi café matutino me gusta demasiado como para convertirme por completo al té verde.

8. Consumía otros antioxidantes

Segui las recomendaciones de varias fuentes con respecto a los alimentos saludables que podía agregar a mi alimentación o consumir en cantidades mayores.

Muchas fuentes aconsejan las verduras crucíferas. La lista de crucíferos que utilizo es la siguiente: repollo (col), brócoli, coliflor, col rizada, berro, coles (repollitos) de Bruselas, *bok choy*, berzas (bretón, posarmo), nabo, hojas de nabo y nabo sueco. Uno de los agregados nuevos que más me gusta son las coles de Bruselas ralladas crudas aliñadas (aderezadas) con vinagre y aceite de oliva.

Otros "superalimentos" que figuran en muchas listas de productos saludables son las bayas, los frutos secos, las semillas (como la de girasol), la *squash* invernal, los frijoles (habichuelas), el tomate (jitomate) y el kiwi.

9. Dejé de comer antes de acostarme

Al parecer las meriendas que se toman por la noche justo antes de acostarse son intrínsecamente peligrosas para los niveles de colesterol.

Si como justo antes de acostarme estoy consumiendo energía que no necesitaré al dormir. Ingerir un exceso de energía obliga a mi cuerpo a fabricar colesterol para transportarla a sus lugares de depósito.

A veces la merienda nocturna me hace falta a pesar de ello. Me preparo algo ligero pero con muchas proteínas y espero haber hecho suficientes cosas buenas para no padecer consecuencias.

(*Nota*: si encuentra en este capítulo términos que no entiende o que jamás ha visto, favor de remitirse al glosario en la página 561).

GLOSARIO

Algunos de los términos usados en este libro no son muy comunes o se conocen bajo distintos nombres en diferentes países de América Latina. Por lo tanto, hemos preparado este glosario para ayudarle. Para algunos términos, una definición no es necesaria, así que sólo incluimos los términos que usamos en este libro, sus sinónimos y sus nombres en inglés. Esperamos que le sea útil.

aceite de borraja: en inglés se llama *borrage oil* y se consigue en las tiendas de productos naturales.

aceite de *canola:* este aceite proviene de la semilla de la colza, la cual es baja en grasa saturada. Sinónimo: aceite de colza.

aceite de melaleuca: un tipo de aceite derivado de las hojas de un árbol australiano. Se consigue en las tiendas de productos naturales. En inglés: tea tree oil.

aceite de semilla de casis: un tipo de aceite que es rico en ácidos grasos esenciales. Se consigue en las tiendas de productos naturales. En inglés: *black currant seed oil.*

aceite de semilla de eupatorio: en inglés se llama *hemp seed oil* y se consigue en las tiendas de productos naturales.

AINE: antiinflamatorios no esteroideos, como la aspirina, el ibuprofeno y el *Celebrex.* En inglés se llaman *"Non-Steroidal Anti-Inflammatory Drugs"* o NSAID.

albaricoque: sus sinónimos son chabacano y damasco. En inglés: *apricot.*

batatas dulces: tubérculos cuyas cáscaras y pulpas tienen el mismo color amarillo-naranja. No se deben confundir con las batatas de Puerto Rico (llamadas "boniatos" en Cuba), que son tubérculos redondeados con una cáscara rosada y una pulpa blanca. Sinónimos de batata dulce: boniato, camote, moniato. En inglés: *sweet potatoes.*

berza: un tipo de repollo que no tiene forma de cabeza, con hojas largas y rectas. Sinónimos: bretón, posarno. En inglés: *collard greens.*

butternut squash: *véase* **squash.**

cacahuate: sus sinónimos son cacahuete y maní. En inglés: *peanut.*

cacerola: comida horneada en un recipiente hondo tipo cacerola. Sinónimo: guiso. En inglés: *casserole.* También puede ser un recipiente metálico de forma cilíndrica que se usa para cocinar. Por lo general, no es muy hondo y tiene mango o asas. Sinónimos: cazuela, cazo. En inglés: *saucepan.*

cardo de leche: una hierba medicinal que se consigue en las tiendas de productos naturales. Su sinónimo es cardo de María. En inglés: *milk thistle.*

cereza Bing: un tipo de cereza estadounidense caracterizada por su tamaño grande y color oscuro. Supuestamente es un remedio para la artritis. En inglés: *Bing cherry.*

Certo: una marca de pectina líquida que se consigue en los supermercados en la fila donde se encuentran las mermeladas de frutas.

chícharos: semillas verdes de una planta leguminosa euroasiática. Sinónimos: alverjas, arvejas, guisantes, *petit pois.* En inglés: *peas.*

chile: *véase* **pimiento.**

chili: guiso (estofado) oriundo del suroeste de los Estados Unidos que consiste en carne de res molida, chiles picantes, frijoles (habichuelas) y otros condimentos.

cimifuga negra: su sinónimo es cohosh negro. En inglés: *black cohosh.*

colesterol: sustancia cerosa que se encuentra en el torrente sanguíneo. Se utiliza para producir membranas (paredes) de células, así como algunas hormonas, y también ayuda en otras funciones corporales. El cuerpo fabrica cierta cantidad de colesterol y el resto lo obtiene de los alimentos. Tener demasiado colesterol en el torrente sanguíneo puede ser dañino, ya que impide la circulación y puede conducir a enfermedades cardíacas o a un derrame cerebral. El colesterol como tal es transportado por el torrente sanguíneo por dos sustancias: las lipoproteínas de baja densidad y las lipoproteínas de alta densidad. Comúnmente se conocen las lipoproteínas de baja densidad por el nombre de "colesterol LBD"; también se le dice "colesterol malo", porque puede obstruir las arterias e incrementar el riesgo de sufrir un ataque al corazón. Por su parte, las lipoproteínas de alta densidad o colesterol LAD se conocen como "colesterol bueno", porque niveles elevados de estos se relacionan con menores posibilidades de sufrir un ataque al corazón o un derrame cerebral. En inglés, el colesterol LBD se llama *"LDL cholesterol"* y el colesterol LAD se llama *"HDL cholesterol".*

coleslaw: una ensalada de repollo (col) mezclado con mayonesa y verduras.

comelotodo: un tipo de legumbre con una vaina delgada de color verde brillante que contiene semillas pequeñas que son tiernas y dulces. Sinónimo: arveja china. En inglés: *snow peas.*

cúrcuma: una especia hindú de color amarillo fuerte. Sinónimo: azafrán de las Indias. En inglés: *turmeric.*

curry: condimento muy picante utilizado para sazonar varios platos típicos de la India. *Curry* también puede referirse a un plato preparado con este condimento.

donut: pastelito con forma de rosca que se prepara con levadura o polvo de hornear. Se puede hornear pero normalmente se fríe.

ejotes: *véase* **habichuelas verdes**.

frijoles: una de las variedades de plantas con frutos en vaina del género *Phaselous.* Vienen en muchos colores: rojos, negros, blancos, etcétera. Sinónimos: alubia, arvejas, caraotas, fasoles, fríjoles, habas, habichuelas, judías, porotos, trijoles. En inglés: *beans.*

frutos secos: alimentos comunes que consisten en una semilla comestible encerrada en una cáscara. Entre los ejemplos más comunes de este alimento están las almendras, las avellanas, los cacahuates (maníes), los pistachos y las nueces. Aunque muchas personas utilizan el término "nueces" para referirse a los frutos secos en general, en realidad "nuez" significa un tipo común de fruto seco en particular.

galletas y galletitas: tanto "galletas" como "galletitas" se usan en Latinoamérica para referirse a dos tipos de comidas. El primer tipo es un barquillo delgado no dulce (en muchos casos es salado) hecho de trigo que se come como merienda (refrigerio, tentempié) o que acompaña una sopa. El segundo es un tipo de pastel (véase la página 566) plano y dulce que normalmente se come como postre o merienda. En este libro, usamos "galleta" para describir los barquillos salados y "galletita" para los pastelitos pequeños y dulces. En inglés, una galleta se llama "*cracker*" y una galletita se llama "*cookie*".

galletas *Graham*: galletas dulces hechas de harina de trigo integral y típicamente saborizadas con miel.

germen de trigo: el embrión del meollo de trigo que se separa antes de moler. Es una especie de cereal muy valorado por ser rico en nutrientes. Se consigue en las tiendas de productos naturales. En inglés: *wheat germ*.

ginebra de endrina: un tipo de licor de color rojo producido al combinar ginebra común con con las bayas de la endrina y añejar la bebida resultante en barriles de madera. En inglés: *sloe gin*.

guiso: su sinónimo es estofado.

habas blancas: frijoles planos de color verde pálido, originalmente cultivados en la ciudad de Lima, en Perú. Sinónimos: alubias, ejotes verdes chinos, frijoles de Lima, judías blancas, porotos blancos. En inglés: *lima beans*.

habichuelas verdes: frijoles verdes, largos y delgados. Sinónimos: habichuelas tiernas, ejotes. En inglés: *green beans* o *string beans*.

hongo: planta talofita, sin clorofila, de tamaño muy variado y reproducción preferentemente asexual. Existe una gran variedad de hongos, desde los pequeños blancos (conocidos como champiñones o setas) hasta los grandes como los *portobello*.

índice glucémico: un sistema de calificación para alimentos que contienen carbohidratos, el cual asigna valores bajos, medianos y altos a cientos de comidas diferentes. El valor de un alimento en el índice glucémico indica la rápidez con la que éste eleva el azúcar en sangre de una persona después de comerlo. Según ciertas investigaciones, las elevaciones bruscas en la glucosa no son saludables, particularmente cuando uno padece diabetes del tipo II. En cambio, comer alimentos con valores bajos en el índice glucémico —como por ejemplo verduras, frijoles (habichuelas) y pan integral— mantiene estables a los niveles de glucosa y a su vez eso parece ayudar a controlar la diabetes, prevenir ciertas enfermedades y promover el adelgazamiento. Para más información sobre el índice glucémico y cómo aprovecharlo para cuidarse mejor la salud, consulte los libros *Adelgace con azúcar* y *Gánele a la glucosa*.

inhibidores ECA: la angiotensina II es una sustancia química que hace que los músculos alrededor de los vasos sanguíneos se contraigan. Al contraerse los músculos y apretar los vasos, estos se estrechan, lo cual puede aumentar la presión en estos vasos; de ahí se sufre la presión arterial alta. Ahora bien, para formar la angiotensina II se necesita una sustancia llamada la enzima conversora de angiotensina (ECA). Los inhibidores ECA son una clase de medicamentos que en efecto inhiben la actividad de la ECA para que se produzca menos angiotensina y, a su vez, se reduzca la presión en los vasos sanguíneos. Al reducir la presión en los vasos, es más fácil para el corazón bombear sangre y así se puede mejorar el funcionamento de un corazón que esté fallando. Estos medicamentos también se administran a ciertos diabéticos insulinodependientes cuando tienen problemas renales. En inglés: *ACE inhibitors.*

integral: este término se refiere a la preparación de los cereales (granos) como arroz, maíz, avena, pan, etcétera. En su estado natural, los cereales tienen una capa exterior muy nutritiva que aporta fibra dietética, carbohidratos complejos, vitaminas del complejo B, vitamina E, hierro, zinc y otros minerales. No obstante, para que tengan una presentación más atractiva, muchos fabricantes les quitan las capas exteriores a los cereales. La mayoría de los nutriólogos y médicos recomiendan que comamos los cereales integrales (excepto en el caso del alforjón o trigo sarraceno) para aprovechar los nutrientes que nos aportan. Estos productos se consiguen en algunos supermercados y en las tiendas de productos naturales.

Entre los productos integrales más comunes están el arroz integral (*brown rice*), pan integral (*whole-wheat bread* o *whole-grain bread*), cebada integral (*whole-grain barley*) y avena integral (*whole oats*).

kéfir: una bebida hecha de leche fermentada oriunda del Cáucaso que normalmente contiene un 2 por ciento de alcohol. Sin embargo, el kéfir vendido en los EE.UU. por lo general no contiene alcohol y en sabor y textura es como un yogur líquido. Debido a su contenido de bacterias amigables se considera bueno para la salud. El kéfir se consigue en las tiendas de productos naturales.

LAD. *Véase* **Colesterol.**

LBD. *Véase* **Colesterol.**

lapacho: un remedio herbario derivado de la corteza de un árbol brasileño. Según ciertos estudios, parece tener propiedades antifúngicas. Se consigue en forma de corteza seca en las tiendas de productos naturales, así como en forma de tintura y cápsulas.

marrubio: una hierba medicinal que algunos herbolarios recomiendan para tratar la tos y el resfriado (catarro). Se consigue en varias formas en las tiendas de productos naturales. En inglés: *horehound.*

matricaria: planta que se ha utilizado como remedio tradicional para los dolores de cabeza, en particular las migrañas. Se consigue en forma natural o bien en cápsulas en las tiendas de productos naturales. Sinónimo: margaza. En inglés: *feverfew*.

melocotón: fruta originaria de la China que tiene un color amarillo rojizo y cuya piel es velluda. Sinónimo: durazno. En inglés: *peach*.

melón amargo: un tipo de melón originario de la China, el cual se parece más bien a un pepino. Se conoce por su sabor amargo y algunas personas consideran que tiene propiedades medicinales, en particular para ayudar con la diabetes. Se consigue en las tiendas de productos naturales. En inglés: *bitter melon*.

merienda: en este libro, es una comida entre las comidas principales del día, sin importar ni lo que se come ni a la hora en que se come. Sinónimos: bocadillo, bocadito, botana, refrigerio, tentempié. En inglés: *snack*.

muffin: un tipo de panecillo que se puede preparar con una variedad de harinas y que muchas veces contiene frutas y frutos secos. La mayoría de los *muffins* norteamericanos se hacen con polvo de hornear en vez de levadura. El muffin es una comida de desayuno muy común en los EE. UU.

naranja: su sinónimo es china. En inglés: *orange*.

nébeda: sus sinónimos son hierba gatera, calamento y yerba de los gatos. En inglés: *catnip*.

nuez. *Véase* **frutos secos.**

nuez de la India: sus sinónimos son anacardo, semilla de cajuil, castaña de cajú. En inglés: *cashew*.

palomitas de maíz: granos de maíz cocinados en aceite o a presión hasta que forman palomitas blancas. Sinónimos: rositas de maíz, rosetas de maíz, copos de maíz, cotufa, canguil.

panqueque: pastel (véase la definición de este abajo) plano generalmente hecho de alforjón (trigo sarraceno) que se dora por ambos lados en una plancha o en un sartén engrasado. En este libro se recomiendan los panqueques de harina integral. Se venden preparados para hacer este tipo de panqueques; debe de decir "*whole wheat pancakes*" en la etiqueta.

pasionaria: sus sinónimos son pasionaria, pasiflorina y hierba de la paloma. Se consigue en las tiendas de productos naturales en forma natural, en tinturas y en cápsulas. En inglés: *passion flower*.

pastel: el significado de esta palabra varía según el país. En Puerto Rico, un pastel es un tipo de empanada que se sirve durante las fiestas navideñas. En otros países, un pastel es una masa de hojaldre horneada rellena de frutas en conserva. No obstante, en este libro, un pastel es un postre horneado generalmente preparado con harina, mantequilla, edulcorante y huevos. Sinónimos: bizcocho, torta, *cake*. En inglés: *cake*.

petasita: una hierba medicinal recomendada para el asma. En ìnglés: *butterbur*.

pimiento: fruto de las plantas *Capsicum*. Hay muchísimas variedades de esta hortaliza. Los que son picantes se conocen en México como chiles picantes, y en otros países como pimientos o ajíes picantes. Por lo general, en este libro nos referimos a los chiles picantes o a los pimientos rojos o verdes que tienen forma de campana, los cuales no son nada picantes. En muchas partes de México, estos se llaman pimientos morrones. En el Caribe, se conocen como ajíes rojos o verdes. En inglés, estos se llaman *bell peppers*.

plátano: fruta cuya cáscara es amarilla y que tiene un sabor dulce. Sinónimos: banana, banano, cambur y guineo. No lo confunda con el plátano verde, que si bien es su pariente, es una fruta distinta.

pomátomo: un tipo de pescado de color azul grisáceo que se encuentra en todo tipo de climas. Se conoce por su carne rica en aceites y es rico en varios nutrientes, entre ellos proteínas y vitamina B_6. En inglés: *bluefish*.

proteínas de suero de leche. *Véase* **Suero de leche.**

psilio: una fibra soluble derivado de las semillas de una planta euroasiática. El psilio se vuelve gelatinoso y pegajoso cuando está en agua y termina siendo descompuesto en el intestino grueso por las bacterias saludables que viven en el colon. A su vez estas bacterias, al descomponer el psilio, les dan volumen a las heces para que estas se vuelvan más grandes y blandas y por consiguiente más faciles de excretar. Debido a esto, el psilio se incluye en productos con fines laxantes (como *Metamucil*) aunque realmente el psilio de por sí no es un laxante. Sinónimos: semilla de pulguera, zaragatona. En inglés: *psyllium*.

queso azul: queso suave con vetas de moho comestible de color azul verdoso. En inglés: *blue cheese*.

regaliz: su sinónimo es orozuz. En inglés: *licorice*.

repollo: planta verde cuyas hojas se agrupan en forma compacta y que varía en cuanto a su color. Puede ser casi blanco, verde o rojo. Sinónimo: col. En inglés: *cabbage*.

sábana ajustada: una sábana con cuatro bordes elásticos que se ajusta directamente al colchón. Sinónimo: sábana bajera, sábana camera. En inglés: *fitted sheet*.

salvia: en inglés se llama *sage*.

saúco: una planta europea cuyas hojas se utilizan para hacer un remedio tradicional contra la tos y el resfriado (catarro). Se consigue en las tiendas de productos naturales. En inglés: *elderberry*.

semillas de lino: durante años sus usos eran más bien industriales. Se extraía aceite de estas semillas para elaborar pintura y tintes. Sin embargo, hoy en día se reconoce que cuentan con mucho valor nutritivo. Las semillas de lino son una fuente de minerales como calcio, hierro y vitamina E, así como de ácidos grasos omega-3, los cuales promueven la salud cardíaca. Se consiguen en las tiendas de productos naturales. Sinónimo: linazas. En inglés: *flaxseed*.

squash: nombre genérico de varios tipos de calabaza oriundos de América. Los *squash* se dividen en dos categorías: el veraniego (llamado *summer squash* en inglés y el invernal (*winter squash*). Los veraniegos tienen cáscaras finas y comestibles, una pulpa blanda, un sabor suave y requieren poca cocción. Entre los ejemplos de estos está el calabacín (calabacita, zambo). Los invernales tienen cáscaras dulces y gruesas, su pulpa es de color entre amarillo y naranja y más dura que la de los veraniegos. Por lo tanto, requieren más tiempo de cocción. Entre las variedades comunes de los *squash* invernales están el cidrayote, el *acorn squash*, el *spaghetti squash* y el *butternut squash*. Aunque la mayoría de los *squash* se consiguen todo el año en los EE.UU., los invernales comprados en el otoño y en el invierno tienen mejor sabor. Los *squash* se preparan al picarlos, quitarles las semillas y hervirlos. También se pueden picar a la mitad y hornearse o bien cocinarse al vapor.

suero de leche: el líquido que queda después de que se haya cuajado leche para producir queso. Aparte de ser usado para producir queso *ricotta*, el suero de leche se utiliza para crear suplementos proteínicos. Estos típicamente se venden en forma de polvos con los cuales se preparan licuados (batidos). Los polvos a base de suero de leche se consiguen en las tiendas de productos naturales o en las que venden suplementos. Dirán "*whey*", lo cual significa suero de leche, en la etiqueta.

té *oolong*: un tipo de té chino hecho de hojas de color verde azulado. Se consigue en las tiendas de productos naturales. Sinónimo: té de dragón negro. En inglés: *oolong tea*.

tempeh: un alimento parecido a un pastel (vea la definición de este en la página 566) hecho de frijoles de soya. Tiene un sabor que recuerda tanto los frutos como la levadura. Es muy común en las dietas asiáticas y vegetarianas. Se consigue en las tiendas de productos naturales y en algunos supermercados en la sección de los alimentos asiáticos.

tofu: un alimento un poco parecido al queso que se hace de la leche de soya cuajada. Es insípido, pero cuando se cocina junto con otros alimentos adquiere el sabor de estos. En inglés, el *tofu* firme blando mencionado en algunas de las recetas se llama *firm silken tofu*.

toronja: esta fruta tropical es de color amarillo y muy popular en los EE.UU. como una comida en el desayuno. Sinónimos: pamplemusa, pomelo. En inglés: *grapefruit*.

toronjil: una hierba medicinal cuyo sinónimo es melisa. En inglés: *lemon balm*.

trigo *bulgur*: un tipo de trigo del Medio Oriente cuyos granos han sido cocidos a vapor, secados y molidos. Tiene una textura correosa. Se consigue en las tiendas de productos naturales. En inglés: *bulgur wheat*.

TIENDAS DE PRODUCTOS NATURALES

Hemos creado la siguiente lista de tiendas de productos naturales en las que se habla español para ayudarle a conseguir las hierbas y productos mencionados en este libro. El hecho de que hayamos incluido un establecimiento específico no significa que lo estemos recomendando. Por supuesto que no hacemos mención de todas las tiendas que existen con empleados que hablan español; nuestra intención es que usted tenga un punto de partida para conseguir las hierbas y productos que se mencionan en este libro. Aparte de consultar esta lista, usted también puede buscar una tienda en su zona consultando el directorio telefónico local y buscar bajo el nombre de "productos naturales" o *health food stores*".

Arizona

Yerbería San Francisco
6403 N. 59th Avenue
Glendale, AZ 85301

Yerbería San Francisco
2718 W. Van Buren
Phoenix, AZ 85009

Yerbería San Francisco
13370 W. Van Buren
#103
Goodyear, AZ 85338

Yerbería San Francisco
340 W. University Drive
Mesa, AZ 85201

Yerbería San Franciso
5233 S. Central Avenue
Phoenix, AZ 85040

Yerbería San Francisco
961 W. Ray Road
Chandler, AZ 85224

California

Capitol Drugs, Inc.
8578 Santa Monica Boulevard
West Hollywood, CA 90069

Buena Salud Centro Naturista
12824 Victory Boulevard
North Hollywood, CA 91606

Consejería Naturista
40 Persia Avenue
San Francisco, CA 94112

Cuevas Health Foods
738 S. Atlantic Boulevard
Los Angeles, CA 90022

Natucentro Xandu
179 N. 1st St.
Fresno, CA 93702

La Fuente de la Salud
757 S. Fetterly Avenue #211
Los Ángeles, CA 90022

Centro Naturista
7860 Paramount Boulevard
Suite K26
Pico Rivera, CA 90660
562-948-2829

Hierbas Naturales
420 E. 4th Street
Perris, CA 92570
951-940-9262

Franco's Naturista
14925 S. Vermont Avenue
Gardenia, CA

Casa Naturista
84 E. Orange Grove Boulevard
Pasadena, CA 91104

Natural Center Vida Sana
2661 E. Florence Avenue
Suite E
Huntington Park, CA 90255

Colorado

Tienda Naturista
3158 W. Alameda Avenue
Denver, CO 80219

Connecticut

Centro de Nutrición y Terapias Naturales
1764 Park Street
Hartford, CT 06105

Florida

Nutrition Mart Health Food and Vitamins
10740 W. Flagler St.
Miami, FL 33174

Illinois

Vida Sana
4045 W. 26th Street
Chicago, IL 60623
773-521-7067

Centro Naturista Nature's Herbs
2430 S. Laramie Avenue
Cicero, IL 60804
708-652-6446

Massachusetts

Centro de Nutrición y Terapias
107 Essex Street
Lawrence, MA 01841

New Jersey

Centro Naturista
28 B Broadway
Passaic, NJ 07055

Revé Health Food Store
839 Elizabeth Avenue
Elizabeth, NJ 07201

Be-Vi Natural Food Center
4005 Bergenline Avenue
Union City, NJ 07087

Nueva York

Vida Natural
79 Clinton Street
New York, NY 10002

Vida Saludable
604 W. 139th St. (entre Broadway y Riverside)
New York, NY 10031

Puerto Rico

El Nuevo Lucero
1160 Avenida Américo Miranda
San Juan, PR 00921

La Natura Health Food
Carretera 194
Fajardo Gardens
Fajardo, PR 00738

Natucentro
92 Calle Giralda
Marginal Residencial Sultana
Mayagüez, PR 00680

Centro Naturista de Guaynabo
Avenida Méjico, Carretera 177
Suite N°4, Parkville
Mayagüez, PR 00680

Nutricentro Health Food
965 de Infantería
Lajas, PR 00667

Natural Health Food
Calle Enrique González N°46 Sur
Guayama, PR 00784

Texas

Héctor's Health Company
4500 N. 10th Street
Suite 10
McAllen, TX 78504

Naturaleza y Nutrición
123 N. Marlborough Avenue
Dallas, TX 75208

La Vida Health Food Store
410 W. Craig Place
San Antonio, TX 78207

Hierba Salud Internacional
9119 S. Gessner Drive
Suite 118
Houston, TX 77074

El Paso Health Food Center
2700 Montana Avenue
El Paso, TX 79903

ÍNDICE DE TÉRMINOS

Las referencias de páginas en **negritas** indican una discusión detallada sobre una afección. Las referencias de páginas subrayadas indican que el tema o término se encuentran en un recuadro en la página señalada.

A

Alcohol, 60–61, <u>278</u>, 279, 370
    beneficios cardiovasculares, 196–97, 225
Aldactazide, 462
Aldactone, 163, 461–62, 466, 467
Aldosterona: bloqueadores de, 466
Alendronato, 327, <u>327</u>, <u>427</u>, 427–29, 432
Alergias, **81–99**
    a los cacahuates (maníes), 297
    gasta cada mes en fármacos para, 19, <u>19</u>
    y el eczema, 297, 309–10
Alergias alimentarias, 297, 309–10
Aleve, <u>102</u>, <u>111</u>, 112
    para la artritis, 100
    para los dolores de cabeza, 291
    efectos secundarios, 13, <u>327</u>, 454–55, <u>489</u>
    venta sin receta de, 103
    para las migrañas menstruales, 290
Algodón: aceite de semilla de, <u>121</u>
Alimentación
    para la acidez, 54–55
    para la artritis, 116–20
    para bajar el colesterol, 179–82, 225, 558–59
    para bajar el nivel de glucosa en la sangre, 259
    para bajar la presión arterial, 451–53
    para dormir, 372–73
    para el eczema, 296–97
    para el estreñimiento, 313, 314–18, 322, 323
    para el hipotiroidismo, 348–52
    alimentos antiinflamatorios, <u>189</u>, 225
    alimentos condimentados, 54–55
    alimentos grasos, 46, 68, 69
    alimentos muy ácidos, 46
    alimentos relajantes, 373
    antiacné, 67–69, 80
    biorretroalimentación para migrañas, 284–85
    desayunar para bajar de peso, 147–48
    diario alimenticio, <u>147</u>, 154
    dieta antidiabetes, 247–51, 259
    dieta mediterránea, <u>121</u>, 121–24
    fuentes de beta criptoxantina y beta
        criptoxantina, 118, <u>119</u>
    fuentes de calcio, <u>423</u>
    fuentes de fibra, <u>314</u>
    fuentes de fibra soluble, 196
    fuentes de magnesio, <u>206</u>, <u>451</u>
    fuentes de potasio, 162–63, 450
    fuentes de selenio, <u>118</u>, 351
    que inhiban la enzima de conversión de la
        angiotensina, 453
    que pueden interferir con el funcionamiento
        tiroideo, <u>350</u>
    que pueden interferir con el funcionamiento
        tiroideo, 350–51

reducida en carbohidratos, <u>249</u>, <u>250</u>
    superalimentos, 559
    vegetariana completa, <u>209</u>
    y el insomnio, 372–73, 385
    y flatulencia, 327–28
    y migraña, <u>278</u>, 279
Alka-Seltzer, 56–57, 109, <u>489</u>
Alka-Seltzer PM, 384
Allegra, 93, 94
Allegra-D, 97
Alli, <u>151</u>, 152, 154
Almendras, 196
    aceite de, <u>121</u>, 411–12, 417
Almotriptano, <u>286</u>
Áloe vera: gel de, 410–11, 414–15
Alora, <u>256</u>
Alosetrón, <u>312</u>
Alprazolam, 266, 490, 495
Altace, <u>19</u>, 163, 446, 462, <u>462</u>, <u>463</u>
Aluminio: cloruro de, 390–91, 394, 472–74, 475–76
Alzheimer: enfermedad de, <u>7</u>, 437
Amamantar, 254–55
Amargo de Angostura, 336, 339
Amargo sueco, 322–23, 336
Amaryl, 267
Ambien, 4, 380, 381–82
Ambien CR, <u>381</u>, 381–82
AmBisome, <u>256</u>
Amerge, <u>286</u>, 291
American Air Filter, 85
Amfotericina B, <u>256</u>
Amigesic, <u>110</u>
Amilorida, <u>256</u>, 461–62
Amiodarona, <u>35</u>, <u>312</u>
Amitriptilina, 229
Amlodipina, 5, <u>256</u>, 460, 461, 466
Amlodipina/atorvastatina, <u>187</u>
Amnesia global, 220
Amnesteem, <u>77</u>
Anacardo, 196
Anafranil, <u>468</u>
Anagrelida, <u>327</u>
Analgésicos
    para el dolor de cabeza, 273–74
    abuso de, 274
    efectos secundarios, 97, 111, 454–55
    vendidos sin receta, <u>103</u>, 273–74, 274, 286
    para migrañas, 277, 286
Analgésicos nocturnos, 384
Anaprox, <u>102</u>, <u>312</u>, <u>327</u>, <u>489</u>
Anastrozol, <u>312</u>
AndroGel, <u>257</u>
Angélica china, 322

Cabeza (*continúa*)
    remedios naturales, 279–82
    migrañas menstruales, 290–91, 294
    remedios caseros favoritos, <u>545</u>
    por tener relaciones sexuales, 291–93, 294
    por tensión, 275–77
Cacahuates, <u>121</u>, 297
Cactus. *Véase* Nopal
Cadera: osteoartritis en la. *Véase* Artritis
Caduet, <u>187</u>, <u>256</u>
Café, <u>252</u>
Cafeína
    dolor de cabeza por dejar de tomarla, 274–75,
        276, 293
    y el insomnio, 369
    y la presión arterial, 445–46, 466
    y la prevención de la diabetes, 251–52
Cafergot, 287
Calalú, 284–85
Calambres en las piernas, **155–68**
    remedios caseros favoritos, 542–43, <u>545</u>
Calan, 466
Calcio
    para los calambres en las piernas, 164
    para disminuir el riesgo de fracturas, 421–24
    aclaraciones acerca del, 421–24
    alimentos ricos en, <u>423</u>
    carbonato de, <u>57</u>, 61, 66, 424
    citrato de, 424
    docusato de, 320
    glicerofosfato de, 46
    suplementos de, 432
    y estreñimiento, 315
    y vitamina D, 422–24, <u>422</u>, 432
    para la osteoporosis, 421–24, 431–32
    para la presión arterial, 449, 466
Calcitonina, <u>430</u>, 430–31
Caldo de pollo, 480–81, 485–86
Caldo picante de quimbombó, 284–85
Calentones, 396
Calzado adecuado, 387–88
Caminar, 50, 149. *Véase también* Ejercicio
CamoCare Soothing Cream, 305, <u>305</u>, 310
Canadá
    comprar medicamentos en línea en, 38–39
    comprar productos farmacéuticos en, 30–31, 40
    control de calidad en, 40
Cáncer
    costos de tratamientos contra, 18–19
    eficacia de los medicamentos para, <u>7</u>
    los IBP y, 61–64
    luz nocturna y, <u>368</u>
    melatonina y, <u>368</u>

    protección contra, 118–19, 120, 201
    de mama, 397–98, 401–2, 415
Candesartán, <u>465</u>
Canela, <u>259</u>
    para bajar el colesterol, 204, 533–34
    para disminuir el nivel de glucosa en la sangre,
        259–60, 533–34
    beneficios cardiovasculares, 203–4, 226
Canela y jengibre: té de, 52
Canola: aceite de, 121, <u>121</u>, 184
Capoten, 163, 462, <u>462</u>, 463
Cap-Profen, 103
Capsaicina, 54–55, 135, <u>135</u>, 284–85
Captopril, 163, 462, <u>462</u>, 463
Caramelo, 482, 486
Caramelo de regaliz, 454
Carbamazepina, <u>35</u>
Carbohidratos
    alimentos altos en, 372–73, 385
    alimentos bajos en, <u>249</u>
    dieta antidiabetes baja en, 248–50
    dieta Atkins baja en, 145
    dieta baja en
    para la acidez, 46–47, 65–66
    para el acné, 68, 69
    para el eczema, 299–300
    para prevenir la diabetes del tipo II, <u>250</u>, 250–51
    para reducir el colesterol, 179–80, 556–57
    dieta baja en carbohidratos y alta en proteínas y
        en grasa, 179–80, 180–81
Carbón, 332–33
Carbonato de calcio, <u>57</u>, 61, 66, 424
Cardizem, 466
Cardo de leche, 322
Cardo de María, 322
Cardura, 5, 460, 461
Carne, 116, 179–80
Casis: aceite de semilla de, 298–99, 310
Casodex, <u>256</u>, <u>312</u>
Caspa, **169–77**
    remedios caseros favoritos, 531, 539–41, <u>545</u>,
        547–52, <u>548</u>
Castaña de cajú, 196
Cataflam, <u>102</u>, 103, <u>312</u>, <u>489</u>
Catapres, <u>35</u>, <u>312</u>
Catarros, 482
Cayena: pimienta de, 545
CBT. *Véase* Terapia cognitiva conductual
Cedro, 387
Celebrex, 9, <u>102</u>, 108, 111
    para la artritis, 105–6, 107, 137
    para elevar el nivel de glucosa en la sangre, <u>256</u>
Celecoxib, 9, <u>102</u>, 137, <u>256</u>

Glimepirida, 267
Glipizida, 267
Glitazona, 267
Glo-Sel, 176
Gluconato de quinidina, 35
Glucophage, 267, 268–69, 269
Glucosa en la sangre (sanguínea)
    controlar los niveles de, 244–45, 250–51
    con alimentación, 259
    con canela, 259–60, 533–34
    con ejercicio, 253
    sin fármacos, 556–57
    con hierbas y suplementos, 261–65, 272
    remedios caseros favoritos, 548, 551–52
    con té *oolong*, 260–61
    con vinagre, 260
    diagnóstico de diabetes, 246, 255
    fármacos que llegan a elevarlo, 256–57
    nivel normal, 246
    píldoras para disminuirlo, 267–72
    vigilar los niveles de, 258, 262, 272, 461
Glucosamina y condroitina, 136, 136–38, 143
Glucotrol, 267
Gluten
    alimentos que contienen, 274, 330
    intolerancia al, 298, 329
Goma de mascar, 49–50, 66
Gomitas confitadas sin azúcar, 317–18
Gore-Tex, 388
Goserelina, 256, 468
Gotas de marrubio, 479
Granada, 130
    jugo de, 200, 446
    para la artritis, 129–30, 201
    beneficios cardiovasculares, 199–201, 446–47
    para la presión arterial, 446–47, 466
Granisetrón, 312
Granos. *Véase* Acné
Grasas, 182–84
    dieta baja en carbohidratos y alta en proteínas y
      en, 179–80, 180–81
    dieta Ornish baja en, 145
Grasas omega-3 y monoinsaturadas, 121
Grasas omega-6, 121
Guingambó, 284–85

H

Hablar
    el juego del "hubiera", 371
    terapia de la palabra, 229
Hacer de vientre. *Véase* Estreñimiento
Halcion, 379–80

Haltran, 103
Hamamelis, 532
Harina de maíz, 357, 357, 366
HCTZ, 459
Head & Schoulders, 175
Heces, 320
Helioterapia, 308
Hemorragia nasal, 541–42
Hemorroides, 532–33, 545
HEPA: filtros de aire de tipe, 84, 84–85, 98
Herceptin, 18
Heridas, 543–45
Herpes zóster, 540–41
Hesperidina, 407
Hidrato de terpina, 477–78
Hidroclorotiazida, 37, 256, 459, 465
Hidrocodona y acetaminofén, 312
Hidrocortisona, 100, 303, 310
Hidroflumetiazida, 459
Hidróxido de magnesio, 61, 66
Hierbabuena, 337
Hierba de la paloma, 379
Hierba dulce de Paraguay, 265, 265
Hierbas. *Véase también las hierbas específicas*
    para las alergias, 87–89, 89–91
    para la artritis, 125, 131–35
    para bajar de peso, 149–50
    para bajar los niveles de glucosa en la sangre,
      261–65, 272
    para la caspa, 171–74
    para la flatulencia, 334–35, 336–38
    para el insomnio, 378–79, 385–86
    antiinflamatorias, 134–35
    enjuagues herbarios, 173, 173, 174, 177
    fórmulas herbarias chinas, 261
    interacciones con, 13
    laxantes, 322
    para el reumatismo, 134–35
    para los sofocos, 404–5
    para la tos, 481–82, 486
Hígado de bacalao: aceite de, 229, 240
Himalayan Institute, 87
Hinojo
    para la flatulencia, 334–36, 339
    para el insomnio, 379
    semilla de, 335, 379
Hiperactividad: el trastorno de déficit de atención
    e, 36
Hiperhidrosis, 468. *Véase también* Sudoración
    excesiva
Hipérico, 379, 409
Hiperplasia prostática benigna (HPB), 88–89
Hipersecreción ácida de rebote, 64, 65

Música, 309, 371
Myfortic, 257, 312
Mylotarg injection, 256
Myoflex crème, 113
Mysoline, 35

N

Nabo sueco tibio, 532–33
Nabumetona, 102, 312, 454–55, 489
Nadolol, 458
Nalfon, 102, 312
Naprosyn, 102, 102, 312, 327, 454–55, 489
Naproxeno, 103, 104, 111
    para la artritis, 100, 102, 102, 110–12
    para los dolores de cabeza, 291
    efectos secundarios, 9, 13, 104, 111, 312, 327,
        454–55, 488, 489
    para migrañas menstruales, 290
Naqua, 459
Naramig, 286, 291
Naranja: jugo de, 118
Naratriptano, 286
Nariz
    lavársela con una olla *neti*, 87
    sangrado de la, 541–42
Nasacort AQ, 95
NasalCrom, 40, 91–93, 92, 98
Nasarel, 95
Nasonex, 95
Nateglinida, 267, 270–71
Naturetin, 459
Necon 1/35, 257
Nefazodona, 230
Neomicina, 71
Neoral, 256
Neosporin, 71
Neti, 87, 98
Neupogen, 33
Neurontin, 409–10, 410, 417
Neuropatía, 219, 244
Neutrogena T/Sal, 176
Nexium, 18, 19, 61, 64, 112
Niacina, 205–6, 206, 226, 468
Niaspan, 257, 468
Nicomide-T, 74, 75, 80
Nicotinamida, 74
Nifedipina, 459
Nike, 388
Nilandron, 257
Nilufamida, 257
Niños: la tos en, 484–85, 546
Nizatidina, 59

Nizoral, 169
Nizoral A-D, 175, 176, 177
Nopal, 263–65
Norepinefrina, 234–35
Norinyl 1+35, 257
Norpramin, 229
Nortrel 1/35, 257
Nortriptilina, 229, 237, 490, 495
Norvasc, 5–6, 460, 461, 466
Nosebleed QR, 542
Noxzema, 304, 304, 310
NTI. *Véase* Índice terapéutico estrecho
Nuez, 194–96, 195
    aceite de, 121
Nuez de la India, 196
Nuez de macadamia, 196
Nuez moscada, 70
Numark Laboratories, 414
Nuprin, 103
Nurofen Gel, 114
Nutrición. *Véase* Alimentación; Dieta
Nytol, 384

O

Obesidad, 245, 250. *Véase también* Bajar de peso
Octreotida, 257
Ofloxacina, 257
Oídos: zumbido en los, **486–95**
Olanzapina, 257, 312
Oliva: aceite de, 121, 183, 184, 411
    para las hemorroides, 532–33
    para reducir el colesterol LBD, 557–58
    para la resequedad vaginal, 411–12
    para los sofocos, 417
Olla *neti*, 87, 98
Olmesartán, 257, 289, 465
Olor de pies, mal, **386–94**
    remedios caseros favoritos, 540, 550
Omacor, 194
Omeprazol, 40, 61, 62, 112
    adicción a, 64
    contra *Prilosec*, 15, 21, 27
Omron Automatic Blood Pressure Monitor with
        Intellisense, 436
Omron Digital Blood Pressure Monitor, 436
Omron Digital Blood Pressure Monitor with Intellisense,
    435
Oncaspar, 257
Oncología. *Véase* Cáncer
Oncovir, 489
Ondansetrón, 312
One-A-Day Cholesterol Plus, 211

ÍNDICE DE TÉRMINOS

SOBRE LOS AUTORES

JOE GRAEDON, MS

Joe Graedon concluyó sus estudios en Ciencias con el grado de BS en la Universidad Estatal de Pensilvania en 1967. A continuación realizó investigaciones sobre las enfermedades mentales, el sueño y la fisiología básica del cerebro en el Instituto de Neuropsiquiatría de Nueva Jersey en Princeton. En 1971 recibió su grado de MS en Farmacología de la Universidad de Michigan. Recibió su doctorado honoris causa en Letras por la Universidad de Long Island en el año 2006 por ser uno de los expertos más sobresalientes del país en cuestiones de fármacos en relación con el consumidor.

Joe ha impartido conferencias en la Escuela de Enfermería de la Universidad Duke, la Escuela de Farmacología de la Universidad de California en San Francisco (UCSF) y en la Escuela de Farmacología de la Universidad de Carolina del Norte. También dio clases de Farmacología en la Escuela de Medicina de la Universidad Autónoma "Benito Juárez" en Oaxaca, México, de 1971 a 1974. Fue asesor de la Comisión Federal Comercial para fármacos vendidos sin receta entre 1978 y 1983 y formó parte del Consejo Asesor de la Unidad para Estudios Farmacológicos de la UCSF entre 1983 y 1989. Ha sido profesor adjunto en la Coordinación de Farmacoterapia y Terapéutica Experimental de la Escuela de Farmacología de la Universidad de Carolina del Norte (UNC) en Chapel Hill desde 1986 y formó parte del Consejo Asesor de Políticas Nacionales del Centro para la Instrucción y la Investigación en Terapéutica (CERTS) de la UNC. Forma parte de la Asociación Estadounidense para el Progreso de la Ciencia (AAAS), de la Sociedad para la Neurociencia y de la Academia de la Ciencia de Nueva York.

Joe ha sido consejero editorial de la revista *Men's Health Newsletter*. Fue nombrado socio de la AAAS en el 2005 por su "contribución excepcional a difundir el uso racional de los productos farmacéuticos así como el entendimiento de cuestiones de salud entre la población". Es miembro asesor del Consejo Botánico de los Estados Unidos (Herbalgram) y ha formado parte del Consejo de Asesores Independientes de la Escuela de Farmacología de la Universidad de Carolina del Norte en Chapel Hill desde 1989.

Joe ha realizado programas sobre temas de salud y productos farmacéuticos que se han transmitido a nivel nacional por las estaciones de la televisión pública por medio del proyecto de intercambios del Servicio Intrarregional de Programas. En 1998 el Servicio de Radiodifusión Pública (o *PBS* por sus siglas en inglés) financió un programa especial de televisión.

Se le considera uno de los más destacados expertos del país en relación con el interés del consumidor en cuanto a fármacos y da conferencias frecuentes sobre temas relacionados con los productos farmacéuticos, la nutrición, las hierbas, los remedios caseros y cómo cuidar uno mismo su salud. Ha sido invitado a muchos programas importantes de televisión a nivel nacional en los Estados Unidos, entre ellos *Dateline*, *20/20*, el *Show de Geraldo Rivera*, el *Show de Oprah Winfrey*, *Live with Regis and Kathie Lee*, *Today*, *Good Morning America*, *CBS Morning News*, *NBC Nightly News con Tom Brokaw*, *Extra*, el *Show de Phil Donahue* y el *Tonight Show with Johnny Carson*.

TERESA GRAEDON, PhD

La antropóloga médica Teresa Graedon es autora de bestséllers y de columnas periodísticas publicadas en todo el país y ha ganado premios con su programa de entrevistas que se transmite en muchas estaciones de radio dentro y fuera de los Estados Unidos. Se tituló con honores en Antropología por el Colegio Bryn Mawr en 1969. Asistió a cursos de Maestría en la Universidad de Michigan, donde se tituló en 1971. A continuación fue becada por el Instituto para la Calidad del Medio Ambiente (1972-1975), lo cual le permitió llevar a cabo investigaciones a nivel de doctorado sobre la salud y la nutrición en una comunidad de migrantes en el estado de Oaxaca, México. Recibió su título de doctorado en 1976.

Teresa dio clases en la Escuela de Enfermería de la Universidad Duke y fue profesora adjunta del Departamento de Antropología de 1975 a 1979. Desde entonces ha impartido clases de Antropología Médica y Salud Internacional periódicamente en la misma institución universitaria. De 1982 a 1983 asistió a cursos de posdoctorado en Antropología Médica en la Universidad de California en San Francisco.

Teresa pertenece a la Sociedad de Antropología Aplicada, a la Asociación de Antropología de los Estados Unidos y a la Sociedad de Antropología Médica. Formó parte del Consejo de Fundación de la Escuela de Enfermería de la Universidad de Carolina del Norte.

JOE Y TERRY

Joe y Terry colaboraron durante más de una década con la revista *Medical Self-Care* del Dr. Tom Ferguson con una columna sobre la automedicación. Su columna de periódico *The People's Pharmacy*, misma que se publica tres veces a la semana, ha sido distribuida entre periódicos en todo el país por King Features Syndicate desde 1978; en conjunto, el tiraje de estos periódicos supera los 6 millones de ejemplares. El programa de radio *The People's Pharmacy* ganó el Premio Plata de la Corporación para la Radiodifusión Pública en 1992. Cientos de estaciones de la radio pública lo transmiten en los Estados Unidos y otros países del mundo, además de In Touch Radio Reading Service. En el año 2003, Joe y Teresa ganaron el Premio Álvarez por "excelencia en comuni-

cación médica" con ocasión del congreso anual número 63 de la Asociación Estadounidense de Escritores sobre Medicina.

En el año 2003, Joe y Terry fueron socios fundadores del Consorcio para la Medicina Natural y la Salud Pública de Carolina del Norte, además de formar parte del Comité Ejecutivo del mismo. Pertenecen al Comité para la Seguridad de los Pacientes y el Control de Calidad del Consejo Directivo del Sistema de Salud de la Universidad Duke. Asimismo forman parte del Consejo para la Defensa de los Pacientes del Sistema de Salud de la Universidad Duke.

Los Graedon han colaborado como autores de los siguientes libros: *The People's Pharmacy 2* (Avon, 1980), *Joe Graedon's The New People's Pharmacy: Drug Breakthroughs for the '80s* (Bantam, 1985), *The People's Pharmacy, Totally New and Revised* (St. Martin's Press, 1985), *50+: The Graedons' People's Pharmacy for Older Adults* (Bantam, 1988), *Graedons' Best Medicine: From Herbal Remedies to High-Tech Rx Breakthroughs* (Bantam, 1991), *The Aspirin Handbook: A User's Guide to the Breakthrough Drug of the '90s* (Bantam, 1993), *The People's Guide to Deadly Drug Interactions* (St. Martin's Press, 1995; 1997), *The People's Pharmacy, Completely New and Revised* (1996, 1998) y *The People's Pharmacy Guide to Home and Herbal Remedies* (St. Martin's Press, 1999). El tiraje total de los libros de su autoría que se encuentran en circulación actualmente rebasa los 2 millones de ejemplares. Terry y Joe aportaron un capítulo sobre los medicamentos que se venden sin receta a los libros

The Merck Manual of Medical Information Home Edition (1997) y *Health Care Choices for Today's Consumer: Guide to Quality and Cost* (1997).

Terry y Joe recibieron el premio Protagonista de la Salud de 1998 (*Health Headliner of 1998*) por parte de America Talks Health por su "aportación extraordinaria para difundir el conocimiento sobre la Medicina y la salud pública". Fueron designados embajadores plenipotenciarios por la "Ciudad de la Medicina" Durham, Carolina del Norte, donde residen actualmente. Es posible comunicarse con los Graedon a través de su sitio *web*, www.peoplespharmacy.com. *Zyrtec-D*, 97